*復帰*をめざす
スポーツ整形外科

編集｜宗田 大
東京医科歯科大学大学院医歯学総合研究科運動器外科学教授

MEDICAL VIEW

本書では，厳密な指示・副作用・投薬スケジュール等について記載されていますが，これらは変更される可能性があります。本書で言及されている薬品については，製品に添付されている製造者による情報を十分にご参照ください。

Orthopaedic Sports Medicine for Return to Athletic Activities
(ISBN978-4-7583-1040-6 C3047)

Editor: Takeshi Muneta

2011.4.10 1st ed

©MEDICAL VIEW, 2011
Printed and Bound in Japan

Medical View Co., Ltd.
2-30 Ichigayahonmuracho, Shinjyukuku, Tokyo, 162-0845, Japan
E-mail ed@medicalview.co.jp

序　文

　スポーツによる外傷や障害の治療においては，復帰をできるだけ早く，できるだけ高いレベルで実現することを常に求められる．健康のためのスポーツもあるが，スポーツ選手の多くは競技で勝つための世界に生きている．その際，治療を担当するドクターの経歴や知名度は選手にとって本質的に意味はない，結果がすべての厳しい世界である．その治療に携わる醍醐味が，スポーツ整形外科に取り組む私にとっての魅力である．

　その厳しい世界で生きるためには，治療の方向性とステップごとの進歩を明らかにし，治療結果を確実に示す必要がある．そのためにはスポーツ競技とその競技に特異的な外傷・障害をよく知っておかなければならない．同じ病名，同じ手術でも競技が異なれば，時に違うアプローチが必要である．高い早い復帰に様々な工夫が必要となる．

　さらに競技に無事に復帰しても再び外傷や障害を起こしたとすれば，治療側としては十分な治療を行ったといえない．外傷・障害を繰り返さないこと，外傷・障害の予防が初回治療と同じくらい重要性を持つ．そのためには競技種目や競技レベルばかりでなく，選手の身体的，精神的，チーム事情と選手の立場を十分に捉え，適切に指導する必要がある．

　これらのスポーツの臨床は，私にとって終わりのないやりがいのある仕事である．学ぶべき知識，要求される技術・技能には際限がない．何とか少しでも自分のものにしたい．また多くの関係者に身につけてもらいたい．

　本書はそんな私のスポーツ整形外科医としての要求に応えるためにまとめたものである．欲張った計画を満たすために総勢約170名，700ページに迫る大作になってしまった．種目別，専門家によるリハビリの記載，スポーツ整形外科に関連するトピックス．同じ項目でも種目が異なれば意味が違う．全身を診ること，復帰へのリハビリを十分に理解すること，さらに再発予防を強調した．多くの症例を紹介していただき，図と症例を理解すればかなり知識や技術が身につくことを目指した．また「復帰のツボ」「予防のツボ」として要点を抽出し，繰り返しななめ読みをすることを容易にした．

　スポーツ整形外科の類似書物は少なくないが，これだけの力作は類を見ないと確信する．

　最後に本書を出版社の厳しい立場から完成まで導いてくれたメジカルビュー社の藤原さん，苅谷さんに深謝するとともに，いろいろなアイデアを出してくれた東京医科歯科大学運動器外科学大学院生八木茂典氏にお礼を申し上げたい．

2011年1月

宗田　大

復帰をめざすスポーツ整形外科　目次

　　スポーツ外傷・障害の診かた／宗田　大 2

種目別　スポーツ整形外科の診断・治療——野球

　　リトルリーガーズショルダーの診断／岩堀裕介 6
　　■TOPICS　投球動作のバイオメカニクス／二宮裕樹 14
　　成長期野球肘の診断／松浦哲也，ほか 16
　　■TOPICS　徳島県野球検診の取り組み／松浦哲也，ほか 19
　　投球障害肩に対する機能診断——高校生とプロ野球選手——／原　正文 20
　　投球障害肩のメカニズムと画像診断／杉本勝正 26
　　■TOPICS　プロ野球選手における成長期の肩・肘障害歴／林田賢治 32
　　野球における腰椎椎間板ヘルニアの診断／野村和教，ほか 34
　　成長期野球肘（内側：保存療法）のリハビリテーション／鵜飼建志 38
　　成長期野球肘（離断性骨軟骨炎）の診断と治療／三原研一 43
　　成長期野球肘（外側：離断性骨軟骨炎手術後）のリハビリテーション／嘉陽　拓 48
　　野球肘（後方インピンジメント）の診断／山崎哲也 52
　　投球障害肩（保存療法：前方部痛）のリハビリテーション／山口光國 56
　　投球障害肩（保存療法：外側部痛）のリハビリテーション／宮下浩二 61
　　投球障害肩（保存療法：後方部痛）のリハビリテーション／亀田　淳，ほか 64
　　投球障害肩（internal impingement）の診断と治療／鈴木一秀 69
　　■TOPICS　internal impingementの解剖学的分析／三幡輝久 75
　　投球障害肩（SLAP lesion）の診断と治療／中川照彦 76
　　投球障害肩（術後）のリハビリテーション／千葉慎一 80
　　野球における有鈎骨鈎骨折の診断／谷野善彦 84
　　野球における屈曲時腰痛症のリハビリテーション／鈴木貞興 90

種目別　スポーツ整形外科の診断・治療——バスケットボール

　　バスケットボールの外傷・障害（疫学）／三木英之 96
　　■TOPICS　バスケットボールにおける外傷予防プログラム作成への取り組み／津田清美 99
　　バスケットボールにおける膝前十字靭帯損傷の診断／田中美成，ほか 100
　　バスケットボールにおける膝前十字靭帯再建術後のリハビリテーション（急性期）／北口拓也 107
　　バスケットボールにおける膝前十字靭帯再建術後のリハビリテーション（訓練期）／大見頼一 111
　　バスケットボールにおける膝前十字靭帯再建術後のアスレティックリハビリテーション（復帰期）／清水　結，ほか 117
　　■TOPICS　バスケットボールにおけるACL損傷時のビデオ分析／古賀英之，ほか 123
　　バスケットボールにおける脛骨疲労骨折（髄内釘）の診断と治療／内山英司 125
　　バスケットボールにおける足関節外側靭帯損傷の受傷機転および診断と治療／三木英之 128

- ■ TOPICS 足関節捻挫のビデオ解析／島　洋祐 …… 133
- ■ TOPICS 足関節捻挫の超音波診断／渡辺千聡 …… 135
- バスケットボールにおける足関節外側靱帯損傷のリハビリテーション／小林　匠，ほか …… 136

種目別 スポーツ整形外科の診断・治療—バレーボール

- バレーボールの上肢・体幹の外傷・障害（疫学）／森北育宏 …… 142
- バレーボールの下肢の外傷・障害（疫学）／橋本吉登，ほか …… 144
- バレーボールにおける上肢・体幹損傷の診断と治療／森北育宏 …… 148
- バレーボールにおける手指MP関節側副靱帯損傷の診断と治療／鶴田敏幸，ほか …… 157
- バレーボールにおける手関節外傷・障害の診断と治療／宗田　大 …… 162
- バレーボールにおける膝前十字靱帯損傷の診断と治療／宗田　大 …… 166
- バレーボールにおける膝前十字靱帯損傷のアスレティックリハビリテーション／板倉尚子，ほか …… 173
- ■ TOPICS 膝蓋腱炎に対するヒアルロン酸注入療法／森戸俊行 …… 177
- ■ TOPICS ジャンパー膝の体外衝撃波治療／清水雅樹，ほか …… 179
- バレーボールにおけるジャンパー膝の評価および診断と治療／八木茂典 …… 181
- ■ TOPICS バレーボールの踏み切り時の膝蓋腱ストレスの解析／徳山　満 …… 186
- バレーボールにおける腰椎分離症の診断と治療／西良浩一，ほか …… 188
- バレーボールにおける腰痛症（伸展時）のリハビリテーション／林　典雄 …… 195

種目別 スポーツ整形外科の診断・治療—テニス

- テニスの外傷・障害（疫学）／赤池　敦，ほか …… 204
- テニススイングにおける動作解析と腰部疾患の関連／榎本光裕，ほか …… 210
- テニス肘の診断と治療／安藤　亮 …… 214
- テニス肘のリハビリテーション／坂田　淳，ほか …… 221
- テニスにおけるTFCC損傷の診断と治療／中村俊康 …… 228
- テニスにおけるTFCC損傷のリハビリテーション／平川信洋，ほか …… 232
- テニスにおける半月板損傷の診断と治療／中田　研，ほか …… 236
- テニスにおけるアキレス腱断裂の診断と治療／内山英司 …… 243
- テニスにおけるアキレス腱断裂の保存療法（超音波による評価）／髙橋　周 …… 246

種目別 スポーツ整形外科の診断・治療—陸上競技

- 短距離競技，跳躍競技の外傷・障害（疫学）／桜庭景植 …… 256
- 陸上競技における疲労骨折の早期診断と治療／桜庭景植 …… 260
- 中・長距離走の外傷・障害（疫学）／横江清司，ほか …… 264
- ■ TOPICS ランニング動作のバイオメカニクス—100m走速度と動作の関係—／伊藤　章 …… 268

投擲競技の外傷・障害（疫学）／鳥居　俊……270
陸上競技における肉ばなれの診断と治療／奥脇　透……273
肉ばなれから陸上競技への復帰リハビリテーション／増田雄一……276
陸上競技におけるシンスプリントの評価および診断と治療／八木茂典……281
陸上競技におけるアキレス腱付着部障害の診断と治療／熊井　司……285
陸上競技におけるアキレス腱付着部障害のリハビリテーション／舌　正史……290
陸上競技における足底腱膜炎の診断と治療／東山一郎……295
陸上競技における足底腱膜炎のリハビリテーション／岡戸敦男，ほか……298

種目別 スポーツ整形外科の診断・治療——水泳

水泳の外傷・障害（疫学）／半谷美夏，ほか……302
■TOPICS クロール泳法の肩のバイオメカニクス／矢内利政……306
■TOPICS 水泳のキック動作の腰椎ストレスのメカニクス／中島　求……308
水泳肩の診断と治療／辰村正紀，ほか……310
水泳肩のリハビリテーション／八木茂典……315
水泳における腰の外傷・障害の診断と治療／半谷美夏……320
水泳における腰痛症のリハビリテーション／加藤知生……326

種目別 スポーツ整形外科の診断・治療——サッカー

サッカーの外傷・障害（疫学）／池田　浩……332
サッカーにおける膝前十字靱帯再建術（STG使用）の診断と治療／栗林　聰，ほか……338
サッカーにおける膝前十字靱帯再建術（BTB使用）の診断と治療／福岡重雄……344
■TOPICS BTBとSTGのリハビリテーションの違い／今屋　健……350
サッカーにおける膝前十字靱帯再建術後のリハビリテーション（急性期）／今屋　健……352
サッカーにおける膝前十字靱帯再建術後のリハビリテーション（訓練期）／今屋　健……356
サッカーにおける膝前十字靱帯再建術後のリハビリテーション（動作的視点）／吉田昌平，ほか……359
サッカーにおける膝前十字靱帯再建術後のリハビリテーション（体力的視点）／吉田昌平，ほか……363
サッカーにおける膝前十字靱帯再建術後のアスレティックリハビリテーション／亀尾　徹……369
サッカーにおける半月板損傷の診断と治療／樋口　博，ほか……373
サッカーにおける半月板損傷の診断と治療（鏡視下半月板切除術）／土屋明弘……378
サッカーにおける半月板損傷術後のアスレティックリハビリテーション／木村佳記，ほか……383
サッカーにおけるハムストリング肉ばなれの診断と治療／仁賀定雄，ほか……387
サッカーにおける大腿部肉ばなれのリハビリテーション／松田直樹……394
サッカーにおける股関節インピンジメントの診断と治療／内田宗志……398
サッカーにおける股関節インピンジメントのリハビリテーション／宮城健次……405
■TOPICS Jones骨折のリハビリテーション／園部俊晴，ほか……409

種目別 スポーツ整形外科の診断・治療——ラグビー・アメリカンフットボール

- ラグビーフットボールの外傷・障害（疫学）／望月智之 — 412
- アメリカンフットボールの外傷・障害（疫学）／藤谷博人 — 415
- ラグビー・アメリカンフットボールにおける頭部外傷の診断／川又達朗, ほか — 420
- ラグビーにおける頚髄損傷の診断／山田睦雄, ほか — 424
- アメリカンフットボールにおける頚部損傷の診断／阿部　均 — 430
- ラグビー・アメリカンフットボールにおける腰部の外傷・障害の診断／近藤総一 — 435
- ラグビー・アメリカンフットボールにおける頚部障害のリハビリテーション／松田孝幸 — 442
- ラグビー・アメリカンフットボールにおける肩鎖関節脱臼の診断と保存療法／高澤祐治, ほか — 448
- ラグビー・アメリカンフットボールにおける肩鎖関節脱臼後（保存療法）のリハビリテーション／小林寛和, ほか — 451
- ラグビー・アメリカンフットボールにおける肩鎖関節脱臼の診断と手術療法／小松田辰郎, ほか — 454
- ラグビー・アメリカンフットボールにおける外傷性肩関節脱臼の診断と治療／菅谷啓之 — 460
- 鏡視下Bankart術後のラグビー選手に対するリハビリテーション／高村　隆, ほか — 464
- ラグビー・アメリカンフットボールにおける外傷性肩関節脱臼（open Bristow）の診断と治療／山崎哲也 — 469
- ラグビー・アメリカンフットボールにおけるjeysey finger injuryの診断と治療／月村泰規 — 474
- ラグビー・アメリカンフットボールにおける膝前十字靱帯断裂の診断と治療（STG再建）／高澤祐治, ほか — 478
- ラグビー・アメリカンフットボールにおける膝前十字靱帯断裂の診断と治療（BTB再建）／史野根生 — 481
- ■TOPICS ラグビー・アメリカンフットボールにおけるBTBとSTGのリハビリテーション／佐藤睦美, ほか — 484
- ■TOPICS ACL再建術におけるBPTBとSTGのスポーツ復帰の違い／八木正義, ほか — 486
- ラグビー・アメリカンフットボールにおける複合膝靱帯損傷の診断と治療／高橋成夫 — 487
- ラグビー・アメリカンフットボールにおける膝内側側副靱帯損傷の診断と治療／吉矢晋一, ほか — 495
- ラグビー・アメリカンフットボールにおける膝内側側副靱帯損傷のリハビリテーション／小林寛和, ほか — 499
- ■TOPICS 膝内側側副靱帯損傷に対する高気圧酸素治療／柳下和慶 — 503
- ラグビー・アメリカンフットボールにおける足関節・足部の靱帯損傷の診断と治療／杉本和也 — 504
- ラグビー・アメリカンフットボールにおける足関節外側靱帯損傷のリハビリテーション／木田貴英 — 509

種目別 スポーツ整形外科の診断・治療——柔道・相撲

- 柔道の外傷・障害（疫学）／米田　實, ほか — 514
- 相撲の外傷・障害（疫学）／土屋正光 — 517
- ■TOPICS 柔道の技と外傷の関係／岡田　隆 — 521
- ■TOPICS 相撲力士のJefferson骨折／清水禎則, ほか — 525
- ■TOPICS 相撲力士の舟状骨骨折／多嶋佳孝 — 527
- 柔道・相撲における鎖骨骨折の診断と保存療法／岩噌弘志 — 529
- 柔道・相撲における鎖骨骨折の診断と手術療法／内藤聖人 — 535
- 柔道・相撲における膝前十字靱帯損傷の診断と治療／朱　寧進, ほか — 539
- 柔道・相撲における膝蓋骨外側不安定症の診断と再建術／立石智彦 — 544
- ■TOPICS 内側膝蓋大腿靱帯（MPFL）の解剖学／立石智彦, ほか — 549
- ■TOPICS 膝蓋骨脱臼の解析／鳥塚之嘉, ほか — 551

種目別 スポーツ整形外科の診断・治療——スキー・スノーボード

- スキーの外傷・障害（疫学）／星田隆彦，ほか……556
- スノーボードの外傷・障害（疫学）／小川寛恭，ほか……559
- ■TOPICS 滑走動作（転倒）のバイオメカニクス／石毛勇介……563
- スキーにおける膝前十字靱帯損傷の診断と治療／木村由佳，ほか……565
- スキーにおける膝前十字靱帯再建術後のリハビリテーション／寒川美奈……571

小児・成長期のスポーツ外傷・障害に対する指導と予防

- 小児・成長期スポーツ外傷の指導と予防／福林　徹，ほか……576
- 小児の肘・上腕・肩の外傷・障害（骨折ほか）／瀬川裕子，ほか……579
- 小児の手・手関節の外傷・障害／土井一輝……583
- 理学療法士からみた小児・成長期の上肢スポーツ外傷・障害の治療／山口光國……588
- 小児・成長期における腰椎分離症選手のスポーツ復帰／西良浩一，ほか……594
- 理学療法士からみた小児・成長期の体幹のスポーツ外傷・障害の治療／福井　勉……601
- 小児・成長期の下肢のスポーツ外傷・障害／平野　篤……604
- 理学療法士からみた小児・成長期の下肢のスポーツ外傷・障害の治療／林　典雄……608

スポーツ外傷・障害における基礎知識

- スポーツ医に必要なこと／黒澤　尚……616
- アスレティックリハビリテーションの考え方／川野哲英……618
- 運動療法／浦辺幸夫……620
- 物理療法（温冷・電気・超音波）／木村貞治……624
- 装具（補助具）療法／加賀谷善教……628
- テーピング／尾﨑勝博……632
- 足底板（Functional Orthotics Insole；FOI）／野村亜樹……634
- 入谷式足底板／入谷　誠……637
- スポーツ現場での救急処置／山本利春，ほか……639
- 女性アスリートの三主徴／目崎　登……642
- スポーツ栄養／鈴木志保子……644
- アンチ・ドーピングの基礎知識／陶山哲夫……646

- 索引……654

執筆者一覧 (掲載順，敬称略)

宗田　大	東京医科歯科大学大学院医歯学総合研究科運動器外科学教授
岩堀裕介	愛知医科大学整形外科学准教授
二宮裕樹	信原病院・バイオメカニクス研究所副所長
松浦哲也	徳島大学大学院ヘルスバイオサイエンス研究部運動機能外科学講師
柏口新二	東京厚生年金病院整形外科部長
鈴江直人	徳島大学大学院ヘルスバイオサイエンス研究部運動機能外科学
原　正文	久恒病院院長
杉本勝正	名古屋スポーツクリニック院長
林田賢治	大阪警察病院整形外科副部長
野村和教	医療法人スミヤ角谷整形外科病院整形外科
吉田宗人	和歌山県立医科大学整形外科学教授
鵜飼建志	中部学院大学リハビリテーション学部理学療法学科准教授
三原研一	昭和大学藤が丘リハビリテーション病院スポーツ整形講師
嘉陽　拓	昭和大学藤が丘リハビリテーション病院リハビリテーション部
山崎哲也	国家公務員共済組合連合会横浜南共済病院スポーツ整形外科部長
山口光國	有限会社セラ・ラボ代表
宮下浩二	中部大学生命健康科学部理学療法学科准教授
亀田　淳	信原病院リハビリテーション科
立花　孝	信原病院リハビリテーション科科長
鈴木一秀	昭和大学藤が丘リハビリテーション病院整形外科
三幡輝久	大阪医科大学整形外科学
中川照彦	同愛記念病院整形外科部長
千葉慎一	昭和大学藤が丘リハビリテーション病院リハビリテーション部
谷野善彦	社会保険栗林病院整形外科医長
鈴木貞興	昭和大学藤が丘リハビリテーション病院リハビリテーション部
三木英之	国家公務員共済組合連合会平塚共済病院臨床研修科部長
津田清美	日本バスケットボール協会医科学研究部
田中美成	大阪労災病院スポーツ整形外科副部長
堀部秀二	大阪労災病院スポーツ整形外科部長
北口拓也	大阪労災病院リハビリテーション科
大見頼一	日本鋼管病院リハビリテーション科
清水　結	日本バスケットボール協会医科学研究部
鈴川仁人	横浜市スポーツ医科学センター整形診療科
古賀英之	東京医科歯科大学大学院医歯学総合研究科軟骨再生学，Oslo Sports Trauma Research Center, Norwegian School of Sport Sciences
Tron Krosshaug	Oslo Sports Trauma Research Center, Norwegian School of Sport Sciences

内山英司	関東労災病院スポーツ整形外科部長
島　洋祐	富山市民病院整形外科医長
渡辺千聡	大阪医科大学整形外科学
小林　匠	横浜市スポーツ医科学センター整形診療科
森北育宏	大阪体育大学体育学部健康・スポーツマネジメント学科教授
橋本吉登	寒川病院整形外科医長
原木早智	光仁会第一病院リハビリテーション室
鶴田敏幸	医療法人友和会鶴田整形外科理事長
峯　博子	医療法人友和会鶴田整形外科診療部長
板倉尚子	日本女子体育大学健康管理センター
渡部真由美	日本女子体育大学健康管理センター
森戸俊行	東京医科歯科大学大学院医歯学総合研究科運動器外科学
清水雅樹	善衆会病院群馬スポーツ医学研究所整形外科
木村雅史	善衆会病院院長
八木茂典	東京医科歯科大学大学院医歯学総合研究科運動器外科学
徳山　満	田仲北野田病院整形外科
西良浩一	帝京大学医学部附属溝口病院整形外科准教授
酒井紀典	カリフォルニア大学アーバイン校整形外科
林　典雄	中部学院大学リハビリテーション学部理学療法学科教授
赤池　敦	聖マリアンナ医科大学整形外科学，横浜市スポーツ医科学センター整形診療科
別府諸兄	聖マリアンナ医科大学整形外科学講座代表教授
榎本光裕	東京医科歯科大学大学院医歯学総合研究科整形外科先端治療開発学講師
大川　淳	東京医科歯科大学大学院医歯学総合研究科整形外科学准教授
安藤　亮	聖マリアンナ医科大学整形外科学
坂田　淳	横浜市スポーツ医科学センター整形診療科
中村俊康	慶應義塾大学医学部整形外科学専任講師
平川信洋	医療法人友和会鶴田整形外科リハビリテーション部部長
秀島聖尚	医療法人友和会鶴田整形外科リハビリテーション部
中田　研	大阪大学大学院医学系研究科器官制御外科学（整形外科）講師
前　達雄	大阪大学大学院医学系研究科器官制御外科学（整形外科）
北　圭介	大阪大学大学院医学系研究科器官制御外科学（整形外科）
吉川秀樹	大阪大学大学院医学系研究科器官制御外科学（整形外科）教授
髙橋　周	気仙沼市立病院整形外科科長
桜庭景植	順天堂大学スポーツ健康科学部スポーツ医学教授
横江清司	財団法人スポーツ医・科学研究所所長
岡戸敦男	財団法人スポーツ医・科学研究所スポーツリハビリテーション部
伊藤　章	大阪体育大学体育学部スポーツ教育学科教授
鳥居　俊	早稲田大学スポーツ科学学術院准教授

奥脇　透	国立スポーツ科学センタースポーツ医学研究部副主任研究員
増田雄一	株式会社リニアート
熊井　司	奈良県立医科大学整形外科学講師
舌　正史	社会保険京都病院理学療法室
東山一郎	松倉病院副院長
小林寛和	日本福祉大学健康科学部リハビリテーション学科教授
半谷美夏	公立昭和病院整形外科
金岡恒治	早稲田大学スポーツ科学学術院准教授
矢内利政	早稲田大学スポーツ科学学術院教授
中島　求	東京工業大学大学院情報理工学研究科情報環境学准教授
辰村正紀	筑波大学大学院人間総合科学研究科臨床医学系整形外科
加藤知生	桐蔭横浜大学スポーツ健康政策学部スポーツテクノロジー学科教授
池田　浩	順天堂大学医学部整形外科学先任准教授
栗林　聰	東京逓信病院整形外科医長
福林　徹	早稲田大学スポーツ科学学術院教授
福岡重雄	静岡リウマチ整形外科リハビリ病院整形外科
今屋　健	関東労災病院リハビリテーション科主任
吉田昌平	京都地域医療学際研究所附属病院リハビリテーション科
原　邦夫	社会保険京都病院整形外科主任部長
亀尾　徹	新潟医療福祉大学医療技術学部理学療法学科准教授
樋口　博	あさくら診療所副院長，ザスパ草津チーフドクター
土屋明弘	船橋整形外科病院スポーツ医学センターセンター長
木村佳記	大阪大学医学部附属病院リハビリテーション部
小柳磨毅	大阪電気通信大学医療福祉工学部理学療法学科教授
仁賀定雄	浦和レッドダイヤモンズメディカルディレクター
池田浩夫	川口工業総合病院整形外科部長
松田直樹	国立スポーツ科学センタースポーツ医学研究部先任研究員
内田宗志	産業医科大学整形外科学
宮城健次	名護市スポーツリハビリテーションセンター　スポーク・クリニック　リハビリテーション部
園部俊晴	関東労災病院リハビリテーション科主任
遠藤康平	関東労災病院リハビリテーション科
望月智之	川口工業総合病院整形外科
藤谷博人	聖マリアンナ医科大学スポーツ医学講座講師
川又達朗	おとわ内科・脳神経外科クリニック院長
片山容一	日本大学医学部脳神経外科学教授
山田睦雄	流通経済大学スポーツ健康科学部スポーツ健康科学科准教授，財団法人日本ラグビーフットボール協会競技力向上委員会，安全対策推進委員会
原田　繁	財団法人筑波麓仁会筑波学園病院副院長

阿部　均	北里大学北里研究所病院副院長，臨床教授
近藤総一	国家公務員共済組合連合会横浜南共済病院整形外科部長
松田孝幸	有限会社スポーツコンディショニングプロモーション・ジン代表取締役
高澤祐治	順天堂大学医学部整形外科学准教授
山本和宏	サントリーサンゴリアス
濱野武彦	トヨタ自動車株式会社ラグビー部（ヴェルブリッツ）コンディショニングコーチ
小松田辰郎	仙台北部整形外科院長
佐藤克巳	東北労災病院副院長
菅谷啓之	船橋整形外科病院スポーツ医学センター　肩関節・肘関節外科部長
高村　隆	船橋整形外科病院スポーツ医学センター　理学診療部
中山貴文	船橋整形外科病院スポーツ医学センター　理学診療部
月村泰規	北里大学北里研究所病院臨床准教授，整形外科・スポーツクリニック部長
史野根生	大阪府立大学大学院総合リハビリテーション学研究科教授
佐藤睦美	大阪保健医療大学保健医療学部リハビリテーション学科理学療法学専攻
八木正義	兵庫医科大学整形外科学
吉矢晋一	兵庫医科大学整形外科学主任教授
高橋成夫	三菱名古屋病院院長
中山　寛	兵庫医科大学整形外科学
山口　基	明和病院整形外科部長
柳下和慶	東京医科歯科大学医学部附属病院高気圧治療部部長
杉本和也	奈良県立奈良病院副院長
木田貴英	町立長沼病院リハビリテーション科
米田　實	特定医療法人米田病院理事長
林　克彦	特定医療法人米田病院
土屋正光	同愛記念病院副院長
岡田　隆	了德寺大学健康科学部整復医療・トレーナー学科講師
清水禎則	同愛記念病院整形外科
立石智彦	同愛記念病院関節鏡・スポーツセンターセンター長
多嶋佳孝	同愛記念病院整形外科
岩噌弘志	関東労災病院第2スポーツ整形外科部長
内藤聖人	順天堂大学医学部附属静岡病院整形外科，伊豆保健医療センター整形外科
朱　寧進	東京医科歯科大学大学院医歯学総合研究科運動器外科学
秋田恵一	東京医科歯科大学大学院医歯学総合研究科臨床解剖学教授
鳥塚之嘉	関西労災病院スポーツ整形外科部長
山田裕三	大阪厚生年金病院整形外科医長
星田隆彦	日本鋼管病院スポーツ整形外科部長
栗山節郎	日本鋼管病院整形外科統括部長
小川寛恭	岐阜大学大学院医学系研究科整形外科学

鷲見浩志	白鳳会鷲見病院整形外科部長
鷲見靖彦	白鳳会鷲見病院理事長
清水克時	岐阜大学大学院医学系研究科整形外科学教授
石毛勇介	国際武道大学体育学部スポーツトレーナー学科准教授
木村由佳	弘前大学大学院医学研究科整形外科学
石橋恭之	弘前大学大学院医学研究科整形外科学准教授
津田英一	弘前大学大学院医学研究科整形外科学講師
寒川美奈	北海道大学大学院保健科学研究院，全日本スキー連盟情報医科学部
永野康治	早稲田大学スポーツ科学学術院
瀬川裕子	千葉県こども病院整形外科
西須 孝	千葉県こども病院整形外科主任医長
土井一輝	小郡第一総合病院院長
福井 勉	文京学院大学保健医療学部理学療法学科教授
平野 篤	筑波大学附属病院水戸地域医療教育センター・水戸協同病院院長
黒澤 尚	順天堂大学医学部附属順天堂東京江東高齢者医療センター副院長
川野哲英	医療法人社団昇英会はちすばクリニック副院長
浦辺幸夫	広島大学大学院保健学研究科教授
木村貞治	信州大学医学部保健学科理学療法学教授
加賀谷善教	昭和大学保健医療学部理学療法学科准教授
尾﨑勝博	野崎東病院リハビリテーション部部長
野村亜樹	医療法人社団昇英会はちすばクリニック
入谷 誠	足と歩きの研究所所長
山本利春	国際武道大学体育学部スポーツトレーナー学科教授
笠原政志	国際武道大学体育学部スポーツトレーナー学科
目崎 登	帝京平成大学地域医療学部教授
鈴木志保子	神奈川県立保健福祉大学栄養学科教授
陶山哲夫	日本アンチ・ドーピング連盟理事，国際医療福祉大学大学院リハビリテーション学教授

スポーツ外傷・障害の診かた

スポーツ外傷・障害の診かた

宗田　大

問診

●スポーツ外傷の素因・背景を理解する

スポーツの外傷や障害を正しく診断するためには正しい情報を適切に聴取する必要がある。この情報は本人からばかりでなく，周囲の関係者，外傷を目撃した人からも必要である。

外傷については，外傷に至った外力の加わり方，外傷の背景にある因子を明らかにすることが大切である。純粋な外傷はスポーツ外傷においてはむしろ少ない。交通外傷のような高エネルギー外傷は少ないため，スポーツ外傷では素因・背景についてよく知っておくべきである。スポーツ外傷・障害の治療に携わる場合，選手の参加スポーツの種類，経験，チーム・個人の競技レベル，スポーツの内容・ルールなどについて十分に知っておく必要がある。その種目，ポジションの中でどのような動きや力が必要であるのか，技や道具について知っておく必要がある。

Jones骨折を例にとって考えたい。本骨折は疲労骨折として，とくにサッカー選手に好発する。単純な外傷とはとらえられない。本骨折がサッカー選手に多いことは，低い重心で切り替えし動作を繰り返すことが疲労骨折の背景としての動作である。とくに回外，内反が目立つ足に好発する。プレースタイルも影響するようである。さらに骨の脆弱性もその素因として感じられる。そうでなければもっと多くの選手が本骨折を起こすはずである。治療を考える場合にはどのような素因を持っている選手かをよく見極めて治療し，再発予防に取り組む必要がある。

女子Vリーグ選手で着地時に左下腿の両骨骨折を生じた例があった。彼女の外傷の基盤として，外反膝であり，左膝外側側副靱帯の炎症による疼痛を繰り返していた。足関節や膝関節の機能が十分であったら，防げたかもしれない外傷である。

スポーツ外傷は単なる外傷でない場合が少なくない。スポーツの障害はさらに複雑である。基盤として下肢アライメント，身体バランス，関節形状，筋量や筋の質，骨の脆弱性，軟骨の脆弱性などがあげられる。また種目とポジション，得意なプレースタイルなども障害に大きな影響を持つ。

下肢のアライメントや筋の質は疲労のしやすさや疼痛として現れる。関節軟骨の脆弱性は，関節のアライメントと組み合わされて関節周囲の疼痛の表れやすさとして影響する。筋腱移行部に脆弱性は全身的に影響し，競技種目特異的な過負荷の生じやすい部位に痛みを生じる。

●既往歴を聴取する

既往歴の聴取は大切である。外傷歴と障害歴は分けて考える。が，両者にはときに密接な関係がある。女性のスポーツ選手では貧血や生理不順，それらに伴う骨量低下など，障害の基盤として正確に記載しておく必要がある。著者自身も生理不順の治療によりコントロールが容易になった脛骨疲労骨折の選手を経験している。このような情報はときに決定的な治療効果の違いを呼ぶ。

スポーツ歴として何歳から，どのくらいの頻度で，どんなスポーツをどのくらい続けていたか。その頃の障害についても尋ねておく必要がある。

正しい情報の聴取により8割方は診断や問題点，治療方針，予後予想まで明らかになると感じる。最初の情報が誤っていたり，不足だったりすると，その後の情報の修正は困難になる。最初が肝心で，治療側が外傷障害のメカニズムや背景など納得いくまで話を聞く必要がある。

身体所見

●素因の分析と身体所見

スポーツ外傷・障害は純粋な高エネルギー外傷は少ないことから，スポーツ選手・愛好家である患者の

種々の素因を分析することが適切な治療法を行ううえで非常に大切である。

まず痛みが主訴である場合に，疼痛誘発動作と圧痛点を解剖学的に把握することが基本である。その上で種々の検査や測定を行う。各関節ですべての方向の可動域を必ず健側と比較することが必要である。患側と健側が必ずしも正常な状態で同じとは限らない。投球動作やサーブを行うスポーツでは往々にして患健側で正常の可動域は異なる。また可動域の絶対値も重要である。可動域の大きな関節は往々にして関節の構造の破綻をきたし，外傷や障害を生じやすい。逆にいわゆる身体の硬い選手では関節周囲痛や筋損傷を起こしやすい傾向にある。外傷や障害の背景として個々の選手の全身関節弛緩性をとらえておくことに意義がある。

筋力測定は障害の程度や絶対的能力，また損傷治療過程での復帰の目安となる，簡便で有効な評価法である。徒手筋力測定で左右差と絶対値を把握する習慣を身につける。筋力測定機械を用いた計測は客観的で信頼性のある評価法としてとくに膝の靱帯損傷後には汎用されている。

各関節の外傷・障害に対する徒手検査に習熟しておくことは非常に大切である。しかしそれは必ずしも容易ではない。正しい手技・判断には多くの経験とコンセンサスを得る努力が必要である。しかし疼痛の誘発や不安感の誘発，そのメカニズムの推測はいろいろな経験の差があっても可能である。大切なことはそのような習慣を身につけて，1人1人の治療に当たることである。

●末梢神経解剖学の重要性

診察を行ううえで，全身の筋肉と脊髄を含めた末梢神経解剖学の重要性をしばしば痛感する。一般整形外科医の知識は十分でない。間違った思い込みやその場で流す診断態度をつねに正す心構えが必要である。ポケット版の機能解剖書を持ち歩く習慣をつけたいものである。とくに経験の浅いうちは正しい知識を身につけるよい機会である。先輩に教えられるだけでなく，成書に戻って確認することが大切である。

画像所見

●画像診断の位置づけ

スポーツ外傷や障害における画像所見の位置づけは大きい。しかし画像所見はあくまでも補助診断法であるという基本を忘れてはならない。画像診断に期待することは，問診・身体所見で得た診断の確認である。画像ではじめて得られた所見はその解釈に慎重でなければならない。画像所見で診断を変えなくてはならないこともあるが，患者の外傷・障害の部位や程度が画像診断で簡単に変わるわけではない。

●X線

スポーツ外傷や障害における画像所見の基本はやはり単純X線像である。各関節，部位でルーチンの撮影法がある。それらを左右比較して異常を判断する。そのためにはルーチン撮影の正常像とその撮影の限界をよく知っておき，その外傷・障害に対するより特異的な撮影法をオーダーし，より正確な評価を下す知識と能力が必要である。種々のストレスX線も徒手検査の所見を視覚的に明らかにし記録するために有用である。しかし検者と被験者に差があるため，なかなか絶対的な評価は困難である。

●MRI

近年核磁気共鳴像（MRI）が普及し，その性能の向上も著しい。MRIは撮像すればどんな異常も目にみえるすばらしい機械である。とくに軟部組織の損傷やX線像で判断が困難な骨病変まで明らかにしてくれる。そのため往々にして過剰診断や見落としが生じる。画像所見の意義づけもより大切になってきている。MRI所見の正しい読みと解釈の訓練・経験が現代の治療者には求められている。

またMRI自体の機器としての進歩も著しい。3テスラMRIにより軟骨病変の検出力が高まっている。またガドリニウムを用いた造影法により，特異的所見や軟骨機能評価も行われるようになっている。いわゆる関節造影はMRIの発展によって近年実施されることが少なくなっている。しかし軟骨面の評価，関節包の破たんや関節包の広がりの把握には一定の意義がある。

●CT・骨シンチ

コンピューティッドトモグラフィー（CT）像は骨構造の正確な評価や3次元的な再構築が容易で，撮像時間も比較的短く重要な評価機器である。術前計画やイメージングにも役立つ。また下肢アライメントや膝伸展位での評価も可能である。

骨シンチグラフィーは骨内の変化に特異的で鋭敏な検査だが汎用性に乏しく，日本では一般的な画像診断として用いられていない。Positron Emission Tomography（PET）は「ポジトロン核種（＝陽電子放出核種）」を合成した薬剤を注射するとまわりの電子と反応して放出された放射線（γ線）が発生する。そのγ線量がプ

スポーツ外傷・障害の診かた

ドウ糖を消費する細胞の目印となり，細胞の増殖が盛んな組織部位を鋭敏にとらえる。関節症の早期診断に有用と報告されているが，臨床的応用にはまだ用いられていない。

「予防」および「復帰」について

　スポーツ医療の目的は，より早い，より高い復帰である。しかし外傷・障害を一度受けた身体，組織は完全に元に戻らないと考えるべきである。しかし100％のパフォーマンスの回復は可能である。その事実を信じて，順序だてた地道な復帰への努力が必要である。早道はない。一般的な復帰へのスケジュールはあるが，復帰の速度を他の選手と比較することはプラスにならない。同じ人間，同じ外傷・障害はないのである。

　一方，外傷・障害を再発しない努力も必要である。しかしその努力によってパフォーマンスが下がっては意味がない。障害は素質・素因のもとに発生し，選手はその素質素因を完全に解決することはできない。加齢もしかりである。いつまでも若くはない。しかし若い選手が常に強い，うまいわけでもない。100％のパフォーマンスを実現させることは可能である。日々の努力を続けコンディションを保つ指導・努力が大切である。

種目別 スポーツ整形外科の診断・治療

野球

野球

リトルリーガーズショルダーの診断

岩堀裕介

リトルリーガーズショルダーとは？

●わが国の少年野球と障害

日本人プロ野球選手が野球の本場である米国メジャーリーグ入りすることが珍しいことではなくなり，ワールド・ベースボール・クラシックにて2回連続優勝を果たすなど，日本の野球のレベルは米国に追いついた感がある。国内外でのプロ野球選手の活躍により野球人気はますます高まり，多くの小・中学生達がその雄姿に憧れて野球の猛練習に励んでいる。

しかし，そうした状況を手放しで喜んではいられない。むしろ危機感を覚えるべきと思われる。それは野球による成長期の野球選手達の肩・肘障害の頻度が一向に減らないからである。プロ野球のレベルは追いついたかもしれないが，その影で多くの若き野球選手が障害によりドロップアウトしている現状があり，そういった点ではまだ米国に劣っている。

ここでは成長期の投球障害肩の代表である上腕骨近位骨端線の損傷であるリトルリーガーズショルダー（少年野球肩障害）の病態・診断について述べる。

●歴史的背景

リトルリーガーズショルダーは，1953年にDotter[1]が12歳のリトルリーグ投手に生じたA fracture of the proximal epiphysial cartilage of the humerus due to baseball pitchingをLittle leaguer's shoulderと命名したのが最初である。1966年にAdamsら[2]がリトルリーグ投手5例をまとめ上腕骨近位骨端線のosteochondrosisとして報告しDotterの報告にも触れ，以後注目されるようになった。

わが国では1979年に林ら[3]が少年野球による上腕骨近位骨端線離開として最初の2例報告を行っている。

●病態

・上腕骨近位骨端線の特徴と障害

リトルリーガーズショルダーは，繰り返される投球ストレスにより生じる上腕骨近位骨端線の損傷である（図1）。骨端線（とくに石灰化軟骨層と肥大軟骨層の間）は骨幹部の骨組織に比べて細胞成分が多い割に細胞間基質が少なく，骨全体の中でも力学的に最も脆弱な部分で，とくにgrowth spurt期にはその脆弱性が増す。長軸方向への牽引力に対してはある程度の強度を有しているが，剪断力に対してはきわめて弱い[4]。しかし，上腕骨近位骨端線はその形状が円錐型またはピラミッド型をしていることと後内側の骨膜が非常に丈夫であることから，他の骨端線に比べて構造的には

◆図1　典型的画像所見

a：単純X線像。上腕骨近位骨端線の拡大・不整（矢印），骨幹端の脱灰（矢頭印）を認める。

b：MRI（T2*）像。上腕骨近位骨端線が高信号となり，その外側に骨膜反応の所見を認める（矢印）。

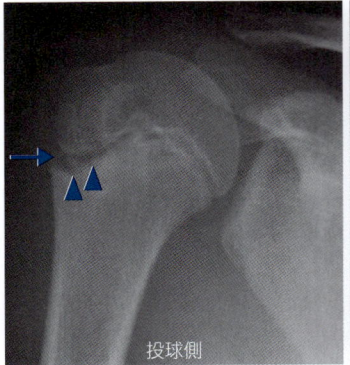
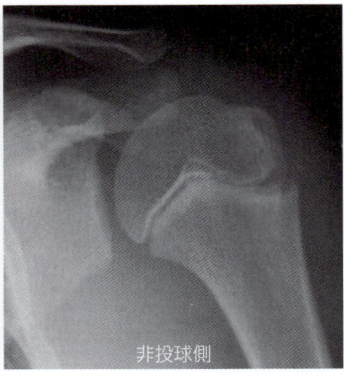
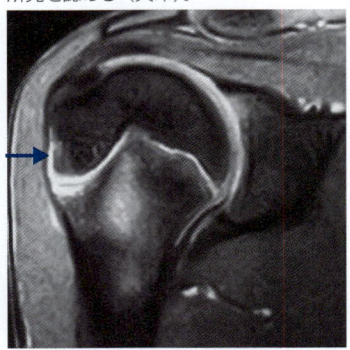

投球側　　　非投球側

非常に安定していて外傷性の損傷はまれといわれている[5]。

・繰り返すストレスによる障害発生

ではなぜ投球ストレスで同部に障害が発生するのであろうか。それは近位骨端線より近位にはインナーマッスルである腱板筋群が付着し，遠位には三角筋・広背筋・大円筋・大胸筋・上腕三頭筋などのアウターマッスルが付着することと，投球動作では外転内旋から急速に外転外旋そして内転内旋に運動方向を変えることに起因する[2,6~8]。アウターマッスルは内転・内旋方向のベクトルが主となり，インナーマッスルは外転外旋方向のベクトルが主となる。骨端線の遠位と近位に付着する筋肉の引っ張るベクトル方向が逆になり，骨端線にまさに剪断力が加わる（図2）。またFleisigら[9]によると全力投球でのボールリリース時に投球側の肩に加わる牽引力は球速と相関し，小学生野球選手の場合にも全力投球すると自分の体重に匹敵する牽引力が投球側の肩に加わると考えられる。牽引力には一定の強度をもつ骨端線ではあるが，繰り返し自重に匹敵する牽引力が加われば疲労骨折を生じる可能性は高まる（図2）。

診断

●症状

外傷性誘因はなく，投球時や投球後の肩痛が生じ投球困難となる。徐々に生じる場合と1回の投球で投球不能となる場合がある。日常生活レベルではほぼ無症状である。

●好発年齢

小学生高学年から中学生，とくに11～13歳に集中する[10]。

●ポジション

投手が約半数を占めると報告されており[10]，パフォーマンスが高く全力投球をする頻度が高い選手に好発する。

●身体所見

上腕骨頚部の圧痛，抵抗下の外転・内旋・外旋時の疼痛を認める。外観上の明らかな変形や腫脹はないが，投球側の肩甲骨が外側や下方に変位していることが多い（図3）。これは投球側の広背筋や後方腱板筋群の伸長性が低下していることによると考えられるが，この現象は片脚起立させるとより顕著になる（図3）。

肩関節可動域は，通常の肩甲骨を固定しない計測では内旋が投球側で減少している以外は正常である。しかし背臥位で肩甲骨を固定して計測すると，外転90°内旋（外転内旋），屈曲90°内旋（屈曲内旋），水平屈曲，肩甲上腕関節外転が非投球側と比べると減少している[11~13]（図4）。

こうした投球側肩の後下方構成体の伸長性低下を反映するROM減少は野球を開始して間もない小学生からすでに始まっていて[14]，とくにリトルリーガーズショルダー例ではその程度がより大きい傾向がある。

●画像診断

X線上，上腕骨近位骨端線の拡大，近位骨幹端部の脱灰，骨硬化を認めるが，骨端線拡大の有無やその程度を判断するには反対側との比較が有用である（図1）。

兼松ら[15]は骨端線拡大の状態により，

Ⅰ型：骨端線外側の部分的な拡大

Ⅱ型：骨端線全域の拡大

Ⅲ型：すべり症を伴う

◆図2　発生機序

a：単純X線像。ゼロポジション位。

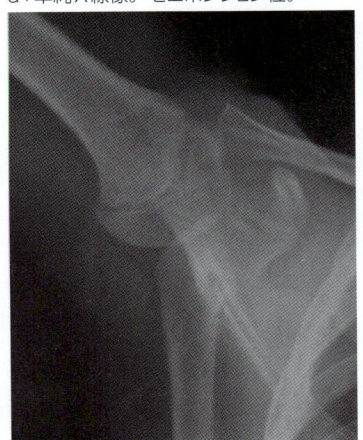

（文献17より）

b：MRI（T2*）像。ABER位。

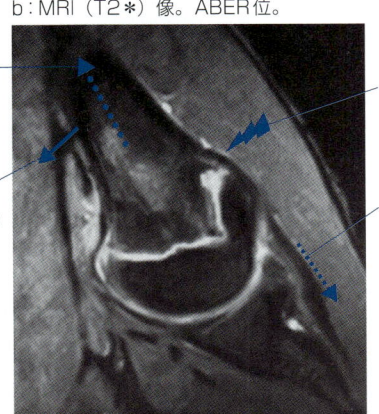

ボールリリースでの牽引ストレス

フォロースルーでの内転内旋ストレス

疼痛発生部位

腱板筋の筋力ベクトル

◆図3　リトルリーガーズショルダーの身体所見

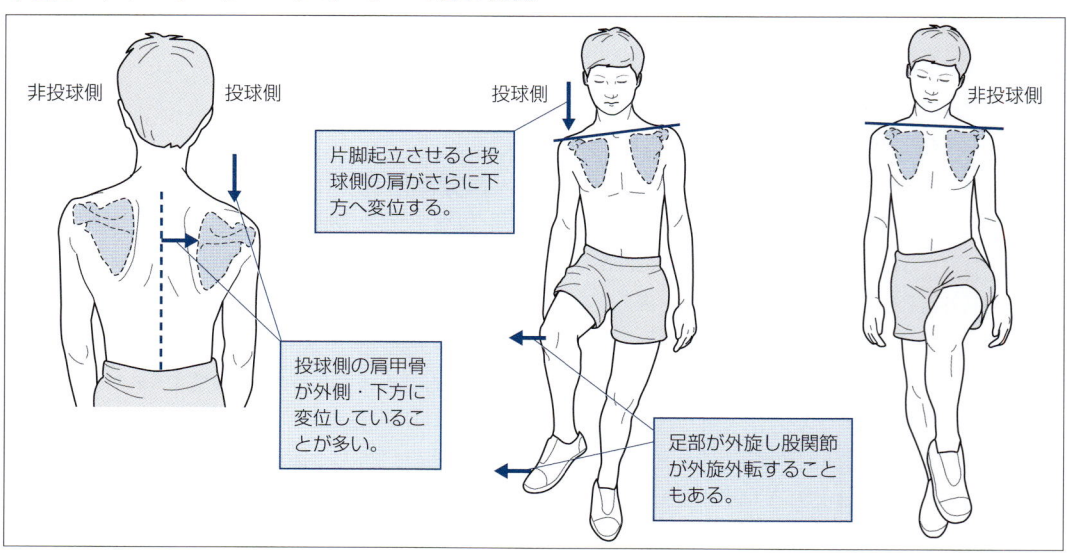

◆図4　肩甲骨を固定した肩関節ROM測定

投球側の外転内旋，屈曲内旋，外転，水平屈曲は減少していることが多い．

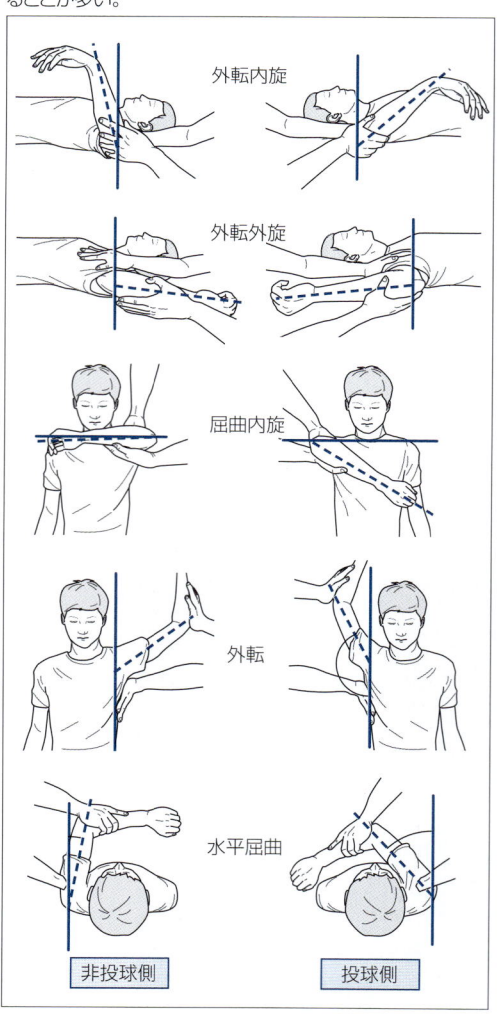

◆図5　単純X線の兼松の分類

I型：骨端線外側の部分的な拡大

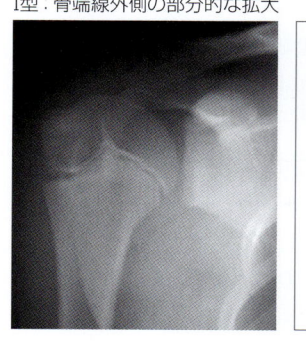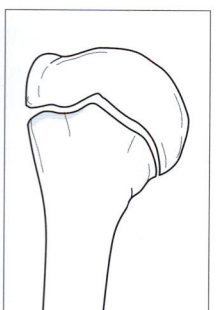

II型：骨端線全域の拡大

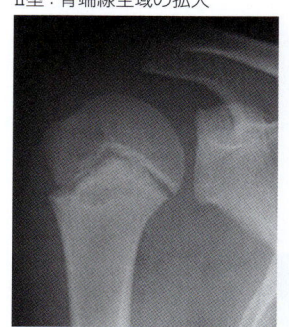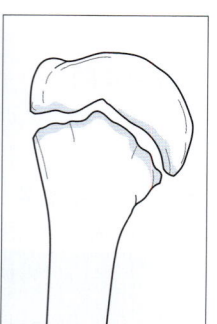

III型：すべり症を伴う

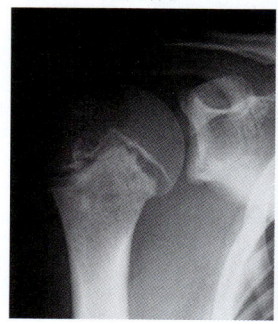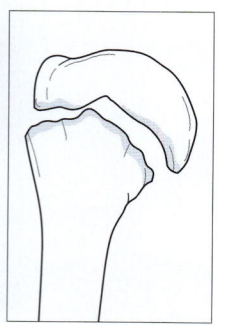

（文献7より引用）

に分類している（図5）。ほとんどがⅠ・Ⅱ型で、Ⅲ型はまれである。

Ⅰ型の初期ではX線像はほぼ正常であることもあるので注意を要し（図6a）、その場合MRIが有用である[12]（図6b）。またMRIでは骨端線の異常以外に腱板疎部の炎症像や肩峰下滑液包の炎症像も描出されている（図6b）。

治療方針

●保存療法

外固定は通常不要であるが、Ⅲ型で症状が強い場合には三角巾固定を2～3週行う。投球禁止（ノースロー）が治療の中心となるが、Ⅲ型を除けば、約1～2カ月のノースローで通常十分である[8]。ノースローの間に、投球側の肩関節に負荷のかからないランニングや体幹・下肢のトレーニング、下肢・体幹・回内屈筋群のストレッチング、回内屈筋群の筋力訓練を積極的に行う[11,12]。ノースロー後2～4週で局所の圧痛や抵抗下の運動痛が消退したら肩後下方構成体のストレッチングや腱板筋筋力訓練も積極的に行う[10,11,16]。

投球再開を許可する時期や目安は諸説あるが、著者は上腕骨頚部の圧痛の消失と、抵抗下の運動痛の消失を指標としている[10,11]。単純X線像が正常化するのは3～6カ月を要するが、それまで待つ必要はない。投球再開後、投球パフォーマンスを徐々に上げていくが、塁間を50％程度の力で投げられる時期になったら投球フォームをチェックし、問題点があれば矯正する[11,12,16,17]。そのうえで全力投球を許可する。

経過・予後

Ⅰ・Ⅱ型では1～2カ月で投球再開が可能で、X線像上の修復も約3～6カ月で得られ[18]、後遺障害を残さず完全復帰が可能であり予後良好な障害である[10,19]。しかし、Ⅲ型や再発を繰り返す例では上腕骨の成長障害や骨頭内反変形をきたすことがあるため、こうした例ではノースローの期間を長めにして慎重に経過をみる必要があるとの報告がある[18,20,21]。

発症にかかわる因子

少年野球肩障害を単なる投げ過ぎによる疲労骨折ととらえるのは誤りである[11,12]。少年野球肩障害が発生

◆図6　リトルリーガーズショルダー軽症例の画像所見

a：単純X線像。上腕骨近位骨端線の拡大は非投球側（右）と比較して軽度である。

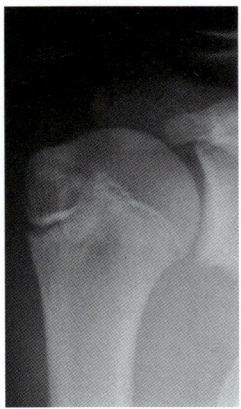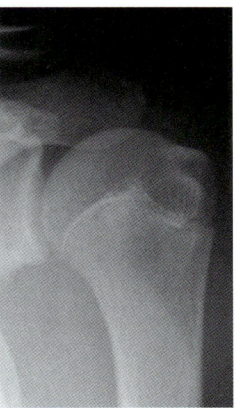

b：MRI（T2脂肪抑制）像。上腕骨近位骨端線の外側の高信号域が拡大している（矢印）。腱板疎部や肩峰下滑液包の炎症像も認める。

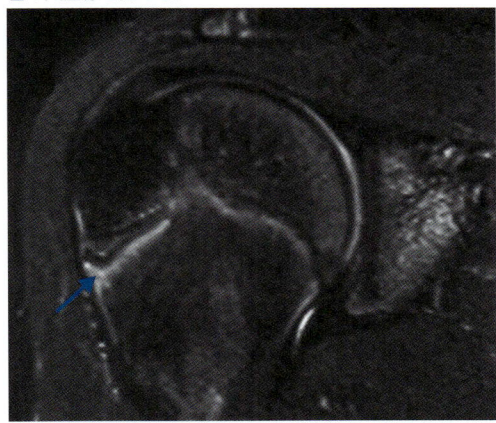

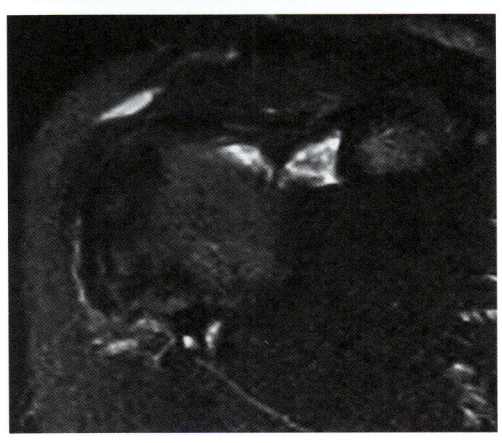

するgrowth spurt期に特有な危険因子として前述した骨端線の存在のほかに、コンディショニング不良、不良な投球フォーム、さまざまな環境因子（指導者の経験・知識不足、週末に練習・試合が集中、オフがない）があげられる。各因子について考察する。

◆図7　growth spurt期の野球選手にみられる下肢・体幹の柔軟性低下

骨が急速に成長し下肢・体幹の柔軟性低下を起こす。

a：finger-floor distance。
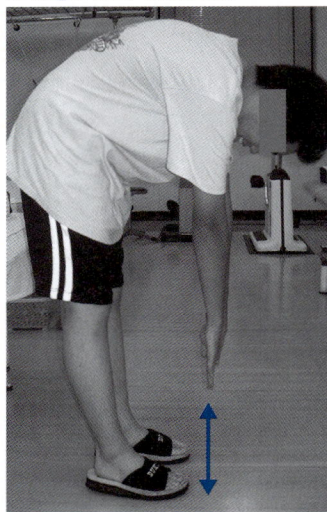

b：heel-hip distance。
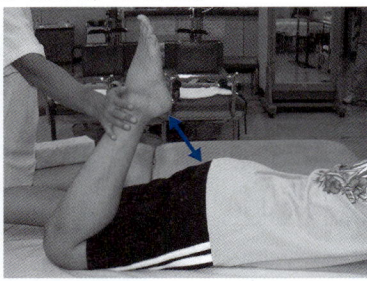

c：straight leg raising。
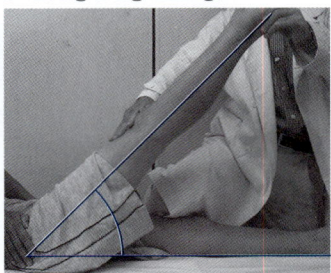

d：Thomas sign。
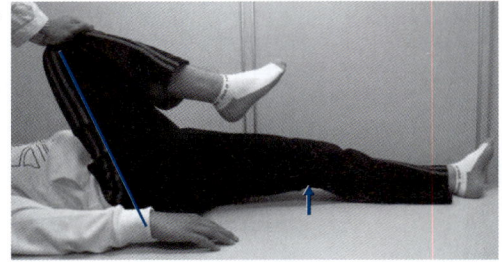

●成長と身体のバランス

　成長期，とくに男子のgrowth spurt期（10〜15歳）は骨が急速に成長する時期であり，身体各部位で解剖学的にさまざまな弱点やアンバランスが生じる。growth spurtの時期には骨が急速な成長に比し，筋・腱などの軟部組織の成長速度が遅く，この成長率の差が顕著に現れるのが下肢・体幹である。

　この時期の子供は下肢・体幹の柔軟性が低下し[11,12]（図7），下肢・体幹のエネルギーが十分使えない状況をまねき，これが投球の運動連鎖を乱し，上肢に頼った投球となって障害にかかわる[11,13]。成長のスピードには個人差があり，急激に身長が伸びた選手では，そうした下肢・体幹の柔軟性低下が顕著となることに加え，体が大きくなった分パフォーマンスが高まり，より大きな負荷がかかりやすくなり要注意である（図8）。

●投球時の握り

　小学生や野球経験の浅い選手では母指指腹握りであることが多い[22,23]（図9）。その影響でアーリーコッキング期に前腕中間位，手関節背屈位でロックされた状態になり，レイトコッキング期には肘下がりになり，そこから肩の内旋を主に使って投げるいわゆる"内旋投げ"になりやすい[22,23]（図10）。これが肩への投球ストレスを増す要因になる。

●投球フォーム

　成長期は体が未熟であると同時に投球フォームも未熟で不良であることが多い。野島ら[24]は少年野球選手

◆図8　成長期男子の体格

同じ小学6年生でも成長のスピードや体格にバラツキがある。身体的には左端の選手が危険性が高いと考えられる。

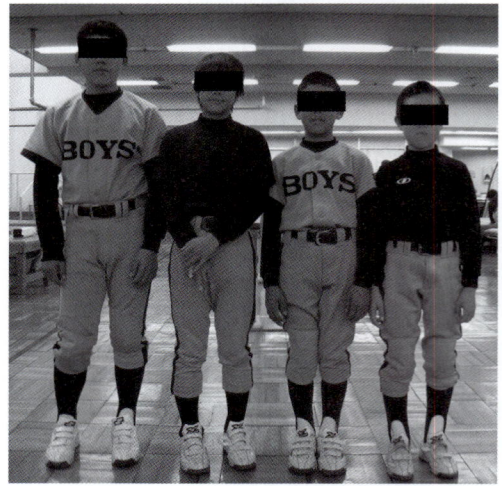

◆図9　ボールの握り方の違い

少年野球選手は母指指腹握りが多い。

a：母指尺側握り。
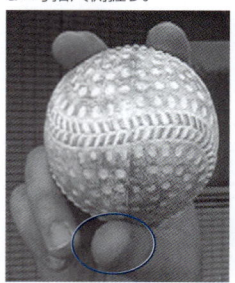

b：母指指腹握り。
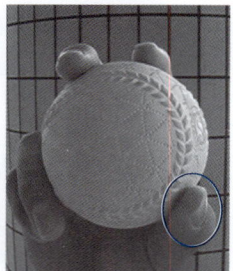

◆図10　指腹握りをする選手にみられる不良な投球フォーム

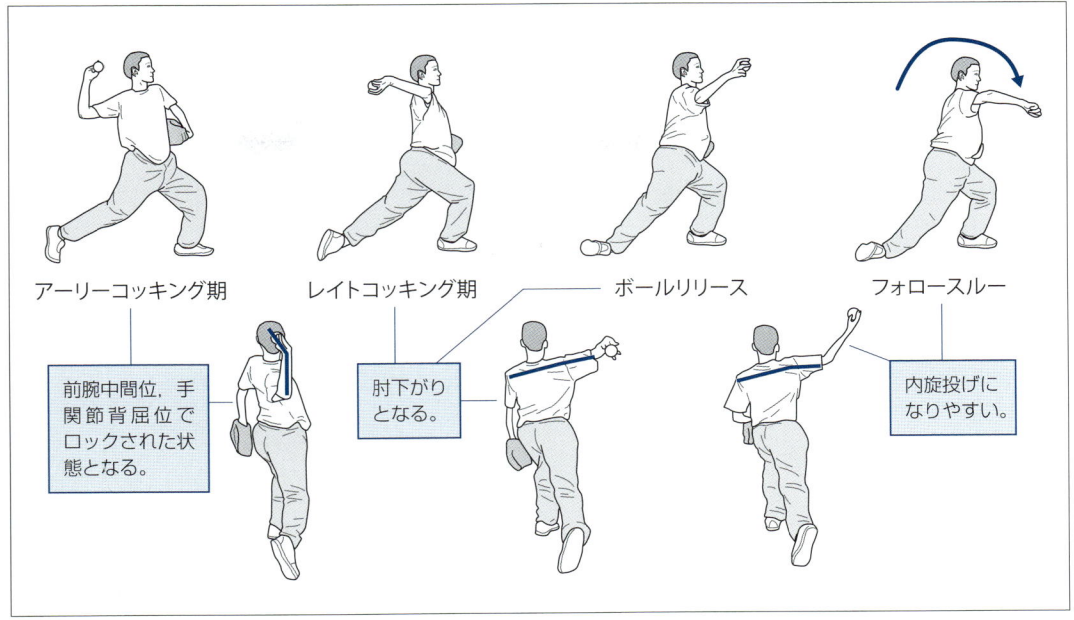

◆図11　間違った指導によるフォーム改悪例
中学1年，捕手。監督の指示でopen strideに変更してリトルリーガーズショルダーを発症。

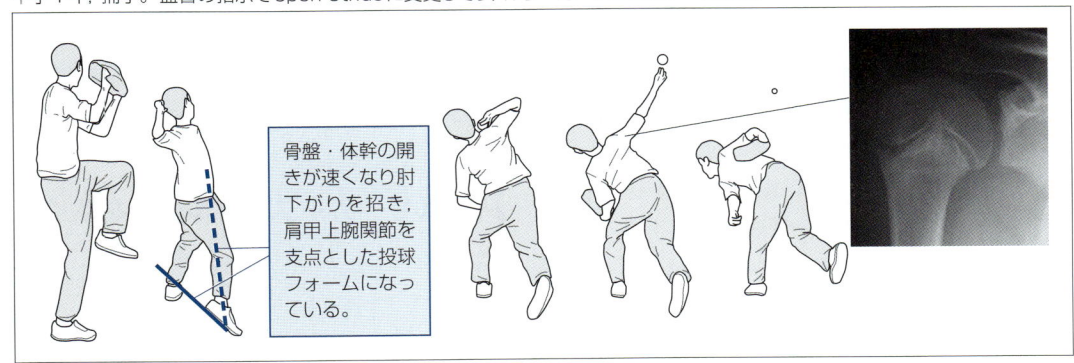

の投球動作を成人と比較し，少年野球選手のフォームは体重移動や体幹の回旋運動が少なく，肩関節の内旋に頼った肩関節に負担のかかるフォームであると述べている。投球フォーム上の問題点はアーリーコッキング初期での軸脚股関節の屈曲不足，foot plantでの骨盤・体幹の"早い開き"，open stride，過度なclosed stride，"肘下がり"，腕振りに頼った"手投げ"，肩の内旋主体の"内旋投げ"など，下肢・体幹・両側上肢を含めて多岐にわたり，これらが投球側の肩・肘への負担を増す[11,12,16,17]。またその子供達を指導するコーチや監督が素人の父兄であることが多いため，適切な指導が実施できていないことが多く，間違った指導によりフォームを改悪させている場合もある[11,12]（図11）。投球フォーム上の問題点を検出した場合には，適切な動作訓練により矯正を行う[11,12,16,17]。

overuse

・小・中学生の野球とoveruse

　overuseも問題である。小・中学生では練習や試合が土曜日・日曜日といった週末に集中する。1日で2試合を行うことはまれではなく投手の人数も限られているため，トーナメントの大会では勝ち上がるために一部のパフォーマンスの高い投手が連投することとなる。高校生以上においてはオフシーズンがあり，冬季には投球を控えるのに，小・中学生の場合は降雪地域を除けばオフがないことが多い。肉体的に未熟で弱点をもった小・中学生の選手が，高校生以上の選手より過酷な日程で野球を行っているのが実情である[11,12]。

◆表1　日本臨床スポーツ医学会で1995年に提唱された青少年の野球障害に対する提言

野球肘（11〜12歳に発生のピーク）
野球肩（15〜16歳に発生のピーク）　の発生に注意
練習日数・時間
　　小学生：2時間／日，3日／W以内
　　中学生・高校生：1日／W以上の休養日
全力投球数
　　小学生：50球／日，200球／W以内
　　中学生：70球／日，350球／W以内
　　高校生：100球／日，500球／W以内
試合の翌日はノースロー
投げ込みの翌日は投球数を減らす
1日2試合の登板は禁止

（文献25より引用）

・わが国と米国のoveruse

　わが国における具体的なoveruse対策の動きとして，1995年日本臨床スポーツ医学会において「青少年の野球障害に対する提言」がなされ，各年齢層の投手の全力投球数と登板頻度について上限が設定された[25]（表1）。しかしその後この規定が遵守されているとは到底思えない。ではこの規定が厳しすぎるのか？

　ちょうど同じ1995年，米国においてthe USA Baseball Medical & Safety Advisory Committeeが投手の試合での投球数の上限や投球後の適切なno throw期間を設けることをUSA Baseball Newsの中で薦めている[26,27]（表2）。さらに2002年Lymanら[27]がアラバマ州において9〜14歳の野球投手の春季リーグ戦のおける投球数と肩・肘痛の発生状況の調査がなされた。1試合での投球数が75球以下であった登板が81％，100球以上の登板が6％と比較的規定が遵守されていた。そしてその状況下での肩・肘痛の発生頻度は，肩痛が9.3％，肘痛が6.7％，肩痛または肘痛が14.6％であった。

　わが国での投球による肩・肘障害の発生状況はおそらくこの倍以上ではないかと思われる。投球数の上限規定は日米でほぼ同様であり，肩・肘障害の発生状況を踏まえると妥当性があると思われる。エリート選手の養成にはある程度の練習量は必要という意見も一方であるが，能力の高い選手ほど，投手に抜擢され登板機会も増えるため障害発生の危険性が高いといえる。少なくとも小・中学生のうちに有望な選手が肩・肘関節を壊してドロップアウトしてしまう事態は回避すべきと思われる。

・overuse対策の今後

　先の提言の遵守に加えて，小・中学生の冬季の野球

◆表2　USA Baseball Medical & Safety Advisoryが1995年に出した投手の投球数のガイドライン

推奨される全力投球数と登板試合数

年齢（歳）	全力投球数／試合	登板試合数／週
8-10	50	2
11-12	65	2
13-14	75	2
15-16	90	2
17-18	105	2

推奨される休養日数ごとの全力投球数

年齢（歳）	全力投球数			
	休養1日間	休養2日間	休養3日間	休養4日間
8-10	20	35	45	50
11-12	25	35	55	60
13-14	30	35	55	70
15-16	30	40	60	80
17-18	30	40	60	90

（文献26，27より引用）

試合の中止，甲子園も含めた小・中・高校生の試合における投手の投球制限，小学生での遠投練習の禁止などを検討すべきと思われる。

リトルリーガーズショルダーを防ぐ

　リトルリーガーズショルダーの対策において，一番重要なことは予防である。そのために著者が考える必要事項を以下に列記する。

①投球の危険性を認識する。
②成長期の体の特性，個体差，身体能力差を理解する。とくに急速に身長が伸びた選手，体の大きな選手，球速の速い選手には注意を払う。
④練習量・投球数の是正をし，小学生では遠投を控える。
⑤小学生では少なくとも野球だけでなく他のスポーツも行い，バランスよく体を鍛える。
⑥痛みが生じた場合にすぐに申告できる環境を作る。
⑦野球を継続していくために，適切なコンディショニングを継続的に行う。
⑧肩・肘に負担の少ない投球フォームを小・中学生の段階で習得する。

文献

1) Dotter WE: Little league's shoulder; a fracture of the proximal epiphyseal cartilage of the humerus due to baseball pitching. Guthrie Clin Bull, 23:68-72, 1953.
2) Adams JE: Little league shoulder. Osteochondrosis of the proximal humeral epiphysis in boy baseball pitchers. Calif Med, 105:22-25, 1966.
3) 林 正樹, 市川宣恭, 櫛谷昭一, ほか:少年野球による上腕骨近位骨端線離開の2症例の検討. 整・災外, 22:361-365, 1979.
4) Bright RW, Elmore SM: Physical properties of epiphyseal plate cartilage. Surg Forum, 19:463-464, 1968.
5) Dameron TB Jr, Crubb SA: Fractures and dislocation of the shoulder, in Rockwood CA Jr, Wilkins KE, King RE (eds): Fractures in Children. Philadelphia, JB Lippincott Co, 1984, pp577-607.
6) Cahill BR, Tullos HS, Fain RH: Little league shoulder lesion of the proximal humeral epiphyseal plate. J Sport Med, 2:150-152, 1974.
7) Tullos HS, Fain RH: Rotational stress fracture of proximal epiphysis. J Sport Med, 2:152-153, 1974.
8) Carson WG: Little leaguer's shoulder. A report of 23 cases. Am J Sports Med, 26:575-580, 1998.
9) Fleisig GS, Dillman CJ, Escamilla RF et al: Kinetics of baseball pitching with implications about injury mechanisms. Am J Sports Med, 23:233-239, 1995.
10) 中川照彦, 土屋正光:成長期の投球障害肩. MB Orthop, 11:33-39, 1998.
11) 岩堀裕介, 加藤 真, 大須賀友晃, ほか:リトルリーガーズショルダー. 整形外科, 58:881-892, 2007.
12) 飯田博巳, 岩堀裕介:リトルリーグ肩. MB Med Reha, 96:1-11, 2008.
13) 橋口 宏, 伊藤博元, 萬歳祐子:スポーツによる上腕骨近位骨端線離開の治療成績. 肩関節, 27:395-398, 2003.
14) 岩堀裕介, 花村浩克, 加藤 真, ほか:少年野球選手の肩関節内旋可動域の減少. 肩関節, 27:415-419, 2003.
15) 兼松義二, 井形高明, 岩瀬毅信, ほか:少年野球における上腕骨近位骨端線障害. 日整スポーツ医学会誌, 8:163-166, 1989.
16) 岩堀裕介, 花村浩克, 佐藤啓二:投球肩障害に対する投球フォーム矯正を中心とした保存療法の効果. 肩関節, 24:377-381, 2000.
17) 岩堀裕介:リトルリーガーズショルダーの病態と治療. OS NOW Instruction No.11, メジカルビュー社, 2009, p24-39.
18) 兼松義二, 井形高明, 岩瀬毅信, ほか:少年野球における上腕骨近位骨端線障害. 中部整災誌, 32:1810-1812, 1989.
19) 柚木 脩:少年野球肩のアスレチックリハビリテーション. 肩関節, 15:282-286, 1991.
20) 高田信二郎, 井形高明, 岩瀬毅信, ほか:少年野球における上腕骨近位骨端線障害. 日整スポーツ医学会誌, 10:193-195, 1991.
21) 田中一成, 大久保衛, 大槻伸吾:Little league shoulderに対する臨床的, X線学的検討. 別冊整形外科, 36:79-83, 1999.
22) 渡會公治, 増島 篤, 竹田秀明ほか:投球フォームに関するイメージ調査. 肩関節, 17:203-209, 1993.
23) 水谷仁一, 川尻貴大, 横地正裕ほか:ボールの握り方が投球動作に及ぼす影響について. 東海スポーツ障害研究会誌, 25:14-17, 2008.
24) 野島 晃, 松岡俊哉, 立花 孝, ほか:投球動作の分析-少年野球選手の投球分析. 臨床スポーツ医学, 8:1293-1297, 1991.
25) 日本臨床スポーツ医学会整形外科学術部会編:野球障害予防ガイドライン. 文光堂, 東京, 1版, 1998:p219.
26) Andrew JR, et al: USA Baseball News Medical & Safety Advisory Committee special report: how many pitches should I allow my child to throw? USA Baseball News. April 1996:5.
27) Lyman S, et al: Effect of pitch type, pitch count, and pitching mechanics on risk of elbow and shoulder pain in youth baseball pitchers. Am J Sports Med, 30:463-468, 2002.

TOPICS
投球動作のバイオメカニクス

二宮裕樹

●投球と運動連鎖

投球障害肩の発生メカニズムを知るには投球動作のメカニズムを知る必要がある。本院では投球フォームを三次元動作解析し，外傷・障害をもたらす負荷がどのようなメカニズムで発生しているかを明らかにしている[1〜3]。

投球動作はつま先から指先までを使って，効率よくエネルギーをボールまで増幅し伝達する全身運動である。これを運動連鎖とよぶ。この過程で肩関節には，力の発生源のひとつとしての役割に加え，下肢・体幹から生じた力を指先まで伝達する役割など，さまざまな働きが要求される。日々の練習や試合で，このことにより，下肢・体幹や上肢の筋肉，靱帯などの組織はその機能が低下する。その結果として運動連鎖に歪みを生じ，この投球動作を反復することにより肩関節に負荷が加わり外傷・障害が発生する可能性が高くなる。そこで，投球障害の予防と治療を考えるにあたっては，正しい運動連鎖とそれを妨げる要因を考える必要がある。

●バイオメカニクスによる検証

投球動作は次の4期に分類することができる[2]（図1）。①ワインドアップ期（投球動作開始〜振り出し脚が最も高く上がった地点），②コッキング期（振り出し脚が最も高く上がった地点〜振り出し脚の接地），③アクセラレイション期（振り出し脚の接地〜ボールリリース），④フォロースルー期（ボールリリース〜投球動作終了）である。

図2〜4は肩関節に加わる力をベクトル（力の大きさと方向）で示している。肘を上げていく面と加速していく面の切り返し点であるトップの位置では，力は前方で，やや体幹の内側に向いて，烏口突起の方向に加わっている（図2）。手が最も後方にある最大外旋位では，力は肩甲骨の方向に向かっている（図3）。ボールリリース（以下，BR）では，体幹内下方に向き，臼蓋後下方向に力がかかっている（図4）。つまり，最大外旋位やBRで力を骨で受け止めているが，トップの位置では靱帯や腱などの軟部組織で受けていることがわかる。さらに，トップの位置で悪いポジションといわれる身体が開いた状態では，より大きな力が軟部組織にかかっていることがわかる（図5）。この力の

◆図1　投球動作の相分類

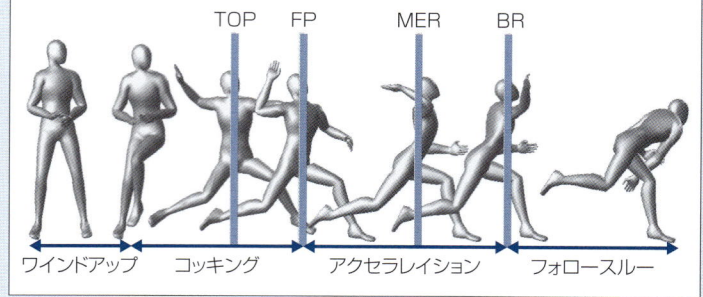

◆図2　TOPの位置で肩関節にかかる力

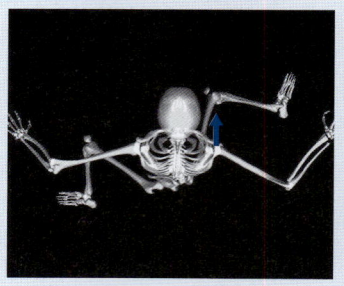

◆図3　最大外旋位で肩関節にかかる力

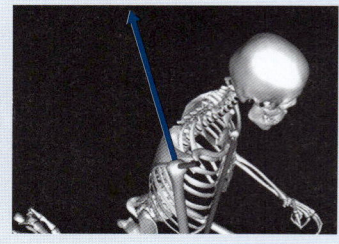

◆図4　ボールリリースで肩関節にかかる力

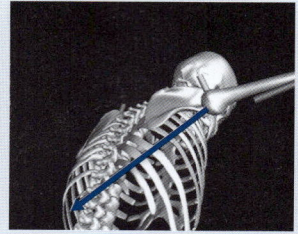

◆図5　TOPの位置でしかも悪いフォームのときに肩関節にかかる力

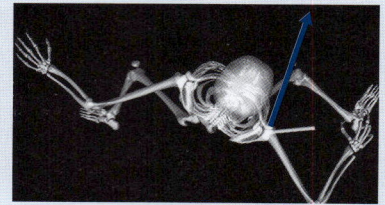

◆図6 BRにおける肩関節に加わる負荷が最小となる上腕姿勢
a：水平内転/水平外転成分の姿勢。　　b：内転/外転成分の姿勢。

◆図7 ゼロポジション

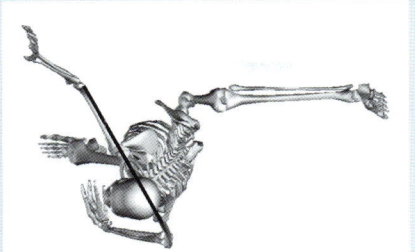
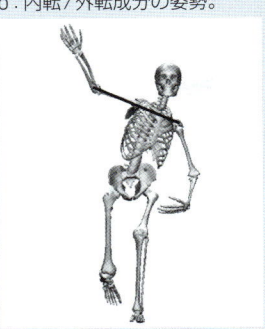
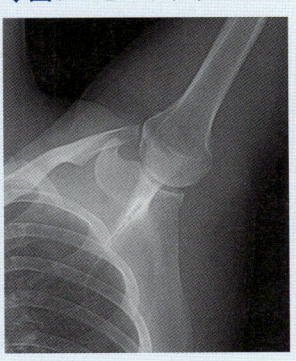

方向が腱板疎部，上腕二頭筋長頭腱に向かっているために，肩関節の前方の障害が起こりやすいと考えられる[1]。

● よいフォームとは？

　本院のこれまでの研究[3]でBR時における肩関節に加わる前後・上下方向への負荷を最小とする上腕姿勢を推定した結果，水平内転角度5.5°，内転角度2.2°の姿勢となった。これは，肩のラインと上腕のラインがほぼ一直線になるような姿勢であるといえる（図6）。

　ゼロポジションは，肩甲棘軸と上腕骨軸が一致する肢位であり，腱板を含む肩関節周囲筋群の走行がこの軸に向かって集約し，上腕骨のrotation，gliding，ball rollが最小であり，肩関節の最も安定した状態である[4,5]（図7）。投球動作において，このゼロポジションでのBRが理想である。このことを踏まえると今回の結果は，肩のラインと上腕のラインがほぼ一直線になるような姿勢での投球，つまりゼロポジションに近い肢位での投球であると考えられる。

　被験者にはオーバースロー，スリークォーター，サイドスロー，アンダースローといったすべてのフォームが混在していたことから，前述の上腕の姿勢は特定のフォームに依存しない上腕の姿勢である。さらに，水平外転角度が大きくかつ外転角度が小さい姿勢であるグループの肩関節に加わる負荷が最も大きな値を示し，最も負荷が小さいグループの2倍以上の値を示した。この姿勢はBRにおいて最も避けなくてはいけない姿勢である。とくにBR時の子供の投げ方は，上肢の振り遅れにより，外転角度・水平内転角度が不足する[5]。つまり，この負荷が大きい姿勢をとりやすい投げ方で，これは体幹の回旋不足から生じる投げ方であり上肢に頼った投げ方である。子供の投げ方を観察するうえで注意すべき項目である。既往歴をみても，水平外転角度が大きくかつ外転角度が小さい姿勢である被験者の55.2％が肩関節に何らかの疾患や障害をかかえた経験があり，最も高い発生率であった。

　以上より，投球障害を起こす危険性を減少させるためには，BR時において過度な水平内外転および内外転の姿勢を避け，上腕が肩のラインとほぼ一直線になるような姿勢で投球することが望ましいと考えられる。そのほか，BRからあとは力が臼蓋の方向に向かっておらず，軟部組織にかかっているため，後下方の関節唇，Bennett障害など，肩関節の後方の障害が起こりやすいこともこれまでにわかっている。これらの結果は，臨床現場における投球動作の具体的指導に有効である。

　投球フォームと肩関節障害の発生には相関関係があることがわかっている。三次元動作分析をして問題を明らかにし，可動域や筋力をチェックして，問題のある部分を改善し，正しいフォームにしていくことが治療となる。

文献

1) 信原克哉：肩の投球障害と投球動作のバイオメカニクス．コーチング・クリニック，17(12)：6-9, 2003.
2) 信原克哉：肩―その機能と臨床（第3版）―．医学書院，2001, p372-402.
3) 二宮裕樹，田中 洋，信原克哉：投球動作：よいフォーム，わるいフォーム．MB Orthop, 20(7)：19-27, 2007.
4) Saha AK : Zero position of the glenohumeral joint. Ann R Coll Surrg Eng, 22：223-236, 1958.
5) 中村康雄，林 豊彦，中村真理，ほか：投球フォームとボール・リリース時の肩関節負荷．バイオメカニズム，17：123-131, 2004.

野球

成長期野球肘の診断

松浦哲也，柏口新二

成長期野球肘とは？

　野球肘は投球により生じた骨，軟骨や靱帯，筋腱付着部の障害に対する総称であり，年齢や部位により分類することができる。成長期に生じる障害は大人の障害とは異なっており，診療の実際においてはその特徴を理解することが必要である。ここでは成長期に生じる野球肘について，その特徴，診断と治療について述べる。

● 成長期野球肘の病態

　X線像の異常としてとらえられる骨軟骨障害が，成長期野球肘の特徴といえる。肘関節には内側上顆，滑車，外側上顆，小頭，橈骨頭，肘頭の6つの骨端核が存在する。骨化中心核の出現時期は，小頭の1歳前後から外側上顆の12歳ごろまで部位によって異なっているが，いずれの骨端核も12〜14歳で閉鎖する[1]。これら骨端核が成長途上で障害されるのが骨軟骨障害であり，X線像の異常として認められる。X線像の異常は初期から進行期を経て終末期にいたる一連の増悪過程をたどり，初期は透亮像，進行期は離断像，終末期は遊離体や遊離骨片を呈する（図1）[2]。

● 発生要因

　成長期野球肘の発生に関与する因子として，投球による外的要因と選手自身が有する内的要因，さらには選手を取り巻く社会的要因があげられる。

・外的要因

　外的要因としては，ポジション，練習時間があげられる。ポジション別では投手，捕手の骨軟骨障害発生率は，内野手，外野手の約3倍であった。また練習時間別では，1週間の練習時間が長いほど骨軟骨障害の発生率が高かった[3]。以上より骨軟骨障害は明らかに投球機会の多い選手に多発しており，投球過多が障害発生の主因であることを示唆している。

・内的要因

　内的要因としては脆弱な骨・軟骨や筋力の未発達があげられる。とくに離断性骨軟骨炎ともよばれる小頭の骨軟骨障害については，血行障害説[4]や体質異常説[5]などが唱えられている。

・社会的要因

　上述の通り，脆弱な骨・軟骨や未発達な筋力を有す

◆図1　上腕骨小頭骨軟骨障害のX線病期分類

初期
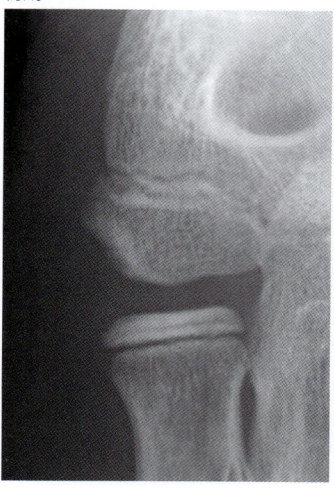

進行期
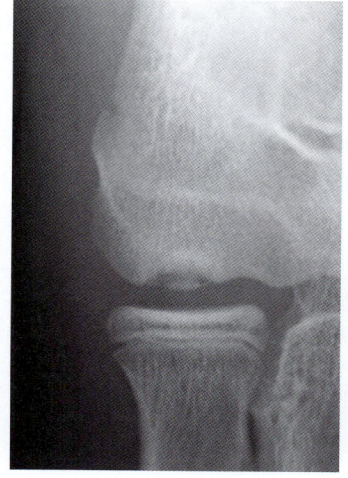

終末期
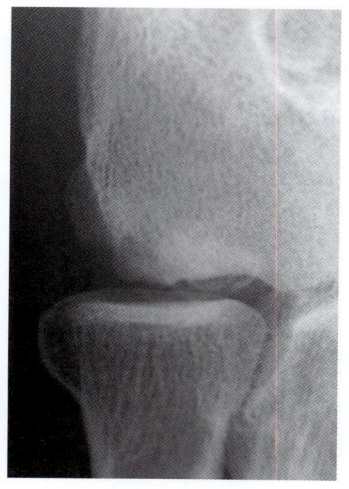

る子供たちが，投げすぎることにより野球肘を生じていると考えられるが，選手を取り巻く社会的要因も見逃せない。指導者や保護者の多くは投げすぎを自覚しているが，投球数や試合数の制限が徹底できていない現状がある。また，各地で野球肘に関するセミナーや講習会が開催されたり，現場検診が実施されたりしているが，参加するのは意識の高い人達だけで，障害が多発しているチームの参加は少ない。こうした選手を取り巻く環境も発生要因のひとつといえる。

診断

問診，身体所見から骨軟骨障害の存在を疑い，最終的には単純X線を主体とした画像診断で確定する。

● 問診

疼痛の有無とポジションについてたずねなければならない。

疼痛では，成長期野球肘の多くが2～3日以内に疼痛が軽快するので，病院受診の際には症状が消失している例も珍しくない。こうした選手のなかにも骨軟骨障害をかかえている場合はあるので，疼痛の既往を詳細にたずねなければならない。

ポジションでは投手，捕手に注意しなければならない。なぜなら投手，捕手では疼痛や所見がなくても骨軟骨障害を有する選手が多いからである。また，成長期では主に野手をしていても，投手・捕手を兼務している選手は多く，投球数も投手・捕手と変わらない選手が比較的多い。したがって主なポジションのみならず，投手・捕手の経験の有無についてもたずねなければならない。

● 身体所見

可動域制限，圧痛と外反ストレス痛をチェックしなければならない。

可動域制限は比較的病初期からみられることがあり，総じて伸展制限が多い。ただし，肩関節を90°前挙し，前腕を回外して両肘を比べなければ，伸展制限を見落とすことが多いので，注意を要する（図2）。

圧痛は，障害されたそれぞれの骨端核に一致して認められ，発生頻度の最も高い内側上顆障害では，内側上顆前下部に限局した圧痛が特徴的である。外側部での圧痛は上腕骨小頭，橈骨頭の骨軟骨障害と滑膜炎が疑われる。しかし上腕骨小頭障害の初期段階では圧痛を認めることは少ない。後方の圧痛からは肘頭の骨軟骨障害が考えられる。

外反ストレステストは，投球動作の再現により疼痛や不安定性を誘発するテストで，誘発部位が外側では上腕骨小頭障害を示唆し，内側では内側上顆骨軟骨障害が疑われる。明らかな圧痛がなくても陽性になることがあり，診断に有用である。

● 画像診断

・単純X線像

骨軟骨障害の画像診断は，単純X線が基本となる。撮影には障害部位に応じた撮影法を採用する必要があり，たとえば小頭は上腕骨の長軸に対して40～50°前傾し，障害が前方外側に好発するため，障害部のtangential像となる45°屈曲位正面像が必須である。通常の伸展位正面像では，障害部が後方の健常部と重なって撮影され，異常像が見逃されたり，病期を見誤ったりする可能性がある[2]（図3a）。内側上顆障害も筋腱，靱帯が前方に付着するため45°屈曲位正面像が有用である（図3b）。

・CT，MRI，超音波

その他の画像診断法としてCT，MRIや超音波があ

◆図2　肘伸展の診察法

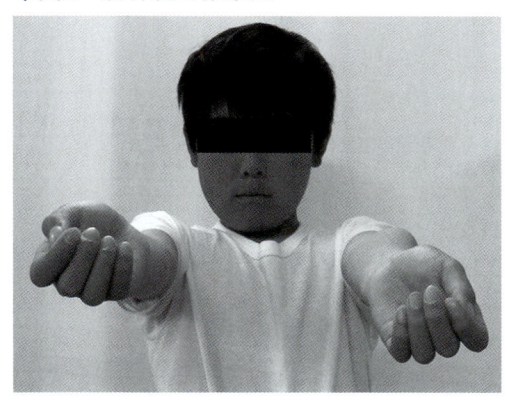

◆図3　上腕骨小頭骨軟骨障害のX線撮像法の違いによる病像の比較

a：伸展位正面像。　　　　　　　b：45°屈曲位正面像。

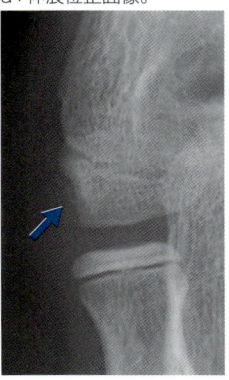
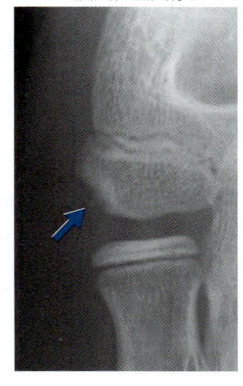

る。CTはX線被曝の理由から多用している施設は少ないが，骨軟骨障害の診断では非常に有用で，後方関節腔や腕尺関節内の病変を把握するには必須といえる[6]。MRIは各病期の診断に有用であり，とくに高分解能MRIは従来の画像に比し鮮明な画像が得られることから[7]，今後さらに普及していくものと思われる。超音波は無侵襲でX線被曝がないという利点のみならず，軟骨下骨や軟骨のわずかな病変をとらえることができ，とくに初期病変の検出に優れている[8]。

治療方針

●治療法選択の基準

治療法の選択には障害の部位と病期がポイントとなる。障害の部位は関節内か関節外に分けられ，病期は初期，進行期，終末期に分類される。

●関節内障害の治療

関節内障害である上腕骨小頭障害の初期，進行期には保存療法を第一選択とし，画像診断で病巣の修復が確認できるまで肘関節にかかる負荷を除去することが大原則である。具体的には，肘に負担のかかるスポーツ動作は一切中止させ，鞄を下げるなどの肘に負担のかかる日常生活動作の制限を守らせる。完全な保存療法を受け入れてもらえない場合は，妥協策として投球側の変更や守備位置の変更（ファースト，セカンド，外野）で対応することもある。典型的な修復経過では，外側上顆や小頭の骨化進展とともに，病巣の外側より中央に修復が進む。保存療法による臨床症状の経過は，運動を中止して1～2カ月後には疼痛，圧痛や可動域制限などの症状が消失する。ひとたび無症状となると，運動制限を続けることは困難となる場合がある。しかしながら，X線像での修復には平均1年以上を要するため，本人，両親や指導者に十分なインフォームドコンセントを行い，運動中止の厳守を継続させることが大切である。その際，典型的な修復例を紹介しながら，どの程度修復しているのか，今後どのように修復していくことが予想されるのか，といったことをわかりやすく説明する必要がある。

> **復帰のツボ**

保存療法により初期の90％以上，進行期の50％が修復するが[2]，修復しない症例もある。画像における保存療法の限界は，小頭や外側上顆の骨端線が閉鎖し，母床部に硬化像がみられ，3カ月以上修復が停止している場合と考えられる。この判定はX線像のみでは困難なことが多く，任意の断面で像の得られる再構成CTが有用である[6]。

保存療法で修復しなかった症例や，すでに終末期に至り，症状を有する症例には遊離体摘出術を中心とした病巣郭清術，骨軟骨片接合術，骨釘移植術，骨軟骨柱移植術などが適応される。

●関節外障害の治療

関節外障害である上腕骨内側上顆障害では，いずれの病期においても保存療法が第一選択となる。原則的には肘関節への負荷の制限である。具体的には，疼痛が消失するまで投球などの運動を中止させる。2～3週間競技動作を中止することにより可動域制限が消失し，次いで圧痛，最後に外反ストレス痛が消失する。症状消失を確認すれば，X線像での修復を待つことなく軽いキャッチボールから再開させる。その後3～4日してから投球強度を漸増，約2週間後にはチーム練習に復帰させる。X線像での修復には数カ月以上を要し，現場復帰後も約3カ月ごとのX線像チェックが必要である[9]。

文献

1) 村本健一：肘関節部骨年齢評価法．日整会誌 38：939-950, 1965.
2) 岩瀬毅信, 井形高明：上腕骨小頭骨軟骨障害．整形外科MOOK No.54 肘関節の外傷と疾患, 金原出版, 1988, p26-44.
3) 岩瀬毅信, 乙 宗隆, ほか：少年野球肘の実態と内側骨軟骨障害．整形外科MOOK No.27 スポーツ障害, 金原出版, 1983, p61-82.
4) Haraldsson S：On Osteochondrosis deformans juvenilis capituli humeri including investigation of intra-osseous vasculature in distal humerus, Acta Orthop Scand, 38(suppl)：1-232, 1959.
5) Woodward AH, Bianco AJ Jr：Osteochondritis dissecans of the elbow, Clin Orthop, 110：35-41, 1975.
6) 松浦哲也, 柏口新二, ほか：肘関節骨軟骨障害の病態診断における再構成CTの有用性. 日整スポーツ医会誌, 22：204-209, 2002.
7) 馬見塚尚孝, 平野 篤, ほか：成長期内側型野球障害例—両側の高分解能MR画像診断を行った10例—. 日本臨床スポーツ医学会誌, 17(4)：S165, 2009.
8) 鈴江直人, 松浦哲也：スポーツ損傷に対する超音波画像診断 肘関節. 臨床スポーツ医学, 27(2)：145-155, 2010.
9) 松浦哲也, 井形高明, ほか：野球による発育期上腕骨内上顆骨軟骨障害の追跡調査. 整スポ会誌, 17(3)：43-49, 1997.

TOPICS

徳島県野球検診の取り組み

松浦哲也, 鈴江直人

　徳島県では，1981年より小学生野球選手を対象とした少年野球検診を実施しており，われわれの取り組みについて紹介する。

●検診システム

　徳島県下すべての小学生軟式野球チームが出場する夏の県大会時に行っている。形態は，強制ではなく自由参加で行っている。検診システムは以下の3段階からなっている。

①アンケート調査

　野球経験年数，練習の頻度，ポジション，疼痛既往の有無，野球継続の意志などについて回答してもらっている。

②現場での一次検診（図1）

　アンケート調査で疼痛既往のあった選手，投手，捕手を対象としている。現場では，試合開始前にチーム代表者に，各チームの受診者リストを手渡して受診を促す。なお，一次検診はチーム単位での受診であり，無料で行っている。一次検診では可動域，圧痛，ストレス痛についてチェックする。また，最近ではポータブルエコーを活用しており，とくに離断性骨軟骨炎ともよばれる，上腕骨小頭骨軟骨障害の早期発見に威力を発揮している。この一次検診結果をチーム単位で集計し，有所見者および投手，捕手に病院での精密検査を受けるように，チーム代表者に報告している。

　検診を行うスタッフは当初，医師と学生アルバイトのみであった。その後2000年からトレーナー，理学療法士，2005年から超音波検査技師が参加するようになり，現在では3～4日の検診期間で，2,000名弱の選手を，延べ約150名のスタッフで検診している。

③二次検診

　徳島県下60あまりの病院でX線検査を中心とした画像検査にて診断を確定し，必要であれば治療を行っている。協力病院には検診マニュアルを配布して，X線撮像法の統一を図っている。画像データは専門委員会で回収して再評価し，最終結果をチームごとに代表者に報告している。

●2009年度の検診結果

①検診受診率

　大会参加チームは148チームで一次検診を受診したのは137チームであり，一次検診受診率は92.6%であった。一次検診を受診した1,965名のうち，二次検診が必要と判断されたのは1,109名で，このうち二次検診に応じたのは273名であり，二次検診受診率は24.6%であった。

②障害の実態

　二次検診の結果，X線異常を認めたのは79.9%（218名）で，異常部位は計271部位であった。内訳は肘が最も多く，80.8%であった。肘関節におけるX線異常の内訳（重複を含む）は，上腕骨内側上顆障害190名（95.5%），上腕骨小頭障害18名（9.0%），肘頭障害6名（3.0%），橈骨頭障害1名（0.5%）であった。

●小頭障害に対する検診の意義

　小頭障害は，初期から進行期を経て終末期にいたる一連の増悪過程をたどる[1]。少年野球検診で発見される小頭障害の多くは初期ないしは進行期例であり，投球中止を主体とした保存療法の適応となる。2007年度に発見され，保存療法を行った7例では6例に修復が得られ，検診による早期発見の意義は大きい。

◆図1　一次検診の風景

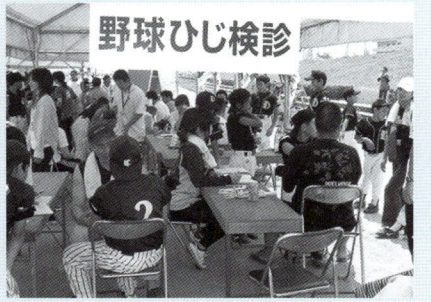

文献
1) 岩瀬毅信，井形高明：上腕骨小頭骨軟骨障害．整形外科MOOK No.54 肘関節の外傷と疾患，金原出版，1988, p26-44.

野球

投球障害肩に対する機能診断
― 高校生とプロ野球選手 ―

原　正文

野球選手と肩の障害

野球選手の多くが，大なり小なり肩の違和感やだるさ，引っかかり感，痛さを感じた経験がある。そして，そのほとんどが，数日の休養や湿布などの外用剤，場合によっては，民間療法などで解決してきている。基本的なストレッチ不足，曖昧な筋力トレーニング，疲労を無視した練習過多などでコンディショニングが不完全な場合，ときとして投球時に肩の上記の症状を訴える。

症状が長く続くとなると投球障害肩への過程へ進んでいるのだと考える。治療する以外にその選手のどこかに弱点が存在すると考えると，医療機関としてその弱点をみつけてあげることが大切なことになる。ここでは，高校生とプロ野球選手の機能診断をテーマとする。

なぜ高校生，プロの野球において投球障害肩が発生するか？

ほとんどの高校がハードな練習をしている。そしてほとんどの選手が甲子園出場，プロ野球選手を目指す夢を持っている。高校生以降になると，骨端線も閉じはじめてほとんど成人と同様な障害を想定してよいことになる。

高校生とプロ野球選手の投球時痛は，同様な病態を考えるとよい。いわゆる投げすぎによる筋力低下から関節に不安定性が生じ，または，筋拘縮が生じて運動制限が生じる。この状態で投球すると，関節包や腱板に炎症が生じ臨床症状となる。その他，SLAPを含む関節と腱板関節面が投球時接触するinternal impingement，腱板機能の低下や筋力低下による関節の不安定性が関

◆図1　体幹，下肢の評価

a：FFD
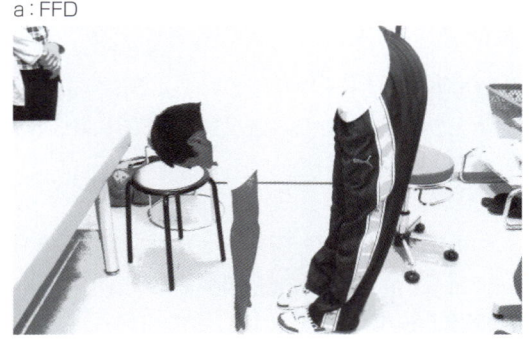

b：HBD
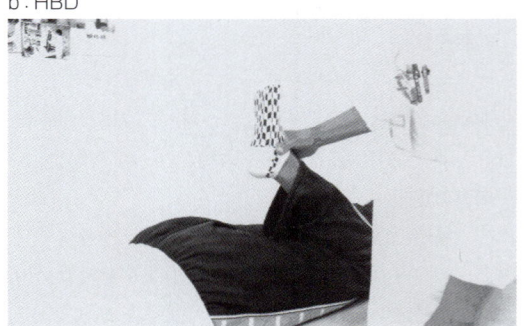

c：SLRA
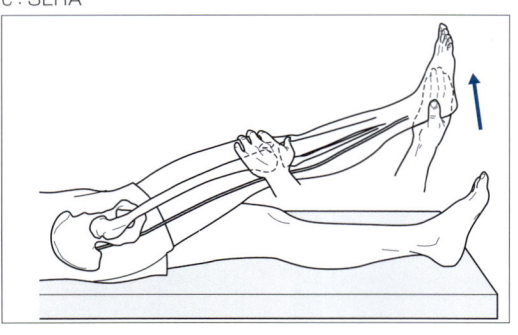

d：股関節内旋
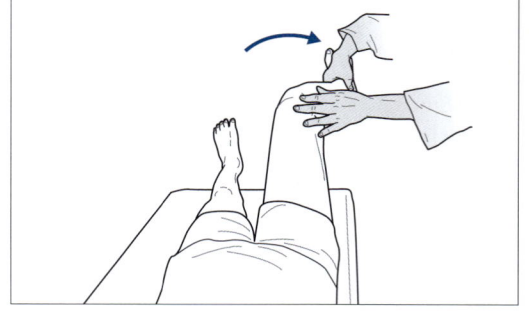

与してか，腱板や大結節が肩峰下で衝突する肩峰下インピンジメントなどで臨床症状は複雑になってくる。

●筋疲労，筋力低下，筋拘縮

練習過多が原因である。筋力不足が起こっているのに投げ続けるとさらに筋力低下に陥る，という悪循環である。投げすぎで疲労が回復できていないうちにさらに投げるという場合もある。筋肉が弱いのか，疲労が起こっているかを判断することは困難である。

●なぜ関節唇損傷が生じるのか？

腱板関節面断裂と関節唇の後上方部が投球時のレイトコッキング期で衝突することで両者の損傷が生じる概念は，十分に理解可能であり支持されている。ただ，両者の接触の現象は健常の成人でも起こることなので，どの程度の衝撃で両者が損傷するかは，今後の研究で解明されるであろう[1,2]。

●なぜ肩峰下インピンジメント症候群が生じるのか？

生まれつき関節の柔軟性を有しているためか，繰り返される肩峰下の衝突で腱板や滑液包に炎症が起こり肩峰下インピンジメント症候群が生じる。

診断
―「木をみて森をみず」ではならない

肩関節に症状があっても全体からみることが必要である。まず，下肢から診察する。手投げを予防するために下半身には十分な柔軟性と関節可動域が要求される。体にキレがある，体にキレがない，などはよく耳にする野球業界用語である。このあたりに障害発生の答えがありそうである。

●体幹・下肢の評価（機能診断）（図1）

以下の項目について体幹・下肢の評価を行う。
- straight leg raising angle（Lasègue角）
- 指床間距離（FFD）
- 踵部臀部間距離（HBD）
- 股関節の内旋角度

●肩関節の評価（機能診断）

野球肩の診察においては，肩甲骨のアライメント，関節可動域，関節不安定性，疼痛の再現性，複合筋力，腱板筋力を評価する目的で，徒手検査法として11項目の理学所見を独自に取り入れている。これを野球肩理学所見11項目とする（図2）。

治療する経過の中で後述する①から⑪までの11項目の異常所見が自覚症状の改善に伴い正常化すること

◆図2 野球肩理学所見11項目

1	SSD	6	Impingement	11	SSP
2	CAT	7	EPT		
3	HFT	8	EET		
4	HERT	9	ER		
5	loose	10	IR		

◆図3 scapula spine distance (SSD)

肩甲骨内側と脊椎棘突起の間の距離。

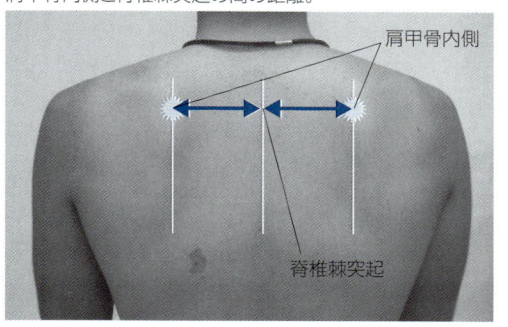

◆図4 combined abduction test (CAT)

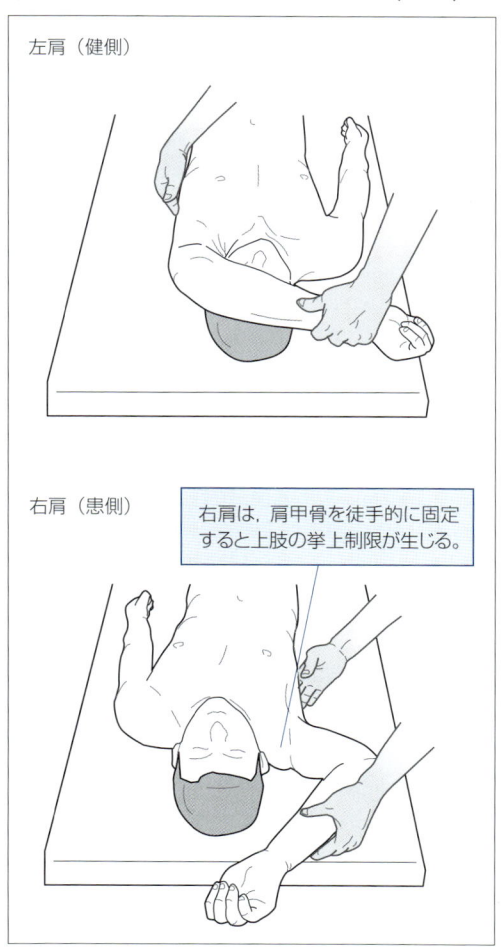

右肩は，肩甲骨を徒手的に固定すると上肢の挙上制限が生じる。

で復帰の過程の目安になる[3,4]。

1) scapula spine distance（以下①SSDと略す）

　肩甲骨の偏位は，肩甲骨の内側縁と脊椎棘突起の間を計測し左右差を観察する（図3）。

2) combined abduction test（以下②CATと略す）

　外転角の計測を肩甲上腕関節の角度としてとらえ，肩甲骨を徒手的に固定して上肢を外転しその角度を計測し左右差を調べる（図4）。

3) horizontal flexion test（以下③HFTと略す）

　水平屈曲角を同じく肩甲上腕関節の角度としてとらえ徒手的に肩甲骨を固定してその角度を計測し左右差を調べる（図5）。それぞれ左右差がある時問題となり，投球側の角度減少がある場合それを陽性所見と捉える。

4) hyper external rotation test（以下④HERTと略す）

　疼痛の再現性徒手検査の1つで臥位にて肩関節の過水平外旋をさせるとき疼痛を訴える。internal impingementの疼痛発現の再現性と理解している（図6）。

5) loosening test（以下⑤looseと略す）

　関節不安定性の徒手検査は下方牽引だけでなく前後の不安定性など方向性も評価する。

6) impingement test（以下⑥Impingementと略す）

　Neer, Hawkins, Ellmanなどの手技で肩峰下部の第2肩関節の疼痛を再現させる。

7) elbow push test（以下⑦EPTと略す）

　前鋸筋の筋力テストを肘屈曲90°にして肘頭に対して抵抗運動すると投球側に脱力現象が生じることがある（図7b）。

8) elbow extension test（以下⑧EETと略す）

　投球障害側三頭筋の筋力評価の動作で肘屈曲100°以上から伸展させると脱力現象が生じることがある。この現象もEETと同じようにインナーとアウターの筋機能バランスの異常によって生じると考えている。理学療法を中心とした治療が良好に行われていると経

◆図5　horizontal flexion test

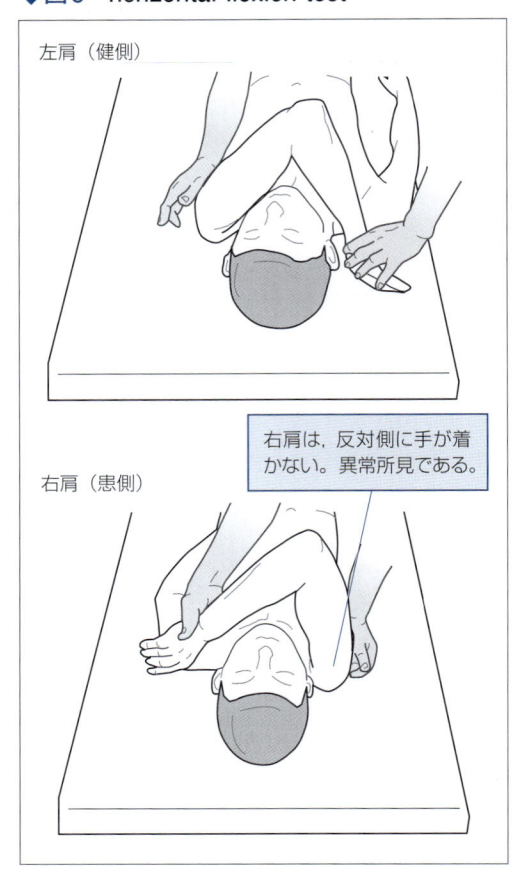

左肩（健側）

右肩（患側）

右肩は，反対側に手が着かない。異常所見である。

◆図6　hyper external rotation test（HERT）

internal impingementの疼痛再現性テストと理解している。

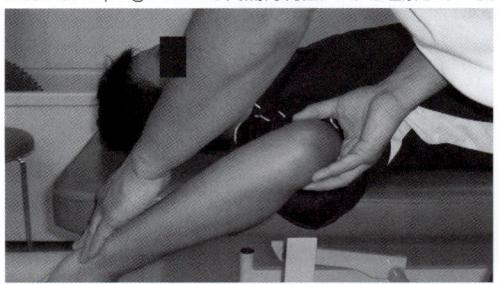

◆図7　elbow extension test（EET）とelbow push test（EPT）

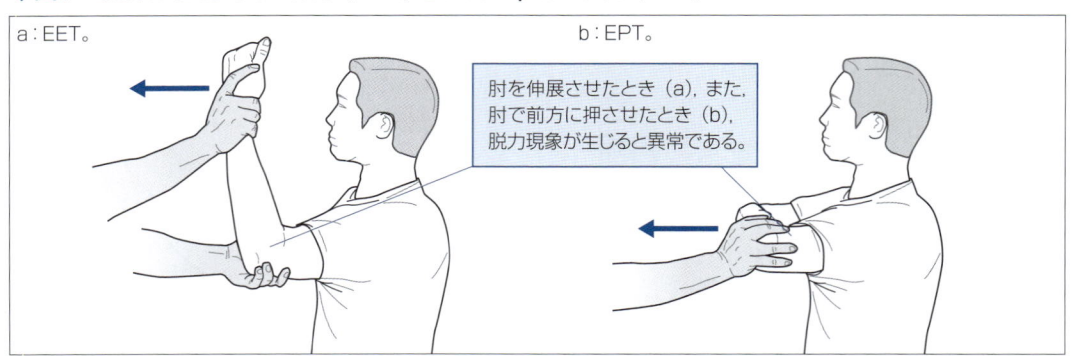

a：EET。　　　　　　　　　　　b：EPT。

肘を伸展させたとき（a），また，肘で前方に押させたとき（b），脱力現象が生じると異常である。

過とともに正常となる（図7a）。

9）徒手筋力検査

下垂時外旋筋力を棘下筋を含む筋力（以下⑨ERと略す）とし，下垂時内旋筋力を肩甲下筋を含む筋力（以下⑩IRと略す）として評価する。下垂時より斜め前方30°まで上肢を挙上させる筋力を棘上筋を含む筋力（以下⑪SSPと略す）と評価する。

10）学術的でない著者の印象

野球肩の勉強を始める先生には，まずこの11項目を勧める。①から⑪までを順序良く訓練すると，次に診察の拡がりが出てくる。入りやすい検査法と考えているので高校生以上の選手の診察に使ってみていただきたい。

野球肩理学所見11項目を用いた高校生とプロ野球選手のメディカルチェック

●高校生のメディカルチェック

対象の高校生は，県立高等学校野球部部員32名（2年生14名，1年生18名）である。平成22年の夏の予選が終わり新チームに移行した時期にメディカルチェックを行った。肩関節については，上記の野球肩理学所見11項目を調査し，下肢の柔軟性はLasègue角，指床間距離，踵部臀部間距離，股関節内旋角度の4項目の満点を8点とし調査した（図8）。

肩と下肢の評価が全体に低い点数となっている。基本的なストレッチや，肩のインナーマッスルの機能訓練を指導した。

●プロ野球選手のメディカルチェック

プロ野球選手の対象は，シーズンが終了した時点のメディカルチェックで投手21名である。野球肩理学所見11項目を11点満点で，体幹下肢は上記項目に股関節外旋角の項目を加えて5項目の満点を10点とした（図9）。肩理学所見は，シーズン終了時でも1軍の選手は高い評価である。1軍と2軍の違いは，下肢の評価の高低であった。

プロ野球投手で3年継続して先発をした投手のメディカルチェック結果では，年を重ねるごとに理学所見の点数とイニング数が増加していた。メディカルチェック後のアドバイスに耳を傾ける本人の自己管理能力の高さがうかがえる（図10）。

●学術的でない著者の印象

投球障害がない高校生でも，野球肩理学所見11項目で，6項目も満足していない選手が大半である。プ

◆図8　高校生のメディカルチェックの結果

野球肩理学所見では大半が6項目を満足していない。下肢の評価も低い。

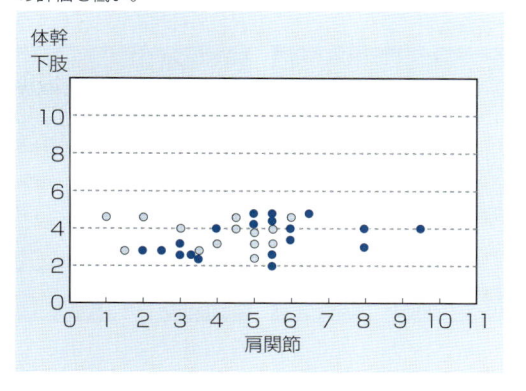

◆図9　プロ野球選手のメディカルチェックの結果

野球肩の理学所見は，全体に高い評価であるが，下肢の評価にばらつきがある。1軍と2軍の差が下肢の評価で現れた。

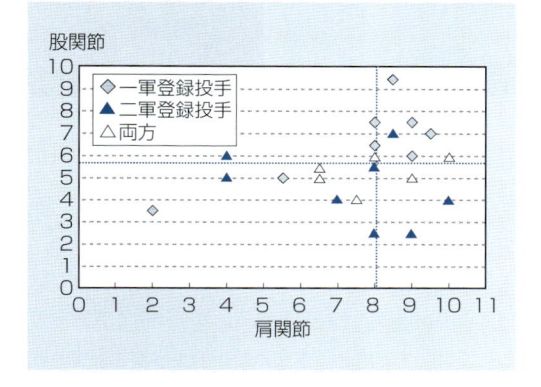

◆図10　先発群の肩関節メディカルチェックの点数とシーズンイニング数

メディカルチェック1年目を◆，2年目を◇，3年目を◇で示した。
年を重ねるごとに，メディカルチェックの点数・イニング数が増加している傾向がみられた。

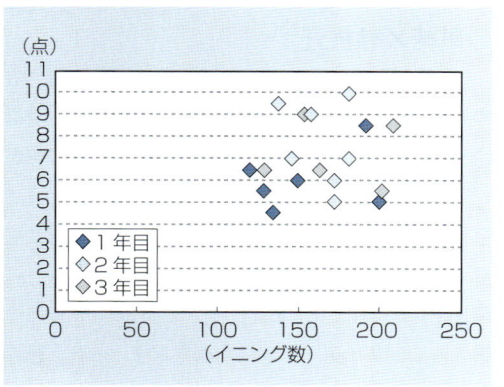

◆図11 ゼロポジション撮影の分類
楽な挙上位の前後像で4typeに分けられる。typeBとtypeSは，関節不安定を意味する。

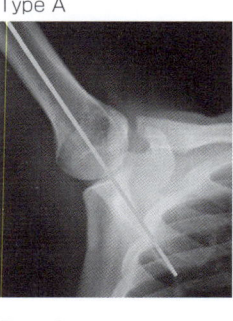

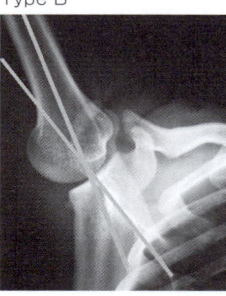

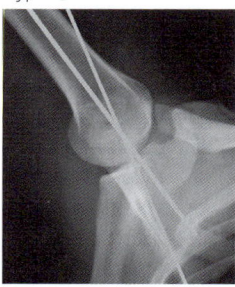

Type A　　Type B
Type C　　Type S

◆図12 腱板訓練
a：アイソメトリックの腱板訓練 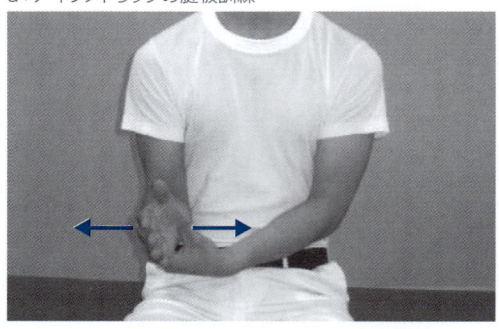
b：AIR FLIPPER®での腱板訓練

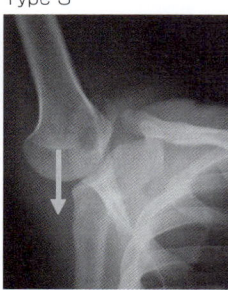

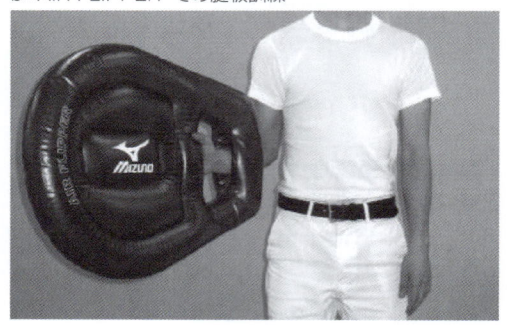

ロ野球選手は，シーズンが終了しているのに，まだ十分な筋力を有している。高校生の中には，いまだインナーマッスルの存在やその訓練を知らないばかりか，ストレッチも不十分のまま一生懸命野球の練習をしている選手がいるように思われる。プロ選手が投球障害として来院する場合，本来の関節の柔らかさが失われ腱板炎や滑液包炎を起こしている印象を持っている。我慢して野球をしているのかもしれないが，肩関節の筋肉は投球で消耗する事実をわかってほしい。

画像診断

●単純X線検査[5]

一般撮影のほかに肩ゼロポジション撮影をしている。本人の一番楽な挙上位の画像を4typeに分類し，肩甲棘と関節窩中央を結んだ線肩甲骨長軸と上腕骨長軸が一致したものがtype Aで本来のゼロポジション，肩甲骨長軸延長線より上腕骨長軸が末梢側にて上方に位置するものがtype Bで，関節不安定を意味する。肩甲骨長軸延長線より上腕骨長軸が末梢側にて下方に位置するものがtype Cで関節拘縮を意味する。上腕骨骨頭同心円中心からの重力方向への垂線が肩甲骨臼蓋の外に存在するものがtype Sでloose shoulderのslippingを意味する（図11）。

●超音波検査[6]

簡便な検査で有用で左右の所見を比較することで病的所見を判断する。肩峰下滑液包炎，腱板炎，腱板関節面断裂，肥厚所見がみられる。滑液包炎や腱板炎の所見があった場合ADLで症状がなくても投球時にのみ疼痛を訴えている選手にブロックテストで効果がある場合，第2肩関節の病変ととらえインピンジメント症候群として考えたい。

また治療経過の中でこのエコー所見の改善もしくは消失を期待し治療評価の1つとして考えたい。

●MRI

関節唇断裂，腱板断裂，肩峰下滑液包炎などの所見を描出できる。かつその部位診断も可能である。

治療方針

●保存療法

肩痛のため投球できないとした選手に対する治療の原則は，その選手の医学的評価に基づく適切な理学療法を中心とした保存療法である。

炎症所見の場合には，NSAIDsの投与や肩峰下滑液包内へのステロイド注入，肩甲上腕関節へのヒアルロン酸注入を行う。同時に理学療法を処方する。

インピンジメント症候群などの炎症の急性期の場合，

◆表1　当院の投球障害肩の手術頻度

計は，その年度に受診した選手の総数。手術は，平均7.5%で，ほとんどが保存療法である。

	高校	大学	社会	プロ	計	手術
平成16年	115	33	41	7	196	17 8.7%
平成17年	116	43	60	12	231	19 8.2%
平成18年	107	28	43	5	183	10 5.5%

等尺性収縮（アイソメトリック）でトレーニングを行う。炎症の改善後は，空気抵抗を利用したAIR FLIPPER®やチューブ訓練をおこなう（図12）。

復帰のツボ　インナーマッスルの機能訓練と同時に肩甲骨周囲筋を再教育し強化する必要がある。三角筋，前鋸筋，上中下の筋線維からなる僧帽筋，菱形筋，筋力強化が必須である。

復帰のツボ　体幹，股関節周囲筋の柔軟性向上に対する訓練股関節周囲筋の強化も必要とされる。理学的所見の正常化を確認してprogressive throwing programを開始する。シャドーから開始し徐々に投球距離を伸ばしていく。

● 手術療法

・手術の適応

　診察から得られた異常な理学所見を改善させるための3カ月の保存療法にも関わらず疼痛のため投球困難で本人の満足が得られない場合，そして競技の継続を強く望む場合，局麻薬による関節内や肩峰下滑液包のブロックテストを行い，疼痛の責任病巣を判断する。保存療法から手術に至った選手は，平成16〜18年まで平均7.5%であった（表1）。

　手術は鏡視下が選択される。損傷関節唇と損傷腱板が確認できたなら，同部のデブリドマンを行う。第2肩関節に病変がある場合はarthroscopic subacromial decompressionを行う。関節上腕靱帯の損傷は，投球障害には頻度が低い。

　術後のリハビリテーションは，術後疼痛が改善したら開始し，術後6〜10週でprogressive throwingを開始する。

・手術成績

①アマチュア

　1994〜1998年までに71名に手術を行った。完全復帰が52.1%，不完全復帰が38%，変わらないが9.9%であった。

②プロ野球選手

　1990〜2005年までに18名に手術を行った。投手10名中8名が試合に復帰した。野手8名は全員が試合に復帰した。2名の投手が復帰できなかった。復帰後のプレー期間の最長は投手で，術後12シーズン1軍の試合に出場した。

・学術的でない著者の印象

　プロ野球選手も手術しても復帰できるようになってきた。アマチュアでも保存療法で治らない選手も，あきらめないで手術を検討していただきたい。

文献

1) 原　正文：スポーツ選手の不安定肩の診察法．臨床スポーツ医学，22：1353-1360, 2005.
2) 原　正文：復帰に向けて何を目安にどう選手に指導したらよいか（肩の投球障害を中心に）関節外科22：1189-1194, 2003.
3) Walch G, et al：Impingement of the deep surface of the supraspinatus tendon on the posterosuperior glenoid rim：An arthroscopic study. J Shoulder Elbow Surg：238-245, 1992.
4) 山口　哲，原　正文，ほか：Posterior Superior Glenoid Impingementの検討．整形外科と災害外科50：237-240, 2001.
5) 原　正文：投球障害肩におけるゼロポジションのX線評価．関節外科，23：26-31, 2004.
6) 原　正文：投球障害肩に対する超音波検査による腱板機能評価．関節外科，23：58-63, 2004.
7) 原　正文，ほか：後上関節唇損傷と腱板関節面損傷合併例の手術成績．肩関節27：575-578, 2003.

野球

投球障害肩のメカニズムと画像診断

杉本勝正

投球障害肩とは?

投球動作を円滑に行うためには，足先からボールを握る指先にいたるまでの運動器官を連動させる無駄のないエネルギー伝達が必要である．したがって，投球障害肩にアプローチする際には，その障害に至った経路を推測し，運動連鎖の破綻がどのような形で肩関節の損傷を生じさせたかを把握する必要がある．ここでは投球障害肩の病態とその画像診断について述べる．

病態

投球障害の責任病巣として腱板，関節唇，関節上腕靱帯，肩峰下滑液包，上腕二頭筋長頭腱，腱板疎部などが主にあげられる．投球によりこれらの部位に炎症性変化，器質的変化，機能的変化，形態的変化が種々の程度引き起こされる（表1）．投球動作はPhase I（ワインドアップ），Phase II（アーリーコッキング），Phase III（レイトコッキング），Phase IV（アクセラレイション），Phase V（ディセラレイション），Phase VI（フォロースルー）の6期に分けられている．

投球障害は主にPhase I～IIIは前方要素，Phase III

◆表1 投球障害肩の病態

第二肩関節周辺
腱板損傷，肩峰下滑液包炎，上腕二頭筋腱炎，肩峰下インピンジメント症候群，腱板疎部損傷，coracoid impingement

肩関節内
上方関節唇損傷（SLAP lesion），後上方関節唇損傷＋棘上筋関節包面断裂（internal impingement），anterosuperior impingement，中関節上腕靱帯損傷，pulley lesion（上腕二頭筋腱の不安定性），前下方関節唇損傷，軟骨損傷，関節上腕靱帯および関節包の弛緩（動揺肩），関節包拘縮，Bennett病変，ガングリオン（paralabral ganglion）

その他
上腕骨骨端線離開（リトルリーガーズショルダー），肩甲上神経麻痺，腋窩神経損傷（quadrilateral space syndrome），肩鎖関節障害，肩甲胸郭部滑液包炎，上腕三頭筋近位部損傷，肩甲骨内上角炎

～Vは前方，上方，後方要素，Phase V～VIは後方要素にストレスが大きくなり各部位に損傷を生じやすい（図1）．

●腱板

関節包面断裂が前方，後方に認められる．中高年の

◆図1 投球動作

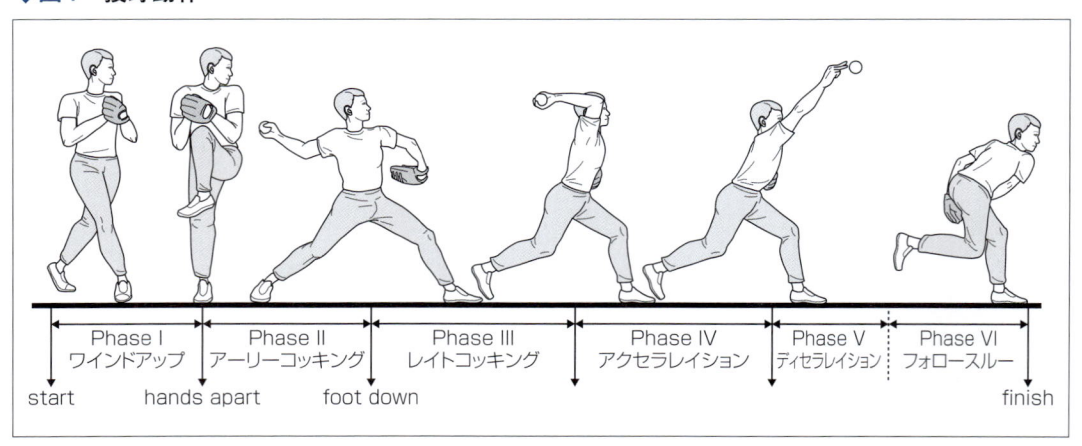

Phase I ワインドアップ	Phase II アーリーコッキング	Phase III レイトコッキング	Phase IV アクセラレイション	Phase V ディセラレイション	Phase VI フォロースルー
start	hands apart	foot down			finish

選手では完全断裂，滑液包面断裂も存在する。肩甲下筋腱頭側にも不全断裂を高頻度に認める。腱板に関連したインピンジメント（衝突，引っかかり，挟み込み）が種々報告されている。

・肩峰下インピンジメント（Neer impingement）

若年者の投球障害肩では不安定性による滑液包炎や腱板炎の場合が多い（stage I）。中高年では肩峰前縁の骨棘や腱板の不全断裂，完全断裂を伴う（stage II，III）。

・coracoid impingement

烏口突起下で烏口下滑液包，肩甲下筋腱，上腕二頭筋腱，腱板疎部がimpingeする現象。

・anterosuperior impingement（図2）

腱板不全断裂，MGHL中心とした前上方要素の弛緩により水平屈曲にて前上方に腱板，関節包，長頭腱が挟まる。

・posterosuperior glenoid impingement（internal impingement）（図3）

Walshら[1]が報告した病態で，腱板深層と後上方関節唇のインピンジにより疼痛が生じる。肩外転，外旋（コッキング期）にて肩関節の後方に痛みを訴え，関節包面断裂と後上方関節唇損傷を伴う症例が多い。

●上腕二頭筋長頭腱

断裂することはまれだが，腱板断裂に合併したpulley lesion（長頭腱の亜脱臼，脱臼），関節唇付着部の不全断裂が多い。

●関節上腕靱帯

前方のSGHL，MGHL，IGHLが損傷していくがその形態は多種多様である。これらの関節包靱帯自身の伸張断裂や相互間組織（spiral GHL, Fasciculus obliquus）の伸張断裂が複雑に存在する。著者らは投球障害肩の関節鏡視所見から中関節上腕靱帯（以下，MGHL）と下関節上腕靱帯（以下，IGHL）のant. band間に大きなrecessが存在する症例が多く存在することに着目し，このrecessの拡大は投球による損傷とみなすべきであると考えている。

●肩峰下滑液包

滑液包の肥厚，炎症が存在する。

●腱板疎部

棘上筋腱，肩甲下筋腱間の開大，滑膜増生，SGHLの弛緩を認める。

●関節唇

後上方，後下方，前上方，前下方に損傷を認めそれぞれの発症メカニズムが異なる。SLAP lesionは

◆図2　anterosuperior impingement

腱板不全断裂，MGHLを中心とした前上方要素の弛緩により水平屈曲にて前上方に腱板，関節包，長頭腱が挟まる。

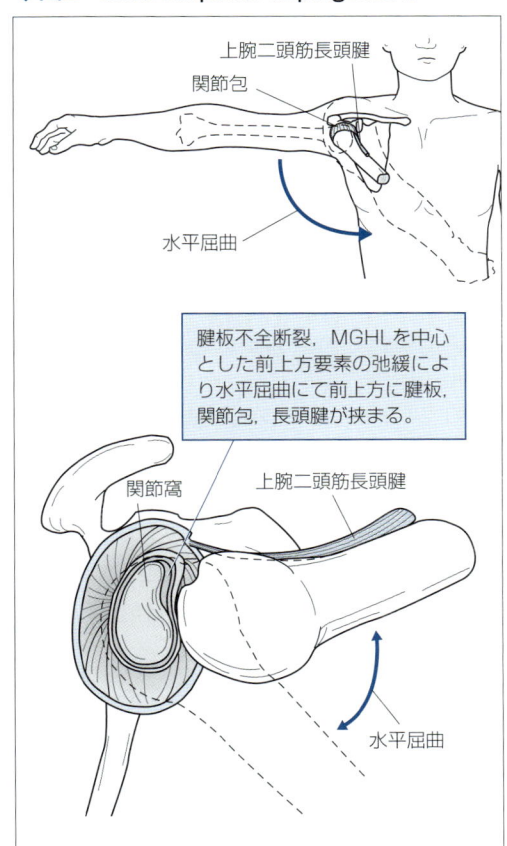

◆図3　internal impingement

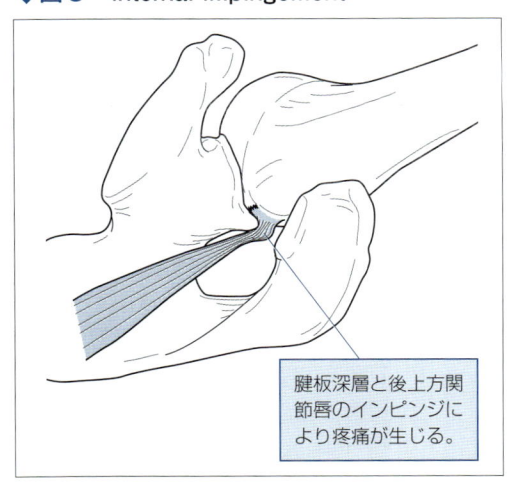

腱板深層と後上方関節唇のインピンジにより疼痛が生じる。

Snyder[2]によりI-IV型まで分類されているが，純粋に投球障害で起こる損傷を分類しておらず，前上方や後上方に限局した損傷症例も多く存在するため分類に苦慮する症例がある。

著者らは前方ストレスにより前上方関節唇が，長頭腱の牽引により後上方関節唇が，脱臼，亜脱臼により

前下方が，後方動揺性や後方タイトネスにより後下方が損傷されると考えている。

投球障害肩発症のメカニズム

前述した病変がどのようなメカニズムで起こってくるのかいまだ明解な回答は出ていない。投球過多，フォーム不良，全身的要因により肩関節に負荷が加わり発症する。その経路としてJobeら[3]は前方の弛みが発症起点となりinternal impingementや上方関節唇損傷が生じると報告している。

Burkhart, Morganら[4]は後方関節包の硬さが骨頭を後上方に押し上げ，上腕の過外旋を引き起こし，LHB，上方関節唇のpeel back（上方関節唇が上腕二頭筋長頭腱の牽引力により近位方向にずれ込む現象）や腱板の過剰なねじれにより腱板損傷や上方関節唇損傷が生じると考えている。またAndrewsらはLHBの減速期（deceleration phase）における牽引力が上方関節唇に損傷を加え，SLAP病変が生じると考えた。

予防のツボ 著者らは成長期の選手のように筋力が小さく関節弛緩性が高い選手は遠心性収縮による棘下筋，小円筋，三頭筋長頭などの後方筋群が硬化する（後方タイトネス）ことにより前後のバランスが大きく崩れ，Burkhartらの考えた経緯で前方の損傷が惹起されると考えている。この時期に三頭筋の肩甲骨付着部での剥離骨折や骨肥厚が生じBennett骨棘へと発展する。関節弛緩性が低く筋力が比較的十分な成人選手では直接前方要素に加わる伸張ストレスで前上方要素が破綻するが，後方要素も硬く伸張性がないと前方をさらに障害すると考えている。

このように肩関節の前後のバランスが崩れることにより障害へと進展していくと考えている（図4）。

画像診断

画像診断を正確に行うには正常な解剖のバリエーションを十分に把握する必要がある。とくに関節唇の付着状況は前上方，前下方，後上方，後下方でそれぞれ異なり，関節上腕靱帯の走行も種々存在する。とくに関節窩前上方では関節唇が欠損し，MGHLがコードのようになっている症例（Buford complex[5]）やSublabral holeが存在する症例がある。画像上ではMGHLや前上方関節唇が剥離や遊離しているようにみえる。上方関節唇においてもfirm typeとmeniscal typeが存在し，とくに後者では損傷と誤診しやすいので注意を要する。

● 単純X線

投球障害に骨性の要因が関与する症例においては有用である。正面像，scapula Y撮影，軸写像の3方向から検査する。以下に単純X線像に現れる要因をあげる。

・little league shoulder：骨端線開大。
・Bennett lesion：肩甲骨後下方骨棘（図5）。
・インピンジメント症候群：肩峰骨棘形成，肩峰の傾きや形態（Os acromiale）。
・脱臼・亜脱臼：肩甲骨関節窩，上腕骨欠損，関節遊離体。

不安定性を有する症例では軸位による関節窩後方の低形成，挙上位のスリッピング，ストレス撮影によりその程度と方向性を評価する。

◆図4　投球障害肩発症のメカニズム

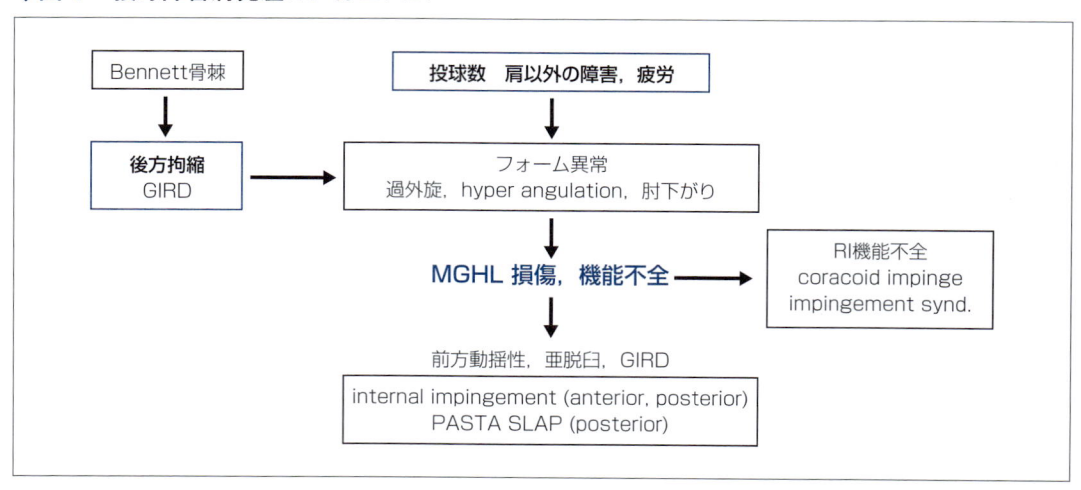

```
Bennett骨棘              投球数  肩以外の障害，疲労
    ↓                            ↓
 後方拘縮       →         フォーム異常
  GIRD                過外旋，hyper angulation，肘下がり
                              ↓
                      MGHL 損傷，機能不全    →    RI機能不全
                              ↓                  coracoid impinge
                     前方動揺性，亜脱臼，GIRD    impingement synd.
                              ↓
              internal impingement (anterior, posterior)
              PASTA SLAP (posterior)
```

◆図5　単純X線像 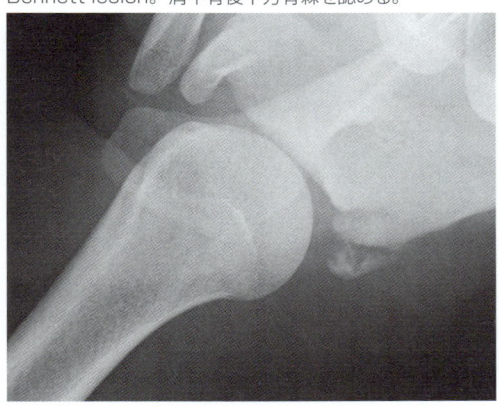
Bennett lesion。肩甲骨後下方骨棘を認める。

◆図6　関節造影像 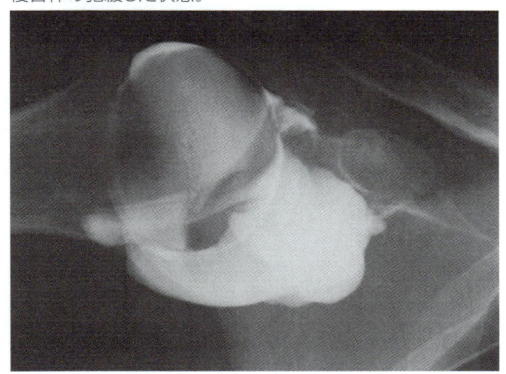
肩関節不安定症例の腱板疎部の開大，関節上腕靱帯関節唇複合体の弛緩した状態。

◆図7　腱板関節包面断裂
限局した低エコーを腱板内に認める。

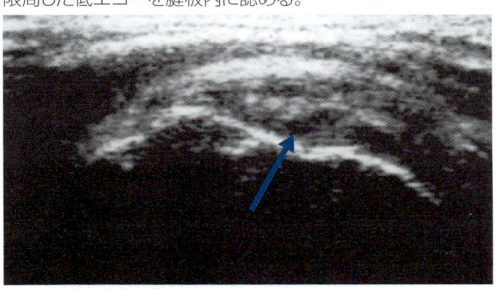

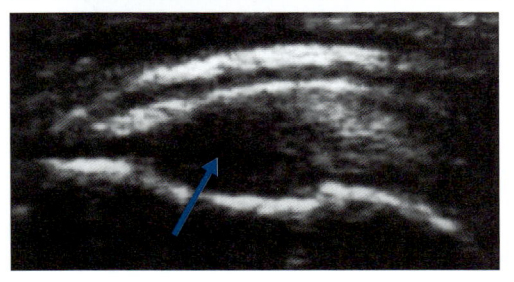

● 関節造影

　腱板完全断裂では造影剤の漏出を確認するだけだが，不全断裂では腱板の滑液包面の変化を調べるために肩峰下滑液包造影も追加する。関節内病変は造影像のみでは診断困難であるが，肩関節不安定症例の腱板疎部の開大，関節上腕靱帯関節唇複合体の弛緩した状態（図6）やSLAP lesionのtype4などの剥離転位した関節唇などは描出可能である。

　造影後にMRI，CTを組み合わせるとさらに関節包の弛緩の程度と部位が同定できる。

● 超音波

　外来で簡便かつ無侵襲に検査可能であることが長所である。腱板の表面エコーが下方凸か平坦になっている場合は小断裂の存在を，内部エコーにおいて関節包面に限局した低エコーが存在する部位は関節包面断裂の存在を（図7），境界エコーが不整で直下の内部エコーが低エコーになっていない症例は滑液包面断裂を示唆する。また超音波像で異常が存在した部位に限局した圧痛を認めたら臨床的に同部が疼痛の主因になっていることが多い（PCテスト）[6]。

　関節唇は全領域の診断は不可能であるが肩峰，鎖骨間隙から11時の上方関節唇損傷（SLAP lesion）の描出は可能である。また前方4時から5時の関節唇は腋窩からのアプローチで，後方の8時から11時まではプローブを後方から肩甲棘に平行にあてて描出可能である。いずれも関節唇が関節窩から剥離しているか否かを確認する。Type2, SLAP病変では上腕を外転外旋させて動態にて上方関節唇の近位に引き込まれる現象（peel back）を確認する[7]。Type 3, 4, SLAP病変では下垂位にて下方牽引をし，関節唇が下方転位するか否かで診断する（図8）。

　その他，Bennett lesionの描出は可能でありその直上に存在する小円筋，棘下筋の輝度変化をとらえて後方タイトネスの評価の一助としている（図9）。関節包の弛緩や関節上腕靱帯の評価は現時点では困難である。

● 単純CT，CT-アルトログラフィー（CT-A），3D-CT

　単純CT，3D-CTでは関節窩や骨頭の骨性変化，とくにbony Bankart lesion, postero lateral noch, Bennett lesion（図10）などを，CT-Aは主に関節窩縁，関節唇の変化，関節上腕靱帯をとらえるのに有用である。関節唇の付着状況，関節上腕靱帯の走行や弛緩の程度をとらえるが，投球障害では反復性脱臼のような典型的Bankart lesionの存在はまれである。

野球

◆図8 上方関節唇損傷

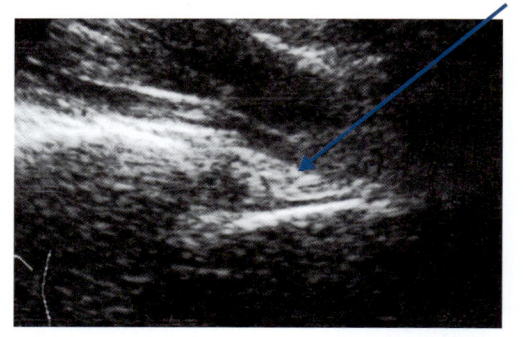

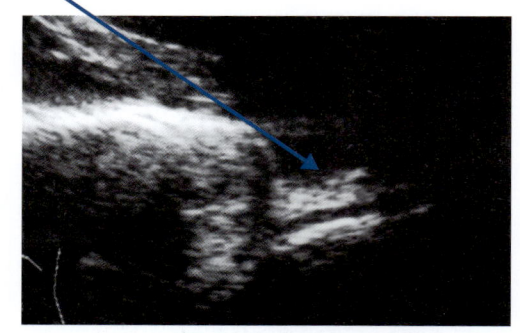

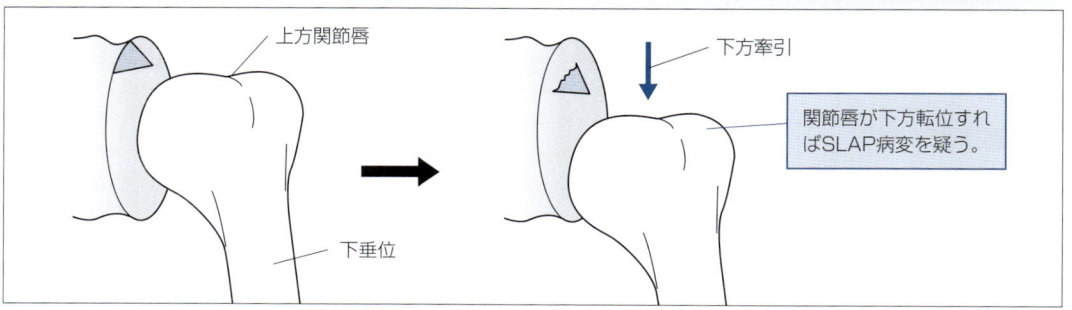

superior labrum

上方関節唇　　　　　　　　下方牽引

関節唇が下方転位すればSLAP病変を疑う。

下垂位

◆図9 Bennett lesionの超音波像
直上に存在する小円筋，棘下筋が低エコーを呈している。

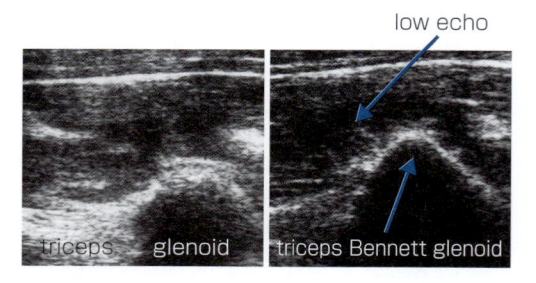

low echo

triceps　glenoid　　triceps Bennett glenoid

◆図10 3D-CT像
Bennett lesion。

a：単純CT。

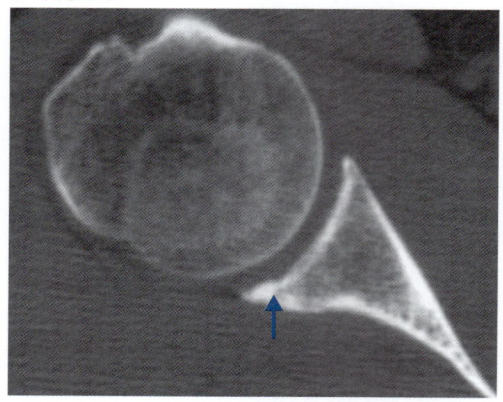

b：3D-CT。

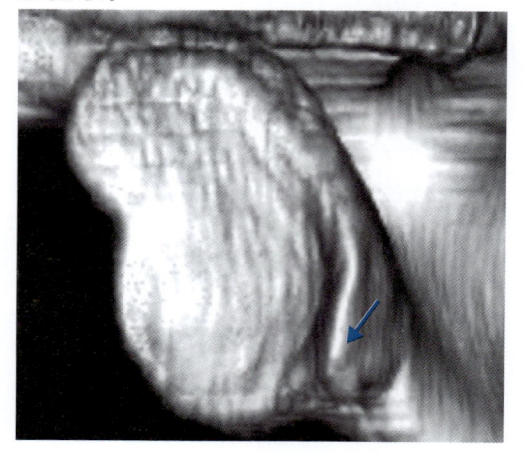

MRI

　撮像面は斜位冠状断像，斜位矢状断像，横断像が一般的である。スピンエコー法によるT1，T2強調像やFE法による画像，脂肪抑制像，ガドリニウムエンハンス像（MRA）などを組み合わせ，腱板，関節唇の病態を把握する。腱板では斜冠状断面，斜矢状断面，関節唇では水平断面，斜冠状断面，関節窩面での検索が有用である。

　腱板断裂はT2強調像での高信号像により診断される（図11）。脂肪抑制像で高信号を呈している部位は断裂部のみを強調して描出される。したがってT2強調像で高信号部位から脂肪抑制像上高信号を呈している部位を除いた範囲は腱板変性や炎症の存在部位と考えられる[8]。T1強調像上で棘上筋腱上の脂肪層が途絶している場合は腱板断裂や滑液包炎を疑う。投球障

害肩で多い関節包面断裂や関節包の弛緩はガドリニウムエンハンスや生食水を関節内に注入したMRAにより感受性が向上する（図12）[9]。

上方関節唇では斜冠状断像，前方後方関節唇は横断面と斜矢状断面像が有用である。関節上腕靱帯には前述したようなバリエーションによりMGHL，前上方関節唇があたかも剥離しているように描出されることがあるので注意を要する。また上方関節唇のmeniscal typeの付着部は斜位冠状断で正常でも深く高信号が関節唇内に入り込んでいる場合がある。肩関節外転外旋位（abduction and external rotation；ABER position）でのMRAはinternal impingementの診断に有用である。

関節内に造影剤を注入していない状態で烏口突起下，腱板疎部，肩甲下筋頭側周辺に広範囲に高信号を認める症例では腱板疎部の開大を疑う（図13）。

● **画像診断の注意点**

予防のツボ 投球障害肩は同時に種々の病態が存在する症例が多いので，単一の診断法にとらわれず多方面からのアプローチが必要である。

文献

1) Walch G, et al：Impingement of the deep surface of the supraspinatus tendon on the posterosuperior glenoid rim：An arthroscopic study. J Shoulder Elbow Surg, 1：238-245, 1992.
2) Snyder SJ, et al：SLAP lesions of the shoulder. Arthroscopy, 6：274-279, 1990.
3) Jobe FW, et al：Rotator cuff injuries in baseball. Prevention and rehabilitation. Sports Med, 6：378-387, 1988.
4) Burkhart SS, et al：Current Concepts-The disabled throwing shoulder. Arthroscopy, 19：404-420, 531-539, 641-661, 2003.
5) Williams MM, et al：The Buford complex. Arthroscopy, 10：241-247, 1994.
6) 杉本勝正：腱板の超音波断層診断におけるprobe compression testの有用性．肩関節, 19：506-509, 1995.
7) 杉本勝正：上方関節唇の超音波下動態検査．肩関節, 27：391-394, 2003.
8) 杉本勝正，ほか：腱板の画像診断－MRIと超音波検査の形態的組織的描出能について．日整会誌, 66：S318, 1992.
9) Palmer WE, et al：Labral-ligamentous complex of the shoulder. Evaluation with MR arthrography. Radiology, 190：645-651, 1994.

◆図11　腱板断裂のMRI像
T2強調像での高信号像により診断される（矢印）。

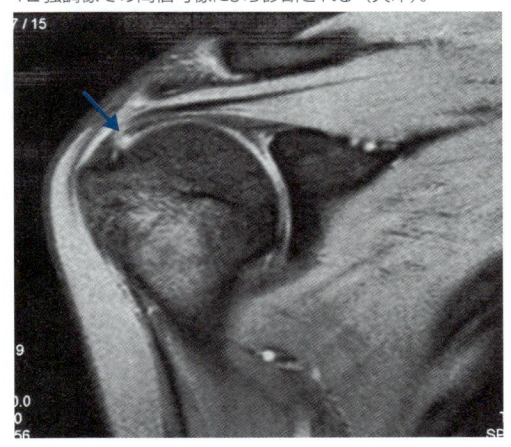

◆図12　MGHLが弛緩し腱板疎部が開大した投球障害肩のMRA像
烏口下滑液包（黒矢印），前方関節包（色矢印）の拡大を認める。

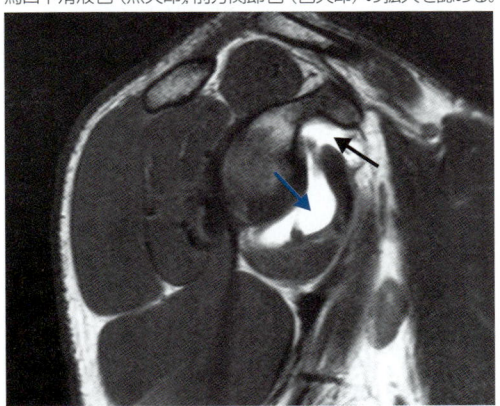

◆図13　腱板疎部の開大MRI像
烏口突起下，腱板疎部，肩甲下筋頭側周辺に広範囲に高信号を認める（矢印）。

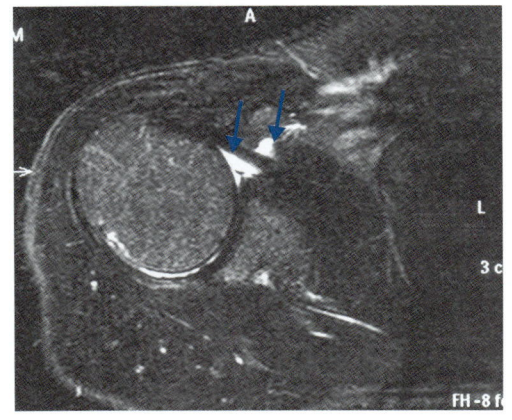

TOPICS

プロ野球選手における成長期の肩・肘障害歴

林田賢治

●プロ野球選手と障害歴

　プロ野球選手の多くは小学生低学年から軟式や硬式野球のチームに所属し，本格的に野球を行ってきた選手が多い。彼らはその後，中学も野球を続け，高校野球，大学および社会人野球を経てプロ野球界に入ることになる。

　したがって，ほとんどの選手はプロ野球選手になるまでに10～14年の野球経験があり，成長期の肩・肘にストレスがかかり続けることになる。そのため，成長期に障害を経験している選手も多く，入団時にコンディショニング不良が存在し，高いレベルでの能力が発揮できない選手や，入団後に症状が再発し，活躍の場がなくなったり，現役期間が短くなったりする選手が多くみられる。このような高いレベルの野球活動を成長期に長年経験してきたプロ野球選手の入団時の肩・肘障害歴について報告する。

●対象と調査

　2005～2010年に某プロ野球球団に入団した新人選手42名を対象とした。平均年齢は21歳（15～25歳），高校卒業後および在学中の入団選手は16名，大学および社会人を経由して入団した選手は26名であった。入団時のポジションは，投手が24名，捕手は6名，内野手は5名，外野手が7名であった。

　新入団選手を対象に行う検診は，一般的な内科検診と肩，肘関節の検診，障害のある部位の整形外科的な検診で構成されており，肩および肘の検診は問診，可動域測定，単純X線検査を行う。病歴および理学所見から精査が必要と判断された選手はMRIやCT等の精査を行っている。

●調査結果

●肩関節（表1）

　病歴では少年期および青年期に肩痛で1カ月以上の投球禁止期間を経験した症例は4名（10%）であった。投球側の肩関節前方脱臼により鏡視下Bankart法を受けた選手（野手）が1名存在した。

　理学所見で20～30°の内旋制限を21名（50%）に認めた。また，外転制限＋30°を超える内旋制限を2名の選手に認めた。内旋制限はポジションに関係なく認められた。

　インピンジメント徴候やpainful arc 徴候を示す症例は認めなかった。O'BrienテストやClunkテスト，棘上筋抵抗テストなどの理学所見も陽性例は認めなかった。

◆表1　プロ野球選手の入団時検診の肩障害

	肩理学所見異常	肩内旋制限	肩X線異常
投手（n=24）	13	13	1
捕手（n=6）	3	3	0
内野手（n=5）	3	2	1
外野手（n=7）	5	3	0
合計（n=42）	24	21	2

◆表2　プロ野球選手の入団時検診の肘障害

	肘理学所見異常	肘X線異常	外反動揺性	剥離骨折	骨棘形成
投手（n=24）	9	12	2	1	7
捕手（n=6）	1	5	0	0	4
内野手（n=5）	1	2	0	0	1
外野手（n=7）	3	2	2	2	1
合計（n=42）	14	21	4	3	13

単純X線検査では鏡視下Bankart法を受けた選手で軽度の関節症性変化（上腕骨側の小さい骨棘形成）を認めた。

MRIは5名の選手に行い，Type II SLAPの所見を3名に，腱板関節面不全断裂を1名に，大結節部の囊胞を1名に認めた。

●肘関節（表2）

病歴では少年期および青年期で肘痛が原因で1カ月以上の投球禁止期間を経験した症例は7名（17%）であった。

理学所見で10°以上の可動域制限を2名に認めた。屈曲30°，90°でも外反動揺性を4名に認め，Olecranon impingementを4名に認めた。外反動揺性や可動域制限は投手と外野手に多くみられた。

単純X線検査では軽度の骨棘形成を12名に，中等度の骨棘形成を1名に認めた。上腕骨内側上顆の骨囊胞を2名に，内側上顆の剝離骨折を3名に，離断性骨軟骨炎の遺残変形を1名に認めた。剝離骨折は投手と外野手に，骨棘形成は投手と捕手に多い傾向があった。

■成長期の障害とプロ野球

●肩関節の障害

肩関節は20°以上の内旋制限を認める選手を半数以上に認めた。中でも30°以上の内旋制限と外転制限を認める選手が2名存在し，コンディショニングの悪い選手が多くいることが判明した。青年期の野球選手の肩関節内旋制限については多くの報告があり，青年期からのストレッチを中心としたコンディショニングの重要性が指摘されている[2〜5]。しかし，器質的な障害をもつ選手は少なく，入団後のトレーニングおよびコンディショニングにより大きな障害なく選手生活を過ごせている選手が多い。しかし，入団時に内旋制限を有する選手は素因として靱帯や筋が堅くなる傾向があり，内旋制限を再発し，投球障害肩を起こす頻度が高い。

●肘関節の障害

今回の調査から，肘関節は靱帯損傷や骨折，骨棘形成など器質的な障害を伴っている選手がみられ，少年期および青年期のoveruseや外傷によって重大な障害を経験している選手が多いことが明らかとなった。また，これらの障害は投手と外野手に多く認められた。Hanらは彼らの施設を受診した490人の中学生，高校生および大学生の肩肘の障害について調査し報告している[1]。肘関節の疾患は尺側側副靱帯損傷（32.7%：160/490）が最も多く，続いて離断性骨軟骨炎（16.3%：80/490），肘関節内遊離体（4.5%：22/490）が多かったと報告している。今回の調査でも尺側側副靱帯損傷の割合が多くみられた。また，尺側側副靱帯損傷は高校生以上で投手と外野手に多いと報告しており，今回の調査でも投手と外野手に多いことは一致していた。内野手に比べ，投手や外野手は肘に大きな負荷がかかるポジションと考えられる。

しかし，このような障害があっても高いレベルで活躍し，プロ野球選手になっていることを考えると，今回示されたような肘の障害はコンディショニングなどの対応によって克服可能な障害であるともいえる。しかし，入団後に高いレベルでの活動を要求されたときに障害を再発する選手も多いので，少年期および青年期の肘関節障害の予防は，選手生命にとって重要な課題であることはいうまでもない。

●成長期障害歴のある選手のケアと障害予防

今回の検討で，プロ野球の新入団選手，すなわちアマチュア野球のトップエリートでも，肘の器質的障害や肩のコンディショニング不良が多く存在することが判明した。このような選手の入団後の症状再発を防止し，できるだけ長く現役選手として活躍させるためには，各選手の身体的特徴に応じたトレーニングとコンディショニングが必要である。

また，これらの飛びぬけた野球センスを持ち合わせた選手が障害なく成長し，プロ野球界に入団してきたときの可能性の高さを想像すると，成長期の障害予防の大切さを改めて痛感する。

文献

1) Han KJ, Kim YK, et al. The effect of physical characteristics and field position on the shoulder and elbow injuries of 490 baseball players：confirmation of diagnosis by magnetic resonance imaging. Clin J Sport Med, 19：271-276, 2009.
2) Taylor DC, Krasinski KL. Adolescent shoulder injuries：consensus and controversies. J Bone Joint Surg, 91-A：462-73, 2009.
3) 大須賀友晃，岩堀裕介ほか．野球選手の肩関節可動域―小学生・高校生の比較．肩関節，29：417-420, 2005.
4) 中川滋人，投球障害肩にみられる後方関節包拘縮，骨・関節・靱帯，20：351-357, 2007.
5) 中川滋人，林田賢治：高校野球球児における肩関節可動域変化．肩関節，28：333-337, 2004.

野球

野球における腰椎椎間板ヘルニアの診断

野村和教，吉田宗人

野球における腰椎椎間板ヘルニアとは？

　野球選手が腰痛を主訴として外来受診した場合には，若年・青年男子の患者が圧倒的に多い。したがって，退行変性を基盤とした一般的腰痛とは異なった視点で診察を進めなければならず，発育期特有の病態についても考慮する必要がある。

　治療のために長期間の競技離脱を強いられる腰痛の原因疾患には，腰椎椎間板ヘルニアや腰椎終板障害，腰椎分離症などがある[1]。トップレベルの野球選手では，これらの疾患が共存していることもまれではない。発育期の椎間板障害は13歳以下ではほとんどが骨片を伴う限局性後方終板障害（『成長期の障害』参照）であり，18歳ごろには椎間板ヘルニアのみになるとされている[2]。

　基本的に野球選手の椎間板ヘルニアとそれ以外の若年者の椎間板ヘルニアの症状に相違はない。しかし，野球のプレーへの影響もまた症状の1つとして考慮すると，打者ではバットスイングができなくなること，内野手では腰下肢痛の強くない症例においてさえも腰椎不撓性のために腰高の捕球姿勢となりゴロが捕球できなくなること，投手では投球動作（とくにアクセラレイション期～フォロースルー期）で痛みが強くなり投球が困難になることなどがあげられる。さらに投手では，椎間板ヘルニア患者で併存することの多いステップ脚（右投げなら左下肢）の股関節内旋可動域制限により投球フォームがオープンステップとなり，投球時に上体の回旋負荷が増すことにより，投球数が増えて体幹筋が疲労すると腰痛を訴えるようになるケースもある。

診断

●問診

　問診では疼痛や腰椎不撓性に起因する野球技術の低下がないかを確認する。投手では投球動作のアクセラレイション期～フォロースルー期で体幹の屈曲や回旋に伴った症状の増強の有無を，打者ではバッティングの際の体幹回旋と症状の関係を，守備面では体幹前屈困難による捕球の問題の有無などを聴取する。日常生活動作に支障はないが，競技生活においてのみ困難を自覚している患者も存在する。

　主症状は運動に伴う腰痛や根性坐骨神経痛であるが，腰椎不撓性や姿勢異常が主訴であることもある。基本的問診事項として，急性発症なのか慢性経過なのかを聴取する。若年・青年においては，多くの椎間板ヘルニアは急性発症である。運動時痛が主体となるが，脊柱管の大部分を占拠する巨大ヘルニアや，神経根直下のヘルニア，脱出直後のヘルニアの場合などでは，強い自発痛のために体動困難や，夜間痛を訴える症例がある。ただし，これらの症状について積極的に問診しなければ，患者（その多くは男子高校生）が自発的に陳述することは少ない。

●身体所見

　基本的に野球選手の椎間板ヘルニアとそれ以外の若年者の椎間板ヘルニアの症状に相違はない。以下に当院で手術を行った20歳以下の椎間板ヘルニア74症例（野球選手10症例を含む）の特徴を示して概説する（図1）。

　腰痛と下肢痛の訴えが9割以上であった一方で，下肢の筋力低下，感覚低下は約半数であった。神経症状は椎間板ヘルニアの存在部位により規定されるが，L5，S1神経根症状の順に多かった。片側アキレス腱反射（ATR）の低下は，同側のS1神経根障害を強く疑う所見である。なお，膀胱直腸症状を呈することは

きわめてまれである。

立位による視診では，症状側の反対側に上体を側屈した姿勢異常がしばしば認められる（疼痛性側弯）。通常は体幹の前屈制限があるので，前屈位における指尖から床までの距離（finger floor distance；FFD）を計測しておくが，膝に指先が届かない症例も多い（腰股伸展強直〈Hüftlendenstrecksteife〉）。Kempテストも高率に陽性となる。

臥位ではまず下肢伸展挙上テスト（SLRテスト）を行う。自験手術例では96％がSLRテスト陽性であり，そのうち6割が30°以下の強陽性であった。さらに，下肢痛よりも腰痛が強く惹起されるのも若年の椎間板ヘルニアに特徴的である。また健側下肢伸展挙上テスト（well leg raisingテスト）が陽性になる症例も3割程度存在した。

● **画像所見**

単純X線撮影では姿勢異常を反映して，症状側を凸側とする疼痛性側弯の出現[3]や生理的前弯の消失が認められることがある。椎間板高の減少が椎間板ヘルニアの場合に必ずしも認められるわけではなく，X線所見が正常なことも多い。さらには無症状の腰椎分離症が椎間板ヘルニアに合併した場合には，分離が唯一のX線異常所見であることもある。したがって臨床症状から椎間板ヘルニアの存在が強く疑われるときには，X線所見の結果にとらわれずに，積極的にMRIでの確認を行う。

MRIでは椎間板ヘルニアの部位（矢状断，水平断），頭尾側方向への移動（migration）や後縦靱帯の穿破の有無（脱出）を評価する（図2）。椎間板ヘルニアの部位は，先述の自験例ではL4/5単椎間が5割，L5/S単椎間が3割，L4/5＋L5/Sの2椎間が1割で，全体の9割が下位腰椎の椎間板に発生していた。またヘルニアの部位を正中，傍正中，神経根直下，椎間孔内，椎間孔外の5部位に分類すると，半数が傍正中に存在し，残りの半数を正中，神経根直下がほぼ同率で占めたが，椎間孔内と椎間孔外のヘルニアはなかった。頭尾側方向へのヘルニアの移動（migration）を2割に認めたが，尾側方向への移動が多かった。後縦靱帯を穿破した（脱出）ヘルニアは2割以下であった。

MRIでの椎間板ヘルニア評価の際に注意すべき点が2つある。第1に，MRIでは椎間板ヘルニアと限局性終板障害の骨片の区別が困難なことである（『成長期の障害』参照）。神経を圧迫しているのが椎間板なのか骨なのかによって，治療方針が変わることもあり，

CTでの確認が必要となる。第2に，椎間孔内や椎間孔外にヘルニアが存在した際に，MRIの矢状断像と水平断像だけではその検出が困難なことである。その見落としを防ぐために，われわれは三次元MRI[4]をル

◆**図1　20歳以下の椎間板ヘルニアの臨床症状（n=74）**

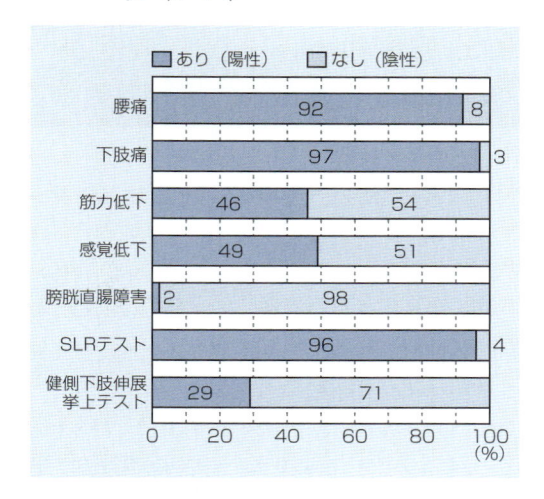

	あり（陽性）	なし（陰性）
腰痛	92	8
下肢痛	97	3
筋力低下	46	54
感覚低下	49	51
膀胱直腸障害	2	98
SLRテスト	96	4
健側下肢伸展挙上テスト	29	71

◆**図2　野球選手の腰椎椎間板ヘルニアMRI像（17歳，男子。内野手）**

a：T2WI矢状断像。

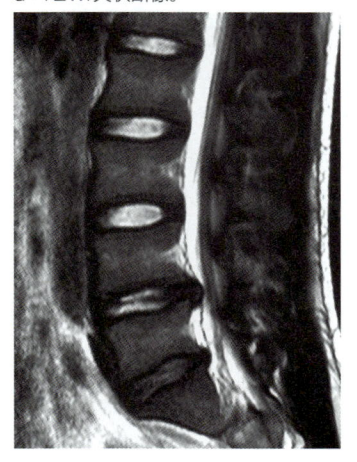

b：T2WI水平断像（L4/5）。

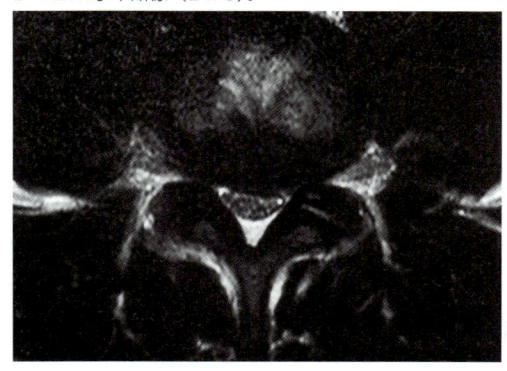

◆図3 3D-MRIによる最外側ヘルニアの描出

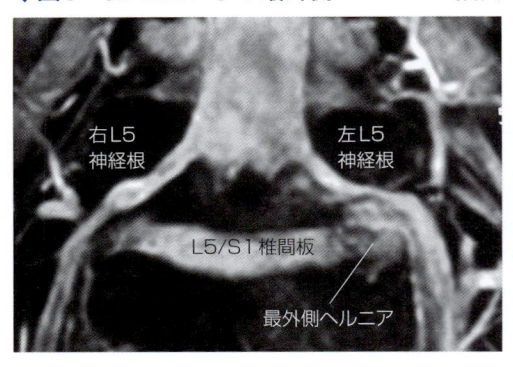

右L5神経根　左L5神経根
L5/S1椎間板
最外側ヘルニア

◆図4 内視鏡下椎間板摘出術（術中写真）

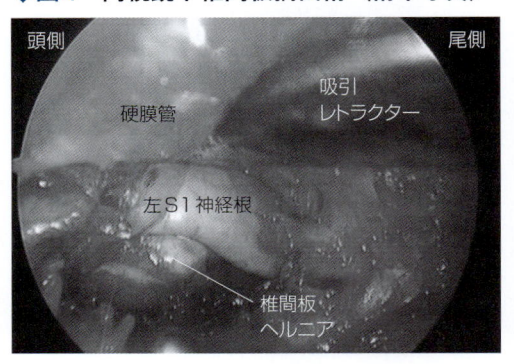

頭側　尾側
硬膜管　吸引レトラクター
左S1神経根
椎間板ヘルニア

ーチンとして撮像し，いわゆる外側病変の確認を行っている（図3）。

椎間板ヘルニアの診断で一番重要なことは，上述した臨床症状と画像所見が一致することである。いくらMRIで椎間板ヘルニアが描出されていても，無症候性であれば治療の対象とはならない。それとは反対に，隠れているヘルニアを探さなければならない場合もある。必要に応じて，神経根ブロックや椎間板造影，電気生理学的診断を併用することもある。

野球選手における腰椎椎間板ヘルニアの治療方針

腰椎椎間板ヘルニアのほとんどは自然経過や保存療法で治癒するため，その治療には保存療法の選択が原則となる。手術療法に関しては，馬尾症候群を呈するものや進行性に神経症状が悪化するもの，数カ月の保存療法に抵抗性のものが絶対適応とされている。しかし保存療法が長期にわたると，野球選手の場合には発症以前の競技レベルへの復帰が困難な場合もあり，早期の競技復帰を目的として手術療法を選択することがある。とくに保存療法に抗するヘルニアとしては，神経根直下や椎間孔内のもの，後縦靱帯を穿破（脱出）していないもの，線維輪塊の脱出や終板軟骨片を伴ったヘルニア，巨大ヘルニアなどがあげられる。このような情報を患者にも提供したうえで，野球選手としてのニーズに合った治療方針を決定する。

●保存療法

基本的には保存療法から開始する。消炎鎮痛薬の内服や硬膜外ブロックで疼痛コントロールを図りながら，リハビリテーションを行い，筋力の維持や柔軟性の再獲得を目指す。保存療法が無効な場合でも，すぐに手術療法に方針転換できるように，保存療法と並行して

◆図5 限局性後方終板障害のMRI像T1WI（a）とCT像（b）

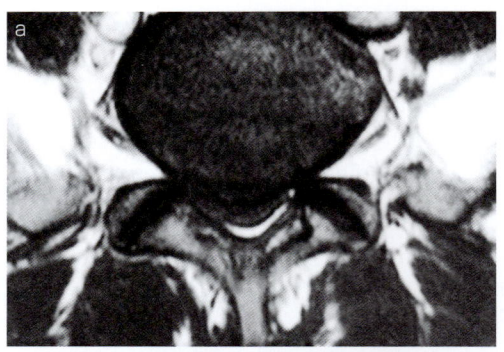

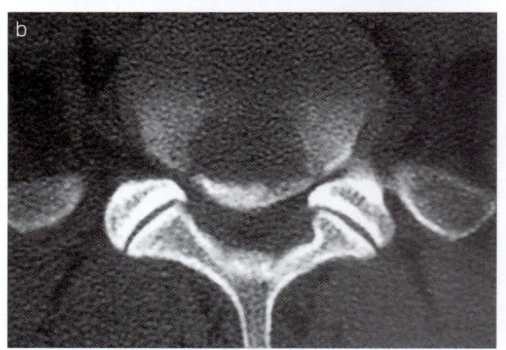

手術に必要な準備は進めておく。

●手術療法

当院には内視鏡下椎間板摘出術（MED）[5]を目的としたトップアスリートの紹介患者が多い。絶対手術適応症例や他院での保存療法無効例はいうまでもなく，早期競技復帰を希望するスポーツ選手にも積極的に手術を行っている（図4）。超早期リハビリテーション・プログラム[6]を施行することにより，最短で術後6週間での競技復帰が可能である。術後経過は良好で，日本整形外科学会腰痛疾患治療成績判定基準（JOAスコア，29点満点）は術前平均15.4点から術後12カ月で平均28.2点と満点近くにまで改善しており，選手の

満足度も高い。

成長期の障害

●腰椎限局性後方終板障害

限局性後方終板障害は骨軟骨障害の範疇に入り，椎間板ヘルニアとは病態が異なる。成長期において，終板辺縁の骨端核が椎体に癒合する18歳ごろまでは，成長軟骨部分が椎間板よりも力学的に弱く，小さな外力でも発症しうる。また慢性発症であることも多い。本疾患の症状やMRI像が椎間板ヘルニアのものと類似していることから，臨床の現場では混同して扱われていることも少なくない。

両疾患の鑑別には，CT像で脊柱管内の骨片を証明することが必要である（図5）。その多くで保存療法の奏功する椎間板ヘルニアとは対照的に，本疾患では神経圧迫の原因は骨片であり，保存療法に抗することが多い。

文献

1) 野村和教, 吉田宗人：スポーツ外傷・障害の診療最前線 7. スポーツ障害としての腰痛. スポーツ医学実践ナビ, 日本医事新報社, 2009, p236-242.
2) 加藤真介, 西良浩一, ほか：発育期の後方終板障害と椎間板ヘルニア. MB Orthop, 16：42-47, 2003.
3) Matsui H, Ohmori K, et al：Significance of sciatic scoliotic list in operated patients with lumbar disc herniation. Spine, 23：338-342, 1998.
4) 山田 宏, 吉田宗人, ほか：脊髄神経根の3次元MRI. 脊椎脊髄, 21：115-121, 2008.
5) 麻殖生和博, 吉田宗人：スポーツ選手の腰部椎間板ヘルニアに対する内視鏡手術. MB Orthop, 19：23-28, 2006.
6) 貴志真也, 森北育宏, ほか：腰部椎間板切除術（MED法）後の超早期リハビリテーション・プログラムの効果とその検討. 日臨スポ会誌, 17：255-263, 2009.

野球

成長期野球肘（内側：保存療法）のリハビリテーション

鵜飼建志

野球肘は，投球時にかかる外反ストレスが原因で発生することが多く，内側型は伸張ストレスにより，外側型は圧縮（衝突）で発生すると考えられている。成長期（骨端線が残存している時期）は骨の長軸方向への成長が優先され強度が低下するため，まだ強度が不十分なenthesisや骨端線にかかる負担が多く，野球肘は発生しやすい障害の1つである。したがって，リハビリテーションを行う上では，疼痛を誘発している部位へのアプローチに加え，肘への外反ストレスを減らすべくフォームへのアプローチが必要となる。

リハビリテーションのポイント

投球障害の主症状は投球時痛である。したがって，まず痛みの発生源はどこかを問診，各種検査などで明らかにすることが治療上不可欠である。

●問診で気をつけるポイント

・急性期なのか慢性期なのか

疼痛発生時期や状況を訊き，急性症状であれば患部への運動療法は適応ではない。安静や医師による投薬などが優先となる。急性期を過ぎてから積極的な運動療法を行う。

・おおよその疼痛部位と疼痛が発生する投球フェイズを確認する

通常，内側型の野球肘ではコッキング期～アクセラレイション期にかけて，肘に外反ストレスがかかることで疼痛が発生する。

後方型の野球肘ではボールリリース～フォロースルーで疼痛が発生することが多い。

・選手の姿勢をチェックしておく

評価をする際には選手は身構えてしまい，普段よりよい姿勢になる。問診中に緊張がとれてくると普段の姿勢に近くなり，肩甲帯や胸椎などのアライメントを確認できる。一般的には，肩甲骨は外転・下方回旋位，胸椎は後弯を呈し，いわゆる猫背になっていることが多い。

●投球時痛再現のための評価

・圧痛所見

内側型野球肘の痛みは尺側側副靱帯（UCL）損傷であると思われがち[1,2]だが，前腕屈筋群，とくに円回内筋や橈側手根屈筋に圧痛が認められることが多い[3]。上腕三頭筋内側頭（medial head of triceps brachii；MHTB），尺骨神経などにも圧痛が合併することがある[4]。尺側側副靱帯（UCL）の圧痛はむしろまれである。尺側側副靱帯の圧痛の有無は，その表層に位置する円回内筋や橈側手根屈筋など前腕屈筋群の症状改善後でなければ正確には確認できない。成長期にはリトルリーグ肘（少年野球肘）の可能性があり，医師の診断，X線写真の確認とともに，内側上顆の骨端線部の圧痛も確認が必要である。

・外反ストレステスト（投球時痛再現テスト）

一般には，UCL損傷後の外反不安定性を診るためのテストであるが，著者は投球時痛再現テストとしても用いている。不安定性がなく疼痛だけの場合は前腕屈筋群付着部由来の痛み（内側上顆炎）である場合が多い。一般的な軽度屈曲位に加え，投球時（アクセラレイション期）に近い90°付近でも確認している（図1a）。90°屈曲位での外反ストレス時痛は，肘の屈伸軸後方を通る尺骨神経やMHTB由来の疼痛などを反映しやすい。尺骨神経由来の痛みは，明らかな放散痛を伴わないことが多く，投球時における一過性の尺骨神経痛と考えている。

・上腕三頭筋内側頭（MHTB）シフティングテスト（図1）[4]

肘90°屈曲位での外反ストレスで投球時痛の再現が認められた場合（図1a），MHTBを徒手的に後外側へシフトしながら外反ストレステストを行う（図1b）。著者はこれをMHTBシフティングテストとよんでいる。MHTBが尺骨神経を前内側へ押し上げたストレ

◆図1　上腕三頭筋内側頭（MHTB）シフティングテスト

a：90°屈曲位での外反ストレステスト。
尺骨神経由来の痛みでは軽度屈曲位よりも90°屈曲位の外反ストレステスト時のほうが痛みを強く訴える。

b：90°屈曲位で外反ストレステスト時痛がより強ければMHTBを後外側へ偏位させてシフティングテストを行う。外反ストレス時痛が軽減，消失すればこのテストは陽性であり，尺骨神経症状が影響していると考えられる。

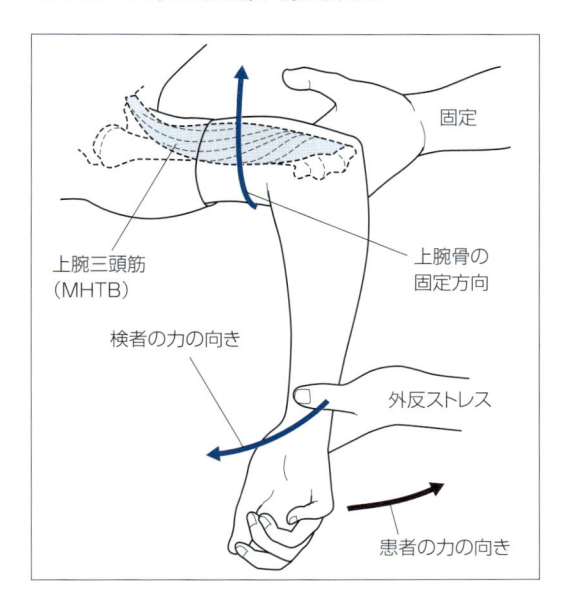

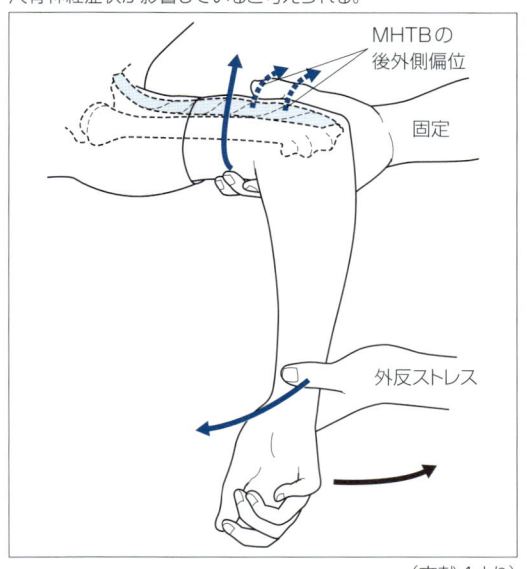

（文献4より）

◆図2　前腕屈筋群への選択的ストレッチング

a：円回内筋へのストレッチング。

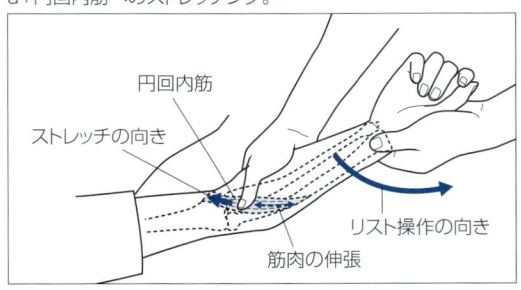

b：橈側手根屈筋へのストレッチング。

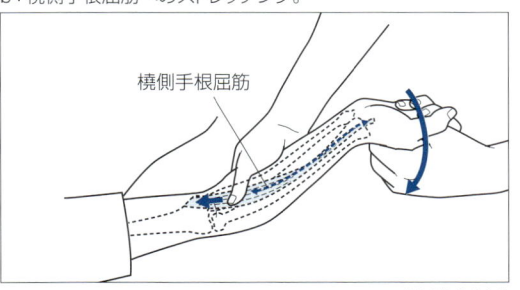

（文献4より）

スが尺骨神経溝，肘部管やarcade of Struthersで尺骨神経を絞扼し投球時痛を引き起こしていると考えられ，同筋を後外側へシフトさせることでストレスの軽減となり投球時痛が消失するものと思われる。尺骨神経症状の有無の鑑別にはTinel sign，圧痛所見，神経腫瘤などの左右差などを確認する。MHTBのリラクセーション後，肘90°屈曲位での外反ストレス強制で疼痛が消失した場合は，同筋が尺骨神経症状に大きく関与していたと考えられる。

● 肩甲帯の筋力評価

内側型野球肘は主に肘の外反ストレスにより発生する。肩甲骨の上方回旋不足はいわゆる肘下がりとともに，肩甲骨の前傾，肩関節複合体の外旋不足を惹起する。そのため肘の外反ストレスを増大させる。こういった選手の肩甲骨は下角のみでなく内側縁全体の浮き

上がりが認められる。一般に前鋸筋の筋力低下と思われがちだが，前鋸筋の筋力低下は認められないこともあり，多くは僧帽筋の中部線維と下部線維の筋力低下が認められる。僧帽筋中部線維と下部線維の徒手筋力検査（MMT）では，肩甲骨の挙上による代償を見逃してしまっている場合が多いので，代償なくできているかていねいに観察しながら行う必要がある[3,5]。重力に抗して肩甲骨挙上などの代償なく上肢の自重を支えられない場合は，MMTは3未満と判断すべきである。

● 運動療法のポイント

・前腕屈筋群への選択的ストレッチング[3,4]
圧痛所見のある前腕屈筋群に対し，個別にストレッチングを行う。筋群に対し行うのではなく，個々の筋を選択的に行うこと，疼痛部位に伸張ストレスがかか

らないよう圧痛部位より遠位でストレッチングを行うことが特徴である。圧痛が消失すると多くの場合，投球時痛再現テストでの疼痛も消失する（図2）。

・MHTBのリラクセーション[4]

アクセラレイション期において，MHTBは肘屈位での外反制動目的で働く。この筋が筋スパズムを起こすと，尺骨神経症状をきたしやすい。尺骨神経は上腕骨の内側において，MHTBと上腕筋の間を走行する。MHTBが尺骨神経を内上方へ押し上げることにより，尺骨神経蛇行による緊張の増大，arcade of Struthersへの押し上げによる絞扼，尺骨神経脱臼時の内側上顆との摩擦，arcade ligamentでの過屈曲，などが発生し尺骨神経症状をきたしていると考えている。MHTBの肥大があまりみられない選手においても尺骨神経症状を認めることから，著者は筋スパズムが原因であると考えている。

MHTBのリラクセーション方法は，尺骨神経の背側で，MHTBの筋腹を上腕骨から浮かすように把持し，疼痛発生に気をつけながら横方向（主に後外方）へ繰り返し動かす。またMHTBのストレッチングとして，肘を曲げながら近位部の筋腹を遠位方向へ引き出す操作を繰り返し行う。

・僧帽筋中部線維・下部線維の筋力強化（図3）[3,5]

MMTで4未満の場合に，上肢の自重以上の負荷でトレーニングを行うと代償運動となってしまい，筋機能の改善は望めない。まずは他動運動レベルから始め，自動介助運動，自動運動，抵抗運動へと進めていく。自動介助運動においても肩甲骨挙上などの代償が入ってしまうことが多く，ていねいな誘導が必要である。

チューブトレーニングは，代償動作なく軽い徒手抵抗に耐えられるようになってから開始する。

◆図3 僧帽筋中部線維・下部線維の筋力強化
徒手的誘導法（中部線維）　　徒手的誘導法（下部線維） 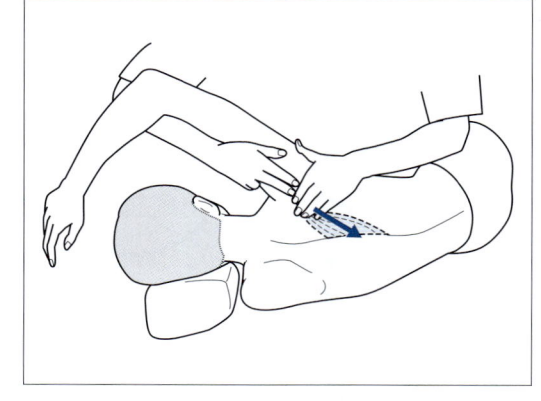
チューブエクササイズ（中部線維） 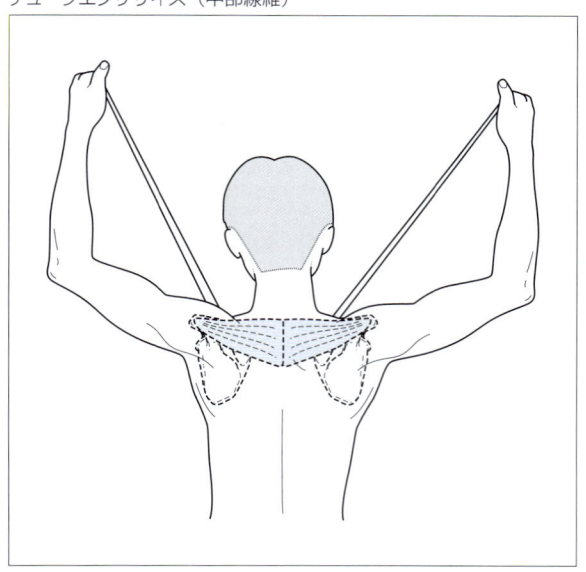　　チューブエクササイズ（下部線維）

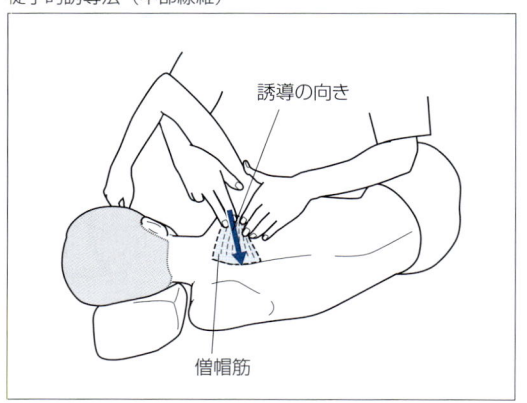

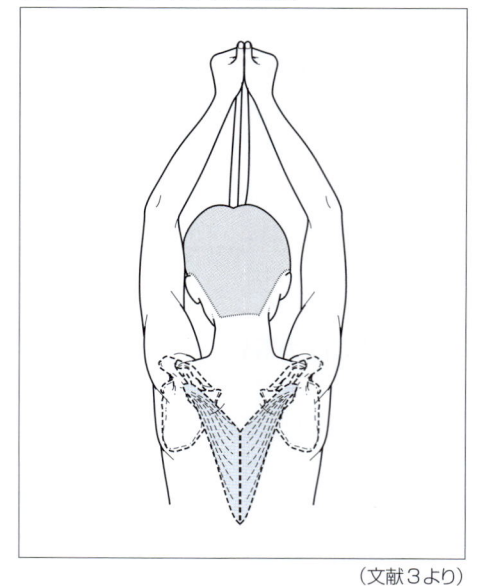

（文献3より）

ケースレポート 1

【症例】
小学5年生，男子。軟式野球，投手，右投げ右打ち。

【現病歴】
2カ月前，ピッチング練習のアクセラレイション期で徐々に肘内側痛が出現。キャッチボールでも疼痛を認め，数日間の休止でも改善しないため来院。バッティングでもインパクト時に疼痛あり。

【初診時所見】
姿勢は猫背であり，肩甲骨は内側縁が浮き上がっている。外反肘は左右差なく，熱感や発赤，安静時痛はない。強い筋スパズムを伴う圧痛は，内側上顆，円回内筋，橈側手根屈筋がとくに強く，長掌筋，尺側手根屈筋，浅指屈筋にも認めた。外反ストレステストでは軽度屈曲位，90°屈曲位とも，不安定性はないものの投球時痛の再現を認めた。MHTBシフティングテストでの疼痛変化は認めなかった。僧帽筋中部線維と下部線維はMMT2レベルと著明な筋力低下を認めた。

経過

・初回治療時
前腕屈筋群の選択的ストレッチングにて，前腕屈筋群の圧痛所見はほぼ消失した。それに伴い，投球時痛再現テストでの疼痛はほぼ消失した。僧帽筋中部線維・下部線維の筋機能改善のため，側臥位にて選択的収縮を促した。はじめは僧帽筋上部線維や肩甲挙筋の筋緊張が抜けず，肩甲骨挙上の代償が入ってしまっていたが，他動運動，自動介助運動，自動運動へと徐々に進めたことで代償のない収縮が可能となった。チューブでのセルフエクササイズでは代償が入ったため，よいアライメントでの姿勢保持を訓練として意識させた。フォームチェックにて，踏み込み脚のクロスステップ（インステップ）に伴う，テイクバックでの肩関節水平伸展の増大，肩甲骨下方回旋に伴う肘下がりなど肘への負担が大きいフォームが確認された。なお，投球など肘に負担がかかることは完全禁止とした。

・2回目治療時（3日後）
圧痛は円回内筋と橈側手根屈筋に軽度再燃していた。外反ストレス時痛も軽度認めた。同筋への選択的ストレッチングにて，筋スパズム，圧痛ともに完全に消失し，外反ストレス時痛も消失した。僧帽筋中部線維と下部線維は自動介助運動から開始し，代償のない自動収縮が可能となったがチューブエクササイズでは代償が入った。シャドーピッチングにて，踏み込み脚を投球方向へまっすぐ踏み出すことを中心としたフォーム指導を行った。

・3回目治療時（7日後）
圧痛，外反ストレス時痛は消失した状態を維持できていた。軽い筋スパズムのみ認めたため，選択的ストレッチングにて筋スパズムを消失させた。僧帽筋訓練はチューブエクササイズでも代償を認めなくなったため，自宅でのセルフエクササイズを許可した。

シャドーピッチングでのフォーム指導後，室内にて柔らかいミニラグビーボールを用い，キャッチボールを行い，投球時フォームと疼痛の有無を確認した。疼痛がなかったため，屋外にて軟式ボールでのキャッチボールを行った。フォームも改善しており，疼痛などの問題もなかったため，塁間でのキャッチボール（50%max）を許可した。

・4回目治療時（10日後）以降
肘の疼痛の再燃がなかったため，フォームチェック，僧帽筋の筋機能向上を中心に進めた。スローイングは50球以内とし，距離は塁間のまま痛みのない範囲で2週間くらいかけて漸進的に全力投球まで進めた。その後，ピッチング練習も許可した。プレーに支障がなかったため，約4週間で運動療法終了となった。再発はなかった。

難治例，成長期例のリハビリテーション

上記のような疼痛部位の把握，選択的ストレッチングなどの治療，フォーム指導を行っていれば，あまり難渋例は経験することがない。このように，疼痛誘発部位を正確に見つける触診技術と疼痛を完全に消失させる治療技術の習得は不可欠である。上記に加え，MHTB由来の痛みや尺骨神経症状が加わる場合は，MHTBに対しアプローチする。内側上顆での剥離骨折の場合は安静期間が延長するものの，骨端線離開による痛みの合併は運動療法期間中に改善してしまっていることが多い。X線写真上では著明ではなかったものの，完全な骨端線離開のため内側上顆が肘の伸展時にすべるような不安定性を認めた例を1例経験した。その例では非常勤の医師が，2週間の安静後にすでにキャッチボールを許可していた。しかし理学療法開始時のチェックにて骨端線部の圧痛，外反ストレス時痛

をかなり認め，上記の不安定性を確認したため，医師に戻しギプス固定をお願いした．2週間のギプス固定にて骨端線部は癒合した．残存した症状は同様の手順で治療を行い，改善に至った．

全身を診るリハビリテーション

これまでにも述べたように，野球肘内側型の原因はほとんどが肘への外反ストレスである．投球時，肘に外反ストレスがかかる原因は，アクセラレイション期で内側上顆（肘の屈伸軸）が投球方向を向いているからである．したがって，肘屈伸軸が投球方向に直交するためには，どのような身体機能が必要かを検討する必要がある．投球は全身運動であるため，足部や足関節の不安定性など遠隔部位が原因となることがあるが，まずは近接関節から検討することが望ましい．経験上，肩関節複合体機能に最も影響されやすいと考えられるため，まずは肩甲帯機能をチェックし，過剰な肩関節の水平伸展，肘下がりを惹起しやすい僧帽筋の筋力低下の有無を確認すべきである．その他の影響が考えられる場合は，正しいボールの握りができているか，前腕が過剰な回外位や回内位にならず中間位になっているか，クロスステップなどをチェックし，肘下がりや肘内側が投球方向を向く原因を探る．各部位の問題点を改善したら，肩関節のゼロポジション位がとれているか，肘屈伸軸が投球方向に直交したかどうか確認し，外反ストレスが回避できていればOKである．

文献

1) 村上恒二：内側型野球肘の鑑別診断と治療．MB Orthop, 16(2)：19-26, 2003.
2) 髙沢晴夫：スポーツによる肘関節外傷-内側側副靱帯．臨床スポーツ医学，7(9)：1027-1031, 1990.
3) 鵜飼建志：内側型野球肘に対する当院の理学療法について—肩甲胸郭関節と前腕屈筋群へのアプローチを中心に—．整形外科リハビリテーション研究会誌，7：29-31, 2004.
4) 鵜飼建志：尺骨神経症状を併発した上腕骨内側上顆炎に対する運動療法．整形外科運動療法ナビゲーション 上肢，メジカルビュー社，2008, p168-171.
5) 鵜飼建志，ほか：投球障害肩の疼痛の解釈と治療．整形外科リハビリテーション研究会誌，8：25-28, 2005.

野球

成長期野球肘（離断性骨軟骨炎）の診断と治療

三原研一

肘離断性骨軟骨炎とは？

　肘離断性骨軟骨炎（以下，OCD）は野球に伴う成長期肘障害の1つであり，上腕骨小頭での発生頻度が高く，永続的な肘の機能障害を生じる危険性のある疾患である。初期であれば保存療法で完全治癒する可能性が高いが[1,2]，関節内疾患にもかかわらず初期には症状がほとんどなく，医療機関を受診したときにはすでにかなり進行し手術の適応となる症例をしばしば経験する。ここでは上腕骨小頭OCDの診断のポイント，著者らの行っている手術法について述べ，さらに症例を供覧する。

診断

●問診

　少年野球選手が肘外側部痛を訴えて受診した場合はOCDの可能性が高い。また肘内側痛を訴えている選手でも小頭のOCDを合併していることがあるので注意が必要である。また肘関節のロッキングは関節内遊離体の存在を示唆する。

●視診・触診

　OCDによくみられる症状は投球時痛と可動域制限である。痛みがなく可動域制限が主訴で医療機関を訪れる症例も多いので少年野球選手が可動域制限を訴えた場合にはOCDも念頭に置き診察を進める。肘関節を最大屈曲し，上腕骨小頭を押すと痛みを訴えることもあるが，まったく圧痛がない場合もあるので注意が必要である。急性期やロッキングを生じた直後には肘関節の腫脹を認めることがある。

●画像診断

・X線

　肘関節正面X線像および側面像のみでは小病変や初期病変を見逃すことがあり，45°屈曲位正面像（tangential view）あるいは30°外旋斜位像が必須であ

◆図1　単純X線
a：45°屈曲位正面像（tangential view）の撮影法。
b：正面像。
c：45°屈曲位正面像
　正面像では確認できなかった骨片が明瞭に確認できる。
d：30°外旋斜位像。
　複数の骨片が確認できる。

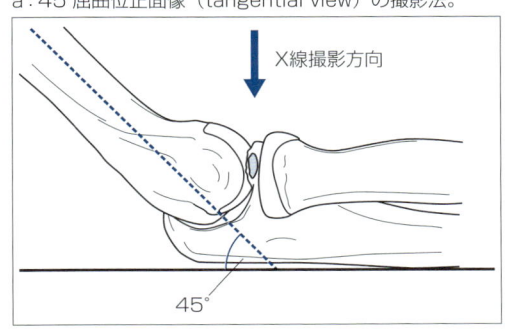

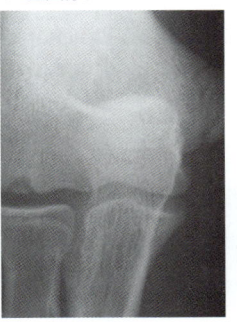

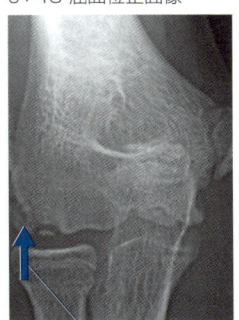

る（図1）。OCDは非投球側に発生することがあり，当院では両側を比較する意味でも必ず両側撮影を行っている。また病期を判断するためにはX線像のみでは不十分な場合が多く，とくに治療法や手術法を選択する場合にはMRIやCT，超音波検査が有用である。

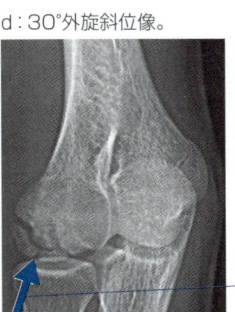

・MRI

MRIではごく初期のOCDの検出が可能なほか，high signal interface，すなわちT2強調像における骨軟骨片と母床の間にみられる高信号線状陰影は関節液の侵入を示すものであり，不安定なOCD病変を示唆するものであり手術の適応と考えられる（図2）。

・CT

CTは単純X線像で病期を判断しにくい場合に骨軟骨片と母床との変化・関係を評価できる（図3）。

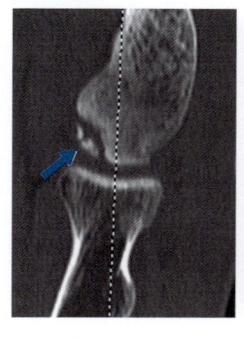

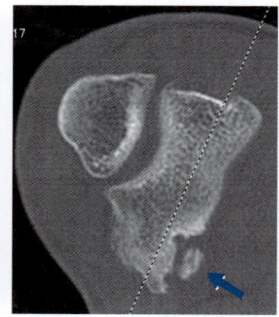

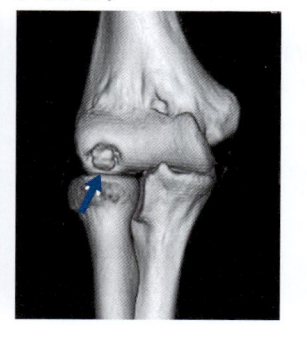

・超音波

超音波検査での正常像は軟骨下骨は高エコーの，軟骨層は低エコーの連続した弧として描出されるが，進行期OCDでは骨軟骨片は母床より遊離し，骨が二重に描出される（図4）。超音波検査はMRIに比べて簡便で安価であり，当院では術後の経過観察にも多用している。

◆図2　MRI
矢印はhigh signal interface。
a：前後像。　　　b：矢状面像。

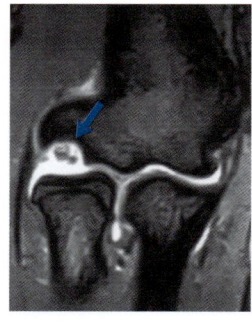

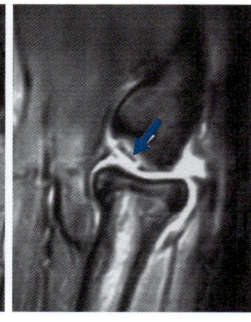

◆図3　CT
矢印は遊離骨片。
a：側面像。　　b：軸射像。　　c：3D-CT。

◆図4　超音波
a：正常像。
軟骨下骨（白抜き矢印），軟骨（矢印）とも連続した弧として描出される。
b：OCD例。
骨片は剥離し（矢印），骨が二重に描出される。

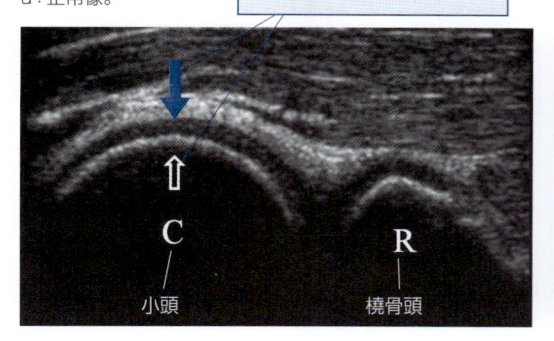

治療方針

現在上腕骨小頭OCDに行われている手術法は病巣切除・形成術（ドリリングなどを含めたbone marrow stimulation），骨軟骨片固定術（スクリューや骨釘，ピンニングなど），外顆楔状骨切り術（吉津法），軟骨修復術（mosaicplastyや肋骨肋軟骨移植）に大別できる。また最近では自家培養軟骨移植術なども報告されている。以下当院で行っている手術法について述べる。

● 病巣切除（郭清）・形成術

病巣を切除し，鏡視下あるいは直視下に病巣掻爬やドリリングを行い，骨髄からの骨新生や線維軟骨による関節面の修復を促す（bone marrow stimulation）方法である。早期復帰が可能であることから以前は盛んに行われていたが，中・長期的には変形性関節症への進行がみられることから[3,4]，限られた症例のみの適応と考えられる。当院での本法の適応は1cm以下の小さな中央型の病変のみと考える。広範囲形でとくに骨端線閉鎖以前の症例では

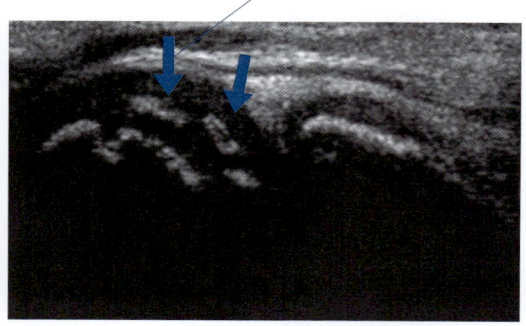

病巣切除後急速な橈骨頭肥大や関節症変形をきたすことがあるので適応はないと考えている（ケースレポート2参照）。

● **骨軟骨片固定術**

適応は主に病巣が安定した分離期OCDであるが、遊離期巣内型でも軟骨下骨が骨軟骨片に残存していれば試みてもいいと考えている。骨軟骨片の固定材料は骨釘，自家骨軟骨柱，ミニスクリュー，吸収ピン，軟膏線などが用いられる。どの固定材料を選択するかは病巣の大きさや骨片の不安定性の状態で判断する。著者らは主に骨釘移植術による固定を行っている[5]（図5）。

● **骨軟骨修復術**

近年遊離期巣内型で骨軟骨片固定術が不可能な症例やすでに大きな骨欠損が生じている症例に対し，将来の変形性関節症を予防する意味で自家骨軟骨による修復術がさかんに行われるようになった。現在行われている方法は主に2つで，mosaicplasty（大腿骨顆部非加重部から骨軟骨柱を採取し，病巣部分に数本移植する方法）と肋骨肋軟骨移植術（第5あるいは第6肋骨肋軟骨移行部より移植骨片を採取し，病巣に移植する方法）である。mosaicplastyは現在最も施行されている方法であるが，病変が大きく外側に及ぶ症例では関節面を再建することは困難であることが多い。当院では比較的大きな骨軟骨（肋軟骨部は関節軟骨と同じ硝子軟骨である）で病巣部を修復できる肋骨肋軟骨移植術を行っている。

以上当院で行っている術式について述べた。なお術前にX線像，MRI，CT，超音波などの結果を基に手術法を計画するが，実際の所見と術前予想が異なっている場合は少なくない。著者らは直視での病巣診断で最終手術法を決定しているので，どの手術法にも変更・対処できるよう毎回準備している。

◆**図5　骨釘移植術**
a：病巣部は盛り上がってみえる（矢印）。　b：骨釘3本で固定した。

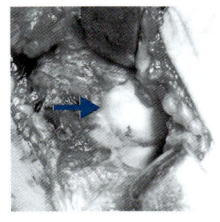

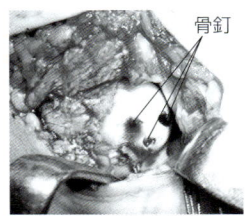

ケースレポート1

【症例】
14歳，男子。投手，右投げ右打ち，野球歴5年。

【現病歴】
11歳ごろよりときどき右肘痛が出現したが放置した。初診3カ月前ごろより運動時常に右肘痛が生じるようになり，また右肘伸展制限が生じたため当院を受診した。

【初診時所見】
日常生活ではほとんど疼痛はなかったが，運動時の肘外側痛を訴えていた。肘可動域は屈曲130°，伸展－30°と著明な伸展障害を認めた。

【画像所見】
X線像で上腕骨小頭は平坦で骨硬化像を呈していた（図6a）。超音波像では小頭前下方が直線的に欠損していた（図6b）。MRIでも同様の所見であった。以上より上腕骨小頭OCD遊離期巣外型と判断した。

【手術所見】
前述診断にて手術を勧めるも本人が希望しないため保存療法を選択した。3～6カ月の投球禁止，および肘以外へのリハビリテーションによるアプローチ（ストレッチや腱板・肩甲帯機能訓練など）を行った。しかし治療後6カ月後のX線像ではまったく改善がみられないため再度手術を勧めたが再度同意が得られなかったため，これ以上の安静は無意味と考え，投球再開を許可した。

投球再開後キャッチボール程度は可能となったが，それ以上のレベルアップは不可能であったため初診後10カ月で手術を施行した。術前のX線像，MRIおよび超音波から肋骨肋軟骨移植術を計画した。

関節を展開すると，腕橈関節間に完全に遊離した軟骨片が挟まるように存在し，上腕骨小頭は前下方1/2が鋭い刃物で削ぎ落したように直線上に欠損していた（図6c, d）。骨軟骨接合術は不可能であり，肋骨肋軟骨移植術を施行した。第6肋骨肋軟骨移行部より移植片を採取した（図6e, f）。

● **経過**

・術後2週
術後2週間のシーネ固定後，可動域訓練を開始。

・術後3カ月
キャッチボールを開始。

・術後6カ月
全力投球を許可。

・術後30カ月

最終観察時疼痛なく，可動域は屈曲135°，伸展－15°であった．最終観察時のX線像および超音波像を示す（図6g, h）．

解説

本症例のような進行期OCD例では自然治癒はほとんど期待できず，一般的には手術の適応である．手術はできるだけ骨軟骨接合術を選択するが，骨軟骨片が完全に離断・遊離した例では骨軟骨接合術の治療成績は不良であり，骨軟骨修復術の適応である．ただしこの症例のように病巣が広範囲でかつ直線的に欠損している場合には，複数の骨軟骨柱で修復を行うmosaicplastyは技術的に困難であり，1つの骨軟骨片で修復可能な肋骨肋軟骨移植術のよい適応である．

◆図6　ケースレポート1

a：X線像．矢印は骨欠損を示す． 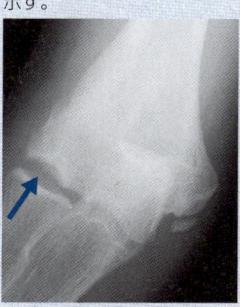
b：超音波像．直線的な欠損を認める（矢印）．
c：広範囲な骨軟骨欠損を認める（矢印）．三角印は残存した小頭を示す． 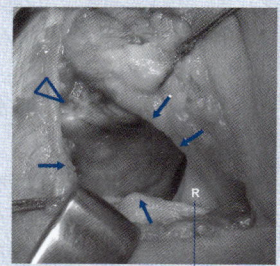
d：遊離した軟骨片． 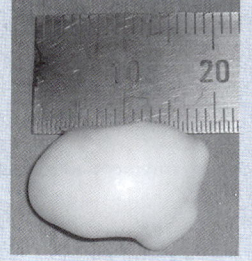
e：採取した骨軟骨片．
f：移植後．
g：最終観察時（術後30カ月）X線像． 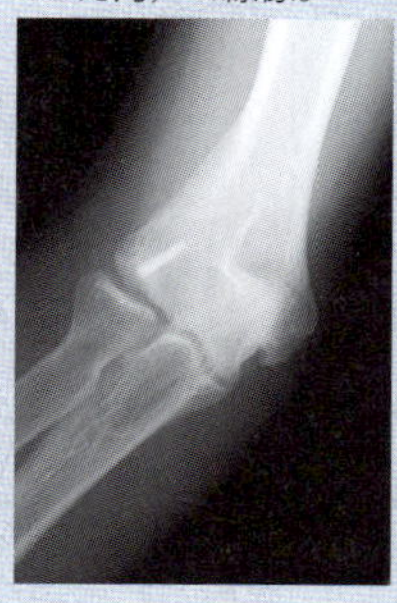
h：超音波像．軟骨下骨（矢印）と移植骨（矢頭印）とは連続している．

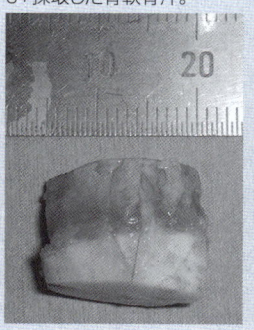

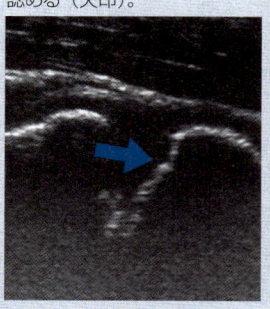

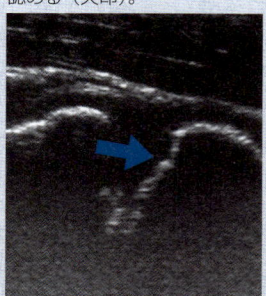

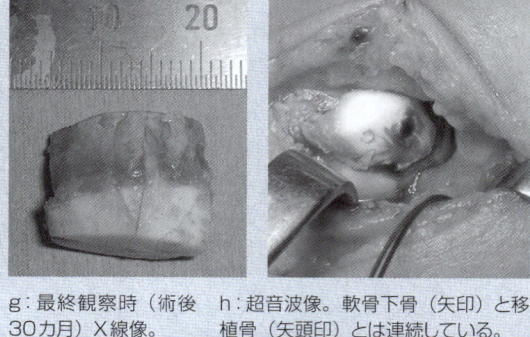

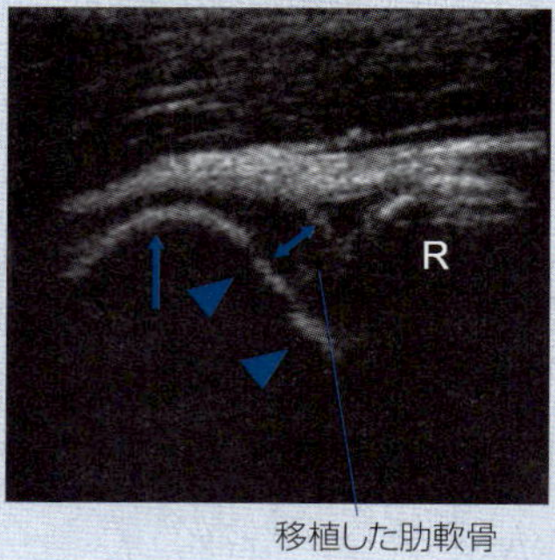

橈骨頭

移植した肋軟骨

ケースレポート2

【症例】

11歳，男子．内野手，右投げ左打ち，野球歴3年．

【現病歴】

初診4～5カ月前ごろより投球時の肘痛が出現，様子をみていたが徐々に疼痛が増悪し，また可動域制限も出現してきたため近医よりの紹介にて来院した．

【初診時所見】

日常生活でも軽度の疼痛があり，投球動作によって強い痛みを訴えていた．右肘には軽度の腫脹を認め，可動域は屈曲100°，伸展－20°と著明な制限を認めた．

【画像所見】

X線像は透亮像と分離期前期像が混在しており広範囲型であった（図7a）．以上より初期OCDと判断し保存療法を選択した．

【手術所見】

投球および肘に負担のかかる運動はすべて禁止し経過観察した．初診後1カ月には可動域は屈曲140°，伸展－5°と著明に改善．臨床上は経過良好と思われたが，経時的なX線像では病巣部分は徐々に増悪傾向にあった．初診後5カ月ごろより肘外側に関節内遊離体と思われる可動性のある骨片様組織を触れるようになった．このころより再度伸展制限が進行し，ロッキングもときどき出現するようになった．X線像は遊離期へ進行し，MRIでは肘頭窩に遊離体を認めた．以上より遊離期OCDに進行したと判断し手術を施行した．

病巣部分（母指爪大）の軟骨は完全に浮きあがり母床とは軟部組織のみで繋がっていた．接合術は不可と判断し，軟骨を切除後母床の郭清・ドリリングを行った．また肘頭窩から1cm大の遊離体を摘出した．

経過

- **術直後**
  術後外固定は行わず，早期可動域訓練を開始した。
- **術後3カ月**
  ADLでの疼痛は早期に消失し，術後3カ月よりキャッチボールを許可したが投球時の疼痛は残存していた。
- **術後6カ月**
  術後6カ月のX線像では病巣部分のリモデリングは不良であり（図7b），その後徐々に腕橈関節の変形が進行した。
- **術後65カ月**
  最終観察時のX線像では腕橈関節の著明な変形を認めた（図7c）。ADL上ときどきひっかかりを訴えるものの強い疼痛はなかったが，可動域は屈曲125°，伸展－25°と制限を認めた。

解説

著者らが初期に行った病巣切除・形成術例である。前述したようにこの方法は中・長期的には変形性関節症への進行がみられることから，現在では限られた症例のみの適応と考えられる。とくに本症例のように病変が外側壁におよぶ広範囲型でかつ骨端線閉鎖以前の症例では，病巣切除後橈骨頭が変形した小頭に適合しようとするために急速な橈骨頭肥大や変形をきたすことがあるので適応はないと考える。

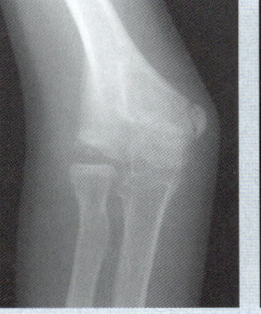

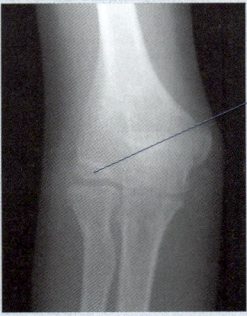

◆図7　ケースレポート2
a：術前X線像。
b：術後6カ月のX線像。　病巣のリモデリングは不良である。
c：最終観察時（術後65カ月）のX線像。　腕橈関節の著しい変形を認める。

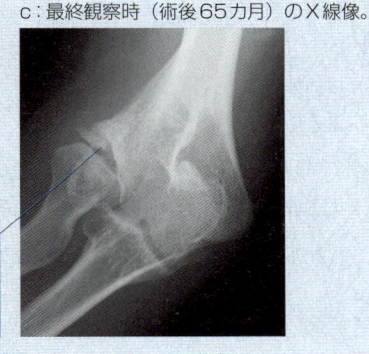

今後の課題と再発予防

進行した上腕骨小頭OCDの治療としては，一般に手術療法が選択される。一方初期例では一般に保存療法が選択されるが，初期例でも保存療法後3カ月が過ぎても改善傾向がない場合は手術を考慮してもよく，さらに6カ月が過ぎても改善傾向のみられない場合には自然治癒率はかなり低く手術適応と考えられる。

手術法は前述したようにさまざまな方法があるが，症例に応じた方法を選択しなければならない。とくに問題になるのは小頭の外側壁にまで病変がおよぶ広範囲型OCDである。**復帰のツボ**：近年外側壁の再構築の重要性が指摘されている[2,7,9]。外側壁の修復が不十分であると，橈骨頭は腕橈関節上で不安定となり変形性関節症へと進行する。したがってこのような例では病巣切除・形成術の適応はなく骨軟骨接合術あるいは骨軟骨修復術を選択すべきである。

また術前の画像診断と実際の病巣部の状態が異なっている場合も多いので，どのような術式にも即座に対応できるような準備をしておくことが重要である。

文献

1) Mihara K, Tsutsui H, et al：Nonoperative Treatment for Osteochondritis Dissecans of the Capitellum. Am J Sports Med, 57：298-304, 2009.
2) Takahara M, Ogino T, et al：Nonoperative Treatment of Osteochondritis dissecans of the humeral capitellum. Am J Sports Med, 27：728-732, 1999.
3) Mihara K, Tsutsui H, et al：Surgical Treatment for Osteochondritis Dissecans of the Humeral Capitellum. J Shoulder Elbow Surg, 19：31-37, 2010.
4) Byrd JWT, Jones KS：Arthroscopic Surgery for Isolated Capitellar Osteochondritis Dissecans in Adolescent Baseball Players；Minimum Three-Year Follow-up. Am J Sports Med, 30：474-478, 2002.
5) 斉藤育雄，岡　義範：肘離断性骨軟骨炎に対する骨釘移植術．関節外科，27：96-101, 2008.
6) Kitaoka E, Satomura K, et al：Establishment and characterization of chondrocyte cell lines from the costal cartilage of SV40 large T antigen transgenic mice. J Cell Biochem, 81：571-582, 2001.
7) 加藤　真，岩堀裕介，ほか：肘関節離断性骨軟骨炎の手術成績．日肘会誌，11：63-64, 2004.
8) 松浦健司，吉田　玄：肘離断性骨軟骨炎例に対する骨軟骨釘移植術の治療成績．日肘会誌，13：69-70, 2006.
9) 戸祭正喜，田中寿一，ほか：上腕骨小頭離断性骨軟骨炎に対する自家骨軟骨柱移植術．日肘会誌，10：33-34, 2003.

野球

成長期野球肘（外側：離断性骨軟骨炎手術後）のリハビリテーション

嘉陽　拓

リハビリテーションのポイント

　肘離断性骨軟骨炎の病巣は，肘関節45°屈曲位での腕橈関節接触面を中心にあり，その原因は繰り返される外反ストレスで起こる圧迫力および剪断力によるものと考えられている。著者らは，加速期における肘関節屈曲位，肩関節内旋主体の運動が外反ストレス増強の主要因と考え，肘関節伸展運動主体で前腕回内および肩関節内旋の協調された運動が円滑に行えるような身体機能の構築が重要ポイントと考え治療を進めている。

　術後早期は前腕および上腕筋群のリラクゼーションを中心に施行し，疼痛が出現しない範囲での前腕回内，回外，肘関節屈曲，伸展他動運動を行う（術後早期はend feelが感じられる前に疼痛が出現するので慎重に行う）。投球動作においては単関節の機能が獲得されていても，上肢全体の協調運動の不備により障害を誘発する症例は多い。そのため，負荷運動が可能となった段階で，ゼロポジション近似肢位での伸展（図1a）および外旋筋力評価（図1b）を行い上肢全体の協調された筋力評価を行っている。例えば肩関節下垂位の検査と比較して，挙上位になるにつれ明らかな筋出力低下を認める場合は，肩甲胸郭関節やその他身体部位の機能不全が推測される。さらに並行して投球に関連する全身の機能評価（可動域，筋力，バランスなど）も行い，可能な限り早期に改善を図ることが重要となる。

復帰のツボ

◆図1　ゼロポジションテスト
a：ゼロポジション 伸展テスト。
b：ゼロポジション 外旋テスト。

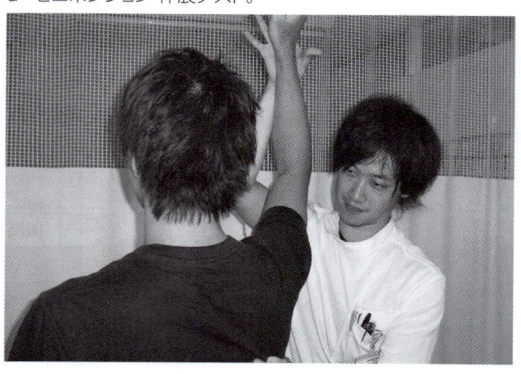

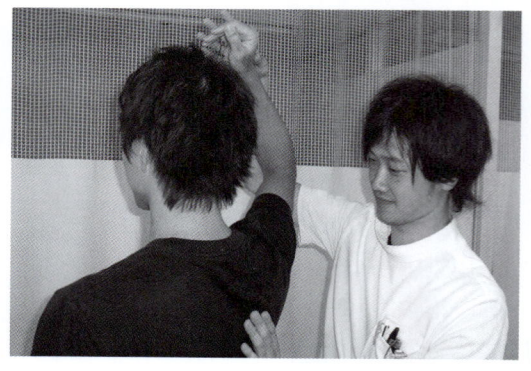

ケースレポート1

【症例】
　14歳，男子（中学：硬式）。内野手，右投げ右打ち，野球歴6年。

【主訴】
　肘関節内外側の疼痛。受診時X線評価で小頭離断性骨軟骨炎，遊離期と診断される。

【術前可動域】
　肘関節屈曲120°，伸展−10°，前腕回内70°，回外80°

【術式】
　肋軟骨移植術を行った。
　術後は早期から前腕および上腕筋群のリラクゼーション

を中心に施行し疼痛が出現しない範囲での回内，回外他動運動を行った。また肘屈曲位でのシーネ固定が及ぼす肩甲帯への悪影響を考慮し前胸部，広背筋のストレッチを施行した。さらに投球動作を踏まえた下肢，体幹の柔軟性，筋力および片脚バランス評価を行い，必要なエクササイズを指導した。

経過

- **術後1カ月**
  肘周囲，前腕のリラクゼーションや可動域訓練に加え，肘の屈曲伸展自動運動の負荷を自重レベルから輪ゴム負荷に変更した（疼痛や肩甲帯の代償運動に注意）。さらに伸展運動においては前腕の回内運動を複合させたエクササイズの指導も行った。

- **術後3カ月**
  肘関節屈曲120°，伸展－10°，前腕回内70°，回外85°。投球が許可される。肩甲骨の可動性は問題なかったが，固定性の低下がみられたためon handsでのエクササイズ（図2）を追加した。術後2カ月ごろから疼痛に注意しながら段階的に実施していたシャドーピッチング（的たたきを含む）が順調であったため円滑に投球に移行できた。投球は5m程度のネットスローから開始し1カ月間かけ塁間程度の距離に伸ばした。しかし，下方への投球は体幹前屈位となりやすく肩関節挙上運動が困難となる。そのためいわゆる肘下がり，肘屈曲位での投球になる恐れがあるため，体幹伸展位，肘伸展運動を意識しながら上方に投げる山なりの投球も並行して行った。

- **術後4カ月**
  投球可能な範囲でのプレーが許可されていたため，フィールド内での守備練習を開始した。

- **術後6カ月**
  肘関節屈曲130°，伸展－5°，前腕回内70°，回外90°。全力投球が許可される。術後3カ月以降から行っていた投球は最大50mまでとしていた。肩甲骨の固定性も改善されており投球時の疼痛なく行えていたので，段階的に投球距離を延長した。

- **術後7カ月**：完全復帰。術後20カ月時，全力投球での疼痛はない。

◆図2　on handsによる肩甲骨エクササイズ

on handsから手を挙上位方向（体幹に対して）に交互に振り出し，スタートポジションに戻る。

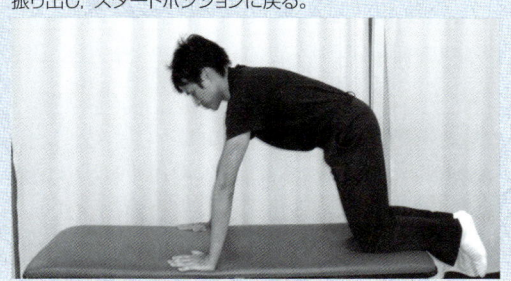

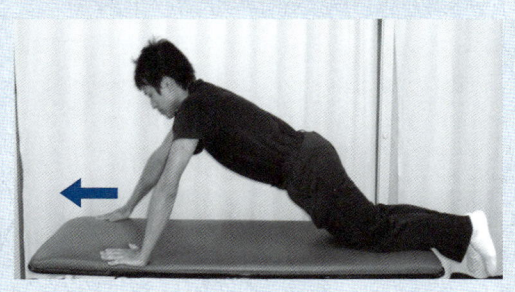

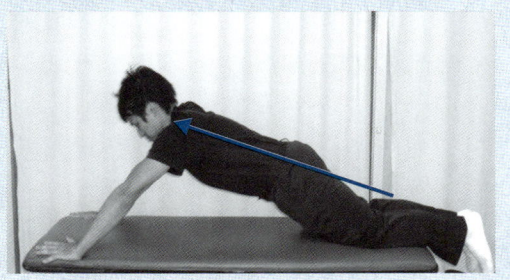

ケースレポート2（難治例・成長期例）

【症例】
13歳，男子（中学：軟式）。野手，右投げ右打ち，野球歴5年。

【主訴】
肘関節外側の疼痛。受診時X線評価で小頭離断性骨軟骨炎，遊離期と診断される。

【術前可動域】
肘関節屈曲130°，伸展－10°，前腕回内70°，回外60°。洗髪，筆記などの日常動作でも疼痛が出現する状態であった。

【術式】
肋軟骨移植術を行った。

術後の早期理学療法は，ケースレポート1と同様に前腕および上腕筋群のリラクゼーションを中心に施行した。また肩甲帯，体幹，下肢の評価を行い，可能な限り機能改善のエクササイズを開始した。

【姿勢評価】
骨盤後傾位，肩甲骨挙上・外転・前傾位であった。頚部，前胸部，腰部，ハムストリングスに強度のタイトネスを認めたため，今後投球動作への悪影響を及ぼす因子となる

ことを考慮しストレッチを指導した．また，片脚バランス評価にて不安定性を認めたため，動的要素も含めたバランスエクササイズを指導した（図3）．

◆図3 投球動作を考慮した片脚バランス訓練

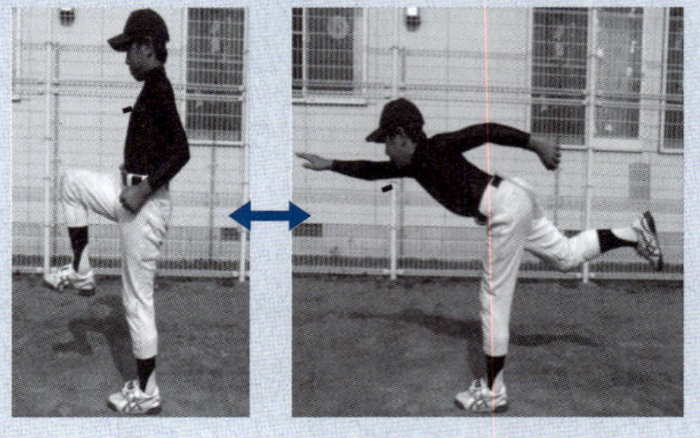

経過

・術後1カ月

肘関節屈曲90°，伸展−50°，前腕回内50°，回外50°．輪ゴム負荷レベルでの上腕三頭筋の筋収縮エクササイズを開始するも，前腕回内外運動の可動制限の影響で肩関節内旋による代償運動がみられたため，前腕中間位に限定した肘伸展エクササイズを指導した（前腕中間位でのエクササイズにおいても肘伸展最終域での肩の代償運動には注意）．

・術後3カ月

肘関節屈曲120°，伸展−30°，前腕回内70°，回外50°．肘伸展可動域制限に対して前腕および上腕の筋群リラクゼーション，セルフストレッチおよび早期から行っていた肘以外の可動性改善を再度強化した．ゼロポジション近似位伸展負荷および外旋負荷テストでの肩甲骨固定性低下を認めたためゼロポジション近似位での肘伸展，前腕回内運動を複合した負荷エクササイズとon handsでのエクササイズを追加した．

・術後4カ月

肘関節屈曲130°，伸展−25°，前腕回内70°，回外70°．投球が許可される．軽めのシャドーピッチングから始め，投球許可から1週後にボールを使用した投球を開始した．当面はトップポジションから下方にボールを叩きつけるネットスローから始め，徐々に距離を伸ばすよう指導した．バッティングも同時期に開始．インパクト前後での肘伸展運動で痛みが出ない範囲の強度とした．

・術後6カ月

可動域は4カ月時と同様．塁間50％の投球が可能となるもそれ以上の強度では肘内側の疼痛が出現した．肩甲骨および股関節の可動性に改善認めるも，ゼロポジション近似位での負荷テストで肩甲骨固定性は不十分であった．しかし，骨盤前傾位で負荷テストを施行すると肩甲骨の固定性が向上したことから，投球時の骨盤運動が不十分であることが予測され，骨盤エクササイズの強化と投球動作時の骨盤の前傾を，過剰にならない範囲で意識するよう指導した．X線像では術後の経過に問題なく，疼痛が出現しない範囲での投球アップは許可された．

・術後7カ月

肘の可動域に変化はみられないが，塁間70％の投球が可能．ゼロポジション近似位での負荷テストで肩甲骨固定性の改善がみられた．

・術後8カ月

塁間の全力投球が可能．遠投も80％の投球で疼痛は認めない．

・術後9カ月

完全復帰となる．

全身を診るリハビリテーション

肘関節運動は二関節筋が多数存在するため，上肢全体の可動域や筋力を把握し肘関節に及ぼす影響を考慮しなければならない．さらに投球動作は下肢から体幹，上肢に伝達される運動エネルギーの伝達加算であるため，体幹，下肢の可動域制限および筋力低下は伝達されるエネルギーを低下させる．また，症例によっては運動の伝達エネルギーの低下を補うため，関節へ過剰な負担をかけてしまうこともある．そのため，他関節からの影響を考慮した関節可動域や筋力評価が要求される．その評価のポイントとして，肢位の変化による関節可動域や筋出力の相違を比較することから有用な情報が得られる．具体的には肘関節に関連する筋力検査を施行する際に，肩甲骨を比較的自由にした状態や坐位および立位の筋力検査と比較して，肩甲骨を固定した検査や背臥位での検査で明らかに筋力増加を認められる症例は，上肢の土台である肩甲骨の固定性の低下や体幹の機能低下により，肘関節の機能が十分に発揮できない状態であることが予測される．これらの情報を得ることで，実施される訓練と目的を明確にすることができる．症例に応じた肘関節および肩，前腕等の評価や関節の協調された運動機能の獲得のみならず，全身各部位からの影響を考慮した総合運動としての機

復帰のツボ

能獲得を図り，投球動作に必要な機能を再建させることが重要なポイントとなる。

文献

1) 山嵜　勉編：整形外科理学療法の理論と技術，メジカルビュー社，1997.
2) Neumann DA（原著），嶋田智明，平田総一郎（監訳）：筋骨格系のキネシオロジー，医歯薬出版，2005.
3) 筒井廣明，山口光國：投球障害肩　こう診てこう治せ，メジカルビュー社，2004.
4) 千葉慎一，ほか：小・中学生の野球肘患者におけるゼロポジション外旋筋力評価の意義．日本肘関節学会雑誌，12 (2)：73-74, 2005.
5) 嘉陽　拓，ほか：野球肘におけるボール投げ上げ動作にみられる特徴．日本肘関節学会雑誌，12 (2)：71-72, 2005.
6) 千葉慎一，ほか：野球肘患者における肩甲胸郭機能について．日本肘関節学会雑誌，13 (1)：S69, 2006.
7) 嘉陽　拓，ほか：野球肘症例における腱板機能について．日本肘関節学会雑誌，13 (1)：S70, 2006.
8) 嘉陽　拓，ほか：投球動作のトップポジションからボールリリースにおける前腕回内外運動について．日本肘関節学会雑誌，14 (1)：S2, 2007.
9) 千葉慎一，ほか：上腕三頭筋の柔軟性低下が野球肘患者の投球動作に与える影響について．日本肘関節学会雑誌，14 (1)：S3, 2007.
10) 田村将希，ほか：肩関節挙上位における肘伸展筋力の検討．日本肘関節学会雑誌，15 (1)：S31, 2008.

野球

野球肘（後方インピンジメント）の診断

山崎哲也

野球肘（後方インピンジメント）とは？

　肘関節の伸展時，後方関節腔において骨・軟骨あるいは軟部組織の衝突や挟まり込みにより疼痛を生じる病態を後方インピンジメントと呼称する[1]。とくに投球動作においてコッキング後期から加速期でのvalgus extension over load[2]や投球終末時でのmechanical door stop action[3]が代表的な発生メカニズムである。肘頭先端と肘頭窩関節面との衝突により，骨・軟骨の微細損傷を生じ，反応性の骨増殖性変化すなわち骨棘を形成する。また骨棘の折損により関節遊離体が生じる場合もある。

　成長期においては，肘頭の骨端核は，通常11歳ごろ出現し，2〜3年で急速に癒合するが，繰り返される伸展ストレスにより，骨端核の分節化や癒合不全を生じる場合もある（図1）。軟部組織としては，正常肘関節でも存在する滑膜ひだが，挟まり込みにより炎症，肥厚あるいは断裂を引き起こし，疼痛の原因となる[4]。

診断

●問診

　どの投球相で疼痛を生じるのかを聞き出すことが重要である。ボールリリースからフォロースルー時にかけて，肘関節の後方に疼痛を引き起こす場合，本疾患が最も考えられる。しかし他に肘頭疲労骨折や上腕骨滑車部における離断性骨軟骨炎様の骨軟骨障害も同様な症状を訴えるため鑑別を要する。

　コッキング後期から加速期に内側部の疼痛を合併している場合もあり，詳細な問診が必要である。

●視診・触診

　診察に際しては，まず肩甲帯および体幹，下肢を含めた身体所見を把握することが重要である。全身各部位における運動機能の低下は，運動効率の悪い投球フ

◆図1　骨端核の分節化あるいは癒合不全と思われる後方インピンジメント

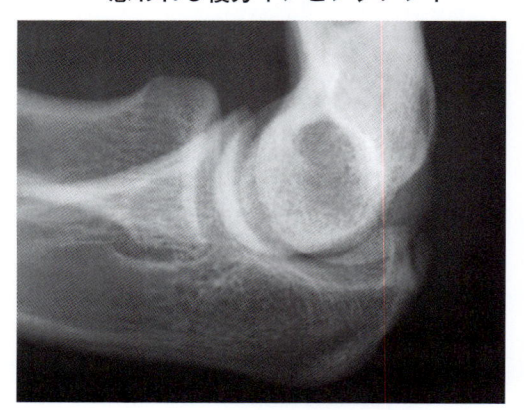

ォームの原因となるばかりか，投球動作時の運動連鎖の破綻を生じ，肘関節への負荷増大の原因となる。

　肘関節においては，詳細な圧痛部位の検索が必要で，とくに後方から内側にかけては，肘頭，滑車などの骨組織と内側側副靱帯（MCL）や尺骨神経などの軟部組織を触診にて同定し，圧迫による再現痛の有無を確認する。

●画像診断

・X線

　野球肘に対するルーチンの単純X線撮影として，著者らは，前後像，側面像に加え，45°位正面像および外反ストレス像を両側撮影している。

・CT

　後方インピンジメントにおける骨棘形成の診断は，単純X線像でも可能であるが（図2），後方骨棘の初期像は，肘頭後内側の比較的局限した部位に認め，単純X線正・側面像では過小に評価される場合があり注意が必要である。その際ヘリカルCTによる任意断面変換（MPR）と三次元（3D）投影像が有用と考える（図3）。

・MRI

　またMRIにより，後方から後外側関節腔に存在す

◆図2　単純X線像（肘頭先端の骨棘形成）

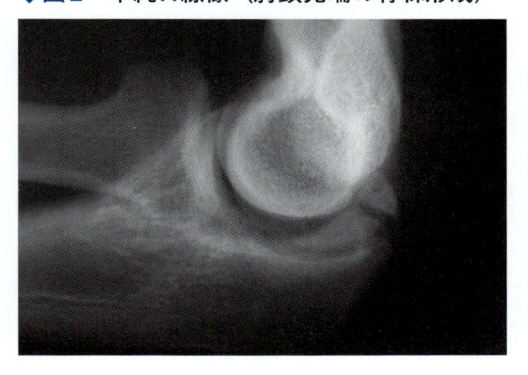

◆図4　MRI（滑膜ひだの描出）

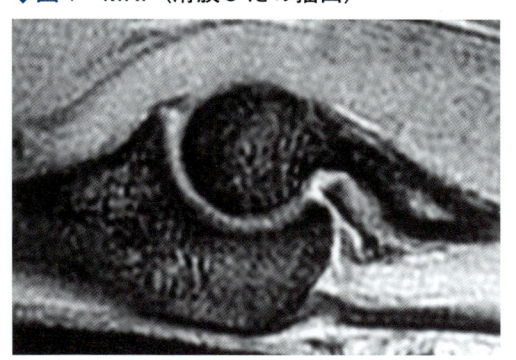

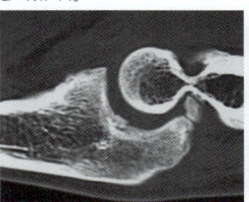

◆図3　ヘリカルCT
a：MPR。　　　　　b：3D-CT。

◆図5　強制伸展ストレステスト

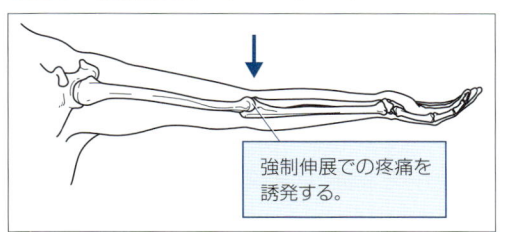

強制伸展での疼痛を誘発する。

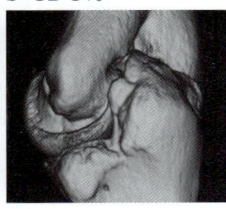

る症候性滑膜ひだの確認（図4）や，合併病変として多いMCL損傷の鑑別も重要である。

● 徒手検査

　自動・他動での肘関節可動域を計測後，各種誘発テストによる投球時痛の再現の有無を確認する。野球肘における誘発テストとして，著者らは，強制伸展・屈曲ストレス，肘関節伸展位と60°屈曲位での外反ストレス，Milkingテスト[5]，Moving valgus stressテスト[6]，Late cockingテスト[7]などをルーチンに行っているが，後方インピンジメントの診断には，強制伸展での疼痛誘発が必須である（図5）。

　ほかに肘関節不安定性および神経学的所見を診察する。外反不安定性の存在はMCL損傷，手掌尺側部の知覚障害や手内在筋力の低下は，尺骨神経障害の合併を示唆する所見である。とくに尺骨神経に関しては，神経の走行に沿って上腕部のStruthers arcadeから肘部管抹消のOsborne靱帯にかけ，Tinel様徴候の有無を確認する。

● 治療方針

　後方インピンジメントも含め野球肘の治療の原則は，保存療法で，注射療法などや肘への負荷を軽減させるべく全身的な運動機能改善および投球フォームの矯正を試みるべきである。しかし画像上，骨棘形成あるいは骨棘折損による遊離体を認める後方インピンジメント例に関しては，競技力の低下を生じている場合，保存療法期間にこだわらず手術療法も選択してよいと考える。

ケースレポート1

【症例】
　26歳，男性。プロ野球投手。

【現病歴】
　フォロースルー時の肘伸展時痛を主訴に当院を受診。

【初診時所見】
　軽度の肘伸展可動域の減少と強制伸展ストレスにて後方関節腔に疼痛を認めた。MCLの圧痛や肘関節不安定性はなく，また肘以遠に神経学的徴候も認めなかった。全身的には，体幹および肩甲胸郭関節機能の低下，肩関節後方拘縮なども存在した。

【画像所見】
　単純X線に加え，ヘリカルCTを行った。単純X線像では，肘頭先端および肘頭窩の骨棘は比較的小さく評価されたが（図6），ヘリカルCTによる任意断面変換（MPR）と三次元（3D）投影像では，肘伸展位で衝突する骨棘が明瞭に描出され，尺骨鈎状突起にも関節症性変化を伴っ

ていた（図7矢印）。

【手術所見】

肘頭先端後内側の骨棘による後方インピンジメントと診断し，当院受診までの保存治療期間およびスポーツレベルを考慮し手術療法を選択した。

関節鏡視後，後正中・後外側ポータルを適宜使用し，肘頭先端の骨棘（図8）を，鏡視下ラスプ，電動アブレーダーなどを用い切除した。骨切除量は，術前の3D-CTを参考にし，術中肘関節を最大伸転させ，インピンジメントの消失を目安とし決定した。

経過

・術直後

術後外固定は行わず，術直後より関節の自動運動を許可した。術後の腫脹および疼痛が軽減後，徐々に他動関節可動域訓練と肘を中心とした上肢筋力訓練を開始した。体幹，下肢および健側上肢に関しては，術翌日より運動制限なしとし，心肺機能訓練を目的としたエアロバイク，ジョギングなどを適宜開始させた。

・術後4週

可動域の完全回復が得られた段階でスローイングメニューを開始したが，肘以外の機能低下部位に着目し，運動療法の介入と投球フォームの改善にもアドバイスを行った。

・術後3カ月

自己ベストと同程度のピッチングが可能となり，術後の翌シーズンには完全復帰した。

◆図6　単純X線側面像

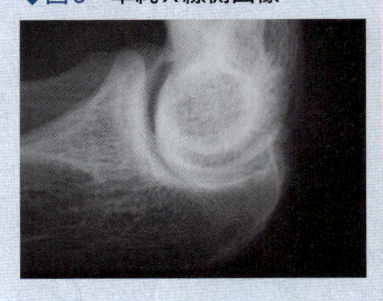

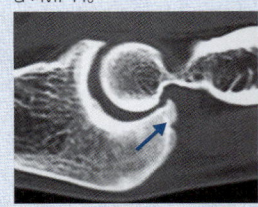

◆図7　ヘリカルCT
a：MPR。　　b：3D-CT。

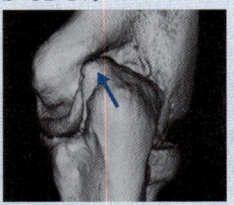

◆図8　関節鏡所見（肘頭先端の骨棘）

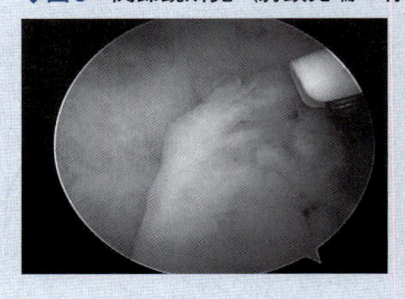

ケースレポート2（難治例）

骨棘の再発，すなわち切除後のregrowingは選手が元のスポーツへの完全復帰を望む以上避けられない問題と考える。個々の選手で術後の投球頻度および強度の違いがあるため，骨棘の再発や症状発現の時期も異なってくるが，術後比較的早期に骨棘が再発した例を提示する。

【症例】

25歳，男性。プロ野球投手，右投げ右打ち。

【現病歴】

加速期からフォロースルー期の右肘後方および内側部痛を主訴に当科受診した。

【初診時所見】

強制伸展および外反ストレスにて疼痛再現し，MCLに圧痛を認めた。

【画像所見】

単純X線像ならびに3D-CTにて肘頭先端および肘頭窩の後内側に骨棘を認め（図9），MRIではMCLの上腕骨側が高輝度像を呈していた（図10）。

◆図9　肘頭先端の骨棘
a：単純X線側面像。　　b：3D-CT。

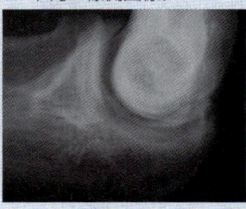

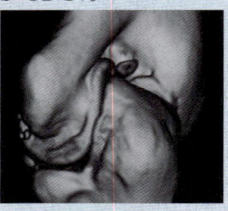

治療経過

約2週間のノースロー調整にて，MCLの圧痛は消失するも伸展時の後方部痛が持続するため手術を施行した。

術後経過

術後2カ月程でスローイングメニュー，術後3カ月でブルペンでのピッチングメニューを開始した。その後ときどきMCLおよび後方部の疼痛が再発するも，ピッチングは可能

◆図10 MRI（MCLの上腕骨側高輝度像）

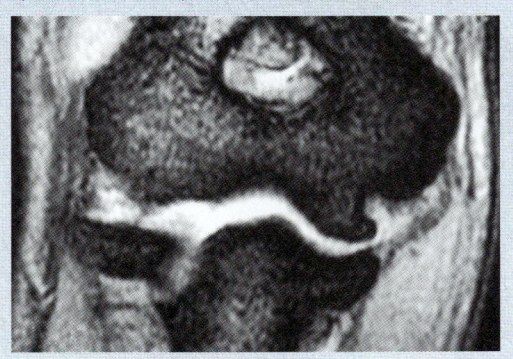

◆図11 術後6カ月のX線側面像
a：単純X線側面像。　　b：3D-CT。

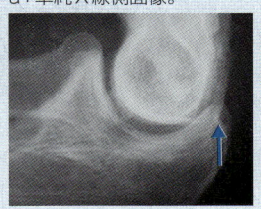

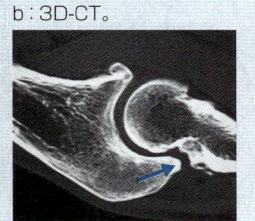

◆図12 術後1年4カ月のX線側面像

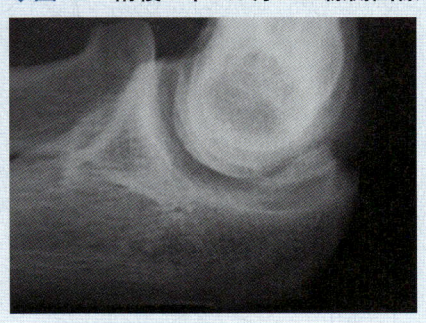

で完全復帰した。

術後6カ月の時点で，肘頭骨切除面に変化を認め（図11矢印），術後1年4カ月のX線像では，すでに骨棘折損による骨片を生じていた（図12）。

▶解説
MCL機能不全の存在が，切除後のregrowingを早めた因子と思われた。

今後の課題と再発予防

選手が元のスポーツ活動へ完全復帰を目指す以上，症状の再発は避けられない問題と考えるが，個々の症例により骨棘の再発状況は異なり，投球フォームの指導や投球数の制限により進行速度の遅延は図れるものと考える。

予防のツボ

文献
1) 山崎哲也：肘スポーツ障害に対する肘関節鏡．整・災外，51：1543-1550, 2008.
2) Wilson FD, et al：Valgus extension overload in the pitching elbow. Am J Sports Med, 11：83-88, 1983.
3) Slocum DB：Classification of elbow injuries from baseball players. Am J Sports Med, 6：62-67, 1978.
4) 山崎哲也，明田真樹，ほか：スポーツによる肘関節滑膜ヒダ障害に対する鏡視下手術．JOSKAS, 35：252-253, 2010.
5) Veltri DM, O'Brien SJ, et al：The milking maneuver：a new test to evaluate the MCL of the elbow in the throwing athlete. Presented at Tenth Open Meeting of the American Shoulder and Elbow Surgeons, New Orleans, LA, 1994.
6) O'Driscoll SW, Lawton RL, Smith AM：The "moving valgus stress test" for medial collateral ligament tears of the elbow. Am J Sports Med, 33(2)：231-239, 2005.
7) 三幡輝久，渡辺千聡，ほか：Late Cocking Test：肘内側側副靱帯損傷の新しい疼痛誘発テスト．整スポ会誌，28(3)：230-233, 2008.

野球

投球障害肩（保存療法：前方部痛）の リハビリテーション

山口光國

リハビリテーションのポイント

前方部の投球時痛は，他の部位と同様，構造的問題，機能的問題によることが考えられ，多くが，構造的問題による痛みと，機能的問題による痛みが混在することが多い。投球障害肩の疼痛は，身体的問題であろうが，技術的問題であろうが，最終的には投球フォームの破綻による肩前方部への過剰な負担が原因となっていることが多い。そのため構造的問題の解決が第一優先されるものの，日常生活動作にも支障が表れている状態であるような場合を除き，投球に関しては制限をしても安易にすべての運動を制限するのではなく，病態にかかわる機能的問題の抽出と改善を，同時に図ることが望ましい。

一般的に，機能的問題であっても，肩甲上腕関節に直接関わることのない機能の問題が強くかかわる場合も多い。投球動作は全身的運動であり，まったくかかわりのないと思われる，非投球側の手関節の運動を制限させただけでも遠投距離が低下することからも，自覚されない肩関節以外の機能的な問題が，パフォーマンス遂行のために肩関節への負担を強いていることも多い。このような場合，運動の繰り返しにより，徐々に問題となる機能の改善がなされることもあり，その場合，運動開始時は，投球開始時よりも，投球数の増加に伴う，疼痛の軽減を体験していることが多く，肩以外の受傷歴を含め，それまでの経過を細かくインタビューすることにより有用な情報となる。

基本的な機能的評価は，当然のことながら実施されるが，肩は関節複合体として機能しているため，一般的な肢位での評価に加え，条件を変えての評価を実施し，条件変化に伴う愁訴，ならびに能力の変化に注意を払うことが重要となる。

●評価

・筋力

筋力は，単にパワーを発揮できるか否かだけではなくその特性を知ることが望ましい。一般的に，肩甲胸郭関節をしっかり固定したうえで，代償を防ぎ筋力評価が行われるが，肩甲上腕関節が能力を十分に発揮するためには，肩甲胸郭関節の機能が十分に働いていることが前提となる。そのため，肩甲胸郭関節の機能が不十分な場合は，肩甲胸郭関節を固定しての評価は，十分な筋力が発揮できるが，肩甲胸郭関節の固定を緩めると，発揮される筋力が明らかに低下することも臨床上多い。

さらに，このような関係は，肩甲胸郭関節と体幹との関係においても同様であり，通常の筋力評価では，肩甲胸郭関節の筋力に問題がないにもかかわらず，体幹部の固定を弛めると明らかに肩甲胸郭関節で発揮される筋力が低下することもある。

このように，通常の代償を防ぐための筋力評価に加え固定を緩めた筋力評価も有用な情報となる（表1）。

・可動域，アライメント

可動域，アライメントも同様であり，肩甲骨に対して上腕骨がどの程度動くか，あるいは，中枢に対して

◆表1　固定点変化に伴う筋力変化からの推察

部位	固定点	比較			問題部位
肩甲上腕関節	肩甲骨	固定ありの筋力	<	固定なしの筋力	肩甲上腕関節
		固定ありの筋力	>	固定なしの筋力	肩甲胸郭関節
肩甲胸郭関節	体幹	固定ありの筋力	<	固定なしの筋力	肩甲胸郭関節
		固定ありの筋力	>	固定なしの筋力	体幹機能

◆図1　上腕骨を基準とした肩甲帯の運動範囲計測

ハンモックポジションにて肘頭部を固定し，他動的に肩甲帯を動かし得た範囲を計測する。

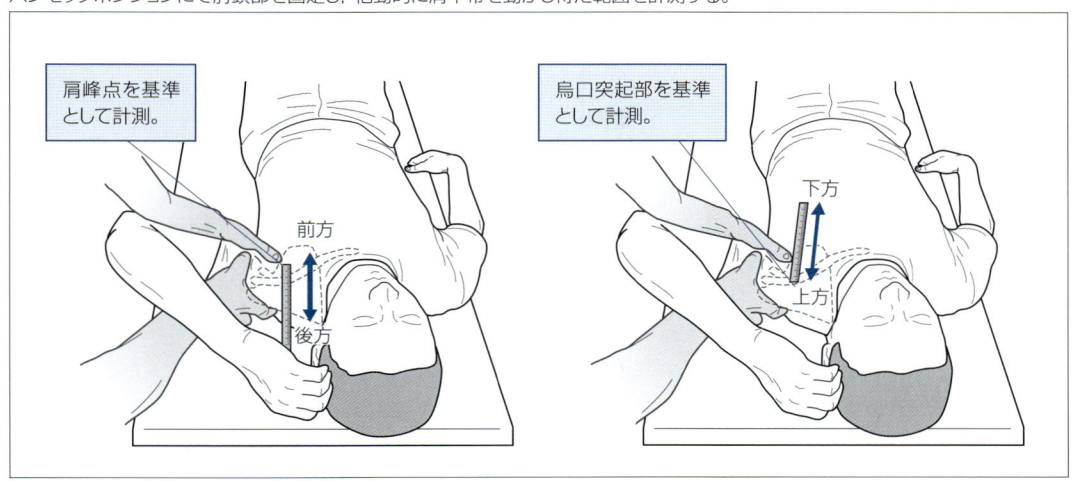

◆図2　45°挙上位での肘屈曲に伴う水平面上における肩甲上腕関節角度

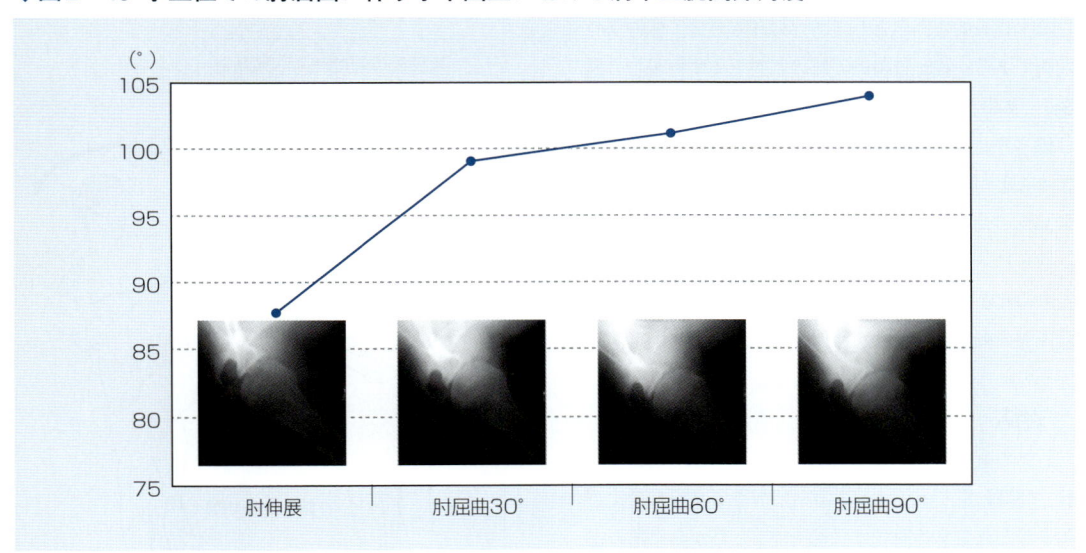

末梢である上腕がどのような位置関係にあるかも重要であるが，逆に，末梢に対して中枢といった観点からの評価も，臨床上非常に重要となる。

図1は，ゼロポジション近似位にして，肘頭部を固定した状態で肩甲骨を把持し，肩甲骨を移動させるものである。肩甲骨は上肢の運動において土台となるだけではなく運動にも関わっているが，その他の重要な役割として，末梢の上肢の状態に応じて，肩甲骨の向きを随時変え関節にかかる負担の調整を図っている。空間位に上腕を保持し，肘関節のみを屈曲させるだけで，肩甲骨の向きが変化する（図2）。さらに，実際に大学生を対象として，投球時に自覚される肩の状態と関係が認められるのは，肩甲上腕関節の可動範囲よりも前記評価の肩甲骨の動きの方が密接であったことからも，上腕と一緒に肩甲骨の動く範囲だけではなく，上肢の位置を一定にしての肩甲骨の動く許容範囲を評価することも，臨床上非常に重要となる（図3）。

・そのほかの身体機能との関連

また，投球障害で，肩前方に痛みを訴える症例の多くは，俗にいう「身体の開きが速い」といった投球動作での特徴を有することが多い。

この「身体の開きが速い」といった特徴は，体幹部の運動と，上肢の運動が連動せず，下肢の動きにつられ体幹の運動まで一緒になってしまっている状態ということが多い。この特徴は技術的な問題も当然のことながら深く関与するが，肩以外の身体的問題により引

◆図3 プレイバックによる体幹・胸郭の動きの確認

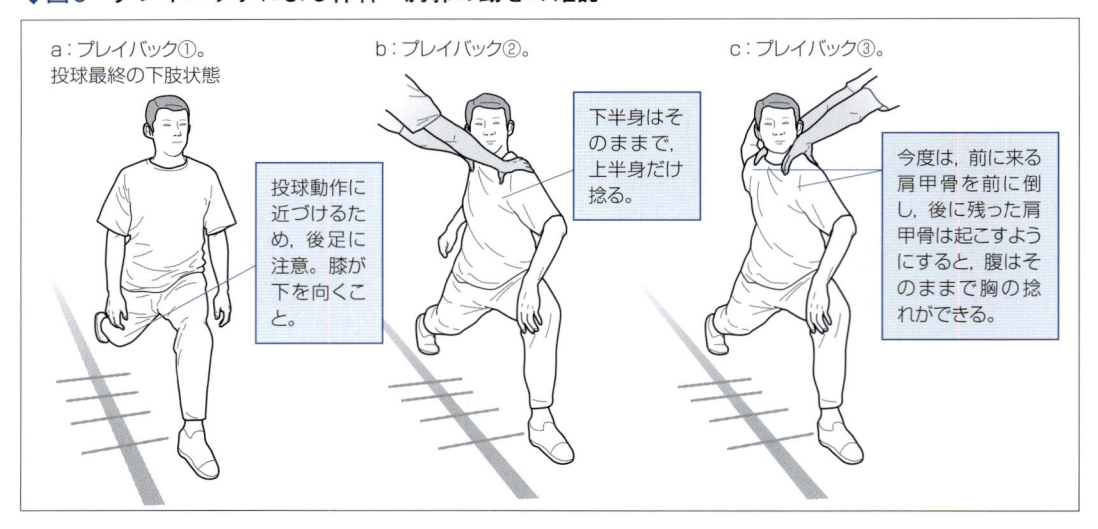

a：プレイバック①。
投球最終の下肢状態

投球動作に近づけるため，後足に注意。膝が下を向くこと。

b：プレイバック②。

下半身はそのままで，上半身だけ捻る。

c：プレイバック③。

今度は，前に来る肩甲骨を前に倒し，後に残った肩甲骨は起こすようにすると，腹はそのままで胸の捻れができる。

き起こされることも多い。

まず代表的な問題としてあげられるのは，体幹部の問題である。投球最終の下肢の状態をまず再現し（図3a），体幹部，胸部に関して投球フォームをさかのぼり動きを再現させていく（図3b, c）ことにより確認することができ，問題が明らかとなった場合には，その部位の是正を図る必要がある。

さらに，この投球時の特徴は，推進力の問題を補うための代償であることも多く，野球動作の特徴から，股関節内転可動域，股関節伸展可動域，足部固定性の評価といった機能評価も大切となる（図4）。

●対応

肩への直接的な対応は，他の疾患と同様，病態の状態，時期に応じ実施すべき事柄は異なる。炎症症状が強く疑われる急性期では，当然のことながら患部の安静が大切であり，病態の改善が最優先されることはいうまでもない。しかし，この時期に，患部以外の機能の改善，あるいは投球フォームは単に関わるさまざまな要素の確認および改善を図ることにより，安易に練習を休むのではなく，復帰したときにさらなる成長を図るための重要な時期であるという認識を植え付け，心理的な自己効力感の維持・向上を図ることも重要である。

また，問題に直面した際の対応（コーピング）のタイプは，自分自身で努力し解決していこうとする積極問題焦点型，解決後の成長を思い浮かべるなど，ポジティブに対応しようとする積極情動焦点型，問題から逃避，あきらめが早い傾向の消極回避型に分けられ，積極問題焦点型は，頑張りすぎなどリスク管理が重要

◆図4 身体的問題が投球動作に及ぼす影響

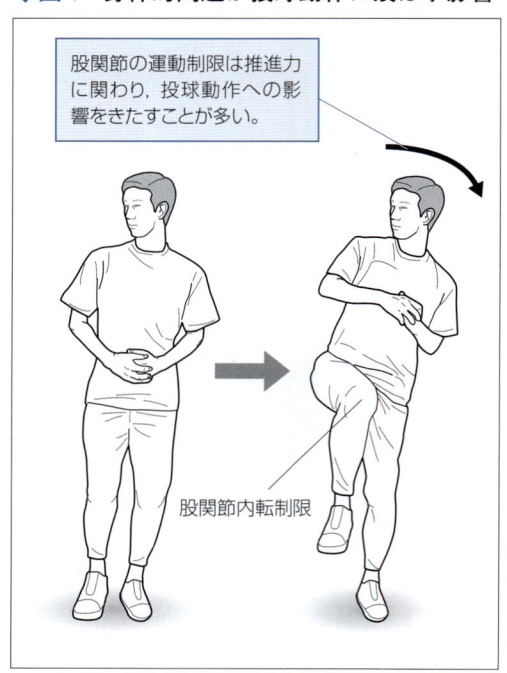

股関節の運動制限は推進力に関わり，投球動作への影響をきたすことが多い。

股関節内転制限

となり，声掛け・指示も励ますだけではなく，運動回数，重量などの制限をしっかり伝える必要がある。これに対し，積極情動焦点型は，ともすると「何とかなる」といった楽観的な思考がときとして強くなるため，練習量・質は最低限を基準として指示することが望ましい。また，消極回避型は，自己効力感，動機付けが大切であり，到達目標をできるだけ細かに，到達可能な事柄を踏まえ決定することが望ましい。

ケースレポート 1

【症例】
21歳，男性。大学野球部，ピッチャー，右投げ右打ち。

【主訴】
投球時の右肩関節痛にて来院。

【初診時所見】
6カ月前ぬかるみに足を取られ，左膝内側側副靱帯損傷。他院にて治療し，膝関節の機能回復を確認し，1カ月前に通常練習復帰，平地での投球では問題なかったが，ブルペンにてピッチング開始後，徐々に肩前方に痛みを感じ，様子観察していたが，ピッチングでの肩痛が改善せず受診。

【可動域】
特別な制限なし。

筋力：特記すべき所見（－）

疼痛誘発テスト：インピンジメントテスト陽性

X線評価：上肢挙上位において，肩甲骨に対する上腕位置の問題（相対的上方偏位）ならびに，肩甲骨の上方回旋不足が認められた。

経過

徒手的に肘関節伸展位で上肢を肩甲骨面上45°挙上位，内外旋中間位に誘導し，その肢位を保持させ，徒手抵抗テスト実施にて疼痛（＋），同時に，肩甲骨の下方回旋を認めた。肩甲骨下方回旋を，徒手的に制限，肩甲骨の安定性補助を加え，同テストを実施すると，疼痛（－）となった。同条件下でのX線評価で，肩甲上腕関節の相対的不適合の改善が確認された（図5）。

肩甲帯の機能不全を疑い，肩甲骨周囲筋の筋力評価を実施したが，すべての運動で筋力は十分に保たれていた。しかし，肩甲帯周囲筋の徒手筋力評価時に，体幹・下肢の過剰な動きが確認された。そこで，体幹部の固定を排除し，膝伸展・膝屈曲位での肩甲帯周囲の筋力計測した結果，明らかに筋出力の低下が認められた（図6）。

そこで，下肢・体幹部の機能を評価した結果，左膝関節機能は改善されていたが，左股関節伸展筋の筋力低下が認められた。また，自然立位で投球時の肘関節位置を再現した高さに対し，シャドウピッチングによる肘の高さは，明らかに，自覚する位置より低位であった。

投球時，踏み込んだ脚の股関節伸展筋力低下は，骨盤を含めた体幹機能に多大な影響を与え，結果として肩甲骨機能低下をきたす結果として推察し，まず，股関節伸展筋力の改善を第1とした。股関節筋力の改善とともに，自覚する肘の高さと実際の位置の差が少なくなり，徒手的抵抗テストほか，疼痛誘発テストはすべて陰性。筋力も問題なく，投球を開始。以後，問題なく投球レベルを上げ復帰した。

解説

今回の症例は，機能的な補助をなすだけで疼痛の寛解が初期より確認されており，病態（炎症）による痛みではなく，インピンジメントなどと同様の警告による痛みと考えられる。このような症例は，単に投球を禁止するのではなく，機能的な関わり合いをしっかりと評価し，疼痛の変化を確認しながら対応することが望ましい。

> 予防のツボ

◆図5　機能障害症例のX線像

肩甲骨を他動的に介助し，関節の適合性改善，愁訴の改善がみられることから，上記現象は，肩甲骨の機能的問題が肩甲上腕関節機能に影響していることが推察される。

肩甲骨介助なし

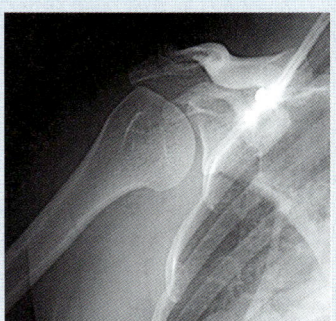

肩甲骨を他動的に介助

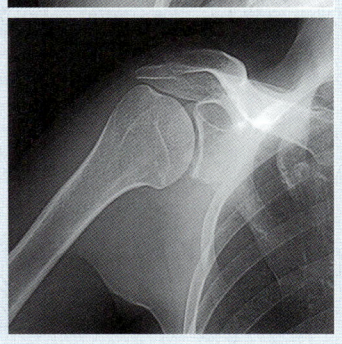

◆図6　膝関節肢位の変化に伴う肩甲骨内転筋力体重比（健常者との比較）

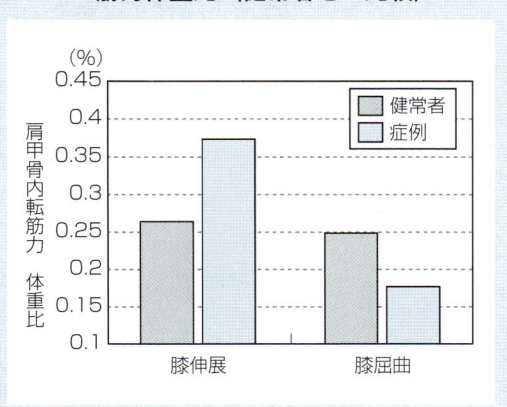

> 野球

難治例・成長期例のリハビリテーション

通常の関節評価では問題点が描出しにくく，投球フォームも含め一見問題がないと思われる症例は，技術的問題と混同されやすく，治療に難渋することが多い。

投球障害に関わる因子

投球障害に関わる因子は，当然のことながら最終的には投球フォームの破綻を引き金として障害を招くことが多い。しかしこの投球フォームの破綻は，疲労や，偏った運動による身体機能の変化，さらに指導者など，フォームに関わる情報の受け入れ方，道具や場所の変化など環境による影響，さらに，知らないうちに獲得してしまった運動習熟の形態など，さまざまである。

これらの影響は，自分自身も自覚しにくく，プレーが通常のように遂行できれば問題視されることはなく，単なる疲れ程度に片付けられ障害は引き起こされてもなお，それまでの変化と障害とを関連づけされることはほとんどない。しかし，実際にはプレーだけではなく，日常生活の動作を含めた所作には，必ずその変化が伺えるはずであり，選手を取り巻くスタッフが，常に気を配りいつもとの違いをいち早く気づいてあげることが望ましい。とくに，全体での準備運動や，列をなし複数の選手と一緒に行う体操あるいはランニングはほかの選手との比較ができ，日々の変化を見出しやすい場でもある。

選手の自主性を重んじることも大切であるが，自身の変化に気づかないことが多いことを踏まえると，複数の選手と一緒に同じ動きをするこの時間は，非常に重要となることを忘れてはならない。

また，臨床では現場での確認ができないため，同じチームに似たような症状の選手がいるかどうかから始め，道具，練習場所，あるいは練習内容の変更，さらに，指導された内容など，最低でも2週間をさかのぼりインタビューすることが望ましい。そして，類似性と相違性の観点から，情報を分類し，今表れている症状に関わる因子を踏まえ身体機能の評価を全身的に行うことが望ましい。

投球障害は，明らかな受傷機転が少ないため，単に投球を禁止し肩を休ませ，病態により引き起こされた機能障害の改善を図るだけでは再発予防の観点から不十分である。**根本的な誘因を導き出し，機能改善とともに対応を図ることが復帰に向けての対応であることを忘れてはならない。**

復帰のツボ

文献

1) 山口光國, 筒井廣明：上腕骨位置を基本とした, 肩甲帯の運動許容範囲. 肩関節, 33：805-808, 2009.
2) 山口光國編：投球障害のリハビリテーションとリコンディショニング, 文光堂, 2010.
3) 筒井廣明：投球障害肩 投球障害肩に対する保存療法. Cuff-Y exercise. 新OSNOW No.20, メジカルビュー社, 2003, p130-134.
4) 尾関有佳子, ほか：大学生の心理学ストレス過程の共分散構造分析. 健康心理学研究, 7：20-36, 1994.
5) 筒井廣明, 山口光國：投球障害肩 こう診てこう治せ, メジカルビュー社, 2004.

野球

投球障害肩（保存療法：外側部痛）のリハビリテーション

宮下浩二

■ リハビリテーションのポイント

　投球障害肩の要因は①投球動作，②肩機能，③投球動作を乱す肩以外の関節の機能低下に大別されるが，多くは各要因が相互に因果関係をもちながら生じている。そのため，すべての要因から発生要因について検討することがポイントとなる。

　問診は非常に重要であり，「いつごろから」，「どこの部位が」，「どの位相で」痛みが生じるかという情報は必須である。またとくに肩外側部痛の場合，腱板機能の低下に起因することも多く，**日常からのエクササイズの内容について確認することはその後の運動療法のプログラミングにとって有効な情報となる。**

> 復帰の**ツボ**

　肩外側部の痛みは，肩峰下滑液包炎や腱板炎などの診断名となることが多い。いわゆるインピンジメント症候群と表現される病態である。この診断名の是非については意見が分かれるが，メカニズムとしては肩外転に伴う上腕骨頭の取り込み作用の低下が根本的な問題であろう（図1）。この場合，肩峰外側の直下に痛みを生じ，比較的わかりやすい部位である。しかし，類似した部位として肩峰外側直下よりも1～2cm下方に痛みを生じることもある。これは別の要因に由来するため，痛みの部位の確定は慎重にしなければならない。

● 機能評価

　機能評価として最も重要な項目は姿勢，アライメントである。肩外側部痛に限らず，円背姿勢は投球障害肩の発生要因の代表例である。円背姿勢は肩外転運動時の肩甲骨上方回旋運動を制限してしまい，結果として肩甲上腕関節での痛みにつながる。また上腕骨頭のアライメントも重要な項目である。図2のように上腕骨頭が前方に突出したアライメント（上腕骨頭前型：forward humeral head；FHH）では肩甲上腕関節での適合性が低下しており，関節可動域制限や筋力低下の原因となることが多い。

　肩の筋力，とくに棘上筋を中心とした腱板機能の評

◆**図1　肩外転運動時の上腕骨頭の取り込み**

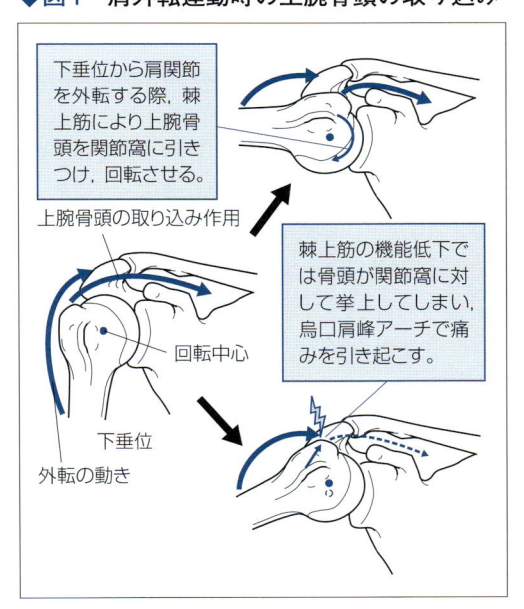

下垂位から肩関節を外転する際，棘上筋により上腕骨頭を関節窩に引きつけ，回転させる。

上腕骨頭の取り込み作用

棘上筋の機能低下では骨頭が関節窩に対して挙上してしまい，烏口肩峰アーチで痛みを引き起こす。

回転中心
下垂位
外転の動き

◆**図2　肩甲骨および上腕骨のアライメント異常**
肩甲骨前傾や肩伸展位・内旋位に伴って生じることが多い。

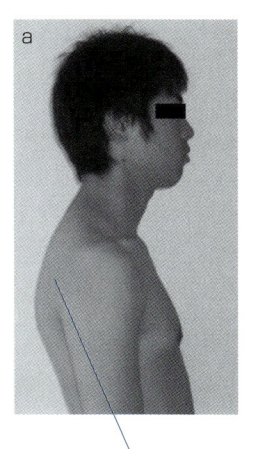

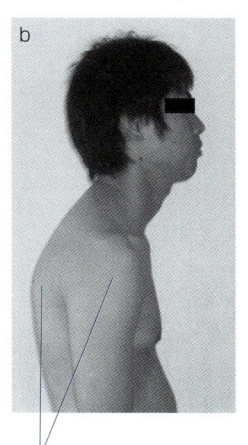

aと比較してbは円背を呈し，それに伴い肩甲骨前傾も生じている。また上腕骨頭が前方に突出した上腕骨頭前型（FHH）のアライメントを呈している。

価は必須である。棘上筋の機能低下は上腕骨頭の取り込み作用を低下させてしまい，いわゆるインピンジメント様の病態運動を呈する。その結果，肩峰下滑液包や腱板にストレスを加えることとなる。

●関節可動域

肩外側部痛の場合，関節可動域で最も重要な項目が外転と内旋可動域である。小円筋や上腕三頭筋長頭腱，三角筋後部線維の伸張性が低下すると上腕骨頭のアライメントが図2のようになりやすい。このアライメントを徒手的に補正すると，図3に示す肢位での肩外転可動域は制限されてしまう。このことで上腕骨頭の取り込み作用が阻害される。またこれらの筋群は内旋可動域制限を生じるため，内旋可動域の測定は指標として有効となる。

> **復帰のツボ**
> 肩外側部痛の発症に関節動揺性，とくに下方への動揺性が関与していることがある。この場合，腱板機能の十分な回復が得られにくく，難渋することが多い（ケースレポート2参照）。

◆図3　上腕骨頭のアライメントと肩外転可動域制限の関係

a：上腕骨頭が前方へ変異した状態での肩外転角度である。
b：徒手的に上腕骨頭のアライメントを補正した状態での肩外転角度である。小円筋などの伸長性低下が疑われ，この状態での投球は肩の痛みを生じやすい。

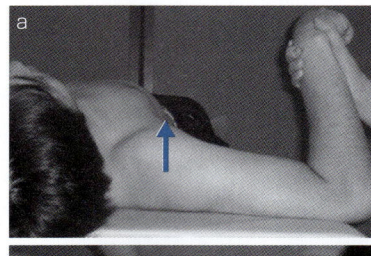

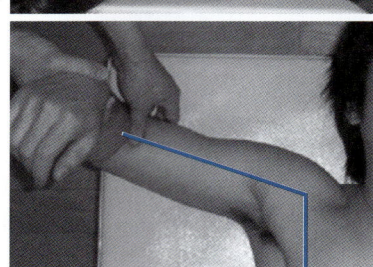

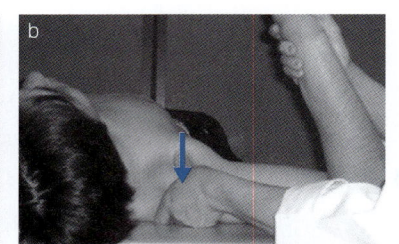

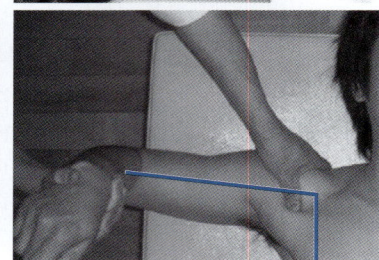

ケースレポート1

【症例】
大学野球部投手。右上手投げ。

【主訴】
テイクバックでの肩峰外側下方の痛み。

春期キャンプ中であり，2日前より痛みを感じていた。前述している項目について検査，測定を行った。右肩がFHHのアライメントを呈していた。また小円筋および三角筋後部線維の伸張性低下に起因すると考えられる肩外転および内旋可動域制限がみられ，同時に肩外転筋力の若干の低下を呈していた。またシャドーピッチングでフォーム分析をしたところテイクバックで肩伸展，肩甲骨前傾を強める特徴がみられた。

経過
リハビリテーションプログラムとしてアライメント補正および肩外転，内旋可動域の獲得のために，伸張性が低下した筋群に物理療法（超音波など）を行い，上腕骨頭の取り込み作用の改善を目的としたエクササイズを行った。

翌日，シャドーピッチングのテイクバックでの痛みは消失した。

解説
問題はこの後である。なぜ，上記のような問題を呈したかという根本的な問題を解決しなければ，投球障害は簡単に再発してしまう。そのポイントは投球動作および投球動作に影響を及ぼす肩以外の関節機能低下にみられることが多い。この点は後述する。

ケースレポート2（難治例）

【症例】
社会人野球部投手。右上手投げ。

【主訴】
テイクバックでの肩峰外側下の痛み主体としていたが，肩最大外旋位での肩峰前部下方の痛みおよびフォロースルーでの肩後方部の痛みも同時に有していた。

経過

・1年目

本選手の肩の最大の特徴は著明な肩動揺性（ルーズショルダー）を呈していたことであった。同時に腱板筋力は徒手筋力検査法で4レベルであったため，投球を禁止して，エクササイズを実施したが期待通りには改善されなかった。痛みが消失して投球を再開しても，すぐに痛みが再発した。結局1年間，肩の機能，とくに動揺性と筋力を指標にリハビリテーションの方向性を決定してきたが，十分な復帰には至らなかった。

・2年目以降

肩の動揺性や筋力は現状維持を目指しつつ，徹底した投球動作の改善を図った。「肩の動揺性の影響を出さない」投球動作の獲得を行った結果，2年目の終盤には高い競技能力を発揮して復帰できた。

解説

肩外側部の痛みを呈し，肩の動揺性および腱板機能が改善されない症例においては肩の機能改善に依存したリハビリテーションでは難渋することがある。投球障害肩の多くがそうであるように，投球動作の改善がより重要となるケースである。

全身を診るリハビリテーション

復帰のツボ

投球障害肩のリハビリテーションの原則は肩の機能改善および投球動作の改善である。投球動作は全身の関節が連動している。そのため，下肢や体幹の機能低下によっても投球動作に問題をきたし，結果として肩にストレスを与えることとなる。また投球動作はワインドアップ期からアーリーコッキング期，レイトコッキング期，アクセラレイション期，フォロースルー期と連続した位相からなっているため（p.26参照），ワインドアップ期での問題がレイトコッキング期やアクセラレイション期などでの肩の動きを制限し，痛みにつながることもある。したがって，投球障害肩のリハビリテーションでは，痛みを訴える位相（多くはレイトコッキング期からフォロースルー期）における肩の運動や機能のみを評価していても，問題解決が困難なことが多い。

肩外側部の痛みは，肩伸展，肩甲骨前傾を強めたテイクバックとなったときに生じやすい。このテイクバックは棘上筋筋力など肩の機能低下によっても生じるが，ワインドアップ期に安定した片脚立位姿勢が保てず，例えば体幹が前傾すると，その結果として誘発されることもある（図4）。ワインドアップ期での片脚立位姿勢を保つためには下肢，体幹を中心としたさまざまな機能が要求され，再発予防も含めたリハビリテーションの中で解決しておかなければならない。

◆**図4　テイクバックにおける肩の運動の変化の一例**

aの投球動作に比べ，bではワインドアップ期からアーリーコッキング期にかけて体幹が前傾し，その動きに伴ってテイクバックで肩の伸展・内旋運動が強まっている。

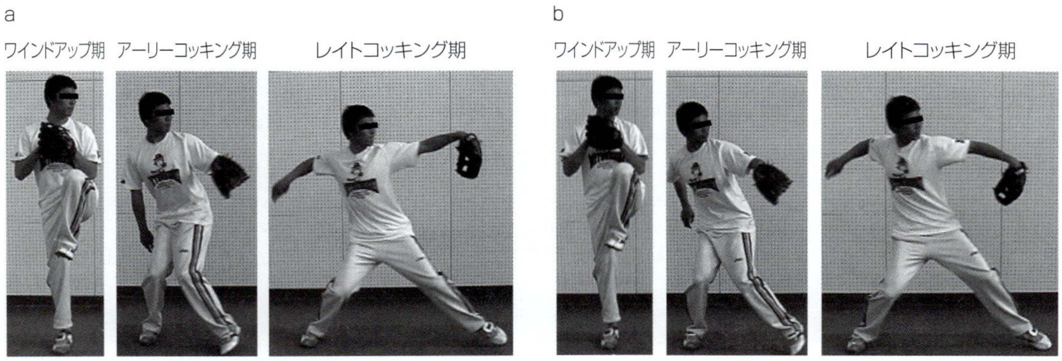

a
ワインドアップ期　アーリーコッキング期　レイトコッキング期

b
ワインドアップ期　アーリーコッキング期　レイトコッキング期

野球

投球障害肩（保存療法：後方部痛）のリハビリテーション

亀田　淳，立花　孝

投球障害肩（後方部痛）のとらえ方

● internal impingementが生じる背景

- 動揺性肩関節症などのゆるい肩が基盤となり，元来肩関節の可動域が大きいために最大外旋（MER）時に過外旋となり生じる。
- 過外旋による骨頭の前方移動でのオーバーストレッチや加速期での外旋位から内旋位に移行する急激な回旋動作の繰り返しで腱板疎部損傷になる。その結果，前方，前後方向への不安定性が増大し，生じる。

● 遠心性収縮による疼痛が生じる背景

- ボールリリース（BR）後のフォロースルーで棘下筋は遠心性収縮を行うが，上肢を振り切らない投球動作を繰り返すことにより棘下筋に強いストレスが加わり生じる。
- 繰り返す投球動作により後方関節包などの後方組織が短縮することで通常のフォロースルーがオーバーストレッチになり生じる。

● internal impingementが原因の場合

MERを他動的に再現して，肩峰角よりさらに後方に痛みが出たらinternal impingementの可能性がある。不安定性を示す代表的疾患である動揺性肩関節症と腱板疎部損傷の特徴を表1に示す。肩甲胸郭関節の機能が大きなポイントになることが分かる。

リハビリテーションでは腱板機能のみではなく肩甲胸郭関節の機能低下がより大きな問題となる。腱板をしっかり機能させるためには上腕骨頭が肩甲骨臼蓋に対して求心位にある必要がある。臼蓋形成不全があったり上方回旋が不足する傾向にある不安定肩では，正常の肩がそうであるように肩甲骨面が上腕骨と同じ方向を向くように，ならびに挙上に伴う上方回旋が十分に起こるように再教育を行う。投球動作ではテイクバックで肩関節の水平外転角が大きくならないよう，体幹と肩甲骨を大きく使うように意識させることがポイントである。

動揺性肩関節症は内外旋の肢位にかかわらず下方へのルーズニング（sulcus sign）が起こるが，腱板疎部損傷の場合は，外旋位では烏口上腕靱帯が緊張し，臼蓋に対する骨頭の適合性がよくなるためルーズニング（dimple sign）は出ず，内旋位でのみ出現する。

● 遠心性収縮が原因の場合

ボールリリース後の減速期に後方関節包，棘下筋に疼痛を訴える。後方関節包は滑膜の増殖しやすいところで，腱板後部は炎症が波及しやすい。棘下筋の萎縮を認めることもある。関節可動域はとくに外転位外旋可動域の増加と外転位内旋，屈曲位内旋可動域の減少を認め，前方関節包の弛緩と後方関節包の拘縮が生じていることが多い。リハビリテーションは後方組織の拘縮の改善と腱板筋力強化が中心となる。投球動作では減速期に無理にブレーキをかけないで最後まで振り

復帰のツボ

◆表1　動揺性肩関節症と腱板疎部損傷の特徴の違い

	動揺性肩関節症	腱板疎部損傷
ルーズニングの起こり方	前後（load and shiftテスト） 下方（sulcus sign）	前下方（dimple sign）
挙上位でのスリッピング	有	有（動揺性肩関節症程の偏位はなく境界線上）
肩甲胸郭関節	・挙上時の肩甲骨の上方回旋，上方移動が不足し，上腕骨が過外転となる。 ・挙上初期に肩甲骨内転，下方回旋が強く出現する。	・動揺性肩関節症と同様に肩甲骨の上方回旋，上方移動が不足する。 ・動揺性肩関節症程ではないが挙上初期に肩甲骨内転，下方回旋が出現する。
肩-肩-肘ライン（上から見た時）	テイクバック時に体幹，肩甲帯を十分に使わず，肩水平外転角が大きくなる。	動揺性肩関節症と同様に肩水平外転角が大きくなる。

切ることがポイントである。

リハビリテーションのポイント

●体幹・下肢筋群のストレッチ

　体幹・下肢の柔軟性低下は下半身の運動連鎖を妨げ，それを補おうとして肩・肘は無理な動きを強いられる．投球動作を考えるととくにハムストリングス，腓腹筋，大腿四頭筋，股関節各方向の柔軟性が必要と考える．投球時（右投手）の左足接地（FP）以降の軸足からの体重移動を意識させながら，骨盤に対して左股関節屈曲，内転，内旋，右股関節伸展，内転，内旋運動（図1）を行う．左右への骨盤引き上げ運動（図2）はワインドアップ時を意識し，体幹回旋動作は加速相での捻りからフォロースルーまで（図3）を意識して行う．

●肩甲胸郭関節（肩甲骨）を大きく使うためのエクササイズ

【復帰のツボ】肩甲骨を大きく使うには，上腕が向く方向に肩甲骨もしっかりと向けるという意識が必要である．肩甲骨周囲筋の強化と同時に動作の妨げにならないよう拮抗筋の柔軟性も確保しなければならない．さらに肩甲骨の使い方（広義の肩甲上腕リズム）を再教育する必要がある．両前腕を組み前腕が頭部に当たらないよう肩甲骨上方回旋を意識させて挙上練習（図4）（自動挙上時の肩甲上腕リズム改善），胸郭外旋方向のストレッチ（図5），僧帽筋中部（図6），僧帽筋下部線維の筋力強化（図7），リーチ動作（図8）を反復させる．

●腱板トレーニング

　炎症症状が改善されてから行う．筋収縮を意識しながら500g〜1kg負荷で外転，下垂位内外旋，外転位内外旋を行う．【復帰のツボ】肩甲骨がスムーズに上腕骨と同じ方向へ連動していることを確認することが重要である．

●投球フォームのチェック

　投手個人の個性やコーチの指導方針もあるため，医療スタッフの立場では独断で投球フォームの指導を行うことは慎む．しかし，【予防のツボ】どのような姿勢や投げ方が肩関節や肘関節に負荷がかかるのか，あるいはどこを変えれば負担が軽くなるかを選手，コーチに説明することが重要である．テイクバック時の大きすぎる水平外転は水平外転位のまま加速相を迎えやすい．後方部痛に結びつきやすい加速相での過水平外転を是正するには，テイクバックで背中の面より後ろに肘を引かない，つまり，胸郭，肩甲帯，体幹を使ったテイクバックがよい．両肩と肘を結んだ線（肩-肩-肘ライン）が上

◆図1　加速相での股関節運動

◆図2　左骨盤引き上げエクササイズ

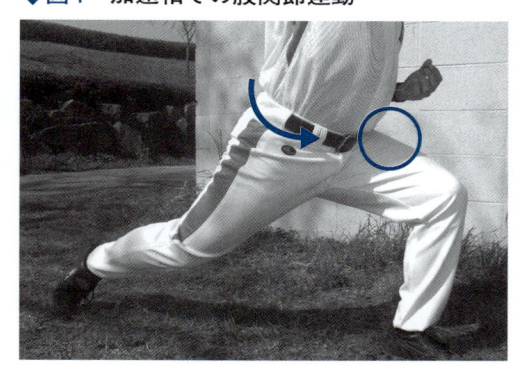

◆図3　トップからフォロースルーまでの体幹回旋エクササイズ

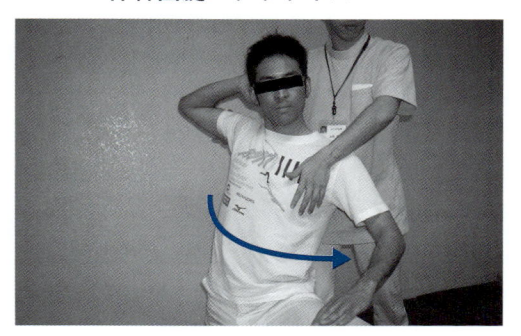

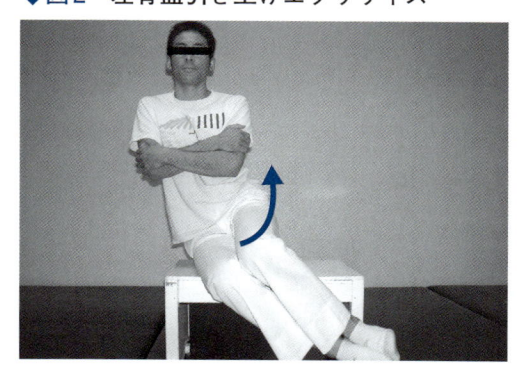

◆図4　肩甲上腕リズム改善

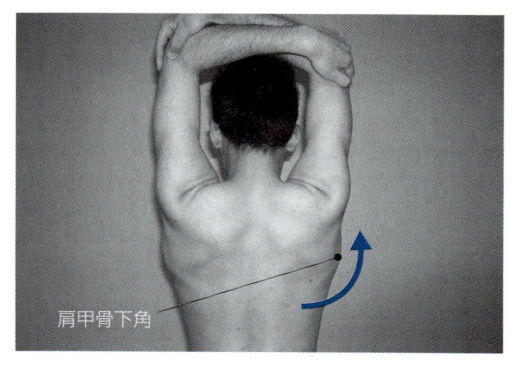

肩甲骨下角

◆図5　胸郭外旋方向ストレッチ

◆図6　右僧帽筋中部線維強化（MMT肢位）

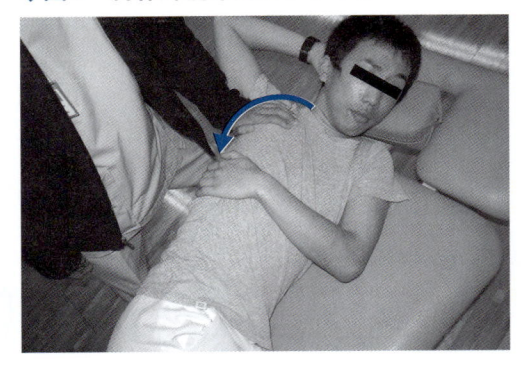

◆図7　右僧帽筋下部線維強化（MMT肢位）

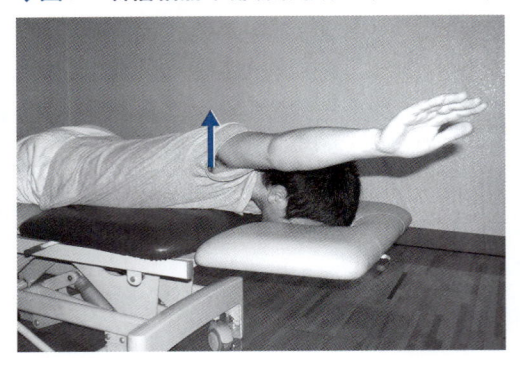

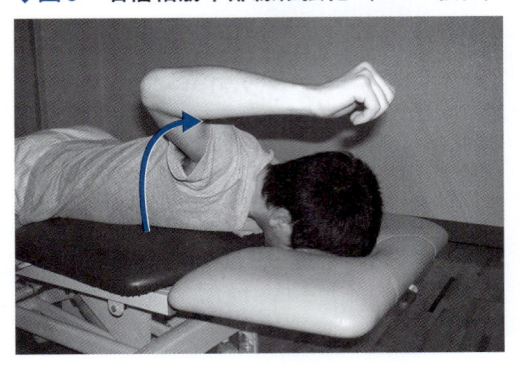

◆図8　右上肢に対するリーチ動作

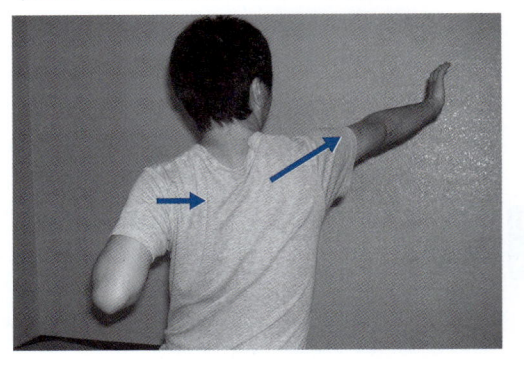

からみて直線に近いことが肩関節にとっては理想である。

●投球開始

医師による投球再開の許可に従い投球を再開する。チェックしたフォームを意識させキャッチボールから徐々に開始する。最初はその場からの投球ではなく2,3歩前へステップし前進する流れで投球する。ステップすることにより下肢からの体重移動が行いやすく肩関節にかかる負荷も少ない。指先の感覚を意識させ山なりボールにならない距離で始める。投球後の疼痛を確認しながら距離を伸ばしていく。

●精神面のケア，社会的・家庭的環境を踏まえての指導

スポーツ選手にとって故障によりプレーできないというのはこの上なく辛い状況である。選手は休んでいる間にレギュラーを取られるのではないかと考えることが多い。さらに練習はランニングやストレッチなどの基礎中心となるためモチベーションを高めづらい。

予防のツボ　選手と故障の原因をしっかりと話し合い，今後故障しないためにやるべきことを理解してもらうことが重要である。リハビリテーションにより柔軟性や筋力の向上，身体の使い方を覚えることで技術向上にもつながることを理解させる。チーム内での自分の置かれている立場やチーム事情もあるが，故障を長引かせないために疼痛を我慢せず早めに申告させるべきである。

ケースレポート1

【症例】
　19歳，大学生（1部リーグ）。右投手（オーバースロー）。身長187cm，体重78kg。野球歴10年，高校2年生から投手。最高速143km。

【現病歴】
　大学リーグ戦後からの疼痛。投球時，トップポジション（TOP）〜最大外旋位（MER）で右肩後方部痛あり。徐々に疼痛憎悪している。1カ月半投球していない。透視下で前後・前下方への不安定性を認める。最大挙上時に軽度のslippingもあり。

【診断と処置】
　右肩棘下筋不全断裂，右肩腱板疎部損傷（関節造影所見）
　医師による関節造影実施時に肩甲下滑液包の閉塞を認めたため，関節内圧減圧法（joint distension）にて閉塞した滑液包を開放し，関節内圧を低下させた。

◆経過
　理学療法の処方は1カ月間の投球禁止，体幹・股関節周囲筋群を中心としたストレッチ，右肩関節可動域改善，腱板筋群・肩甲骨周囲筋群の筋力強化であった。

・処方後1カ月
　投球再開後，疼痛増強したため1週間ごとに2度，肩峰下滑液包へ局所麻酔薬とステロイドを注射し，3週目には再度関節造影を実施し閉塞していた肩甲下滑液包の開放を行った。理学療法はこの間も継続して行い，投球フォームへの介入も行った。初診時より2カ月半後に復帰した。

【初診時PT評価】
・疼痛
　投球時：MERで後方部。
　自動運動時：外転95°以上の挙上動作や棘下筋収縮時。
　他動運動時：外転位外旋最終域。
・可動域制限
　外転，外転位内旋，屈曲位内旋。
・下肢柔軟性低下
　ハムストリングス，大腿四頭筋，腓腹筋，股関節内旋方向（右に比べて左に制限）。
・肩甲骨アライメント
　安静下垂位で下方回旋，前傾しており臼蓋が前下方へ向いている。自動挙上では肩甲骨上方回旋が不足しており，肩甲上腕リズムの不良を認める。

・体幹―肩甲胸郭関節機能
　体幹を固定した状態でのMMTでは僧帽筋中部，下部線維は筋力低下を認めないが，体幹非固定の場合は肢位を保持できない。肩屈曲90°位では肩甲骨非固定で三角筋前部線維が発揮困難となる。つまり，肩甲上腕関節より体幹，肩甲胸郭関節に問題があると思われる。右胸郭外旋（胸を反らす）方向の柔軟性は左に比べて制限を認める。

・肩甲上腕関節機能
　腱板筋群単独では棘下筋収縮時に疼痛が出現し筋力低下を認める。

【投球フォーム】
　テイクバックでは水平外転角が大きい（図9a）。加速相では水平外転位のまま外旋を強いられるため肘下がりとなる。肘が出てこない代償として体幹が左へ傾き，左股関節外転，外旋が増強する（図9b）。

◆図9　投球フォーム
a：テイクバック。

　水平外転角が大きい。

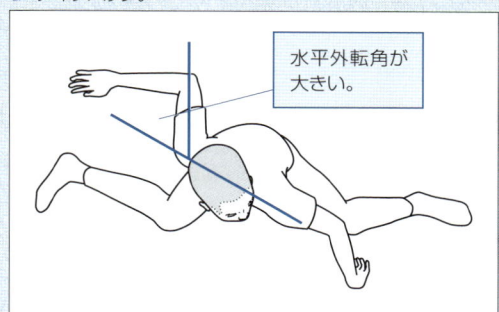

b：加速相。

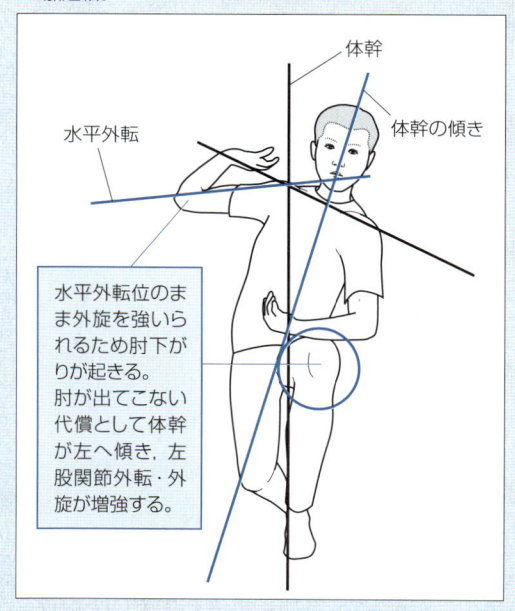

　体幹
　体幹の傾き
　水平外転
　水平外転位のまま外旋を強いられるため肘下がりが起きる。肘が出てこない代償として体幹が左へ傾き，左股関節外転・外旋が増強する。

野球

障害・外傷の発生した部位以外に発生原因を探る方法

予防のツボ
柔軟性やフォームの問題は運動連鎖に影響を与え，パフォーマンスの低下に直接結びつく（速さを得るための条件が揃わない）だけでなく，脊柱の硬さのために肩外旋方向に過負荷がかかったり，肘の伸展制限のために肩内旋に頼った投げ方を強いられたり，ある部位の問題は近位にも末梢にも影響を与える。したがって，肩後方の痛みを評価するときも，痛みを発している時点での問題点のみならず，その前後にも目を向ける必要がある。

後方の痛みの原因を前記の通り internal impingement と遠心性収縮の2点に絞って投球動作を考えてみる。

● internal impingement の場合

過水平外転と過外旋が生じていることが原因であるから，それを招く要因をすべてチェックする必要がある。見かけの肩外旋180°は投球動作に必要不可欠だから，それを達成するために肩関節以外で何を行っているかを肩から近位へ，そして肩から遠位へ考えると分かりやすい。

肩甲骨の内転：胸の前のすべての筋の柔軟性，肋骨の柔軟性，脊柱の柔軟性

肩甲骨の後方傾斜：胸の前のすべての筋の柔軟性，肋骨の柔軟性，脊柱の柔軟性

体幹の回旋：脊柱の柔軟性，股関節の柔軟性，非投球腕の引き込み

軸足股関節伸展，内旋：股関節の柔軟性

非軸足股関節屈曲，内旋，内転：股関節の柔軟性

投球時：ボールを握っている手は後頭部の後ろ付近から離れすぎない。

● 遠心性収縮の場合

上肢を振り切らないことが原因であるから，なるべく遠心性収縮を起こさないために肩以外で何を行っているかを同様に考える。

肩甲骨の前方傾斜：背筋群の柔軟性，肋骨の柔軟性，脊柱の柔軟性

体幹の前傾，回旋：脊柱の柔軟性，股関節の柔軟性，非投球腕の引き込み

軸足股関節伸展，内旋：股関節の柔軟性

非軸足股関節屈曲，内旋，内転：股関節の柔軟性

非軸足足関節背屈：足関節の柔軟性

軸足の蹴り：軸足股関節の柔軟性，軸足の筋力

文献

1) 信原克哉：肩 その機能と臨床 第3版，医学書院，2001, p229-234, p242-252, p408-416.
2) 立花 孝，ほか編：肩関節運動機能障害 何を考え，どう対処するか，文光堂，2009, p51-56, p62-68, p126-127, p139-146, p207-208.

野球

投球障害肩（internal impingement）の診断と治療

鈴木一秀

診断

●問診

投球側肩の痛みについて詳細に聴取する。いつから（sudden on setの有無），ADL動作でも痛いか，投球時のどのフェイズ・肢位で出現するか，疼痛部位（肩の前方・後方・側方）の確認を行う。

野球歴と肩および肩以外の故障歴を聴取し，学生であれば学年，ポジション，レギュラーか否か，利き手（投球）側，左右打ちの確認を行う。

●視診・触診

以下についての確認を行う。
・立位，とくに矢状断における静的アライメント
・筋萎縮（棘上筋，棘下筋，三角筋）

◆図1　正常例のScapula-45撮影像

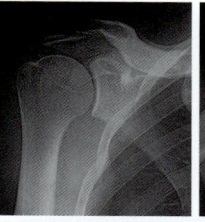

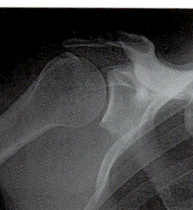

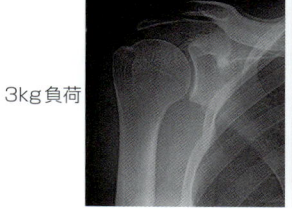

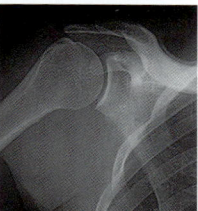

無負荷

3kg負荷

下垂位　　　45°挙上位

◆図2　MR関節造影（MRarthrography：MRA）正常像

a：外転外旋位MRAの撮像肢位。 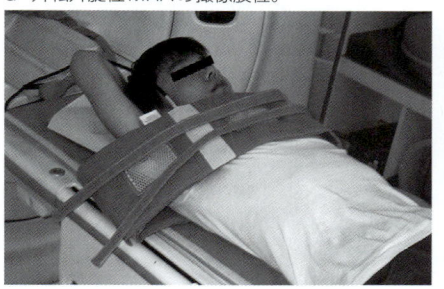
b：冠状断像。 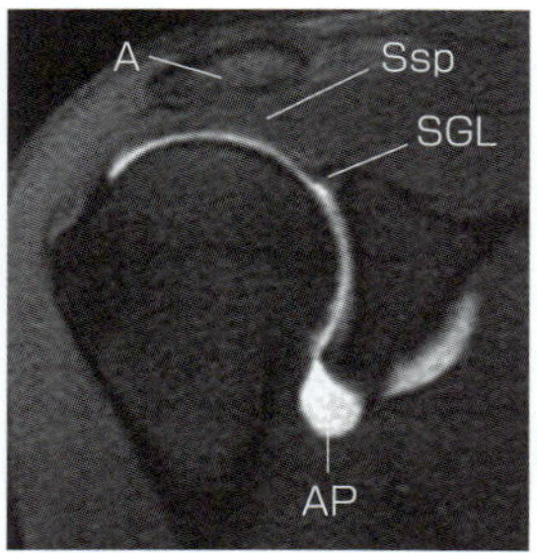
c：横断像。 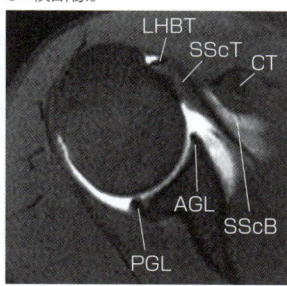
d：矢状断像。（関節窩スライス） 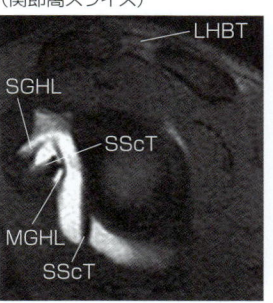
e：斜位横断像。（肩峰を通るスライス）

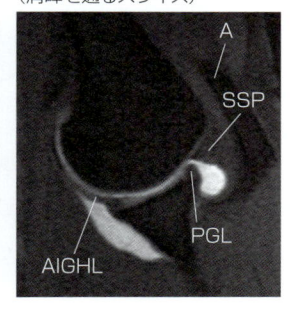

SGHL： 上関節上腕靱帯 superior glenohumeral ligament
MGHL： 中関節上腕靱帯 middle glenohumeral ligament
AIGHL： 前下関節上腕靱帯 inferior glenohumeral ligament
SScB： 肩甲下滑液包 subscapularis bursa
SScT： 肩甲下筋腱 subscapularis tendon
CP： 烏口突起 coracoid process
SGL： 上方関節唇 superior glenoid labrum
AGL： 前方関節唇 anterior glenoid labrum
PGL： 後方関節唇 posterior glenoid labrum
A： 肩峰 acromion
Ssp： 棘上筋腱 supraspinatus tendon
LHBT： 上腕二頭筋長頭腱 long head of the biceps tendon
AP： axillary pouch
ACJ： 肩鎖関節 acromioclavicular joint

◆図3　modified Crankテスト

坐位か立位にて患者はゼロポジション位で肘屈曲90°を保持する。

検者は患者の前腕を把持し上腕骨軸に対して関節窩に軸圧をかけながら内・外旋させる。

検者の反対側の手で関節裂隙のクリックや患者が疼痛を訴えた際に陽性とする。

◆図4　O'brienテスト

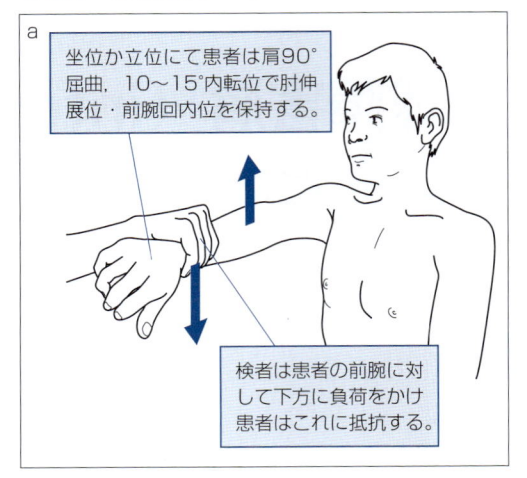

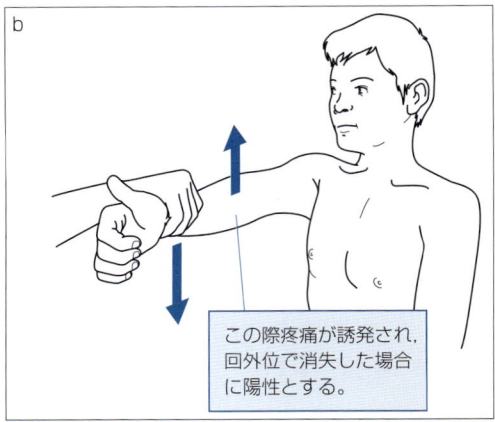

a

坐位か立位にて患者は肩90°屈曲，10〜15°内転位で肘伸展位・前腕回内位を保持する。

検者は患者の前腕に対して下方に負荷をかけ患者はこれに抵抗する。

b

この際疼痛が誘発され，回外位で消失した場合に陽性とする。

◆図5　internal impingementテスト（IIT）

肩関節外転外旋位で，検者は患者の前腕を保持し過外旋を強制する。後方に投球時と同様の疼痛を訴えた場合に陽性とする。

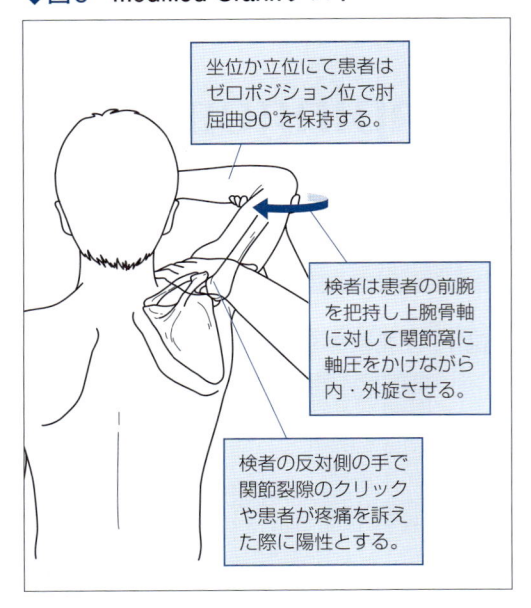

- 圧痛部位（腱板，腱板疎部，烏口突起，quadrilateral space）
- 知覚異常（腋窩神経，肩甲上神経）
- 筋緊張（大胸筋，広背筋）
- 投球フォーム

●画像診断

・X線

Scapula-45撮影[1,2]にて腱板機能と肩甲胸郭関節機能を確認する（図1）。

・MR関節造影（以下MRarthrography：MRA）

とくに肩外転外旋位での撮像[3]にて関節内の病変（解剖学的異常）を精査する（図2）。

・関節鏡視

最終的な確定診断は関節鏡視による肩外転外旋位での後上方関節唇損傷部と腱板関節面断裂の衝突を確認する。

●徒手検査

肩の可動域（屈曲，外転，内旋，外旋）を計測する。また，体幹，股関節，下肢の可動域と筋タイトネスをチェックする。

徒手テストではmodified Crankテスト（図3），O'brienテスト[4]（図4），internal impingementテスト（IIT）[5]を行う（図5）。徒手抵抗テスト[6]（図6）を行い疼痛の出現する部位と肩甲骨の動きを確認する。

●治療方針

・保存療法

まずは肩以外の機能低下部位やフォーム上の問題点を抽出し，これら問題点を改善する運動療法のメニューを作成する。肩関節以外の機能が改善しても投球時痛の改善がみられない場合は関節内注射を考慮する。

・手術療法

これらの保存療法に抵抗し，投球時痛の改善が得られない場合は鏡視下手術を検討する。ただし，手術療

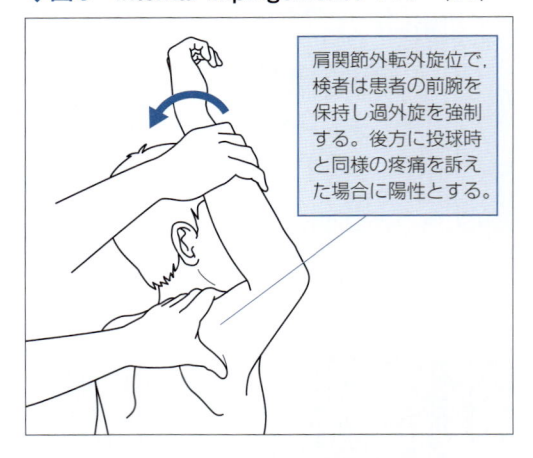

◆図6　徒手抵抗テスト

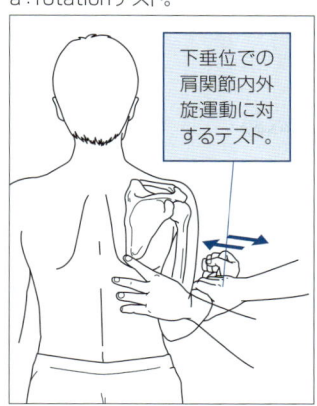

a：rotationテスト。　　　　　　　b：initial abductionテスト。　　　　　c：45°abductionテスト。

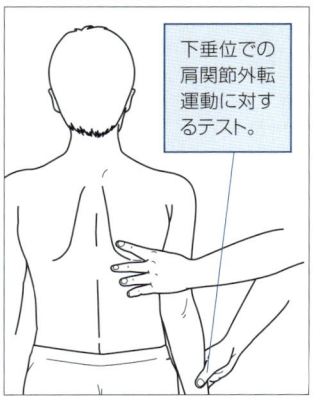

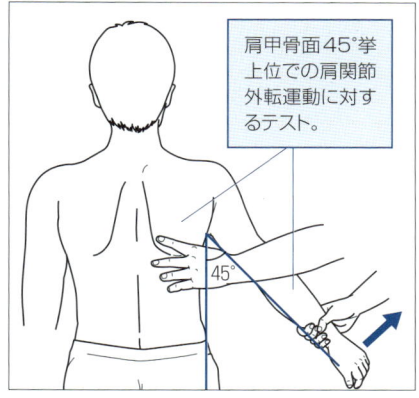

下垂位での肩関節内外旋運動に対するテスト。

下垂位での肩関節外転運動に対するテスト。

肩甲骨面45°挙上位での肩関節外転運動に対するテスト。

法を選択した場合は約6カ月の復帰を目指すことになる旨をインフォームド・コンセントする必要がある。

また，腱板断裂部が深い場合は修復する可能性があり，この場合は復帰に9〜12カ月を要する旨を説明する必要がある。手術療法の選択には，選手の置かれている立場や社会的背景を考慮し決定する必要性がある。

復帰のツボ

野球

ケースレポート1

【症例】

26歳，男性。社会人野球投手。

【現病歴】

3カ月前より投球時，とくにコッキング期に後方に生じる右肩痛があり，投球中止にて経過みるも症状が続くため受診。ADL上では疼痛は生じない。

【初診時所見】

立位における姿勢，とくに矢状断におけるアライメントは後方荷重で骨盤は後傾位であり，胸椎の後弯が強く肩甲骨は前傾位を呈していた。両上肢挙上にて胸椎は後弯が強いままであり，胸郭は伸張性を欠いていた。右棘下筋に萎縮を認めるが感覚異常はなかった。右肩の可動域は屈曲160°，外転160°，外旋（1st 70°, 2nd 120°, 3rd 110°）内旋（1st Th7, 2nd 10°, 3rd 10°）であった。

各種テストではmodified Crankテスト，O'brienテスト，internal impingementテスト（IIT）がすべて陽性であった。徒手抵抗テストによる機能診断では，外旋抵抗時に肩甲骨の内転運動が認められ，外転抵抗時には肩甲骨の下方回旋運動が認められ疼痛が出現した。

体幹は左回旋可動域の低下があり，左股関節の内旋・内転制限と右股関節の伸展制限，タイトハムストリングスも認められた。

【画像所見】

Scapula-45撮影では肩甲骨の固定性および上方回旋機能の低下がみられた（図7）。肩外転外旋位でのMRAT1強調像において，後上方関節唇損傷部と腱板関節面断裂の衝突が同一スライス上に描出された（図8）。

◆図7　Scapula-45撮影像

a：下垂位無負荷像。

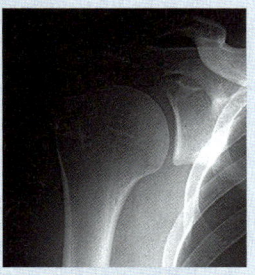

b：45°挙上位無負荷でもaと比べて関節窩面（肩甲骨）は上方回旋していない。

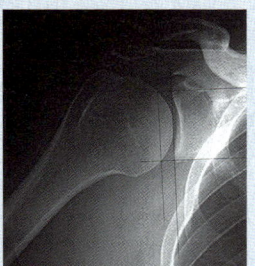

c：45°挙上位3kg負荷でも関節窩面の上方回旋は認めない。

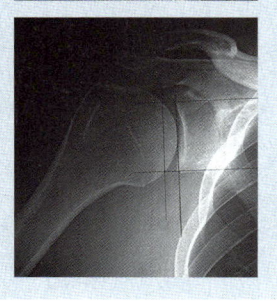

◆図8
a：MRA斜位冠状断像では腱板関節包側の不全断裂は明らかではない（矢印）。

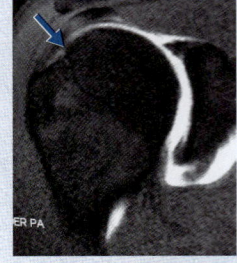

b：ABER位斜横断像では後上方関節唇損傷部（矢頭印）と棘上筋の関節包側不全断裂部（矢印）のkissing lesionが描出され腱板断裂の深さも明らかである。

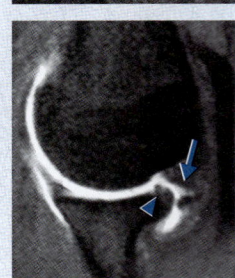

◆図9　術中後方鏡視像
a：後方関節唇の損傷部。　b：腱板関節面の損傷部。

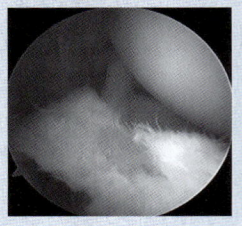

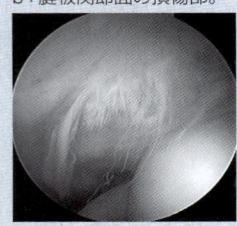

c, d：肩外転外旋にて損傷部の衝突が認められる。

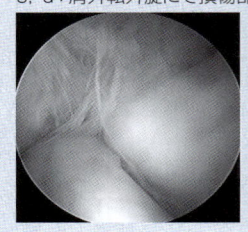

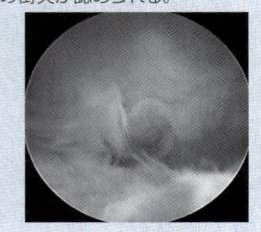

◆図10　術後後方鏡視像
a：関節唇。　b：腱板関節包面。

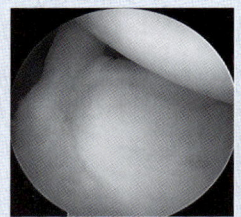

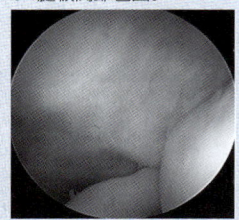

【診断】
　問診での投球時痛，理学所見，とくにIITが陽性であることからinternal impingementを疑った。また，肩外転外旋位でのMRAT1強調像で後上方関節唇損傷部と腱板関節面断裂の衝突が確認できたことからinternal impingementによる投球障害肩と診断した。

【手術所見】
　体幹や股関節・下肢に対するストレッチと肩甲帯に対する運動療法を行い投球フォームは改善した。しかしながら投球時痛は残存し，関節内注射も効果が一時的なためチームと相談し手術療法を選択した。手術時の麻酔下徒手検査では45～90°外転位での前方不安定性を軽度認めた。
　手術は関節鏡視下に行いinternal impingementの最終診断は関節鏡視にて肩外転外旋位での後上方関節唇損傷部（図9a）と腱板関節包側断裂部（図9b）の衝突を確認することで行った（図9c, d）。
　損傷した後上方関節唇と腱板不全断裂部（深さ約2mm）をシェーバーとVAPRシステムを用いてデブリドマンを施行した（図10）。前方不安定症に関しては，運動療法にて肩関節機能の向上は得られておりフォーム上の問題点であるhyper angulationも改善していたため，処置は行わなかった。

〔経過〕
・術直後
　1週間の三角巾固定とし術後2日目より肩甲帯の訓練を開始した。
・術後1週
　術後1週より自他動運動を開始した。
・術後4週
　術後4週にて可動域が回復し腱板訓練を開始。joggingは4週より許可した。
・術後2カ月
　シャドーピッチングを開始。
・術後3カ月
　テニスボールから軟式ボールへと徐々にキャッチボールを開始。
・術後4ヶ月
　硬式ボールでのキャッチボールを開始。
・術後5カ月
　ブルペンでの立ち投げ，徐々にキャッチャーを座らせての投球に移行し6.5カ月で練習試合に登板した。

〔解説〕
　本症例は肩関節以外の機能低下部位やフォームの改善が認められたにもかかわらず，関節内の病変によると思われる投球時痛が残存したことから手術療法が選択された。腱板の損傷程度は深くなく，デブリドマンのみで対応可能であった症例である。デブリドマンのみの処置では固定期間が短縮できること，可動域制限が起こらないことなどから早期より投球再開が可能であり，復帰も早いというメリットがある。

ケースレポート2（難治例）

【症例】
33歳，男性。プロ野球1軍投手，右投げ右打ち。

【現病歴】
シーズン途中まで中継ぎとして40試合に登板。8月中継ぎとしての連投後より右肩痛が出現，ADL動作でも疼痛があるため受診。

【初診時所見】
右肩可動域は屈曲150°，外転160°，外旋（1st 80°, 2nd 135°, 3rd 120°），内旋（1st Th10, 2nd 10°, 3rd −5°）であった。徒手抵抗テストでは外旋抵抗時に肩甲骨の内転運動が認められ，外転抵抗時には肩甲骨の下方回旋運動が認められ疼痛と脱力感が出現した。徒手テストではインピンジメントテスト（−），modified Crankテスト（＋），relocationテスト（＋），IIT（＋）であった。

【画像所見】
Scapula-45撮影では肩甲骨の上方回旋機能の低下がみられた（図11）。MR関節造影ではT1強調冠状断像にて上方関節唇損傷や深い腱板関節包側断裂を疑う所見であり（図12a），外転外旋位像ではinternal impingementを疑う所見を認めた（図12b）。

【手術所見】
腱板断裂部が深くスポーツ活動のみならず日常生活でも不自由なため，手術療法が必要であることを説明した。また，運動療法を中心とした機能訓練も初診時より開始する必要性を説明した。手術は損傷腱板が深いため，デブリドマンのみでは疼痛の改善は望めず修復術が必要であるが，復帰までに約9～12カ月を要し，復帰率は70％であることを説明した。球団と相談したうえで手術療法を選択した。

初診から1カ月後に手術を施行，麻酔下徒手検査では前方不安定性を認めた。肩関節鏡視にてSLAP typeⅡと棘上筋から棘下筋にかけての深い関節包側断裂が認められ，肩外転外旋位で両病変の衝突が確認できinternal

◆図11　Scapula-45撮影像
aと比較しbでは肩甲骨の上方回旋が認められない。

a：下垂位無負荷像。　　b：45°挙上位3kg負荷像。

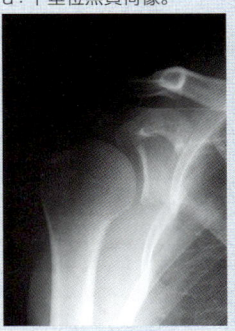

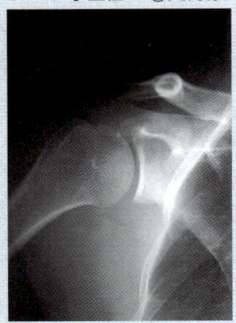

◆図12　MRAT1強調像
棘上筋腱の関節包側に造影剤の貯留と考えられる高信号領域（矢印）が認められる。外転外旋位MRA（b）では後上方関節唇損傷部（矢頭印）と棘上筋の関節包側不全断裂部（矢印）のkissing lesionが描出される。

a：斜位冠状断像。　　b：外転外旋位MRA。

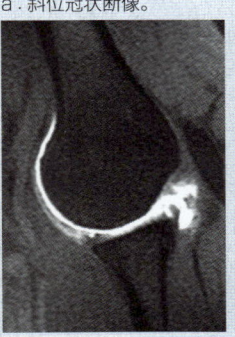

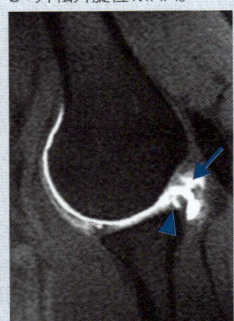

◆図13　鏡視下腱板修復（transtendon repair法）

a：深い関節包側断裂。　b：VAPRを用いて損傷部をデブリドマンする。

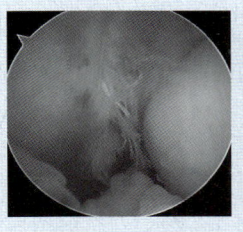

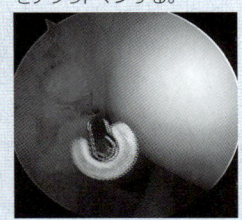

c：腱板浅層を残したまま挿入されたスーチャーアンカー。 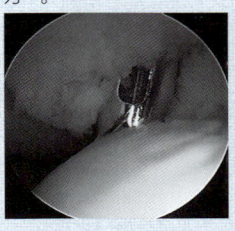　d：腱板健常部に通したナイロン糸を前方ポータルからグラスパーで把持する。

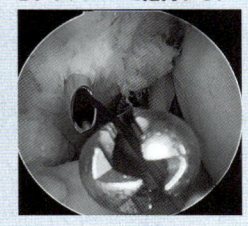

e：腱板深層健常部にかかったアンカー糸。 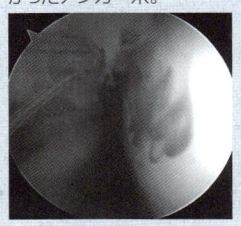　f：修復された断裂部。

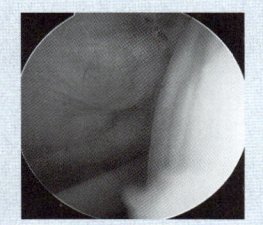

impingementと診断した。

損傷関節唇をデブリドマン後，腱板浅層を残したまま深層を吸収性アンカーを2個用いて修復した（図13，transtendon法）。

▶ 経過

・術直後

術後3週間の三角巾固定後徐々に可動域訓練を開始した。術後3日より肩甲帯訓練と患部外強化訓練を開始した。

・術後6週

ジョギングを許可した。

・術後5カ月

キャッチボールを開始。術後9カ月にて50mまで遠投可能となった。

・術後1年4カ月

シーズンオフの後，キャンプインしブルペンにて立ち投げを開始。捕手を座らせての投球を開始した。

・術後1年5カ月

スライダーを投げた際に再び疼痛が出現したため，週1度のペースで局麻薬，ステロイドやヒアルロン酸を右肩肘に注入しながら投球を続けた。術後1年7カ月で2軍戦に登板したがオフに戦力外通告を受けた。

▶ 解説

本症例は33歳とプロ野球投手としては比較的年齢は高く，復帰までの過程において下肢の肉ばなれや投球側肘の問題などがあり長期を要した症例である。腱板修復例ではケースレポート1のデブリドマンのみの処置（約6カ月）と比較し，復帰まで最低9～12カ月を要する。修復した場合のデメリットは，可動域が回復し投球再開までの期間の長期化があげられる。

再発予防と今後の課題

再発予防としては，肩関節はもちろん肩以外のコンディショニングも最低限必要である。「肩が壊れた」原因を抽出し手術前からアプローチすることが肝要である。

今後の課題としては前方不安定性に対する処置が必要な症例を明らかにすることと，腱板修復時にtranstendon repairよりも復帰までの期間が短縮可能な強固な修復法を開発することである。

文献

1) 筒井廣明，ほか：腱板機能の客観的レ線撮影法―『Scapula-45撮影法』について―．肩関節，16：109-113，1992．
2) 鈴木一秀：肩のX線診断―通常の撮影法と特殊な撮影．MB Orthop, 18：9-17, 2005．
3) 鈴木一秀，ほか：スポーツ障害肩の外転外旋位MRアルトログラム斜位横断像の有用性．肩関節，26：561-565, 2002．
4) O'brien SJ, et al：A new and effective test for diagnosing labral tears and AC joint pathology. The 63rd Annual Meeting, AAOS, Atlanta, 1996.
5) 鈴木一秀：投球障害肩とその治療．第26回関節鏡セミナー，173-176, 2008．
6) 筒井廣明：運動療法とリハビリテーション．臨床スポーツ医学，18：97-104, 2001．

TOPICS
internal impingementの解剖学的分析

三幡輝久

●internal impingementのメカニズム

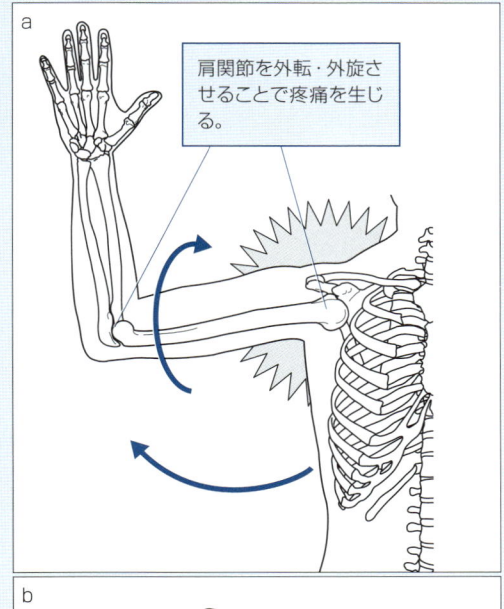

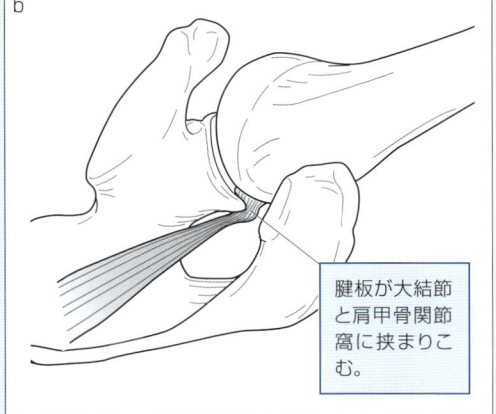

　肩関節を外転位で外旋させると，図1に示すように上腕骨大結節は肩甲骨関節窩後上方部分と衝突する（internal impingement）。このとき上腕骨大結節に付着している腱板（棘上筋腱と棘下筋腱）と肩甲骨関節窩後上方部分にある関節唇は，上腕骨大結節と肩甲骨関節窩に間に挟まりこむこととなる。野球，ソフトボール，テニス，バドミントン，バレーボールなどのように肩関節外転位での外旋動作が加わるスポーツにおいては，internal impingementが頻繁に起こり，さらに挟まりこむ腱板や関節唇には大きな圧力が加わるために損傷される危険性が高くなる。

●解剖学的分析

　著者らは屍体肩を用いた生体力学的研究により，どのようなコンディションがinternal impingementによる腱板損傷や関節唇損傷を起こしやすいかを検討した。その結果，
- 前方関節包の弛み
- 後方関節包の拘縮
- 肩内旋筋力低下
- 肩甲骨の内旋角度の増大
- 肩甲上腕関節水平外転角度の減少
- 投球動作のレイトコッキング期における水平外転角度の増大

が起こると，腱板損傷や関節唇がinternal impingementによって損傷されやすいということがわかった（図2）。

◆図1　internal impingementのメカニズム

a: 肩関節を外転・外旋させることで疼痛を生じる。

b: 腱板が大結節と肩甲骨関節窩に挟まりこむ。

◆図2　internal impingementの関節鏡所見

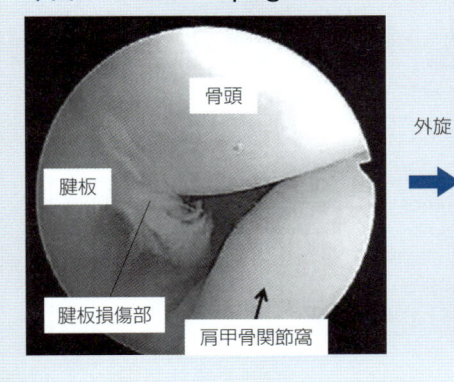

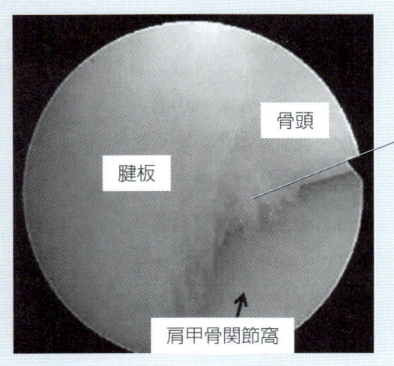

（骨頭，腱板，腱板損傷部，肩甲骨関節窩）→外旋→（骨頭，腱板，肩甲骨関節窩）

腱板損傷部は，肩関節を外旋することによって肩甲上腕関節内に挟まりこむ。

野球

投球障害肩（SLAP lesion）の診断と治療

中川照彦

診断

●問診

経験年数，ポジション，所属チーム，身長，体重を問診表にあらかじめ書き込んでもらう。

投球時痛がいつごろから出現したのか。その後と痛みの増強，軽減があったか，痛みが「あの1球」からはじまったのか，次第に痛みが出現したのか，スライディングなどに際しての肩の外傷がきっかけになったかなどを聞き取る。

強く1球投げるごとに必ず痛みをともなうか，球数を投げた後に痛みが出現するのか，どの投球相で痛みが出るのかを聴取し，キャッチボールで塁間程度の距離でも痛い，遠投が痛くてできないなど現在の投球状況を把握する。

●画像診断

・単純X線像

正面像・腋窩撮影・肩甲Y像でみるが，異常所見をみとめない。

・MRI

単純MRIでは斜位前額断・T2強調像またはT2脂肪抑制像にて上方関節唇の剥離の有無をみるが，判然としないことが多いため行っていない。

・MRI関節造影

上方関節唇の剥離の有無がわかる。生理食塩水20mLにマグネビスト0.3mLを混ぜ，15mLを関節内に注入する。斜位前額断T1強調像にて判読する。

上方関節唇と関節窩上方・肩甲骨頸部の間に造影剤が侵入している像を少なくとも3スライス（3mm間隔で撮像）にてみとめるものをtype IIと判断している。とくに上腕二頭筋長頭腱が描出されている像で，長頭腱起始部の剥離像をみとめることが重要である。上方関節唇実質部に造影剤が侵入しtype IIIと診断できる場合もある。

◆図1 徒手検査

a：Crankテスト。

検者の他方の手で肩を上から把持し，軋轢音，引っかかりなどを触知する。軋轢音や引っかかり感がある場合，または疼痛を訴える場合を陽性とする。

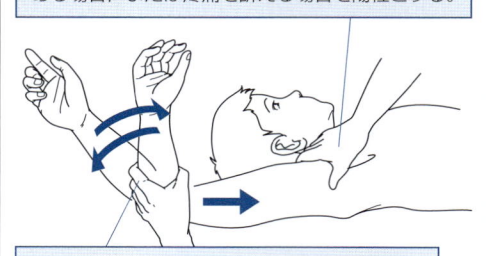

患者を仰臥位とし，肩甲骨面で患肢を140～150°挙上させ，上腕骨に軸圧をかけながら他動的な回旋運動や円転運動を行う。

b：O'Brienテスト。

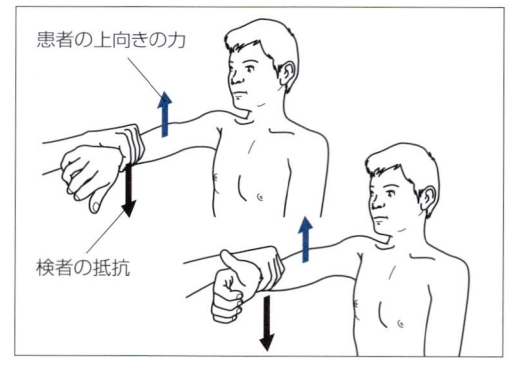

患者の上向きの力

検者の抵抗

c：三森テスト。

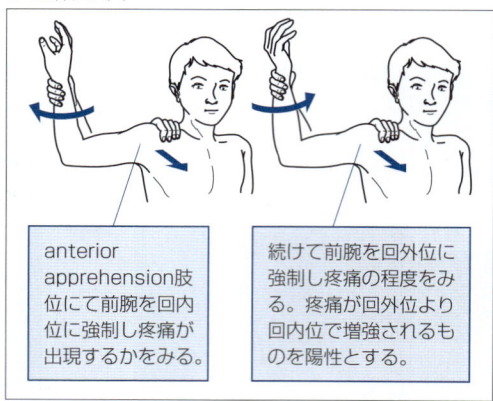

anterior apprehension肢位にて前腕を回内位に強制し疼痛が出現するかをみる。

続けて前腕を回外位に強制し疼痛の程度をみる。疼痛が回外位より回内位で増強されるものを陽性とする。

徒手検査

- Crank テスト（図1a）

  患者を仰臥位とし，肩甲骨面で患肢を140～150°挙上させ，上腕骨に軸圧をかけながら他動的な回旋運動や円転運動を行う。この際，検者の他方の手で肩を上から把持し，軋轢音，引っかかりなどを触知する。軋轢音や引っかかり感がある場合，または疼痛を訴える場合を陽性とする。

- O'Brien テスト（図1b）

  肩関節を挙上90°，水平内転15°，肘関節伸展位とし，まず母指を下に向けた肢位で検者は前腕を下方に押し，患者にはこれに抵抗するように上向きの力を出すように指示する。次に手掌を上向きにして，同様な操作を行う。母指を下に向けた肢位で疼痛が強い場合を陽性とする。

- anterior apprehension 肢位での疼痛

  外転90°，外旋，水平伸展強制にて疼痛が誘発されるかをみる。疼痛を訴えれば陽性とする。

- 三森テスト（図1c）

  anterior apprehension 肢位にて前腕を回内位に強制し疼痛が出現するかをみる。続けて前腕を回外位に強制し疼痛の程度をみる。疼痛が回外位より回内位で増強されるものを陽性とする。

治療方針

4週間のノースローを指示する。必要に応じて肩関節内にステロイド＋局麻薬の注射を行う。理学療法としては上腕骨頭が関節窩に対し求心位をとるように腱板強化訓練を行う。弛いゴムバンドや1kg程度の軽いダンベルを用いる。保存療法を3カ月以上行っても投球困難な状態が続き，身体所見および画像所見から解剖学的破綻が推測でき，なおかつ患者が手術を希望する場合に手術適応となる。

ケースレポート1

【症例】

19歳，男性。プロ野球選手（1軍経験無し），捕手，右投げ右打ち。

【現病歴】

8月中旬より右肩投球時痛が出現した。投球時テイクバックから加速期にかけての切り返し時に疼痛およびひっかかり感があった。8月下旬に当科を受診した。

【既往歴】

今回の受診の1年前に右肩投球時痛が出現し，当科を受診した。このときはCrankテスト（－），O'Brienテスト（－），anterior apprehensionテストでの疼痛（－）であり，MRI関節造影では上方関節唇の剥離はどのスライスでもまったく認めなかった（図2）。疼痛は1カ月で消退し，今回の受診まで肩痛はなかった。

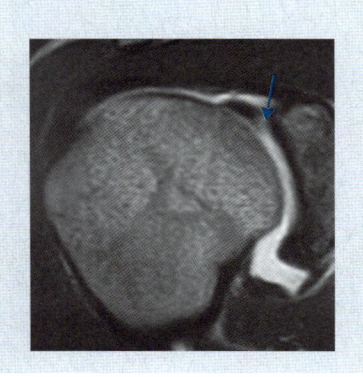

◆図2 MRI関節造影 斜位前額断T1強調像（1年前）

上方関節唇の剥離像はみられない（矢印）。

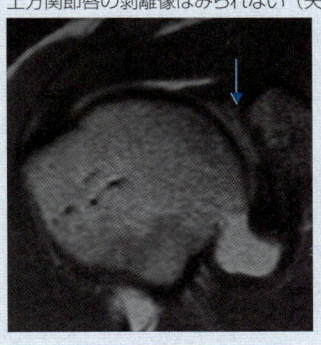

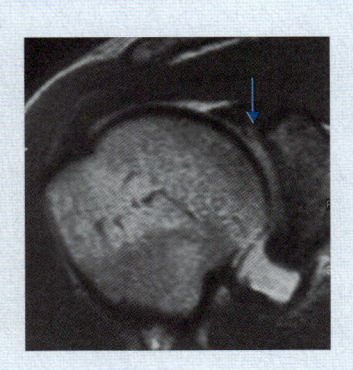

◆図3 MRI関節造影 斜位前額断T1強調像

連続するスライスで上方関節唇の剥離像を認める（矢印）。

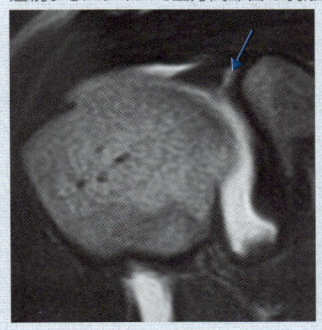

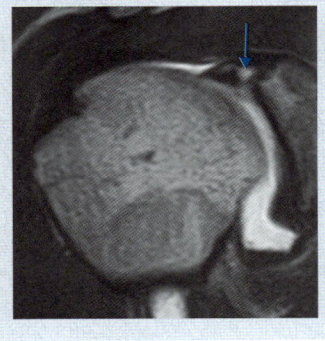

【初診時所見】

Crankテスト（＋：疼痛，はさまる感じ），O'Brienテスト（＋），anterior apprehensionテストでの疼痛（＋），三森テスト（－），インピンジメントテストではNeer, Hawkinsともに（－），sulcus sign（＋），load & shiftテストで後方動揺性（＋），Jerkテスト（－），腱板疎部の圧痛（＋），後方関節包の圧痛（＋），可動域は正常範囲内であった。

【画像所見】

単純X線像ではとくに異常を認めなかった。MRI関節造影による上方関節唇の肩甲骨頚部からの剥離像を連続する4スライスで異常を認めた（図3）。

【診断】

SLAP誘発テストであるCrankテスト，O'Brienテスト，anterior apprehensionテストでの疼痛の3つが陽性で，腱板疎部の圧痛もあり，1年前のMRI関節造影で上方関節唇の剥離がみられず，今回の検査で明らかな剥離像がみられたことから，投球時痛はSLAP lesion type 2によるものと診断した。下方および後方への動揺性があるが，これらは以前から存在する徴候であり今回の投球時痛の本質的なものではないと判断した。

【手術所見】

受診後，3日間のノースロー後キャッチボールを行ったが，痛みがあり，キャッチボールも困難であった。ノースロー下でのバッティング練習，腱板訓練，下半身強化，ランニングなどを行っていたが，キャッチボールを再開すると，疼痛を自覚した。その後，本人，トレーナーを交えて協議を行った。シーズンも終わりに近く，手術を行うとしたら6カ月以上は復帰に時間がかかるため，早い時期に手術した方が得策であると判断した。

一般的には3～6カ月の腱板訓練を軸とした保存療法がなされることが多いが，シーズンオフを利用しての早期手術ということに決定し，9月下旬に鏡視下上方関節唇修復術を行った。

鏡視下に手術を施行した。後上方関節唇に毛羽立ちがみられた。上方関節唇は関節窩および肩甲骨頚部上縁より剥離していた。棘上筋腱は正常であった。

シェーバーにて後上方関節唇の毛羽立ちを切除した。肩甲骨頚部上縁を新鮮化した後，糸が2本付いているアンカーを1個用い，マットレス縫合2針により上腕二頭筋長頭腱基部の上方関節唇を肩甲骨頚部上縁に縫着した[1]。上方関節唇の安定性は良好となった（図4）。

● 経過

手術後の目標を次のように定めていた。

可動域：術後1カ月で可動域を正常値まで戻す。

スローイング：術後8週で下手投げ開始，術後12週で上手投げ開始，術後6カ月で50～60％程度のキャッチボール。

◆図4 鏡視下上方関節唇修復術

a：上後方関節唇の毛羽立ち（細矢印）。半月板様の上方関節唇（太矢印）。　b：上方関節唇をプローブで上に持ち上げたところ。肩甲骨頚部からの上方関節唇の剥離がみられた（細矢印：剥離した上方関節唇。太矢印：肩甲骨頚部）。　c：シェーバーにて関節唇の毛羽立ちを切除。　d：肩甲骨頚部に入れたアンカーの2本の糸。　e：2本の糸を上方関節唇にマットレス縫合。　f：縫合後の上方関節唇（矢印）。

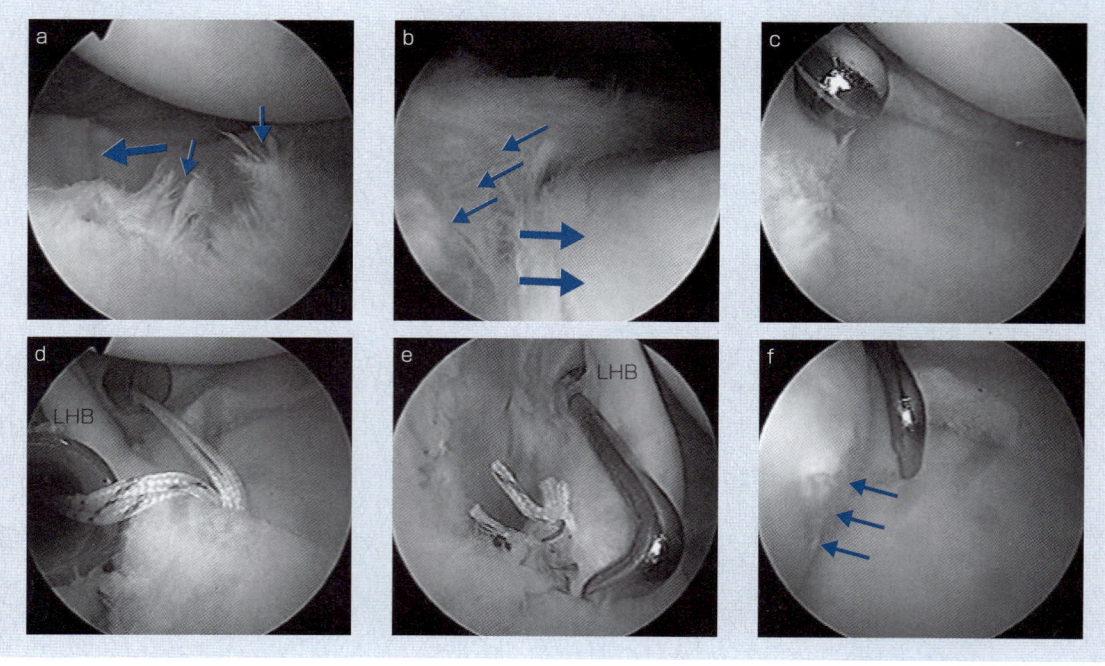

打撃：術後4カ月でトスバッティング，術後6週でフルスイング。

以下がスローイングの実際の経過である。
- 術直後
  術後2日間三角巾・バストバンドで固定し，術後3日より振り子運動を開始した．術後5日で三角巾をはずし，肩関節の自動・他動運動を全方向に行った．
- 術後2週
  セラバンド（黄色）を用い，腱板強化訓練を開始した．
- 術後3週
  ダンベルを用いた肩周囲筋の筋力強化を開始した．ランニング，体幹トレーニング，ノックの捕球を開始した．
- 術後4週
  腕立て伏せ運動なども開始した．肩関節の可動域はほぼ正常となった．
- 術後8～11週
  下手投げを開始．下手ネットスローを10m×20球から30球，40球，50球と1週ごとに球数を上げていった．また術後9週よりテニスボールを用いたロブ投球も開始し，10m×20球，15m×30球，20m×30球としだいに増やしていき，術後10週から硬球を用いて同様なロブ投球を行った．
- 術後12～15週
  上手投げでのネットスロー10m×30球，10m×40球，15m×50球としだいに増やしていった．
- 術後16～21週
  キャッチボール20m×30球→40球，25m×30球→40球，30m×30球→40球，40m×30球→40球，50m×30球→40球としだいに増やしていった．
- 術後5カ月
  塁間距離の速球が投げられるようになった．
- 術後6カ月
  遠投を開始した．
- 術後7カ月
  ホームから2塁への速球が投げられるようになった．

以下が打撃の実際の経過である．
- 術後12週
  ティーバッティング開始．
- 術後5カ月
  マシンバッティング開始．
- 術後6カ月
  通常の打撃練習に参加．
- 術後11カ月
  ファームの試合に捕手として復帰した．
- 術後4年8カ月
  右肩の投球時痛の再発はない．

【手術療法例の成績】
- 1997～2008年の11年間に野球選手のSLAP lesion type 2に対し鏡視下上方関節唇修復術を施行し，1年以上のfollow-upが可能であった30例でみた．
- 平均年齢は25.4歳（16～62歳）．ポジションは投手16例，野手11例，捕手3例．レベルはプロ野球5例，社会人野球4例，大学野球5例，高校野球7例，草野球9例．
- 30例中26例（87％）で完全復帰を果たした．
- 手術から完全復帰までの期間は投手では平均9.8カ月（5～18カ月），野手では7.7カ月（5～12カ月），捕手では9.3カ月（7～11カ月）．
- 草野球投手の1例で復帰不能，草野球野手の2例とプロ野球野手の1例で不完全復帰であった．

再発予防と今後の課題

予防のツボ
再発予防に関しては，肩関節に無理な負荷をかけないことである．投球動作は下肢，体幹，上肢の運動連鎖によって行われる．下肢，体幹運動によって蓄えたエネルギーを上肢に効率よく伝達する必要がある．体幹と上腕骨の間に位置する肩甲骨の運動がキーポイントであり，肩甲骨運動のバランスを整えることが重要である[2]．

復帰のツボ
今後の課題としては，復帰まで比較的長期間を要することがあげられる．投球プログラムを開始してからほとんどの症例で一本調子に投球距離が伸びていくことは少なく，ある段階で壁にぶつかり，ノースローに戻す例もある．投球時の違和感や痛みが出たら早い段階でスローダウンさせ，壁を比較的短期間で乗り越えることが，早期復帰へのツボである．

文献
1) 中川照彦：SLAP lesion type2に対する上方関節唇修復術．ゼロからマスター肩の鏡視下手術，メジカルビュー社，2007, p109-139．
2) 山口光國：野球の肩・肘障害の予防とそのトレーニング法．予防としてのスポーツ医学，文光堂，2008, p184-191．

野球

投球障害肩（術後）のリハビリテーション

千葉慎一

リハビリテーションのポイント

術後運動療法は術中所見と組織の修復過程を考慮しながらリスク管理を行い，個々の症例に適した訓練を選択することが重要である。**修復過程を無視した早期からの過剰な運動療法は修復部位の再損傷を招く恐れがあるため注意する必要がある。**

術後は疼痛や固定の影響により肩甲帯周囲に過剰な緊張が認められることが多い。肩甲上腕関節の運動療法を実施する前に，まずは肩関節周囲のリラクゼーションを獲得することが重要になる。

肩甲上腕関節に対する可動域訓練は癒着予防を目的とした愛護的他動運動による内・外旋や修復組織に張力がかからない方向への可動域訓練を術後2日目より開始する。修復組織の接合が完了する術後2週以降から修復組織に張力を加えた可動域訓練を徐々に開始する。筋力強化も同様に術後2週以降より自動介助運動から開始し，3週以降より自動運動，5週以降より徐々に抵抗運動を開始する。その他，股関節や体幹など肩以外の関節に対する訓練は術後早期より開始する（図1）。

> 復帰のツボ

◆図1　当院における腱板断裂縫合術後のプロトコール

腱板断裂縫合術後の理学療法プログラム

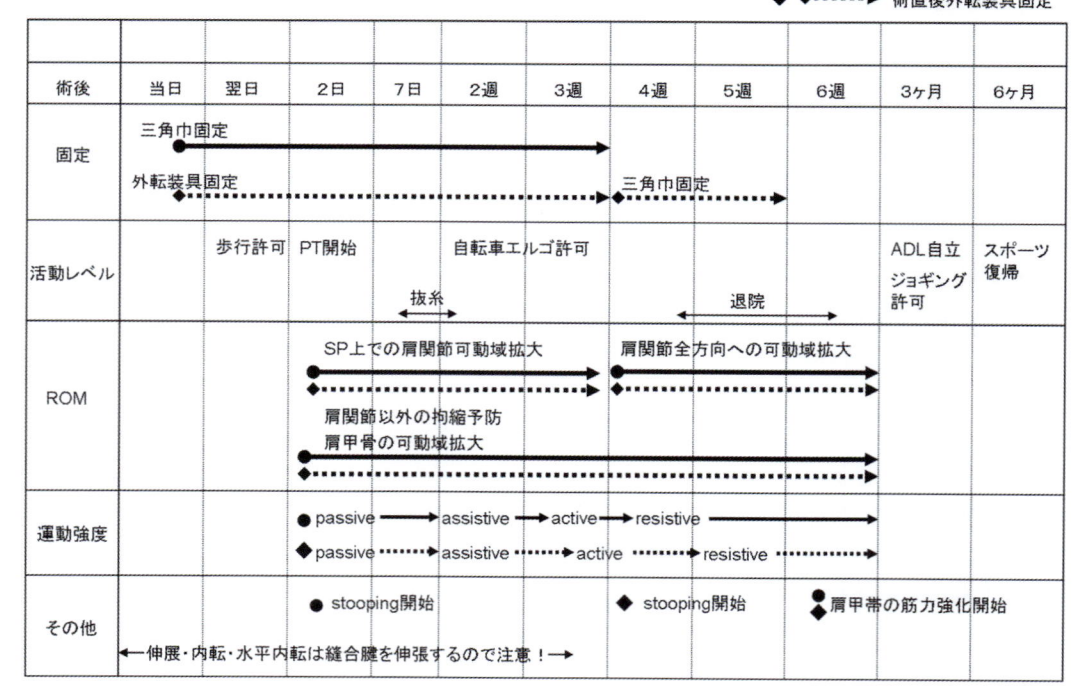

●━━━ 術直後三角巾固定
◆┅┅┅ 術直後外転装具固定

術後	当日	翌日	2日	7日	2週	3週	4週	5週	6週	3ヶ月	6ヶ月
固定	●━━三角巾固定━━━━━━━━━━━━━→ ◆┅┅外転装具固定┅┅┅┅┅┅┅┅→						●━三角巾固定━→				
活動レベル		歩行許可	PT開始		自転車エルゴ許可 抜糸				退院	ADL自立 ジョギング許可	スポーツ復帰
ROM			●━SP上での肩関節可動域拡大━→ ◆┅┅┅┅┅┅┅┅┅┅┅┅→ 肩関節以外の拘縮予防 肩甲骨の可動域拡大				肩関節全方向への可動域拡大━━→ ┅┅┅┅┅┅┅┅┅┅→				
運動強度			●passive→assistive→active→resistive ◆passive┅→assistive┅→active┅→resistive								
その他			●stooping開始 ←伸展・内転・水平内転は縫合腱を伸張するので注意！→				◆stooping開始		●肩甲帯の筋力強化開始		

ケースレポート 1

【症例】
19歳，男性（大学）。捕手。右投げ右打ち。

【診断名】
internal impingement

【術式】
デブリドマン＋RI closure

腱板損傷の診断のもとリハビリテーション加療を行っていたが，コッキング期での肩後方の痛みが持続したため本人の希望により手術を施行した。

【術中所見】
棘上筋の関節包側の損傷，後方関節唇の損傷，腱板疎部の弛みが認められた。

経過

・術後2日目
リハビリテーション開始。大胸筋や広背筋などが過緊張状態となっており安静時痛を認めた。安静時痛および疼痛による過緊張の軽減を目的とした肩甲骨周囲筋のリラクゼーション，体幹・胸郭リラクゼーションまたはストレッチ，stoopingエクササイズ，肘関節可動域訓練を開始。

・術後1週
安静時痛の軽減およびリラクゼーションが得られたため肩甲胸郭関節および肩甲上腕関節の他動可動域訓練，腱板機能訓練を開始。肩甲上腕関節の可動域訓練はRI closureを施行したため1st外旋は0°までとし，また疼痛が出現しない程度のScapuler plan上での挙上を行った。

・術後2週
三角巾をはずす。肩甲上腕関節1st外旋0°以上の可動域訓練開始。

・術後3週
可動域は屈曲90°，外転80°，伸展10°。肩関節自動運動が疼痛のため制限されていた。股関節，体幹のタイトネスの影響で肩甲胸郭関節機能が障害されていたことが疼痛の原因と考え，股関節（とくに殿筋）および体幹のストレッチ，腹斜筋トレーニングを開始。

・術後4週
肩甲上腕関節の伸展可動域訓練およびランニング開始の準備として，腕を振りながらの歩行訓練を開始。

・術後5～6週
術後5週で退院。以後，外来での観察となる。術後6週よりランニング開始。

・術後8週
可動域は屈曲160°，外転160°，1st外旋50°，2nd

◆図2　ゼロポジション近時域での外旋訓練

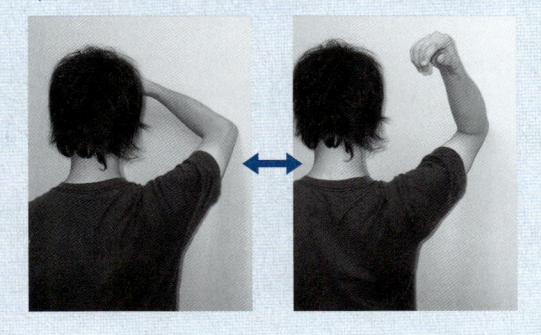

外旋80°。投球動作練習を開始。コッキング期からアクセラレイション期での動作を考慮しゼロポジション近時域での外旋可動域訓練，外旋筋力訓練を開始（図2）。さらにゼロポジションを意識してのシャドー，テニスボール投球開始。

・術後3カ月
可動域は屈曲160°，外転170°，1st外旋70°，2nd外旋90°。疼痛なくシャドー，テニスボールでの投球が可能になったため，硬球での投球開始。ネットスローから徐々に距離を伸ばしていった。塁間までのキャッチボールが可能となった時点で，フォーム固めおよび投球による筋力向上を目的に遠投練習を開始。遠投は山なりの軌道で40～50mまで徐々に距離を伸ばしていった。

・術後4カ月
ランニングは100％可能。山なりの遠投が50mまで可能となったため，次に投球強度を上げる目的で距離を縮めながら球の軌道を低くしていく投球練習を開始。キャッチャーであるためセカンドスローを考慮し，ホームベースから二塁ベースまでの距離で理想的な軌道になるように目標を設定した。

・術後5カ月
60％の力でのセカンドスローが可能となる。キャッチングからスローイングへの一連の動作をチェック。しゃがんだ姿勢から立ち上がり素早くトップポジションを作る練習，キャッチングしてからのネットスロー練習などを指導。

・術後6～7カ月
術後6カ月でキャンプ練習に参加。術後7カ月で試合復帰。

ケースレポート2（難治例）

【症例】
　23歳，男性（プロ野球選手）。投手。右投げ右打ち。

【診断名】
　internal impingement

【術式】
　デブリドマン＋上腕二頭筋長頭腱縫合
　コッキング期での肩後方の疼痛。約2カ月の保存療法で症状の改善が認められないため，本人の希望により手術を施行した。

【術中所見】
　棘上筋と棘下筋の関節包側の損傷，後上方関節唇の損傷，上腕二頭筋長頭腱の縦断裂が認められた。

経過

・術後2日目
　リハビリテーション開始。安静時痛はなかったが，肩甲上腕関節の腫脹および運動時痛が認められた。訓練はリラクゼーションおよび肩甲胸郭関節の可動性改善を目的に肩甲骨周囲筋のリラクゼーション，肘可動域訓練，体幹ストレッチ，stoopingエクササイズを施行。

・術後1週
　疼痛軽減。肩甲胸郭関節の可動域訓練，自動介助運動，腱板機能訓練，肩甲上腕関節可動域訓練を開始。上腕二頭筋長頭腱の縫合を行っているため，この部分に張力がかからないよう，痛みの出ない範囲内の可動域拡大を行った。

・術後2週
　三角巾をはずす。肘屈曲，前腕回内位となっておりその影響で肩甲上腕関節は外旋位となっていた。肩関節のアライメント修正を目的に肘，前腕のストレッチ（アライメント修正）を開始。

・術後3週
　可動域は良好。投球動作を考慮し挙上位での肘伸展訓練（図3），挙上位での回旋訓練を開始。

◆図3　挙上位での肘伸展訓練

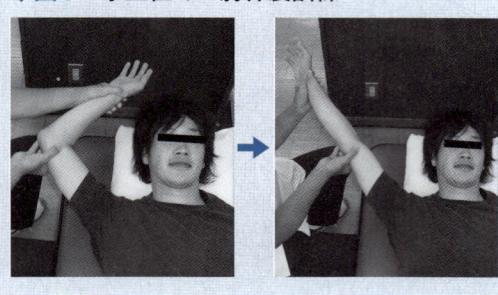

・術後4〜5週
　術後4週で退院。術後5週より外来リハを開始した。

・術後2カ月
　可動域は良好であるが，腕が挙がりにくい（重い）という訴えがあった。挙上動作を観察すると体幹後傾が著明で肩甲骨および鎖骨の挙上が不足していることが確認された。肩甲骨，鎖骨の機能改善を目的に体幹，胸郭，股関節のストレッチ，腹斜筋のトレーニングを開始した。

・術後3カ月
　春季キャンプ参加。肩の状態は良好。投球を開始。約5mの壁当てから開始し40m程度のキャッチボールまで1カ月かけて徐々に距離を伸ばした。

・術後4カ月
　肩の状態は良好。1日おきに60％の力で20mのキャッチボールを開始。キャンプ練習中（ランニング）で左膝を痛め，これに対して足趾トレーニング指導した。

・術後5カ月
　遠投50m，60％キャッチボール30mまで可能になっていたが，練習後のセルフストレッチにより肩に違和感が出現した。以後，右肩後方に運動時痛出現したためノースローとなる。診察時，Hawkins impingementテスト，modified Crankテストが陽性でinternal impingementの症状を呈していた。腱板機能に問題は認められなかったが右胸郭の可動性が著しく低下していた。胸郭の可動性が低下した影響で肩甲骨の運動が阻害され症状が発生したと考えられた。この時期，投球により左膝に痛みを感じていたようであり，左下肢への体重移動が不良なフォームのまま投球を続けていたと思われる。そのため，右胸郭の可動性が徐々に低下していったと考えられた。訓練は胸郭ストレッチ，腹斜筋トレーニング，股関節ストレッチを中心に施行した。

・術後6カ月
　症状は軽減したものの投球動作での疼痛が認められた。胸郭，肩甲胸郭関節の可動性は改善したが，肩甲骨周囲筋の筋力低下が認められたため肩甲骨周囲筋力訓練を開始。以後，症状が軽快し2週後からキャッチボール再開。

・術後7カ月
　体幹，胸郭のストレッチ，体幹筋強化，股関節ストレッチ，左膝筋力強化，肩甲骨周囲筋力強化，挙上位での肩回旋，肘伸展トレーニングを継続した。

・術後8カ月
　肩の状態は良好で遠投70m，ブルペンで投球70％まで投球可能となるが，左膝の疼痛は残存していた。胸郭（と

くに右）可動性，左股関節可動性を常にチェックしながら投球を継続した。

・術後9カ月
　打撃練習，紅白戦に登板。
・術後10カ月
　試合（4試合）で投球。左膝に疼痛はあるものの，肩の調子は良好。
・術後13カ月
　調子は良好。肩，膝ともに順調。上肢挙上時の肩甲骨上方回旋の不足が認められた。姿勢性の問題であったため股関節，体幹のストレッチを指導。
・術後14～15カ月
　キャンプ参加，全練習に参加。術後15カ月でプレーに支障なし。

◆図4　投球動作時の運動連鎖

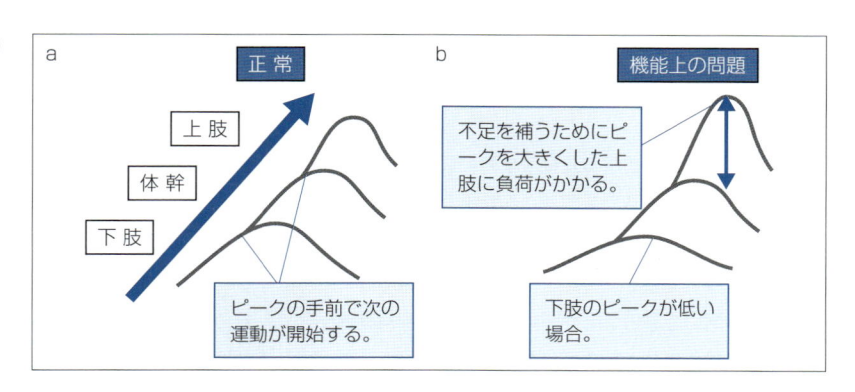

a　正常
上肢／体幹／下肢
ピークの手前で次の運動が開始する。

b　機能上の問題
不足を補うためにピークを大きくした上肢に負荷がかかる。
下肢のピークが低い場合。

◆図5　下肢・体幹からの影響を診る簡易的な方法

立位　＜　背臥位
立位より背臥位で筋力が発揮できている。
⇒　下肢や体幹機能の問題で回旋筋力が発揮できない。

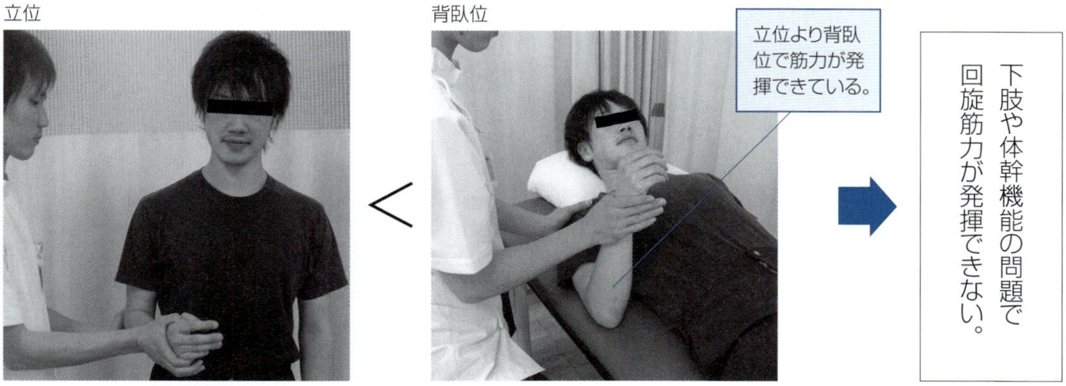

全身を診るリハビリテーション

　図4aは投球時の正常な運動連鎖を示している。下肢運動がピークに達する直前で体幹運動が開始され，体幹運動がピークに達する直前で上肢の運動が遂行されている。もし，下肢や体幹に機能低下が認められた場合，その不足を補うために肩関節には大きな負担が強いられる（図4b）。従って，投球障害肩の再発予防のためには，肩関節機能のみならず，下肢・体幹機能の維持，改善が重要である。

（予防のツボ）

●下肢・体幹からの影響を診る簡易的な方法（図5）

　肩関節の可動域や筋力が姿勢を変えることで変化する場合，姿勢調節に関与する下肢や体幹機能が肩関節機能に影響を与えている可能性がある。例えば回旋筋力を立位と背臥位で比較した時，立位より背臥位で筋力が発揮できていた場合，下肢や体幹機能の問題で回旋筋力が発揮できていなかったと考えることができる。

文献

1) 千葉慎一：腱断裂の運動療法．標準理学療法学　専門分野　運動療法学　各論　第3版，医学書院，2010，p38-46.
2) 千葉慎一，ほか：投球肩の障害発生メカニズムと保存療法．コーチング・クリニック，8：54-58, 2008.
3) 千葉慎一：肩関節疾患に対する理学療法．理療，40：31-37, 2010.

野球

野球における有鉤骨鉤骨折の診断

谷野善彦

■ 有鉤骨鉤骨折とは？

● 病態

　有鉤骨は手根骨における遠位手根列の最も尺側に位置し、体部と鉤部からなる特殊な形状をしている。体部骨折は、第4・5中手骨末梢から加わる長軸方向からの力によって発生し、バイクや自転車の転倒事故によって引き起こされることが多い。その点、有鉤骨鉤骨折は、一般外傷における発生頻度は高くないものの、スポーツ選手においては、野球、ゴルフ、テニスなどのラケットスポーツで発症することが知られている。

　本骨折の患者の中には、手関節捻挫と考え医療機関を来院しない場合や医療機関を受診したものの診断を下さず、見逃しや診断の遅れを引き起こすこともある。ここでは、スポーツ選手に発生する有鉤骨鉤骨折の診断とその治療について言及する。

● 受傷原因

　受傷原因としては、グリップを支点としたスイングの繰り返しによって生じる剪断力が、本骨折を引き起こすうえで重要な要素である。野球においては競技レベルの高い層が多く、またゴルフにおいてもその練習量またはラウンド回数の多いプレーヤーに発症している。

　しかしながら、水球、アームレスリング[1]などラケットスポーツとはいえない競技[2]でも本骨折が発生することがあり、継続的な繰り返し動作による有鉤骨鉤部に付着する小指球筋や同部を支点として走行を変える小指深指屈筋腱の影響による疲労骨折的な要素の存在も示唆されている。手関節尺側部の疼痛を自覚する患者に遭遇するときには、常に本骨折を鑑別診断に加えるべき病態である。

■ 診断

　発症時初診にて、単純X線正面・側面の2方向のみでは診断が困難なことが多く、受傷から来院までに経

◆図1　有鉤骨鉤部の位置（丸印）

Kaplanのcardinal line（A）と環指の尺側縁の近位への延長線（B）が交差したところ、もしくは験者の母指の指腹を豆状骨（C）にあてがい、示指のMP関節（D）にむけ、指先をたてたところにある突起が有鉤骨鉤部である。

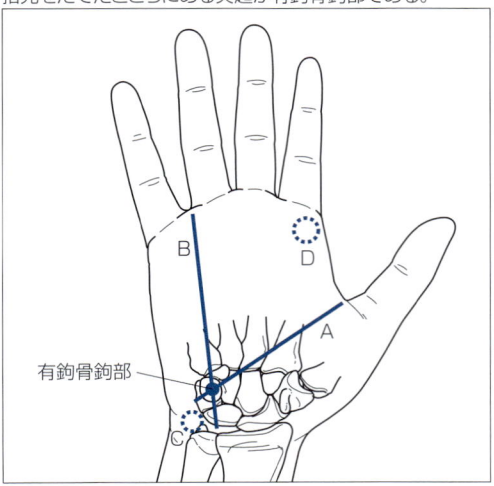

◆図2　有鉤骨鉤骨折患者の手掌部

丸印：有鉤骨鉤部

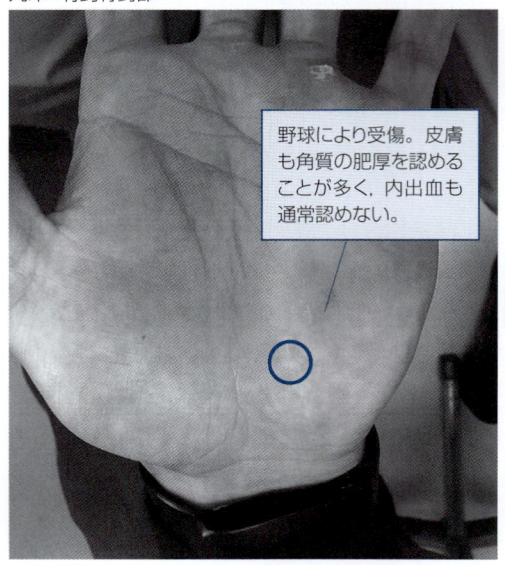

野球により受傷。皮膚も角質の肥厚を認めることが多く、内出血も通常認めない。

過を要する例も多い。来院時，画像的には偽関節像を呈していることがある。

変形治癒，偽関節例では深指屈筋腱の断裂をきたすことがあり（腱断裂を契機として来院することがある），治療としては，早期のスポーツ復帰を希望する場合は骨片摘出術が有効である。

●問診

有鉤骨鉤骨折は，以下にあげる受傷機転が特徴的である。問診から得られるスポーツ歴と競技頻度は重要である。具体的な事例としては
・転倒による小指球部に衝撃
・ラケットスポーツ（野球のバット，ゴルフのクラブ，テニスのラケットなど）のグリップエンドによる繰り返しの衝撃
・ロッククライミングやボールを把持した競技など，固有指部に力が入った状態で繰り返す手関節掌背屈運動

などがあげられる。

受傷直後では手掌部尺側の労作時痛と握力低下を訴えるが，時間を経て来院する場合には，同部の違和感や鈍痛，小指の労作時の違和感や手関節痛といった漠然とした主訴で来院することがある。**予防のツボ**：患者自身は受傷した瞬間をあいまいに記憶していることも多い。そのため，三角線維軟骨複合体損傷や手関節捻挫の診断が下され，本骨折が見逃されることに注意が必要である。

●視診，触診

有鉤骨鉤部は手掌部尺側に存在する（図1）。ラケットスポーツをしている患者では，母指球および小指球筋が発達し，視診では特徴的な所見は乏しい。グリップ部での皮膚肥厚は同部での有鉤骨鉤を支点としたグリップ動作の結果であり，注意を払う必要がある。腫脹については明らかでないことが多い（図2）。

触診では新鮮例ならば有鉤骨部に限局した圧痛を認めることが多い。しかしながら，陳旧例では鉤部への衝撃が加わらなければ疼痛が発生しないため，問診から本骨折を鑑別疾患に入れることがより重要となる。

●画像診断

・X線

X線撮影では，正面，側面の2方向撮影だけでは本骨折の診断は困難であるため，手根管撮影を追加する。しかしながら，患者が疼痛のために背屈が不十分な場合も多く，基部骨折の症例では見落とされやすい。

・CT

強く本骨折を疑う場合には，X線斜位像や有鉤骨鉤

◆図3 有鉤骨鉤撮影

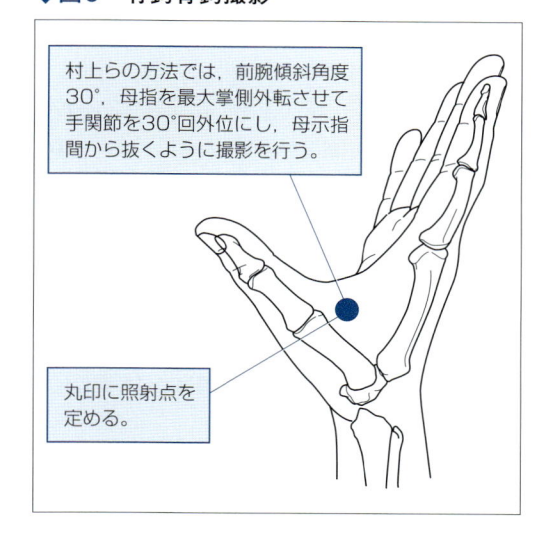

村上らの方法では，前腕傾斜角度30°，母指を最大掌側外転させて手関節を30°回外位にし，母示指間から抜くように撮影を行う。

丸印に照射点を定める。

撮影（図3）[3]などもあるが，近年では手関節CT軸写像が有用である。

・MRI，骨シンチグラフィー

CTにおいても骨折部の転位や骨折線が明らかでない局所疼痛の場合，MRIあるいは骨シンチグラフィーで疲労骨折の初期段階であることを除外する。腱断裂が危惧される場合にはMRIを併用し確認する。

●徒手検査

手関節の掌背屈およびグリップpositionやpush up動作をとらせることで再現痛を確認する。受傷から経過している場合，疼痛が軽度であると判定して診断を除外することのないようにする。手関節を尺屈させながら小指あるいは環指を屈曲させる（power grip position）と再現痛が得られることが多い（図4）。

●治療方針

・保存療法

◆図4 有鉤骨鉤骨折の誘発テスト

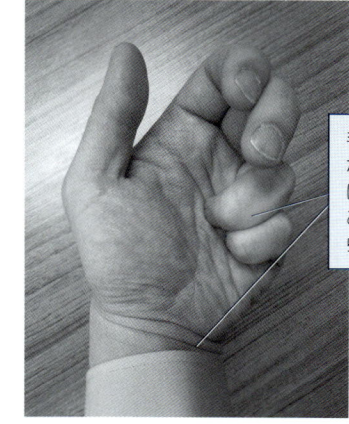

手関節を尺屈させながら小指あるいは環指を屈曲することで再現痛が得られる。

治療としては，有鉤骨鉤の骨折部が先端部，中央部，基部であるかを確認し，それに対応した治療方針をたてる．転位のない骨折は，前腕からMP関節近位までのギプス固定を行うことで治癒する．鉤基部の骨折では8週間前後の固定期間が必要となる．スポーツ愛好家では早期スポーツ復帰の希望を確認しつつ実際の治療にあたる．著者は，急性期の先端部骨折では，4週間前後のギプス固定を行い，早期に骨癒合が得られスポーツレベルへの復帰も可能であった．

・手術療法

陳旧性の有痛性偽関節となった場合には早期の復帰を検討する場合には摘出を勧める．それでも保存療法を希望する場合には，安静指導とプレイ中のテーピング指導で競技を継続させる．

中央部と基部骨折では，治療時間が得られる場合にはギプス固定を行い骨癒合の判定を行うが，著者はギプス固定を2カ月行ったものの骨癒合が得られず，摘出術に変更した経験があるため，スポーツへの早期復帰の観点から手術療法を選択することが多い．そのため著者らは，早期の社会復帰あるいはスポーツ復帰を望む患者に対しては，骨片の摘出術を第1選択としている[4,5]．

ケースレポート 1

【症例】

19歳，男性．大学野球部2年，ショート，右投げ右打ち．週6日間の練習環境（合宿所入所）．

【現病歴】

バッティング練習中，グリップエンドに鈍痛を自覚したものの，練習を続けられたため競技生活を続けた．約2カ月間圧痛が持続したため医療機関を受診するものの異常なしと診断される．その後2カ月間は公式戦が重なるため，様子をみたものの疼痛が残存したため当院来院となる．

【初診時所見】

右手掌部尺側（有鉤骨鉤部に一致）した圧痛．手関節の可動域には制限がなく，握力は右56kg，左25kgであった．

【画像所見】

単純X線正側像では骨折線が明らかでないものの（図5a），手根管撮影にて有鉤骨鉤部の骨折を認め（図5b），CT像では右有鉤骨鉤基部に手根管側の骨皮質肥厚を伴う骨折線が確認された（図5c）．

【手術所見】

鉤部直上の皮膚切開を用い，鉤部の摘出術を施行した．

経過

・術後2週

前腕から手MP関節近位部までのギプスシーネ固定を行い，以後，キャッチボールから許可．

・術後3〜4週

創部にバンテージを巻きつつトスバッティングを許可し，4週目から制限なくプレイ復帰指導とした．

・術後4カ月

握力は右58kg，左50kgまで回復している．

◆図5　ケースレポート1の画像所見

a：X線正面・側面像．

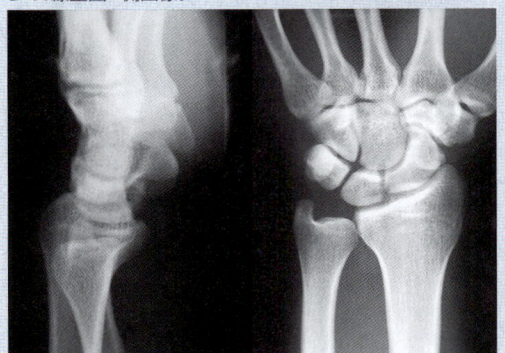

b：手根管撮影．

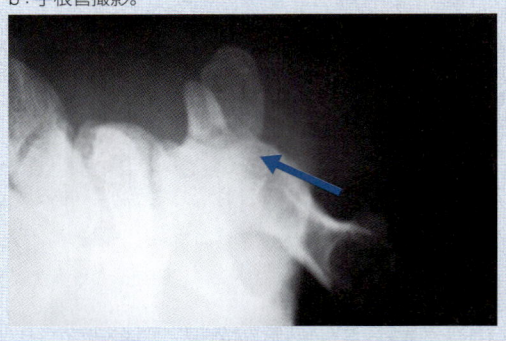

c：CT．手根管撮影，CTともに矢印が骨折部である．

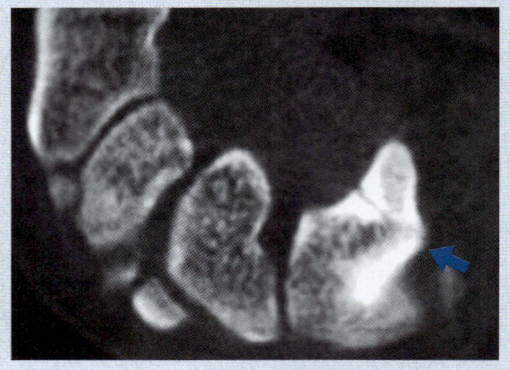

ケースレポート2

【症例】
60歳,男性。放射線技師。月6回のゴルフコースと週1回の練習は欠かさない。

【現病歴】
年末3連続ゴルフプレーの最終日にアイアンショット後に違和感を自覚したため,6日後に医療機関に受診したものの,X線正側像2方向では骨折線が明らかでなかった。しかしながら,ゴルフプレーでの違和感が継続したため,2週間後に再診となった。

【初診時所見】
左手掌部尺側の鈍痛があり,手関節の可動域制限はない。仕事レベルには支障をきたさないものの,患者介助時の手関節尺掌屈時の疼痛を自覚していた。有鈎骨鈎部における圧痛は左右差を認め,握力は,右47kg,左28kgであった。

【画像所見】
単純X線正側像では骨折線が明らかでないものの(図6a),CT像で右有鈎骨鈎基部に手根管側の骨皮質肥厚を伴う骨折線を認める(図6b)。

【手術所見】
仕事上の理由で時間が取れないことから,保存療法を希望したため前腕から手MP関節でのギプス固定を施行し,2週間に1回のX線と1カ月ごとのCT像での経過観察を施行した。2カ月後のCT像における有鈎骨鈎部での偽関節像と局所の疼痛が消失しないため手術療法となった(図6c)。

経過
・術後2週
前腕から手MP関節近位部までのギプスシーネ固定を行い。以後は夜間シーネを2週追加し,日常生活の制限は解除した。ゴルフプレーは4週目から許可した。

・術後3年
握力は右47kg,左44kgに回復している(図7)。CT上でも残存した骨片なく創部もスポーツに支障はない。

◆図6 ケースレポート2の画像所見
a:X線正面・側面像。 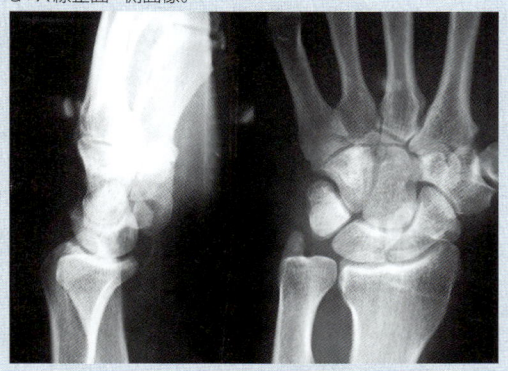
b:初診時CT。 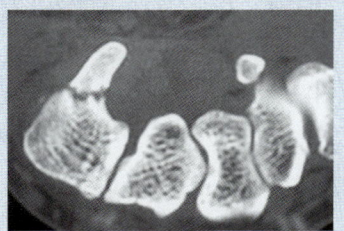
c:2カ月後CT。

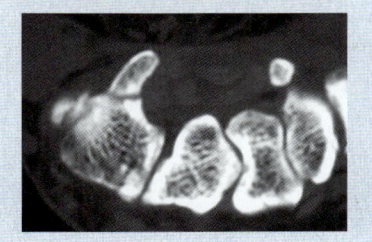

◆図7 術後3年所見
a:摘出された骨片。摘出した骨片は一部線維化を認める。術後の創部はスポーツに支障はなく,CT像での再発もない。また,健側の有鈎骨鈎には骨皮質の肥厚は認めない。
b:術後3年所見。 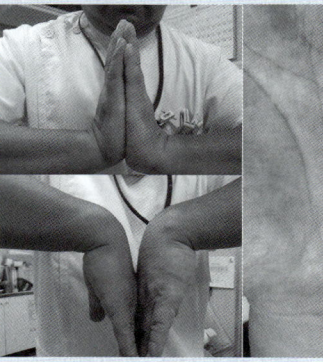 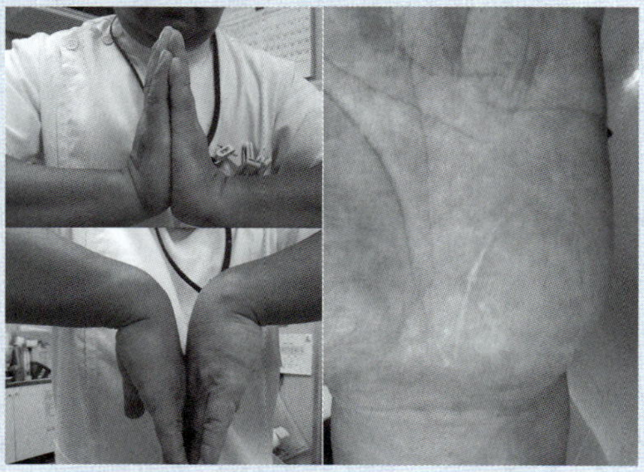
c:CT像。

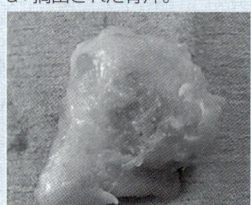

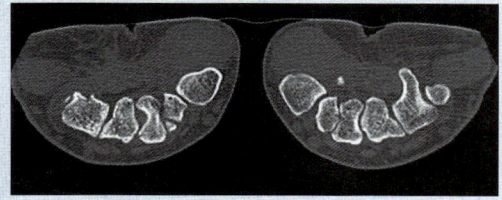

ケースレポート3（保存療法例）

【症例】
17歳，男子。高校野球部3年生，投手。週7日の練習。

【現病歴】
2月中旬，試合中のスイング中にグリップエンドに鈍痛を自覚し，近医を受診し有鈎骨鈎骨折の診断を受け，手術療法目的の紹介で同2月下旬，当院初診となる。しかしながら，最終学年であるため治療による競技中断に不安を覚え，保存療法を選択し，以後通院が中断となる。9月下旬に大学での野球継続希望もあり，今後の治療方針を相談するために再来院となる。

【初診時所見】
左手掌部尺側の圧痛を自覚し，手関節の背屈時に同部への放散痛が出現する。有鈎骨鈎部における圧痛は左右差を認め，握力は，右53kg，左22kgであった。

【画像所見】
単純X線正側像，手根管撮影では骨折線が明らかでないものの（図8a），CT像では左有鈎骨鈎基部手根管側に骨硬化像を伴う骨折線が確認された（図8b）。

【再診時所見】
左手掌部痛は消失し，握力は右50kg，左48kgである。CT像でも骨皮質の肥厚は認めるものの骨梁は改善し，骨折線も修復された（図8c）。

◆図8　ケースレポート3の画像
a：手根管撮影。 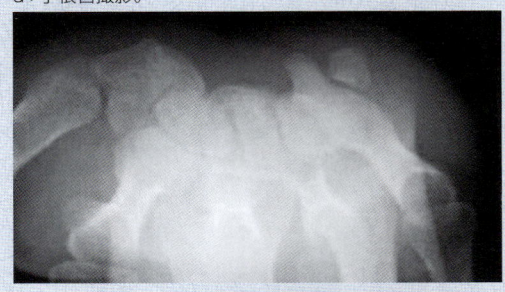
b：初診時CT像。 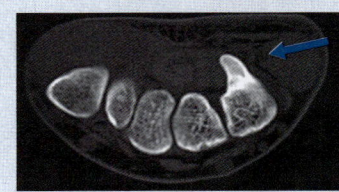
c：再診時（7カ月後）CT像。

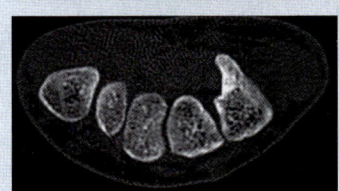

初診時のCT像では左有鈎骨鈎基部手根管側に骨硬化像を伴う骨梁の乱れが存在し，尺側にも骨折線が残存する（b，矢印）。しかしながら，7カ月後の再診時には骨硬化像は残存するものの骨皮質の連続性と骨梁は修復されている（c）。

再発予防と今後の課題

●診断と見逃し予防

海外の報告では有鈎骨鈎骨折は手根骨骨折中2～4％を占め，わが国では佐々木が手根骨骨折462骨折の検討を行い，そのうち本骨折の発生率は4.7％（22例）である[6]。

自験例46例において各種検査による本骨折の診断率を調査したところ，その診断率は単純X線撮影2Rでは26％，手根管撮影で61％であった[5]。断層撮影，斜位撮影の補助診断を用いることで骨折部は全例把握できたものの，初診時の診断不能が13％であったことから，鑑別診断として本骨折を認識していないと，見逃しや診断の遅れを引き起こす可能性がある。また，CT像やX線像で骨折線はないものの，有鈎骨鈎部手根管側の骨硬化像が確認されると，同部に負荷がかかることが示唆され，疲労骨折と同様の病態で本骨折へと進展することもあるため注意を払う必要がある。また，合併症として重要な環あるいは小指屈筋腱の皮下断裂を契機として本骨折が発見されることも多く，断裂に先立ち手関節尺掌側や小指球部での局在不明な鈍痛を主訴として来院することがある。

一般的なスポーツ外傷では，患者からの問診で受傷機転や受傷部位が特定しやすく，容易に診断をつけることが可能であるが，本骨折では疼痛や可動域制限は指標にならず，握力の低下などが主であるため日常生活レベルでは支障をきたさない。そのため，本骨折では，必ずしも受傷早期に患者が来院するとは限らないことから，スポーツ愛好家における手掌部の痛みについては，本骨折を鑑別診断の1つに入れて検査，診断を心がけることで，見逃しを防ぐことが重要である。

●保存療法と手術療法の見極め

治療については，先端部の骨折では，保存療法で骨癒合が得られることが多く，疼痛が残存する偽関節例については骨片摘出術を行うことがある。鈎部と基部骨折においては受傷後数週間以内で骨片の転位がなけ

れば，2〜3カ月のギプス固定で骨癒合が得られるとされてきた[7]．しかしながら，同部は，扁平な櫛状をしているため，骨折部の接触面積も少なく，有鈎骨鈎への血行は骨髄内と先端から供給されているものの，屈筋腱の滑走により常に鈎骨片を尺側に変位させる力がかかるため，保存療法による骨癒合は遷延しやすい．長期の外固定による治療は日常生活動作やスポーツ復帰への遅れ，手関節，指MP関節の可動域制限の発生が危惧され，保存療法を選択する場合，これらに配慮した指導が必須である．ケースレポート2（図6, 7）で提示したように競技スポーツでない患者に対して保存療法を初期治療として選択したものの，骨癒合は遷延化し，結果的には受傷後2カ月経過し，手術療法に至っている．

一見，保存療法によって骨癒合が得られているようであっても部分的な骨癒合では疼痛の再燃や同部の再骨折の危険性が残る．Davidらは，尺側の骨皮質部分のみ骨癒合がえられている症例の治療経過では，最終的には疼痛によるADL障害が残存したため，結果的に骨片摘出にいたったと報告している[8]．

ケースレポート3（図8）では，疲労骨折の状況下で偽関節への進展が危惧されたが，骨癒合が得られた症例である．受傷時のCT画像では有鈎骨鈎部の転位がないため，局所固定がうまくいくのであれば，骨癒合に至ることがこのことから理解される．しかしながら，手根管側の骨皮質の肥厚は残存しており，今後，野球のような競技スポーツを継続していく場合，再骨折を引き起こす可能性があり観察が必要である．**スポーツにおける疲労骨折は四肢の関節，長幹骨においてはすでに知られているところであるが，手根骨においても発症しうることを念頭において治療にあたるべきである．**

予防のツボ

術式の選択

手術療法には，骨片摘出術と骨接合術があり，近年，骨接合術の症例報告が散見されるようになっているが，有鈎骨鈎尺側に存在する尺骨神経や橈側の小指深指屈筋を損傷する危険性があるため注意が必要である．また，骨癒合の判定が難しいこともあり，競技復帰のタイミングに注意が必要である．

その点，摘出術は手術手技として容易であり，ケースレポート1（図5）で提示したように術後4〜6週間での安定したスポーツ復帰が可能である．伊藤らが報告した[9]プロ野球選手の鈎摘出術の長期成績における良好な臨床成績とそれに伴う手根管の骨性変化が発生

しない事実を考慮すると，骨片摘出術はスポーツ選手には第1選択の治療法と考える．

競技スポーツ選手の特性

競技スポーツを行う選手では，年間スケジュールを立て，練習および試合日程の中で，競技レベル向上とその維持に努めている．そのため，競技への取り組む姿勢，および，競技に費やす基礎練習や実戦練習，練習試合は，一般人のそれと比べて酷使することが多い．

スポーツ指導者も各競技の特性を把握し，医療機関での受診機会を与えることで故障の防止に努めることが早期診断，治療につながることを強調したい．

競技スポーツ選手あるいは一般患者であっても，常に患者の訴えに耳を傾け，適切な診断をくだすことが見逃しのない，良好な結果を生むことはいうまでもない．

文献

1) 常深健二郎，田中寿一，ほか：アームレスラーに見られた有鈎骨鈎骨折の一例．日本臨床スポーツ医学会誌，12：290-292, 2004.
2) Jackson T, Rayan GM：Avulsion fracture of the hamulus from clay gunshot sport：a case report. J Hand Surg, 30-A：702-705, 2005.
3) 村上恒二，濱田宣和，ほか：有鈎骨鈎骨折における鈎部側面撮影法について．日本手の外科学会誌，12：120-124, 1995.
4) 谷野善彦：スポーツ選手における有鈎骨鈎骨折の治療．臨床スポーツ医学，26：553-561, 2009.
5) 谷野善彦，矢部 裕，ほか：スポーツにおける有鈎骨鈎骨折の治療方針について．日本整形外科学会雑誌，82：S120, 2008.
6) 佐々木 孝，持田 郷，ほか：有鈎骨骨折－手根骨骨折の統計的観察と治療効果3－．日本手の外科学会誌，10：696-699, 1993.
7) Whalen JL, Bishop AT, et al：Nonoperative treatment of acute hamate hook fractures. J Hand Surg, 17-A：507-511, 1992.
8) David TS, Zemel NP, et al：Symptomatic, partial union of the hook of the hamate fracture in athletes. Am J Sports Med, 31：106-111, 2003.
9) 伊藤恵康，鵜飼康二，ほか：スポーツによる有鈎骨鈎骨折の治療．日本整形外科スポーツ学会誌，20：271-276, 2000.

野球

野球における屈曲時腰痛症の
リハビリテーション

鈴木貞興

■ リハビリテーションのポイント

　最初に，ここで述べる『屈曲時腰痛』は，立位体前屈運動時，腰部に発生する痛みであると定義しておく。
　屈曲時腰痛症に対するアプローチのポイントは，①症状への対処，②身体運動への対処：骨盤前傾運動の確保と脊柱—骨盤の協調運動の獲得，③予防，である。

●事前に確認すべき内容，聴取すべき内容

・発症の原因が明確か？

　受傷機転が明確か（外傷性，非外傷性）を明確にすることは，症状の結果として体前屈運動が障害されるか，体前屈運動障害のために症状が発生したのかを推論する上で重要である。

・痛みに関連する聴取

　いつから痛いか，痛みの程度（痛みの強さVisual Analogue Scale；VAS，経過：発生時から痛みは軽快しているか，など），どんな時（安静時，動作時，動作後），何をした時に（単に前屈した時というだけでなく，キャッチャーが捕球姿勢をとっているとき，スローイング時，腕を前方に振るとき，など具体的に），痛みのために何ができずに困っているのかなどできる限り明確にする。

・神経脱落所見に関する聴取

　しびれ，感覚障害，下肢の脱力感などがないか聴取しておく。

●機能テスト

　立位体前屈は，脊柱屈曲運動と骨盤前傾運動が協調的に起こることで達成される。**前屈運動の破綻には，姿勢不良，腰部アライメント不良，骨盤前傾運動の不良，頚椎・胸椎・腰椎可動域の不足，体幹下部（骨盤前傾，腰椎前弯保持に関連する）の筋機能低下などが関連している。以下の評価が必要である。**

（評価のツボ）

・姿勢評価

　頭と骨盤の位置関係，下肢傾斜の程度は，脊柱屈曲や骨盤前傾・並進運動に影響する。矢状面においては，耳垂—肩峰—大転子—膝関節やや後方—足部外果やや前方を通る直線を基準として，それぞれの位置関係をチェックする。前額面上においてもチェックする。

・腰部アライメント評価

　体前屈運動時の腰椎屈曲可動性は腰部伸筋群の緊張状態や腰椎前弯の大きさ，上位腰椎と下位腰椎前弯のバランスに影響を受けるため，腰椎前弯増大・減少，骨盤前傾度をそれぞれ評価する。骨盤傾斜や腰椎前弯の程度はおおよそ体表から評価可能であるが，腰部機能を推察するには，腰椎前弯の大きさばかりでなく，第1腰椎から仙骨までの配列，第3腰椎椎体と股関節軸との位置関係，仙骨弯曲などを確認することが非常に重要であるため，できる限りX線写真を確認することが好ましい。

・立位体前屈運動

　前屈運動時，できる限り膝関節を伸展位に保つようにする。以下，観察ポイントを示す。①前屈運動が頚椎—胸椎—腰椎の順番に起こっているか？：視覚的に運動を観察する。あるいは，後方より脊柱の棘突起を直接的に触れ，動きを確認する。問題のある場合には，動きが触知されないか，尾側から頭側に向かって運動が起こる。②胸腰椎の動きに伴って骨盤前傾運動と後方並進が起こっているか？：骨盤前傾の観察ポイントは運動量とタイミングである。運動量は上前腸骨棘と下後腸骨棘を通る直線が床と交差する点を観察するとよい[1]。タイミングは胸腰椎の屈曲とほぼ同時に出現するのが通常である[2]。後方並進は体幹前傾運動の増大に伴い起こる。骨盤前傾が不足するケースでは並進が減少し，脊柱屈曲の不足，急激な骨盤前傾（股関節での屈曲）が観察されるケースでは，後方並進は増大する傾向がある。③前屈運動終末にかけて，骨盤が再度前方へ並進するか確認する。

・可動域テスト

　①股関節屈曲：背臥位で全下肢屈曲テストを実施する（図1）。量的な判断ばかりでなく，大腿部を屈曲

◆図1　下肢全屈曲評価

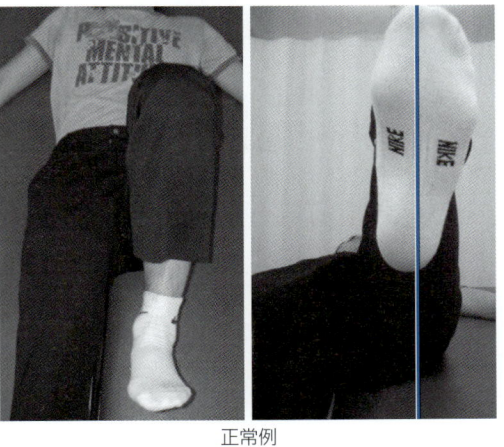

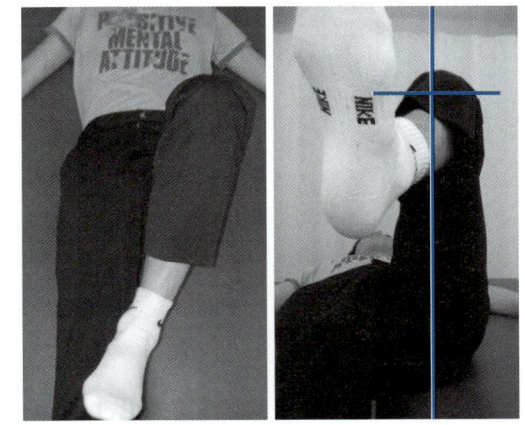

正常例　　　　　　　　　　　　　　　　異常例

◆図2　脊柱可動域評価

体幹下部可動域評価

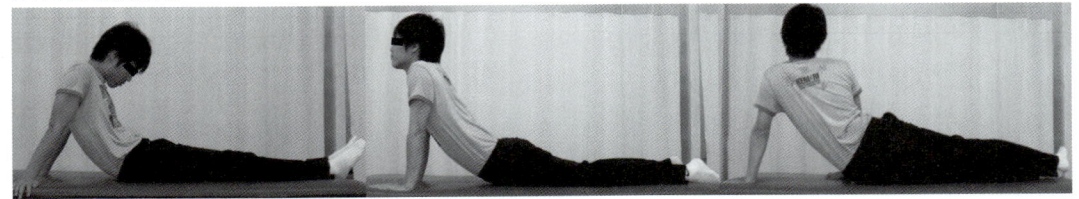

体幹上部可動域評価

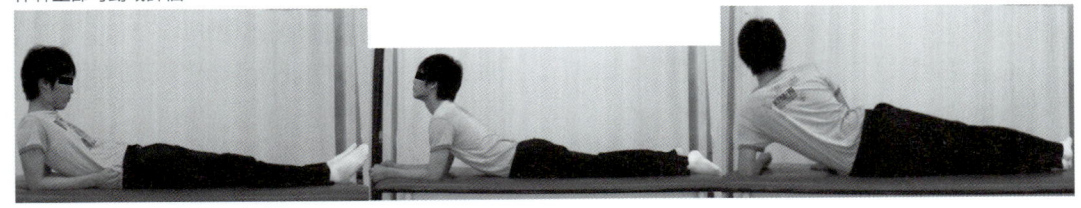

◆図3　腹斜筋，腰方形筋の筋機能評価

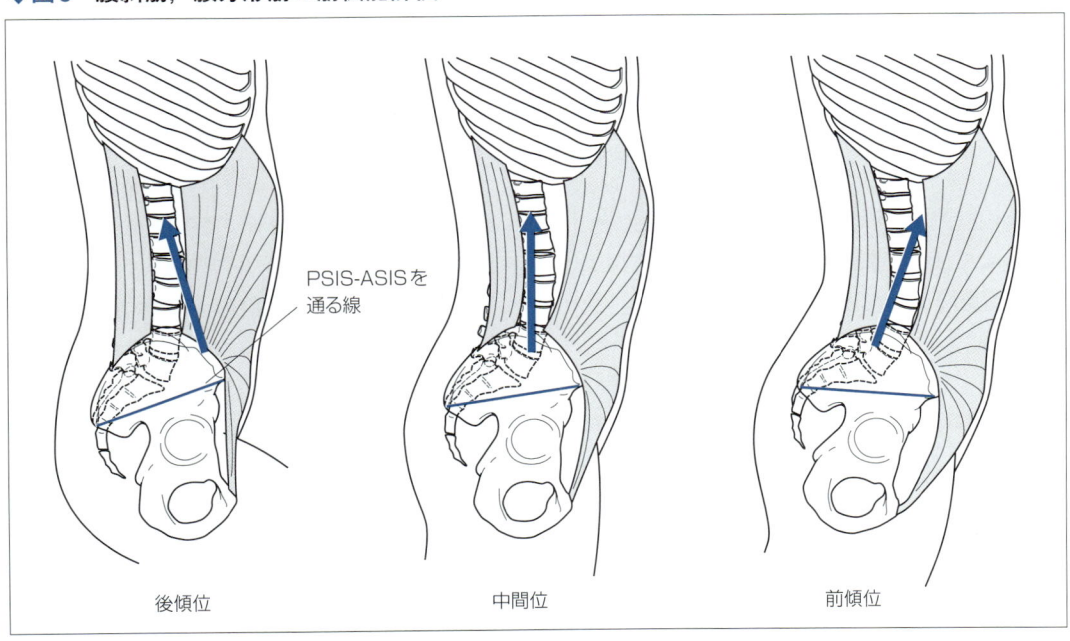

PSIS-ASISを通る線

後傾位　　　　　　　　中間位　　　　　　　　前傾位

に際して，大腿が外旋あるいは外転などしないか，足部と膝が検査側の坐骨を通る平面に存在するかを確認する[3]。②股関節伸展：大腿部─寛骨アライメント（屈曲伸展中間位）の良否，伸展可動域に関しても評価しておく。大腿部─寛骨アライメント不良があると，下肢全伸展が困難となり，足部に対する骨盤位に影響を及ぼす。骨盤前傾・並進運動の妨げになりかねない。③下肢伸展挙上（straight leg raising；SLR）角度について：ハムストリングスの柔軟性は骨盤前傾角度に影響するため，評価が必要である。背臥位にてSLR角度を測定する。立位前屈運動において痛みが発生する時の股関節角度（SLR角度）を測定する。そして両角度を比較する。両SLR角度が合致しない場合には，ハムストリングスの柔軟性を改善し，骨盤前傾改善を図っても，腰痛軽快の効果が得られないかもしれない。④足関節背屈，足趾屈曲：とくに捕球姿勢など前かがみ，蹲踞姿勢に関連する。これらの姿勢には股関節屈曲と足関節背屈，足趾屈曲可動域が影響する。⑤脊柱：図2は脊柱可動域評価法である。脊柱可動域に影響する胸郭についても評価しておくとよい。

・筋機能テスト

①骨盤前傾：腰方形筋，腰部伸筋群，内腹斜筋群の筋力・協調性を評価する。検査体位は側臥位で，頭部から検査側下肢を一直線上に保つ（骨盤中間位）。徒手抵抗に逆らって，骨盤挙上が可能か確認する。骨盤前傾位，後傾位に関しても実施する。骨盤前傾機能が適切であれば，骨盤肢位を選ばず，挙上することができる（図3）。②大腰筋：端坐位で腰椎伸展位，骨盤前傾を保った状態で大腿部挙上可能か。③腹横筋：背臥位で腹部を凹ませる。このとき息を止めることや胸郭が挙上下制すること，腰椎前弯が増大することを可及的に排除する[4]。④その他：下肢筋力，とくに足趾筋力，足関節筋力も確認しておく（体前屈運動時の姿勢保持に関して重要であるばかりでなく，神経脱落所見のスクリーニングとしても重要である）。

ケースレポート1

【症例】

14歳（中学2年生），男子。硬式野球シニアリーグチーム所属，外野手，右投げ右打ち。

初診の約1カ月前から，練習量が増えており，そのころから徐々に仙骨部痛，殿部痛，大腿部痛が発生するようになった。明らかな受傷機転はなく，練習中，直後には痛みがなかったが，ある起床時に症状が発生するようになり，朝起きることが辛くなった。湿布，鍼治療，練習を休むなどして1カ月ほど様子をみていた。当初よりも症状は軽快したが，依然としてプレーに支障をきたしているため，整形外科を受診した。

【症状】

睡眠障害なし。立位前屈時に殿部から大腿後面にかけての痛み。洗面動作などに症状あり。その他，日常生活活動の制限はない。歩行時痛なし。

【理学所見】

①疼痛：立位体前屈運動最終域にて仙骨周囲，殿部から大腿後面に疼痛出現。長坐位前屈では疼痛なし。背臥位両下肢全屈曲強制で疼痛なし。体幹伸展時疼痛なし。Kemp sign陰性。パトリックサイン陰性。仙腸関節ストレステスト陰性。②神経学的脱落所見なし。③立位姿勢：頭部前方位，肩甲骨前傾挙上位，胸椎後弯位，骨盤後傾位。④関節可動域：股関節は全方向に軽度の制限あり。SLR両側75°。脊柱屈曲制限なし。胸郭前壁の伸張性低下。肩甲帯下制・内転制限。⑤筋柔軟性：腹部筋，大腿筋膜張筋の柔軟性低下，ハムストリングスの易緊張＋柔軟性低下。大胸筋，胸鎖乳突筋，肩甲挙筋柔軟性低下。⑥前屈運動：骨盤前傾不十分。過度な脊柱屈曲。肩甲骨が胸郭に対し挙上している。指尖到達位置は下腿長1/2付近。最大前屈時の股関節屈曲角度は，背臥位でのSLR角度と一致しない。⑦筋力：体幹下部（屈筋，伸筋ともに）筋力低下。骨盤前傾，体幹上部伸展，肩甲骨内転筋力低下。

【解釈，方針】

殿部痛発生はハムストリングスの過剰収縮が原因と考えた。症状軽快には，骨盤前傾の獲得，胸椎後弯の軽減，体幹上部下部─骨盤運動の協調性獲得が必要と考えた。骨盤前傾不良の原因は，大腰筋，腹斜筋の筋力低下，体幹下部伸筋群を補うためのハムストリングスの過剰収縮であると推察した。

経過

体幹下部の筋力改善，筋柔軟性の向上，体幹下部上部の協調運動からアプローチした。2週に一度の割合でフォローアップした。

・6週後

骨盤前傾量が改善し，症状軽快。指床間距離（finger-floor distance；FFD）減少。体幹下部トレーニング（abdominal hollowing，図4）を正確に行うよう再指導した。

・7週後

症状はほぼ消失。ジョギング，キャッチボール，バットスイングなど徐々に練習参加を提案した。明らかなメカニカルストレスが存在しないため，運動の種類は制限しなかった。

・9週後

体幹回旋運動時，体幹軸上伸展─骨盤前傾位保持不良を認めたため，立位で行う体幹回旋協調トレーニングを追加。

・10週後

しゃがみ運動における骨盤─体幹協調運動を同時に追加。

・14週後

完全復帰した。

理学療法実施中に注意したいこと

症状を軽快させるには，姿勢不良の改善も重要である。姿勢不良の原因は運動機能低下ばかりでなく，日常生活習慣の要素も多分に含んでいる，野球の練習場面，理学療法トレーニング実施時ばかりでなく，日常生活場面において

◆図4 abdominal hollowing

①腹部を凹ませる。凹むことを体験させる。最初は胸郭動き，腰椎の肢位などは意識させすぎない。
②腹部が凹むことを体感できたら以下の条件下で腹部を凹ませる。
・胸郭が挙上しないこと
・腰椎前弯が増大しないこと
・呼吸を止めないこと
に注意が必要である（通常の呼吸パターンで）。
③腹部を凹ませた状態を10秒間保持させる。
④③を10回繰り返す。
⑤④を3セット実施する。

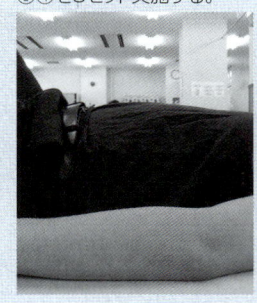

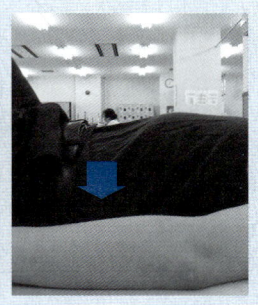

ても姿勢修正に配慮することが重要であることを本人と家族に対し十分に説明し，協力を仰いだ。理学療法アプローチの目的や方針に関する説明が，本人とキーパーソンである父親にとってわかりやすい平易な内容となるよう配慮した。**[復帰のツボ]**

ケースレポート2（難治例）

【症例】

14歳（中学2年生），男子。硬式野球シニアリーグチーム所属，内野手，右投げ左打ち。

【現病歴】

初診の3週前，バッティング練習中に右腰部痛発生。当初，体幹右回旋，前屈運動にて疼痛再現あり。日常生活にて症状なし。1週後，近医整形外科を受診。投薬，安静指示される。その後，症状変化しないため，当院整形外科を紹介受診。症状発生後3週より理学療法開始となった。

【症状】

疼痛部位は第4～5腰椎棘突起外側。理学療法開始時，患部周囲を徒手にて圧迫すると痛みを訴えていた。立位前屈最終域でわずかに痛みあり。自発痛なし。前屈運動以外，明らかな疼痛誘発刺激（運動）はなかった。バットスイング，フィールディング練習，ランニング後の体前屈時痛を繰り返していた。感覚障害，しびれはなかった。

【理学所見】

①立位姿勢：頭部前方位，胸椎後弯位，骨盤前方並進位。②関節可動域など：股関節軽度屈曲制限あり。SLR両側75°。胸郭前壁の伸張性低下。胸椎伸展制限。③筋柔軟性：後頭下筋群，大胸筋，腹部筋，大殿筋，ハムストリングス，下腿三頭筋の柔軟性低下。④前屈運動の観察：運動初期，（静止立位姿勢で胸椎はすでに後弯位であるため）胸椎屈曲はほとんど起こらない。骨盤前傾不十分。指尖到達位置は床面であり，過度な腰椎屈曲が観察された。⑤捕球姿勢の観察：骨盤前傾・足関節背屈が不十分で，下半身を十分に下方へおろすことができない。⑥バッティングフォームの観察：構えで体幹軸上伸展位にて構えることができていない。フォロースルーにて（体幹時計回り），右肩甲帯内転・上腕外転外旋ができない。骨盤に対し体幹上部を後傾させる動きが目立ち，右腰部脊柱起立筋の過活動が推察された。⑦筋力：体幹上部の伸展筋力低下，右肩甲帯内転筋力低下，骨盤前傾筋力低下が認められた。

【解釈，方針】

骨盤前傾不足のため，腰部過剰屈曲が発生している。（右肩甲帯内転を補うための）過用により緊張が亢進した脊柱起立筋に伸張ストレスが加わったため，症状が発生していると考えた。右肩甲帯内転筋力向上，体幹の軸上伸

展，体幹軸上伸展維持しての回旋運動の獲得を機能的目標とした．

経過

体幹下部の安定化訓練，体幹上部伸筋群の強化，右肩甲帯内転筋力強化，股関節周囲筋のストレッチ，骨盤前傾エクササイズ，体幹上部伸展エクササイズ，体幹上部伸展を維持した状態での回旋運動（とくに時計回り）学習から実施した．

- **3週後**

体幹回旋時の骨盤前傾位保持，体幹上部の伸展回旋が可能となったため，バットスイング，ランニングメニューを開始．

- **4週後**

痛み軽度増強．ペースダウンし，エクササイズ一部見直し（四股踏み姿勢での逆スクワット運動，歩行・走行を想定した軸内回旋運動学習の導入）．

- **6週後**

スローイング，ランニング，バットスイングが7～8割の強度で実施可能．

- **10週後**

強度を気にせずパフォーマンス可能となった．本人より，練習へ完全復帰するには不安があるため，もう少し時間をかけてから復帰するとの申し入れあり．その後，腰部安定化エクササイズの難易度をレベルアップした．

- **16週後**

練習中やトレーニング中，症状が再燃しないこと確認できたため，完全復帰となった．

理学療法実施中に注意したいこと

症状消失，体幹・身体機能回復時期に比較し，パフォーマンスレベルの回復が遅延し，現場復帰に難渋した症例であった．

今回，腰痛を発症する以前に（初診の約8カ月前），両側ハムストリングスの肉離れの既往あり．6カ月後にやっと練習に復帰した直後に，腰痛が発生ししたために，復帰には非常に慎重になってしまったとのことだった．身体機能レベル，運動能力レベルにおける状態の良否を判断できる基準をできる限り明確に，アドバイスするよう配慮した．

全身を診るリハビリテーション

体幹機能に障害を持たなくても，腰部へストレスが発生する場合がある．ケースレポート2にも示したように，上肢機能障害を体幹が補うためにメカニカルストレスが発生している場合もある．

予防のツボ

歩行・ランニング・投擲動作などの運動方向と身体各部位の運動方向が，目的と合致している場合には，高いパフォーマンスを発揮することができる．一方，上半身と下半身の運動方向が相反する場合には，パフォーマンスが低下するばかりでなく，上半身と下半身の連結部位である腰部に多大なメカニカルストレスが加わる．再発防止のために，たとえ患部に痛みがなくとも，このような運動特性が残存しないよう注意すべきである．

文献

1) 福井 勉：体幹からみた動きと理学療法の展開．結果の出せる整形外科理学療法 運動連鎖から全身をみる，メジカルビュー社，2009, p131.
2) 鈴木貞興：腰痛症に対する理学療法とバイオメカニクス ―前屈型腰痛症に対する評価と運動療法．理学療法ジャーナル，42(10)：853-861, 2008.
3) 鈴木貞興，ほか：下肢運動器疾患による姿勢異常に対する理学療法．理学療法，24(1)：231-240, 2007.
4) Norris CM：Back stability. Human kinetics, New Zealand, 2000, p86-89.

種目別 | スポーツ整形外科の診断・治療

バスケットボール

バスケットボール

バスケットボールの外傷・障害（疫学）

三木英之

バスケットボールと外傷発生

　バスケットボールは，日本をはじめ世界中で最も人気のあるスポーツのひとつである．ボールを保持してから24秒以内にシュートをしなければいけないため，攻守の切り替えが激しい．試合で使われるコートはそれほど大きくなく，身体接触が原則禁じられているため，身体接触を避けるためスピードの変化や方向転換が絶えず行われるが，勢い余って転倒したり，選手同士が衝突してけがをする．

外傷発生について（図1）

　バスケットボールにかぎらず，各競技においてどれくらいけがが発生しているかについて報告されている．より精度の高い外傷発生調査を行うには，1回の練習および試合に参加する選手数と，それぞれの練習時間および試合時間を毎回記入することが必要である．これらを正確に行うことによって，選手1名の練習1,000時間当たりおよび試合1,000時間当たりの外傷発生率が算出できる．

　多数のチームを同時に調査するには，練習および試合時間までを正確に調べることができないため精度が落ちるが，選手1名の練習1,000回当たりおよび試合1,000回当たりの外傷発生率を求める．さらに精度が悪くなるが，チームの1シーズン当たりの外傷発生を調べることが最も簡便である．

◆図1　外傷発生率について（定義）

- 1選手1000時間当たり
 （AEH：per 1000 athlete exposure hours）

$$= \frac{外傷数 \times 1000}{参加選手数 \times 参加時間数}$$

　　Chambers：*Am J Sports Med*, 1979

- 1選手1000回の試合および練習当たり
 （AE：per 1000 athlete exposures）
- 1シーズン，1チーム当たり

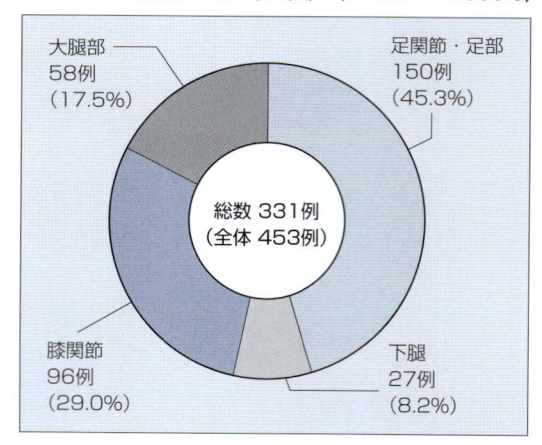

◆図2　外傷部位別（2006.4～2009.3）

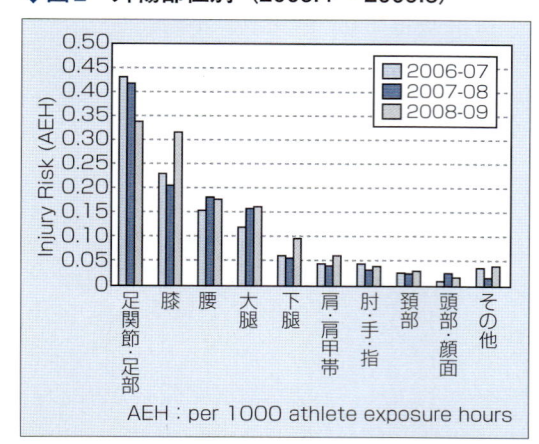

◆図3　外傷部位別（下肢）（2006.4～2009.3）

大腿部 58例（17.5％）
足関節・足部 150例（45.3％）
膝関節 96例（29.0％）
下腿 27例（8.2％）
総数 331例（全体 453例）

◆表1　外傷診断別（2006.4〜2009.3）

基本データ	2006〜2007 参加チーム12チーム 参加人数158人			基本データ	2007〜2008 参加チーム12チーム 参加人数168人			基本データ	2008〜2009 参加チーム12チーム 参加人数174人		
	件数	%	risk(/1000PH)		件数	%	risk(/1000PH)		件数	%	risk(/1000PH)
全外傷	135		1.138	全外傷	146		1.150	全外傷	172		1.261
（うち試合中）	39		13.886	（うち試合中）	43		14.662	（うち試合中）	43		14.468
診断別				診断別				診断別			
足関節内反捻挫	33	24.4	0.278	足関節内反捻挫	31	21.2	0.244	足関節内反捻挫	35	20.3	0.257
腰痛症	12	8.9	0.101	腰痛症	13	8.9	0.102	前十字靱帯損傷（断裂）	11	7.0	0.081
肉ばなれ（ハムストリングス）	8	5.9	0.067	肉ばなれ（ハムストリングス）	8	5.5	0.063	腰痛症	8	4.7	0.059
前十字靱帯損傷（断裂）	7	5.2	0.059	腰椎捻挫	6	4.1	0.047	アキレス腱炎	6	3.5	0.044
疲労骨折（中足骨）	4	3.0	0.034	打撲・筋挫傷	5	3.4	0.039	腰椎椎間板ヘルニア	6	3.5	0.044
アキレス腱炎	3	2.2	0.025	半月板損傷（LM）	5	3.4	0.039	打撲・筋挫傷, ほか	6	3.5	0.044
軟骨損傷（大腿骨）	3	2.2	0.025	前十字靱帯損傷（断裂）	4	2.7	0.031	肉ばなれ（ハムストリングス）	6	3.5	0.044
シンスプリント	2	1.5	0.017	半月板損傷（MM）	4	2.7	0.031	肉ばなれ（大腿四頭筋）	5	2.9	0.037
肩関節亜脱臼	2	1.5	0.017	衝突性外骨腫	3	2.1	0.024	半月板損傷（MM）	5	2.9	0.037
腰椎椎間板ヘルニア	2	1.5	0.017	足関節捻挫, ほか	3	2.1	0.024	シンスプリント	4	2.3	0.029
腰椎捻挫	2	1.5	0.017	アキレス腱炎	2	1.4	0.016	軟骨損傷（膝蓋骨）	4	2.3	0.029
前十字靱帯損傷（不全）	1	0.7	0.008	後十字靱帯損傷（不全）	2	1.4	0.016	肉ばなれ（内転筋）	4	2.3	0.029
足関節捻挫, ほか	2	1.5	0.017	指骨折（中手骨）	2	1.4	0.016	半月板損傷（LM）	4	2.3	0.029
肉ばなれ（内転筋）	2	1.5	0.017	軟骨損傷（大腿骨）	2	1.4	0.016	肩関節亜脱臼	3	1.7	0.022
疲労骨折（舟状骨）	2	1.5	0.017	肉ばなれ（大腿四頭筋）	2	1.4	0.016	膝内側側副靱帯損傷Ⅱ度	3	1.7	0.022
肘関節MCL損傷	2	1.5	0.017	疲労骨折（中足骨）	2	1.4	0.016	顔面骨折	2	1.2	0.015
足関節遊離体	2	1.5	0.017	アキレス腱断裂	1	0.7	0.008	肩関節周囲炎	2	1.2	0.015
打撲・筋挫傷	2	1.5	0.017	シンスプリント	1	0.7	0.008	腰椎捻挫	2	1.2	0.015
頚椎症	1	0.7	0.008	顔面骨折	1	0.7	0.008	腰椎分離症	2	1.2	0.015
肩関節脱臼・捻挫, ほか	1	0.7	0.008	肩関節周囲炎	1	0.7	0.008	肉ばなれ（ヒラメ筋）	2	1.2	0.015
指CM関節脱臼	1	0.7	0.008	指骨折（末節骨）	1	0.7	0.008	頚椎症	1	0.6	0.007
足関節外反捻挫	1	0.7	0.008	手関節骨折（舟状骨）	1	0.7	0.008	骨折（部位不明）	1	0.6	0.007
足関節不明捻挫	1	0.7	0.008	足関節外反捻挫	1	0.7	0.008	指骨折（基節骨）	1	0.6	0.007
足関節脛骨骨折	1	0.7	0.008	足関節不明捻挫	1	0.7	0.008	手関節骨折（橈骨）	1	0.6	0.007
足関節腓骨骨折	1	0.7	0.008	足関節遊離体	1	0.7	0.008	足関節捻挫, ほか	1	0.6	0.007
膝内側側副靱帯損傷Ⅱ度	1	0.7	0.008	足部骨折	1	0.7	0.008	足関節遊離体	1	0.6	0.007
肉ばなれ（大腿四頭筋）	1	0.7	0.008	足部捻挫	1	0.7	0.008	足部骨折	1	0.6	0.007
肉ばなれ, ほか	1	0.7	0.008	頭部打撲, ほか	1	0.7	0.008	足部捻挫	1	0.6	0.007
半月板損傷（LM）	1	0.7	0.008	膝内側側副靱帯損傷Ⅰ度	1	0.7	0.008	頭部打撲・脳震盪	1	0.6	0.007
半月板損傷（MM）	1	0.7	0.008	膝内側側副靱帯損傷Ⅱ度	1	0.7	0.008	膝内側側副靱帯損傷Ⅰ度	1	0.6	0.007
疲労骨折（脛骨）	1	0.7	0.008	軟骨損傷（膝蓋骨）	1	0.7	0.008	軟骨損傷, ほか	1	0.6	0.007
膝蓋骨脱臼	1	0.7	0.008	肉ばなれ（腓腹筋）	1	0.7	0.008	軟骨損傷（脛骨）	1	0.6	0.007
母趾種子骨障害	1	0.7	0.008	疲労骨折（舟状骨）	1	0.7	0.008	肘関節MCL損傷	1	0.6	0.007
その他	29	21.5	0.244	その他	35	24.0	0.276	その他	39	24.0	0.276

バスケットボール

●日本におけるバスケットボールの外傷

わが国において，選手1名の練習1,000時間当たりおよび試合1,000時間当たりの外傷発生率を調査した報告はかつてなかった．しかし，わが国の女子バスケットボール界における最高峰のリーグである「バスケットボール女子日本リーグ機構（WJBL）」のトレーナー部会が，2005年からWJBLにおける外傷予備調査を開始した．翌年の2006年シーズンから毎シーズン，公式に外傷調査をおこなっている[1]．

2006年シーズンから2008年シーズンまでの調査をみてみると，いずれのシーズンでも部位別の第1位は足関節・足部であり，次に膝関節であった（図2）．3シーズンをまとめてみると，下肢の外傷が全体の73%と圧倒的に多かった（図3）．各シーズンの外傷を診断別に示したのが表1である．それによれば，第1位は足関節の内反捻挫であり，発生率を練習と試合でみると，練習では0.177〜0.210/1,000 player hoursに対し，試合では2.692〜4.774/1,000 player hoursと，試合での発生率が練習の発生率の12.8倍から40.8倍と圧倒的に多かった．膝前十字靱帯損傷は，練習では0.017〜0.024/1,000 player hoursにたいし，試合では0.341〜1.780/1,000 player hoursとであり，試合での発生率が練習の発生率の14.2倍から104.7倍と足関節内反捻挫同様，圧倒的に多かった．

●アメリカにおけるバスケットボールの外傷

世界の各国においてバスケットボールのリーグがあるが，とりわけアメリカの男子プロリーグ（NBA）ならびに女子プロリーグ（WNBA）が世界最高峰のプロリーグである．Deitch[2]らの報告によれば，NBA，WNBAとも受傷部位は下肢が一番多く，次いで上肢，頭頚部，体幹と続く（表2）．下肢の中では，第1位が足関節であり，第2位が膝関節であった（表3）．

診断別では，足関節内反捻挫が一番多く，NBAでは1,000試合当たりの発生率は3.5回，WNBAでは1,000試合当たりの発生率は4.3回であった（表4）．膝関節では，内側々副靱帯損傷がNBAでは1,000試合当たりの発生率は0.4回，WNBAでは1,000試合当たりの発生率は0.7回であり，前十字靱帯損傷はNBAでは1,000試合当たりの発生率は0.1回，WNBAでは1,000試合当たりの発生率は0.4回と，男子に比して発生率は4倍であった．

◆表2 Injury Frequency by Body Area (Game Related)

	NBA	AE	WNBA	AE
Lower extremity	60.0%	11.6	58.7%	14.6
Upper extremity	17.3	3.3	19.2	4.8
Head and cervical	12.8	2.5	15.4	3.8
Torso	9.7	1.9	6.1	1.5
Other	0.3	0.1	0.5	0.1

AE, per 1000 athlete　　　　（文献2より）

◆表3 Injuries by Structure (Game Related)

	NBA	AE	WNBA	AE
Ankle	20.9%	4.0	19.9%	5.0
Knee	13.0	2.5	17.8	4.4
Foot & toes	5.0	1.0	5.1	1.3
Lower leg	7.4	1.4	5.8	1.4
Hip	7.9	1.5	4.2	1.0
Femur	5.7	1.1	6.1	1.5

AE, per 1000 athlete　　　　（文献2より）

◆表4 Injury Frequency and Rate for Selected Injuries (Game Related)

	NBA	AE	WNBA	AE
Lateral ankle sprain	17.9%	3.5	17.3%	4.3
Medial collateral ligament	2.3	0.4	2.8	0.7
ACL sprain	0.7	0.1	1.6	0.4

AE, per 1000 athlete　　　　（文献2より）

バスケットボールの外傷は足関節に頻発する

バスケットボールの外傷は，部位別では下肢が一番多く，下肢の中でも足関節の受傷が最も多い．診断別では，足関節内反捻挫が第1位である．

文献

1) 清水　結．女子バスケットボール日本リーグ（WJBL）におけるスポーツ損傷の疫学調査と外傷予防効果の検討．日本臨床スポーツ医学会雑誌．2009．
2) Deith JR, Starkey C, Walters SL et al. Injury Risk in Professional Basketball Players: A Comparison of Women's National Basketball Association and National Basketball Association Athletes. Am J Sports Med. 2006；34：1007-1083.

TOPICS

バスケットボールにおける外傷予防プログラム作成への取り組み

津田清美

●プロバスケットボールリーグでの外傷発生状況

国内女子トップリーグであるWJBL（バスケットボール女子日本リーグ機構）には13チームが所属し（2010年3月現在，1部8チーム，2部5チーム），毎年10月～3月まで日本各地でリーグ戦が行われている。WJBLトレーナー部会は2004年に発足，2005年7月から外傷発生状況などの現状把握を目的とした外傷調査を開始した。

外傷調査はInjury Report（ポジション，受傷機転，受傷部位などを記録）と，Exposure Sheet（チームの総練習時間と選手個々の練習時間を記録）の2種の記入様式を採用している。3シーズン（2006年4月～2009年3月）で外傷別発生率をみると足関節内反捻挫が最も多く，腰痛症，ハムストリング肉ばなれ，前十字靱帯（以下，ACL）損傷，膝半月板損傷，アキレス腱炎などが続く。部位別発生率では，足関節，膝関節，腰・骨盤，大腿部，下腿部など下肢外傷が圧倒的に多く，肩・肩甲帯，上肢，顔面・頭部，頚部などは少ない。

●外傷予防プログラム
●WJBLでの外傷予防プログラム

欧米では外傷予防への取り組みが進んでおり，サッカー，ハンドボールなどの予防プログラムが紹介され，国内でも予防プログラムが作成されるようになった。ACL損傷は女子バスケットボール選手に多発すること，WJBLで外傷調査を進めていることなど諸条件が重なり，日本臨床スポーツ医学会整形外科部会からWJBLトレーナー部会へバスケットボール選手向けの外傷予防プログラム作成の依頼があった。そこで，国立スポーツ科学センターなどの協力を得て2007年8月に「WJBL外傷予防プログラム」を作成した。WJBL所属チームでこれらを実施している。

●ジュニア予防プログラム

しかしながら，（財）日本バスケットボール協会に登録している競技者数は約62万人（2009年3月時点），男子33万人，女子29万人のうち，このプログラムの対象となるトップレベルの女子競技者はWJBL191人（0.07％），実業団439人（0.15％）とごくわずかで，ACL損傷の好発年齢である世代をみると，中学生117,812人（41.2％），高校生60,212人（21.1％），合計178,024人（62.3％）と登録総数の半数以上を占める。そのため，とくに競技者数の多い世代を対象とした予防対策が重要であると考え，ジュニア向け予防プログラムの作成準備を進めている。

また，（財）日本バスケットボール協会では2010年度から「日本におけるスポーツ外傷サーベイランスシステムの構築」を目的として，女子選手を対象とした外傷調査と外傷予防プログラムの効果検証を行っている。これは日本体育協会との共同プロジェクトであり，関東大学女子バスケットボール連盟に所属する大学生チームと，関東近郊で各都道府県大会でベスト16以上レベルの高校生チームを対象としている。そのうち重点校においては外傷予防プログラムを継続的に実施してもらい，フィジカル測定や動作分析などを行いプログラム介入前後の比較を行う。また，予防プログラム実施群と非実施群での外傷発生率を比較しその効果を検証しようとするものである。

●プログラムの普及をめざして

今後は日本体育協会との共同プロジェクトの効果検証を進めるとともに，「JBAジュニア予防プログラム」の普及が課題であると考えている。

なお，「WJBL外傷予防プログラム」DVDは一般的には配布・販売はしていない。日本臨床スポーツ医学会会員は事務局に申し込めば入手可能となっている。

バスケットボール

バスケットボールにおける膝前十字靱帯損傷の診断

田中美成, 堀部秀二

診断

●問診

受傷状況を聴取する。

・受傷機転

非接触型（着地，ターンなど）と接触型（衝突など）に分けることができる。バスケットボールの前十字靱帯（ACL）損傷は着地時の受傷（「着地時に膝が内に入ってガクッとなった」）が多い（当科症例では35％）。

・受傷肢位

内側あるいは外側側副靱帯損傷の合併損傷がある場合，新鮮例か陳旧例かによって治療方針が変わる可能性がある。受傷時の膝の肢位の問診は重要である。例えば内側側副靱帯損傷を合併した場合，受傷時にいくらかの外反ストレスがかかっているはずである。

・ポップ音の有無

ACL損傷ではポップ音を自覚することが多い。

・関節内血腫の有無

他院での治療後の場合は関節穿刺を施行している場合がある。ACL損傷では関節内血腫を生じることが多く，診断の一助となる。

・初回受傷後の再受傷の有無と回数

再受傷の回数が多い場合，半月板損傷や軟骨損傷の合併の可能性が高くなる。

●視診・触診

・関節腫脹，関節液貯留（膝蓋跳動）

新鮮例では上記の関節内血腫のために関節腫脹を認めることが多い。しかし，関節内血腫に乏しいACL損傷の症例があることもある。また，陳旧例で関節水腫を認める場合は，半月板損傷・軟骨損傷の合併を考え

◆図1　HHD（heal height difference）
a：HHDの評価。

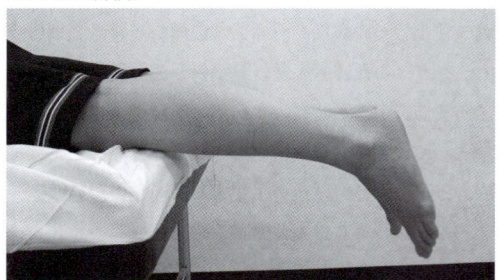

b：左膝に伸展制限を認める。左右差が何cmであるかを記載する。

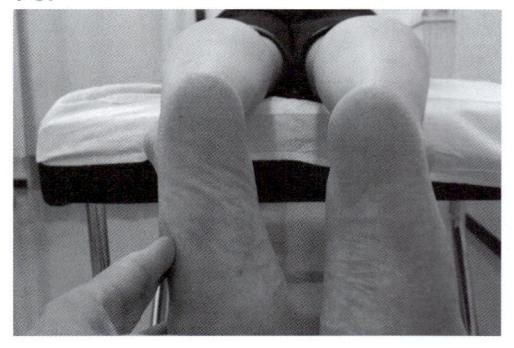

◆図2　後方落ち込み兆候
a：健側。

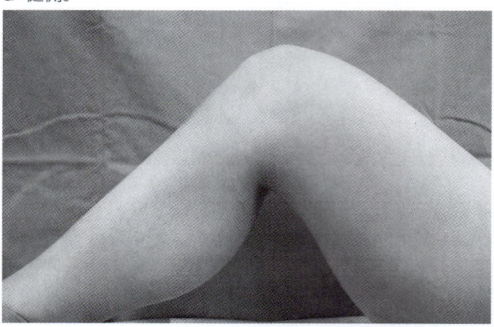

b：患側。患側での脛骨の後方への落ち込みを認める（矢印）。

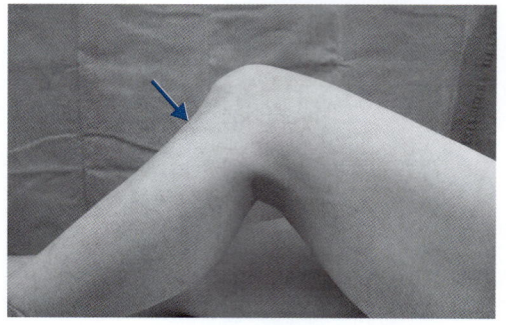

る。

・可動域制限

可動域は必ずチェックする．関節腫脹，大腿骨外顆の骨挫傷など受傷時の関節内病変やそれらによる疼痛のために急性期は可動域制限を認めることが多い．

可動域制限はACL再建術の術後経過や後療法に影響をおよぼす可能性があるので，可動域制限は必ず術前に解決する必要がある．また，ACL損傷時に半月板のロッキングを合併して可動域制限を生じることもある．

・HHD（heal height difference）

軽度の伸展制限をとらえるには，HHDの測定が優れており，推奨される（図1）．とくに，過伸展膝の症例では角度計での伸展の評価が困難であるためHHDを測定し，伸展制限の評価をおこなうとよい．

・圧痛

外反位での受傷の場合には，内側側副靱帯損傷を合併することがある．内側側副靱帯に一致した圧痛のチェックは必要である．また，「膝がガクッとなった」症例の中には膝蓋骨脱臼症例もあるので，膝蓋骨脱臼の有無や圧痛部位（内側膝蓋大腿靱帯〈MPFL〉付着部）もチェックすべきである．

・後方落ち込み兆候（posterior sagging）

後十字靱帯損傷の場合には臥位で膝を立てると，下腿の自重によって脛骨の落ち込みが生じる（図2）．脛骨内顆前縁の段差（step off）の左右差で診断可能である．後十字靱帯損傷膝ではstep offを触れにくい．

● 画像診断

・単純X線

Segond骨折の有無は診断の助けになる．まれではあるが骨軟骨骨片を伴う例もあり，このような例ではCTでの精査も必要となる．また，陳旧例では関節症変化の有無に注意する．

①前後像，Rosenberg撮影

ACL損傷では異常所見を認めることは少ないが，陳旧例では関節症変化を認めることがある．また新鮮例ではSegond骨折があり，これを認めればACL損傷と判断してよい．

②側面像，posterior sag view

受傷時に生じる大腿骨外顆の骨挫傷が大きい場合は，単純X線側面像でも評価できる（図3，abnormal lateral notch sign）[1]．当科では，見逃しやすい後十字靱帯損傷の有無が簡単に診断可能なposterior sag viewをルーチンに側面像として撮影している．

・MRI

前十字靱帯だけでなく，半月板，関節軟骨の状態を知るためにできるだけ早期に行う．

近年MRI診断技術が向上したことにより，ACL損傷の診断は以前に比べ容易になっている．しかし，とくに合併損傷の有無などを問診，触診や徒手検査所見で関節内の状態を十分に想像したうえで，MRIをみることが重要である．

①ACL損傷

矢状断のみでは前十字靱帯が描出できないため，靱帯評価には斜矢状断像（ACLスライス）が必要である（図4）．また，ACLスライスがない場合でも大腿

◆図3　大腿骨外顆骨挫傷（矢印）

posterior sag view．

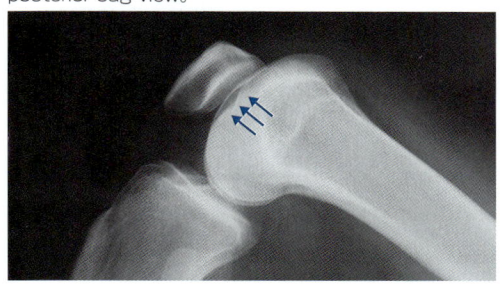

◆図4　MRI斜矢状断

前十字靱帯損傷を認める．この症例では損傷は大腿骨側に認める．

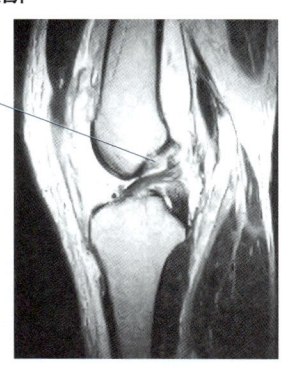

◆図5　大腿骨外顆骨挫傷（矢状断）

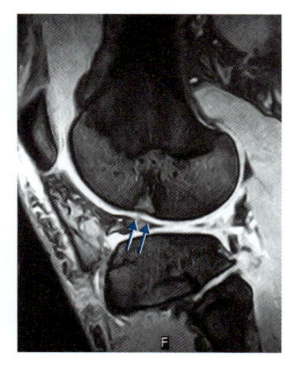

骨外顆の骨挫傷の有無は診断の一助となる（図5）。
②半月板損傷
　ACL損傷には半月板損傷の合併が多いため，必ず損傷の有無を評価する。
③軟骨損傷
　とくに陳旧例で関節水腫を伴うものは，軟骨損傷にも注意してMRIの読影を行う。
④大腿骨外顆の骨挫傷
　ACL損傷でも認めるが，膝蓋骨脱臼の急性期にも認める。しかし，膝蓋骨脱臼に伴う大腿骨外顆の骨挫傷は膝蓋骨の整復時に生じると考えられており，ACL損傷のそれより外側縁に存在することが多い（図6）。注意が必要である。

・CT（MPR-CT）
　関節内骨折を疑う場合は積極的にCTによる評価を行う。

・関節穿刺
①新鮮例の場合
　急性期のACL損傷では関節内血腫を伴うことが多く，関節穿刺を行う。関節穿刺は診断の助けになるばかりでなく，後述する可動域の獲得にも役立つ。
②陳旧例の場合
　陳旧例で関節水腫を伴う場合は半月板・軟骨損傷の合併を考える。関節液の性状（debrisの有無など）は関節内合併損傷を考えるうえで有用である。

●**徒手検査**
　ACL損傷の診断には，Lachmanテストとpivot shiftテストが重要である。

◆図6　大腿骨外顆骨挫傷（冠状断）
a：ACL損傷（矢印）。 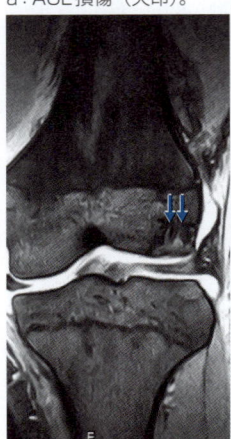
b：膝蓋骨脱臼（矢頭印）。膝蓋骨脱臼における骨挫傷はより外側にあることに注意する。

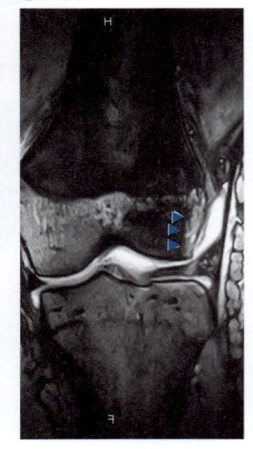

◆図7　Lachmanテスト

検者の左手で大腿骨を右手で脛骨を把持し前方へ引き出す（膝屈曲20°で右膝の場合）

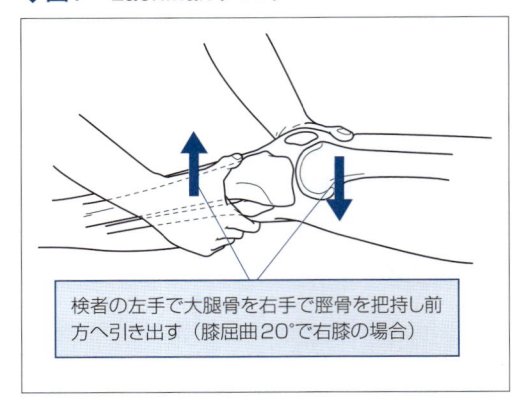

◆図8　pivot shiftテスト

a
外反，下腿内旋で亜脱臼した状態とする。

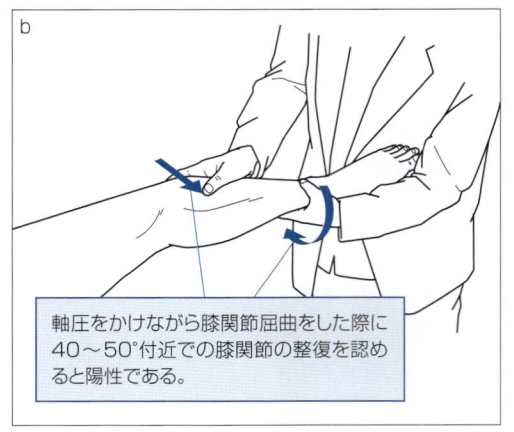

b
軸圧をかけながら膝関節屈曲をした際に40〜50°付近での膝関節の整復を認めると陽性である。

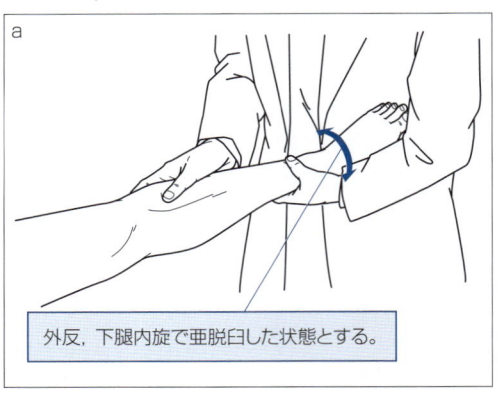

◆図9　前方引き出しテスト

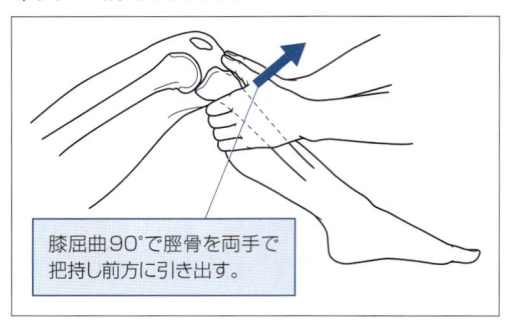

膝屈曲90°で脛骨を両手で把持前方に引き出す。

◆図10 外反ストレステスト

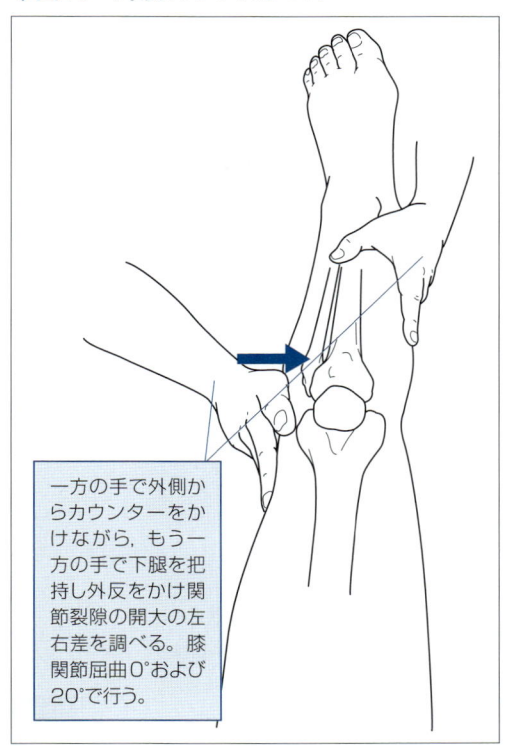

一方の手で外側からカウンターをかけながら、もう一方の手で下腿を把持し外反をかけ関節裂隙の開大の左右差を調べる。膝関節屈曲0°および20°で行う。

◆図11 patellar apprehensionテスト

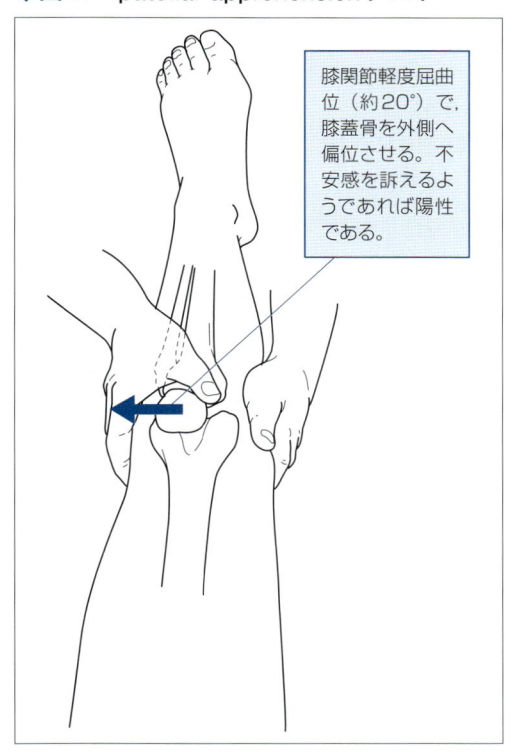

膝関節軽度屈曲位（約20°）で，膝蓋骨を外側へ偏位させる。不安感を訴えるようであれば陽性である。

・Lachmanテスト

まず，患者をリラックスさせる。膝屈曲20°で右膝の場合，検者の左手で大腿骨を右手で脛骨を把持し，前方へ引き出す（図7）。前方移動量とend pointの有無を検査する。

・pivot shiftテスト

LachmanテストとともにACL損傷を診断するのに敏感なテストとして知られている。まず患者をリラックスさせて，膝伸展の肢位をとることが重要である。ついで外反，下腿内旋で亜脱臼した状態（図8a）から，軸圧をかけながら膝関節屈曲をした際（図8b）に40～50°付近での膝関節の整復を認めると陽性である。

膝くずれを繰り返した症例では，整復される際だけでなく亜脱臼位をとるだけで不安感（apprehension）を示すことがある。

90°屈曲位での前方引き出しテスト（膝屈曲90°で脛骨を両手で把持し，前方に引き出す 図9）もあるが，屈曲制限がある症例では困難で，膝屈筋腱の緊張をとることが難しいので，著者らはあまりやっていない。

まれにほかの靱帯損傷を合併していることもあるので，外反ストレステスト（図10）や内反ストレステスト（内外反ストレスの際の関節裂隙の開大を左右差で判断）も必ず行う。また，後十字靱帯損傷に対する後方押し込みテストや半月板損傷に対するMcMurrayテストも行なう。

・patellar apprehensionテスト（図11）

受傷機転が似ている膝蓋骨脱臼症例との鑑別のため必ず行なう。膝蓋骨を軽度屈曲位で外側に徒手的に押す。患者が不安そうに顔をしかめれば陽性と判断する。受傷時に「膝くずれを生じた，あるいは膝がガクッとなった」という症例には，膝蓋骨脱臼症例も含まれることがある。

● 治療方針

現段階では，保存療法で損傷した前十字靱帯の治癒を導くことは困難である。また，前十字靱帯不全を放置し，膝くずれを繰り返すと合併損傷（半月板損傷・軟骨損傷）の可能性が高くなる。==再建術が治療の原則である。そのため治療のタイミングが問題となる。==以下はそのタイミングを左右しうる条件である。 【復帰のツボ】

・可動域制限（とくに伸展制限）

再建靱帯には膝伸展時にストレスがかかるため，術後は伸展を制限することが多い。一方で，伸展制限は膝前方痛などの疼痛の原因にもなる。==少なくとも術前に伸展制限は解消しておく必要がある。== 【治療のツボ】

筋力の弱い女子バスケットボール選手では，通常は

3～4週間が必要である．復帰を焦る患者の心理を理解するのは重要であるが，患者と一緒になって診療にあたる医療従事者が事を急ぐのはよくない．

・**半月板のロッキング（図12）**

ACL損傷に合併した場合，早期にロッキングを解除する必要がある．一期的に前十字靱帯再建術を施行するかは，意見の分かれるところである．

・**内側側副靱帯損傷**

原則的には硬性の膝装具を装着し，約3カ月の保存療法を行う．

徒手不安定性（外反ストレステスト）がほとんどない場合は例外で，ACL単独損傷と同様に治療する．

大腿骨付着部での剥離（peel-off）の場合で徒手不安定性が著明な例では，受傷2週間以内であれば内側側副靱帯修復とともに前十字靱帯再建を行う．

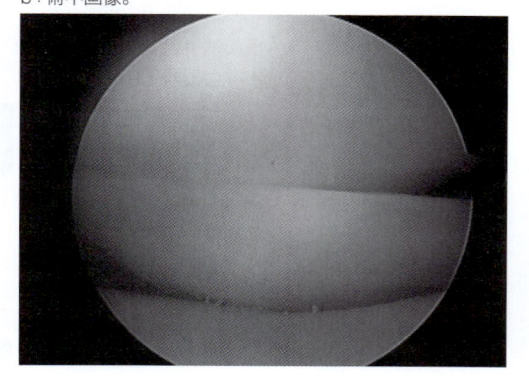

・**断裂靱帯の遺残断端（レムナント）による伸展制限（図13）**

受傷後1カ月が経過しても伸展制限が著明で，MRIで遺残断端が原因と考えられる場合は，鏡視下デブリドマンのみを施行することもある．この場合は，伸展制限が改善した後に靱帯再建術を行う．

・**社会的要因**

バスケットボールは中・高校生での損傷が多く，その場合，進学・残りの競技期間なども考慮する必要がある．その場合，あと2～3カ月のことだからと前十字靱帯不全のままバスケットボールを安易に許可すると，膝崩れの繰り返しや半月板ロッキングを来たすことになることも多い．十分家族・本人とも相談したうえで早期の再建術を考慮すべきである．

◆**図12　内側半月板のロッキング**
a：MRI像．矢印はロッキング部．
b：術中画像．

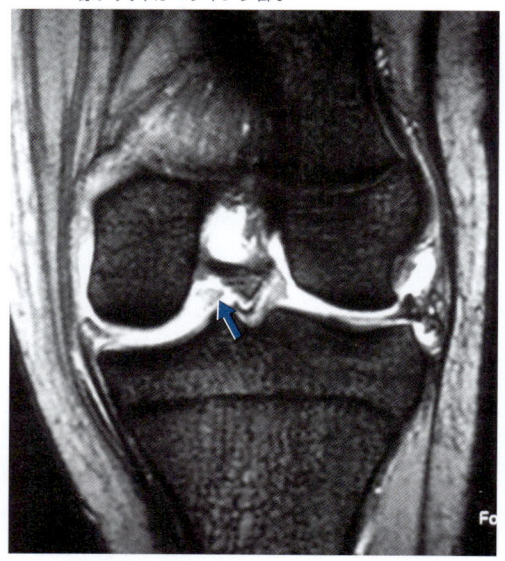

◆**図13　損傷靱帯のレムナント**
両症例ともに伸展制限の改善なく，受傷後1カ月でレムナントの郭清を行った．

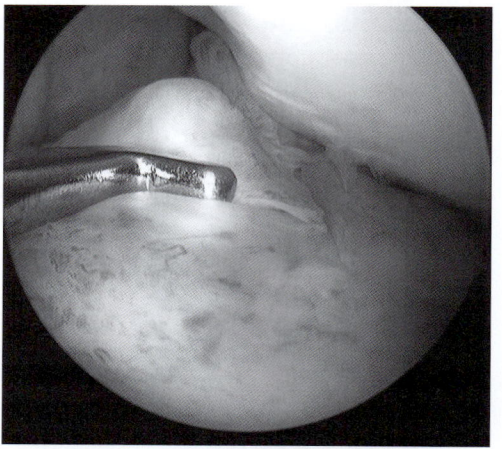

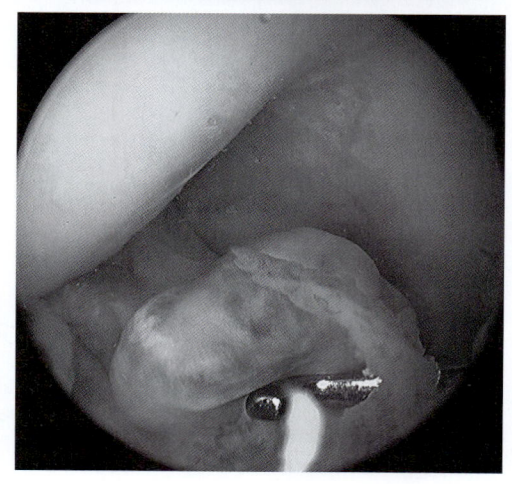

ケースレポート 1

【症例】

16歳，女子。

【現病歴】

バスケットボールの試合中，シュート着地の際に左膝が内に入りガクッとなった。近医受診し，関節内血腫を穿刺。受傷10日後に近医より紹介受診。

【初診時所見】

可動域は伸展-5°屈曲120°，Lachmanテストおよびpivot shiftテスト陽性。

【画像所見】

MRIでACL損傷を認めた。また，明らかな半月板損傷の合併はないものと考えられた。

【術前指導】

・可動域訓練の指導（外来）

屈曲だけでなく伸展の可動域の獲得の指導を行う。大腿四頭筋のセッティングは大腿四頭筋の収縮とともに膝蓋骨の動きが生じることを選手自身に実感させるように指導する（図14）。

・インフォームドコンセント（外来または入院後）

とくに女子バスケット選手では前十字靱帯再建術後の再損傷の発生率が高く，慎重なリハビリおよび復帰計画が必要であることを十分に説明する。

【手術所見】

前十字靱帯再建術（この症例では，二重束再建）(図15)を行なうが，女子選手では筋力（とくに大腿四頭筋）が弱く，膝蓋腱を用いた場合の伸展制限や膝前方痛の発生を考えると，自家膝屈筋腱を用いた方がよい。しかし，男子バスケットボールで大柄の選手（90kgなど）では，膝蓋腱を移植腱として用いることを考慮する。

●経過

後療法についての詳細は，リハビリテーションの項目を参照されたい（p.107）。再建靱帯の再構築には1～2年間かかると考えられており，完璧なリハビリテーションプログラムは確立されていない。再構築過程で再建靱帯に過度なストレスをかけず，安全に競技復帰の方向へ持っていけるようにするためには選手の理解も必要である。以下はおおよその目安である。

・術後2日

大腿四頭筋セッティング，股関節周囲筋のトレーニングを行った。関節内ドレーンの抜去後から，膝装具を装着したまま開始する。病棟で正しく継続的に行っているか，当院では看護師も指導できるようにしている。

◆図14　大腿四頭筋のセッティング

大腿四頭筋

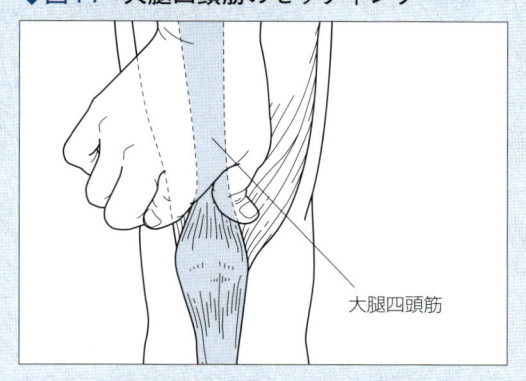

◆図15　二重束再建靱帯の鏡視像

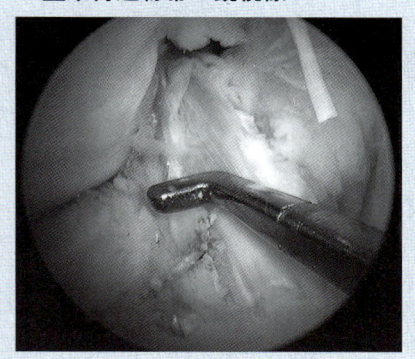

・術後3週

可動域訓練を開始した。2週間の固定後，膝固定装具を除去した。

・術後5週

全荷重を許可した。ハーフスクワットを指導する。

・術後4カ月

ジョギング（6km/h程度）を開始した。ダッシュは行わない。ジャンプやターンの基礎を入れる。

・術後7～9カ月

サイベックスでの筋力評価を行う。術後9カ月で復帰を許可した。

●解説

・バスケットボールへの競技復帰

131例（2004年1月～2006年12月）のうち，不明であるものを除くと85％が競技復帰を果たしていた。非復帰群の主な理由は社会的要因（就職，卒業など）である。

・再建靱帯の再損傷

女子バスケットボール選手（IKDCのcompetitive level）での再損傷は8.9％である。当院でのスポーツ選手の再建靱帯の再損傷率は約5％なので，女子バスケットボールにおける再損傷が多く，問題であることがわかる。

ケースレポート2（難治例）

【症例】

20歳，女性。バスケットボール選手。両膝前十字靱帯の再損傷症例。

【既往・現病歴】

15歳で練習中にシュートの着地で左膝ACL損傷（図16a）。受傷から3カ月後に左膝前十字靱帯再建術（二重束）施行。術後7カ月でバスケットボールへ復帰。

復帰後1カ月時，練習中に踏ん張った際に左膝再損傷し（図16b），再受傷から3カ月後に左膝前十字靱帯再々建術（骨付き膝蓋腱使用）を施行した。

19歳でバスケットボール中に右膝を受傷（図16c）。受傷3カ月後に右膝前十字靱帯再建術（三重束）施行。

復帰後3カ月で練習中に右膝再受傷（図16d）。右膝前十字靱帯再々建術（骨付き膝蓋腱使用）施行し，入院加療となった。

◆図16 両膝前十字靱帯再損傷の難治症例
a：左膝初回受傷時。 b：左膝再損傷時。
c：右膝初回受傷時。 d：右膝再損傷時。

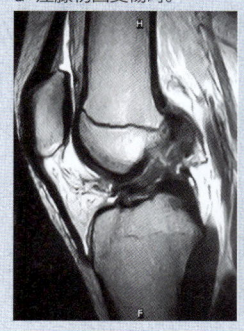

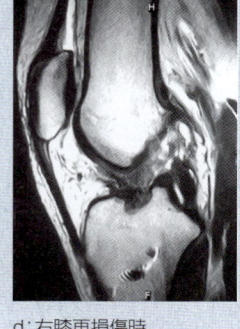

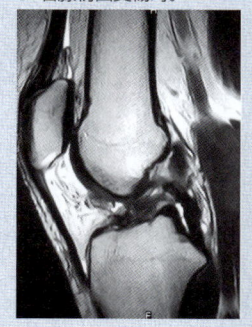

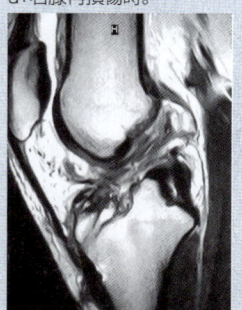

再発予防と今後の課題

●再損傷の問題

バスケットボールの女子選手は初回のACL損傷だけでなく，再建靱帯の再断裂症例も多い[2,3]。また，両膝の靱帯損傷例もある。ケースレポート2の選手の場合，満足にプレーできた期間は実質上17～18歳の1年間だけである。この選手については引退を勧めた。

皮肉なことではあるが，手術手技の向上や後療法の改善により，これまでよりさらに多くの選手が競技復帰できる可能性がある。すなわち，再損傷の問題は今後も避けて通れない課題となるであろう。

●成長期の症例

原則は成長期を過ぎたころの再建術が望ましい。中途半端な手術は患者本人のためにならず，患者本人・家族にはその旨説明している。

どうしても手術療法を希望する場合は，特殊な前十字靱帯再建術になるため成長期の症例を多く経験している施設に集約して行うことがよいと考える（当院では施行していない）。

文献

1) 辻 佳成，前田 朗，ほか，前十字靱帯不全膝におけるlateral notch signの病態と臨床的意義．整形外科 51：9-14, 2000.
2) Renstrom P, Ljungqvist A, et al：Non-contact ACL injuries in female athletes：an International Olympic Committee current concepts statement. Br J Sports Med 42：394-412, 2008.
3) Tanaka Y, Horibe S, et al：Retear of anterior cruciate ligament grafts in female basketball players：a case series. Sports Med Arthrosc Rehabil Ther Technol 9：2-7, 2010.

バスケットボール

バスケットボールにおける膝前十字靱帯再建術後のリハビリテーション（急性期）

北口拓也

スポーツ選手においては，術後競技復帰までに要する治療期間や労力等を考慮すると，よりよい状態での速やかなスポーツ復帰が望まれる。バスケットボールはさまざまなパターンのジャンプや急激な減速，方向転換を繰り返すスポーツであり，円滑な訓練期，アスレティックリハビリテーション期への移行が行えるようメディカルリハビリテーション期には伸展可動域及び最終伸展位での筋出力能力を獲得しておく必要がある。ここでは著者らが行っているバスケットボール選手に対する，膝前十字靱帯（以下，ACL）再建術前から術後急性期のリハビリテーションについて解説する。

リハビリテーション（急性期）のポイント

●術前（受傷直後～手術まで）

術前筋力は術後の膝機能やスポーツ復帰，再断裂に影響を与えるため[1～3]必ず評価を行う。また術前に伸展制限が著明な場合，術後伸展可動域の獲得に難渋することから[4]，筋力低下や可動域制限がある場合は手術までに改善しておく必要がある。そのため受傷直後は腫脹，疼痛の管理を目的にRICE処置を実施するが，症状が軽減し始めたら直ちに積極的な可動域訓練および筋力トレーニングを開始する。伸展制限の評価は測定が容易で妥当性が高いHHD（heel height difference）[5]

◆図1　HHD（heel height difference）
膝蓋骨をのせた状態で（a）踵の左右差を計測する（b）。

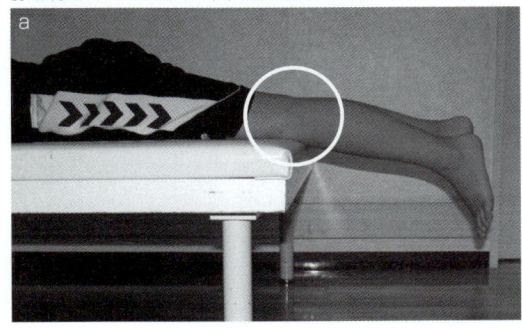

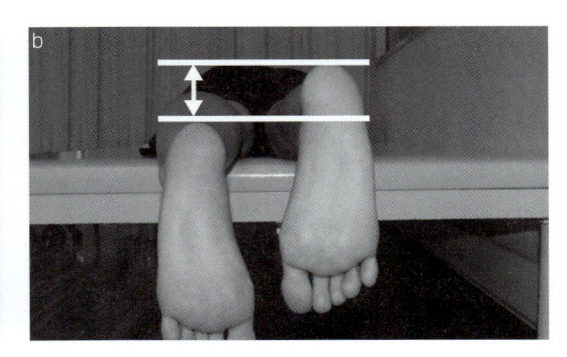

◆図2　大腿四頭筋セッティング

a：収縮により膝蓋骨が近位側に移動するのを指で確認させる。

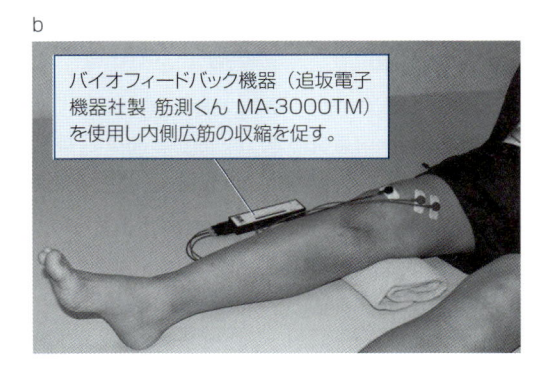

b：バイオフィードバック機器（追坂電子機器社製 筋測くん MA-3000TM）を使用し内側広筋の収縮を促す。

◆図3　SLR

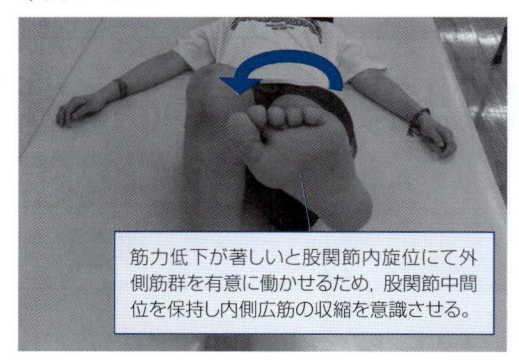

筋力低下が著しいと股関節内旋位にて外側筋群を有意に働かせるため，股関節中間位を保持し内側広筋の収縮を意識させる。

◆図4　伸展可動域訓練

a　足関節下にタオルを置きセッティングを行う。

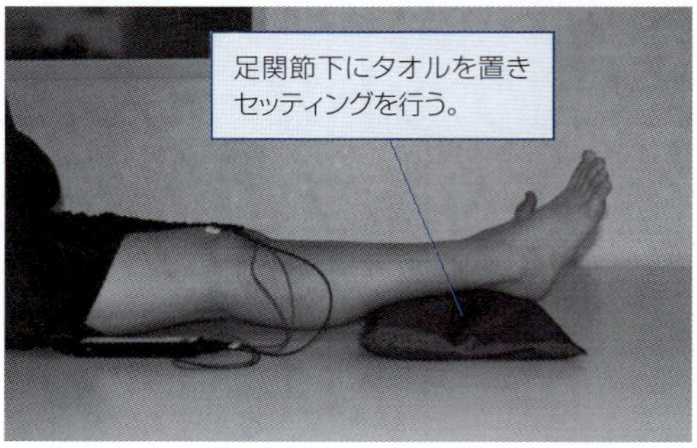

b　下腿三頭筋のストレッチを行う。

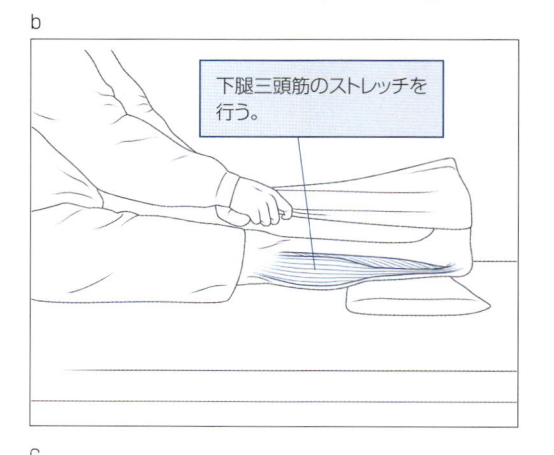

c　下腿の1/2をベッドから出し膝窩部の持続伸張を行う。

◆図5　大腿四頭筋トレーニング

自重負荷では内転運動の同期により最終伸展域を意識させる。

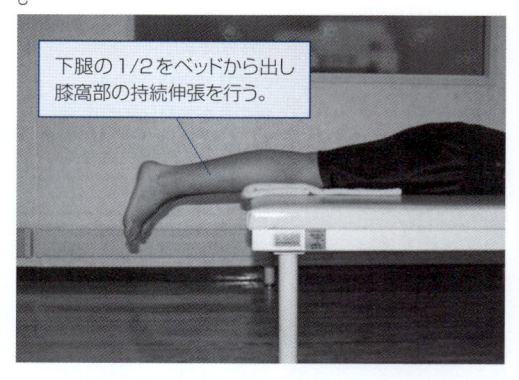

にて行う（図1）。手術までにHHDは5mm以下，膝筋力患健比は70％以上を目標とする。

ACL再建術後リハビリテーション

伸展制限は膝蓋腱炎や膝前面痛の原因となり，放置すると後の筋力やアジリティー等のパフォーマンス低下に影響するため，**術後急性期のリハでは伸展可動域の獲得及び非荷重・荷重下でのextension lagを解消することが最重要課題となる。**

復帰のツボ

・ACL再建術後免荷期（手術直後～術後3週）

術後2週間は軽度屈曲位にて装具固定とし，3週目より膝の可動域訓練を開始する。この間不動が続くと可動域制限や筋出力低下が起こるため，手術当日より膝蓋骨のモビライゼーションと大腿四頭筋セッティングを開始する。手術侵襲により筋出力の感覚低下が生じるため，セッティングを行う際には膝蓋骨の動きを確認させる（図2a）。また内側広筋の選択的トレーニングとしてバイオフィードバック機器の使用が有用である（図2b）。手術翌日にはSLRを含めた股関節周囲筋や体幹筋のトレーニングを開始する。術直後にSLRを行わせると外側広筋や大腿筋膜張筋にて代償を行うため股関節内旋位をとることが多い（図3）。この肢位にてトレーニングを続けると内・外側筋の不均衡がさらに進むため，股関節を内・外旋中間位にて行うよう指導する。

装具除去後は積極的な膝可動域訓練を開始する（図4）。大腿四頭筋トレーニングは伸展域では脛骨の前方剪断力が働くため抵抗運動は伸展運動域を60°までに制限するが，自重負荷ではextension lagの改善を目標に完全伸展を意識させて行う（図5）。SLRも同様に可及的速やかに完全伸展位で行えるよう指導を行う。

・荷重期（術後4週～6週）

復帰のツボ

荷重期に入るとCKC（Closed-Kinetic-Chain）でのトレーニングを行う。**この時期のCKCトレーニング**

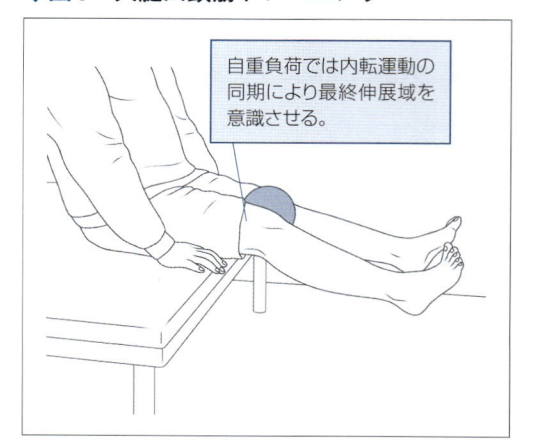

は単なる筋力増強ではなく後のパフォーマンスの基礎となるため，前足部荷重（図6a）と膝の内外反中間位保持を徹底的に指導する（図6b）。また内外側筋の不均衡は動作時に膝の外反を誘発するため[6]バイオフィードバック機器により内側広筋の収縮を確認しながらトレーニングを行わせる。荷重下での完全伸展が困難な場合は，壁押しや腹臥位でのセッティングが有効である（図7）。また膝の動的マルアライメントには股関節や体幹機能も関係するため，この時期からコア・スタビリティートレーニングを開始する。訓練期までにHHD 5mm以下，屈曲135°，内側広筋出力70%（健側比）以上を目標とする。

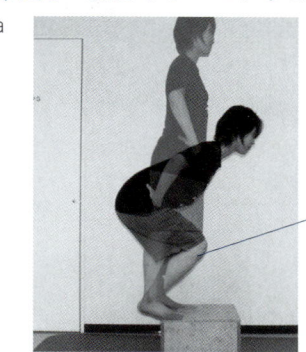

復帰のツボ

◆図6　CKCトレーニングのポイント

a: 前方荷重を意識したスクワット。
b: 膝を内外反中間位に保持する（フォワードランジ）。

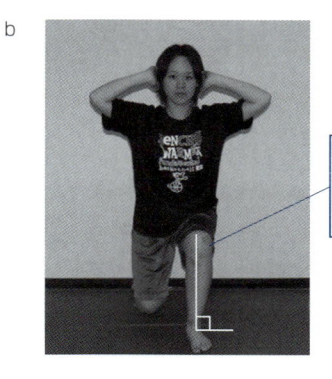

◆図7　荷重下での膝伸展トレーニング

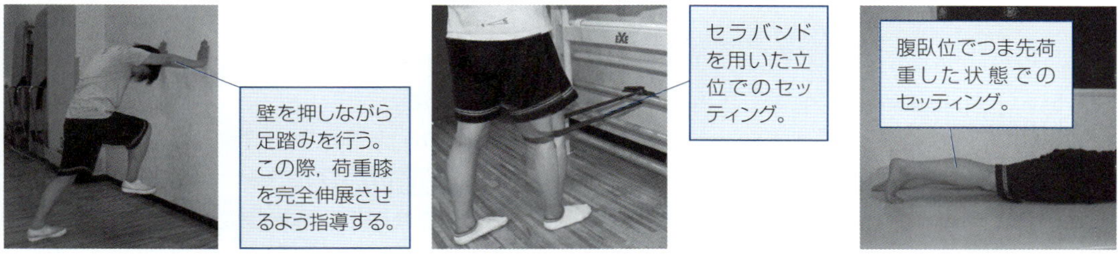

- 壁を押しながら足踏みを行う。この際，荷重膝を完全伸展させるよう指導する。
- セラバンドを用いた立位でのセッティング。
- 腹臥位でつま先荷重した状態でのセッティング。

ケースレポート1

【症例】
16歳，女子。

【現病歴】
試合中，レイアップシュートの着地時に膝が外反し受傷。

【初診時所見】
術前可動域：膝伸展0°，屈曲155°，HHD 0cm。
術前等速性膝筋力：伸展患健比78%，体重比191%。屈曲患健比77%，体重比95%。

【手術所見】
半腱様筋腱による解剖学的二重束ACL再建術を施行した。

経過

・術直後
手術当日より膝蓋骨のモビライゼーションと大腿四頭筋セッティング（セッティング）を開始。翌日よりSLR等の股関節周囲筋のトレーニングを装具装着下にて開始。

・術後2週
extension lag20°，ROM －5/110，HHD 1.5cm，セッティング時の内側広筋の筋出力は健側比30%であった。

・術後3週
1/2荷重下での筋力トレーニング開始。extension lagは5°残存したもののROM 0/130，HHD 0.5cmと順調な改善を認めた。

・術後4週
全荷重開始。extension lag消失し，HHD 0cm，セッティング時の内側広筋出力も70%と良好。

退院後も良好な経過で円滑な訓練期，アスリハ期への移行が行え，術後8カ月で元のスポーツレベルへの完全復帰を果たした。

ケースレポート2（難治例）

【症例】
15歳，女子。

【現病歴】
試合中，相手シュートのタイミングに合わせ減速動作を行った際に受傷．その2週後，伸展可動域不良であったためリハビリテーションを開始した．

【初診時所見】
HHD 5cm, ROM －20 / 115, extension lag 15°．

【手術所見】
半腱様筋腱による解剖学的二重束再建術を施行した．

経過

・術前

約3週の術前リハビリによりHHD 1cm, ROM 0 / 130と可動域は改善を示したが，extension lagは10°残存．さらに等速性膝伸展筋力は患健比53%，体重比75%と低値であった．

・術後2週

伸展可動域－15°，HHD 3cm, extension lag 25°．

・術後3週

1/2荷重開始するも伸展可動域－10°，extension lag 20°，セッティング時の内側広筋出力は健側比10%未満と低値であった．荷重時の伸展不全も著明であり，ホットパックを用いた伸展可動域訓練（図8）およびバイオフィードバックを用いたCKCトレーニングを追加した．

・術後4週

全荷重開始．伸展可動域0°となるが依然extension lag 15°残存であった．

・術後5週

extension lag 10°，膝屈曲位歩行の状態で退院となる．以後，週3回の外来リハビリを継続した．

・術後6週

バイオフィードバックにて内側広筋の筋出力を確認しながらwall climb（図9）実施した．

・術後7週

extension lagおよび跛行改善となった．

理学療法のポイント

術前に正常可動域を獲得したにも関わらず，自動運動能力が欠如していたため術後難渋したケースである．術後バイオフィードバックやwall climbを行うことにより伸展不全は改善したが，訓練期およびアスリハ期への移行が遅れる結果となった．本症例のような場合，術前に伸展可動域および筋出力能を獲得することが望ましいが，症状が残存した場合は術後早期より可動域の獲得ならびに，バイオフィードバック機器等を用いた非荷重および荷重下での筋出力トレーニングを行う必要がある．

◆図8 ホットパックを用いた伸展可動域訓練

a：下腿の1/2をベッドから出した状態で行う．

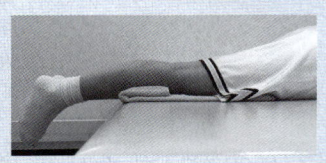

b：伸展制限が著明な場合は下腿とベッドの隙間をタオルで埋めホットパックを膝窩部に置き持続伸張を行う．

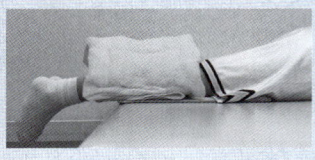

◆図9 wall climb

足趾で壁を這い上がりながら膝を伸ばす運動である．

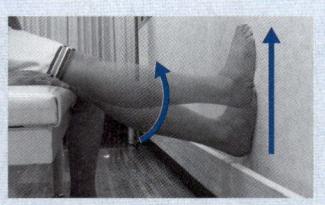

文献

1) Eitzen I, et al：Preoperative quadriceps strength is a significant predictor of knee function two years after anterior cruciate ligament reconstruction. Br J Sports Med, 43：371-376, 2009.
2) 北口拓也，佐藤のぞみ，ほか：膝前十字靱帯再建術後スポーツ復帰に関わる因子―術前・術中所見での予測―．スポーツ傷害，13：12-13, 2008.
3) Tanaka Y, et al：Retear of anterior cruciate ligament grafts in female basketball players：a case series. Sports Med Arthrosc Rehabil Ther Technol, 9：2-7, 2010.
4) Mauro CS, Irrgang JJ, et al：Loss of extension following anterior cruciate ligament reconstruction：analysis of incidence and etiology using IKDC criteria. Arthroscopy, 24：146-153, 2008.
5) Schlegel TF, et al：Reliability of heel-height measurement for documenting knee extension deficits. Am J Sports Med, 30：479-482, 2002.
6) Palmieri-Smith RM, et al：Association between preparatory muscle activation and peak valgus knee angle. J Electromyogr Kinesiol, 18：973-979, 2008.

バスケットボール

バスケットボールにおける膝前十字靱帯再建術後のリハビリテーション（訓練期）

大見頼一

リハビリテーション（訓練期）のポイント

訓練期の定義は「歩行可能になった時期からランニング・基礎的なスポーツ動作を実施する時期」とする（当院では術後2週～術後6カ月である）。以下に3つのポイントをあげる。①術後約3カ月までは再建靱帯が阻血性壊死を起こし，その後徐々に強度を増している時期である。再建靱帯への過負荷に注意し，骨孔の骨化や不安定性を確認しながら進める。②片脚スクワットや歩行・ジョギングで動的アライメントを評価する。不良な場合は症例に対応したプログラムを実施する。③バスケットボール（以下，BB）に必要な基本フットワークを習得する。

ケースレポート1

【症例】
大学女子選手。ポジションはガード，身長158cm，体重56kg。

【症状】
リバウンド時にバランスを崩し右片脚着地で受傷。

【手術】
半腱様筋腱を使用した解剖学的二重束再建術を施行し，術後4週経過。膝可動域は0～130°，筋力は大腿四頭筋4，ハムストリング4，疼痛なく全荷重歩行・階段昇降は可能であった。これまでに実施したプログラムは主に①ROM ex., ②膝蓋骨モビライゼーション，③レッグエクステンション（近位抵抗・図1），④スクワット，⑤軽負荷でのレッグカール（図2）などであった。

経過

・術後4～6週

動的アライメントを片脚スクワットで評価し（図3a），右はいわゆるknee-inを呈しており膝外反・股内転内旋位，Trendelenburg徴候（＋）がみられ，同様のアライメントは歩行の立脚期にもみられた。要因として立脚側の股外転筋力低下，体幹・骨盤周囲筋の支持性低下が考えられ，これを改善するためにサイドブリッジ（図4），片脚外転（図5）を実施した。片脚外転は立脚側の股外転筋を強化する種目であり，骨盤が水平になることを意識させた。サイドブリッジは下側の股外転筋・腹斜筋を強化する種目で，患側が下になると，骨盤挙上が十分に行えていなかった。また固

◆図1 弾性バンドを使用した近位抵抗でのレッグエクステンション（屈曲域）

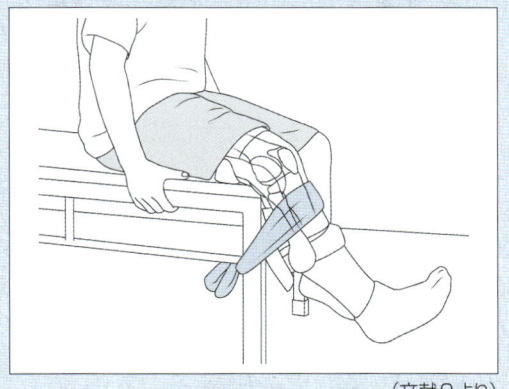

（文献9より）

◆図2 軽い負荷の弾性バンドを使用したレッグカール

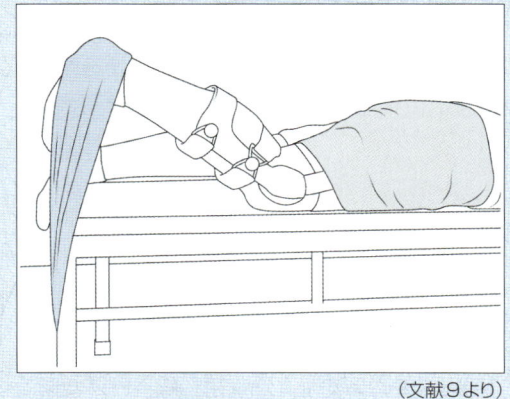

（文献9より）

◆図3　片脚スクワットでの動的アライメント評価

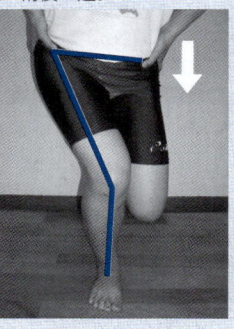

a：術後4週。　　　b：術後10週。

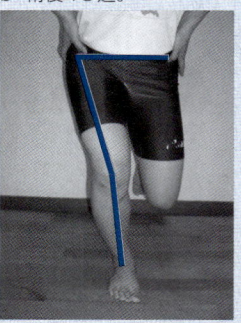

（文献9より転載）

◆図4　サイドブリッジ

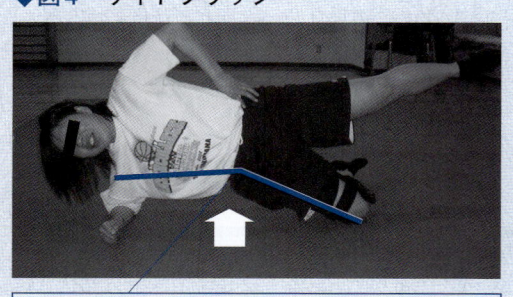

患側を下にした側臥位で膝と肘で体重を支持し，健側股関節を外転位に保持する。患側の股関節外転筋と腹斜筋を意識して，その姿勢を保持する。

◆図5　片脚外転

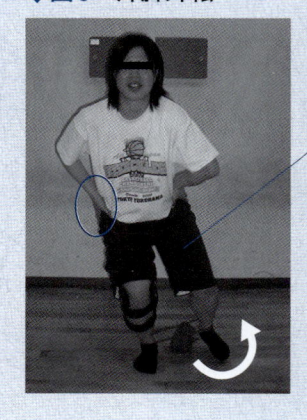

弾性バンドを使用し，遊脚側の股関節を外転し，CKCでの立脚側外転筋強化を行う。

◆図6　パワーポジション

いわゆるかまえの姿勢で，膝とつま先の方向を一致させて，体幹と下腿の前傾角度は平行にする。

正面　　　　　　側面

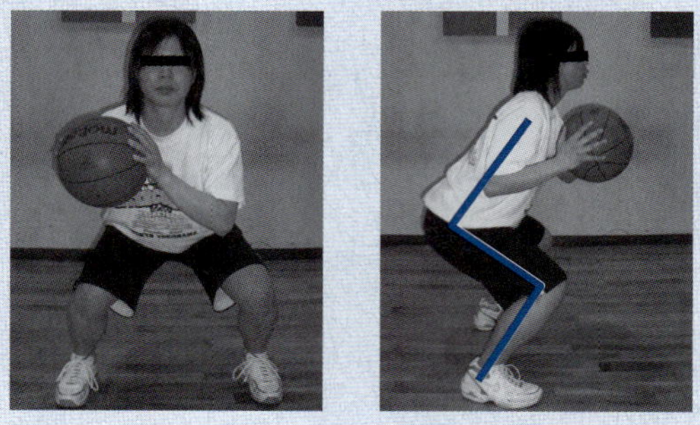

◆図7　バランスディスク上でのチェストパス

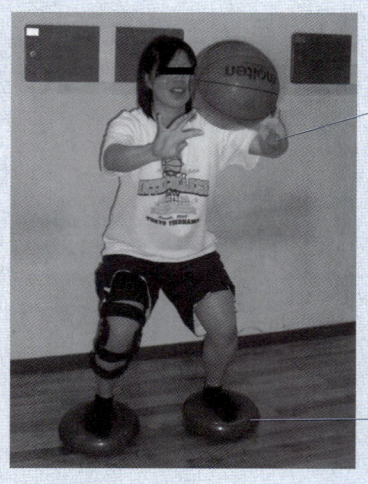

パワーポジションを保持したままチェストパスを実施する。

ディスク上でパワーポジションを作る。

◆図8　鏡でのフィードバックを利用した片脚スクワット

上前腸骨棘を母指で触り，骨盤が水平か確認する。

鏡をみて膝とつま先の方向を一致させる。

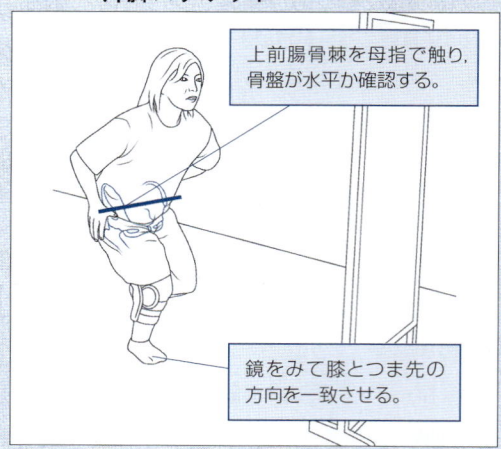

有感覚機能向上を目的にバランスディスク上でのハンドリングを実施した。

・術後6～8週

　BBではパワーポジション（図6：以下，PP）といういわゆる構えの姿勢を作ることが重要になる。バランスディスク上でPPを作り，安定してきたらその姿勢を保持したままチェ ストパスを行った（図7）。これによって固有感覚機能向上とPPの安定化を図った。さらに鏡によるフィードバックを利用した片脚スクワット（図8）も追加し，骨盤が水平になっているか確認させた。

・術後8～10週

　軽いバーベルを使用したスクワットを始め，さらにバランス

ディスク上での片脚スクワットを追加した。術後10週にて片脚スクワットを再評価するとknee-in, Trendelenburg徴候は改善傾向であった（図3b）。

・術後3カ月

　X線上で骨孔の骨化がみられ，等速性筋力測定では健患比で膝伸展73％，膝屈曲77％，片脚スクワット78％でありKT-1000による前方動揺性測定では健患差0.5mmだった。ジョギングとBBに必要な基本動作を学ぶためにフットワークを開始した。減速ドリルとしてハーキーステップ（図9），ジョギング→ハーキー，横の動きとしてサイドステップ（図10），ターンドリルとしてジョギング→両脚ターン（図11）を行った。減速動作時，細かい足踏み動作を使って徐々にスピードを落とすよう指導した。サイドステップではつま先を正面に向けて半歩ずつ進むようにさせた。ターンドリルでは，母趾球に荷重し股・膝屈曲位を保ったままコマをイメージして，ターンすることを意識させた。

・術後4カ月

　BBのストップ動作にはストライドストップ・ジャンプストップの2種類がある。ストライドストップ（図12）は2歩でストップする動作であり，ジャンプストップは両脚でストップする動作である。症例は軸脚が右であるため，右→左のストライドストップを行うことが多い。当初，右脚でストップするときに十分に股・膝を屈曲することができなかったので，股・膝を深く曲げて柔らかく着地することを指導した。また大腿四頭

◆図9　ハーキーステップ

パワーポジションのまま，その場で細かい足踏み動作を繰り返す。

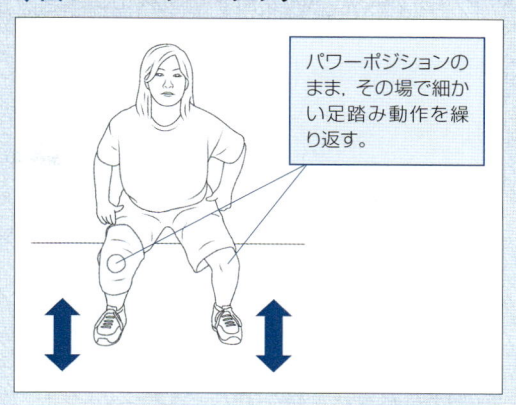

◆図10　サイドステップ

かまえの姿勢から半歩ずつ側方へ移動する。つま先が外側に向きやすいので，正面に向くよう注意する。

◆図11　ジョギング＆両脚ターン

ジョギングから左→右または右→左でストップする。

母趾球に荷重し，膝屈曲位を保ったままコマになったようなイメージで180°ターンする。

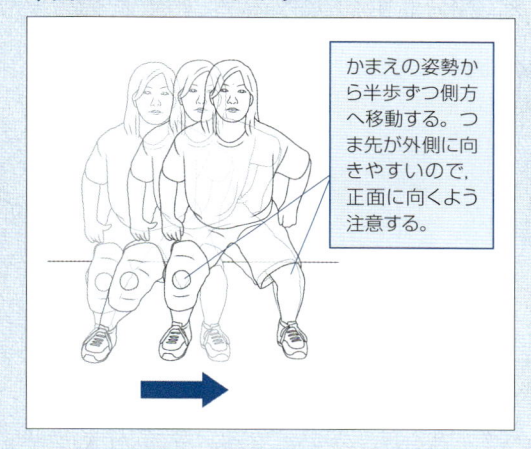

◆図12　ストライドストップ

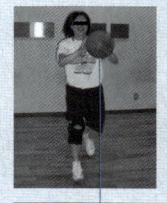

1歩目のときにボールを空中でキャッチする。

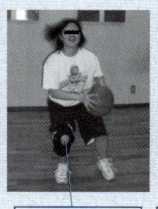

その後減速する。

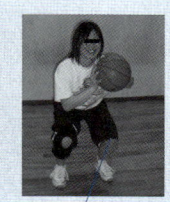

2歩目を半歩前に着いて，かまえの姿勢になる。

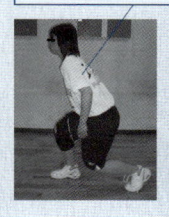

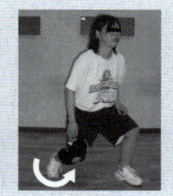

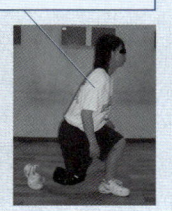

◆図13　ストップ→フロントターン

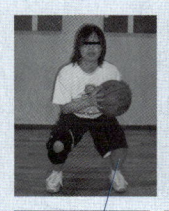

ストライドストップする。

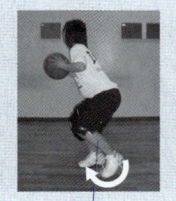

一歩目の脚を軸にして前回りにターンする。

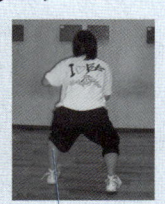

軸足は母趾球に荷重し，股膝屈曲位を保持する。

◆図14　サイドステップジグザグ

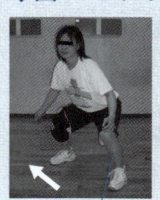

斜め後方にサイドステップで進む。

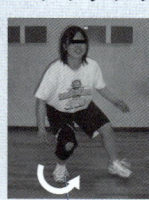

母趾球でターンする。

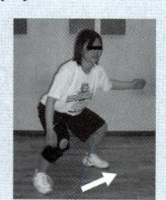

反対の斜め方向に進む。

◆図15　リバウンドキャッチ

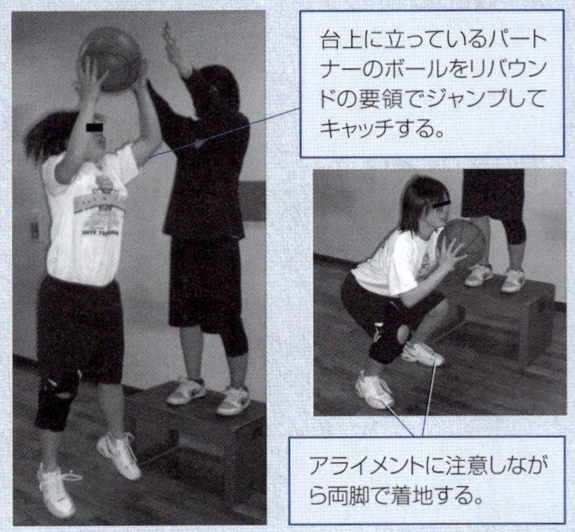

台上に立っているパートナーのボールをリバウンドの要領でジャンプしてキャッチする。

アライメントに注意しながら両脚で着地する。

◆図17　レイアップシュート

バスケットボールの代表的なシュートで，1歩目でストップし，2歩目で上方にジャンプしシュートする。ストップする脚での減速動作と上方へのジャンプ動作を確認する。

◆図16　ワン・レッグ・ホップ

片脚で前方にジャンプして，同側の片脚で着地する。

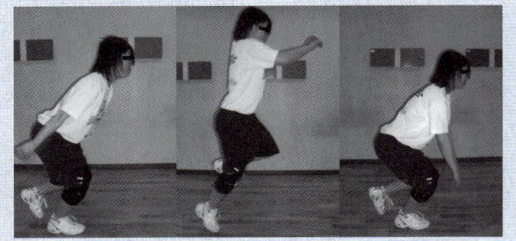

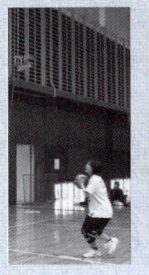

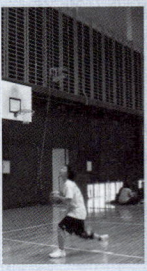

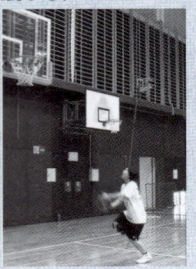

◆図18　シザースジャンプ

ランジの姿勢から上方にジャンプし，脚を前後に入れ替え着地する。膝とつま先の方向を一致させ，股膝関節を深く曲げる。この動作を繰り返す。

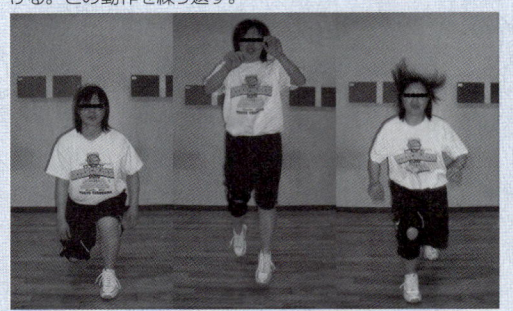

筋の遠心性収縮が十分に行えていないと考え，バーベルやディスクを使用したランジを追加した。横の動きではサイドステップ→ハーキーを行った。この種目は，反復横跳びのように切り返さずにハーキーで減速を行えるため，リスクが少なく行える種目である。

・術後5カ月

ストライドストップ・ジャンプストップが安定して行えるようになったので，ストップ→フロントターン（図13）を行った。右軸脚の場合，十分に荷重できずにターン動作をしていたので，鏡によるフィードバックを利用した。横の動きでは，サイドステップジグザグ（図14）を追加した。ストップドリルとして，ダブル・レッグ・ホップ，リバウンドキャッチ（図15）を全力の50％程度で開始した。つま先と膝の方向を一致させ，股・膝を深く曲げて，柔らかく着地をすることを意識させた。当初は，患側へ十分に荷重できていなかったが，鏡を利用したフィードバックを通じて，左右均等に荷重して着地できるようになっていった。ダッシュやスポーツ専門動作として1人で行うドリブル練習（急激な方向転換をしない）や2人1組でのパス練習を許可した。

・術後6カ月

両脚での着地から片脚での着地動作へと進めていった。ワン・レッグ・ホップ（図16）を全力の50％から開始した。

開始当初は膝の左右へのぐらつきやknee-in傾向がみられたが，徐々に改善していった。またチーム練習でのウォーミングアップを許可した。

・術後7〜8カ月

スポーツ専門動作として，対人プレーを50％スピードで開始した。ボールなしでの1対1からボールありでの1対1へと進めていった。さらに2人一組でのパス交換（2メン）からのレイアップシュートも開始した。レイアップシュート（図17）は，全力疾走から1歩目で減速し，2歩目で上方にジャンプシュートする動作である。このシュートの1歩目の減速動作が受傷機転となる場合も多いので，減速動作が正しくできるかをチェックすることが重要である。また患側での上方へのジャンプが十分にできないこともある。症例は患側での1歩目の減速動作や上方へのジャンプ動作がうまくできず，「うまく止まれない，上にジャンプできない」といっていた。ジャンプ動作改善のためにシザースジャンプ（図18）などを追加した。

・術後9カ月

対人プレーが不安なく可能となり，練習試合にも復帰した。今後，再損傷や反対側損傷を予防するために予防プログラムを指導した。

全身を診るリハビリテーション

術後3週～3カ月までは，再建靱帯が阻血性壊死を起こし，その後徐々に強度を増している過程にあり[1～2]，強度が低く，また骨孔の骨化もみられないので，内外反・回旋のような過負荷が加わらないように注意しながら運動療法を行う必要がある．動的アライメントとACL損傷は関連がある[3～5]と考えられ，動的アライメントの改善は再損傷や反対側損傷予防に重要だと思われる．ケースレポート1は動的アライメントの不良があり，膝周囲筋だけでなく体幹・股関節周囲に対するアプローチと鏡によるフィードバックを利用した片脚スクワットを積極的に行い，改善を図った．サイドブリッジは支持側の股関節外転筋・腹斜筋の活動を高め，支持性を向上させるのに有効で，片脚外転はCKCでの股関節外転筋（立脚側）を強化するのに効果的[6]と考えられる．このようにランニングが始まる前に動的アライメント評価より，早期より問題点を発見し，その後を見越してプログラム立案・実施していくことが重要である．膝関節は股関節と足関節の間にあるため，上下から影響を受けやすく，臨床上よくみられるknee-inは股関節から影響を受けている場合も多い．Risberg[7]は神経筋トレーニングの有効性を述べており，術後早期からバランスディスクを使用して固有感覚機能向上を図るのは重要と思われる．

BBの競技特性は，ストップ・カッティング・ター

> **復帰のツボ**

◆表1　フットワークドリル

I．減速ドリル	
①ハーキーステップ 構えの姿勢のまま，その場で細かい足踏み動作を行う．	10秒×3セット
②リカシェット（前） ハーキーステップと同じ動きをしながら，前進する．	3m×3セット
③ジョギング&ハーキー 10m程度ジョギングしたら，徐々にハーキーステップを使いながら減速して15mの地点で止まり，構えの姿勢をとる．	10～15m×10回×3セット
④ダッシュ&ハーキー 10m程度ダッシュしたら，徐々にハーキーステップを使いながら減速して15mの地点で止まり，構えの姿勢をとる．	10～15m×10回×3セット
II．横の動き	
①サイドステップ（片道） 20～30m	3往復
②サイドステップ&ハーキー サイドステップで側方に5m程度進んだら，その場で3秒間ハーキーステップを行い，反対方向へサイドステップで進み，スタート地点でハーキーステップを行い，これを繰り返す．	5往復×2セット
③サイドステップ往復 サイドステップで側方に5m程度進んだら切り返し，反対方向へ進む．	5往復×2セット
④サイドステップジグザグ サイドステップで斜め後方に3～5歩進み，90°方向転換して斜め後方へ進む．	3往復
III．ターンドリル	
①ジョギング&両脚ターン ジョギングから左→右または右→左でストップする．母趾球に荷重，膝屈曲位を保ったままコマになったようなイメージで180°ターンする．	左右5往復（15m）
②ランニング&両脚ターン ランニングスピードをアップさせてターンする．	左右5往復（15m）
③ランニング～ダッシュ&ターン	左右5往復（15m）
IV．ストップドリル	
①スクワットジャンプ：両脚着地 両脚で上方にジャンプして，両脚で着地する．	10回×2セット
②スクワットジャンプ：片脚着地 両脚で上方にジャンプして，片脚で着地する．	10回×2セット
③ダブル・レッグ・ホップ 両脚で前方へ立ち幅跳びを行い，両脚で着地する．	10歩×2セット
④ワン・レッグ・ホップ 片脚で前方へ立ち幅跳びを行い，同側の片脚で着地する．	10歩×2セット

バスケットボール

◆表2　スポーツ復帰筋力指標値（体重比）

	男性		女性	
	競技レベル	レクレベル	競技レベル	レクレベル
膝伸展筋力	95%	90%	85%	80%
膝屈曲筋力	65%	60%	50%	45%
片脚スクワット	190%	135%	145%	100%
H/Q比	70%	65%	60%	55%

膝伸展・屈曲筋力の単位は，ft・lbs，片脚スクワットの単位はkgを使用
H/Q比は膝屈曲筋力÷膝伸展筋力

◆図19　等速性筋力測定
膝伸展・屈曲（OKC）と片脚スクワット（CKC）

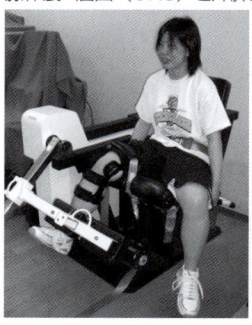

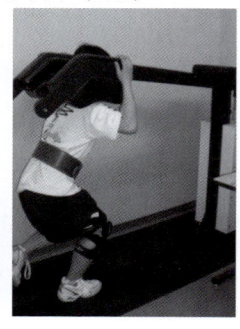

ンなど受傷機転になりやすい動作が多いことである。とくにストップ・着地動作で受傷することが多いため，このような受傷機転になりやすい動作をいかに安全に身につけるかが訓練期のポイントとなる。当院では骨孔の骨化がX線で確認されること，等速性膝伸展筋力健患比70%以上をひとつの指標として，ジョギングやフットワークを開始している。フットワークドリル（表1）は減速・横・ターン・ストップの4種で段階的にレベルアップできる構成になっており，安全に基本動作を学ぶことができる。このような減速・ターン・ストップという受傷機転となる動作を正しいアライメントで行えるよう学ぶことが重要である。とくにストップ・着地動作では膝関節からではなく，股関節から柔らかく曲げることがポイントである。ケースレポート1は片脚着地で受傷し，減速・ストップがとくに問題となったので膝が内側に入らず，柔らかくストップすることを意識させた。またフットワークとランジなどのCKCプログラムを実施し，定期的にOKC・CKC筋力測定（図19）を行いながらプログラムを進めていったことが円滑な復帰の要因と考えられる。また当院では健患比だけでなく体重比も指標にして（表2）復帰を決めている。さらに再損傷・反対側損傷を予防する目的で，スポーツ現場で実施している予防プログラム[8,9]を指導し，復帰後のフォローを行った。予防プログラムはジャンプ・筋力・バランスから構成され

ており，正しいPPで股関節を使って柔らかく着地すること，股関節周囲筋・体幹の支持性向上，バランス能力向上がポイントである。このように復帰期に予防プログラムを取り入れることは再発予防に有効だと思われる。

　高校・大学選手は時間的な制約がある環境にいるため，復帰をあせるケースがある。精神面でのケアとして，チームでの役割・立場をよくヒアリングし，再建靱帯のリモデリングについての十分な説明やプログラム管理が重要である。また可能な範囲で指導者やトレーナーと連絡をとり，選手がいつから何ができるのかを選手自身と指導者に具体的に理解してもらうことも必要である。

文献

1) 黒坂昌弘，ほか：自家移植腱による膝前十字靱帯再建術後のリモデリング過程とリハビリテーション．関節外科，16(2)：67-71，1997．
2) 眞島任史，ほか：負荷（張力）の軽減が膝前十字靱帯再建術における自家移植腱のリモデリングに与える影響．関節外科，16(2)：73-79，1997．
3) Hewett TE, et al：Biomechanical Measures of Neuromuscular Control and Valgus Loadings of the Knee Predict Anterior Cruciate Ligament Injury Risk in Female Athletes．Am J Sport Med，33：492-501，2005．
4) 中前敦雄，ほか：受傷時のビデオ分析による外傷発生機序の検討．臨床スポーツ医学，24(5)：491-497，2007．
5) Boden BP, et al：Mechanisms of anterior cruciate ligament injury．Orthopedics，23：573-578，2000．
6) 松田直樹：予防のためのトレーニング．日本臨床スポーツ医学会誌，14(3)：284-290，2006．
7) Risberg MA, Holm I, Myklebust G, et al：Neuromuscular training versus strength training during first 6 months after anterior cruciate ligament reconstruction：a randomized clinical trial．Phys Ther，87(6)：737-750，2007．
8) 大見頼一，ほか：実践的膝前十字靱帯損傷予防プログラムが下肢動的アライメント，膝屈曲筋力，ジャンプ力に及ぼすトレーニング効果とその予防効果．日本臨床スポーツ医学会誌，16(2)：241-249，2007．
9) 大見頼一：バスケットボールにて膝前十字靱帯を損傷し，半腱様筋腱を使用した再建術を受け，スポーツ復帰した症例．理学療法ハンドブック［改訂第4版］第4巻　疾患別・理学療法の臨床思考，協同医書出版社，2010，p173-202．
10) 川島敏生：スポーツ傷害（外傷・障害）膝前十字靱帯損傷．理学療法ハンドブック第3巻　疾患別・理学療法基本プログラム，協同医書出版社，2010，p332-348．

バスケットボール

バスケットボールにおける膝前十字靱帯再建術後のアスレティックリハビリテーション（復帰期）

清水　結，鈴川仁人

　膝前十字靱帯（以下，ACL）再建術後のリハビリテーションにおいて最も重要となるのは，移植腱（以下，グラフト）の成熟に合わせて運動内容を選択することである．術後早期（ジョギング開始以前）のリハビリテーションは他稿に譲り，ここでは主に術後後期（ジョギング開始以降）から，バスケットボール競技への完全復帰までを述べる．

　術後後期はグラフトの種類に応じた積極的な筋力トレーニングを行い，競技に即した"動き"を漸進的に再学習させることが求められる．また，競技復帰までのリハビリテーションにおいては種目特有のスポーツ動作の導入が必須であり，バスケットボール選手においてはステップ動作やジャンプ動作が特徴的である．ここでは，女子バスケットボール実業団選手の実例を提示し，著者らが考える個々の基本動作の開始基準やバスケットボールの練習再開への達成基準と復帰段階，およびそれらをもとにしたリハビリテーションの進め方とポイントを紹介する．

リハビリテーション（復帰期）のポイント

●解説

　ランニングの開始時期は報告によってばらつきはあ

◆表1　スポーツ復帰筋力指標値

種目	開始期間	開始基準	応用
ランニング	8〜12週	片脚スクワット 前方ホップ 片脚ヒールレイズ KBW 等尺性筋力60〜70％以上	加速走
ターン動作	12〜16週	ツイスト動作 片脚スクワット保持 片脚ヒールレイズ	90°ターン 180°ターン 連続ターン
両脚ジャンプ動作	14〜18週	ランニング スクワット（股屈曲保持） スクワット（ハムストリング収縮） 等速性筋力70〜75％以上	Box UP Box Down 連続ジャンプ 回転着地
ダッシュ	4〜5カ月	屈曲全可動域獲得 ランニング後の炎症なし	カーブ走 バック走
ストップ動作	4〜5カ月	等速性筋力75％以上 ジャンプ動作安定	1・2 stop stop〜ターン
サイドキック	4〜5カ月	股関節外転外旋筋 等速性筋力80〜85％以上 サイドホップ	サイドカッティング 1ステップ
カッティング	5〜6カ月	サイドキック 片脚ジャンプ	
片脚着地	5〜6カ月	等速性筋力85％以上 3方向ホップ 両脚ジャンプ片脚着地	ボールあり 回転着地
個人練習	5〜8カ月	等速性筋力70％以上	＊表2参照
チーム練習（対人なし）	5〜8カ月		
チーム練習（対人あり）	5〜8カ月	等速性筋力80〜90％以上	

るが，ジョギング程度で6～8週，スピードを上げたランニングからダッシュは2～3カ月とした報告が多い[3]。著者らのランニング開始基準[1]を表1に示す。膝関節周囲の炎症症状改善と膝伸展制限の解消および内側広筋機能改善，また，BIODEXによる等尺性膝屈伸筋力の健患差が60～70%以上であること，片脚ヒールレイズ，KBW[4]，片脚スクワット，前方ホップが安定していることを条件としている。片脚ヒールレイズ（図1）やKBWではランニング動作のMid Stanceからフォロースルーにかけての蹴り出し動作を想定し，下肢のダイナミックアライメントをニュートラルに保持できているか，股関節伸展に伴った足関節底屈で足部アライメントがニュートラルに保てているかを確認する。片脚スクワット動作の安定性を前提とし，フットストライク時の安定性を再現する評価指標として前方ホップ（図2）を実施している。これらの動作課題を正しくかつ安定したフォームで実施可能であることを確認し，ランニングを許可している。また，片脚動作において「knee-in」を呈するなどダイナミックアライメントに問題がある場合は，股関節や体幹機能，足関節背屈可動域における問題点改善をめざしたトレーニングも処方する。

●アライメントコントロール

ACL再建膝においては，ランニング動作時に膝関節の外旋および内反が増大する[5]。この異常アライメントは手術による影響を除けば，術後の伸展制限と歩容の異常により生じる可能性が示唆される。術後の膝伸展制限は歩行時の立脚初期に骨盤の回旋による代償と足部外側荷重（足部回内運動制限）を誘発し，膝関節には外旋と内反ストレスが加わる。繰り返される運動異常により後足部内反，膝関節外旋・内反などの異常アライメントが生じ，動作パターンが定着する。そのため異常運動は早期に改善しておくことが望ましい。この悪循環の予防として，著者らはインソールやテーピングなどの補助的手段を用いたアライメントコントロールを実施している[1]。

●バスケットボールの動きに必要不可欠な基本動作

ランニング開始以降チーム練習に合流するまでの時期に，バスケットボールの動きに必要不可欠な基本動

◆図1　片脚ヒールレイズ

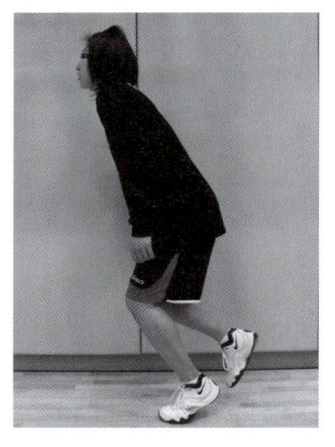

◆図2　前方ホップ

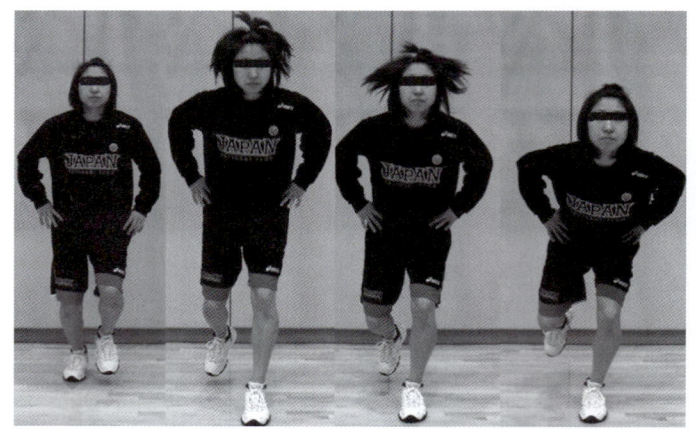

◆図3　スクワット姿勢

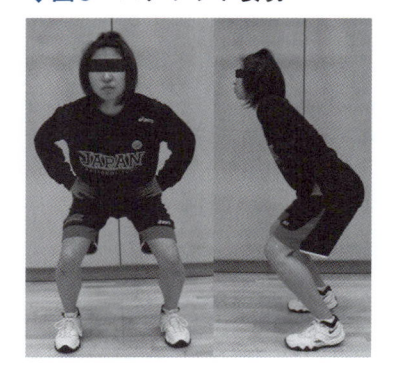

◆図4　回転着地

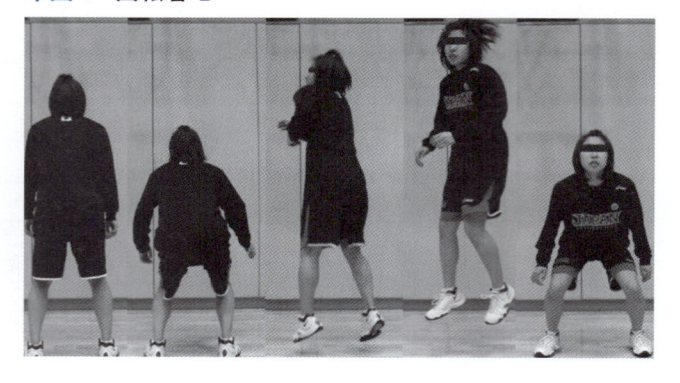

作（ストップ・ターン・ジャンプ・ステップ・片脚着地）を練習していく。これらの動作練習の導入の際には，表1に示した開始基準をクリアしていることが前提条件となる。スクワット姿勢（図3）はすべての動作に共通して基本となる。矢状面では股関節と膝関節を同程度に屈曲させ，前額面では膝と足先を正面に向け，「knee-in & toe-out」などの不良肢位に注意する。また，後方重心（踵荷重）とならないように指導する。

● **両脚ジャンプ**

両脚ジャンプは反動動作の予備姿勢にあたるスクワットを重視する。スクワット動作中に股関節屈曲を十分に行い，大腿四頭筋とハムストリングスの同時収縮が得られているかを確認する。このとき，体幹，とくに骨盤の固定が十分行えているかも同時に評価する。体幹機能が不十分である場合，骨盤を安定させて動作が行えず体幹後傾による後方重心や接触によるバランス不良が生じやすくなる。これらは再受傷の危険性を増大させる因子となる。両脚ジャンプの開始時期は14〜18週とし，術後4カ月での筋力測定（等速性）で健患比75％以上を目標としている。ステップボックスを用いたジャンプは跳びあがりから始め，着地練習，連続ジャンプへと進める。連続ジャンプが可能となったら，リバウンドジャンプを意識した回転着地も練習する（図4）。このように動作の習熟度を確認しながら次の動作に応用させていく。

● **ダッシュ**

ダッシュはランニング量の増加に伴い，炎症症状が出現しないこと，屈曲可動域が改善していることを開始基準としている。ストップ動作は2歩での静止にこだわらず，安定して止まれる歩数で止まることから始める。動作を確認しながら徐々に歩数を減らし最終的に1〜2歩で静止することを目標とする。ストップに連続したターン動作は徐々にスピードを上げて行い，フォームが崩れないことを確認する。サイドキックは股関節外転・外旋筋力や膝屈伸筋力（健患比85％以上）の回復に加え，ジャンプ距離の小さなサイドホップが安定していることを基準としている。カッティング（図5）では下肢の屈曲により重心を落とし，カットする方向へつま先を向けて切り返すことを指導している。片脚着地は前後横方向へのホップが安定し，両脚ジャンプからの片脚着地の安定を確認してから行う。台上からの着地は，すばやく着地姿勢を取る練習として重要である（図6）。また，動作が安定してきたらボールキャッチや回転着地などへ応用する。

◆ **図5　カッティング**

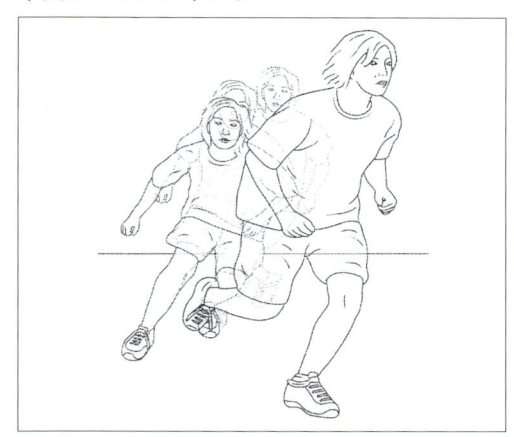

◆ **図6　片脚着地**

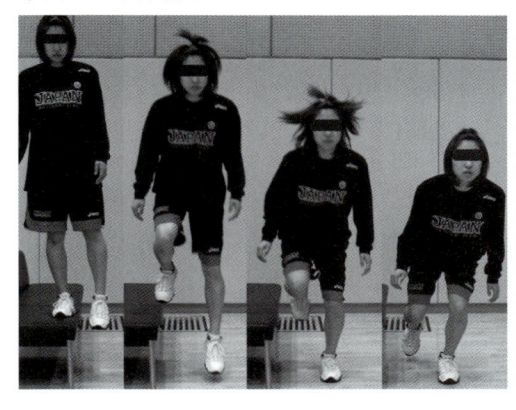

◆ **図7　サイドステップ**

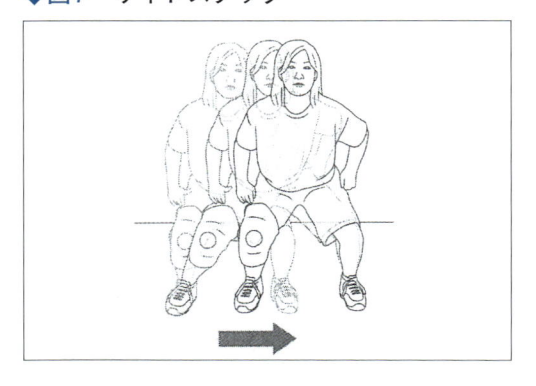

● **チーム練習**

チーム練習への参加を許可する基準は基本動作が安定して行えることに加え，術後5カ月の筋力測定（等速性）で健患比85％以上を目標としている。また，練習の内容と種類によって復帰基準を設け事前にチェックして許可することにしている。バスケットボールの練習を大きく「個人練習」・「チーム練習（対人無）」・「チーム練習（対人有）」に分類し，さらにハーフコー

◆表2　練習別の開始基準

分類		種目	練習メニュー	開始基準
個人練習		シュート練習	スタンディング	スクワット
			その場ジャンプ	ジャンプ動作安定
			ミートからシュート	ストップ動作
			ドリブルレイアップ	片脚着地
			ランニングレイアップ	
		Defステップ	サイドステップ	サイドホップ
			ジグザグサイドステップ	ターン動作（後方）
			クロスステップ	ターン動作
		その他基礎練習	ハンドドリル・ドリブル	
			その場コンタクト	片脚スクワット保持・サイドベンチ
			コンタクトジャンプ	片脚着地
チーム練習	対人無ハーフコートファンダメンタル	パス練習	対人パス	ホップ
			もらい足ドリル	ストップ動作・ターン動作
			三角パス／四角パス	ダッシュ・ミート・ストップ
		シュートドリル	ミートシュート	もらい足各種
			ターンシュート	ミート・ターン
			レイアップシュート	ランニングレイアップ
	対人無オールコートファンダメンタル	パス＆ラン	ツーメン・スリーメン	ダッシュ・ステップ各種レイアップシュート
			パッシングダウン	
			パスアウトから速攻	
	対人有ハーフコート	Def練習	ディナイ・ポジションビジョン	ステップ各種
		アウトナンバー	2対1　3対2	コンタクト各種
		スクリーンプレー	2対2　3対3	
		No.プレー	5対5	
		ボックスアウト	5対5からボックス	コンタクトジャンプ
		フリーランス	2対2　3対3　5対5	上記すべて
		1対1	Off→Def	
	対人有オールコート	アウトナンバー	2対1　3対2	
		ゾーンプレス	5対5	
		フリーランス	3対3　5対5＊	
		スクリメージ・ゲーム	5対5＊	完全復帰は筋力95％以上を目標
その他の要素			練習量に応じて	全身持久力

Def：ディフェンス　Off：オフェンス　＊時間制限付きから開始

ト・オールコートに分けて各練習の開始基準を設けた（表2）。このように細かな設定をすることで，早期からボールを使ってより競技に近い練習に取り組むことが可能となり，競技スキルや選手のモチベーション維持に役立つと考えられる。一方で開始時期や炎症症状に十分配慮し，練習量を管理することが重要である。

表2に示した練習メニューは基本的に下に進むほど強度が増す内容になっている。実際の練習メニューはチームによって異なり，実施方法も多岐にわたるが，ポイントとなる大部分の内容は網羅していると思われる。各練習の中でどの動きが多く，膝関節にどのような負担が生じるかを考慮するとともに，開始基準に基づいた参加の可否決定が必要である。

● 個人練習

個人練習はチーム練習とは別に個別に行え，量や実施内容の調整が容易なメニューである。その場のスタンディングシュートはジャンプができない時期でも実施可能である。サイドステップ（図7）は重心位置を

低く保ち，つま先と膝は正面を向ける．歩幅が狭まると重心が高くなるので注意する．また，ディフェンス動作の斜め後方への移動を想定したジグザグサイドステップでは後方へのすばやいターン（引き脚）が要求される．また，接触を伴う練習に入る前にコンタクト練習を行う．前後・左右からのコンタクトに対して重心を低く保ち，体幹を固定してバランスを保つことが重要である．

対人練習への参加は表1に示すように筋力の回復が健患比90％以上で許可する．この時期はチーム練習に合流することで練習量が急激に増える時期なので，疲労度にも注意を払う必要がある．各練習メニューの中で本数の調整などを行いながら，徐々に参加するメニューを増やしていく．最終的な試合への復帰は筋力目標を健患比95％以上としているが，競技レベルによっては難しい場合もあり，復帰の基準とする数値は考慮する必要がある．

ケースレポート1

【症例】
20歳，女性．実業団バスケットボール選手（フォワード），右利き．練習頻度：6日/週．

【受傷機転】
オールコート5対5練習中，パスを受ける際に無理な体勢でのキャッチとなり着地．この際，左後方にいる選手にパスを出そうとしたため，左膝を捻り，「バキッ」という音とともに受傷．着地は左脚から右脚の順で行い，体幹は左回旋し，膝は軽度屈曲位であった．

【手術所見】
ACL再建術（膝屈筋腱多重折），半月板などの合併損傷はなし．

【画像所見】
受傷時MRI（図8）

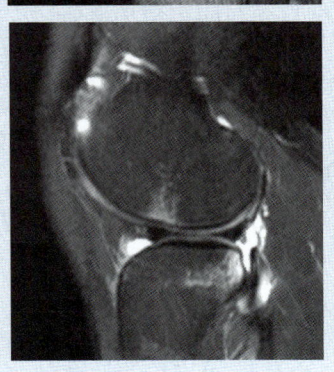

経過
術後後期のリハビリテーションは基本的に表1に沿って実施した．

- 術後8週
 チューブ膝伸展トレーニング（膝屈曲60°以上）．
- 術後10週
 ジョギング開始．
- 術後11週
 ツイスト動作．
- 術後12週
 ターン動作．
- 術後14週
 ゆっくりのサイドステップ・ジャンプ（Up）開始．
- 術後4カ月
 ダッシュ・ストップ動作，個人練習でのシューティング．
- 術後8カ月
 練習フル参加．

◆図8　受傷時の膝MRI
a：ACL損傷．
b：骨挫傷．

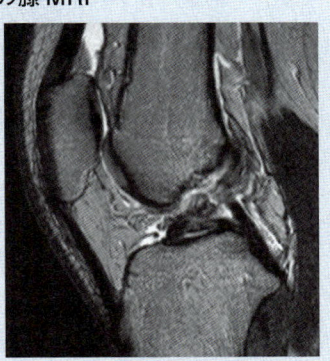

- 術後10カ月
 試合復帰．

なお，術後の膝屈伸筋力はBIODEXを用いて測定した．術後6カ月の伸展トルクは体重比237kg/Nm，健患比85％，屈曲トルクは同様に125kg/Nm，95％であった．また，術後9カ月では伸展トルクの体重比290M kg/Nm，健患比92％，屈曲トルクは158kg/Nm，102％であった．

当初の競技復帰目標は6カ月であり，筋力や動作バランスなども順調に回復していた．しかし，術後6.5カ月にシーズンが終了しチームがオフに入ったため，練習フル参加が術後8カ月，また，チームスケジュールにより，試合復帰は術後10カ月であった．

全身を診るリハビリテーション

練習への復帰が許可され練習量が急激に増加すると膝関節の腫脹が出現する恐れがある。慢性的な腫脹は内側広筋の収縮不全を招きやすく，膝の完全伸展を阻害する。再発予防のために練習への復帰後も炎症症状・可動域・筋力・動作に問題がないことを確認し，異常がみられた場合には練習量のコントロールや問題点の解決を優先させるなどの対応が必要である。

予防のツボ

ACL損傷の受傷場面を動作で分類すると，ジャンプの着地やストップ動作で多く発生する[6]。ジャンプの着地時に膝軽度屈曲位を取り，体幹と下肢が異なる方向へ回旋する肢位や体幹前傾姿勢が不十分な場合に受傷することが多い[2]。術後のリハビリテーションにおいてもこれらを念頭に置き，再受傷予防に配慮したプログラムを実施する必要がある。

2007年にWJBLで作成した外傷予防プログラム[7]*は大きく4つに分け，「筋力」「バランス」「ジャンプ」「スキル」の4要素を組み合わせた内容となっている。とくに「スキル」の要素はバスケットボールの競技特性にあった内容を厳選した。このプログラムはACL再建術後のトレーニングとしてだけでなく，競技復帰後も継続して実施することで再受傷のリスクを軽減させるものであると考える。

ACL再建術後のリハビリテーションにおいて，バスケットボールで必要な基本動作の練習およびチーム練習への復帰段階で使用している各練習の開始基準を紹介した。医療機関でサポートできる範囲には限界があるが，各練習に入る際の1つの指標として参考になれば幸いである。安全に，かつ早期復帰を望むアスリートにとって，細かな指標は明確な目標となり，段階的で安全な復帰への助けとなるであろう。

＊「WJBL外傷予防プログラム」は日本臨床スポーツ医学会整形外科部会が国立スポーツ科学センターおよびバスケットボール女子日本リーグ機構（WJBL）と共同で作成したものである。

文献

1) 鈴川仁人，ほか：スポーツ用装具を考える 膝前十字靱帯損傷のリハビリテーションと膝装具の役割 PTからみた術後リハビリテーション．臨床スポーツ医学，26(6)：715-722, 2009.
2) Boden BP, et al：Mechanisms of anterior cruciate ligament injury. Orthopedics, 23(6)：573-578, 2000.
3) Cascio BM, et al：Return to play after anterior cruciate ligament reconstruction. Clin Sports Med, 23(3)：395-408, ix, 2004.
4) 川野哲英：スポーツ外傷のリハビリテーションにおけるウォーキングの考え方．臨床スポーツ医学，9(2)：167-172, 1992.
5) Tashman S, et al：Dynamic function of the ACL-reconstructed knee during running. Clin Orthop Relat Res, 454：66-73, 2007.
6) Teitz CC：Video analysis of ACL injuries. Prevention of Noncontact ACL Injuries. Rosemont, Ill, Griffin LY ed., American Association of Orthopaedic Surgeons, 2001, p87-92.
7) 津田清美，ほか：膝前十字靱帯損傷 予防ビデオとそのポイント．臨床スポーツ医学，25（増刊号）：120-126, 2008.
8) 清水 結，ほか：女子バスケットボール選手に対するリハビリテーション．臨床スポーツ医学，26(7)：793-800, 2009.

TOPICS

バスケットボールにおける ACL損傷時のビデオ分析

古賀英之, Tron Krosshaug

● バスケットボールにおけるACL損傷

バスケットボールにおけるACL損傷は非接触性損傷が多く、女子ではとくにその割合が高い。非接触性ACL損傷のメカニズムについての研究は近年非常に盛んに行われているが、主にsagittal plane, すなわち大腿四頭筋収縮による脛骨前方引き出しをその主因とみなす派と、multi-plane, すなわち膝外反力や回旋力を主因とみなす派に分かれ、いまだに議論の余地が多い。

● ACL損傷メカニズムの分析
● ACL損傷のビデオ分析

ACL損傷メカニズムの研究方法にはさまざまなアプローチがあるが、その中で受傷シーンのビデオ分析は実際の受傷時のバイオメカニカルな情報を得ることができる唯一の方法である。しかしこれまで受傷時のビデオ分析は単純な視覚的分析（ビデオをコマ送りしながら視覚的に関節角度を推定する）に限られており[1～3]、その正確性は熟練した研究者においても非常に低いことが示されている[4]。そのうえこの方法では連続した関節の角度変化やプレーヤーの受傷時の速度、加速度などを知ることはできない。

そこでKrosshaugらは複数の方向のビデオカメラから撮影した人の動きを三次元コンピューターグラフィックソフトであるPoser®を用い, model-based image matching (MBIM) techniqueの手法で再現する方法を考案した[5,6]。今回著者らはこの方法を用いて非接触性ACL損傷の受傷シーン10例を解析し、そのメカニズムについて新たな知見を得ることができた[7]（図1）。

● 症例分析

症例は全例女子、7例がフェイントおよびストップ動作、3例がジャンプ後の片足着地での受傷だった。膝関節屈曲角度は接地時平均23°であったのが40ms後には24°増加した。外反角度は接地時0°であったのが40ms後には12°増加した。回旋角度は接地時外旋5°であったのが40ms後には8°内旋が増加し、その後200msの間に逆に17°外旋に転じた（図2）。最大垂直床反力は接地後40msに生じていた。膝関節角度の急激な変化および最大垂直床反力の生じたタイミングから、ACL損傷は接地後約40ms付近で起こっていると考えられた。

膝関節のキネマティクスのパターンは10例で驚くほど一致しており、すべての症例で急激な膝外反変化が接地後40ms以内に生じていた。さらに脛骨は接地後40msまでは内旋し、その後ACL断裂後に外旋すると考えられた。これらの結果から非接触性ACL損傷のメカニズムには膝外反力が重要な役割を果たしており、膝内旋運動がそれに伴って生じることでACLに断裂が生じることが示唆された。

● ACL損傷の予防

以上より、ACL損傷の予防プログラムは浅い膝屈曲角度および膝外反位を取らないような正しいカッティングテクニックやランディングテクニックを習得することに重点をおくことが大切である。

◆図2　ACL損傷10例における膝関節のキネマティクス

Time0は接地時を表す。実線は平均、灰色の範囲は95% confidence intervalを表す。

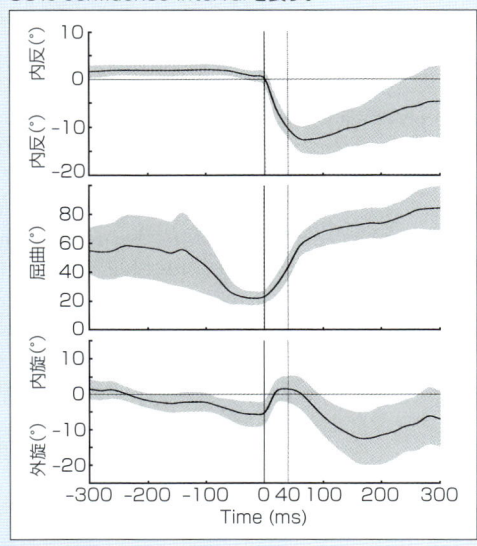

◆図1　バスケットボールにおけるACL損傷ビデオのMBIM techniqueを用いた解析

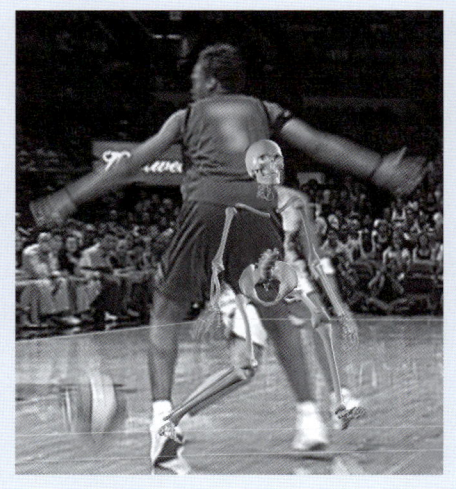

a：camera1　　　　　　　b：camera2

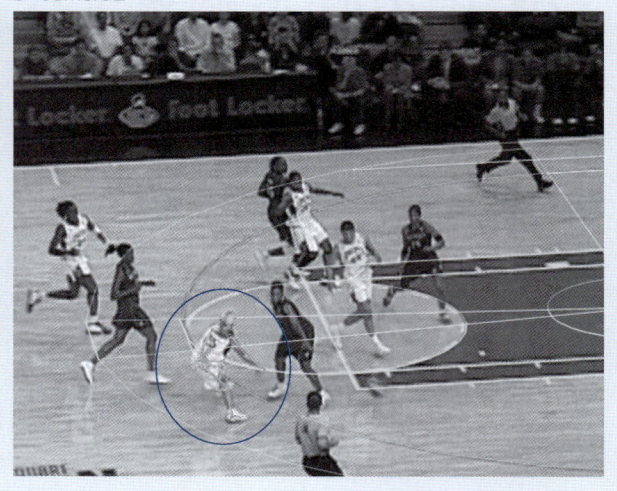

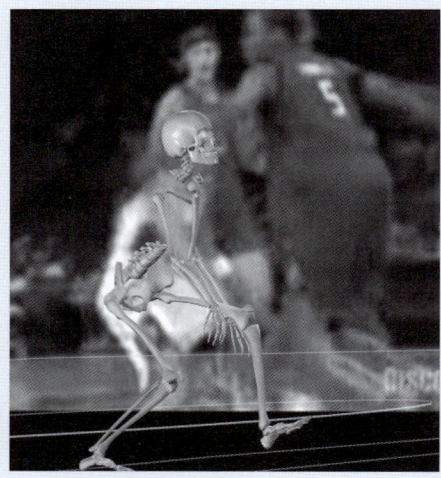

c：camera3　　　　　　　d：camera4

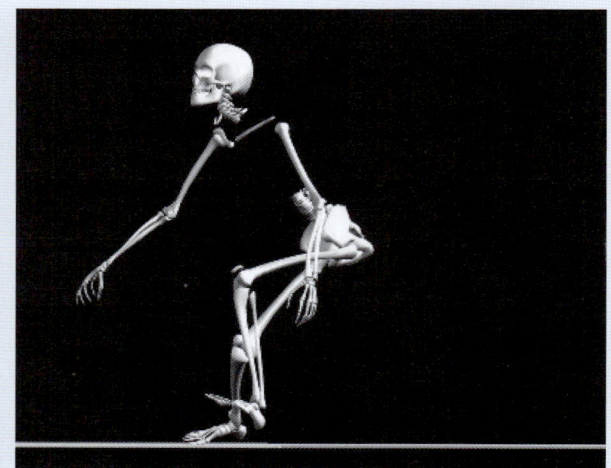

文献

1) Boden BP, Dean GS, et al：Mechanisms of anterior cruciate ligament injury. Orthopedics, 23：573-578, 2000.
2) Krosshaug T, Nakamae A, et al：Mechanisms of anterior cruciate ligament injury in basketball：video analysis of 39 cases. Am J Sports Med, 35：359-367, 2007.
3) Olsen OE, Myklebust G, et al：Injury mechanisms for anterior cruciate ligament injuries in team handball：a systematic video analysis. Am J Sports Med, 32：1002-1012, 2004.
4) Krosshaug T, Nakamae A, et al：Estimating 3D joint kinematics from video sequences of running and cutting maneuvers--assessing the accuracy of simple visual inspection. Gait Posture, 26：378-385, 2007.
5) Krosshaug T, Bahr R：A model-based image-matching technique for three-dimensional reconstruction of human motion from uncalibrated video sequences. J Biomech, 38：919-929, 2005.
6) Krosshaug T, Slauterbeck JR, et al：Biomechanical analysis of anterior cruciate ligament injury mechanisms: three-dimensional motion reconstruction from video sequences. Scand J Med Sci Sports, 17：508-519, 2007.
7) Koga H, Nakamae A, et al：Mechanisms for non-contact anterior cruciate ligament injuries-knee joint kinematics in ten injury situations from female team handball and basketball. Am J sports Med, 38：2218-2225, 2010.

バスケットボール

バスケットボールにおける脛骨疲労骨折（髄内釘）の診断と治療

内山英司

脛骨疲労骨折とは？

脛骨疲労骨折の中でも跳躍型疲労骨折は難治性であり，保存療法に抵抗するため，手術療法を検討する必要性がある。跳躍型疲労骨折は種々のスポーツ種目で発生しているが，バスケットボールは全体の17％に認められた（図1）。

バスケットボールでの発生年齢は16～26歳であり，男性5名，女性7名。罹患側は右3例，左8例，両側1例と，左の罹患が多くみられた。

診断

●問診

バスケットボール活動中，脛骨中央前方に軽度の痛みが出現する。初期は練習は可能であるが，次第に疼痛が増強し，ダッシュ，ジャンプなどの衝撃で強い痛みが起こり始める。朝の最初の歩きだしも痛いという。練習を2週間程度中断すれば疼痛が軽減するが，練習を再開すると疼痛が再発する。

●視診・触診

発症初期では他覚所見は圧痛のみであることが多い。一般にこの時期では医療施設の受診は無いことがほとんどである。繰り返す痛みの再発のため，数週間～数カ月，数年の経過後の受診が多いと思われる。その場合は脛骨中央に既に軽度の膨隆がある。触診すると骨性の隆起が触知される。（図2）

●画像診断

・X線

脛骨側面X線像で疼痛部位に一致した脛骨骨幹部，中央前方に骨吸収像と上下の嘴上仮骨形成が認められる。この線状陰影はblack-lineとよばれる（図3）。

●治療方針

・保存療法

発症初期であれば3カ月程度の運動禁止と超音波骨折刺激による骨形成を計れば治癒可能である。

・手術療法

運動中止が困難で，確実なスポーツ復帰が望まれるものや，完全骨折の危険性が高いもの，また長期の罹患例などは手術の適応となる。当施設では70例中19例，21脚に髄内釘による手術療法が行われた。そのうちバスケットボール選手は3名である（図1）。

◆図1　種目別発生数

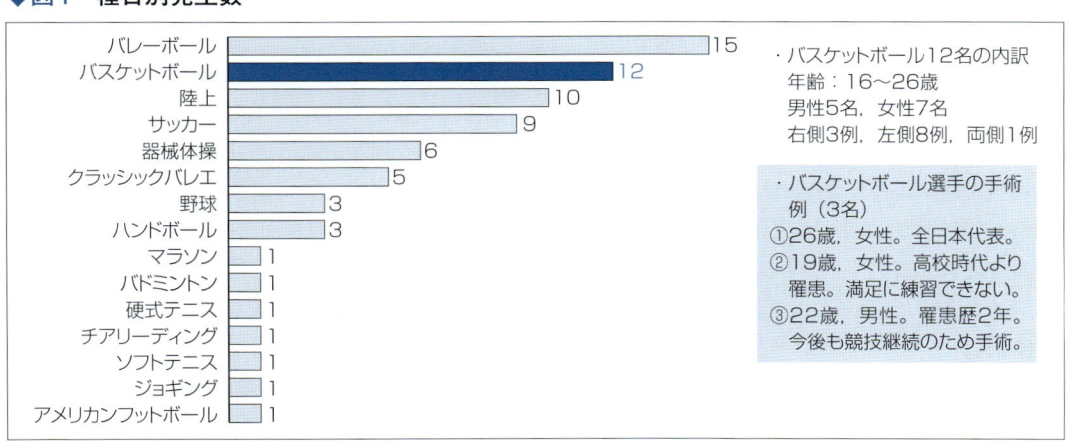

種目	発生数
バレーボール	15
バスケットボール	12
陸上	10
サッカー	9
器械体操	6
クラッシックバレエ	5
野球	3
ハンドボール	3
マラソン	1
バドミントン	1
硬式テニス	1
チアリーディング	1
ソフトテニス	1
ジョギング	1
アメリカンフットボール	1

・バスケットボール12名の内訳
年齢：16～26歳
男性5名，女性7名
右側3例，左側8例，両側1例

・バスケットボール選手の手術例（3名）
①26歳，女性。全日本代表。
②19歳，女性。高校時代より罹患。満足に練習できない。
③22歳，男性。罹患歴2年。今後も競技継続のため手術。

◆図2 脛骨前方の疲労骨折部による骨隆起（矢印）

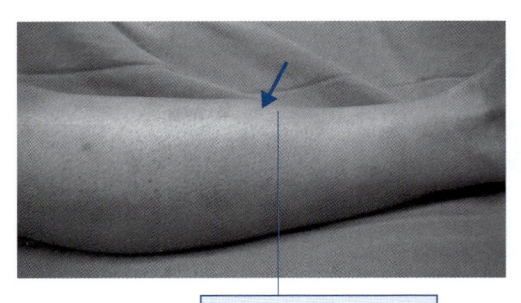

触診すると骨性の隆起が触知される。

◆図3 脛骨跳躍型疲労骨折X線像

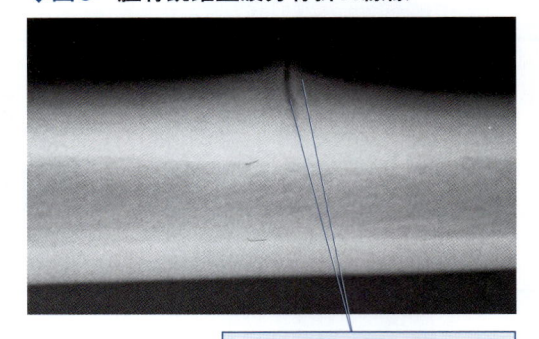

black-lineといわれる骨吸収像と嘴状の仮骨形成を認める。

ケースレポート 1

【症例】
26歳，女性。全日本女子バスケットボール代表選手。

【現病歴】
オリンピック・アテネ予選8カ月前の合宿で脛骨前方に疼痛出現，1カ月余り継続して練習を行うが，次第に疼痛が増悪した。

【画像所見】
全日本帯同ドクターの勧めにより所属チームドクター指示でX線検査が行われ，脛骨にblack-lineを認めた。10日後のX線検査でより明瞭なblack-lineを認めた。このため，このまま全日本代表選手として練習を行うべきかに検討が行われた。

【診断】
X線検査の結果脛骨跳躍型疲労骨折と診断された。治癒には保存療法では3～4カ月の練習中断が必要で，無理を重ねれば完全骨折の危険性があることを説明した。いずれにせよ，一時期代表練習から離脱せざるを得ないが，手術治療を行えば5カ月あれば十分復帰可能であることを説明した。

所属チーム監督，全日本監督，所属チームDr，全日本チームDr，バスケットボール医科学委員会の共通の理解のもと，髄内釘手術療法が最適であると判断された。本人の希望も確認し，診断確定後2週間後に手術療法が行われた。

診断確定よりスムーズに治療方針が決定されたのは，関連するすべて医師が，跳躍型疲労骨折に対し，同一の知識を共有し，オリンピック代表選手として予選に臨むには髄内釘手術が最善の策であることを認識していたためといえる。

【手術所見】
展開は膝蓋腱の正中縦切開とした。髄内釘挿入の手順に従い適度な抵抗感を感じながらリーミングを行った。リーミング径より0.5mm細い9mmの髄内釘を挿入した（図4）。横止めスクリューは使用せず，疲労骨折部位はとくに処置は行わなかった。挿入部に血腫を残すと，疼痛が残存し，早期の膝ROM訓練の支障になるため，血腫が貯留しないよう閉創する前に駆血帯を解放し止血を行い，さらにドレーンを留置した。

経過

・術直後
手術創部痛はあるが疲労骨折部位の疼痛は直ちに消失した。手術翌日より歩行を開始したが，髄内釘挿入部である膝蓋腱手術操作部位の痛みがあるので1週間は松葉杖での保護歩行が必要であった。

◆図4 髄内釘X線像

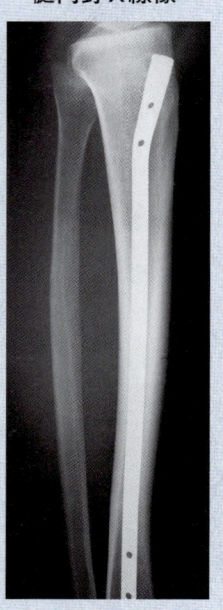

・術後1～6週
術後1週よりセーフスの使用を開始した。手術創の疼痛が軽減した術後3週より積極的筋力強化が開始された。6週より走行が開始された。

・術後3カ月
WJBLリーグ戦に復帰した。脛骨black-lineは消退傾向であったが，復帰後1カ月程度で疼痛の出現とblack-lineが顕著化したため練習量の調整が行われた。その後1カ月程度で症状は改善した。

筋力低下の回復に時間を要し，復帰後パフォーマンスの低下が顕著であったが，徐々に筋力が回復するに伴い，パ

フォーマンスの向上が認められた。代表復帰を果たし5カ月後のオリンピックアジア予選には出場し決勝で活躍し、オリンピック出場を決定した。さらに翌シーズンではWJBL regular season MVPに選出された。

解説

一般的医師にとってX線所見に比べ髄内釘挿入手術は過剰な医療という印象は拭えない。ただし、伸長ストレスを減少させる方法としては最も適している。

細い髄内釘を入れ横止めスクリューを使用することは伸展ストレスの回避にはならない。

骨折が治療したとしても高度なスポーツ活動を継続する場合には抜去は行わない。

再発予防と今後の課題

跳躍型疲労骨折は保存療法では難治性であることが知られている。著者らの検討でも運動中止による4カ月の保存療法を行っても再発を繰り返すことが多く、8カ月以内に復帰できたものは半分に満たなかった[1]。

また経過中や疲労骨折部の穿孔術後に完全骨折をきたしているものがある。渉猟したかぎりでも本邦で10例、海外で7例の完全骨折例の報告があり、その中には開放骨折も存在した[2]。ごく初期であれば3カ月程度の中止とセーフスの使用で復帰している症例も認めるが、運動を継続していれば数年の経過で観察することが重要である。

基本的に跳躍型疲労骨折は疲労骨折分類によれば、骨吸収型の疲労骨折であるため骨折治癒機転が進まず難治性といえる（表1）。そのため伸長ストレスの回避が必要となる。1992年Barrickにより脛骨跳躍型疲労骨折に対し髄内釘による良好な治療成績が報告された。その後も良好な成績が報告されている[2〜5]。

◆表1 疲労骨折分類表

型	特徴，部位
骨形成型	皮質骨の亀裂骨折に対する骨膜反応型
	acute onset
	脛骨疾走型：腓骨，中足骨，大腿骨
骨吸収型	伸張ストレス，完全骨折（手術適応）
	chronic, acute on chronic
	脛骨跳躍型：Jones骨折，足舟状骨，足関節内果
骨硬化型	治癒反応型：海綿骨
	sub acute onset
	脛骨内顆，踵骨，仙骨

文献

1) 内山英司：脛骨跳躍型疲労骨折．臨床スポーツ医学，18：291-295, 2001.
2) 内山英司：脛骨跳躍型疲労骨折に対し髄内釘を用いた手術成績について．日本整形外科スポーツ医学，25(3)：45-49, 2006.
3) Barrick EF, et al：Case report prophylactic intramedullary fixation of the tibia for stress fracture in a professional athlete. J. Orthop Trauma, 6：241-244, 1992.
4) Plasschaert VF, et al：Anterior tibial stress fracture treated with intramedullary nailing：a case report. Clin J Sports Med, 5：58-62, 1995.
5) Chang PS, et al：Intramedullary nailing for chronic tibial stress fracture；a review of five cases. Am J Sports Med, 24：687-692, 1996.

バスケットボール

バスケットボールにおける足関節外側靭帯損傷の受傷機転および診断と治療

三木英之

■ バスケットボールにおける靭帯損傷

バスケットボールにおいて，最も多く発生する外傷の部位は下肢であり，下肢の中でも足関節が一番多い。そしてバスケットボールで起こる最も多い外傷は，足関節内反捻挫，すなわち足関節外側靭帯損傷である[1,2]。

● 受傷機転

McKayら[3]によると，バスケットボールにおける足関節外側靭帯損傷の受傷機転は，リバウンドやシュートなどのジャンプの着地時に発生し，受傷原因の45％であった。着地のうち，50％は他プレーヤーの足の上に乗って受傷し，50％は床への着地時であった。次に30％と多かったのが，鋭いtwist動作時や方向転換のときに発生していた。これら以外に，10％が衝突で，転倒やその他がそれぞれ5％ずつ，そして急激なストップ動作と軽いつまずきがそれぞれ2.5％であった。

■ 診断

● 問診

診断をする際の最も重要なことは，問診をしっかり行うことである。問診を詳細に聴取することで，問診のみで診断できることが多い。また，再発予防のためにも必要なことである。

問診は，選手の現在の訴え（主訴）を聴くことから始まる。多くの場合は痛みであるが，繰り返す捻挫をしている選手で軽い捻挫を起こしたときは足関節がずれたなどの関節の不安定感を訴えることもある。主訴につづいて，受傷時の様子を確認する。すなわち，ど

◆図1 足関節の疼痛部とスポーツ障害

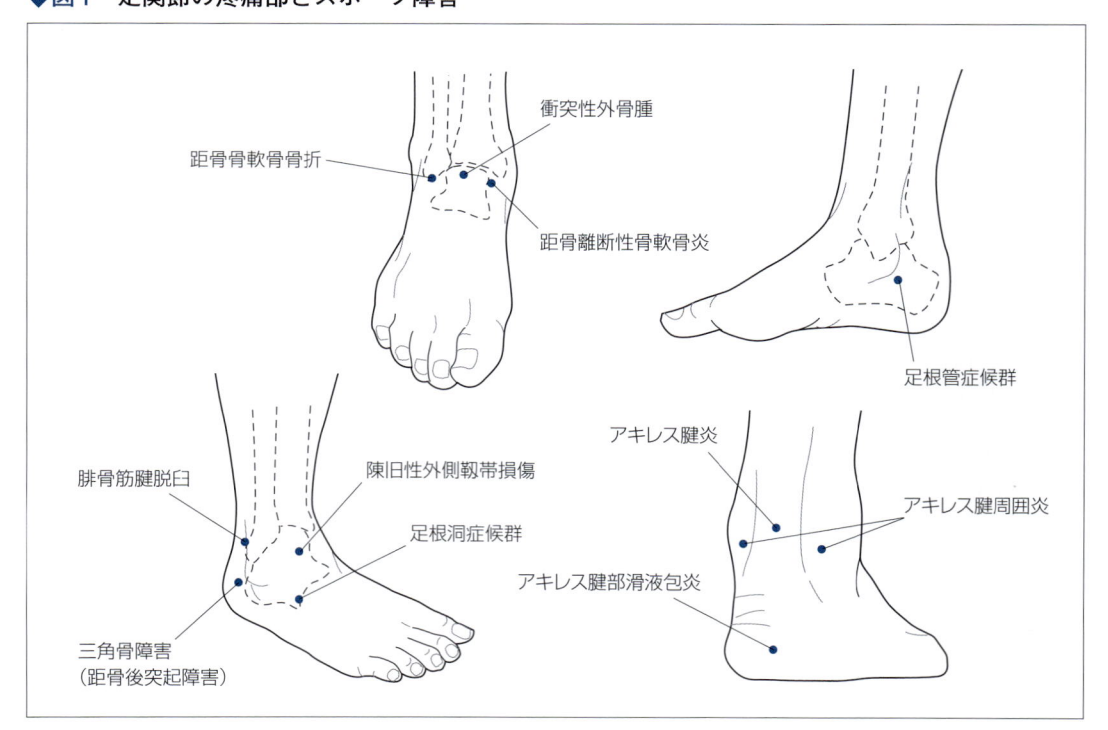

◆図2 足関節外側にある靭帯（□の3つが足関節外側靭帯）

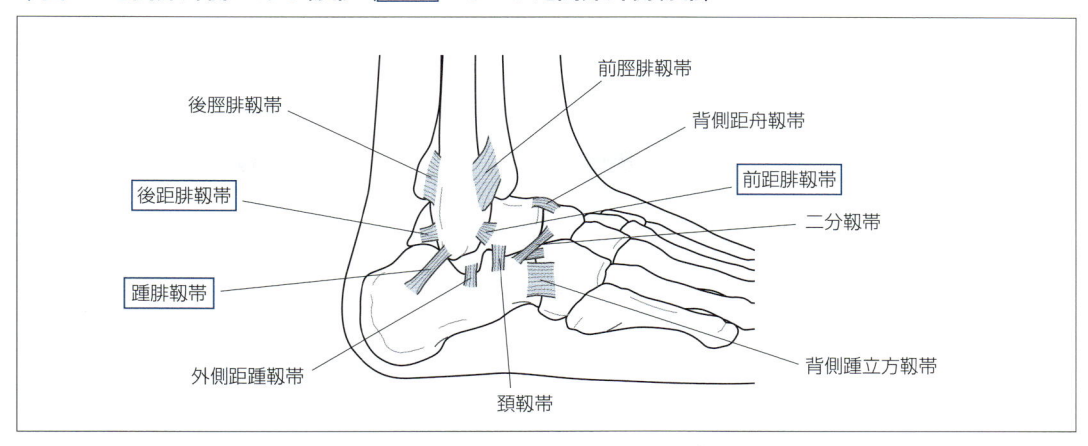

◆図3 徒手検査および徒手ストレスX線撮影時の足関節肢位

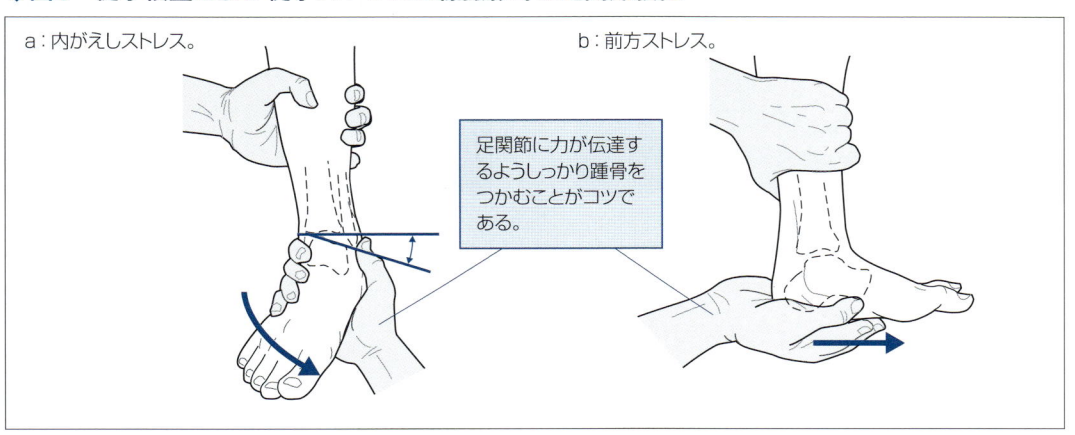

a：内がえしストレス。　b：前方ストレス。

足関節に力が伝達するようしっかり踵骨をつかむことがコツである。

のような状態で捻挫が起こったか，捻挫の程度や何回目の捻挫か，なにか音がしたか，やむをえないけがか，予防可能であったかなどを，患部を保護しつつ愛護的に靴や靴下を脱がせながら聴取する。問診が終われば診察に移る。

●視診・触診

試合中は，プレー続行が可能かを瞬時に判断する必要があるので，患側のみを診察することになるが，通常は健側と比較しながら診察する。診察は，まず腫脹などを確認するための視診から始める。軽微な腫脹は，健側と対比することで判断できる。足関節だけではなく，少なくとも膝関節や下腿，足部，足趾まで広範囲に診察する。外側靭帯損傷では，足関節外果を中心に腫脹が出現し，ときには内果周囲にも腫脹を認める。時間の経過とともに腫脹は拡大し，足部にまで及ぶ。

次いで触診を行う。足関節，足部は皮下組織が少ないため，皮膚の上からの骨，靭帯，腱の触知が容易であるため，触診は非常に重要である。圧痛部位とスポーツ障害は密接に関連しており，触診によって圧痛部位がわかれば診断も容易である（図1）[4]。

足関節外側靭帯は，前距腓靭帯，踵腓靭帯，後距腓靭帯からなるが（図2），外側靭帯損傷では前距腓靭帯を損傷することが最も多く，次に踵腓靭帯が損傷するので，図1,2のように腓骨外果を中心に前方から下方に圧痛を認める。また，脛骨内果の周囲にも圧痛を認めることも多い。これは，内反捻挫にて内果と距骨が衝突するためである。内反捻挫にて発生する腫脹や皮下出血は次第に増大していくため，病院を受診するときには受傷から時間が経っているため外果や内果が視診では判別しづらくなっているが，腓骨と脛骨を近位からていねいに触診していけば外果と内果を触知することは可能である。

●画像診断・徒手検査

外側靭帯損傷の程度を確認するために，徒手検査は必須である。徒手検査には，内がえしストレステストと前方ストレステストがある（図3）。いずれのスト

◆図4　ストレスX線撮影

a：Telos®による内反ストレス撮影。

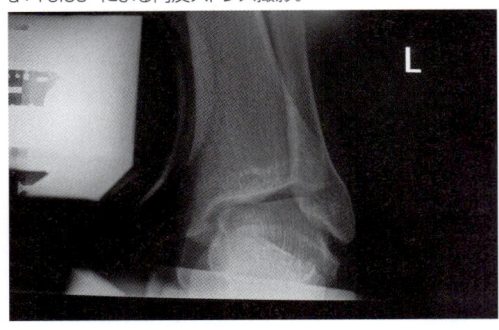

b：Telos®による前方ストレス撮影。

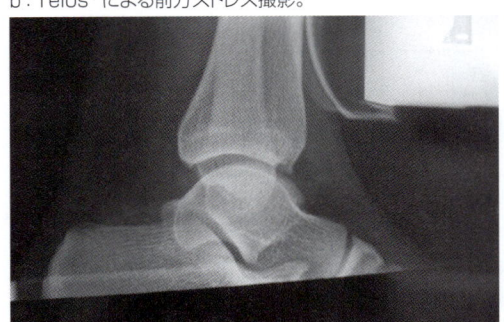

レステストも愛護的にゆっくりとストレスをかけることが肝要であり，ストレスをかけている手で移動量とend point feelingを感覚的に感じ取る。ストレステストは健側にも行うことでそれらの差をより感じ取ることができる。診察後のX線撮影は必ず行う。そのとき，あわせてストレス撮影を行うとよい（図4）。

・鑑別診断

外側靱帯損傷の鑑別診断として，果部骨折（図5）

◆図5　足関節外果骨折

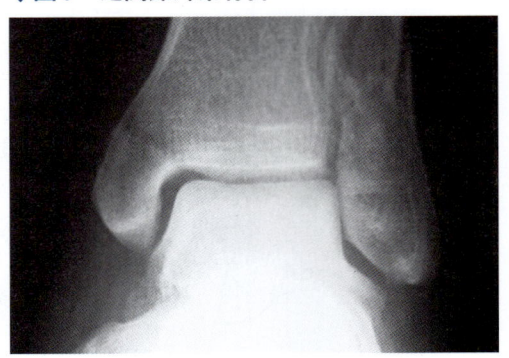

◆図6　足関節外側靱帯損傷の関節造影像

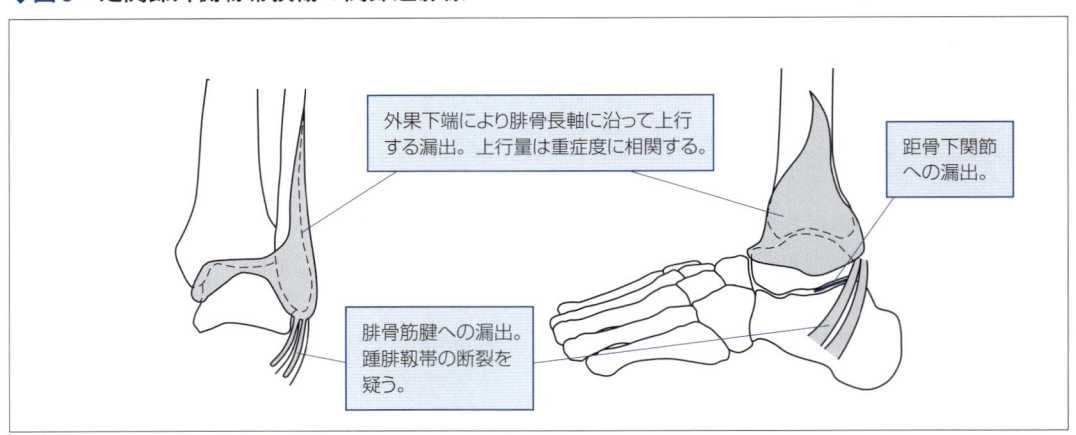

外果下端により腓骨長軸に沿って上行する漏出。上行量は重症度に相関する。

距骨下関節への漏出。

腓骨筋腱への漏出。踵腓靱帯の断裂を疑う。

◆図7　左足関節距骨骨軟骨骨折

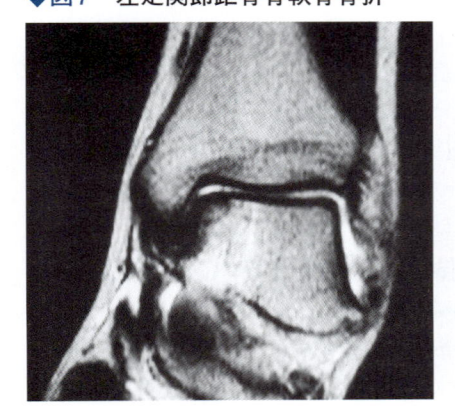

◆図8　靱帯断裂の超音波像

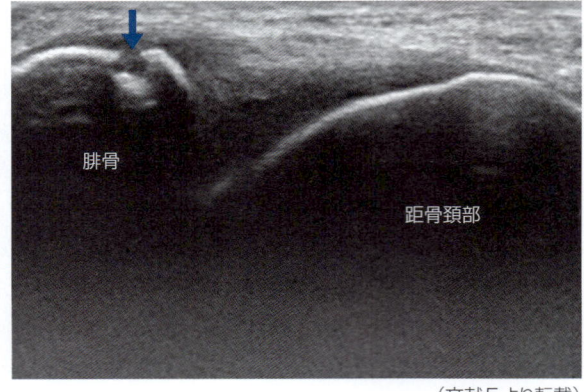

腓骨

距骨頚部

（文献5より転載）

や第5中足骨基部骨折があり，これらはX線撮影を行うことで鑑別できる。関節造影検査では，造影剤の漏出によって靱帯損傷の重傷度がわかる（図6）。MRI検査によって，距骨骨軟骨骨折の有無が確認できる（図7）。最近では，超音波検査も行われている（図8）。

・合併症

内反捻挫の合併症として腓骨筋腱脱臼がある。これは，内反捻挫が治癒したあとに，外果部に弾発音やなにかずれる感じと痛みを覚え，来院することが多い。徒手的に容易に腓骨筋腱を脱臼させることができれば，容易に診断がつく（図9）。

◆図9　腓骨筋腱脱臼

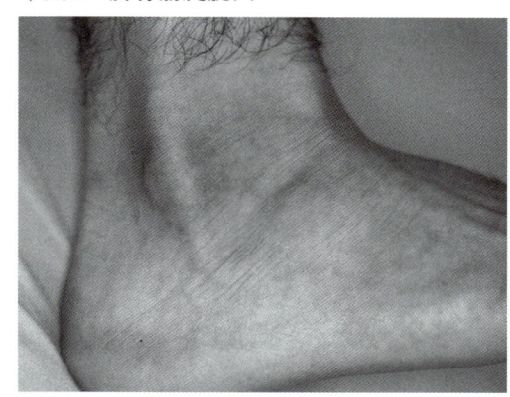

ケースレポート1

【現病歴】

バスケットボールの試合中，リバウンドの着地で他プレーヤー足の上に乗り，足関節の内反捻挫を起こした。痛みのため，プレー続行が不能となった。トレーナーによる評価で，足関節外側靱帯損傷と判断され，RICE処置をされた（図10）。

【初診時所見】

受傷翌日，病院を受診し，診察およびストレス撮影を含めたX線撮影，MRI検査をおこない，Ⅱ度の前距腓靱帯損傷と診断された。

【診断】

足関節外側靱帯損傷は，重症度によってⅠ度（軽症），Ⅱ度（中等症），Ⅲ度（重症）と分類している。復帰までの時期は，Ⅰ度で受傷後3週，Ⅱ度で6週，Ⅲ度で12週を目標としている。

【保存療法】

松葉杖にて免荷を行い，RICE処置を二日間続けた。その後，除痛のための物理療法と腫脹を軽減させるための徒手療法，さらに再発予防のためのテーピングを行って，足関節の軽度の底・背屈運動を開始した。足関節の筋力訓練として，徒手抵抗下での等尺運動を行い，また，足趾の運動として，図11のような運動を指示した（towel gathering）。

経過

・受傷後4週

受傷後4週で足関節の可動域が元通りに回復できることを目標とした。腫脹の消失と正常関節可動域の獲得ができれば，ジョギングからスタートして，次第に速度を上げた。

◆図10　RICE処置およびテーピング
a：RICE処置。

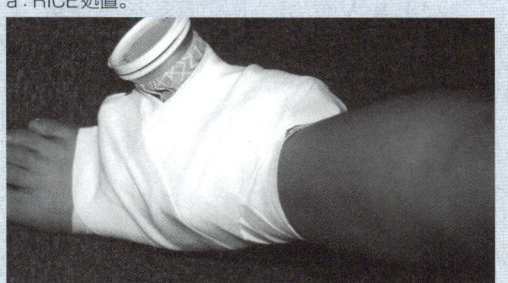

b：テーピング。

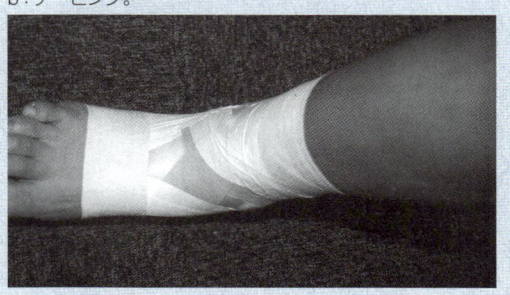

◆図11　towel gathering

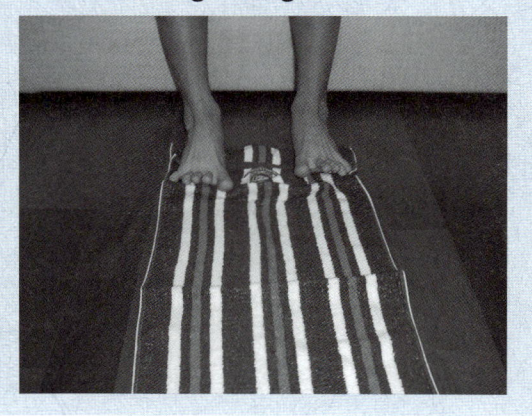

バスケットボール

・受傷後5～6週

受傷後5週で全速力でのランニング，そして受傷後6週後に完全復帰を許可した。

可動域の回復とともに，筋力訓練は等尺運動から等張運動へ，そして負荷を増大させていく．再発予防として，足趾を背屈させるようにして着地を行い，着地とともに足関節をしっかりと背屈させる着地動作を獲得させる．そのためには，DYJOCボードなどを用いた，proprioceptive exerciseが有効である．

ケースレポート2（難治例）

内反捻挫を繰り返し起こすことで，足関節の不安定症を伴うようになり，それとともに関節軟骨の損傷や衝突性外骨腫（footballer's ankle，図12），ひいては二次性の変形性足関節症となる．また，足関節周囲の腱（腓骨筋腱，後脛骨筋腱など）の慢性炎症も併発し，治療に難渋することが多い．

◆図12　左足関節衝突性外骨腫（footballer's ankle）

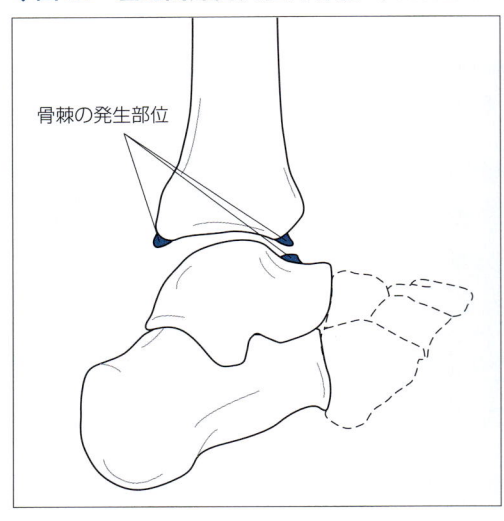

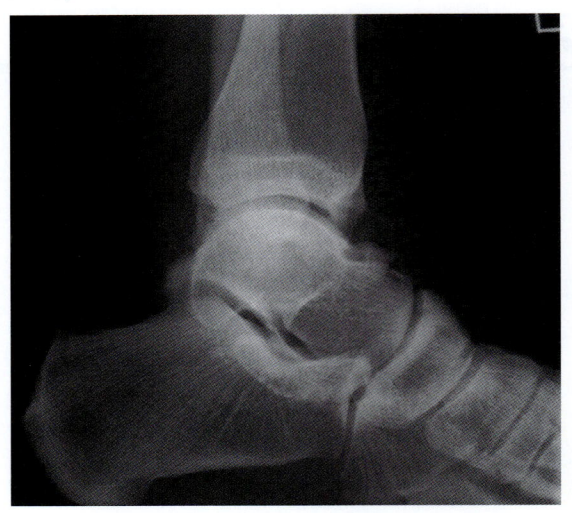

骨棘の発生部位

再発予防と今後の課題

バスケットボールで最も多い外傷は足関節内反捻挫，すなわち外側靱帯損傷である．適切な治療を行わなければ，捻挫を繰り返し起こすようになり，足関節不安定症から二次性変形性足関節症となって，治療に難渋することになる．

文献

1) 清水　結：女子バスケットボール日本リーグ（WJBL）におけるスポーツ損傷の疫学調査と外傷予防効果の検討．日本臨床スポーツ医学会雑誌，2009．
2) Deith JR, Starkey C, Walters SL, et al：Injury Risk in Professional Basketball Players：A Comparison of Women's National Basketball Association and National Basketball Association Athletes. Am J Sports Med, 34：1007-1083, 2006.
3) McKay GD, Goldie PA, Payne WR, et al：Ankle Injuries in Basketball：Injury rate and risk factors. Br J Sports Med, 35：103-108, 2001.
4) 三木英之：痛みからみるスポーツ障害－その鑑別診断－足関節の痛み．臨床スポーツ医学，14：1149-1156, 1997．
5) 皆川洋至：下腿・足関節　外側走査．超音波でわかる運動器疾患－診断のテクニック，メジカルビュー社，2010, p195-210．

足関節捻挫のビデオ解析

島　洋祐

●背景と目的

　足関節捻挫，とくに内がえしの機序による捻挫はスポーツ外傷の中でも最もよくみられる外傷であるにもかかわらず，その受傷メカニズムはいまだ不明な点が多い[1]。
　われわれはOslo Sports Trauma Research Centerと協同で三次元コンピューターグラフィックス（3D-CG）ソフトを用いたスポーツ外傷のビデオ解析を行っており，今回その手法を用いて実際に発生した内がえし足関節捻挫受傷シーンに対して，足関節捻挫受傷の瞬間における運動学的特徴を探るべくビデオ解析を行ったので紹介する。

●解析法

　23歳，男性のスポーツ選手が研究所においてカッティング動作の解析を行っている最中に，偶然内がえしの機序で右足関節捻挫をきたした。診断はgrade 1の前距腓靱帯（ATFL）損傷であり，踵腓靱帯は正常であった。
　受傷の瞬間は3方向から100Hzのハイスピードカメラで撮影されていた。これらのビデオを編集し1つに同期させた上で，Krosshaugらが開発した3D-CGソフトを用いたビデオ解析の手法であるModel based image matching（MBIM）法[2]を用いて分析した。すなわち3D-CGソフトウェアであるPoser 4を用いて受傷シーンの背景と同じ空間を作成し（図1），最後にスケルトンモデルを選手の動きに合わせて選手の映像にマッチングさせた。

●解析結果

　受傷試技において，患側足関節は足部接地の際に進行方向に対して内旋位，軽度底屈位をとっていた（図2, 3）。足部接地から0.06秒後に足関節の方位は変位し始め，0.12秒後にはその変位はいったん止まったが，その後再び変位が増加し，0.20秒後に最大変位，すなわち58°内反，11°内旋，12°背屈位となった（図2, 4）。
　これまでの報告に反して，従来内がえし足関節捻挫の受傷肢位と考えられてきた底屈位が実際にはみられず，むしろ背屈位をとっていることが判明した。

●MBIM法による解析と今後

　MBIM法を用いることによって足関節捻挫の受傷メカニズムを理解するうえでの量的情報を得ることが可能であり，足関節捻挫の受傷シーンのビデオ解析においてもMBIM法は有効と考えた。屍体などを使用したシミュレーションによるこれまでの研究では足関節を過度に底屈させていた可能性があり，よって実際の受傷シーンにおけるバイオメカニクスを正確に反映していなかった可能性がある。
　しかしいまだにどの瞬間にATFLが損傷されたのかはわかっていない。またこの手法では距骨下関節の動きは考慮されておらず，シューズ内の動きも推測に基づくものである。まだ1例の解析であるため，今後もさらなる受傷シーンの解析が必要と考える。

文献

1) Fong DT, Chan YY, et al：Understanding acute ankle ligamentous sprain injury in sports. Sports Med Arthrosc Rehabil Ther Technol, 1：14, 2009.
2) Krosshaug T, Bahr R：A model-based image-matching technique for three-dimensional reconstruction of human motion from uncalibrated video sequences. J Biomech, 38：919-929, 2005.

◆図1 受傷シーンのモデル
a：Poser 4を用いて作製した受傷シーンと同じ空間。

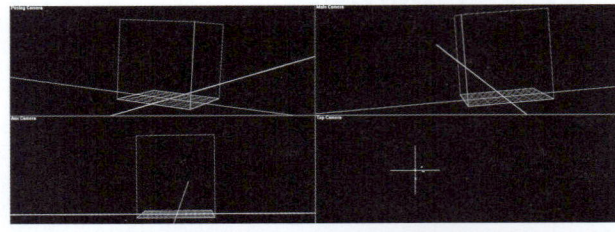

b：背景とのマッチング。

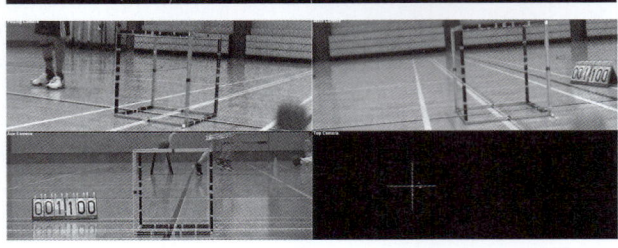

◆図2 選手の動きに合わせたスケルトンモデル

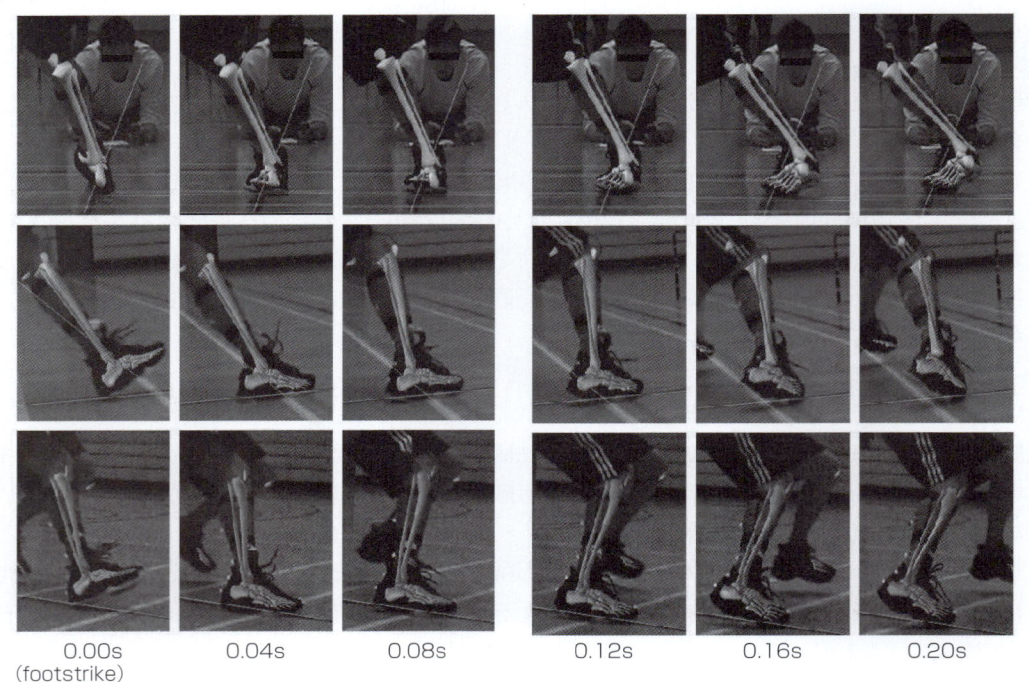

0.00s (footstrike)　0.04s　0.08s　0.12s　0.16s　0.20s

◆図3 足関節の運動解析（接地時）

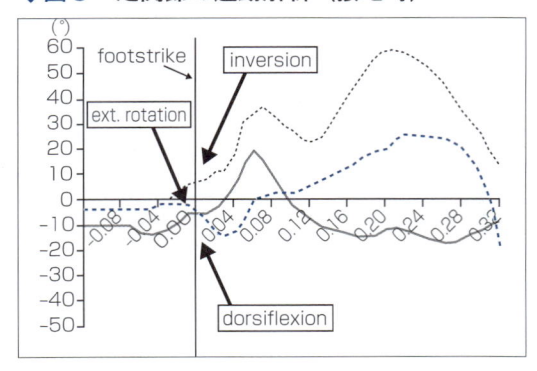

◆図4 足関節の運動解析（接地〜最大変位後）

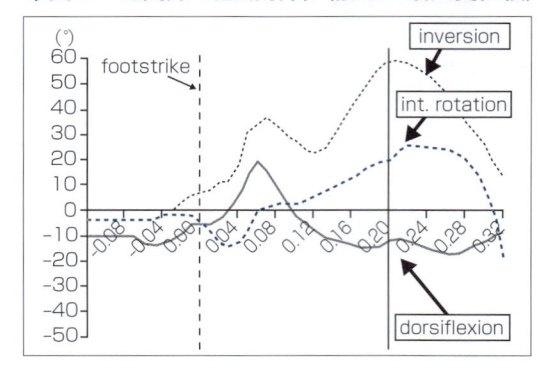

TOPICS

足関節捻挫の超音波診断

渡辺千聡

近年,超音波診断装置はデジタル化と高周波プローブが導入されたことにより性能の向上は目覚ましく,超音波の分解能が0.2mm以下のハイスペックモデルも出現し,その精度はCTやMRIの画像分解能を凌ぐ。超音波検査は通常Bモード断層像で評価を行うが,パワードプラ法(カラードプラ法より血流の検出感度が高い)を用いることにより腱,靱帯など軟部組織の修復も観察することができる。さらに,近年では超音波像の3D構築による評価や組織弾性の評価も可能となってきている。

超音波検査はリアルタイムに多方向からの観察ができるとともに,動態を観察することにより筋肉,靱帯,腱などの機能も評価できる(図1)。とくに,靱帯などの軟部組織の描出に優れ,その損傷の有無を容易に判断することができる(図2)。

IOC(International Olympic Committee:国際オリンピック委員会)はスポーツ外傷の予防をスローガンに掲げ,2008年北京オリンピックにおいて初めて全競技にわたる外傷調査を行った。史上最多の204カ国・地域が参加し28の競技が行われた北京オリンピックの調査報告によると,全競技者の9.6%に外傷が発生し,過半数(54.2%)が下肢における発生であったとしている。外傷の中で最も多かったのが足関節捻挫(7.3%)で,次いで大腿挫傷(6.8%)であった。また,競技別では,サッカーが31.8%と受傷率が最も高く,次にテコンドー(27%),ホッケー(20.4%),ハンドボール(17.4%),ウェイトリフティング(16.9%),ボクシング(14.9%),ソフトボール(13.4%),バスケットボール(13.2%)に受傷が多かったとしている。これらに報告された外傷をみると,そのほとんどは臨床所見と超音波検査により診断が可能である。

近年,超音波装置は小型・軽量化され,どこにでも持ち運べるポータブルタイプが開発され,スポーツの現場に容易に持ち出して使用することが可能となった。競技が行われている現場で超音波検査を行って外傷の有無を即座に判断することは早期治療の観点からきわめて重要であるとともに,即座の判断は競技者の心理的負担の軽減にも有用といえる。スポーツ現場での超音波検査の必要性は,今後ますます高まるものと思われる。

◆図1　前距腓靱帯の超音波像

*:前距腓靱帯(矢頭)　LM:外果　T:距骨

a:足関節中間位,正常像。

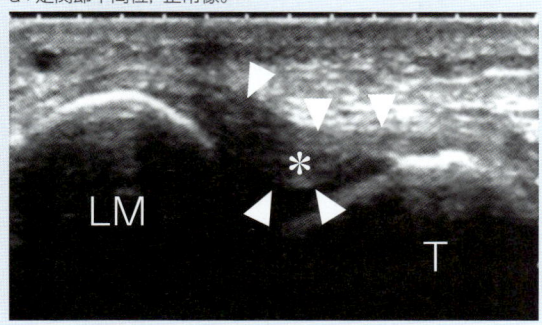

b:内反ストレス。

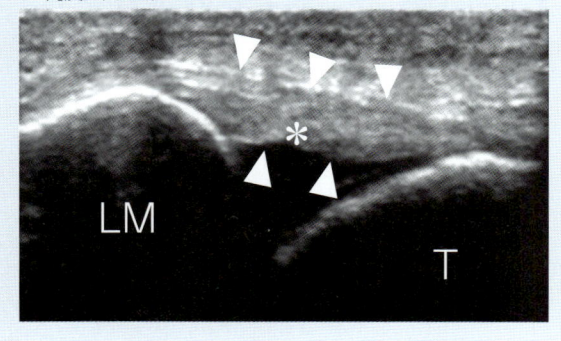

◆図2　前距腓靱帯の断裂像

*:前距腓靱帯　LM:外果　T:距骨　矢印:断裂部

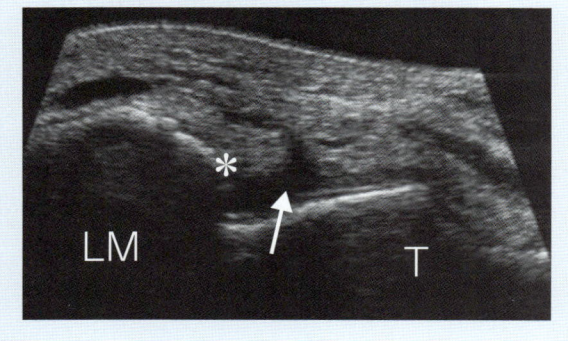

バスケットボール

バスケットボールにおける足関節外側靱帯損傷のリハビリテーション

小林　匠，鈴川仁人

足関節捻挫はスポーツ種目を問わず非常に高い発生頻度を示す外傷の1つであるが，治療やリハビリテーションを軽視し，不十分な状態で復帰するケースが多い。しかしながら，不十分な状態で競技に戻ると，可動域制限や筋機能低下，不安定性などの後遺症から，慢性的な痛みや違和感，不安定感が残存しやすい。また，捻挫再発のリスクも高くなる。さらには，足関節機能の低下により，代償動作や異常なフォームが習慣化し，二次的な外傷や障害に結びつく可能性もある。

ここでは，とくに発生頻度の高いスポーツ種目であるバスケットボール選手の足関節外側靱帯損傷を取り上げ，後遺症の予防と円滑な競技復帰を目的としたリハビリテーションについて，具体例を提示しつつそのポイントを整理する。

リハビリテーションのポイント

●問診

問診では受傷機転からの損傷組織推察や捻挫既往の有無，スポーツ種目や大会日程などを確認したうえで主訴を聴取する。主訴は急性期では重症度推測の一助となり，回復期以降ではスポーツ活動時の各動作と疼痛の関係を詳細に聴取することが円滑な治療を進める上で重要となる。

●炎症所見の把握

腫脹が外果前方のみならず外果後方や内果周囲まで認められる場合は，血腫が瘢痕組織となり，底背屈時の距骨運動の阻害因子となりやすい。圧痛は急性期では外側靱帯以外にも広範囲にみられることが多いが，受傷直後よりも受傷5日後の方が圧痛の感度・特異度は高いとされており[4]，腫脹が減少した亜急性期以降に評価した方が正確な情報が得られる可能性が高い。また，前距腓靱帯（anterior talofibular ligament；ATFL）の圧痛に伴って内出血がみられる場合は，90％の確率で外側靱帯の損傷が存在するとされる[4]。

●画像診断

・単純X線

骨折や不安定性の有無を確認するために実施する。不安定性の指標とされるストレス撮影はその信頼性が不十分（感度50％，特異度96％）とした見解があること[3]，また急性期の撮影時には強い痛みによる防御反応が生じることから，撮影の意義やタイミングには慎重な考えが必要である。

・超音波

靱帯の損傷部位や重症度の評価，治癒経過の評価に用いる。詳細については他項に譲る（p.135参照）。

●ストレステスト

・前方引き出しテスト

亜急性期における前方引き出しテストの感度は86％，特異度は75％で比較的高い値を示すとされている[3]。

・Squeezeテスト（図1）

前脛腓靱帯（anterior tibiofibular ligament；ATiFL）損傷の有無を評価するために実施する[2]。

◆図1　Squeezeテスト

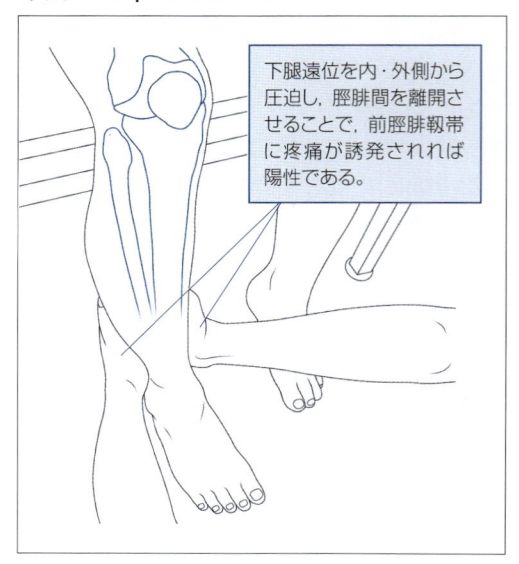

下腿遠位を内・外側から圧迫し，脛腓間を離開させることで，前脛腓靱帯に疼痛が誘発されれば陽性である。

◆図2　背屈位での安定性

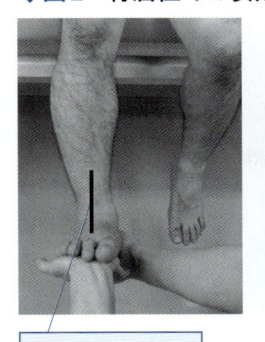

- 足関節が中間位で安定している。
- 足関節を背屈すると外反位となり、安定しない。

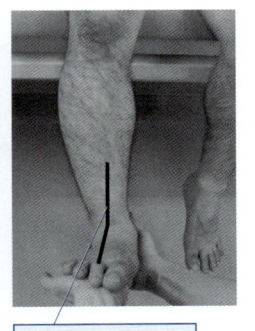

◆図3　底屈時の足部アライメント

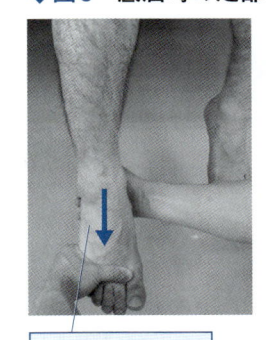

- 中・後足部中間位で底屈できている。
- 中・後足部内反位となっており、ATFLが伸長される。

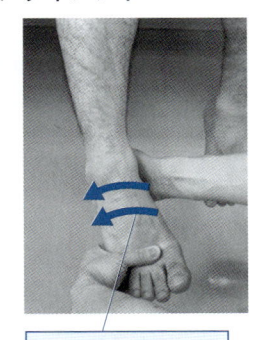

●アライメント・関節可動域

アライメント・関節可動域の評価は、亜急性期以降に実施する。

・足関節底背屈

急性期では可動性の評価となるが、亜急性期以降では主に背屈位における距骨の安定性を評価する（図2）。

・距骨下関節（後足部），Chopart関節（中足部）外反

捻挫後は足趾屈筋群や前脛骨筋の緊張により後足部の外反や中足部の外反・外転運動が制限されやすく、底屈時にATFLが伸張されて疼痛が誘発されやすい（図3）。

・足趾伸展・開排

足趾屈筋群の短縮により足趾の伸展・開排が制限されると、中・後足部の内反が助長されて外側荷重傾向につながる（図4）。

・膝関節伸展・内旋

捻挫後には腓腹筋の短縮によって膝関節伸展制限が生じやすいが、正常歩行獲得のために膝関節の完全伸展を早期に獲得する必要がある。また、腸脛靱帯や大腿二頭筋などの短縮による下腿内旋制限（外旋アライメント）は、膝関節伸展制限や中・後足部の内反アライメントを助長する（図4）。

・股関節内旋・伸展

捻挫後には股関節外転・外旋位での歩行となりやすく、大腿筋膜張筋や中殿筋の短縮により股関節の内旋・伸展運動が制限される。大殿筋や内側ハムストリングスの機能不全、歩行時の外側荷重傾向防止の観点から、正常な股関節内旋・伸展可動域の獲得は重要である。

●筋力

筋力の評価は、炎症所見が消失した回復期以降に実

◆図4　足趾屈曲・下腿外旋による異常アライメント（右）

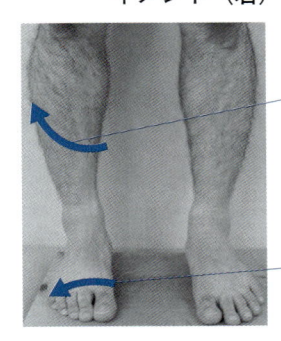

- 足趾屈曲により中・後足部が内反するため、外側荷重傾向となりやすい。
- 下腿外旋による運動連鎖で中・後足部が内反する。

施する。

・足関節底屈

正常な足関節底屈可動域が獲得されてから実施する。非荷重位で底屈最終域において抵抗を加えた際に維持できるかを評価する。

・足関節外反

足関節背屈位と底屈位で分けて実施する。主に長・短腓骨筋の機能不全の評価を目的として行う。受傷時に腓骨筋腱損傷が生じている場合には、収縮時痛の経過から腓骨筋腱の治癒過程を判断する目的で実施することもある。

・股関節・膝関節伸展

正常歩行獲得のため、十分な股関節・膝関節伸展筋力の獲得は重要である。

●姿勢・動作観察

姿勢・動作観察は、復帰段階に応じてそれぞれの評価を実施する。

・片脚立位

足底面全体で地面をとらえて安定しているかを確認する。また、足趾屈曲や股関節外旋などの代償による

外側荷重傾向がみられないかを評価する。

・カーフレイズ（図5）
　距骨下関節が内反していないか，母趾球へ荷重できているか，最終域まで挙上できているかを評価する。両脚でのカーフレイズが正常に行えていれば，片脚でも実施する。

・ツイスティング
　切り返しやターン動作を母趾球荷重で正しく行うための基本動作となる。足趾と膝の方向を一致させ，股関節の内外旋運動によって左右の足を平行に移動させることができるかを確認する。

・ジャンプ着地
　背屈位での安定性を得るため下腿を十分に前傾できているか，足趾屈曲や股関節内転などの代償動作が生じていないかを確認する。

・片脚ホップ
　接地から踏み切りという足関節の一連の運動が正常に行えるかを評価する。アライメント不良や底屈筋機能不全があると，「跳びにくい」「重たい」といった訴えがみられる。

◆図5　カーフレイズ時にみられやすい異常アライメント（左）

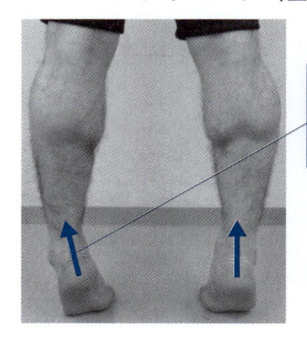

下腿が外旋，中・後足部が内反し，荷重が外側へ偏りやすい。

・サイドホップ
　股関節・膝関節・足部を前額面上で一直線に位置させ，母趾球荷重を保持した状態でのストップ動作が行えているかを確認する。

・カッティング
　十分な下肢屈曲位の保持と母趾球荷重ができているかを確認する。下腿側方傾斜を増大させたカッティング動作は，足部外側への荷重量が増大して内反捻挫につながりやすい。

ケースレポート1

【症例】
　高校2年生（17歳），女子。バスケットボール部所属。

【現病歴】
　バスケットボール練習中に相手の足を踏んで内反強制され受傷（初回捻挫）。

【初診時評価】
　受傷後2日。主訴は歩行立脚中期における疼痛であった。熱感は消失していたが，外果前方に腫脹がみられ，圧痛はATFLに認められた。足関節底背屈ともに5～10°の制限を認め，底屈時には外果前方に疼痛を訴えた。

経過

・受傷後2日
　炎症症状の消失を目的としたRICE処置を実施した。急性期では腫脹軽減を目的としたテーピングパッドとバンテージによる圧迫とアイシング，さらに微弱電流やパルス超音波も実施。**亜急性期からは交代浴やアイシングに加えて下腿三頭筋への低周波刺激による筋収縮によって組織への吸収を促す。**テーピングパッドとバンテージによる圧迫と断続的なアイシングは自宅でも実施してもらうように指示した。

・受傷後約1週
　歩行時痛は軽減。RICE処置は継続して実施。前方引

◆図6　正常背屈可動域の獲得を目的としたエクササイズ

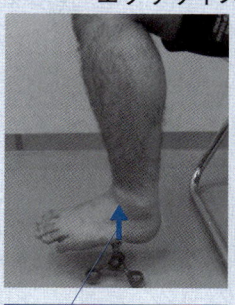

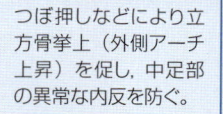

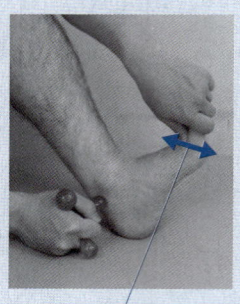

つぼ押しなどにより立方骨挙上（外側アーチ上昇）を促し，中足部の異常な内反を防ぐ。

内果後方の筋腱（長母趾屈筋腱・後脛骨筋腱など）の滑走を促し，背屈可動域を改善させる。

き出しテストによる不安定性はみられず，ATFLのⅠ度損傷と判断。圧痛は残存するものの腫脹が軽減していたため，**中・後足部や下腿アライメントの修正による積極的な背屈可動域の獲得をめざした（図6）。**また，低負荷での腓骨筋トレーニングを行い，異常アライメント形成を予防。また，**跛行により生じやすい膝関節伸展および股関節伸展・内旋制限を予防するため，ストレッチ等により可動域拡大を図り，**必要に応じて腹臥位股関節伸展エクササイズや大腿四頭

筋セッティングも行った。自宅でのテーピングパッドやバンテージによる圧迫は継続とした。

・受傷後約2週

歩行時・階段昇降時ともに疼痛消失。圧痛は多少残存しているものの，他の炎症所見は消失。底屈時に疼痛がみられたが，ATFLを伸張させないように中・後足部の外反を誘導しながら底屈すると疼痛は消失した。正常背屈の獲得とともに正常な底屈可動域の獲得を目指し，中・後足部のアライメント修正および距骨のすべり運動を促した（図7）。また，座位でのカーフレイズを行い，ヒラメ筋の収縮を促した。この際も中・後足部の内反が生じないように配慮した。ジョギングを許可。

復帰のツボ：底屈時に疼痛がみられたが，ATFLを伸張させないように中・後足部の外反を誘導しながら底屈すると疼痛は消失した。正常背屈の獲得とともに正常な底屈可動域の獲得を目指し，中・後足部のアライメント修正および距骨のすべり運動を促した

・受傷後約3週

疼痛なくジョギング可能。ATFLの圧痛も消失していた。軽度の底屈制限がみられたものの疼痛はなく，不安定性の増加も認められなかった。正常な底屈可動域の獲得と立位でのカーフレイズを実施。カーフレイズは両脚が問題なく行えれば片脚も実施。ダッシュ・シューティングを許可。

・受傷後約4週

運動時痛は消失。わずかな底背屈制限が認められるのみである。片脚カーフレイズ時にヒラメ筋の収縮低下が認められたため，底屈可動域の拡大と片脚カーフレイズは継続して実施。また，捻挫の危険が伴う動作を想定してツイスティングやサイド・クロスステップ，カッティング動作の習得を行う。段階的に対人以外のメニューへの復帰を許可。

予防のツボ：捻挫の危険が伴う動作を想定してツイスティングやサイド・クロスステップ，カッティング動作の習得を行う

・受傷後約5週

関節機能・動作の確認を引き続き行い，すべてのプレーへの復帰を許可。とくに問題や再受傷なく完全復帰可能であった。

◆図7　正常底屈運動の獲得を目的とした徒手療法

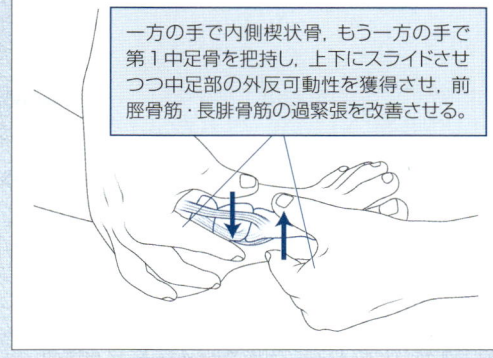

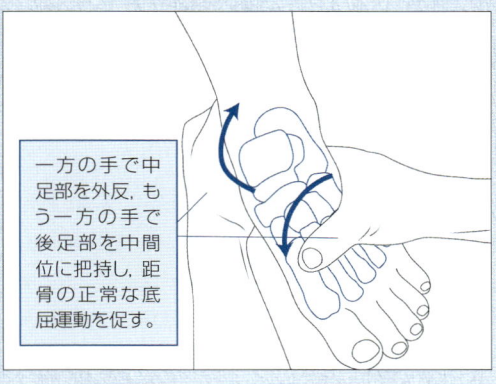

一方の手で内側楔状骨，もう一方の手で第1中足骨を把持し，上下にスライドさせつつ中足部の外反可動性を獲得させ，前脛骨筋・長腓骨筋の過緊張を改善させる。

一方の手で中足部を外反，もう一方の手で後足部を中間位に把持し，距骨の正常な底屈運動を促す。

解説

選手の意向や競技日程の問題などから，何とかプレーできる状態にすることを目的に早期復帰を優先したリハビリテーションをスケジューリングすることも多々ある。しかし，受傷前と同レベルあるいはそれ以上の状態で復帰させること，再発のリスクを最小限にして復帰させることを目標とすると，上記に提示したような段階的な復帰スケジュールが望ましい。

ケースレポート2（難治例）

【症例】

高校2年生（17歳），女子。バスケットボール部所属。

【現病歴】

バスケットボール練習中に相手の足を踏んで底屈・内反強制され受傷。

【初診時所見】

受傷後9日。主訴は歩行立脚中期における疼痛であった。内外果周囲に腫脹が広がり，圧痛はATFL・ATiFL・腓骨筋腱に認められた。足関節底背屈ともに10°程度の制限を認め，背屈時には外果前方・底屈時には距骨後方に疼痛を訴えた。前方引き出しテスト・Squeezeテストともに陽性であった。

経過

・受傷後約2週

歩行時痛は軽減しているものの残存していた。腫脹は軽減していたが広範囲に認め，可動域制限も顕著であった。背屈時に脛腓間が離開してATiFLに伸張ストレスが加わらないように脛腓間を固定するテーピングを実施し（図8），そのうえで可動域の改善を図った。圧迫とテーピングは日常生活でも継続してもらった。

復帰のツボ：背屈時に脛腓間が離開してATiFLに伸張ストレスが加わらないように脛腓間を固定するテーピングを実施し（図8），そのうえで可動域の改善を図った

・受傷後約3週

歩行時痛は残存していた。背屈可動域は改善していたが，腫脹は残存。底屈制限と距骨後方で長母趾屈筋腱に疼痛を訴えていた。瘢痕組織により距骨後突起と長母

◆図8 脛腓間の離開を防ぐためのテーピング

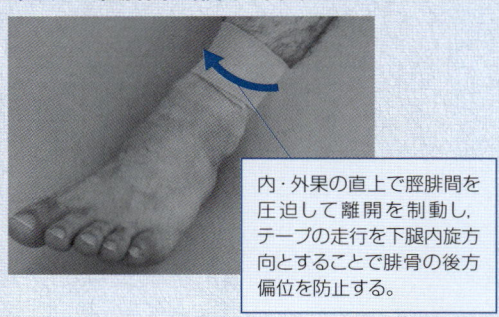

内・外果の直上で脛腓間を圧迫して離開を制動し、テープの走行を下腿内旋方向とすることで腓骨の後方偏位を防止する。

趾屈筋腱やその周囲組織に滑走不全が生じていると考え、徒手的に腱の滑走を促して底屈可動域の改善を図った。その後、足関節へのテーピングを行ったうえで、カーフレイズを実施した。試合が迫っていたため、テーピング施行下にジョギングを許可した。

・受傷後約4週

ジョギング時の蹴りだしで長母趾屈筋腱に疼痛を訴えていた。腫脹は軽減傾向だが残存しており、底屈制限も残存。立位カーフレイズでは最終域まで底屈することができず、長母趾屈筋腱に疼痛を訴えていた。継続して底屈可動域の改善とテーピング施行下でのカーフレイズを実施した。ダッシュ・シューティングを許可した。

・受傷後約5週

長時間のランニングやダッシュなどで疼痛が出現した。依然として底屈制限は残存しており、立位カーフレイズも片脚では十分に行えず、長母趾屈筋腱に疼痛を訴えた。可動域・筋力トレーニングメニューを継続し、各種ステップ動作を確認した。段階的に対人以外のメニューへの復帰を許可した。

・受傷後約6週

テーピング施行下で試合に出場した。ジャンプの踏み切りやカッティング動作などで疼痛があった。

・受傷後約7週

依然として軽度の腫脹と底屈制限は残存していた。プレーは可能だが踏み切りやカッティング時の症状は残存していた。

解説

ATiFL損傷が認められる場合、荷重時や足関節背屈時に脛腓間の離開が生じることで靱帯の治癒が遅延する可能性があるため、急性期ではテーピングやシーネによる固定が有効と考えられる。しかし、本症例のように急性期を過ぎている場合、固定による可動域制限は有効とは考えにくい。そのため、アライメント修正と筋腱の滑走改善により積極的に正常運動獲得をめざすことで腫脹軽減や機能改善を図ることが重要と考える。本症例は急性期〜亜急性期の管理が不十分だったことや十分な機能改善が得られないまま試合に復帰してしまったことなどから、復帰後も症状が残存している。ATiFL損傷が疑われる場合、できるだけ早期からの炎症管理と異常な関節運動の予防が、症状を残さず早期に復帰するポイントとなる。 **予防のツボ**

全身を診るリハビリテーション

●バランス能力の改善

バランストレーニングは足関節捻挫再発予防効果があると報告されている[1]。この際、足趾屈曲や外側荷重による異常アライメントでのバランス保持が習慣化しないよう、適切な肢位でのトレーニング指導が重要である。

●下肢・体幹機能の改善

膝・股関節機能の評価については前述したとおりである。体幹を含めた下肢関節の機能不全が異常なアライメントや動作につながっていないかを判断し、治療を進める必要がある。異常アライメント形成の原因はケースによってさまざまであるため、何が異常動作の原因となっているのかを体幹・下肢関節機能から推測することが重要である。 **予防のツボ**

以上、急性期の足関節外側靱帯損傷のリハビリテーションのポイントと代表的なケースについて述べた。記載した内容は著者らが臨床やスポーツ現場で一般的に行っている評価項目とそれに基づく治療法の例に過ぎず、現実にはケースごとにさまざまな異なる問題を有しており、個々への対応が必要であることはいうまでもない。

文献

1) Handoll HH, Rowe BH, Quinn KM, et al: Interventions for preventing ankle ligament injuries. Cochrane Database Syst Rev, 2001(3): CD000018.
2) Lin CF, Gross ML, Weinhold P: Ankle syndesmosis injuries: anatomy, biomechanics, mechanism of injury, and clinical guidelines for diagnosis and intervention. J Orthop Sports Phys Ther, 36(6): 372-384, 2006.
3) van Dijk CN: How evidenced-based is our clinical examination of the ankle? Evidence-based Sports Medicine. BMJ Books, 2002, p445-450.
4) van Dijk CN, Lim LS, Bossuyt PM, et al: Physical examination is sufficient for the diagnosis of sprained ankles. J Bone Joint Surg, 78-B: 958-962, 1996.

種目別 | スポーツ整形外科の診断・治療

バレーボール

バレーボール

バレーボールの上肢・体幹の外傷・障害（疫学）

森北育宏

バレーボールの競技特性

　バレーボールはチームワークを最も必要とする競技の1つである。従って，レギュラーの1人が練習を休むとかなりの戦力ダウンとなる。また練習にもならない。さらに，よほど能力が群を抜いていない限り，指導者も練習を休む選手を起用しない傾向にある。また監督自体も勤勉で練習を休むことはめったにない。最近は「きっちり診てもらい，完全に治ってから来い」と理解を示す監督が増えてきているが，レギュラーから外されたくない思いも強く，そのため，多くの選手は休もうとしない。

　この状況を理解して，十分な時間をかけて説明し，本人も親も納得して治療しないとよい結果が得られない。納得できない場合，選手は接骨院に通うことになる。しかし，成長期に発生し，のちに大きな後遺症を残すような傷害については，熱意を持って治療に専念するよう説得しなければならない。

バレーボール選手の身体的特徴（男女差）

　レベルの高い選手は女子では小学3～4年からバレーボールを始め，男子では中学から始める選手が多い。男子には明らかな変形やアライメント異常はあまりみないが，早期に始めるためか，女子にはいくつかの特徴がある。

　肘関節は過伸展し，外反が強くフライングなどで手をついたときに内・外側側副靱帯を痛めることが多い。重度の場合は脱臼に至ることがある。また，何度もダッシュと急停止を要するため，捻挫しなくても足関節が弛くなっている。

　ジャンプ力の優れた男子選手には腰椎分離症が高い確率で発症する。男子のレフト選手には肩甲上神経損傷から棘下筋萎縮をきたすことがある。スパイクを打つ方の肩には不安定性を認め，ロードアンドシフトテストで左右差を認めることが多い。以上の不安定性を放置するとインピンジメント（衝突）が起こり，関節唇損傷やSLAP lesionを惹起し鏡視下修復手術を要することになる。

バレーボール選手の外傷・障害頻度

●ナショナルチームのスポーツ外傷・障害頻度（図1）

　発生件数は足関節捻挫が最も多く77.6％を占める。2位は腰痛で71.4％，腰椎分離症が多いのが特徴である。3位が膝でジャンパー膝が多いのが特徴である。4位は肩で関節不安定症が多いのが特徴である。一般バレーボール選手のスポーツ外傷・障害頻度（図2）と併せて図1に示す。

　スポーツ外来を訪れたバレーボール選手5,286名中1位は1,036名（19.6％）の膝，次いで887名（16％）の腰，585名（11.1％）の足関節捻挫，212名（5.9％）の肩痛となっており，頻度に差はあるものの，外傷・障害部位はほぼ同様である。スポーツ外来におけるバレーボール選手の膝外傷・障害の病名内訳を表1に，腰外傷・障害の病名内訳を表2に示す。

◆図1　ナショナルチームの
　　　　スポーツ外傷・障害頻度

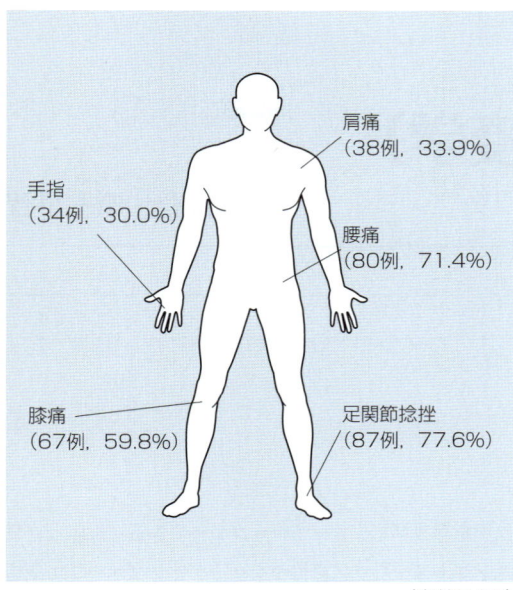

- 肩痛（38例，33.9%）
- 手指（34例，30.0%）
- 腰痛（80例，71.4%）
- 膝痛（67例，59.8%）
- 足関節捻挫（87例，77.6%）

（文献7より）

◆図2　一般バレーボール選手の
　　　　スポーツ外傷・障害頻度

- 肩痛（212例，5.9%）
- 腰痛（887例，16.0%）
- 足関節捻挫（585例，11.1%）
- 膝痛（1,036例，19.6%）

◆表1　スポーツ整形外来における
　　　　膝痛の病名内訳

	症例数	%
ジャンパー膝	665	55.4
半月板損傷	219	18.2
その他	317	26.4

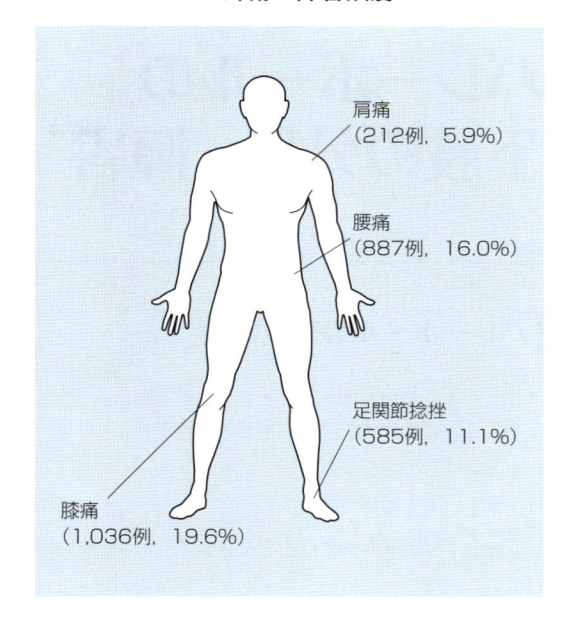

◆表2　スポーツ整形外来における
　　　　腰痛の病名内訳

	症例数	%
筋膜性腰痛	694	78.2
腰椎分離・すべり症	85	9.6
椎間板ヘルニア	71	8.0

文献

1) 森北育宏，林　光俊，岡崎壮之：トップレベルバレーボール選手の外傷・障害調査－アンケート調査により－．整外スポーツ医会誌．20(1)：18-21, 2000.
2) 森北育宏：バレーボール選手の障害．日本バレーボール協会科学研究集 3：50-53, 2002.
3) 森北育宏：バレーボールにおけるスポーツ障害．中部整災誌 45：1021-1022, 2002.
4) Morikita I, Kyamori Y, Asai M：Efficacy of Ankle Bracing in top-level volleyball players. バレーボール学会誌, 9(1) 1-4, 2007.
5) Morikita I, Kisii S, Mitani Y：Incidence, Symptoms and Diagnosis of Jumper's Knee and Knee contusions in College Women's Volleyball Players. JPTS, 21(2)：121-127, 2009.
6) 林　光俊，森北育宏，寺田照子，ほか，障害予防ハンドブック「バレーボール119番」．日本文化出版，東京，2000.
7) 森北育宏，林　光俊：バレーボール．ナショナルチームドクター・トレーナーが書いた種目別スポーツ障害の診療，南江堂，東京，2006, p99-114.
8) 森北育宏：スポーツ指導者のためのスポーツ医学上肢，南江堂，東京，2009, p26-31.

バレーボール

バレーボールの下肢の外傷・障害（疫学）

橋本吉登，原木早智

バレーボールの競技特性

バレーボールの競技特性として，
・相手選手との接触が少ないネット型競技
・ジャンプを多用する競技
であることがあげられる。

ジャンプは基本的にスパイクを打つアタッカーまたはブロックを行うブロッカーが行うプレーである。近年は攻撃の高速化と複雑化に伴い，ジャンプしながらトスを上げるジャンプトスや得点に直接つながるジャンプサーブが多くなり，ジャンプの機会はポジションに関わらず増加している。一方，相手の攻撃を受ける守備において，選手は低い位置でプレーするために体と床が接触する機会が多い。

このような競技特性を踏まえて，大学バレーボールチームの外傷・障害発生状況とスポーツ専門クリニックの受診状況を対比した疫学的調査を行った。

疫学調査と結果

外傷・障害発生調査を大学女子バレーボールチームで行った。調査期間は3年間であった。部員数は毎年ほぼ一定で3年間の延べ活動人数は80名であった。外傷・障害の総数は92例であった。このうち，下肢の外傷・障害は51例（55.4%）で全体の半数を超えていた。

●下肢の部位別の外傷・障害発生数

・股関節および大腿部

全9例中8例が捻挫や挫傷の急性外傷であった。1例の慢性障害は大腿二頭筋炎であった。

・膝関節

全19例中，急性外傷は11例で半数以上を占めた。内訳は半月板損傷3例，内側側副靱帯損傷2例，前十字靱帯損傷3例，挫傷3例であった。慢性障害は膝蓋靱帯炎（ジャンパー膝）5例，膝蓋大腿関節の痛み2例であった。

・下腿部

急性外傷はアキレス腱挫傷と下腿挫傷のそれぞれ1例ずつであった。その他はシンスプリントが3例，アキレス腱炎，腓骨筋炎などの慢性炎症が5例であった。

・足関節および足部

急性外傷は足関節捻挫が9例であった。これは今回調査した下肢全障害の中で最も多い発生数であった。慢性障害は足部に起きる扁平足障害など4例であった。

●ポジション別発生数

現在の6人制バレーボールのポジション名と機能を記載すると，

・ウイング・スパイカー（WS）：前衛では両サイドから攻撃を行う。後衛では守備やバックアタックを行う。

・ミドル・ブロッカー（MB）：主にセンターにいて，ブロックと速攻（クイック攻撃）の中心となる。後衛では後述するリベロと交代をする場合が多い。

・セッター（S）：アタッカーが攻撃をするためのセット（トス）を行う選手。
・リベロ（L）：攻撃に参加しない守備専門の選手。
となっている。

　ポジション別の発生数の比較ではウイング・スパイカー36例，ミドル・ブロッカー8例，セッター4例，リベロ6例であった。ウイング・スパイカーは前衛では攻撃を行い，後衛では守備も行うポジションで運動量が多い。外傷・障害発生が多いのはその反映であると考えられる。ミドルブロッカーはジャンプの機会が多いポジションであり，8例のうち，7例がジャンプに関連する障害であった。セッターとリベロはジャンプに関連するものよりもフロア上でのプレーに関するものが多かった。

●スポーツ専門クリニックとの比較（表1）

　大学での疼痛発生と特別な受診条件のないオープン型のスポーツクリニックと比較して3年間のバレーボール関連疾患の総数は197例（男子選手47例，女子選手150例），平均年齢24.2歳（11～63歳）であった。下肢の障害は126例（64.0％）であった。

　大学バレーボールチーム（以下，大学チーム）の調査はけがの自然発生を知ることができ，スポーツ専門クリニック（以下，クリニック）の調査はプレーの継続が困難で治療を要したけがの実態を表しているといえる。

・足関節捻挫

　急性の足関節捻挫は大学チームでは9例（全体の9.8％）の発生であるが，スポーツクリニックの受診は14例（全体の7.1％）に留まる。しかし，スポーツクリニックには足関節に不安定性や疼痛を残すいわゆる足関節捻挫後遺症が両側例を含めて9例受診している。足関節捻挫の急性期に医療機関を受診することは少ないが，慢性化して後遺障害を発症している例では積極的に医療機関を受診する傾向にあることがわかる。

・膝関節前十字靱帯損傷

　膝関節前十字靱帯損傷のスポーツクリニックの受診数は20例（全体の10.2％）で大学チームの3例（3.3％）を大きく上回っている。同疾患は疼痛，歩行困難，関節血腫などの症状の重傷度から急性期に医療機関を受診する傾向にある。

・腰椎・肩関節疾患

　発生と受診に解離がある疾患は他の部位でもみられ，腰椎疾患は大学チームの調査では12％だったが，クリニックでは20.8％で高率であった。肩関節疾患は大学チームでは16.3％であったが，クリニックでは8.6％であった。

外傷・障害発生とプレーとの関連

●急性外傷

　急性外傷の原因は主にジャンプに関連したプレーおよびレシーブにおける床やほかのプレーヤーとの接触であった。原因は股関節とそれ以下の膝関節，足関節とでは異なる。股関節では他プレーヤーとの接触や体勢を崩したときの外傷が多い。それに対して膝関節や足関節ではジャンプによる外傷が多い。バレーボールのジャンプはスパイク助走の前向きのランニングジャンプが一般的であるが，移動攻撃やブロックを行うためには前後，左右に動く多種多彩なジャンプをする必要がある。また，無視できないのはジャンプ後の'着地'である。足関節の外傷では膝関節と違って，他のプレーヤーの足の上に着地して受傷する場合が多いことが特徴であり，9例中5例と高率であった。

　センターラインを越えて相手コートに足を踏み入れることはルール上禁止されているが，スパイクやブロック後に勢い余って相手コートに足を踏み入れることは決してまれではない。踏み出された相手選手の足の上に着地すれば容易に足関節捻挫を起こす。膝関節の急性外傷も着地バランスの問題が大きい。片脚着地が原因となる外傷も散見されたが，攻撃の高速化は少なからず片脚着地につながる。片脚，両脚に関わらず，着地姿勢をしっかりと保てるようにバランス・エクササイズの重要性が増しているといえる。

●慢性障害

　慢性障害は発症時期が不明なパターンを示すものが多かった。また，高校時代の発症で大学入学までの期間では症状が軽快していたものの運動の再開によって症状が再燃する場合がみられた。膝では膝蓋靱帯炎（ジャンパー膝）や膝蓋大腿関節痛のように，ジャンプ動作で使われる「膝伸展機構」の外傷・障害が目立ち，ジャンプの繰り返しによ

◆表1 スポーツ専門クリニックとの比較

大学バレーボール部

	件数	%
頚部	2	2.1
腰・殿部	11	12.0
肩関節	15	16.3
肘関節	6	6.5
手関節・手部	7	7.6
股関節・大腿部	9	9.8
膝関節	19	20.7
下腿部	10	10.9
足関節・足部	13	14.1
合計	92	100

下肢疾患		件数	%
股関節・大腿部	股関節周囲挫傷 大腿部	8 1	17.6
膝関節	前十字靱帯損傷 内側側副靱帯損傷 半月板損傷 挫傷 ジャンパー膝 膝蓋大腿関節障害 その他	3 2 3 3 5 2 1	37.3
下腿部	アキレス腱損傷 下腿挫傷 シンスプリント （アキレス）腱炎	1 1 3 5	19.6
足関節・足部	足関節捻挫 足部痛（扁平足）	9 4	25.5
合計		51	100

スポーツ専門クリニック

	件数	%
頚部	3	1.5
腰・殿部	41	20.8
肩関節	17	8.6
肘関節	3	1.5
手関節・手部	7	3.6
股関節・大腿部	13	6.6
膝関節	68	34.5
下腿部	12	6.1
足関節・足部	33	16.8
合計	197	100

下肢疾患		件数	%
股関節・大腿部	股関節周囲挫傷 大腿部	7 6	10.3
膝関節	前十字靱帯損傷 後十字靱帯損傷 内側側副靱帯損傷 半月板損傷 変形性関節症 ジャンパー膝 膝蓋大腿関節障害 その他	20 1 5 9 7 12 7 7	54.0
下腿部	下腿疲労骨折 肉離れ シンスプリント （アキレス）腱炎	4 2 5 1	9.5
足関節・足部	足関節捻挫 疲労骨折・骨折 足部挫傷 足関節捻挫後遺症 その他	14 3 2 9 5	26.2
合計		126	100

る膝への負荷が原因であることは明らかであった。遠征や合宿などで、普段使い慣れない硬いフロアで練習をして複数の選手にジャンパー膝が連続発生する事例がある。コンクリートのような硬く弾力の少ない素材のフロアは着地時の衝撃が大きく、慢性障害の原因となる。

下腿は他の部位に比較して慢性障害が多く、シンスプリント、腓骨筋腱炎、アキレス腱炎、後脛骨筋腱鞘炎などダッシュやランニング系の障害が多かった。足部では扁平足障害による疼痛などで足底の問題が慢性障害につながることが示唆された。股関節と大腿部では慢性障害の発生数は少なかった。

バレーボールのプレーと外傷・障害発生

バレーボールの下肢外傷・障害はジャンプとフロア上でのプレーに関連して発生することが今回の調査で明らかになった。治療と予防の点での問題点をあげる。

●ルール上の要因

ルール上の要因を考えると、現行ルール（2010年現在）では足のセンターラインオーバーはセンターラインを踏み越しても足の一部がラインに触れていれば反則とならないので、かなりの踏み越しが可能である。また、ゲーム中にネットに触れる「タッチ・ネット」の反則においても現行ルールではネット上部の白帯より下の部分の接触では反則とならない。これらのルールにより、相手チームとの選手との接触の機会は今後も増加すると思われる。

現行ルールはラリーが継続し、観ていておもしろい試合になるための主催者側の意向が反映されたものであるが、メディカルサポートの立場からは選手の安全に配慮したルール制定が望まれる。

●環境的要因

環境的要因の改善として近年の国際大会では吸収材を数層組み合わせた衝撃吸収性に優れるマットをコート上に敷くことで、ジャンプした選手の下肢への負担と守備の転倒時の負担を軽減している。しかし、国内大会や練習フロアなどへの普及は費用上、困難である。専用シューズやインソールの使用での自衛予防が必要である。インソールはまた、下肢アライメント障害で起きる足関節・足部の障害の治療についても有用である。

下肢の足関節捻挫と上肢の手指捻挫（突き指）は頻発する外傷で「捻挫、突き指はけがの内に入らない」という風潮が今でもある。その一方で足関節捻挫後遺症や手指の骨折・脱臼後の手指の恒久的な変形、可動域制限で悩む選手も少なくない。これらの疾患を急性期に確実に治療するように選手、指導者に啓発する必要がある。

バレーボール

バレーボールにおける上肢・体幹損傷の診断と治療

森北育宏

●バレーボールにおける肩の障害

まだ筋肉，関節包が十分発達していない若いうちから重いボールでプレーするためスパイクを打つ方の肩には関節弛緩性を生じている。当然，脳は早くスポーツを開始すればするほど発達するため，能力的には高いレベルに到達できるが，重いボールでプレーするため肩関節が弛んでくる。小学4年以下から始めたほとんどの選手は肩関節不安定症を示すが，若いうちには症状はほとんどない。20歳代以降に筋肉が発達してくるとかなり強いスパイクを打つようになるが，そのパワーを受け止めるだけの関節安定性はなく，さまざまな障害を惹起するようになる。

いったん損傷が起こってしまうと痛みが持続し，MRIにて精査を要する。損傷が大きければ，鏡視下手術を行っている肩専門医に紹介する。通常，特殊な症例を除いてリハビリテーションのみでかなり改善する。利き腕のアウターマッスルは非常に発達しているが，インナーマッスルは十分発達していない。そのため上腕骨頭の求心性が不十分なため，関節の前後にインピンジするためさまざまな症状が出てくる。

●肩関節不安定症

●身体所見

関節包や靱帯が引き伸ばされた状態で関節自体が弛く，支点がずれてしまうと十分な力をボールに伝えられない。さまざまな肩関節の損傷を起こす可能性を持つ基本的な病態で，不安定症のみでは強い症状はなく肩のだるさや抜けるような感覚があるのみである。

●診断（不安定性のテスト）

・ロードアンドシフトテスト（図1a）

リラックスさせ片手で臼蓋を把持し，他方の手で骨頭を把持し，骨頭を臼蓋に押しつけながら前方に引き出し，健側と比較する。

・リロケーションテスト（図1b）

前方不安定性の検査で，前方不安定性による二次的な痛みか他の原因による痛みかを調べる。外転最大外旋位にすると痛みや不安感を訴えるが，上腕近位に後方への力を加えると痛みと不安感が減少し，さらに外旋できるようになる。

・サプライズテスト

リロケーションテストで後方への力を急に抜くと不安感を再び感じる。

・視診による評価

肩甲骨が外側方に変位し肩関節が前方に移動している場合がある。この場合前鋸筋の相対的筋力不足と考えられ筋力強化の必要がある。

・可動域テストによる評価（図1c）

可動域には肩甲骨と肩甲上腕関節それぞれの可動域の評価が必要である。肩甲骨の動きを検者が手で抑制し，肩甲上腕関節の外転可動域，外転90°における内外旋のチェックをする。最終域における疼痛を惹起すれば病的である。

急性期の疼痛が緩和されれば，上記評価に基づき可動域訓練，上腕骨頭の求心性を高めるための筋力強化，肩甲上腕リズムの再教育を行う。

●治療方針

肩の診断は容易ではなく，一般開業医で治療することは困難であるが，専門医に紹介してもまず保存療法を行い，回復しない場合にのみ鏡視下手術を行う。疼痛を起こすような動作を禁止し，ローテーターカフ強化チューブトレーニング，可動域訓練，肩甲上腕リズムの回復などのリハビリテーションを4週間行う。

・安静と消炎鎮痛

痛みを起こす肢位と動作の禁止，アイシングと消炎鎮痛薬の投与を行う。痛みのあるときに練習してもかえってフォームを崩し「百害あって一利なし」であることを説明する。しかし，チーム練習のため，気をつかい，黙って練習を続ける場合が多い（とくに女子）。

指導者の気配りが望まれる。

・注射療法

急性期には肩峰下滑液包にステロイドと局所麻酔薬，慢性期にはヒアルロン酸の注入。

・手術療法

保存療法にて改善しない場合に検討される。関節鏡視下手術が行われるが成績は安定していない。保存療法にて改善しない症例に対して行われるため，重症度が高いためとも考えられる。

フォームの修正

肩に負担のかかるようなフォームの矯正を行う。指導者との協力体制が必要である。ただし，高校高学年以降のフォームの矯正は慎重に行う。なぜなら6年以上かかって養われてきたフォームを矯正するのは困難で，かえって競技レベルが下がってしまう危険性をはらんでいるからである。選手の十分な理解が求められる。

予防

「前方不安定性」と「後方の関節包や棘下筋の拘縮」の予防のためのトレーニングが必要となる。ストレッチ，PNF，チューブトレーニングを普段から行うことが望ましい。

腱板損傷

身体所見

腱板の中でもとくに棘上筋腱の損傷が多い。外転時に外から強い内転力がかかったときに損傷されることが多い。腱板が損傷されると，急性期には肩があがらない，あげようとすると痛くて力が抜ける，といった状態になる。

診断

外転時に痛みが起こる。受傷初期には痛みが強く外転がまったくできないことが多い。時間が経つにつれて徐々に外転できるようになることが多いが，完全断裂では時間が経っても外転ができないままである。

・drop arm sign

肩を外転位から徐々に降ろしていくと，90°前後で痛くて外転を保てず，落ちてしまう。

画像診断

・超音波検査

簡便で有用であるが熟練を要す（図2）。

・MRI

経験豊富な技師による質の高いMRIでないとわからない。白く描出される部分が損傷部分で肥厚してい

◆図1　徒手検査

a：ロードアンドシフトテスト。

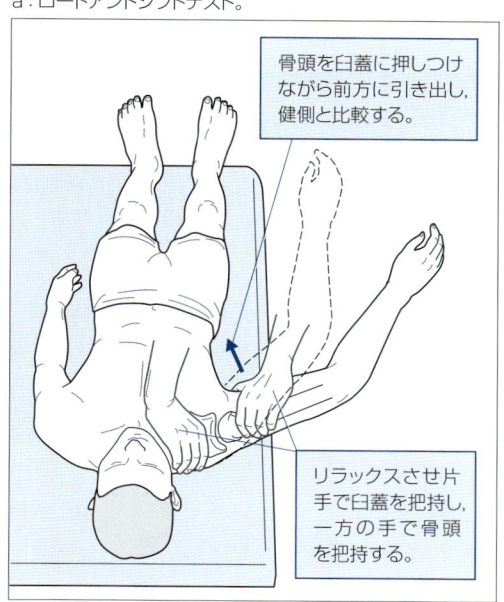

骨頭を臼蓋に押しつけながら前方に引き出し，健側と比較する。

リラックスさせ片手で臼蓋を把持し，一方の手で骨頭を把持する。

b：リロケーションテスト。

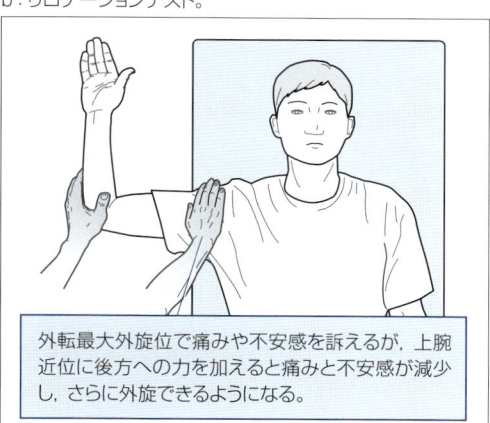

外転最大外旋位で痛みや不安感を訴えるが，上腕近位に後方への力を加えると痛みと不安感が減少し，さらに外旋できるようになる。

c：肩甲上腕関節可動域テスト。

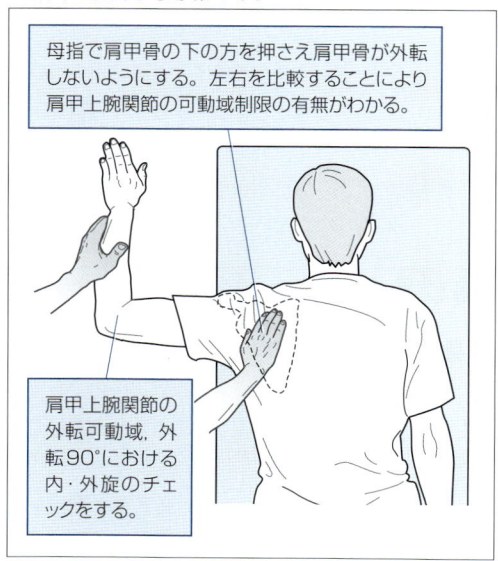

母指で肩甲骨の下の方を押さえ肩甲骨が外転しないようにする。左右を比較することにより肩甲上腕関節の可動域制限の有無がわかる。

肩甲上腕関節の外転可動域，外転90°における内・外旋のチェックをする。

◆図2　超音波検査

陳旧性の腱板損傷を認める。静止画ではわかりにくいが，以前に比べ超音波機器も進歩し，動かすとかなりみやすくなってきている。

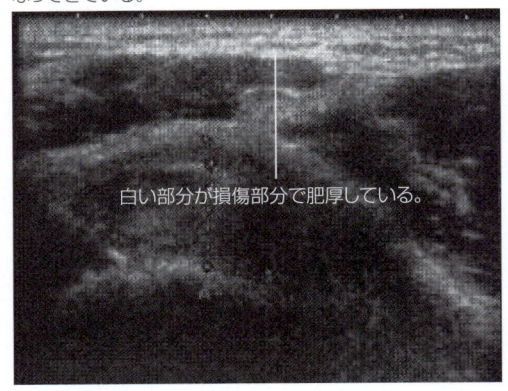

白い部分が損傷部分で肥厚している。

◆図3　舟状骨骨折

この程度の転位でも骨癒合に時間がかかり，手術を推奨される（長吉総合病院梁瀬義章院長より提供）。

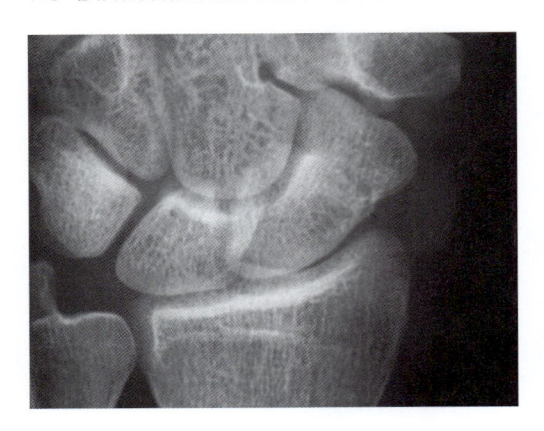

る。静止画ではわかりにくいが，以前に比べ超音波機器も進歩し，動画でみるとかなりみやすくなってきている。

● 治療方針

・保存療法

無理な挙上動作は避け，患肢を三角巾などで保持し，安静と冷却を行う。

・手術療法

重度で保存療法でも90°以上屈曲できない場合に手術を考慮する。しかし，高いスポーツレベルの維持は困難である。

● 予防

著者はバレーボール選手の肩の障害の多くは肩関節不安定性のために起こると考えている。

バレーボールにおける手関節の障害

オーバーハンドパスやフライング時に手をついたり，ブロック時の衝撃などによりかなりの負担がかかっている。したがって，外傷・障害の頻度は高く，以下に代表的な外傷・障害を示す。

舟状骨骨折

● 身体所見

バレーボールではフライングなどで手のひらをついたとき，手関節過橈屈伸展されることにより起こる。

● 診断

snuff box（嗅ぎタバコ入れ）に腫れや，母指を動かすと母指基部に痛みが走る。手根骨は小さい8つの骨からなり，互いの骨が重なりあう骨折は見逃されやすく単なる捻挫や打撲として処置される場合がある。疼痛が続く場合は1～2週間後に再度X線を撮影して本骨折の有無を確認する必要がある。

● 画像診断

見逃されやすく単なる捻挫や打撲として処置される場合がある。受傷直後の2方向X線像では骨折線の発見が難しいことがあるからである。捻挫や打撲で疼痛が長く続く場合は再度詳しくX線（舟状骨5方向）を撮影して本骨折の有無を確認する必要がある（図3）。

舟状骨への血行が悪いため骨折の癒合が遅れたり，近位骨片が壊死に陥る可能性がある。

● 治療方針

血流が悪いため，一般に骨癒合に6～12週を要する。したがって，ずれが少ない時でもハーバートスクリューにより内固定が勧められる。骨癒合が遷延したり，近位骨片の無腐性壊死が疑われる場合は骨移植術を行う。

バレーボールにおける突き指によって起こる外傷

球技によって起こる外傷（捻挫，骨折，脱臼など）の中で指の外傷頻度が最も高い。

PIP関節側副靱帯損傷

● 身体所見

側副靱帯に疼痛，腫れを認める。

● 診断

側副靱帯は関節の両サイドにあり，損傷靱帯に痛み

がある。

● **画像診断**

剥離骨折を伴うことがあるが、骨片の小さい場合は靭帯損傷と同様の治療を行う。

● **治療方針**

不安定性が残るが、テーピングで対応できる場合が多く、再建術は可動域制限を残し結果がよくない。

・**保存療法**

RICE処置を行う。隣の指とテーピングを行い（バディテーピング），さらに指シーネで固定する（図4）。その上からアイシングを行う。1～2週間固定後，極超短波や渦流浴をしながら自・他動運動を行う。

PIP関節背側脱臼

● **身体所見**

指は短縮し、関節部分が太くなる。

● **診断**

指は短くなり、関節部分に2つの骨があるためかなり太くなる。X線で明らかになるが、指を引っ張ることにより容易に整復できるため、病院に来院したときには既に整復されていることが多い。これに対して掌側脱臼は容易には整復できない。

● **画像診断**

X線にて骨折の有無を確かめる（図5）。剥離骨折があっても、骨片が小さい場合は骨片がない場合と同様の治療法でよい。

● **治療方針**

治療末梢方向に牽引することにより容易に整復できる。あとはRICE処置をする。

・**保存療法**

指シーネ2～4週間で固定する。骨片があり骨癒合を期待する場合は固定期間が長くなる。2週目より渦流浴内で自動運動を開始する。

・**手術療法**

同じような脱臼であっても MP関節背側脱臼，PIP関節掌側脱臼腱などの軟部組織介在により整復は困難な場合が多く、手術による整復術（open reduction）をしなければならないことが多い。

マレットフィンガー（mallet finger）

● **身体所見**

野球やバレーボールなどの球技に多く、突き指で起

◆**図4 指のテーピング**

隣の指とテーピングを行う（バディテーピング）。

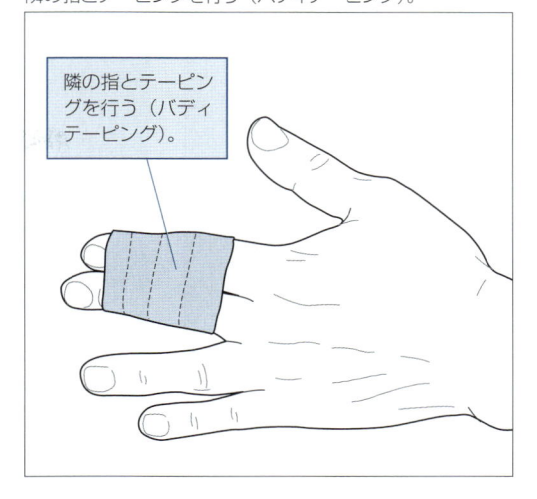

◆**図5 PIP関節背側脱臼**

骨折の有無を確かめる。

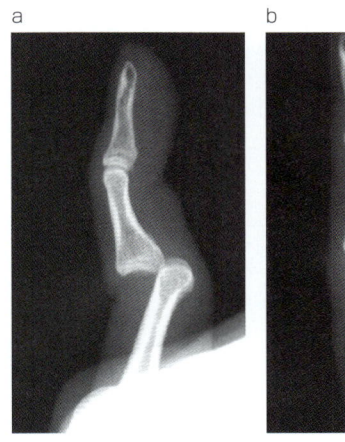

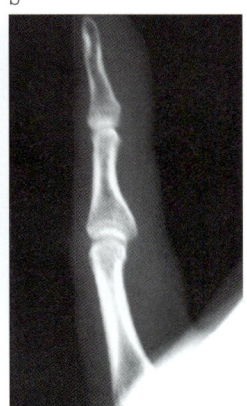

a　　　b

◆**図6 マレットフィンガー**

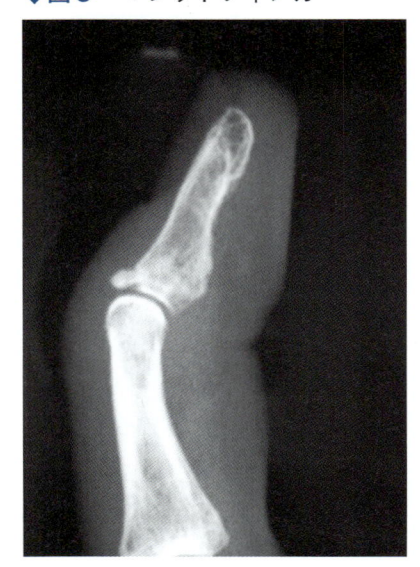

◆図7　突き指による手術を要する種々の骨折
a：成長軟骨にかかる骨折。　　b：関節内骨折。　　c：横骨折（不安定型）。

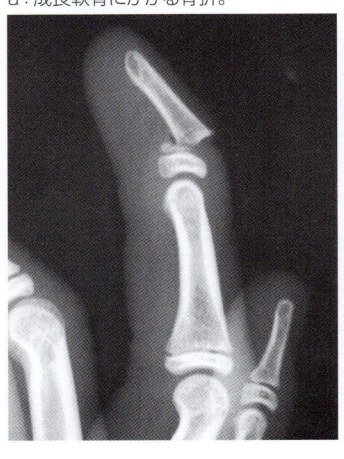

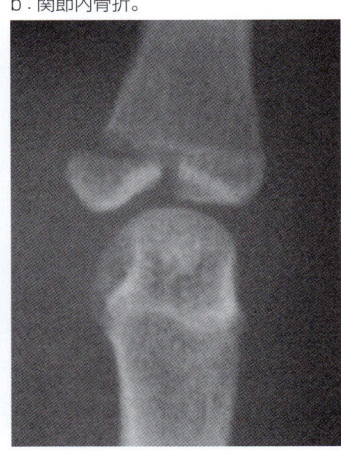

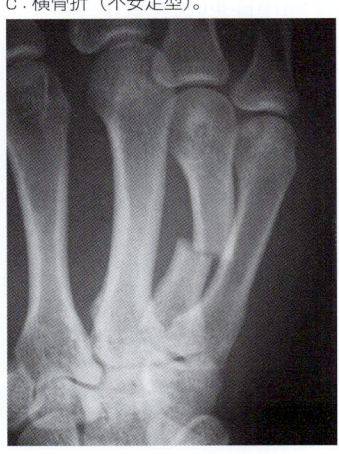

こる．末節骨基部の背側で伸筋腱が断裂するか，または剥離骨折を起こし，DIP関節の伸展ができなくなる．

●診断
DIP関節を自動伸展できなくなる．

●画像診断
X線にて末節骨近位背側に剥離骨片を認めるときがある（図6）．

●治療方針
原則マレットフィンガー用の装具にて伸展位にて1カ月程度固定する．骨片が大きい場合はピンニングを行う．

指骨骨折

●身体所見
指骨骨折は，屈筋腱と伸筋腱の筋力のバランスによって骨折レベルにより特有な変形を示す．

●画像診断
X線にて骨折を確認できる．成長軟骨（図7a）や関節（図7b）に骨折線がかかっている場合や横骨折など不安定骨折（図7c）になると手術が必要となることが多い．

●治療方針
・保存療法
新鮮時には徒手整復が容易である．
・手術療法
陳旧例に対しては観血的に整復し，Kirschner鋼線などによる内固定を行う．
関節内骨折に対しては，関節面の転位があれば関節を屈曲して整復し骨片を内固定する．小骨片で関節運動に関係ない場合は放置してよい．小骨片が関節面に入り込んでいる場合には摘出するか整復して骨片を内固定する．

バレーボールにおける腰部障害

バレーボール選手の既往歴調査によると，足関節の77％についで腰痛は71％で2位を占めていた．またほかの競技でも腰部の障害は上位を占めている．バレーボールではスライディングやスパイク時に腰部をそらす動作やスパイク時にトスがネットから離れて後方に体重がかかった状態でかかとで着地したときに後方要素によく障害が起きる．下記の腰椎分離症・すべり症・急性腰痛症は後方要素の障害と考えられる．

腰椎分離症（spondylolysis）

●身体所見
スポーツ選手の腰椎分離症の多くは，椎弓の疲労骨折によって生じる．分離は荷重が最もかかる第5腰椎が最も頻度が高く，過度の腰椎への伸展・屈曲動作，ひねりの動作，ジャンプにおける着地の衝撃などによっても生じる．椎弓の関節突起間部への繰り返される応力（荷重を受けたとき内部に生じる抵抗力）が原因となり，疲労骨折が発生すると考えられている．

●診断
疲労骨折を発生した当初は，鋭い痛みを訴える．それ以外では，腰痛症と同様の症状を訴える．痛みはスポーツ活動により増悪し安静により軽快する．腰椎伸展位で疼痛を誘発ないし増強することが多い．

●画像診断

X線側面と斜位像にて確認できる。テリアの首輪といわれるように首輪の部分が骨折部分である。まれにCTでないと骨折を確認できないことがある。また予後の判定はCTが必要である（図8）。

●治療方針

・青少年例の治療方針

青少年の脊椎分離症は，腰痛が生じて間もなくであれば保存療法による癒合が期待できる。すなわち，スポーツ活動を3～6カ月間中止させ，硬性コルセットを厳格に装着させる。選手である場合には，取り残されることを心配するための心的ストレスが大きく落胆しやすいので，希望を持たせ励ましながら対応することが大切である。

・ハイレベル例の治療方針

遠征時の調査で全日本男子選手12名中8名に腰椎分離症の既往歴を有していた。この8名は治癒を目的とした治療は行っていない。一般に男子選手に，高くジャンプできるレベルの高い選手に多く，女子選手には少ない。

2週間程度で腰痛が消失し治ったものと思ってしまう，安静にして治療しなくても全日本選手になれているという事実，などのことから，レベルが高く長期に休めない選手は骨癒合が期待できない。その場合，スポーツ活動を必ずしも禁止する必要はない。薬物療法やブロック療法を行いスポーツ活動に参加させる。

・成人例の治療方針

成人の腰椎分離症は，保存療法によって分離部の癒合は得られない。しかし，脊椎分離があるから腰痛が必発というわけでない。痛みがない場合，あるいは痛みが軽度の場合には，仕事やスポーツを必ずしも禁止する必要はない。

腰椎すべり症（spondylolisthesis）

●身体所見

分離症のため，上位の腰椎が前方へすべった状態である。ヘルニアと同じ症状が両側に起こる。男子では高いジャンプ力，腰椎過伸展，体幹回旋が大きいことが原因である（図9）。

●診断

進行すると両側の坐骨神経痛が起こる。

●画像診断

◆図8 腰椎分離症のCT像

容易に診断でき，予後予測も可能である。

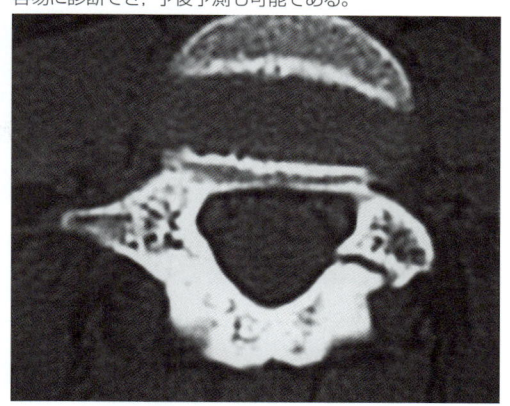

X線側面にて上位腰椎が前方にずれている。ずれが大きくなると後方の脊髄神経を圧迫し坐骨神経痛などの症状を起こす。

●治療方針

症状が軽い場合は体幹筋の強化でずれにくいようにするが，強い場合は固定術になる。

急性腰痛症（ぎっくり腰）（acute low back pain）

●身体所見

不意の動作，とくに捻り動作で急に起こることが多い。激しい腰痛で，ぎっくり腰とよばれる。

●診断

一般に，急に腰痛が起これば急性腰痛症という病名がつけられ，その大部分は筋膜性腰痛症とされてきたが，その場合は動けなくなるほどの症状とはならない。しかし，ぎっくり腰は動けなくなるほど強烈な痛みを起こすのが特徴で，その大部分は椎間関節捻挫と考えられる。

●画像診断

X線斜位像で椎間関節が上関節突起が上方にずれていたり変形していることがありその場合は起こりやすい。また，ほかの関節と比べて白く硬化像を認めることがある。しかし，単なる捻挫でまったく異常がない場合もある。

●治療方針

治療の基本は，疼痛の程度に応じて，薬物投与やブロック療法で鎮痛をはかり，速やかにもとの生活に戻れるようにすることである。

マッサージや鍼灸，超音波やレーザーなどの物理療

◆図9　バレーボールでの腰椎分離症の発症原因
a：男子スパイクフォーム。

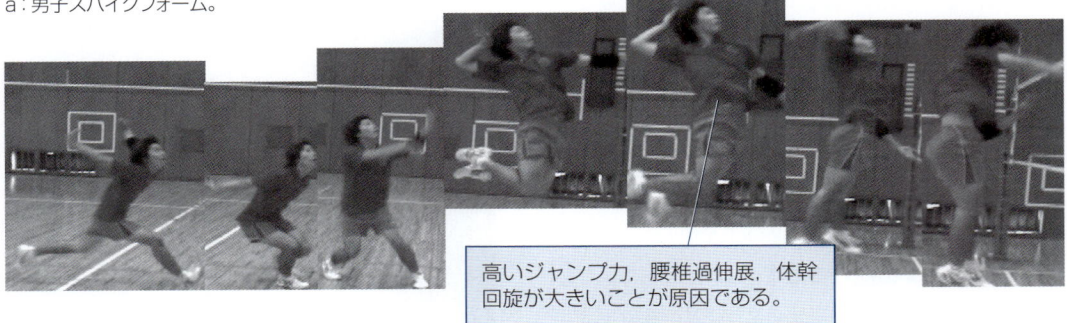

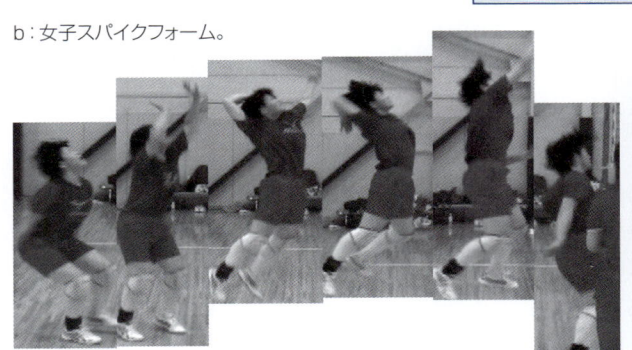

高いジャンプ力，腰椎過伸展，体幹回旋が大きいことが原因である。

b：女子スパイクフォーム。　　　　　　　　　　　c：男女の体幹の比較。

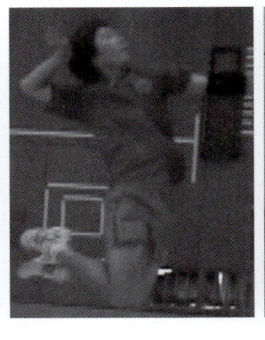

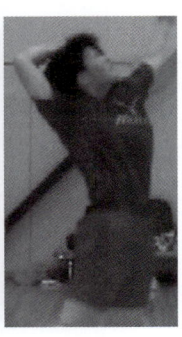

法，薬物療法（内服，湿布，坐薬），ブロック療法（1％キシロカイン5〜20mL，0.5％マーカイン5〜20mL）を行う．持続時間を長くしたい場合や炎症が強い場合にはケナコルト10mgを追加する．

● 予防

運動連鎖により下肢の筋柔軟性が落ちると腰痛を起こしやすい．治療および予防のため動的ストレッチを実施している（図10）．

◆図10　Hogurel社製のハムストリングスのストレッチが可能なレッグプレス

通常のレッグプレスと異なり背もたれが立っていて，ハムストリングスのストレッチに効果的である．

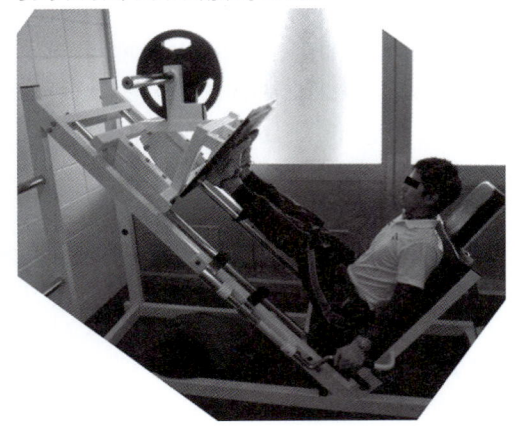

腰椎椎間板ヘルニア

● 身体所見

腰椎椎間板ヘルニアとは，脱出した椎間板が神経根を圧迫して腰・下肢痛を引き起こすことをいう．20歳代，30〜40歳代，次いで10，50〜60歳代の活動性の高い男性に好発する．好発高位はL4/5椎間板，次いでL5/S椎間板である．2椎間以上に発生する多発性ヘルニアもあるが，複数のヘルニアが同時に症状を起こすことはほとんどない．

自覚症状として腰痛と片側の下肢痛（坐骨神経痛）を訴え，運動によって増悪し，安静で軽快する．

● 診断

・感覚検査

表在感覚と深部感覚の検査である．表在感覚は筆とピンを用いて評価する．深部感覚では，足，指などを動かして位置覚を評価する．また，音叉を用いて振動覚を評価する．感覚神経を障害していると各感覚が低下する．

・下肢筋力テスト（図11a）

L5神経根に障害がある場合，前脛骨筋と足趾伸筋の筋力低下を認める．S1神経根に障害があれば下腿三頭筋の若干の筋力低下を認める．

以上の検査から障害椎間板高位（レベル）と障害神

◆図11　腰椎椎間板ヘルニアの検査

a：下肢筋力テスト。

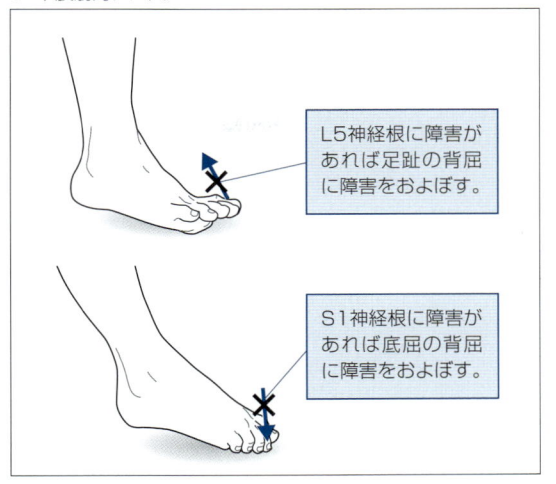

L5神経根に障害があれば足趾の背屈に障害をおよぼす。

S1神経根に障害があれば底屈の背屈に障害をおよぼす。

b：下肢腱反射低下・消失。

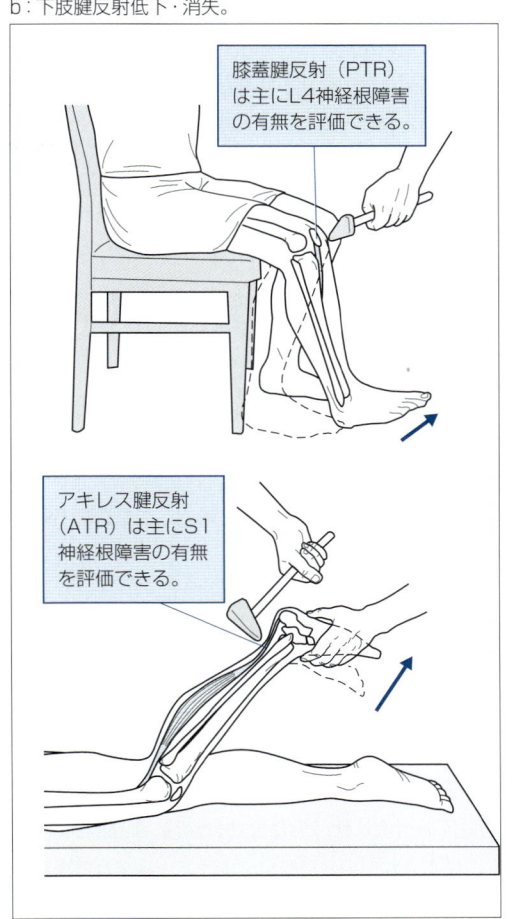

膝蓋腱反射（PTR）は主にL4神経根障害の有無を評価できる。

アキレス腱反射（ATR）は主にS1神経根障害の有無を評価できる。

c：SLRテスト。

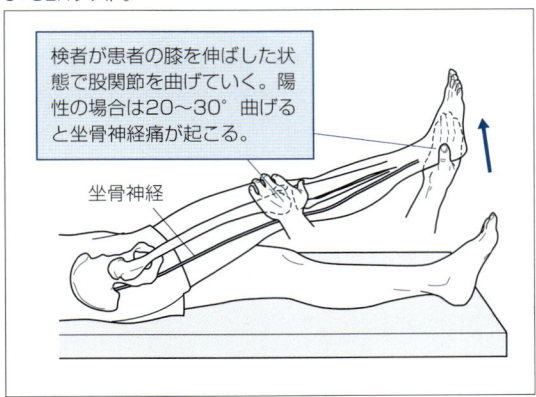

検者が患者の膝を伸ばした状態で股関節を曲げていく。陽性の場合は20～30°曲げると坐骨神経痛が起こる。

坐骨神経

経根が推定できる。それに従って画像検査の部位や撮影方向が決定される。

・下肢腱反射低下・消失（図11b）

　膝蓋腱反射（PTR）は主にL4神経根，アキレス腱反射（ATR）は主にS1神経根障害の有無を評価できる。

・SLRテスト（Lasègue徴候）（図11c）

　検者が患者の膝を伸ばした状態で股関節を曲げていく。陽性の場合は20～30°曲げると坐骨神経痛が起こり，それ以上曲げられない。

● 画像診断

・単純X線像

　側面像でヘルニアの存在している椎間板が，軽度または中程度の狭小化を示す。単純X線像の目的は，腫瘍などの疾患を除外することである。

・MRI

　椎間板ヘルニアの最も優れた画像診断法である。

● 治療方針（頸椎，腰椎椎間板ヘルニア共通）

　ほとんどは保存療法で症状は改善する。

・急性期の保存療法

①安静

　疼痛のない姿勢で安静にする。コルセットをつけ，腰部を固定する。

②薬物

　消炎鎮痛薬，non-Steroidal anti-inflammatory drugs（NSAIDs）やステロイド性抗炎症薬の投与，あるいは筋弛緩薬との併用投与を行う。NSAIDsには経口薬，坐薬，経皮吸収薬（湿布，軟膏）がある。

③ブロック療法

　急性期の激しい疼痛にはブロック療法が患者の苦痛を和らげる。

・慢性期の保存療法

①理学療法

　ホットパックや腰椎牽引（外来では間欠的・入院して持続牽引）を行う。

②運動療法

　腹筋と腰背筋の強化により腰部脊柱の支持性の強化

するのが目的である．さまざまな体操がある．
③日常生活の指導

　腰への負担を避けるために，日常生活上の注意点について指導する．症状が許せば，速やかに職場や家庭での仕事に復帰させる．痛みが完全に消失してから可動域訓練あるいは筋増強訓練を開始する．軽いランニングもこの頃より許可する．一般的な経過としては1～2カ月で軽いスポーツから徐々に激しいスポーツに移行する．

・手術療法
①絶対適応

　膀胱直腸障害，急激に進行する運動麻痺（下垂足など），あるいは高度な耐え難い疼痛が持続している場合．

②相対適応

　患者の個人的・社会的背景を考慮して早期に手術が選択される場合もある．

　1～3カ月の保存療法無効例も，患者が納得して決断すれば手術が行われる．相対的適応の場合には，椎間板ヘルニアの自然経過や疼痛が主な例では長期間経過後には手術と保存療法の成績に差がない．

　手術は通常内視鏡的髄核摘出術が手術侵襲も少なく成績も安定しており first choice となっている．内視鏡髄核摘出術は椎弓を部分的に切除（laminectomy）し，圧迫されている神経根をよけて，ヘルニア腫瘤を摘出する．

　通常，ほとんどの患者は3カ月以内に保存療法で痛みは軽快する．椎間板ヘルニアの大半，とくに硬膜外腔に脱出したヘルニア腫瘤は周囲に肉芽が形成され，その肉芽の血管から遊走した貪食細胞によって貪食され小さくなるが，圧迫部位や基礎疾患により10％程度は手術が必要となる．

文献

1) 森北育宏，林　光俊，岡崎壮之：トップレベルバレーボール選手の外傷・障害調査－アンケート調査により－．整外スポーツ医会誌，20(1)：18-21, 2000.
2) 森北育宏：バレーボール選手の障害．日本バレーボール協会科学研究集，3：50-53, 2002.
3) 森北育宏：バレーボールにおけるスポーツ障害．中部整災誌，45：1021-1022, 2002.
4) Morikita I, Kyamori Y, Asai M：Efficacy of Ankle Bracing in top-level volleyball players. バレーボール学会誌，9(1)：1-4, 2007.
5) Morikita I, Kisii S, Mitani Y：Incidence, Symptoms and Diagnosis of Jumper's Knee and Knee contusions in College Women's Volleyball Players. JPTS, 21(2)：2009
6) 林　光俊，森北育宏，寺田照子，ほか：障害予防ハンドブック「バレーボール119番，日本文化出版，東京，2000.
7) 森北育宏，林　光俊：バレーボール・ナショナルチームドクター・トレーナーが書いた種目別スポーツ障害の診療．南江堂，東京，2006, p99-114.
8) 森北育宏：スポーツ指導者のためのスポーツ医学　上肢．南江堂，東京，2009, p26-31.

バレーボール

バレーボールにおける手指MP関節側副靱帯損傷の診断と治療

鶴田敏幸，峯 博子

■ 手指MP関節側副靱帯損傷とは？

バレーボールはその競技特性からブロックやオーバーハンドレシーブに代表されるように，ほかの競技と比較しても手指に対する機械的ストレスを被りやすいといえる。とりわけ，手指MP関節の側副靱帯損傷は適切な治療を受けないと不安定性が残り，以後のスポーツ活動に支障をきたすことが多い。

ここでは，バレーボールによる手指MP関節側副靱帯損傷の受傷機転，診断，治療方針，その予後と問題点について著者らが日常診療で蓄積した知見も含めて紹介する。

● 手指MP関節側副靱帯損傷の受傷機転

バレーボール競技において，最も手指MP関節側副靱帯損傷の受傷が多く認められるのはブロック動作である。ブロック動作は相手のスパイクに対して，その進行方向に合わせてタイミングよく手を出さなければならないため，ボールの手指に対する進入方向によっては，関節に対する負荷外力として受け止められる。

最もその外力を受けやすいのはDIP関節やPIP関節であるが，MP関節においても同様である。DIP関節，PIP関節の受傷を防ぐためにあらかじめテーピング固定をおこなう選手が多くみられるが，DIP関節，PIP関節が固定されていることにより，さらにMP関節への負荷が大きくなるとも考えられる。また，ブロック動作は得点を得るためにも下方にボールを落とさなければならないため，MP関節や手関節は最終的に屈曲方向への動きを伴いやすい。通常，MP関節の側副靱帯は屈曲位で緊張するため，そこへMP関節に内反もしくは外反ストレスが加わり，また剪断力も伴うことによって受傷の危険性は高まる。

そのほかにも，バレーボールではオーバーハンドのレシーブ動作においても受傷頻度が高い。オーバーハンドレシーブは，ボールの勢いを減少させ，さらにセンターへの正確なパスが望まれる。そのため，手指や手関節，肘関節など，上肢全体をより柔軟に対応させなければならない。従って，ボールの勢いや進入方向が，直接手指関節に対する負荷として受けやすい環境にあると推察される（図1）。

● 症状

急性期の症状としては，手指MP関節側副靱帯付着部周辺の①皮下出血，②腫脹，③圧痛，④握り動作や摘み動作における疼痛や筋力低下があげられる。MP関節に対する屈曲90°位での側方ストレステストでの動揺性の有無で診断がつく。また，陳旧例では微妙な不安定性のために疼痛，とくに運動時痛や物をつかみにくいなどがあり，X線にて変形性所見を認めるものもある。

◆図1 手指MP関節側副靱帯損傷例
a, b：ブロック時損傷。　　　　　　　　　　c：オーバーハンドレシーブ時損傷。

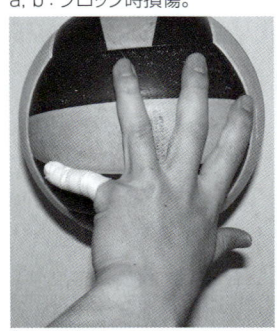

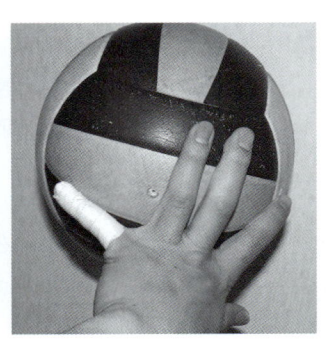

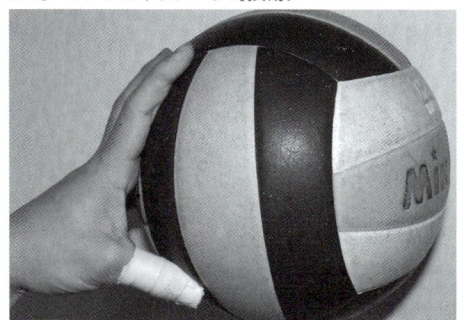

●受傷指・受傷側・受傷部位

・受傷指

手指MP関節側副靱帯損傷は母指，次いで小指に多く，それ以外では頻度が少ないとされている[1~5]。著者らの検討でも，一般人やスポーツ選手に関係なく母指以外では小指が最も多く，従来の報告と比較しても同様の傾向を示したが，ほかの文献と異なり示指にも多い結果であった[4,5]。示指例においては他指と異なり，尺側に多く認められるようである[6,7]。

・受傷側

小指に対する報告例[1,2]では，圧倒的に橈側に多いものの，著者らがこれまでに行った検討では尺側にも約40%の損傷を認めている。これは受傷機転がMP関節屈曲位で橈屈強制されて起こるものであるが，柔道時や転倒により起こったものであった。

・損傷部位

手術時所見から判断すると遠位側（基節骨基部）損傷のケースが多く，靱帯中央部断裂や中手骨側損傷のケースはきわめて少ない。

■診断

●問診・視診・触診

急性期から慢性期と，それぞれ症状は異なるものの，圧痛のポイントやストレスの時の疼痛（MP関節90°，屈曲位），さらに把持動作時に疼痛とともに力が入らない場合は手指MP関節側副靱帯損傷が疑われる。とくに慢性期では，微妙な腫張を見逃してはならない。手指MP関節側副靱帯損傷の診断は，関節造影所見がとくに新鮮例において側副靱帯の損傷程度をよく示してくれるとの報告もあるが[8]，著者らは実施していない。

●画像診断

X線上，骨片のあるものでは診断は容易ではある。当院では，腫脹，圧痛，不安定性の理学所見をみて，X線撮影にて骨片の有無を確認している。ストレス撮影や造影は行っていない。

●治療方針

・保存療法

保存療法として，リハビリテーションや装具療法などがある。

①リハビリテーション

リハビリテーションでは，渦流浴やアイシングなどの物理療法，可動域改善訓練，手指屈曲・伸展筋力や内・外転筋力強化のための訓練を行う。

◆図2 テーピング，装具療法

示指から小指でのMP関節側副靱帯用の装具は，軽度の損傷の場合は隣接指と固定するバディテーピング（a）もしくは手装具（b）にて固定を行う。

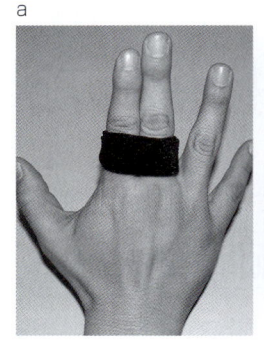

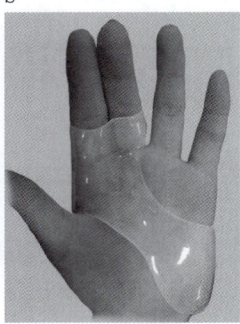

a b

②装具療法

示指から小指でのMP関節側副靱帯用の装具は，軽度の損傷の場合は隣接指と固定するバディテーピングを行っている。長期間のテーピングの使用では皮膚障害を起こしやすいため，ネオプレン製のバンドを作製しベルクロ止めとするとよい（図2）。

重度の損傷の場合は，MP関節から手関節までのトレラッククリアーの芯材を縫いこんだサポーターを作製すると，安静保持が得られやすい。なお，当院ではこのバディテーピングを術後の症例に対しても装着させている。

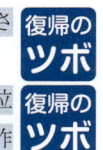

ちなみに，母指MP関節側副靱帯損傷用の装具は遠位ではIP関節，近位では手関節にかからないように作製し，MP関節の側方動揺を制限するようにする。腫脹軽減後も調整可能となるように，締め込み式とするとよい。テープの止め方でも安定性が変わってくるので，十分な配慮が必要である。

・手術療法

①手術適応

新鮮例であれば不安定性の強いもの（すなわちMP関節屈曲位にて25°以上の左右差）がある場合，もしくはend pointがない場合，アライメントが不良のもの，骨片があればその骨片の転位のあるもの（2~3mm以上），骨片が関節面の10%を超えるもの，陳旧例であれば，手術を希望するものなどが手指MP関節側副靱帯損傷の手術適応と考える。

②術式

骨片のない症例に対しては単純縫合法もしくはアンカーリングシステム法を用い，骨粗鬆症の強い症例に対してはpull out wiring変法を選択するとよい。

多くの報告でも骨片のない症例では単純縫合法を行

い，陳旧例では腱移植や移行法が行われているようである．しかし，単純縫合ができる中央部断裂の症例はほとんど存在せず，多くの症例は基節骨基部，もしくは中手骨頚部よりの剥離損傷を伴っている．新鮮例では，断裂部位は容易に確認でき，靱帯本体に糸をかけ，骨に縫着可能な状態である．また，陳旧例においても靱帯本体そのものは思った以上に残存しており，十分に再利用可能である．このような場合の問題点は，基節骨基部もしくは中手骨頚部の靱帯付着部の正確な位置を確認し，同部を新鮮化して，骨性部分に靱帯を再縫着する準備が重要である．

③靱帯縫着

続いて問題となるのが，新鮮例・陳旧例ともにどのような手段を用いて骨に靱帯を縫着させるかである．アンカーリングシステム法によってアンカーは骨内にきっちり固定ができる症例では，この方法が手技も簡単であり，短時間で手術も終わるというメリットもある．しかし，骨粗鬆症が強い症例ではアンカーは効果なく，対側の骨皮質を利用するpull out wiring変法が次にとることができる手段である．

pull out wiring変法は中手骨頚部であれば，とくに手技上煩雑さもなく，PIP関節の側副靱帯と同様に問題もなくスムーズに固定可能である．ところが，基節骨基部断裂のなかで，示指尺側，中・環指橈・尺側および小指橈側の場合，Volar sideに靱帯の断裂端があるため，掌側からのアプローチも必要となってくる．この点がpull out wiring変法を選択せざるをえないときの欠点と考えられる．

また，小骨片のある症例に対しては，骨片摘出後アンカーリングシステム法もしくはpull out wiring変法を，大骨片のある症例に対してはpull out wiring変法もしくはmini screw法を用いて骨片を固定する方法を選択することになる．大骨片の場合，文献的には骨片が関節面の10％を超えるものは骨接合が必要とされている．その場合，mini screw法やpull out wiring変法で骨接合を行い，関節の安定性を確保する必要がある（表1）．

◆表1　手術適応と術式

Ⅰ．手術適応
1．不安定性の強いもの（MP関節屈曲位にて25°以上の左右差）
2．アライメント不良のもの
3．骨片の転位のあるもの（2〜3mm以上）
4．骨片が関節面の10％を超えるもの
5．陳旧例のうち手術希望者

Ⅱ．術式		
骨片（−）	1．単純縫合法 2．アンカーリングシステム法 　（骨粗鬆症に不適） 3．pull out wiring 変法 　（基節骨サイドは手技が繁雑）	
骨片（＋）	小骨片（摘出）	1．アンカーリングシステム法 　（骨粗鬆症に不適）
	大骨片（骨接合）	2．pull out wiring 変法 3．mini screw 法

ケースレポート1

【症例】
18歳，女性．ポジションはセッター．全国大会出場レベル．

【受傷機転】
バレーボールの球拾い中に不意に隣のコートより飛んできたボールに当たって受傷．受傷3日後，右環指と小指の疼痛を主訴に当院初診．

【初診時所見】
右環指MP関節周囲の皮下出血，主張を認めた．また，橈側の著明な不安定性を認めた．

【手術所見】
受傷9日後，右環指MP関節靱帯縫合術（アンカーリングシステム法）を施行した（図3）．

【経過】
・術後5日
理学療法を開始した．

・術後8日
ネオプレン製バディテープを装着した．

・術後6週
装具装着にて競技復帰した．

・術後4カ月
疼痛，不安定性，関節可動域制限なく，治癒．

【解説】
著者らはこれまでに，スポーツ選手における手指MP関節側副靱帯損傷に対して手術療法，保存療法を実施し，その治療成績の差異について検討を行ってきた[5]．

スポーツ種目特性に関しては，保存療法群ではバレーボ

ール（33.8％），手術療法群では野球（23.5％）やソフトボール（17.6％）が多いのが特徴的であった。この理由として，バレーボールでは本損傷が多い割には比較的不安定性は軽度で，テーピングや装具装着にて競技復帰が可能な患者が多かったこと，打球やヘッドスライディングなどによる激しい衝撃が加わるようなソフトボールや野球で受傷してきた患者では，手術適応基準である不安定性の強いものや骨片を有するものが多かったことが関係しているのではないかと考えられる。以下に治療成績を問題点も含めて紹介する。

・手術療法

32例34指。調査時屈曲は83.8±18.7°，伸展8.3±13.6°，握力（健側比）95.6％と良好であった。また，日本整形外科学会肘機能評価法を参考に疼痛（30点満点），スポーツ能力（20点満点）を，さらに主観的尺度による握力（10点），指機能に対する満足度（10点，合計70点）を調査したところ，疼痛28.2±3.9点，筋力19.6±1.4点，握力9.8±0.5点，満足度9.5±0.9点で，全員元のスポーツに復帰していた。

・保存療法

128例133指。調査時，疼痛29.2±2.5点，スポーツ能力19.6±1.5点，握力9.7±0.9点，満足度9.7±0.8点で，全員元のスポーツに復帰していた。

以上のように，治療成績に関しては，疼痛，スポーツ能力，握力，満足度いずれにおいても手術療法・保存療法に関係なく，両群ともに成績は良好であった。しかし，スポーツ能力では保存療法群の中に「かなり低下」が3名3指，「著しく低下」が1名2指存在しており，成績不良例を一部に認めた。これらは指の捻りや過伸展時の疼痛を訴えており，その原因は残存する軽微な不安定性にあると考えられる。

このことは，保存療法群の中にやはり手術適応であったものも含まれており，その適応の判断が難しいことを示唆している。

また，興味深いことに，われわれの調査では受傷後3週以降で来院する症例が19.3％と高率であり，「手術する」「しない」に関わらず，3週以内に来院した症例と比べてその成績は劣っていた（図4）。このことから，受傷から治療開始までの期間が，手指MP関節側副靱帯損傷に対する手術適応の決定や治療成績に影響を及ぼす要因である可能性が示唆される。

◆図3 術後（アンカーリングシステム法）

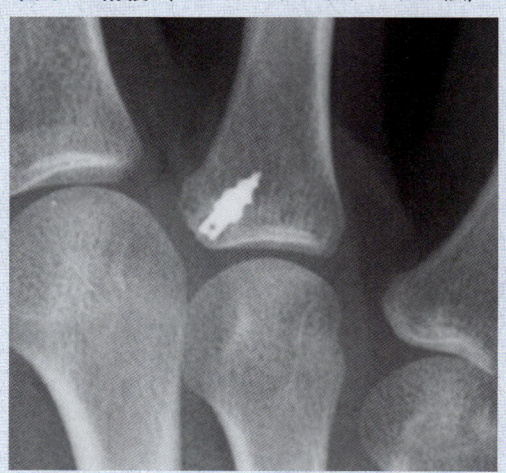

◆図4 保存療法群と手術療法群における受診時期によるADL得点の差異

「手術する」，「しない」に関わらず，3週以降に来院した症例では3週以内に来院した症例と比べて治療成績は劣っていた。

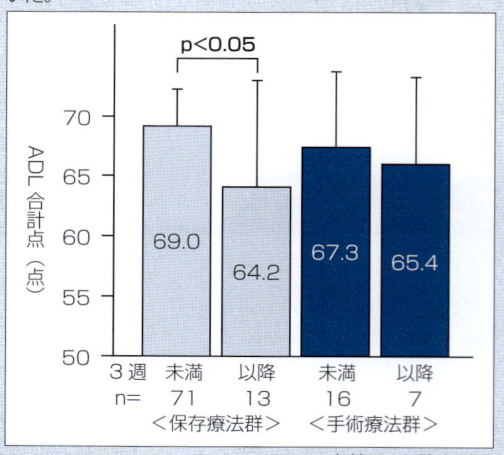

文献5より改変引用

再発予防と今後の課題

当院にて行ったスポーツ選手における手指MP関節側副靱帯損傷の約10年間の調査では，バレーボールによる受傷で手術に至った症例は34指中1指と少数であったが，保存療法群では133指中45指（33.8％）と，ほかのスポーツと比べても一番多かった．このことより，バレーボールでは手術するほどの損傷は受けないまでも，かなりの頻度で手指MP関節側副靱帯損傷が起こっていると思われる。

バレーボール選手にとって手指の外傷は「日常茶飯事」であり，そのため「このくらいなら放置していて

予防のツボ も大丈夫」と自己判断，自己流の治療を行って医療機関への受診が遅れることが多いようである．手指MP関節側副靱帯損傷は，初期治療をしっかり行わないと不安定性が残存し，疼痛が継続してしまう場合がある．さらに，疼痛や不安定性が残存すれば，握力やピンチ力の低下にもつながり，それがさらなる再受傷へと結びついてしまう．また，チームなり，個人なりにテーピング用テープの常備がないことも多く，疼痛のためにプレーに支障をきたしたり，テーピングを使用しても長時間のプレーに耐えられなかったりする場合もある．結果的には再発を繰り返し，いずれ変形性変化をきたしてしまうこともある．

予防のツボ また，当院で手術に至った1例では，バレーボールの球拾い中に不意に隣のコートより飛んできたボールに当たって受傷している（ケースレポート1）．バレーボールは，いわゆる「突き指」を経験しない選手は皆無と思われるほど，手指の外傷を受けやすいスポーツではあるが，練習環境を工夫したり，体幹・肩甲骨の強化をしっかり行い，ブロック時などのスキルを上げることが，最終的には傷害の予防につながるものと考える．

　ここではバレーボールによる手指MP関節側副靱帯損傷の受傷機転，診断，治療方針，その予後と問題点について著者らが日常診療で蓄積した知見も含めて紹介した．

　手指MP関節側副靱帯損傷は，早期の正しい診断のもとに適切な治療が行なわれれば，予後は良好である．しかし，陳旧化すると不安定性が残存してしまい，疼痛，運動時痛のためにパフォーマンスの低下が生じてくる．このため，診察の際には放置した場合の予後についても詳しく説明するなど，治療コンプライアンスの向上にも努めなければならない．

文献

1) Ishizuki M: Injury to collateral ligament of the metacarpophalangeal joint of a finger. J Hand Surg, 13-A：444-448, 1988.
2) 久保　敬，左藤　洋，ほか：手指MP関節側副靱帯損傷の術後成績．中部整災誌，30：1304-1305, 1987.
3) 鶴田敏幸，加藤利樹：指MP関節側副靱帯損傷における観血的治療方針に対する考察．日手会誌，18：55-60, 2001.
4) 鶴田敏幸，可徳三博，ほか：手指MP関節側副靱帯損傷の治療と問題点．—保存的治療と観血的治療による比較—．日手会誌，25：457-461, 2009.
5) 鶴田敏幸，可徳三博，ほか：スポーツ選手における手指MP関節側副靱帯損傷の治療成績．日本臨床スポーツ医学会誌，17：515-521, 2009.
6) Doyle JR, Atkinson RE: Rupture of the radial collateral ligament of the metacarpophalangeal joint of the index finger：A report of the three cases. J Hand Surg, 14-B：248-250, 1989.
7) Sakuma M, Nakamura R, et al：Avulsion fracture of the metacarpophalangeal joint of the finger. J Hand Surg, 22-B：667-671, 1997.
8) 石突正文，中川照彦，ほか：指MP関節側副靱帯損傷の検討-II．関節造影所見を中心に．日手会誌，1：461-464, 1984.

バレーボール

バレーボールにおける手関節外傷・障害の診断と治療

宗田　大

診断

●問診
その外傷や障害が1回の外傷による発症か，外傷を受けた後に繰り返し障害を感じているか，とくに誘因のない発症か。神経症状の有無。有病期間や症状の改善・悪化傾向を確認する。

●視診・触診
変形，腫脹の左右差を診断する。尺骨遠位端の突出に留意する。

●可動域の計測
手関節では背屈，掌屈，橈屈，尺屈，回内，回外，肘関節では伸展，屈曲，回内，回外，肘の過伸展を評価する。

●徒手検査
圧痛点の解剖学的評価，疼痛誘発動作の検討，TFCC断裂の誘発テスト（尺屈圧迫回旋）を行う。遠位橈尺関節の弛緩性，肘関節の内反，外反動揺性，全身関節性を評価する。手関節部，肘関節部の障害は上肢の障害の一部ととらえ，肩甲帯を含めた肩関節の評価を含めて行う。

●画像検査
・X線
X線像により骨折（疲労骨折），変形，骨間の解離や配列の変化，尺骨のバリアンス，肘の外反や過伸展などの評価を行う。
・CT
単純X線像によって，診断や所見の把握が不十分な例ではCT像によりより詳細な三次元的な検討を行う。
・MRI
MRIによって三角線維軟骨複合体（TFCC），肘軟骨損傷や離断性骨軟骨炎，側副靱帯などの軟部組織の損傷や骨内の変化を検討する。TFCCの障害部位や範囲の詳細を検討するために，造影検査を行うこともある。

治療方針

骨折で保存療法が適応とならない例では手術療法を適応とする。常に復帰までの時間と治療結果の確実性を考慮する。

軟部組織の障害については保存療法を原則とする。とくにスポーツ選手の障害の治療方針はパフォーマンスの維持・向上と治療に要する期間を十分に検討する必要がある。さらに患者のスポーツレベルや種目，スポーツ選手としての環境（学生では学年，社会人では治療に対する周囲の理解協力など）の十分な調査，検討を要する。

ケースレポート1

【症例】
25歳，女性。Vリーグサイドアタッカー。右舟状骨骨折例。

【診断名】
レシーブを受けそこなって右手が強くはじかれた。右手関節部橈側に激しい疼痛を生じ，プレー続行不能となった。右手に軽度腫脹あり。近医でX線像に異常なしといわれた。その半年後，同じ肢位で再受傷し，痛みが続くためX線像を再度撮像したところ，舟状骨骨折を指摘され，手術を勧められた。

【初診時所見】
手関節部の腫脹は軽度。ROMはすべての方向に制限されているが，とくに背屈，橈屈時に誘発痛が強い。右母指基部背側に最大圧痛点を認めた。

【画像所見】
単純X線像で舟状骨体部中央に骨折線を認める。断

層撮影でも離解した骨折線が確認された（図1）。

【手術所見】
腸骨から骨折部に骨移植を施行。骨折部を整復してガイドワイヤーを刺入し，Herbert screwで圧迫固定した。

経過

・術後3〜4週
術後ギプス固定3週。4週目から取り外し可能にして右手関節可動域訓練を開始した。

・術後3カ月
X線像上は骨癒合の進行が遅れているようにみえたが，叩打痛は改善した。可動域も改善し，背屈以外はほぼフルの可動域を獲得した。握力は右28.5kg，左37.0kg。

・術後5カ月
全体練習に参加。ブロックを受けると右手関節に衝撃を感じた。

・術後7カ月
Vリーグに復帰。シーズンを通してフルに活動できた。

解説

バレーボール競技は手関節部に種々の大きな外力を生じる。外傷が軽傷でないと判断されれば，舟状骨骨折を含め，受傷時の見逃しがないようにMRIを含めた精査が必要である。バレーボール選手の舟状骨骨折はまったく転位を認めなければ保存療法の可能性もゼロではない。しかし転位がなくても完全骨折であればより早期の安全な復帰のために観血的治療を選択するべきである。

◆図1　ケースレポート1
a：術前X線像。矢印のように舟状骨体部に横走する哆開した骨折線を認める。 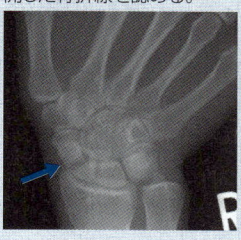
b：断層撮影では舟状骨体部を横走する哆開した骨折線がより明瞭に観察される。 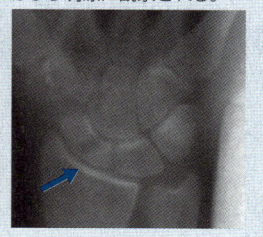
c：Herbert screwで固定した術後3カ月の断層撮影。骨折線は治癒傾向を認めるがまだ骨癒合は完全でない。 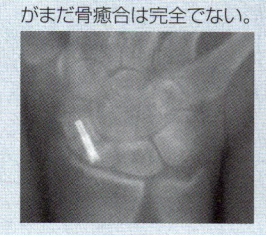
d：術後1年のX線像。骨折部の癒合は進んでいる。

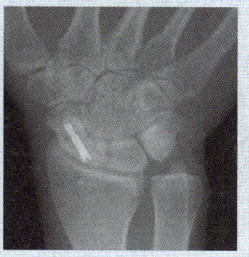

ケースレポート2

【症例】
27歳，女性。Vリーグセンタープレーヤー。TFCC損傷例。

【現病歴】
Vリーグ試合中相手レフトのスパイクに遅れてブロックに跳び，右手関節を背屈強制し受傷。翌日からテーピングで固め，右手関節の痛みをこらえて出場した。以降の公式戦も痛みをこらえてフル出場。

【初診時所見】
右手関節尺側痛。尺側へのストレステスト陽性，遠位橈尺関節動揺性あり。尺骨遠位端に圧痛あり。関節炎が主体と判断し，保存的に経過観察とした。翌シーズンもテ

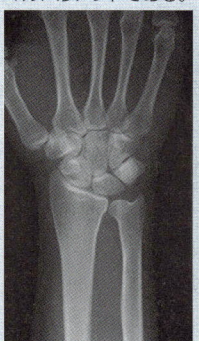

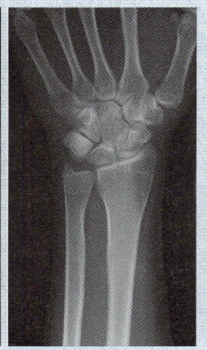

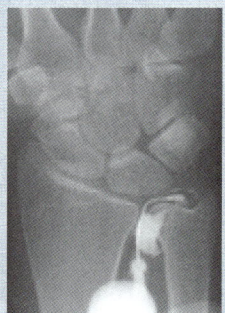

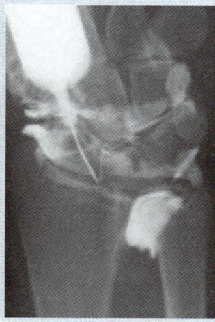

◆図2　ケースレポート2
a：単純X線像正面では左右とも関節は正常で，関節症変化を認めず正常で，尺骨遠位端もノーマルバリアントである。
b：橈尺関節の造影では橈尺間靱帯近位からの造影で三角線維軟骨複合体の橈骨付着部での断裂を疑わせる尺骨遠位への造影剤の広がりがみられる（左）。しかし，近位遠位列の関節靱帯は正常であった。
c：術後22カ月のX線正面像。術前と比較して明らかな変化なく正常である。

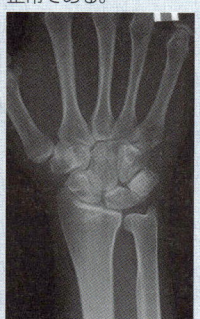

ーピングでほぼフル出場するも痛みは変わらず，シーズン中に右手関節尺側の引っかかり症状が出現した。

【画像所見】

X線単純像では左右差を認めず，関節症所見もなく，尺骨遠位端のプラスバリアントもない。MRIでは遠位橈尺関節とTFCCの尺側にT2で高輝度像を認める。橈尺関節の造影検査では近位からの造影剤がTFCCの橈骨付着部の断裂部を通じ，中手根列も全体が造影され，尺側側副靱帯の断裂が疑われる（図2）。

【手術所見】

手関節背側の2カ所のポータルから鏡視下に遠位橈尺関節内を観察。TFCCの橈側付着部の断裂と異常可動性を確認。小バスケット鉗子などを用いてpiece by pieceにTFCC中央部の不安定部を切除した。

経過

・術直後

術後3週安静固定とした。

・術後4カ月

可動域訓練を進め，術後4カ月からスパイクを開始した。正面でのブロックは問題なかった。オーバーパスで高いボールは痛みが辛いとのことであり，また背屈可動域制限が問題となった。

術後掌屈背屈制限が15°ずつあるが，ブロックなどの動作での激痛は改善した。関節炎症状もコントロール可能で2009/10シーズンも2010に入ってからはフル出場した。

解説

バレーボールVリーグ選手のTFCC損傷に対し，2シーズンのフル出場を経験し，Vリーグ選手としてのキャリアを続けるためには手関節の疼痛を緩和させることが必要と患者自身が判断した。手関節鏡所見では断裂は橈側の剥離であり，TFCCの不安定性が確認された。患者の訴えとも合致し，修復の適応が少ない部位のため，TFCCの不安定性を是正するために中央部の開創を選択した。患者の主訴は改善し術後2シーズン目を迎えて，手関節の愁訴は少なくなっている。

ケースレポート3

【症例】

22歳，女性。Vリーグセンタープレーヤー。右肘内側側副靱帯損傷・右肘頭周囲炎例。

【現病歴】

18歳でVリーグチームに入団した年にレシーブ時に選手同士が交錯して右肘外反損傷。翌年全日本の合宿でブロックで肘を外反伸展強制され右肘腫脹。22歳時，ドライブサーブのレシーブ時に外反強制され腫脹。

【初診時所見】

ROMは右2・150，左10・155，右肘外反動揺性が伸展＋，30°屈曲＋が認められる。過伸展肘であるが，右肘の最大伸展は制限されている。

【画像所見】

受傷時のMRIでは前斜走線維部正常，後方横走線維の断裂を認めた。受傷後8年の肘単純X線像（図3a, b）ではほとんどOA所見を認めない。

【保存療法】

右肘内側腫脹・熱感軽度，断裂部の陥凹を触知し右肘にヒアルロン酸製剤を注射した。

経過

その後，外反動揺性改善傾向を認めたが，肘頭部の疼痛圧痛認めた。その後改善して全日本シニア合宿に参加。全日本シニア合宿中に右肩不安定感，ロッキング症状が

◆図3 ケースレポート3（8年後）

a：側面像。骨棘形成などの関節症変化を認めない。

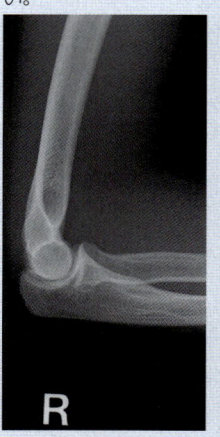

b：正面像。内側関節裂隙の小さな骨棘と裂隙の狭小化を認めるが，左右差はない。

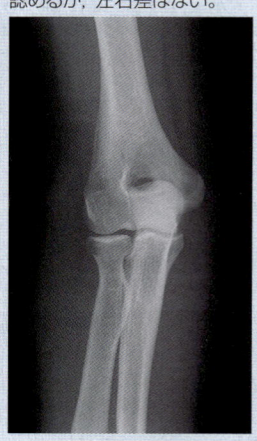

c：肘部管撮影。肘頭と相対する上腕骨窩に骨棘形成を認める。肘頭周囲炎に対するヒアルロン酸注射は矢印の関節裂隙部に行う。

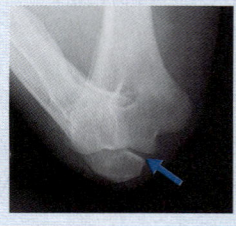

d：肘頭橈側の注射部位を●で示す。

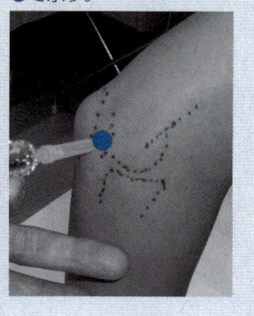

出現した．右肘をかばいながらのプレーで肩に負担がかかったものと判断された．

その後，右肘関節症状は軽快．右肩のSLAP，肩甲体機能不全に対して機能訓練を行い，その後数年上肢機能は安定していた．しかし右TFCCの損傷後から再び右肘痛が出現した．疼痛は肘頭部外側の腫脹疼痛であり，毎回ヒアルロン酸製剤の注射が奏功する（図3c, d）．

> **解説**
>
> 肘頭部の関節炎やひっかかり症状は投擲，投球スポーツでしばしば経験される症状である．さらにバレーボールはサーブ，ブロック，レシーブと肘関節の過伸展強制を受けやすい．関節弛緩性や過伸展肘を持つ選手では，肘頭を中心とする炎症疼痛を訴える例も稀でない．そのような例に対し，肘頭橈側の関節裂隙へのヒアルロン酸製剤の注入は安全で非常に有効な治療法である．

ケースレポート4

【症例】

27歳，男性．Vリーグサイドアタッカー．右肘部管症候群・尺骨神経反復性脱臼例．

【現病歴】

アタック練習時に右肘に違和感を感じた．内側全体の痛みがあった．半月後にスパイクの方向が定まらないこと，力が入りにくいことを自覚．トレーニングをしても易疲労感が出現した．

【初診時所見】

ROMは右肘5・140°，最大伸展・最大屈曲時痛は左肘15・140°であった．右肘屈伸により尺骨神経の反復性脱臼を触知し，握力は右41kg，左52kgであった．骨間筋群と母指内転筋の筋力低下（4レベル）を認める．右手の完全伸展不可能．右手の尺側の感覚鈍麻あり，尺骨神経領域に一致した．NCVに異常はなかった．

【画像所見】

X線像は右肘軽度内側裂隙の狭小化と先鋭化を認める（図4a）．

【手術所見】

伝達麻酔で神経剝離，尺骨神経溝形成術を行った．尺骨神経は60°屈曲で容易に前方に脱臼した．術後X線像で尺骨神経溝の形成がやや中央寄りである（図4b, c）．

> **経過**
>
> 術後5カ月で筋力は正常に回復したが，尺骨神経の再脱臼を生じ，半年後に再手術となった．筋間中隔の切除と再制動術を施行した．
>
> 再手術6週で神経の不安定性とTinel sign，感覚異常が消失．翌シーズンのVリーグに向け復帰した．

> **解説**
>
> バレーボールではレシーブ動作で上肢各関節の捻挫をしやすい．とくに肘関節は過伸展損傷や外反損傷をしやすくその際に尺骨神経の障害を生じることもまれではない．一度尺骨神経の反復性脱臼を起こし，それにより神経障害を

◆図4　ケースレポート4

a：右肘軽度内側裂隙の狭小化と先鋭化を認める．

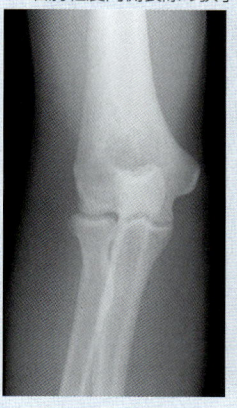

b：術中正面X線像．

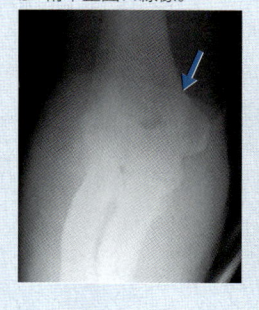

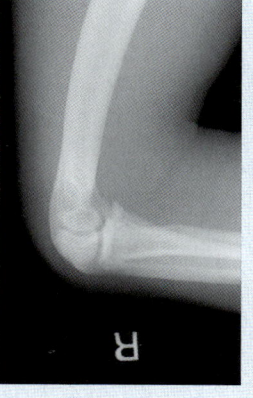

c：術後肘部管撮影．尺骨神経溝の形成がやや中央寄りである．

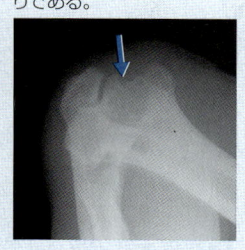

起こせば，手術的な神経の保護や制動性の再獲得をしなければ復帰を実現することは困難である．

Vリーグの環境に復帰させるために本症例では尺骨神経溝の形成術を施行した．しかし練習復帰の段階で再脱臼してしまい，神経麻痺を再発した．再手術により神経を絞扼していた筋膜を切離した後は現在まで尺骨神経の障害は生じていない．2010年現在神経の反復性脱臼は再発し，手術的な制動は実現できなかったと解釈できる．しかしバレーボールの激しい動作を100％こなしかつ神経を制動することは容易ではない．さらに過伸展や外反が強い肘関節，関節弛緩性の強い肘関節では困難は増す．

バレーボール

バレーボールにおける膝前十字靱帯損傷の診断と治療

宗田　大

バレーボールにおける膝前十字靱帯（ACL）損傷

●受傷機転

著者が経験したバレーボールによるACL損傷は1997年9月～2009年12月の間に60例（男3例，女57例）であり，49例51膝に初回ACL再建術を，1例に再再建術を行った。

ACL損傷の主なメカニズムとしては身体のバランスが崩れた際に大腿四頭筋の筋力が優位に働き，脛骨の内旋前方移動が瞬間的に起こって損傷する非接触性の損傷メカニズムが推測される。動作としては，アタックやブロックの着地動作がもっとも多い。

受傷機転を患者の病歴やビデオなどにより判断すると，次のように3種類に分類される。

①着地時の下肢のバランスの崩れと大腿四頭筋の過度な収縮（図1）
②着地時の外反力による膝のコラプス（図2）
③着地時以外の移動動作での下肢のバランスの崩れと大腿四頭筋力の過度な収縮

膝崩れを起こすきっかけとして，着地時以外に，主に味方選手との接触や足に乗ること，レシーブでの前後左右への急な動きがバレーボールの特徴としてあげられる。

●性差

著者が診たバレーボール選手のACL損傷患者も女性が圧倒的に多かった。バレーボールの参加者が女性に多いことも一因であるが，非接触性ACL損傷が女性で多いという共通のACL損傷メカニズムが働いていると考えられる[1]。ジャンプ着地動作で女性のほう

◆図1　着地時のバランスの崩れと大腿四頭筋の過度な収縮によるACL損傷例

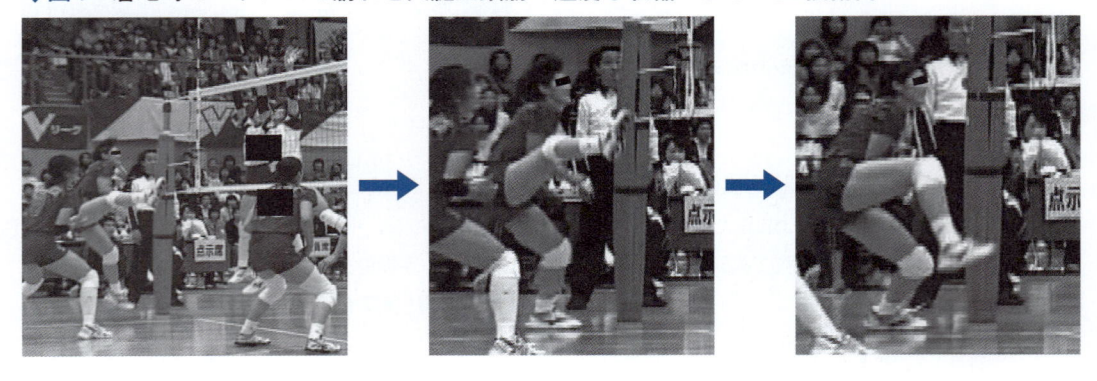

◆図2　着地時の外反力による膝のコラプス

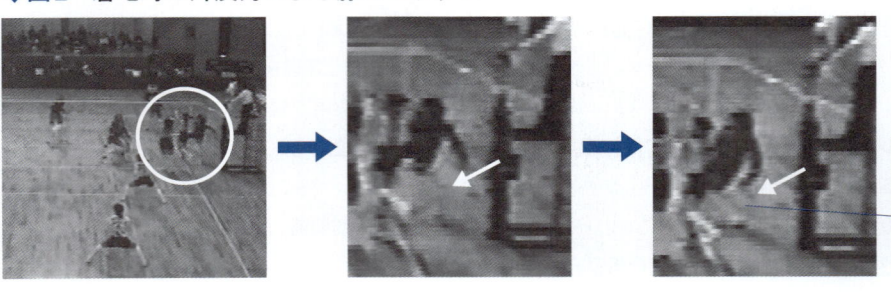

下肢のバランスの崩れと外反膝崩れによる転倒で受傷する。

が男性より股関節外転筋が弱く[2]，大腿四頭筋の働きが優位で，全身関節弛緩性が高く，着地時の股関節の不安定性などにより下肢のコラプスを起こしやすいと考えられる[3]。

一方膝伸展位付近での外反強制によって内側側副靱帯とACLが同時に損傷する外反膝崩れが，バレーボール時のジャンプ着地時のACL損傷メカニズムとして認められ[4,5]，ほかのスポーツ種目よりもバレーボールではその頻度は高いと考えられる。著者がACL手術を行った51膝のうち5膝に内側側副靱帯のⅢ度損傷を認めた。すべて着地時の損傷例だった。とくに女子VリーグのACL損傷手術例6例のうち2例にMCL損傷を認め，MCL損傷合併の5膝はすべてVリーグと大学・高校バレーボール選手だった。

これは激しい動きの中での着地時の外反強制により，MCLを合併する比較的純粋な外反膝コラプスによるACL損傷が生じたことを示す。

診断

●問診
以下の点に留意して問診を行う。
- バレーボールによるACL損傷の臨床的診断で他のスポーツと異なる点はない。
- ジャンプの着地時のknee-in & toe-outの膝崩れや外反位の膝崩れはACL損傷を疑わせる。
- 膝崩れ受傷の際に膝の衝撃や音（pop）を感じて，プレー続行が不可能ならACL損傷の疑いを深める。
- その後の膝腫脹と純血性関節液の排液はACLを含めた膝靱帯損傷の疑いをさらに深める。
- 陳旧損傷例で日常生活動作時に膝が外れる，スポーツ時に頻回に引っかかるなどの病歴は治療を要する半月板の存在を示唆する。
- 繰り返す関節炎や動作時の引っかかりは軟骨機能の低下や関節線維症の合併を示唆する。

●視診・触診
視診では関節腫脹と腫脹部位が大切である。以下の点に留意して診察する。
- 内側の腫脹と程度が強く，内側の圧痛点が広範囲であれば内側構成体の重症損傷を示唆する。
- 下肢アライメントが内側の治療の必要性と予後を示唆する。外反膝の外反損傷は要注意である。
- 疼痛の強い例では膝蓋骨の移動性の検討と移動させた際の誘発痛が大切である。
- 疼痛自覚例では圧痛点の把握が大切である。
- 受傷後の関節可動域（ROM），筋量と緊張の把握が必要である。
- 左右差をよく把握することが基本である。

●画像診断
・X線

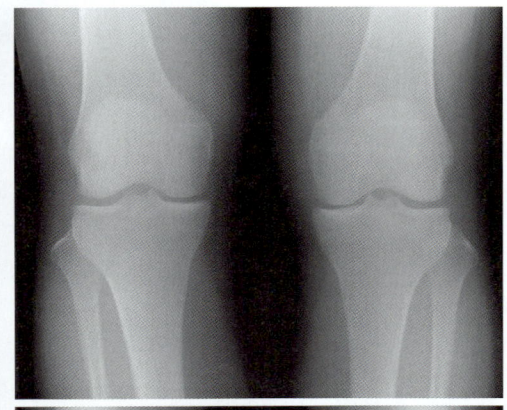

伸展位荷重位正面，45°屈曲荷重位正面，最大伸展位側面，膝蓋骨軸射像がルーチンの両膝4方向撮影である（図3）。

両膝を比較して3つのコンパートメントの関節裂隙

◆図3　ルーチンの両膝4方向撮影

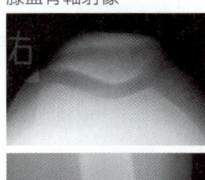

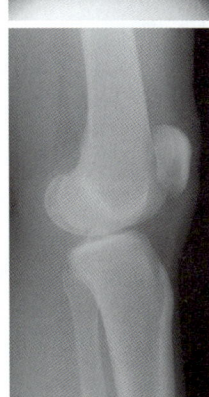

膝蓋骨軸射像　　伸展位荷重位正面　　　　　膝蓋骨軸射像

最大伸展位側面　　45°屈曲荷重位正面　　　最大伸展位側面

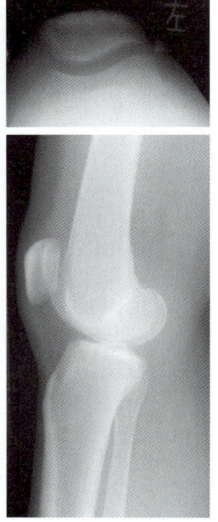

◆図4　MRI像

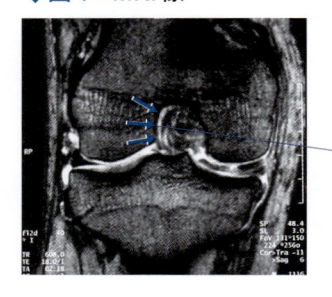

前額断では正常ACLは3本の輝度の低い線条が低輝度のPCLを回り込むように追える（矢印）。

◆図5　合併損傷例

a：内側半月板ロッキング例。45歳，女性。ママさんバレー選手。顆間部に低輝度の太い線条としてみえる（矢印）。

前額断　　　矢状断

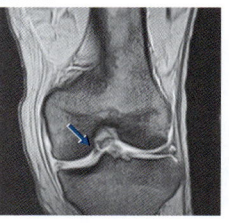

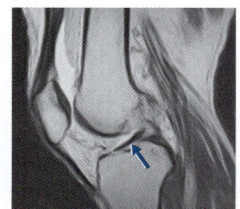

b：外側半月板後節の損傷。ケースレポート1。合併外側半月板損傷は後節では不明瞭なことも少なくない。矢印は半月板断裂が疑われる。

矢状断

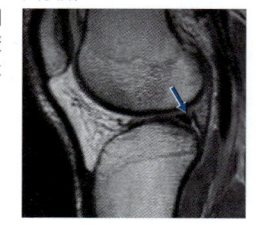

◆図6　合併内側側副靱帯損傷

程度と予後の判断が必要である。新鮮例では浅層の広範囲の損傷があると機能的予後が不良な傾向がある。

a：ケースレポート2。矢印は損傷MCLの陰影であり，広範囲の損傷を示唆する。
b：全体にたわんだACL陰影が認められる（矢印）。

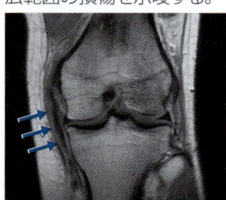

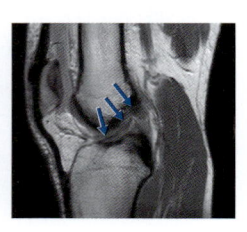

◆図7　軟骨損傷例のMRI

a：骨陰影に異常を認める例（左矢印）では軟骨損傷を強く疑う。
b：軟骨特異的な撮像条件を加えると大腿骨内側顆の軟骨欠損が明瞭になる（右矢印）。

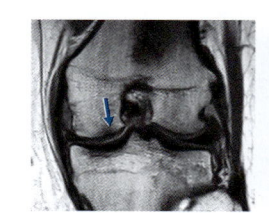

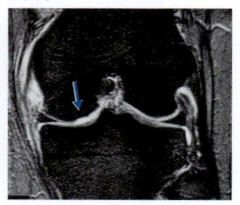

◆図8　大腿骨外側顆と脛骨外側顆の骨挫傷

損傷時の荷重負荷の大きさを示唆する。
a：左前額断では大腿骨外側顆に骨挫傷陰影を認める。
b：右矢状断では大腿骨外側顆と脛骨外側顆に骨挫傷陰影を認める（治療に難渋したACL，PCL合併損傷例）。

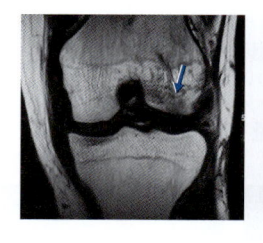

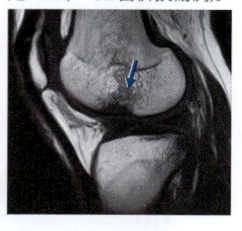

の狭小や骨棘の形成の有無，骨量の差を評価する。膝蓋骨傾斜や亜脱臼の存在は下肢の回旋不安定性を，骨量の差は関節炎の存在や関節痛の存在を示唆する。

伸展位側面像から脛骨の後方傾斜の程度や前方移動，伸展制限などを判断する。

・MRI

正常ACLは矢状面で脛骨から大腿骨まで緊張のある輝度の低い線条を追える。前額面では3本の輝度の低い線条が低輝度のPCLを回り込むように追える（図4）。受傷後早期でなければACLの損傷範囲やPCLとの癒着の有無が示唆される。

合併内側半月板の損傷は部位と損傷部の解離の幅，形態をとらえる。ロッキングの有無や半月板の部分的消失をチェックする（図5a）。合併外側半月板損傷は後節では不明瞭なことも少なくない（図5b）。半月板陰影がくっきりしているかどうかが損傷の有無の1つの目安である。中節部の放射状断裂は矢状断で分かることがある。

合併内側側副靱帯損傷はその程度と予後の判断が必要である。新鮮例では浅層の広範囲の損傷があると機能的予後が不良な傾向がある（図6)[6]。

骨陰影に異常を認める例では軟骨損傷を強く疑い，軟骨特異的な撮像条件を加える（図7）。大腿骨外側顆と脛骨外側顆の骨挫傷は損傷時の荷重負荷の大きさを示唆する（図8）。

● 徒手検査

バレーボールでは外反コラプスによるACL損傷が他のスポーツよりも多い。内側側副靱帯を主体とする内側構造の損傷の程度と予後，その扱いがときに問題となるので留意して検査を行う。

伸展位で動揺性があるか，エンドポイントがしっか

りしているか，外反ストレス時に不安感があるか，などを確認する。外反動揺徒手検査では脛骨を前方に引き出して外反を加えないように注意が必要である。伸展位で外反動揺が明らかな例ではさらにPCL損傷の合併も見逃さないようにする。pivot shiftテスト時の不安定性・不安感の強さと外反ストレス時の不安定感・不安感を比較し，また内旋強制時と外旋強制時の不安感の強さを比較する。

徒手検査で半月板損傷や軟骨損傷を正しく診断することは現実的ではない。徒手検査で明らかな引っかかりや軟骨性の軋音が触知できれば，治療を要する合併症を示唆する。

● 治療方針

年齢としては中・高生の10代の損傷ではレベルに関係なく手術をすすめる。大学生・実業団では原則的に手術をすすめる。ママさんバレーでは症状がACL損傷であれば手術をすすめる。ACL損傷を基盤とした半月板症状の患者では半月板処置と再建術を基本的に施行している。

ケースレポート1

【症例】
25歳，女性。Vリーグ女子バレーボール選手，サイドアタッカー。左ACL損傷。

【現病歴】
リーグ中アタック後の左足片脚着地時に足を滑らせバランスを崩しknee-in & toe-outの形で転倒（図1）。プレーの続行不能。受傷後10日で初診。

【初診時所見】
ROM－5°・120°と伸展・屈曲ともに制限されており，屈曲時に膝後外側の疼痛を訴えた。膝蓋骨のグライディング痛と膝蓋腱部の圧痛を認めた。徒手検査ではLachmanテスト陽性，前方引き出しテスト偽陽性，pivot-shiftテスト陽性で不安感と痛みが誘発された。また屈曲30°で外反動揺性を軽度認め，同時に誘発痛もあった。

【画像所見】
単純X線画像では45°屈曲荷重位撮影で両膝脛骨外側縁に骨棘形成を軽度認め，また左外側関節裂隙は軽度狭小化を示した（図3）。
MRIにてACLは中央部から大腿骨付着部にかけ弛緩し，前額断像では線維構造を失っていた。MCLは連続性を保っているが軽度弛緩していた（図9）。外側半月板後節の合併損傷も疑われた（図5）。

【診断】
Vリーグ女子バレーボール選手でACL損傷後に明らかな機能不全を認める例では保存療法が成功した選手を扱った経験がなく，再建術による機能回復が必要と考えた。ROM改善と正常歩行能力を獲得した時点で基本的にACL再建術を行う。

【手術所見】
術後1カ月でも疼痛のため屈曲角度の改善が不良だった。受傷後1.5カ月過ぎで全力の70～80％の直線走行

◆図9　MRI像（ケースレポート1）

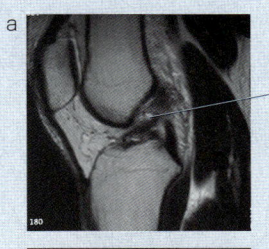

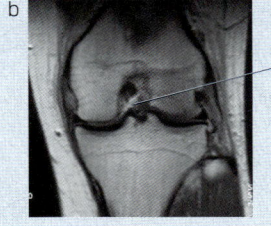

MRIにてACLは中央部から大腿骨付着部にかけ弛緩し，前額断像では線維構造を失っていた。

MCLは連続性を保っているが軽度弛緩していた。

◆図10　2重束再建術（ケースレポート1）

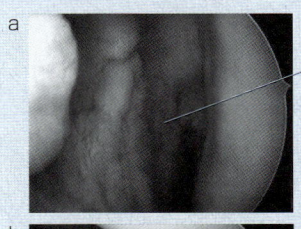

顆間窩は空虚でACLはほぼ消失している。

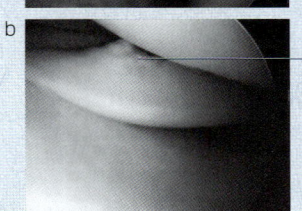

外側半月板後節の損傷を認めたが，安定しているため放置した。

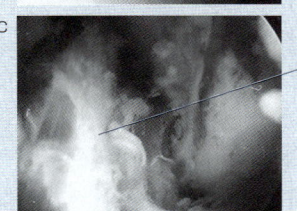

半腱様筋腱を4つ折りで用いる2重束再建術を施行した。

が可能となり，屈曲も改善したがなお正座は不能だった．

術後2カ月過ぎに半腱様筋腱を4つ折りで用いる2重束再建術を施行した[7]．内側半月板の後内側部と外側半月板後節の損傷を認めたが，安定しているため放置した（図10）．

当科では女性ACL損傷例では原則として全例本術式で対処する．とくに女子バレーボール選手では伸展機構への負荷が高く，術後にPF関節とくに大腿骨滑車部の軟骨損傷が生じる例が少なくないため，BTBの選択はきわめて例外的であると考える．

経過

・術直後

入院期間は術後10日間である．

術日からカーフパンピングを，翌日から大腿四頭筋セッティングと下肢挙上訓練を開始する．術後3日目から自動ROM訓練開始，リハビリ室での訓練も開始した．膝蓋骨周囲の腫れを積極的にほぐすように指導する．10日でROM・荷重歩行時ニーブレースを用い両松葉杖歩行で退院した．

・術後約4週

ROM－15°/105°と制限されている．家内では杖なし全荷重歩行．膝後内側部の走るような疼痛を訴える．半膜様筋腱付着部から鵞足部と膝蓋腱上に圧痛を認め，同部の痛点ストレッチなどを行い，その場でROM－7°/120°まで改善した．ブレースは除去し，両松葉杖歩行は継続とした．

・術後6週

階段昇降訓練をやりすぎ，外来受診時には歩容不良．ROM－7°/135°であった．

・術後2～3カ月

訓練過多の傾向があった．1500m7分のスピード設定で走行訓練を行った．ROMは2°の伸展制限，10°の屈曲制限であった．

術後3カ月で片脚尖足立位が両脚とも不安定であった．60～70%全力直線走行，ハーフスクワットジャンプ訓練を行う．X線画像で患側骨量の低下を認めるが，MRI上再建靱帯はよく機能しているようにみえる（図11）．

・術後4カ月

専門リハビリ施設でリハビリ．直線的運動訓練のみとした．片脚尖足，片脚ハーフスクワット姿勢の改善を認めるが，筋力のバランス不良であった．走りこみ不足の印象があった．

・術後5カ月

バレーボールの練習に参加した．1つ1つの動きを個別に実施した．アタック動作は60～70%の実施で右足着

◆図11　術後3カ月MRI像

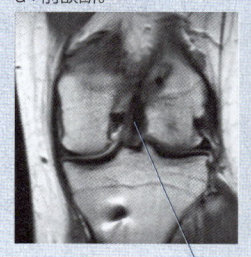

a：前額断．　　　　　　　b：矢状断．

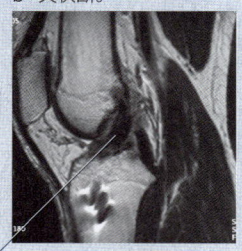

再建靱帯は低輝度で2重束は独立して観察され，よく機能しているようにみえる．

◆図12　術後13カ月X線像

関節症性変化はなく関節裂隙の狭小化も認められないが，まだ膝蓋骨の骨量低下がみられる．

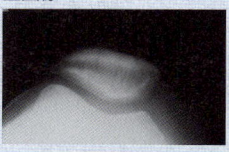

正面像　　　　　　　　　側面像

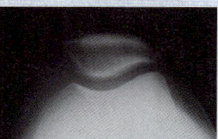

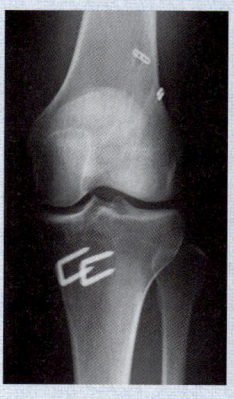

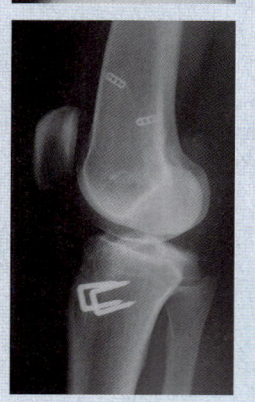

地になってしまっていた．ブロック動作では捻じるステップと真横のステップが不安であった．サーブはフロータサーブで問題なく，レシーブも問題ないが前方のボールを取りにいきにくかった．疼痛なし．大腿周径は患側が2cm細かった．

・術後6カ月

練習に完全復帰．その後，徐々に練習ゲームに参加し，7カ月でフルにゲームに復帰した．ジャンプの回数の増加につれて膝前部痛を発症した．

・術後9カ月

スパイク後の左片脚着地時に膝外反強制して疼痛悪化したが，膝蓋骨周囲痛のみ認め，その後とくに問題はなかった．

・術後13カ月

Vリーグ終了時．Lachman，ADT，pivot-shiftテストに患健差はなかった．KT徒手最大左右差0mm．患側大

腿周径差は3cmであった。無意識にかばっているが，ほぼ100％のパフォーマンスであった。しかし健側と比較すると正座動作や最大伸展動作が硬く85点である．X線像でまだ膝蓋骨の骨量低下がみられる（図12）．

> **解説**
> Vリーグ選手のACL再建手術例として標準的な経過と考えられるが，初期の走行量が多く，膝関節機能の正常化にやや手間どった．

ケースレポート2（難治例）

【症例】
25歳，女性．Vリーグ女子バレーボール選手．

【現病歴】
外傷前から膝痛と関節炎症状を認め，受診治療歴があった．試合中外反コラプスの形で損傷した．

【初診時所見】
関節弛緩性も強いが，当初ACL機能は残存していると判断した（図6）．その後，再損傷によりACL機能不全が明らかとなった．

【手術所見】
初回受傷後半年で，ACL再建（ST腱4つ折り2重束再建術）と内側つり上げ修復術で対処[8]した．術中の関節鏡所見で滑膜炎が著明であり，脛骨外側顆関節面の損傷が明らかであった（図13）．

> **経過**
> 術後も関節炎症状のコントロールに苦慮し，内側弛緩性の残存によりプレー中の不安定感の改善は不良であった（図14）．
> 1年経過時，受傷前の50％程度のパフォーマンスの改善であり，試合復帰で受傷．その後引退した．

> **解説**
> 脛骨の脆弱性と関節弛緩性のため膝関節機能の正常化を実現できず，Vリーグ選手として復帰できなかった．

◆図13 手術所見

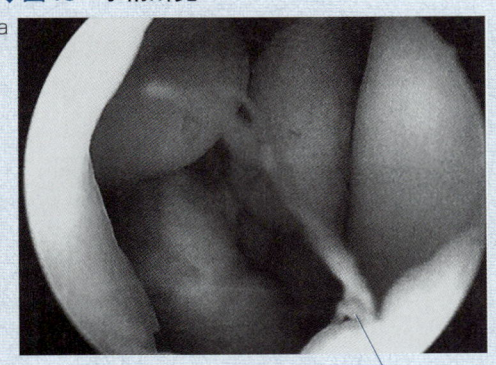

a

術中の関節鏡所見で滑膜炎が著明である．

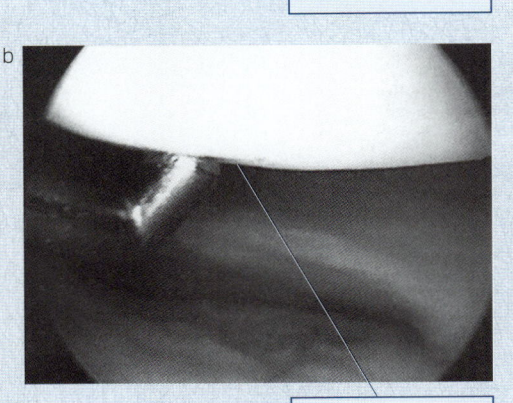

b

脛骨外側顆関節面の損傷が明らかである．

◆図14 ストレスX線像
外反ばかりでなく（a），内反での弛みも明らかだった（b）．
a：外反．
b：内反．

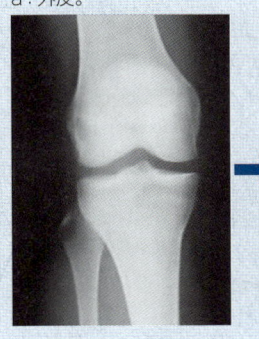

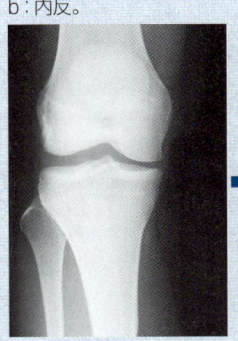

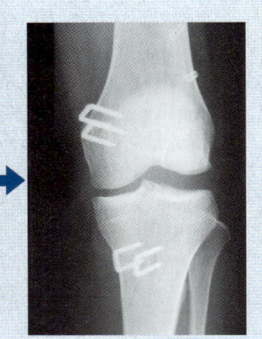

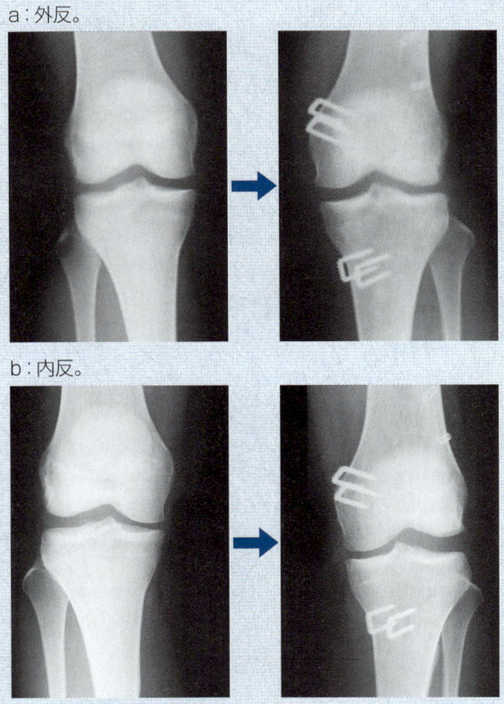

再発予防と今後の課題

バレーボールによるACL損傷の特徴は外反コラプスによる内側構成体の損傷頻度が高く，その治療に改善の余地がある．また膝屈曲レシーブ練習を術後早期から開始すると，とくにママさんバレー選手では二次的に高率に膝蓋大腿関節軟骨を障害する．膝伸展機構の機能回復に努め，ジャンプ練習から始め，膝屈曲での練習を復帰前に行うことが勧められる．

しかし概してACL再建後のバレーボールへの復帰は早く，パフォーマンスの回復も良好である．

文献

1) Arendt E, Dick R：Knee injury patterns among men and women in collegiate basketball and soccer - NCAA data and review of literature. Am J Sports Med, 23：694-701, 1995.
2) Carcia CR, Martin RL：The influence of gender on gluteus medius activity during a drop jump. Phys Ther in Sport, 8：169-176, 2007.
3) Hughes G, Watkins J：Lower limb coordination and stiffness during landing from volleyball block jumps. Res Sports Med, 16：138-154, 2008.
4) Hewett TE, Torg JS, et al：Video analysis of trunk and knee motion during non-contact anterior cruciate ligament injury in female athletes: lateral trunk and knee abduction motion are combined components of the injury mechanism. Br J Sports Med, 43：417-422, 2009.
5) Krosshaug T, Nakamae A, et al：Mechanisms of anterior cruciate ligament injury in basketball - Video analysis of 39 cases. Am J Sports Med, 35：359-367, 2007.
6) Nakamura N, Horibe S, et al：Acute grade III medial collateral ligament injury of the knee associated with anterior cruciate ligament tear. The usefulness of magnetic resonance imaging in determining a treatment regimen. Am J Sports Med, 31：261-267, 2003.
7) Muneta T, Koga H, et al：A retrospective study of the mid-term outcome of two-bundle anterior cruciate ligament reconstruction using quadrupled semitendinosus tendon in comparison with one-bundle reconstruction. Arthroscopy, 22：252-258, 2006.
8) 宗田　大：膝複合靱帯損傷における内側側副靱帯の治療．膝複合靱帯損傷診断・治療マニュアル．MB Orthop, 14：22-28, 2001.

バレーボール

バレーボールにおける膝前十字靱帯損傷のアスレティックリハビリテーション

板倉尚子，渡部真由美

アスレティックリハビリテーションのポイント

　バレーボールはサービスが行われた瞬間から（イン・プレー）競技者がボールを保持できず，ボールを落とさずに攻守を組み立て相手コートに返球する競技である。競技者にはボールの方向や高さ，速さ，回転を予測し前腕部から手・手指部でボールをとらえて正確に返球する技術が必要である。またローテーションで試合が行われるためフロントプレーヤーとバックプレーヤーの配置が替わり，リベロ以外の競技者は攻守のいずれにも参加する。そのため競技者はすべての基本的技術（サーブ，パス，スパイク，ブロック）が求められる。リハビリテーションプログラムは下肢のclosed kinetic chain（以下，CKC）エクササイズが基本であるが，競技復帰には正確なボール操作が要求されるためボールを用いたプログラムを組み入れて実施している。以下に術後3カ月以降に実施する基本的技術に関するプログラムを述べる。

●サーブ

　サーブは1人で，また自分のタイミングでできるため安全な練習である。エンドラインからサーブを開始する。ジャンピングサーブやランニングサーブは術後4カ月にプログラムする。

●パス

　パスにはオーバーおよびアンダーハンドパスがある。術後3カ月ではステップせず構えの姿勢で行うパスから開始する。構えは肩幅ぐらいのスタンスとし患側を半歩前にし，膝関節と足先の向きを一致させneutralな肢位とする。2人組で3mほど間をあけて正対し，山なりのボールを投げてもらいボールを返球する（図1）。ボールの落下点は身体の正面でボールが捉えられるように調整し，アンダーハンドパスで臍の位置，オーバーハンドパスで額の前を目安とする。ボールコンタクトと下肢運動が連動してスムーズにできるように指導する。アンダーハンドパスが慣れてきたらスタンスを肩幅より広げて重心を下げ，身体の正面以外でもボールコンタクトできるように練習を進める。

　術後4カ月より構えの位置から左右約1mおよび前後約50cmの範囲にボールを投げてもらい，サイドステップで移動し身体の正面でボールが受けられるプログラムに進める（図2）。サイドステップでの移動が安定した段階ではパートナーがボールを打ち，ボールのスピードや球種に合わせた返球ができるようにする。

◆図1　ステップなしのオーバーおよびアンダーハンドパス

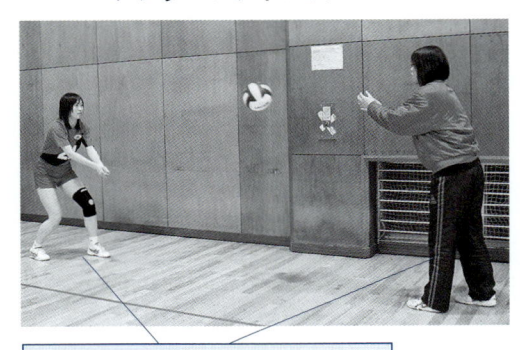

2人組で正対し3mほど間をあけて行う。

◆図2　サイドステップをしながら行うアンダーパス

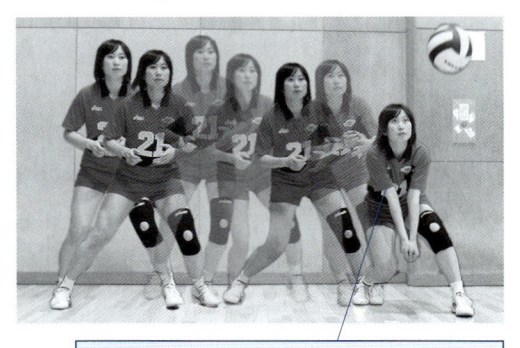

構えの位置から左右約1mおよび前後約50cmの範囲にボールを投げてもらいパスをする。

予防の ツボ オーバーハンドパスは確実にボールの落下点に入るステップワークが求められ、また視線が上方を向き足下がみえないため、安全にサイドステップが行えることを確認してから開始する（図3）。パス動作が安全に行えることを確認したらコート内でサーブの返球練習を開始する。

術後5カ月よりコート内に3～6名の競技者が入り行うパス練習に参加する。コーチがサーブやスパイクを想定したボールを打ち、コート内の競技者同士がコンビネーションしパスをする。フライングレシーブやローリングレシーブなどボールの落下点に合わせて体勢を崩してボールコンタクトすることもあるため、

予防の ツボ ボールに反応してステップ動作が安全かつ正確にできることが参加の条件である。

●スパイク

術後3カ月から1人で壁に向き合いスパイクをイメージしながら、非利き手でトスしたボールを打つ練習（壁打ち）を行いミートする感覚を確認する。この時期にはジャンプは行わせない。

術後4カ月からバックスイングから上肢を前方へ挙上させ、上肢の運動を利用しながら直上へ行う両脚でのジャンプ動作を開始し（図4）、次にボールを使わずに助走からスパイクジャンプまでの一連のジャンプ動作を行う（図5）。利き手と反対側の膝関節が患側の場合は、助走による水平方向の推進力を制動しながら垂直方向へ切り替えることができず、ジャンプが前方へ流れることがあるので、初めはネットを使用せずに踏切のタイミングを確認し、次にネットとボールを用いたスパイク動作を開始する。

予防の ツボ ボールを用いるときはボールの軌跡と落下地点を確認できるように、パートナーは競技者の利き手側横に立ちボールを投げ上げるトスから始め、段階的にトスでのスパイクへと切り替える。

●ブロック

術後3カ月からコンビネーションスクワット（ヒールレイズとスクワットの組み合わせ）にブロックでの上肢動作（両上肢挙上・肩甲骨挙上）運動を連動させて行う。体幹筋を収縮させ体幹固定を意識させる。

術後4カ月からステップを用いない両脚でのジャンプ動作でのブロック練習を開始する。初めはボールを用いず、センターポジションの競技者とタイミングを合わせる練習を行い、徐々にボールを用いて練習を行う。

◆図3　サイドステップをしながら行うオーバーハンドパス

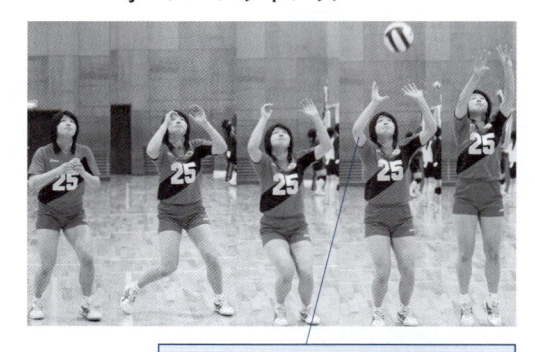

サイドステップで確実にボールの落下点に入りパスする。

◆図4　両脚でのジャンプ動作

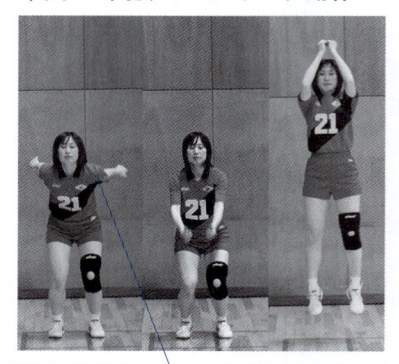

バックスイングから上肢を前方へ挙上させ上肢の運動を利用しながら直上へ行う。

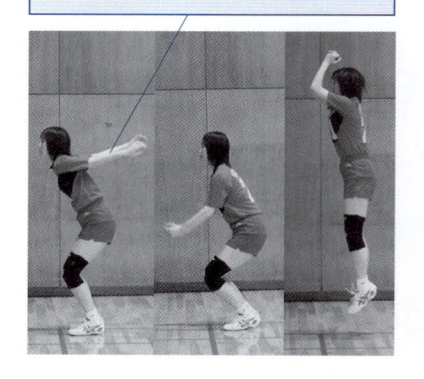

◆図5　ボールを使わずに行う助走からスパイクジャンプまでの一連のジャンプ動作

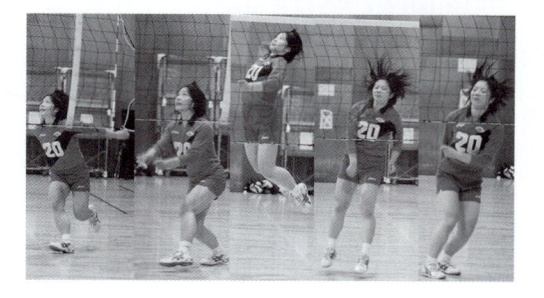

●チーム練習

術後5カ月から3～6人の競技者でゲーム形式の練習を行う。相手コートから自陣に入ったボールをパス，トス，スパイクして返球する練習へ参加する。自陣コートの競技者同士のフォーメーションとタイミングの確認となり，またスパイカーはラリー中にセッターから上げられたトスに対するスパイクのタイミングを獲得する練習になる。同様にブロックの練習も取り入れる。

ケースレポート 1

【症例】

大学3年生，女性。関東大学女子1部レベルのバレーボール部3年生（受傷当時），右利き，ポジションはレフト。練習頻度は週6回。

【現病歴・受傷機転】

秋季リーグ戦第8日目（土曜日）。試合中，スパイク時にトスのタイミングが合わず着地でバランスを崩し左膝関節がknee-inした。競技続行不可となり退場，健康管理センター理学療法士が対応し理学所見確認（炎症所見〈＋〉，Lachmanテスト〈＋〉），RICE開始。同センター整形外科医へ電話連絡，所見報告し，今後の対応に関して打合せを行う。試合観戦のため来場していた保護者へ状況および今後の対応を説明し同意を得る。自家用車にて帰宅。月曜日（受傷2日後），医療機関を受診し左膝ACL損傷と診断。

【手術所見】

受傷1カ月後，左膝ACL再建術施行（ST腱使用，二重束前十字靱帯再建術）。

【経過】

・術後3週間

退院，大学健康管理センターにてリハビリテーション開始。退院後初期評価において炎症所見認められたため，消炎目的の物理療法（MICRO CURRENT治療とアイシングを併用）施行した。

・術後1～3カ月

再建靱帯へのストレスを回避したプログラムにてリハビリテーションを施行。膝蓋骨可動性の低下，外側広筋部および腸脛靱帯部の硬さが認められるときには，運動療法施行前に物理療法および徒手療法を実施。また内側広筋の収縮が得られにくいときは，大腿四頭筋筋力回復エクササイズ（二重チューブ）を行う前に，徒手により膝関節60°でのproximal resistance with traction exercise（PRTE）[1]をプログラムに追加した（図6）。

・術後3カ月

等速度性筋力測定において大腿四頭筋・ハムストリングスともに60deg/secにて健患差70％，180deg/secにて90％となり，ボールを用いたCKCでのプログラムを段階的に開始した。

◆図6 膝関節60°でのproximal resistance with traction exercise（PRTE）

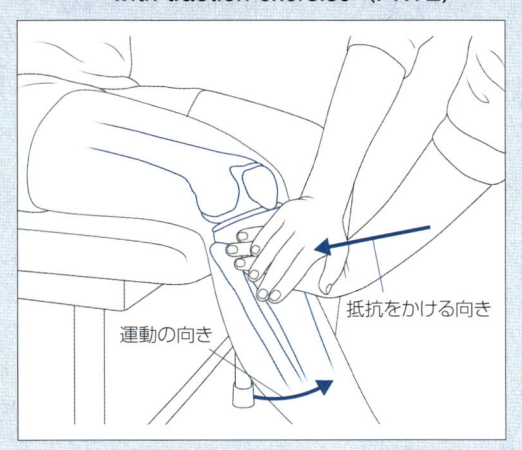

運動の向き　抵抗をかける向き

・術後6カ月

ゲーム形式の練習に参加した。

・術後7～8カ月

公式戦に控え選手として出場した。

・術後11カ月

秋季リーグ戦にレギュラー出場した。

【解説】

術後6カ月以降には運動制限はなくゲーム形式を含むすべての練習メニューに合流し，練習試合にも参加させた。今回のケースは春季リーグ期間中に術後6カ月を迎えた。選手は試合出場を希望したが，監督と相談し，ゲーム形式の練習が不十分であったため公式戦出場は見合わせた。術後7カ月にトーナメント形式の公式戦があり控え選手として出場したが，コートの中でほかの競技者やボールの動きに瞬時に反応して対応できない様子であった。競技者自身も試合中に受傷時の状況を思い出す瞬間があり瞬時の判断を妨げたとのことであった。バレーボールはイン・プレーから1つのラリー終了までの時間は2～15秒[2]とされており，素早い状況判断と身体操作を要求される競技であるため，試合出場には俊敏性の獲得や精神的な不安要素の克服が課題となった。夏休み期間中に課題を克服する練習を積み重ね，術後11カ月にて秋季リーグ戦にレギュラー選手として復帰した。

全身を診るリハビリテーション

　本学健康管理センターは大学敷地内にあり競技者のあらゆる場面でのサポートに対応可能な恵まれた環境にあり，ケースレポート1も受傷直後からメディカルスタッフが関わり応急処置や医療機関手配などのコンサルティング，また競技完全復帰までのアスレティックリハビリテーションを実践したモデルケースである。公式戦にレギュラーとして復帰するには手術を施行した部位の機能回復のみならず，勝負に勝てるパフォーマンスがなければチーム内のポジション争いには勝ち残れない。本ケースは時間的に限りある競技生活の中で焦らずに安全そして確実に競技復帰することが目標であり，監督と打ち合わせしながら公式戦出場を計画した。しかしながら勝負強さや勝負勘といった試合中の感覚や，他競技者とのタイミングやコンビネーションといったコート内の感覚は競技者自らが取り戻さなければならず，スタッフの予想通りには進まない時期が生じた。今回の競技者はこのような課題を克服しレギュラーとしてコートに復帰したが，今後の課題として練習への参加方法などコート内の感覚を取り戻すための工夫を監督・コーチと協力して行う必要があると考えている。

復帰のツボ

（写真撮影・編集協力／岩下志保）

文献

1) 川野哲英：ファンクショナル・エクササイズ，ブックハウス・エイチデイ，2004, p90.
2) 高梨泰彦：バレーボール，実業之日本社，2008, p14-15.

TOPICS

膝蓋腱炎に対するヒアルロン酸注入療法

森戸俊行

●ヒアルロン酸注入療法の歴史と意義

　膝蓋腱周囲の痛みはスポーツ障害で最も多く遭遇する痛みであり，また慢性的に経過するため治療に難渋しスポーツ復帰に長期間要することもしばしばある。原因としては，膝蓋腱の柔軟性の低下，膝蓋腱の微小断裂，膝蓋腱周囲の滑膜組織の反応，周囲神経組織の痛覚閾値の低下があげられる。これらが個々ではなく相互的に影響し，悪循環をきたすため治療に困難を要することが多い。

　ヒアルロン酸は関節液中で最も多いプロテオグリカンである。日本でのヒアルロン酸注射製剤は臨床使用後約22年，年間1000万本の投与が行われており重大な副作用報告例をみない非常に安全な製剤である。

　ヒアルロン酸の効果は，①関節軟骨に対する保護・栄養作用，②関節潤滑作用，③関節拘縮改善作用，④疼痛抑制作用，⑤炎症抑制作用，などがある。ヒアルロン酸注入療法ではこれらのうち，腱の癒着を防止する作用（③），発痛作用を抑制する効果（④），炎症および関節組織の変性変化を抑制すること（⑤）を目的とした治療法である。

●ヒアルロン酸注入療法の実際
●膝蓋腱周囲への注入

　注射法は，ヒアルロン酸製剤1A（2.5mL）+1%キシロカイン1mLを23G 針を使用し，膝蓋腱後方に注入する（図1）。注入する部位は基本的には圧痛のある膝蓋下脂肪体と膝蓋腱の間に行うため，特別なテクニックを要するわけではない。アプローチは，膝蓋腱後方に横からアプローチする方法（図2a）と経膝蓋腱により

◆図1　膝蓋腱炎に対するヒアルロン酸注入部位

膝蓋腱

膝蓋下脂肪体の広がりや深さを把握しイメージできるようにしておく。

膝蓋下脂肪体

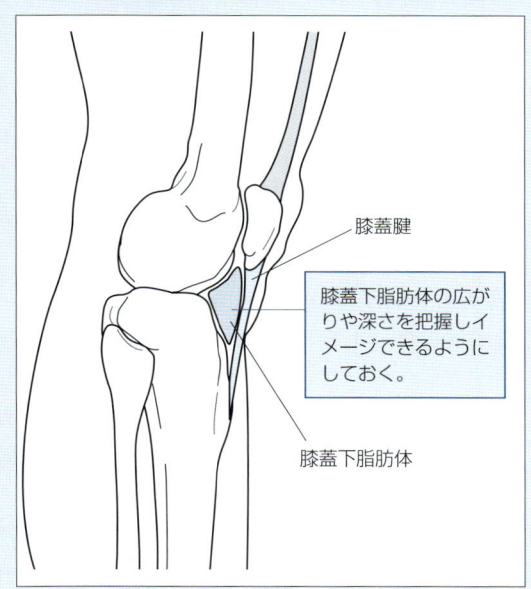

◆図2　注入手技

a：横からのアプローチ。

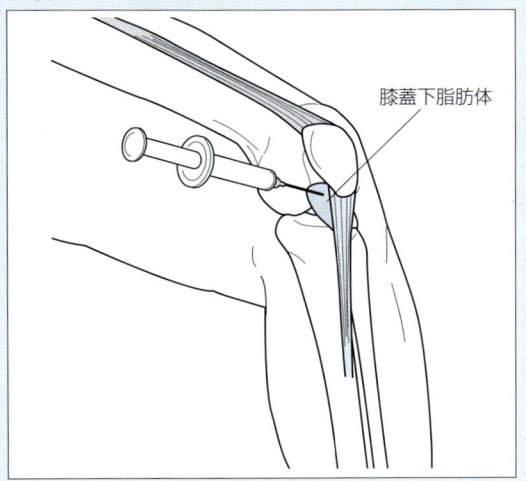

膝蓋下脂肪体

b：経膝蓋腱によるアプローチ。

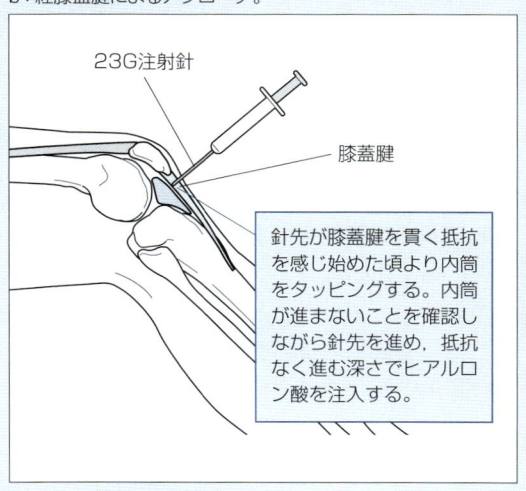

23G注射針

膝蓋腱

針先が膝蓋腱を貫く抵抗を感じ始めた頃より内筒をタッピングする。内筒が進まないことを確認しながら針先を進め，抵抗なく進む深さでヒアルロン酸を注入する。

アプローチする方法（図2b）がある。後者は，いわゆる硬膜外麻酔で行う"空気抵抗消失法"に似たテクニックを使用する。アプローチは正中から行う（図2b）。

まず針先が皮膚を貫き膝蓋腱内に達するころに内筒を軽くタップし抵抗があることを確認する。この後は頻回に内筒をタップしながら抵抗なくスッと注入できる深さまで針の刺入を進める。抵抗が消失した深さでヒアルロン酸注入を行う（図2）。この部位は，膝蓋腱後方かつ膝蓋下脂肪体前面に位置する（図3）。

● 臨床成績

スポーツ選手に生じた膝蓋腱炎に対しヒアルロン酸注入療法を行った成績を示す。

対象はスポーツ選手58膝関節，投与回数は平均1.8回（±1.5回）。3回以上継続して注射した例は18膝関節だった。評価は，優：元のスポーツが支障なく100％可能，良：元のスポーツは可能だが症状が軽度残存，可：効果を認めるが症状が残存しスポーツ活動に制限のあるもの，不可：効果がない，の4段階評価とした。結果は，スポーツ活動に制限のない優・良の占める割合は97％と有効だった。

● ヒアルロン酸の作用機序

著者らはいくつかの基礎的研究を行っている。carrageenan（紅藻類から抽出される多糖類）により誘発されたラットの急性関節炎モデルを作成し膝関節内にヒアルロン酸を注入し組織学的評価を行った。ヒアルロン酸による炎症性サイトカイン（TGFβ1，IL-6）の抑制と組織線維化の抑制を確認した。

またラットのランニングモデルにおいては，血管平滑筋増殖活性の抑制（図4a）と血管の知覚神経から放出される神経伝達物質であるCGRPの増殖抑制（図4b）を確認した。つまりこれらは，ヒアルロン酸を注入することにより，膝蓋腱炎に伴うマクロファージ遊走・増殖から線維芽細胞・血管増殖に関与するTGFβ1，IL-6を抑制することにより膝蓋腱炎によるfibrosisを予防あるいは抑制している可能性を示している（図4c）。また，血管増殖に伴う知覚神経終末の増殖を抑制することにより膝蓋腱炎による疼痛自体を減少させていると考える。

● ヒアルロン酸注入のタイミング

膝蓋腱炎に対するヒアルロン酸療法は，炎症から惹起される組織への血管新生・進入をいかに早期対処できるかが，その後の治療経過やスポーツ復帰時期を左右するポイントとなる。いったん，形成された血管の進入・増殖，そして組織の線維化を減少させるのは難しい。ヒアルロン酸注入を開始するタイミングは早期から行うことを推奨する。

◆図3　ヒアルロン酸注入前後のMRI像

著名に肥厚した膝蓋腱を認める（矢印）。　膝蓋腱後面に注入したヒアルロン酸を確認する（矢印）。

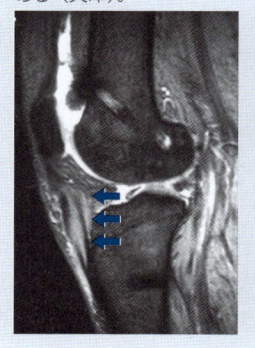

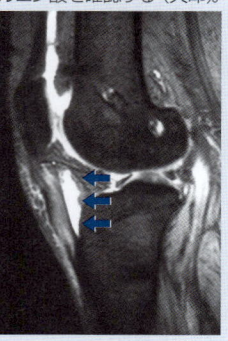

◆図4　ラットのランニングモデルを使用したヒアルロン酸効果（基礎研究）

5km/週のランニングを計30km行った。1週毎に関節内へヒアルロン酸注入した群と注入しなかった群の組織評価を行った。

a：alpha-SMA染色（線維芽細胞，血管平滑筋活性の指標）。

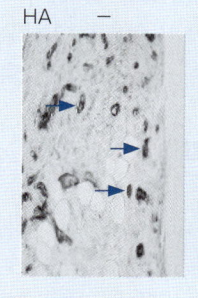

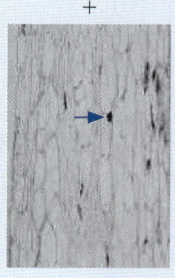

HA　　−　　　　　　＋

ヒアルロン酸非注入群では著名な血管増殖を認めるが，注入群では抑制されている。

b：CGRP染色（血管の知覚神経から放出される神経伝達物質）。

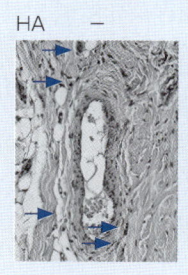

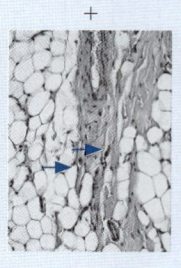

HA　　−　　　　　　＋

ヒアルロン酸非注入群では血管腔周囲にCGRP陽性細胞が多く認められるが注入群では少ない。

c：マソントリクローム染色（膠原線維：青）。

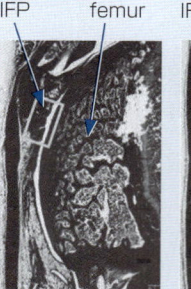

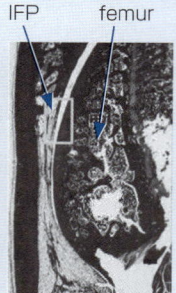

IFP　　femur　　IFP　　femur

HA　　−　　　　　　＋

膝蓋下脂肪体（IFP）においてヒアルロン酸注入群で膠原線維が抑制されている。

ジャンパー膝の体外衝撃波治療

清水雅樹，木村雅史

●体外衝撃波療法

体外衝撃波治療（Extracorporeal shock wave therapy；ESWT）は当初泌尿器科の分野で尿路結石に対する治療として行われていたが，骨形成作用，除痛作用などが報告された1990年ごろより，ヨーロッパを中心に整形外科的疾患における治療に用いられるようになった。当院では2006年よりESWTを導入し，膝蓋靱帯炎，アキレス腱炎，足底腱膜炎，上腕骨内外上顆炎，石灰沈着性筋腱炎等の各種有痛性障害に対して高い有効性を示している。

●作用機序と治療適応

靱帯および筋腱付着部障害に対するESWTの作用機序は神経終末に対する変性の誘導を介した除痛効果[1]，Tenocyteや血管新生を介した組織修復効果[2]，各種炎症性サイトカイン抑制に伴う抗炎症効果[3]などが報告されているが，除痛効果に比べそのほかの効果は小さいことから局所麻酔薬によるブロックと類似した治療ともいえる。しかしその効果持続時間は非常に長く数週間におよび，ときに完全寛解までに改善する症例もある。

疼痛の程度や罹患期間に関わらず，症状に伴う運動制限があればESWTの適応と考えてよい。部位についても膝蓋腱実質部および付着部，膝蓋下脂肪体などさまざまな部位に対する照射が可能である。

●治療手技および注意点
●体外衝撃波照射

まず術前にMRIや超音波を用いて炎症・変性のfocusを確認し，触診にて疼痛の部位をマーキングしてから照射を行う（図1, 2）。当院ではhigh energy shock wave therapyを参考に，衝撃波強度は0.29～0.36mmJ/mm²，総照射量は800～1000mmJ/mm²というプロトコールにて照射を行っている[4]。治療はすべて外来で行い，治療に要する時間は20～30分程度，治療回数は1～5回である[5]。膝蓋腱のみならず，一般に軟部組織に対する照射であれば局所麻酔等の鎮痛処置は必要としない。

●後療法

後療法は治療目的によって異なる。通常の治療では術直後より歩行を許可するが，治療効果を高めるために2週間程度の期間はスポーツ活動を禁じている。術後4週から膝蓋腱の遠心性収縮を伴う動作を許可し，術後約6～8週で競技復帰としている。アスリートに対し重要なゲーム前に局所ブロックと同様の位置づけでESWTを施行するケースでは，術翌日より痛みに応じて徐々に運動レベルを上げ，1週間程度で競技復帰を許可する。また，患者に対しては保存療法に準じた消炎鎮痛処置，ストレッチを並行して行うよう指導する。

●合併症

一般的な合併症としては肺・脊髄神経および大血管の損傷があげられるが，整形外科領域の治療

◆図1 体外衝撃波療法
超音波を用いて焦点を合わせ，膝蓋腱外側から内側に向けて衝撃波を照射する（使用機器：Dornier Epos Ultra）。
H：治療ヘッド
T：超音波トランスデューサー

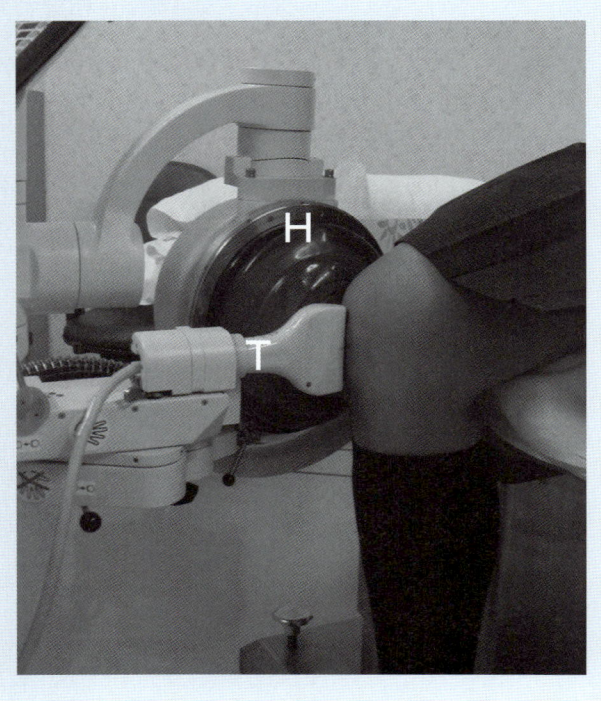

◆図2 照射位置の設定
超音波画像上のクロスマークと皮膚上のマーキングを用いて焦点の深度および位置を調節し，正確に照射することが可能である。

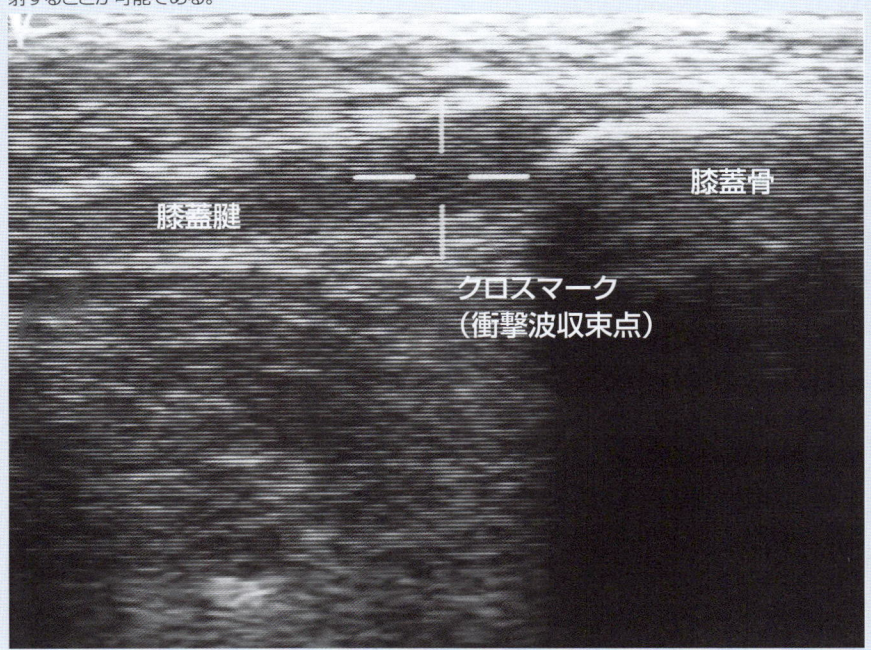

膝蓋腱　　膝蓋骨
クロスマーク
（衝撃波収束点）

では焦点を正確に合わせ，照射の方向に留意することでその危険は容易に回避することができる。また，動物実験にて骨端線の早期閉鎖作用が報告されており，成長期の患者に対する骨端線周囲への照射は安易に行うべきではない。

アスリートにとっては除痛効果，アンチドーピングの観点から有用な治療である反面，スポーツ活動の継続による組織の変性が進行する可能性もあるため，画像所見による客観的な評価を継続することが必要である。

復帰の
ツボ

文献
1) Ohtori S, Inoue G, et al：Shock wave application to rat skin induces degeneration and reinnervation of sensory nerve fibres. Neuroscience Letters, 315：57-60, 2001.
2) Hsu RW, Hsu WH, et al：Effect of shock-wave therapy on patellar tendinopathy in a rabbit model. J Orthop Res, 22：221-227, 2004.
3) Han SH, Lee JW, et al：Effect of extracorporeal shock wave therapy on cultured tenocytes. Foot Ankle Int, 30：93-98, 2009.
4) Furia JP：High-energy extracorporeal shock wave therapy as a treatment for chronic noninsertional Achilles tendinopathy. Am J Sports Med, 36：502-508, 2008.
5) Vulpiani MC, Vetrano M, et al：Jumper's knee treatment with extracorporeal shock wave therapy: a long-term follow-up observational study. J Sports Med Phys Fitness, 47：323-328, 2007.

バレーボール

バレーボールにおけるジャンパー膝の評価および診断と治療

八木茂典

ジャンパー膝とは？

ジャンパー膝は，バレーボールやバスケットボールなどジャンプ系スポーツ選手に好発するが，サッカーやラグビーなど多様なスポーツで発生が報告されている[1]。Ferrettiらは，バレーボール選手407名中93名（22.9％）に発生し，男女差はないと報告した[2]。スパイクジャンプの踏み込み時に，右利きの選手には右膝に発生することが多い[3]。

ジャンパー膝の評価ポイント

●問診

膝蓋腱の膝蓋骨付着部の痛みが多い。発生は緩徐で発生時期は不明瞭である。初期はスポーツ活動後の疼痛であるが，増悪するとスポーツパフォーマンスが低下し，日常生活においても歩行や階段昇降が困難となる（表1）[4]。

●視診・触診

膝蓋腱の膝蓋骨付着部中央から内側に，圧痛と軽度の腫脹，熱感を認めることが多い。圧痛は，膝伸転位にて膝蓋骨を上端より遠位方向へ押し，下極を突出させてえぐるように押すと明確となる（図1）。膝伸展位にて認め，屈曲位で減弱すれば，膝蓋腱深層に病巣があると考えられる。主訴のないジャンプ系スポーツの選手においても圧痛は認められるので，特異的な所見ではないが，感度は高い[5]。坂西らは，圧痛と

◆図1　圧痛

膝伸転位にて膝蓋骨を上端より遠位方向へ押し，下極を突出させてえぐるように押すと明確となる。

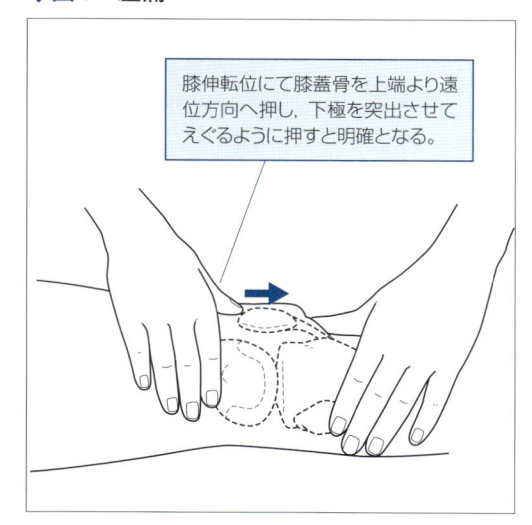

◆表1　Roels分類と，Roels分類にもとづいた治療

	Roels分類	治療
Phase1	スポーツ活動後の疼痛	十分なウォームアップ，スポーツ活動後のアイシング，適切な運動療法，ヒアルロン酸注入療法
Phase2	スポーツ活動開始時の疼痛，ウォームアップで消失，スポーツ活動後再出現	Phase1と同様
Phase3	スポーツ活動中，後の疼痛，スポーツ活動に支障がある。	スポーツ活動を制限し，運動療法を実施する。6カ月以上の保存療法に抗する場合は，ESWT，手術療法（切除術，Tenotomy，Topaz）
Phase4	腱断裂	手術療法（縫合術）

（文献4より）

◆表2　圧痛点とsquattingテストからみた分類

	下外側型	下方型	下内側型
圧痛点	膝蓋骨下端やや外側	膝蓋骨下端	膝蓋骨下端やや内側
squattingテスト 陽性	knee-out & toe-in	neutral	knee-in & toe-out

squattingテストとを併せて分類している（**表2**）。Roels分類phase3となるとスパイクジャンプの踏み込みやスクワットにて疼痛を訴える。スクワットでは膝屈曲60～80°でpainful arcがあるが，深屈曲では疼痛を訴えないことが多い。

● **画像所見**

X線所見においては，膝屈曲60°にて膝蓋骨高位や，膝蓋骨－膝蓋腱のなす角が鋭角となる「下極の突出」を認めることがある（**図2**）[1]。

MRI所見においては，膝蓋腱近位の深層に高信号領域を認めることが多い（**図3**）。主訴のない選手にも異常所見がみられたり，初期では症状があっても無所見な場合もあるが，Roels分類phase3となると，ほとんどの例に異常所見がみられる。

● **発生メカニズム**

スパイクジャンプの踏み込みにおいて，右利きの選手がレフト側よりスパイクを打つときは，ネットに対し約45°で大きな歩幅で右脚を踏み込み，左足をそろえて両脚でジャンプする（逆足の選手もいる）（**図4**）。右脚は踵から接地し，足底接地しながら股・膝・足関節が曲がっていき，膝屈曲は最大60°に達する。

膝屈曲60°において，膝蓋骨は上1/3でのみ大腿骨と接触しており，下極は不安定な状態となる。矢状面においては，膝関節中心と膝蓋骨の距離が最も遠くなり，内外側膝蓋支帯の緊張によって下極はコントロールされる。大腿筋膜張筋－腸脛靱帯，外側広筋は外側膝蓋支帯へ停止しているため，これらの過緊張は膝蓋骨を外上方へ牽引し下極を突出させることになる[6]。内側広筋は，膝蓋骨近位内側へ停止しており，収縮力の低下は下極を突出させる。Lavagninoら[7]は，cadaverを用いて膝蓋腱の引っ張り試験を行い，単なる張力負荷ではなく，下極を突出させると膝蓋腱近位深層に応力集中し，部分断裂が生じることを報告した。

ジャンパー膝の終末像は，炎症（tendinitis）ではなく，変性（tendinosis）であることが解明されてきた[9,10]。自己修復能を越える負荷が繰り返された結果，修復機序が破綻し変性に至ると理解されている。

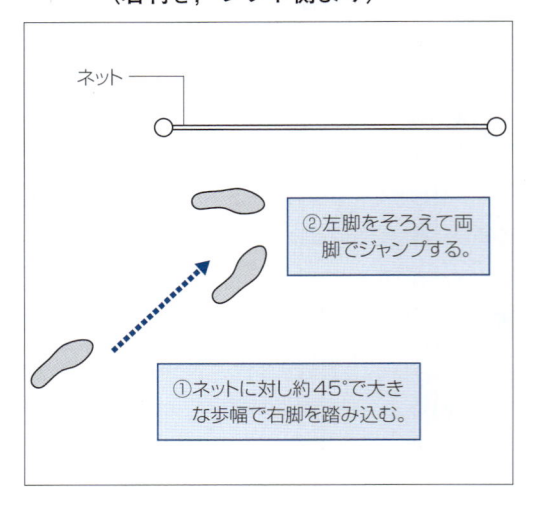

ジャンパー膝の治療

治療は，修復過程を妨げないものが適していると考えられ，Roels分類に沿った治療が推奨される（**表1**）。phase1, 2では，スポーツ活動の制限は必要ない。優先すべきは疼痛軽減であると考えられ，アイシング，

◆**図2　X線所見**

膝屈曲60°にて，健側と比較して膝蓋骨高位を認め，膝蓋骨－膝蓋腱のなす角が鋭角となっていた。

健側　　　　　　　　　　　　　　患側

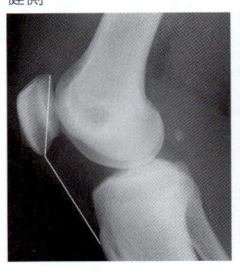

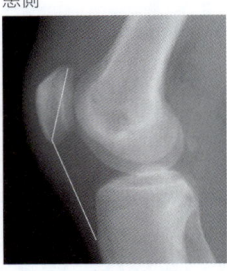

◆**図3　MRI所見**

T2強調矢状断像
腱近位で幅が広く，深層に高信号領域を認める。

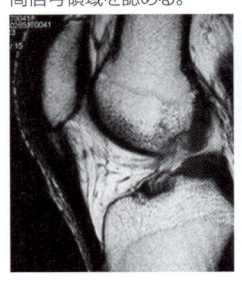

T2強調水平断像
腱深層の中央からやや内側に高信号領域を認める。

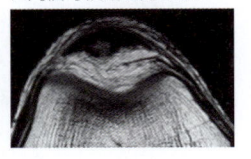

◆**図4　スパイクジャンプの踏み込み（右利き，レフト側より）**

①ネットに対し約45°で大きな歩幅で右脚を踏み込む。
②左脚をそろえて両脚でジャンプする。

運動療法，ヒアルロン酸注入療法（p177参照）を実施する。phase3では，炎症ではなく変性であることが明らかになって以来，安静による改善は期待できないため，スポーツ活動の制限にとどめる。治療は抗炎症対策でなく運動療法が推奨される。6カ月以上の保存療法に抗する例には手術療法やESWTが施行される場合もある。phase 4では手術療法が必要である。

◆図5 エクササイズ

a：股関節屈曲可動域。
90°未満であることが多い。
骨盤後傾（約30°）で代償し，過大評価されやすいので注意する。

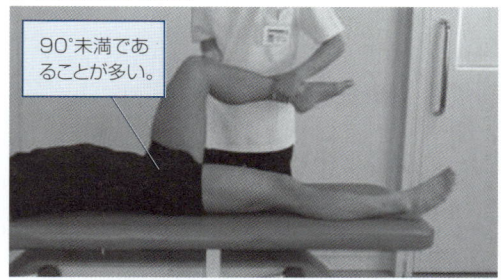

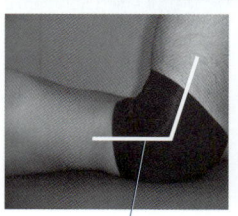

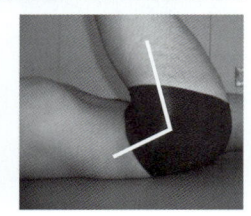

b：殿部のストレッチング。
股関節屈曲位で大転子を外側へ張り出すようにストレッチングする。

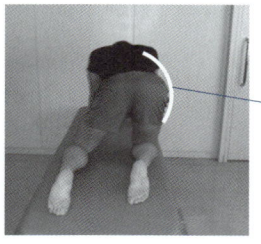

c：ハムストリングスのストレッチング。
膝屈曲位より伸展していく。

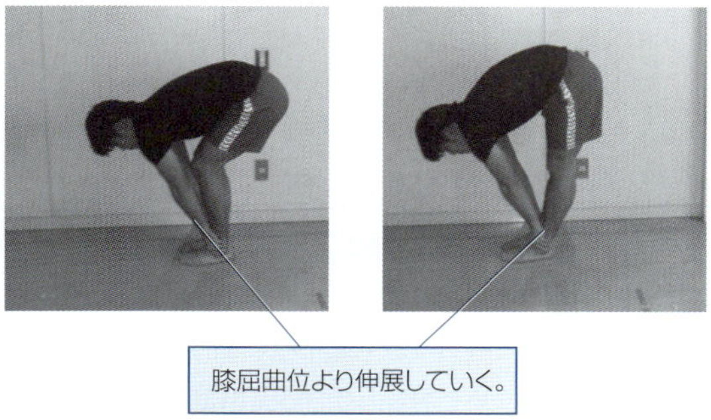

d：外側広筋のストレッチング。
外側広筋は，屈曲に伴い大腿前外側から後外側に大きく移動するため，短軸方向へ動かすとよい。

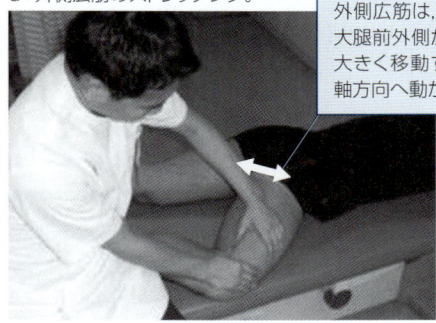

e：大腿筋膜張筋-腸脛靱帯のストレッチング。
股関節伸転位で外側へ張り出すようにストレッチングする。

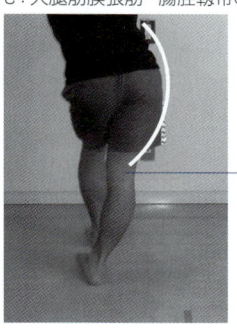

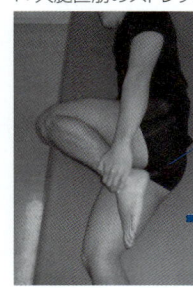

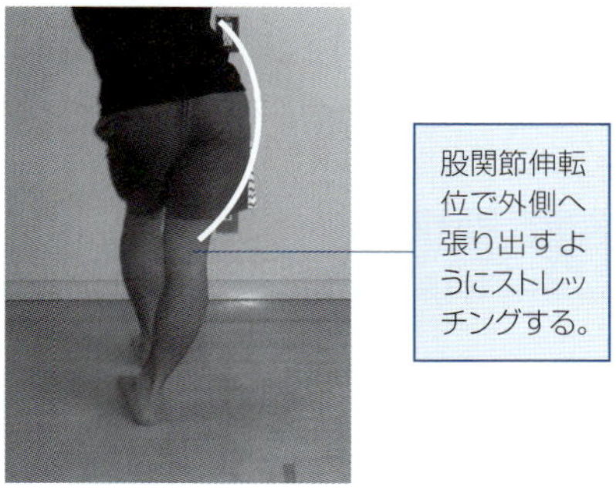

f：大腿直筋のストレッチング。
膝蓋腱に過剰なストレスが生じないように，膝関節深屈曲位にて膝蓋骨が安定したポジションからストレッチングしていく。

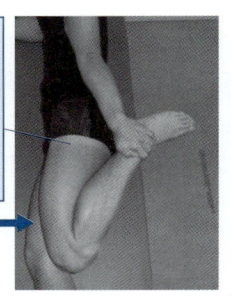

g：足関節可動域。
荷重位での評価も大切である。

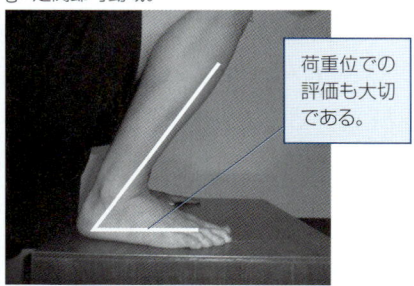

h：股関節屈曲エクササイズ。
深屈曲域での筋力低下やlagを認めることが多く，スクワットにて骨盤前傾位を保てない要因となる。

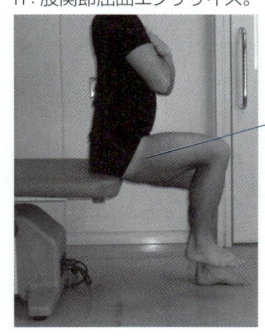

i：patella setting。
骨盤前傾，股関節外転位にて，大腿直筋の緊張を低下させ，内側広筋の収縮を促す。

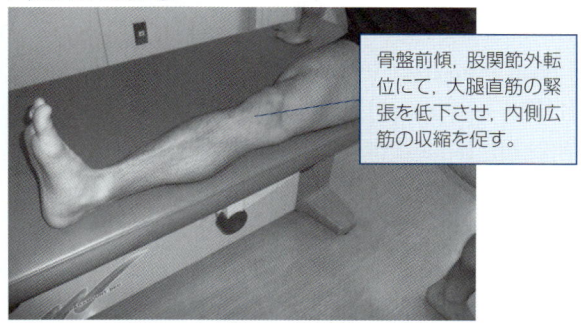

運動療法（図5）

スパイクジャンプの踏み込みやスクワットでは十分な股関節屈曲可動域が要求される．多くは，股関節屈曲可動域は90°未満であることが多く，骨盤後傾（約30°）で代償し，過大評価されやすいので注意する（図5a）．

Cookら[8]は殿筋群，ハムストリングスの柔軟性低下，大腿筋膜張筋－腸脛靱帯短縮テスト（Oberテスト）陽性例が多いと報告した．殿筋群やハムストリングスの柔軟性低下は，スクワットにて骨盤前傾位を保てず骨盤後傾し，膝伸展機構（大腿直筋－膝蓋骨－膝蓋腱）へのストレスを増大させることになる（図5b, c, 図6）．**大腿筋膜張筋－腸脛靱帯，外側広筋の過緊張は，膝蓋骨下極を突出させてしまう．**

> **予防のツボ**

大腿直筋短縮テスト（Elyテスト）にて尻上がり現象がみられることもあるが，黒坂らは難治例に大腿直筋短縮はみられないと報告している（図5f）．

> **予防のツボ**

股関節深屈曲域での筋力低下やlagを認めることが多く，スクワットにて骨盤前傾位を保てない要因となる（図5h）． 内側広筋のエクササイズにはpatella settingを実施する（図5i）．

訓練期後期にはスクワット，両脚ジャンプ着地，ジョギングなど，股関節・膝関節・足関節が協調したエクササイズを実施する（図6）．

> **復帰のツボ**

◆図6　スクワット姿勢
a：骨盤後傾位．膝伸展機構へのストレスが増加する．
b：骨盤前傾位．

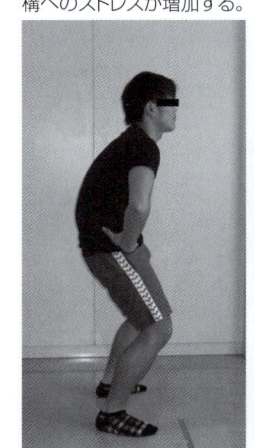

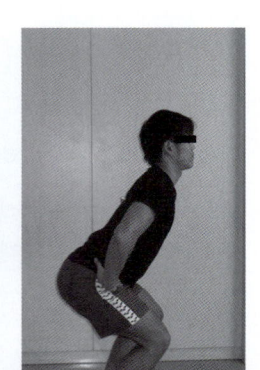

ケースレポート1

【症例】
23歳，男性．Vリーグ選手，ウィングスパイカー，右利き，10回/週．

【現病歴】
スパイクジャンプの踏み込み時に右膝痛が出現した．トレーナーの指示により練習後のアイシング，大腿直筋ストレッチングを実施していたが，徐々に疼痛増悪し，ジャンプ困難となり2カ月後当院受診した．

【受傷機転】
スパイクジャンプ踏み込み．

【初診時所見】
主訴：ジャンプ，ジョギング困難．階段降段にて右膝前面の痛み．

Roels分類phase3（表1）．圧痛は，膝蓋腱の膝蓋骨付着部中央〜内側にあり，膝伸展位や下極を突出させると明確となり，膝屈曲位では消失した．スクワッテイングテストにおいては，neutralで（＋），knee-in & toe-outで増強し，knee-out & toe-inで減弱した．スクワットにおいて膝屈曲60〜80°でpainful arcがあったが，それ以上の屈曲で疼痛はなかった．大腿直筋短縮テスト（Elyテスト）は陰性，大腿筋膜張筋－腸脛靱帯短縮テスト（Oberテスト）は陽性であった．ROMは股関節屈曲80°，筋力は股関節屈曲最終域で筋力低下を認めた．

【画像所見】
X線所見では，膝屈曲60°で撮影にて膝蓋骨高位，下極の突出がみられた（図1）．
MRI所見では，膝蓋腱の近位深層に高信号領域を認めた（図2）．

●経過

・リハビリテーション初日
殿筋群，ハムストリングス，大腿筋膜張筋，外側広筋，大腿直筋，足関節背屈の関節可動域（柔軟性）エクササイズを行った．また，腸腰筋と内側広筋の筋収縮力強化エクササイズを行った．

・1カ月後
スクワット，ジョギング可能となった．

・3カ月後
チーム練習に完全復帰した．

その後も，圧痛残存し，MRIにて異常所見を認めるが，スポーツ活動において疼痛はない．

難治例に対する治療

ジャンパー膝に対する治療は，保存療法が基本である．6カ月以上の保存療法に抗する例には，手術療法が適応されることもある．手術療法は80％に有効だが，60％が元のスポーツレベルに復帰し，復帰期間は4～9カ月と報告されている．難治例に対する保存療法，手術療法ともに確立されていない．

文献

1) 八木茂典，望月智之，ほか：トップアスリートの難治性膝蓋腱炎に対する治療経験．日本整形外科スポーツ医学会雑誌，29：309, 2009.
2) Ferretti A, et al：Jumper's knee；an epidemiological study of volleyball players. Phys Sports med, 12：97-103, 1984.
3) Lian O, Refsnes PE, et al：Performance characteristics of volleyball players with patellar tendinopathy：Am J Sports Med, 31：408-413, 2003.
4) Roels J, Martens M, Mulier JC, et al：patellar tendinitis（jumper's Knee）. Am J Sports Med, 6：362-368, 1978.
5) Cook JL, Khan KM, Kiss ZS, et al：Raproducibility and clinical utility of tendon palpation to detect patellar tendinopathy in young basketball players. Victorian Institute of Sport tendon Study Group. Br J Sports Med, 35：65-69, 2001.
6) 八木茂典：Anterior knee painに対する的確・迅速な臨床推論のポイント．理学療法，28, 2011.
7) Lavagnino M, Arnoczky SP, et al：Patellar tendon strain is increased at the site of the jumper's knee lesion during knee flexion and tendon loading：results and cadaveric testing of a computational model. AM J Sports Med, 36：2110-2118, 2008.
8) Cook JL：Conservative treatment of patellar tendinopathy. Phys Ther Sport, 2：54-65, 2001.
9) Yu JS, Popp JE, Kaeding CC, et al：Correlation of MRI imaging and pathologic findings in athletes undergoing surgery for chronic patellar tendinitis. Am J Roentgenol, 165：115-118, 1995.
10) Khan KM, Cook JL, Bonar F, et al：Histopathology of common tendinopathies：update and implications for clinical management. Sports Med, 27：393-408, 1999.

TOPICS

バレーボールの踏み切り時の膝蓋腱ストレスの解析

徳山　満

●スパイクジャンプとジャンパー膝

「バレー選手のスパイクジャンプのフォームは，ジャンパー膝の原因なのか結果なのか？」

フォームの動作解析について研究発表をすると，いつもこの質問を受ける。フォームとジャンパー膝との関連性を見出して病因分析しても，「痛くなったからそのフォームになったのではないのか」という意見である。そこで膝蓋腱へのストレスをシミュレーションしようと考えた。

筋骨格モデルソフトのSIMM[1,2]は，モーションキャプチャー装置で計測されたマーカー座標をモデルに適合させ[3]，逆動力学解析で関節トルクから筋肉活性度を求めて筋肉や腱の張力を算出する[4]。これまで膝蓋腱張力の算出は困難で実施されてこなかったが，計算法に工夫を加えて[5]，スパイクジャンプ時の膝蓋腱張力の算出を可能としたので，その結果を紹介する。

●膝蓋腱ストレスの解析

図1のように5人の被験者に体に密着する服を着てもらい，光反射マーカーを体表に固着させ，図2のような環境で8台の赤外線カメラを使用し，全力で普段通りのスパイクジャンプを360Hzで動作計測した。2人が右ジャンパー膝，3人が左ジャンパー膝で，各々右群，左群と群分けし，左右の膝蓋腱張力のピーク値の比（R/L比）を群間で比較した。これらの結果は，同日の5回以上の試技を平均し，信頼性と再現性の高いデータにした[6,7]。

膝蓋腱張力のグラフと，SIMMでの筋骨格モデル表示の例を，図3と図4に示す。左右の膝蓋腱張力のピーク値とR/L比をまとめたのが図5である。図5aの両膝ピーク値を結んだ線の傾きに注目すると，この傾きがより下がっていれば相対的に右膝蓋腱張力のピーク値が大きいことを表し，右群の2人はそうなっている。また図5bのR/L比では，これが大きいほど右膝蓋腱張力のピーク値が大きいことを表す。

予防のツボ　これにより右ジャンパー膝の選手は右の膝蓋腱張力が大きい跳び方をしていて，左ジャンパー膝の選手は左膝蓋腱張力が大きい跳び方をしていることがわかる。膝蓋腱張力が大きいということは，ジャンパー膝の初期の病態である膝蓋腱の微小断裂を引き起こす機会が増大することになる。

●フォームこそ痛みの原因である

予防のツボ　この結果から，スパイクジャンプのフォームはジャンパー膝の原因になるといえる。もし右膝が痛くてかばう跳び

◆図1　マーカーシステム

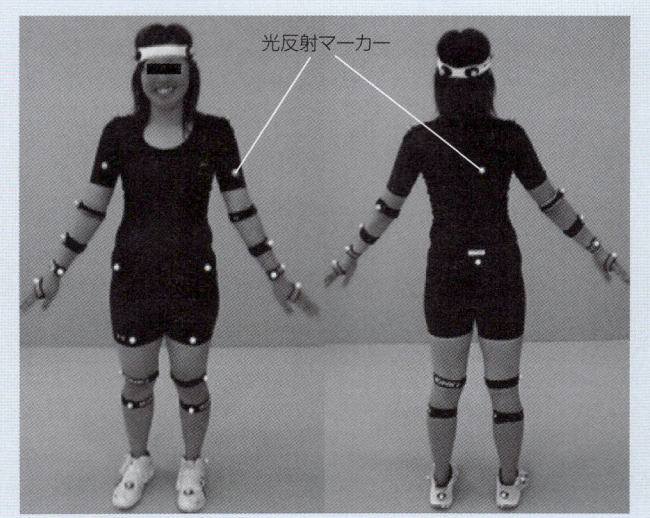

◆図2　動作計測の環境

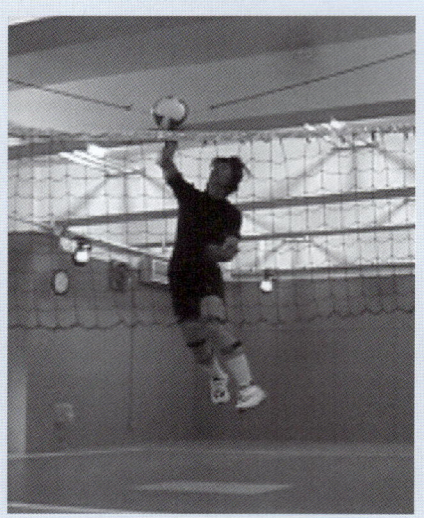

◆図3　膝蓋腱張力のグラフ（右ジャンパー膝の例）　　◆図4　膝蓋腱張力のグラフ（左ジャンパー膝の例）

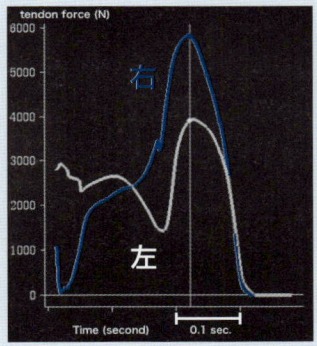

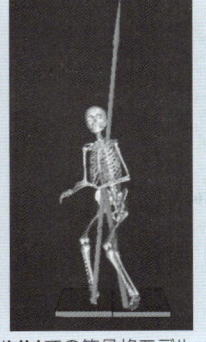

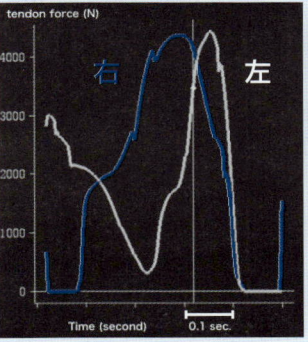

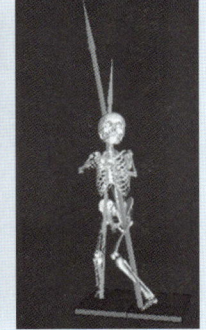

SIMMでの筋骨格モデル　　　　　　　　　　　　　　　　SIMMでの筋骨格モデル

◆図5　膝蓋腱張力のピーク値とその左右比
a：筋力のピーク値。b：左右比。

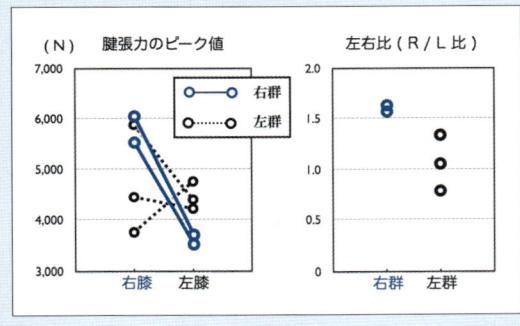

方になったとするなら，右膝蓋腱張力がより小さい跳び方になるはずである。しかし今回の結果では，痛い方の膝蓋腱にストレスが大きくなる跳び方を，ジャンパー膝を発症後も続けているということである。つまりそこが痛いからそのフォームになったのではなくて，そのフォームをしたからそこが痛くなったのである。

関節トルクからモーメントアーム[8]を除する方法を用いた過去の報告では，スクワット動作での膝蓋腱張力は3000〜6000N程度で[9]，今回の結果と同程度の腱張力であった。しかしこの方法では，他の関節トルクの筋肉活性度が考慮されないため，著者はSIMMでの解析の方が優れていると考えている。ジャンパー膝の病因には，フォーム以外にも「練習のやりすぎ」という因子もあるので，たとえ右膝蓋腱張力が大きい跳び方をしていても，さらに無理な練習を続ければ，左の膝蓋腱の微小断裂を引き起こす機会を作ってしまい，両膝のジャンパー膝発症ということになる。よって，適切に休息をとるということが重要ではあるのだが，自分のフォームがどのようにジャンパー膝発症に関与しているか知ることは，予防・リハビリに大いに役立つと考えられる。著者の研究は始まったばかり[10]だが，ジャンパー膝に苦しむ選手にはフォーム解析という手段があることを知って欲しい。

復帰のツボ

復帰のツボ

文献

1) Delp SL, Loan JP：A Graphics-Based Software System to Develop and Analyze Models of Musculoskeletal Structures. Computers in biology and medicine, 25：21-34, 1995.
2) Delp SL, Loan JP：A Computational Framework for Simulating and Analyzing Human and Animal Movement. IEEE computing in science and engineering, 2：46-55, 2000.
3) Lu, TW, O'Connor JJ：Bone Position Estimation from Skin Marker Co-Ordinates Using Global Optimisation with Joint Constraints. J Biomech, 32：129-134, 1999.
4) Anderson FC, Pandy MG：Static and Dynamic Optimization Solutions for Gait Are Practically Equivalent. J Biomech, 34：153-161, 2001.
5) 徳山　満，大橋弘嗣，ほか：膝蓋靱帯炎（ジャンパー膝）の病態と治療 スパイクジャンプの踏み込み動作の違いとジャンパー膝の罹患部位について（第3報）　膝蓋靱帯の張力の計算アルゴリズム．日本整形外科スポーツ医学会雑誌，29：311, 2009.
6) Tokuyama M, Ohashi H, et al：Individuality and Reproducibility in High-Speed Motion of Volleyball Spike Jumps by Phase-Matching and Averaging. J Biomech, 38：2050-2057, 2005.
7) 徳山　満：平均波形作成ソフト「Epsilonsync」の紹介．臨床歩行分析研究会 Newsletter, 56：9-10, 2006.
8) Krevolin JL, Pandy MG, et al：Moment Arm of the Patellar Tendon in the Human Knee. J Biomech, 37：785-788, 2004.
9) Frohm A, Halvorsen K, et al：Patellar Tendon Load in Different Types of Eccentric Squats. Clin Biomech (Bristol, Avon), 22：704-711, 2007.
10) 徳山　満，大橋弘嗣，ほか：動作の違いによる，膝蓋骨の上極と下極への筋張力について．バイオメカニズム学術講演会予稿集，33-34, 2009.

バレーボール

バレーボールにおける腰椎分離症の診断と治療

西良浩一，酒井紀典

診断

●問診

腰痛はスポーツ中に出現することが多く，日常生活では自覚しない場合が多い．問診で一番重要なことは，バレーボール・パフォーマンス中のどの動作で一番強い腰痛が出現するかを聴取することである．

分離症の場合，多くはサーブやアタックの伸展時である．また，腰痛発症からの期間も病期判断の一助となる．椎間板ヘルニアとの鑑別には，腰痛が屈曲時と伸展時のどちらで増強されるか，あるいは，下肢症状についても聴取する．

●視診・触診

屈曲・伸展を行い，どの運動方向で痛いのかチェックする．この時点でFFD（finger to floor distance）・指尖・床距離を測定する．分離症の多くは伸展痛であるが，初期分離では屈曲時痛を訴える場合があり，腰椎椎間板ヘルニアとの鑑別が重要となる[8]．

触診で最も重要なことは圧痛部位である．基本は分離に罹患する脊椎レベルの棘突起に限局した圧痛を呈する．初期で骨外出血が背筋群に広がる場合，圧痛は分離椎を中心に広範囲の背筋群に広がる[5]．

●画像診断

・X線

一般に，単純X線斜位像でのスコッチテリアの首輪サインで診断する．しかしながら，発育期の分離症では，首輪サインが明瞭となる以前に診断する必要がある．首輪サインがみえる時期は発育期では骨癒合の可能性が低い時期である．したがって，臨床診断から分離症が疑われる場合MRIおよびCT撮影が必要となる．

重要な理学所見は，伸展痛と棘突起に限局した圧痛である．発育期のスポーツ選手でこの2点が陽性であれば50％に近い確率で分離症である．

・CT分類

図1がCTによるStage分類である[1,6]．parsに疲労骨折による骨吸収がhair line様にみられる時期が初期である．parsに明らかな骨性gapがみられると進行期である．終末期はいわゆる偽関節に至った時期である．しかしながらCTを用いても初期診断が困難な時がある．早期分離症を見逃さないコツは2つあり，MRI撮影とCT評価のポイントである．

・初期診断を確実に行う画像診断

図2に腰椎MRIを示す．分離症に重要な情報は，pedicleにある[3]．通常のスクリーニングのスライスでは椎間板周囲の評価が中心であるが，小児で分離症が疑われるときは，sagittalとaxialでpedicleを通過するスライスを追加する．pedicleがT1で低信号，T2で高信号，すなわち，pedicleの骨髄浮腫の有無を必

◆図1　発育期分離症のCTでの病期分類

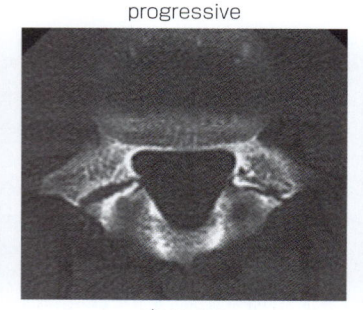

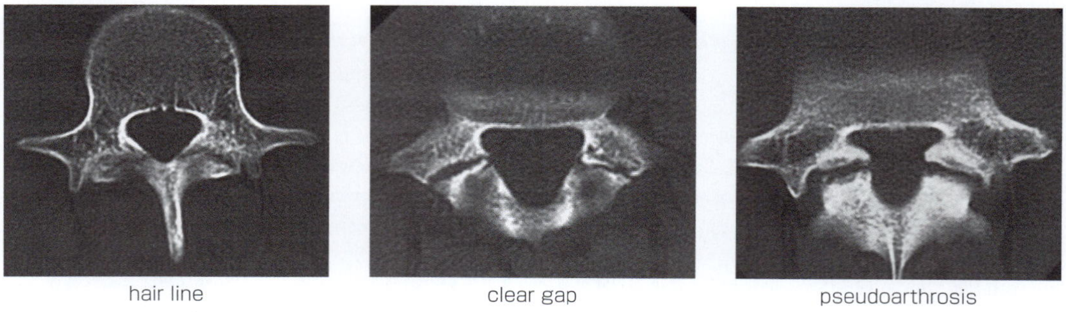

early　　　　　　progressive　　　　　　terminal

hair line　　　　　clear gap　　　　　pseudoarthrosis

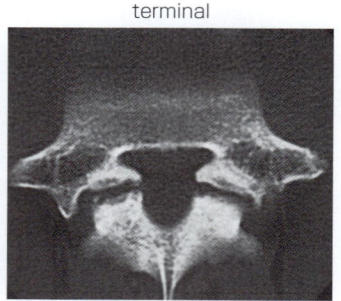

◆図2 初期分離にみられる椎弓根浮腫像　14歳，男子。左L5初期片側分離症。

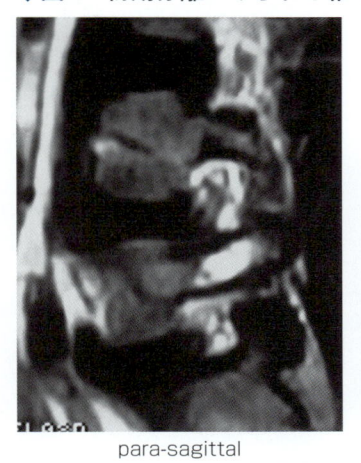

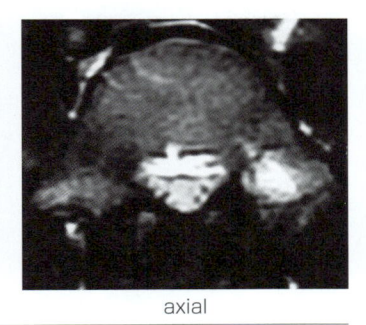

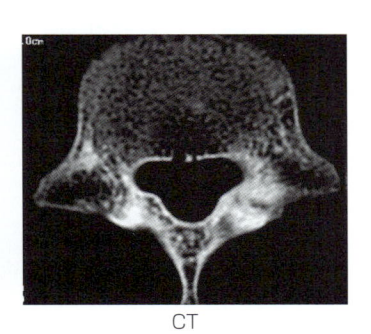

para-sagittal　　　axial
MRI　T2 weighted

CT

◆図3 不全分離症のsagittal reconstruction CT像　骨折は常に尾側から始まることを示している。

case 1　　　case 2　　　case 3

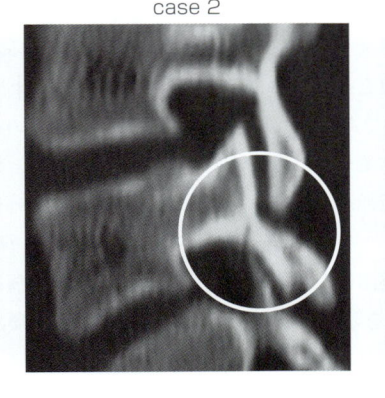

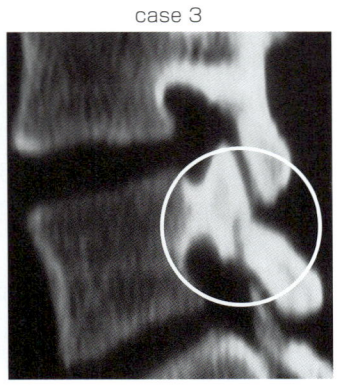

◆図4 初期分離を見逃さないためのCT読影の留意点

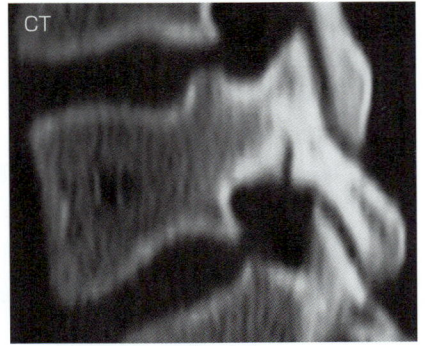

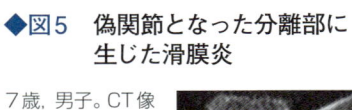

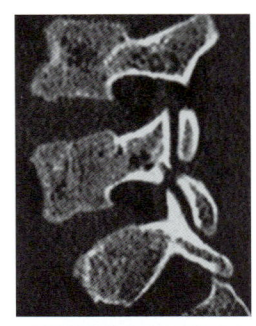

CT

骨折線不明瞭　　　骨折線明瞭

pars頭側スライス　　　pars尾側スライス

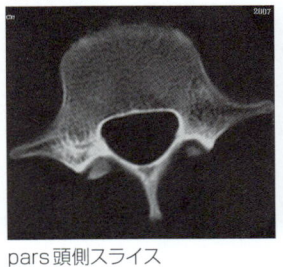

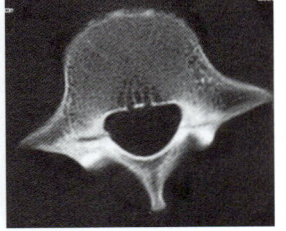

◆図5 偽関節となった分離部に生じた滑膜炎

7歳，男子。CT像

MRI STIR像

STIR像にて水腫が明瞭に描出される。

バレーボール

◆図6　偽関節部のbursitisおよび連結したfacetのsynovitis (communicating synovitis)

0.2 mL　　　　　　　0.5 mL　　　　　　　1.0 mL

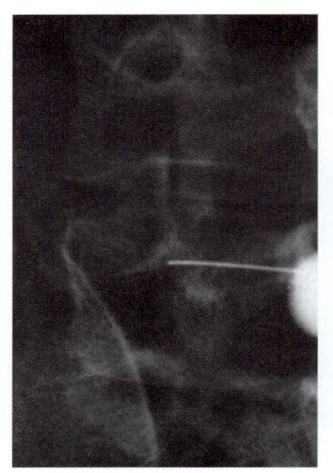

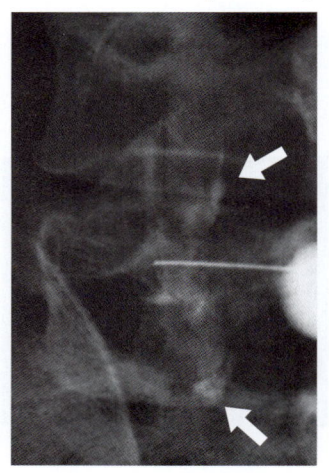

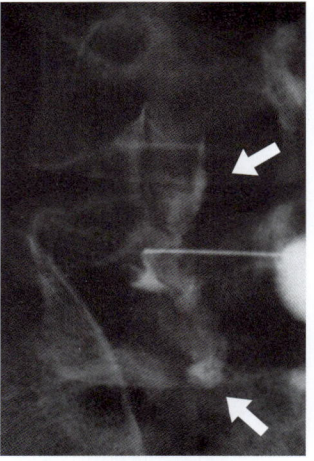

ず評価しなければならない。

　T2での高信号のみでは脂肪髄をみている場合があるので、必ずT1での低信号を評価するか、T2-FATSATやSTIRなどの脂肪抑制像を撮り、pedicleの浮腫を正確に判断することが重要である。T2脂肪抑制がpedicleの浮腫を鋭敏に描出するため、最近では、分離症が疑われるときは必ずT2脂肪抑制を撮像するようにしている。

　次はCT撮影のポイントである。図3に初期分離症のCT sagittal reconstruction imageを示す。いずれも、parsの腹側・尾側にのみ骨折線がみられる。16例を検討したがすべて初期分離は尾側から始まることを確認している。有限要素解析によりparsの腹側と背側を検討すると、腹側で2倍の応力が生じることが分かっている[12]。

　したがってCTを検討するときは、常に最尾側端に注目することで初期分離を見逃すことがなくなる。頭側のスライスでは初期分離を見逃す可能性がある（図4）。

・偽関節分離症の疼痛メカニズムを知る画像所見

　装具のみで疼痛管理ができない場合は、いわゆる分離ブロックを行う。偽関節に至った分離症の腰痛の病態として、偽関節内の滑膜炎があげられている（図5）。図6のように分離部と隣接椎間関節が炎症により癒着し、さらには連結した状態になる。この状態をcommunicating synovitisとよぶ[9]。

●徒手検査

　一般的神経学的徒手検査を行う。通常の分離症では、すべてが正常であるが、前述の骨外出血・浮腫が骨折部から神経根周囲にも及ぶ場合、SLRTやFNSTが陽性になり、しびれなどの神経根刺激症状がみられ、椎間板ヘルニアと誤診されるケースがある[8]。初期分離では、神経根症が生じることを念頭に診断にあたることが重要である。

●治療方針

　疼痛の病態の応じた疼痛管理を行うことが基本である。これまで、分離症の腰痛には、疲労骨折性の腰痛と滑膜炎の腰痛に大別されることを報告してきた[9]。以下、その個々の病態と対処法について述べる。

・疲労骨折の痛みに対する治療

　この時期の腰痛に対する治療は同時に骨癒合を目指した治療となる。図7が病期ごとにみた癒合率である。初期および進行期でも椎弓根に浮腫がみられる場合は骨癒合を目指した治療を行う。ここで、骨癒合を目的とする場合の体幹装具が問題となる。軟性コルセットを使用している施設から、体幹ギプスを使用する施設もあり、さまざまである。

　腰椎分離症にかかわる生体力学を考えると、至適体幹装具の答えは明らかである。図8が腰椎運動中にparsに生じる応力である（Von Mises Stressで評価）。伸展と回旋運動で高い応力が生じていることがわかる[2]。また、分離症の有無での局所椎間可動域を評価すると、分離になると回旋運動可動性が2倍以上になる、いわゆるrotational instability[4]が引き起こされることがわかっている（図9）。

　したがって、分離症の発生には伸展運動と回旋運動の関与が大きいことが示唆され、骨癒合には腰椎の伸展と回旋を制御できる体幹硬性装具が至適であるといえる。図10が当科で使用している体幹硬性装具である。回旋運動を制御する目的で胸郭と骨盤を把持する。また腰椎伸展運動も十分制限する目的で殿部をしっか

◆図7　発育期腰椎分離症の治療方針

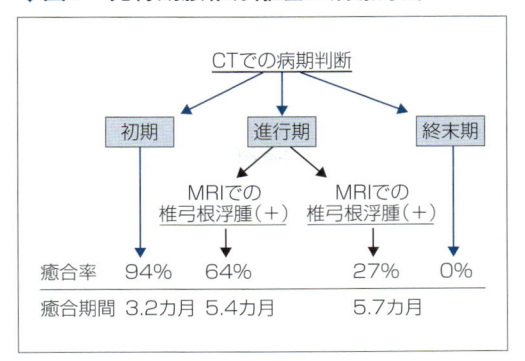

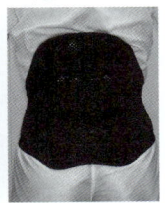

```
              CTでの病期判断
          ┌────────┼────────┐
        初期      進行期     終末期
                ┌───┴───┐
             MRIでの   MRIでの
           椎弓根浮腫(+) 椎弓根浮腫(+)
癒合率    94%    64%      27%      0%
癒合期間  3.2カ月 5.4カ月           5.7カ月
```

◆図8　運動中右parsに生じる応力値

伸展と反対側への回旋で高い応力が発生することを示している。

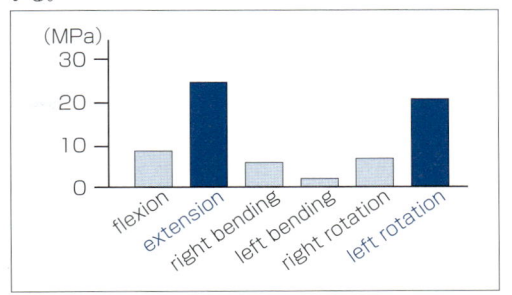

◆図9　L5分離症と正常椎でのL5/s可動性

分離症になるといずれの運動方向にも可動性は大きくなるが、とくに回旋では2倍以上になるrotational instabilityが引き起こされる。

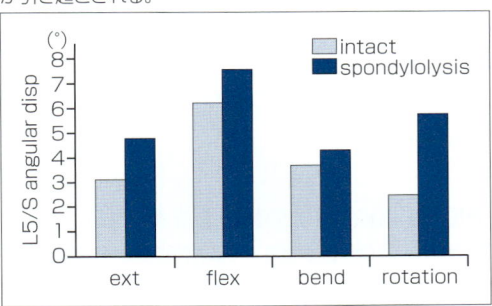

◆図10　骨癒合を目的とした体幹装具

体幹の伸展と回旋を制御できるように胸郭と骨盤をしっかりと把持する。

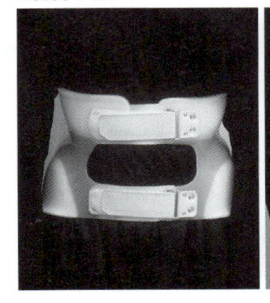

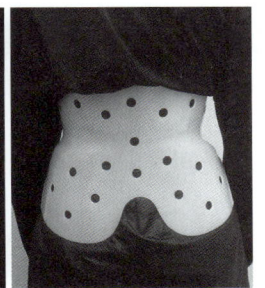

◆図11　腰椎伸展運動制限目的のスポーツ用ナイトブレイス

a：後方が金属支柱でありその場で腰椎カーブに合せた弯曲を作ることが可能である。

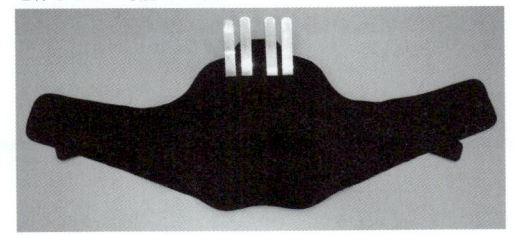

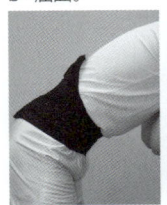

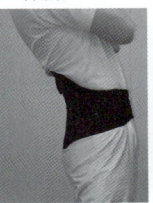

b：屈曲。　c：伸展。　d：背部。

◆図12　connecting synovitis of facet joint

14歳，男子。

初診時

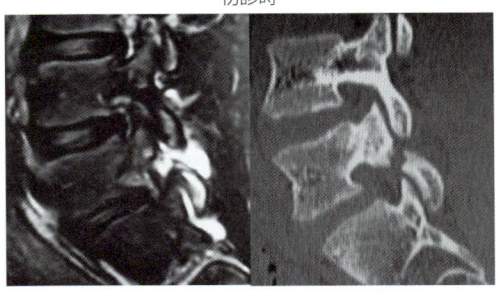

MRI-T2脂肪抑制　　矢状断CT

3カ月後

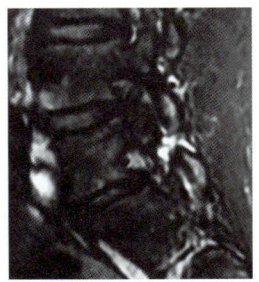

MRI-T2脂肪抑制

り包むようにしている。この装具療法で初期分離ではほぼ全例で3カ月の治療期間で骨癒合が得られている。

・滑膜炎に対する保存療法

この時期では保存により骨癒合を得ることは困難であるため，疼痛を管理しつつスポーツ復帰を支援する。synovitisが強い場合はNSAIDsを処方する。また，スポーツ中に伸展に伴う腰痛を軽減させる目的でスポーツ用のナイトブレイスを使用する。腰椎の伸展のみを制限するため，ほとんどの症例でスポーツ中の装着が可能である。図11が当科で使用しているスポーツ復帰用軟性装具である。Maxbelt S3では背部にのみ支柱があり，選手の腰椎前弯曲に応じ背側支柱のカーブを変形させられる。また，採型が必要なく受診したその場で使用可能である。非常にconvenientな装具である。

的確な治療がなされると腰痛は改善しsynovitisも鎮静化する。図12のように経過観察時のMRI STIR像にて水腫が軽減されていることが確認される。頑固な腰痛が続く場合，分離部にステロイド注入を行う。これらの保存療法によりスポーツ復帰が可能であり，手術を要する場合は少ない。しかしながら保存療法でも管理できない腰痛に対しては，低侵襲的分離修復術を適応とする[5]。手術の詳細は他誌に記すので参照していただきたい[7]。

ケースレポート1

【症例】
14歳，女子。中学校3年生，進行期の症例である。

【現病歴】
腰痛があったが，中等度のため病院にいかず，引退までバレーボールを続けた。引退後，スポーツ外来を受診した。

【初診時・画像所見】
初診時，CTでは進行期であり，MRI STIR像にて椎弓根に高輝度像はなかった。

【診断】
癒合の可能性が低い病期ではあるが，高校入学までスポーツ休止できることから，硬性体幹装具にて骨癒合を目指す治療を選択した。

【経過】
図13のように，半年後，骨癒合が得られた。高校入学後，バレーボールを再開している。

◆図13　保存療法で骨癒合を得られた症例

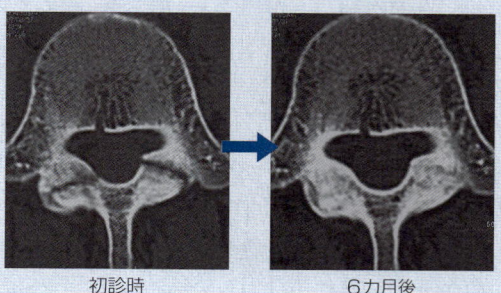

初診時　　　　　6カ月後

ケースレポート2

【症例】
11歳，女子。小学校5年生，終末期の症例である。

【現病歴】
腰痛があり受診。

【初診時・画像所見】
Grade Iのすべり症もみられた。椎体骨年齢をみるとapophyseal ringの骨化を認めていたため，週3回の部活動と体育などの運動を許可した。

【診断】
3カ月後，強い腰痛のため再診。すべりの増強がみられた（図14）。また，仙骨円形化もみられたため，脊椎成熟までスポーツ休止およびコルセット装着にて経過観察とした。

【経過】
男子では，椎体2次骨化核が骨化した場合，すべり症に進展した症例はないが，女子では，これまで3例経験している。女子では，分離症がありスポーツ復帰を許可する場合，椎体成熟が完全に完成するまで慎重な経過観察が必

◆図14　バレーボール継続ですべりが増悪した症例

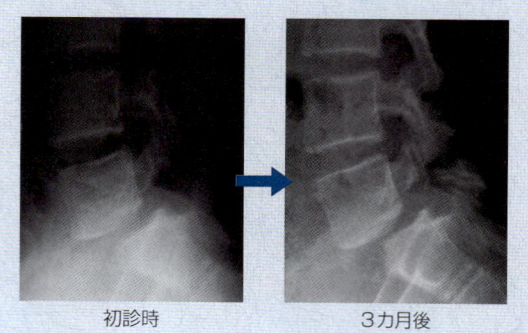

初診時　　　　　3カ月後

要である。

解説

これまで，分離症は男子がなりやすいが[10]，すべり症は女子がなりやすい[11]との報告があり，女子の場合，すべり発症にはとくに慎重に成長終了まで経過観察するべきである。

ケースレポート3（再発例）

【症例】
13歳，女子。

【初診時所見】
初診時，左片側初期分離症の診断として，硬性装具にて骨癒合目的の治療を行った。

【診断】
半年後，癒合を確認し，スポーツ復帰（図15）。復帰後，数カ月で腰痛が再発した。再骨折と判断し，再びスポーツ休止，硬性装具装着した。

経過

半年後，骨癒合を確認し，スポーツ復帰した（図16）。

◆図15　再骨折症例，初回治療時のCT像の推移

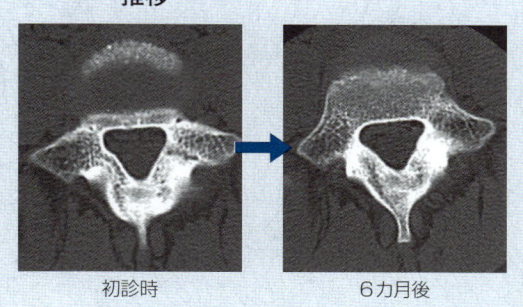

初診時　　　6カ月後

◆図16　再骨折症例，再骨折時の画像所見とその推移

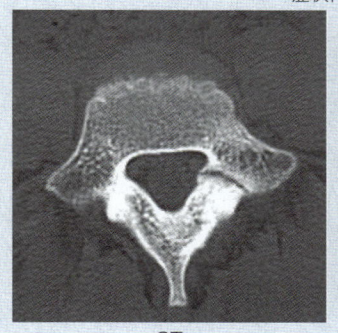

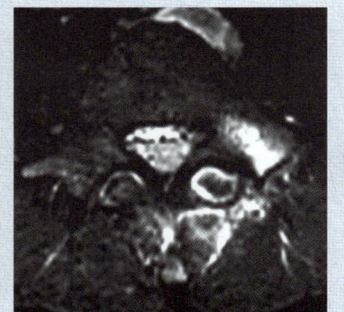

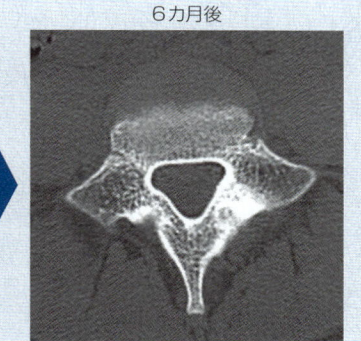

症状再発時　　　　　　　　　　　　　　6カ月後

CT　　　　　MRI　T2　　　　　脂肪抑制

再発予防と今後の課題

ここでは，診断と治療について解説した。スポーツ復帰後，再骨折や腰痛再発例がみられる。ケースレポート3のような再発例はまれではない。

現在，再発予防が最大の課題であり研究途上にある。

予防のツボ 現時点で再発防止に効果的と思われることは，下肢柔軟性の獲得である。タイト・ハムストリングスとタイト・クアドの改善および股関節のストレッチである。また，運動中，スポーツ用コルセット装着も効果的と思われる。本書の復帰の項で詳細を述べているので参照していただきたい。

文献

1) Fujii K, Katoh S, Sairyo K, et al：Union of defects in the pars interarticularis of the lumbar spine in children and adolescents. J Bone Joint Surg, 86-B：225-231, 2004.
2) Sairyo K, Katoh S, Komatsubara S, et al：Spondylolysis fracture angle in children and adolescents on CT indicates the facture producing force vector- A biomechanical rationale. Internet J Spine Surg, 2005, Volume 1, Number 2.
3) Sairyo K, Katoh S, Takata Y, et al：MRI signal changes of the pedicle as an indicator for early diagnosis of spondylolysis in children and adolescents. A clinical and biomechanical study. SPINE 2006；31：206-211.
4) Sairyo K, Goel VK, Faizan A, et al：Buck's Direct Repair of Lumbar Spondylolysis Restores Disc Stresses at the Involved and Adjacent Levels. Clin Biomech(Bristol, Avon). 2006 Dec；21(10)：p1020-1026.
5) Sairyo K, Sakai T, Yasui N：Minimally invasive technique for direct repair of pars interarticularis defects in adults using a percutaneous pedicle screw and hook-rod system. J Neurosurg Spine. 2009 May；10(5)：p492-495.
6) Sairyo K, Sakai T, Yasui N：Conservative treatment of lumbar spondylolysis in childhood and adolescence：the radiological signs which predict healing. J Bone Joint Surg, 91-B：206-209, 2009.
7) 西良浩一, 酒井紀典：腰椎分離症に対する小皮切pedicle screw hook-rod修復手技. OS NOW Instruction No.10 脊椎の低侵襲手術. 患者負担を軽減する手術のコツ. 馬場久敏（編集）2009, メジカルビュー社, p172-177.
8) Sairyo K, Sakai T, Amari R, et al：Causes of radiculopathy in young athletes with spondylolysis. Am J Sports Med. 2010 Feb；38(2)：p357-362.
9) 西良浩一：腰椎分離症における腰痛発現メカニズムとその管理～なぜ痛いのか？～ Jpn. J Spinal Research vol 1, No.7, 1235-1241, 2010.
10) Sakai T, Sairyo K, Takao S, et al：Incidence of Lumbar Spondylolysis in the General Population in Japan Based on Multi-detector CT Scans from 2,000 Subjects. SPINE 2009；21(34)：p2345-2350.
11) Takao S, Sakai T, Sairyo K, et al：Radiographic Comparison between Male and Female Patients with Lumbar Spondylolysis. J Med Inv, 57：133-137, 2010.
12) Terai T, Sairyo K, Goel VK, et al：Stress fracture as the beginning of spondylolysis occurs from the ventral aspect of pars interarticularis. A clinical and biomechanical study. JBJS-B, 92(8)：1123-1127, 2010.

バレーボール

バレーボールにおける腰痛症（伸展時）のリハビリテーション

林　典雄

リハビリテーションの基本概念

日常診療において体幹伸展時に出現する腰痛（以下，伸展型腰痛）を訴える症例はバレーボール選手に限らず非常に多い。しかしながら腰痛はあくまで症状であり，伸展に伴ってどこで疼痛が生じているを同定する作業がリハビリテーションを成功させる鍵である。その中で，体幹伸展時にシャープな疼痛を訴える思春期の症例では，整形外科医に報告しMRIによる確認が必要である。新鮮分離であれば骨癒合のための治療が優先される（図1）。新鮮分離が否定されれば伸展型腰痛のほとんどは椎間関節もしくは仙腸関節に由来することが多く，明らかな急性症状でない限り運動療法が適応となる。

伸展型腰痛のリハビリテーションのポイント

●問診

問診では①疼痛部位の特徴，②one point indication signの有無，③伸展以外に疼痛が誘発される肢位，などは必ず聞き出す。

椎間関節の障害では傍脊柱周辺の腰痛のみを訴える。

L5/S椎間関節障害では殿部痛や下肢痛を訴えることも多いが，SLRに伴うtension sighがないことが特徴である（図2）。仙腸関節障害では仙腸関節に沿った帯状の疼痛として訴えることが多い。仙腸関節周辺の多彩な神経支配の影響により，鼠径部痛や大腿部痛，下腿痛などを合併することが多いが，その疼痛は分節的（仙腸関節部と下腿痛など）である（図3）。

one point indication signとは，患者が疼痛部位を指1本で指し示すことができる所見であり，臨床的に価値が高い。椎間関節障害では障害椎間高位で指し示す

◆図1　思春期脊椎分離症の早期診断

思春期の症例で，体幹伸展時にシャープな疼痛を訴える場合には，脊椎分離症の判別が必要である。分離部が新鮮な場合にはMRIのT2像において，障害部が高輝度に描出される（矢印）。

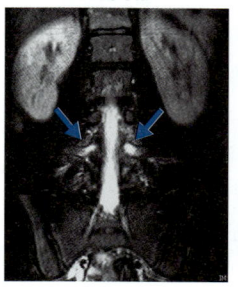

a：L4の両側分離。　　b：L5の片側分離。

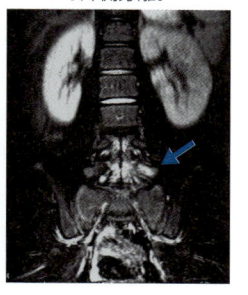

◆図2　各椎間関節障害の疼痛部位の特徴

椎間関節における疼痛は基本的に腰痛が主体である。しかし，L5/S椎間関節障害では腰痛以外に殿部痛や大腿部痛も高頻度に出現する特徴がある。

（文献2より一部改変引用）

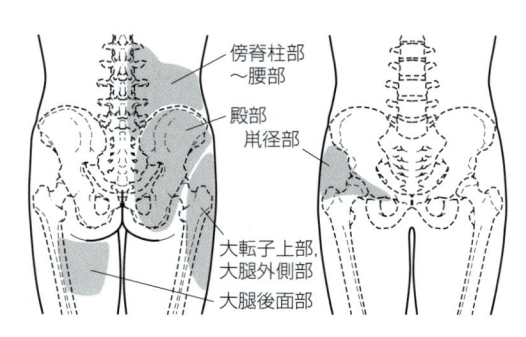

傍脊柱部～腰部
殿部
鼠径部
大転子上部，大腿外側部
大腿後面部

	傍脊柱部〜腰部	殿部	大転子上部,大腿外側部	大腿後面部	鼠径部
L1/2	100%	0%	0%	0%	0%
L2/3	100%	8.3%	16.7%	8.3%	0%
L3/4	80%	40%	20%	20%	10%
L4/5	100%	26.9%	15.4%	7.7%	7.7%
L5/S	78.9%	68.4%	31.6%	21.1%	5.3%

◆図3 仙腸関節障害100例の疼痛自覚領域の特徴

仙腸関節障害の疼痛は基本的に仙腸関節に沿った帯状の疼痛が主体である。しかし，同関節の多彩な支配神経による関連痛として，鼠径部，下腿などに疼痛を訴える。その疼痛は根生坐骨神経痛のような連続的ではなく分節的な訴えが特徴である。

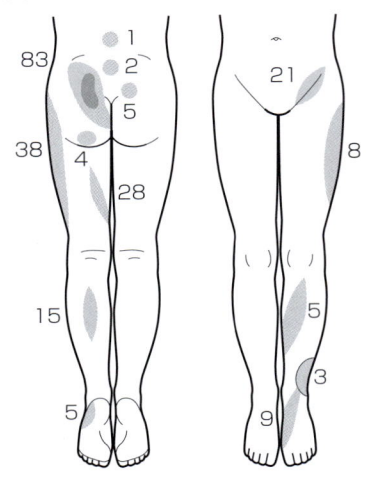

仙腸関節近接域の支配神経
・前方
　L5前枝，S1前枝，上殿神経，S2後枝外側枝
・後方
　L5後枝，S1後枝外側枝
仙腸関節周囲靱帯の神経
　前仙腸靱帯：大腿神経，L5前枝
　仙棘靱帯：S1S2前枝，S2S3後枝外側枝
　仙結節靱帯：S1S2前枝，上殿神経，坐骨神経筋枝
　骨間靱帯：L5～S3後枝外側枝

（文献5より一部改変引用）

◆図4 椎間関節，仙腸関節の圧痛ポイント
a：L4/5椎間関節の圧痛部位。

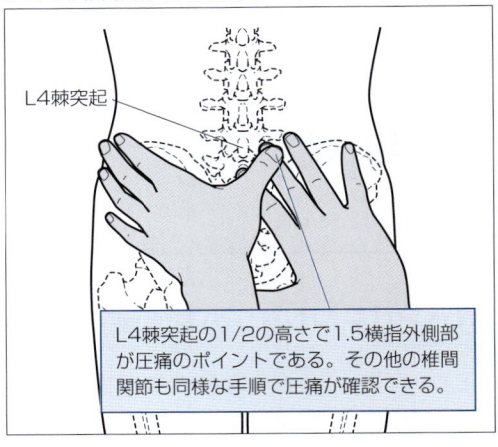

L4棘突起

L4棘突起の1/2の高さで1.5横指外側部が圧痛のポイントである。その他の椎間関節も同様な手順で圧痛が確認できる。

b：仙腸関節の圧痛部位。

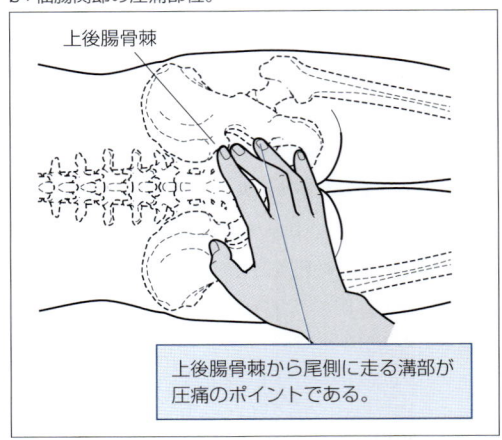

上後腸骨棘

上後腸骨棘から尾側に走る溝部が圧痛のポイントである。

ことが多く，片側性腰痛の場合はほぼ該当する椎間関節障害があると考えてよい。仙腸関節障害では上後腸骨棘（PSIS）から仙腸関節に沿って指し示すことが特徴である。

背臥位で寝ていると痛くなるため，いつも横向きで寝ている，などのコメントは，椎間関節障害の特徴である。また，側臥位で寝ていると痛くなる，ソファーに座っていると痛くなる，あぐらがとれない，脚を組む動作で痛いなどを訴える場合は，仙腸関節障害で特徴的な訴えである。

●具体的な徒手検査

・関節の圧痛所見

椎間関節障害が疑われれば各椎間関節の圧痛をていねいに調べる。例えばL4/5椎間関節であれば，L4棘突起幅1/2の高さで1.5横指程度外側あたりを圧迫する。この際，患者は「ビクッ」としたような反応とともに疼痛を訴える（図4a）。仙腸関節障害ではPSISから尾側に向かい縦に走る溝部を圧迫する。実際の仙腸関節はもっと深部にあり，ここでの圧痛は主に後仙腸靱帯の圧痛を診ていることになる（図4b）。

・多裂筋の評価

椎間関節は脊髄神経後枝内側枝に支配され，あわせて同レベルの多裂筋も支配する。そのため，椎間関節でのトラブルは内側枝を介した反射系により，多裂筋の攣縮がセットになっている場合が多い。その評価は伸展弛緩現象を利用し，腹臥位で腰部を軽度伸展した姿勢で多裂筋の緊張を診る。攣縮の強い症例では，多裂筋の形態がそのまま追えるほど緊張している患者もまれではない（図5a）。また，多裂筋は椎間関節包や後仙腸靱帯に付着を持つことから，多裂筋の緊張は関節自体の閾値に影響し症状発現に大きく影響する（図5b）。

・腰仙椎後弯域の評価（posterior lumbar flexibilityテスト；PLFテスト）

椎間関節障害，仙腸関節障害の症例では，多裂筋の緊張もしくは関節自体の拘縮により腰仙椎の後弯域が

◆図5 椎間関節障害，仙腸関節障害と多裂筋の解剖学的関係

多裂筋の緊張は腹臥位でやや上体を起こしてその緊張をみる。この肢位では背筋の緊張は伸展弛緩現象によりほとんど生じない。

a：多裂筋の緊張の診かた。
障害例では多裂筋の走行がそのまま追えるくらいに緊張している。

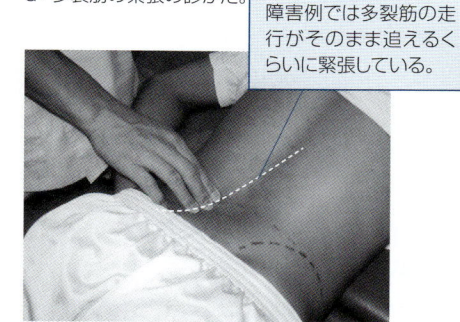

b：椎間関節包や後仙腸靱帯に付着する多裂筋。
椎間関節包
多裂筋
PSIS
多裂筋
後仙腸靱帯部分

多裂筋は椎間関節包や後仙腸靱帯に直接付着しており，その緊張が疼痛の発現に関与する。

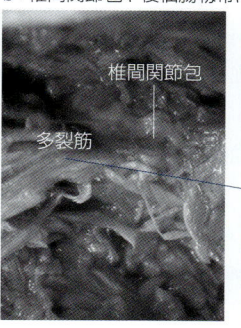

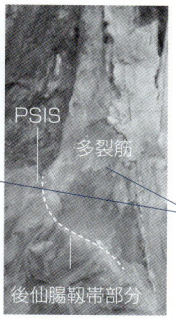

（写真は青木隆明博士のご厚意による）

◆図6 腰椎後弯可動性テスト（posterior lumber flexibilityテスト；PLFテスト）

a：PLFテスト開始肢位。

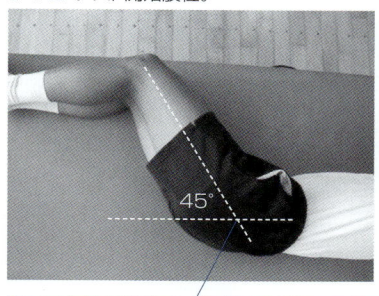

45°

側臥位にて股関節45°屈曲位とし，上方脚の股関節を内転・外転中間位で屈曲する。

b：PLFテストの角度計測。

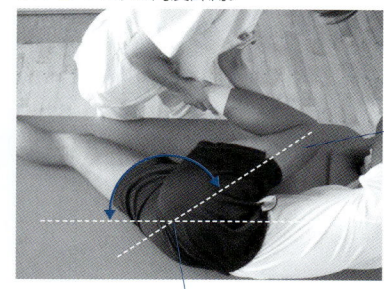

上方脚の股関節を外転が入らないように注意しながら矢状面上で屈曲し，体幹の長軸に対する股関節の屈曲角度を計測する。

計測枝の大腿が抵抗なく胸部に接する場合はPLFテスト陰性と判定する。

◆図7 仙腸関節ストレステスト

大切な点は同じテストを骨盤固定と非固定で行い，両者の症状の違いを聞き出すことである。仙腸関節障害がある症例では，骨盤固定時の症状が著明に軽減もしくは消失する。

a：Gaenslenテスト（骨盤非固定下）。

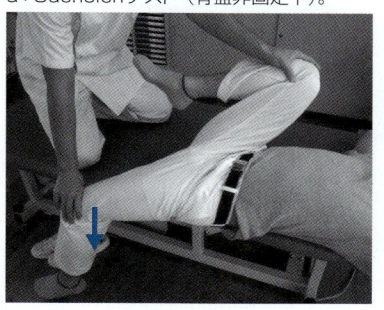

b：Patricテスト（骨盤非固定下）。

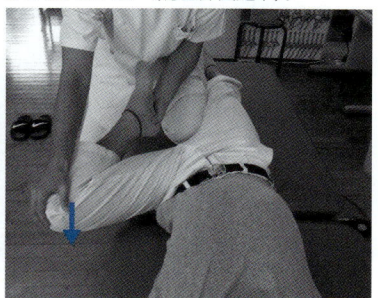

Gaenslenテスト（骨盤固定下）。

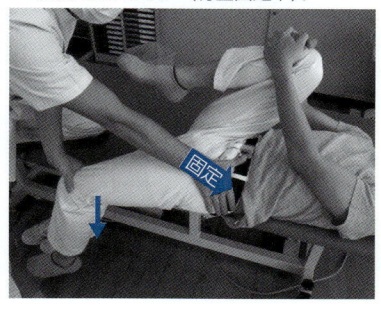

Patricテスト（骨盤固定下）。

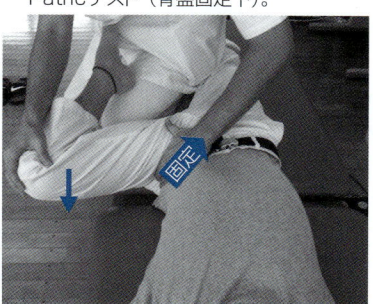

固定

固定

バレーボール

減少しているケースがほとんどである。この後弯域を簡単に評価する方法として，われわれはPosterior Lumbar Flexibilityテスト（以下，PLFテスト）を報告している。患者を側臥位とし股関節を45°程度に屈曲する。上方に位置する脚の股関節を屈曲し大腿が抵抗なく胸部に接触するか否かを調べる（図6）。接触しない場合を陽性とし，その股関節の角度をもって後弯域とし評価する。

・仙腸関節ストレステスト

仙腸関節障害ではPatricテスト，Gaenslenテスト，深屈曲テスト，Freibergテストなど，各種ストレステストを行う。各ストレステストを骨盤固定時と非固定時とで比較し，骨盤固定時に疼痛の消失もしくは著明な軽減を明らかにすることが大切である（図7）。骨盤固定時に疼痛の軽減が明らかなケースでは骨盤ベルトが大変有効である。

・股関節の柔軟性の評価

腰椎の運動は腰椎骨盤リズムの安定が基本となるが，この骨盤の可動性や腰椎アライメントに大きく影響するのが股関節の拘縮である（図8）。とくに伸展型腰痛であれば腸腰筋，大腿筋膜張筋，中殿筋はしっかりとチェックしておきたい筋である（図9）。腸腰筋のチェックはThomasテストを，大腿筋膜張筋のチェックは下方の股関節を屈曲位で行うOberテスト変法で診る。中殿筋は内転テストで診る。これは反対側の股関節を軽度内転位で固定した背臥位にて，検査側の股関節を内転した際に中殿筋に引かれ検査側の骨盤が回旋してこないかどうかを評価する。

◆図8 股関節拘縮例の腰椎側面アライメント（臥位と立位の比較）

股関節拘縮がある症例では臥位と立位でその前腕角が大きく変化する症例がある。腰椎自体が過伸展した状態でのパフォーマンスは，椎間関節ならびに仙腸関節への機械的ストレスを増大させる。

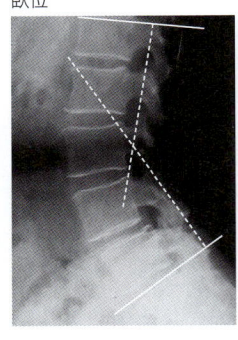

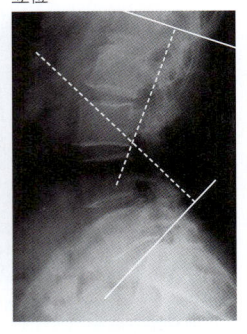

臥位　　　　立位

◆図9 股関節周囲筋拘縮のチェック法

伸展型腰痛に関与する重要な筋は，腸腰筋，大腿筋膜長筋，中殿筋である。

腸腰筋のチェック

腸腰筋はThomasテストを用いる。

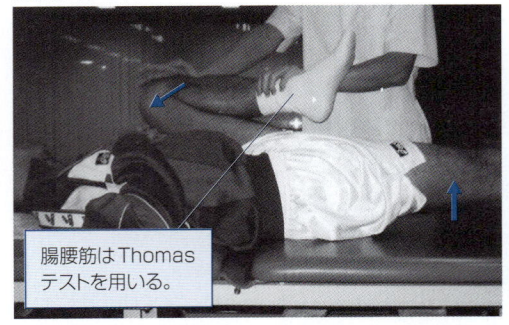

大腿筋膜長筋のチェック

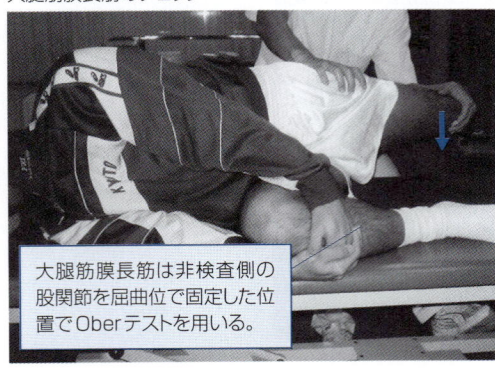

大腿筋膜長筋は非検査側の股関節を屈曲位で固定した位置でOberテストを用いる。

中殿筋のチェック

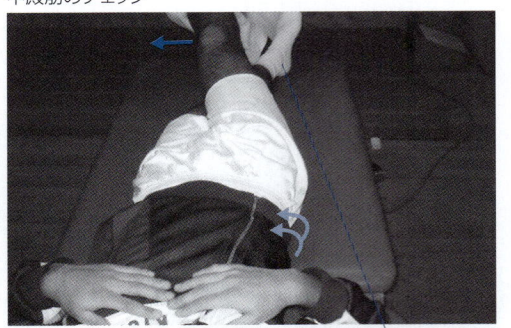

中殿筋は非検査側の股関節を軽度内転位で固定した状態で検査側の股関節を内転し，骨盤の回旋が生じるか否かをチェックする。

ケースレポート 1

【症例】
16歳，男子。バレーボール部。

【現病歴】
1カ月前より徐々にアタックならびにサーブ時の体幹伸展時に腰痛が出現した。成長期脊椎分離症をMRIにて否定した後，椎間関節障害の診断で運動療法が依頼された。

【初診時所見】
体幹屈曲時痛はなく，伸展時の腰痛を左側のみに認めた。L4～5レベルの左側にone point indication signを認め，左のL4/5椎間関節，L5/S椎間関節に明らかな圧痛を認め，疼痛レベルはVASで3cmであった。左仙腸関節にも軽度圧痛を認めたが，ストレステストは陰性であった。

【徒手検査】
股関節の柔軟性はThomasテストは陽性，Oberテスト変法ならびに内転テストは強陽性であったがSLRは問題なかった。PLFテストは120°で陽性であった。

経過
運動療法は股関節屈曲，外転筋の柔軟性改善ともに多裂筋の緊張緩和に伴うPLFテストの陰性化を図った。練習は疼痛自制内で許可し，股関節の柔軟性改善と腰椎後彎域の拡大をセルフトレーニングとして指導した。1週後では伸展時腰痛は軽減しており，仙腸関節の圧痛は消失していた。2週経過後には股関節の拘縮，椎間関節の圧痛，伸展時腰痛もすべて消失した。

解説
本ケースは左のL4/5，L5/S椎間関節が主体となった腰痛に，軽度仙腸関節障害が絡んだ症例である。ポイントは，股関節の伸展，内転，内旋可動域の早期改善と股関節を中心とした骨盤運動を選手が理解することが椎間関節ならびに仙腸関節由来の腰痛予防に重要である。本ケースのような股関節周囲のタイトネスが明らかなケースでは，股関節の柔軟性の改善とともに症状が漸次軽減するケースが多く，いわゆる「hip-lumbar syndrome」としての対処が大切である。

ケースレポート 2

【症例】
19歳，女性。体操部。

【現病歴】
3カ月前より続く腰痛で，体幹伸展時，屈曲時とも疼痛を認めた。

【初診時所見】
左L4/5，L5/S椎間関節に著明な圧痛を認めた。多裂筋は左側で強い攣縮状態にあり，PLFテストは125°で陽性であった。股関節の柔軟性はハムストリングスの柔軟性に比べ，腸腰筋，大腿筋膜張筋には拘縮を認めた。

経過
股関節の柔軟性改善，多裂筋のリラクセーション，PLFの拡大を週1回の頻度で行ったが腰痛に変化はなかった。

開始3週間後：椎間関節を中心に超音波で観察したところ，左L4/5椎間関節の腫脹像とともに左多裂筋は明らかに筋厚が増大していた（図10a）。左L5/S椎間関節にも腫脹像を認め，併せて関節背側の多裂筋に低エコースポットを認めた。圧迫により低エコーは消失し除圧により出現することから筋の部分損傷が疑われた（図10b）。左L4/5，L5/S部に局所圧迫が作用するように工夫した簡易コルセットの装着を指示した。

・6週後
超音波観察では椎間関節の腫脹ならびに筋内低エコーも改善しており，伸展，屈曲時とも腰痛は改善していた（図11）。その後は腸腰筋訓練をはじめとする腰部安定化訓練を指導し競技復帰した。

【理学療法のポイント】
本症例の椎間関節の圧痛は，椎間関節自体の腫脹によるもの以外に多裂筋損傷の疼痛も加わっていたものと推察された。一般に椎間関節障害で屈曲時痛を訴えることはまれであるが，多裂筋の肉ばなれ的な病態も念頭に置けば，屈曲時痛の解釈，多裂筋攣縮の左右差は想像できる症状である。そのための超音波観察は，スクリーニング的な意味でも今後可能性のある検査機器と考えられる。現在のところ，バレーボール選手の中で多裂筋損傷を超音波でとらえた症例は経験していないが，遠心性収縮が強要されるような低いボールのレシーブをきっかけに発症したタイプでは注意が必要である。

◆図10　L4/5，L5/Sレベルの超音波観察

a：L4/5レベルの超音波観察。
椎間関節の腫脹像とともに，多裂筋の筋厚の増大（腫れ？）が確認できる。

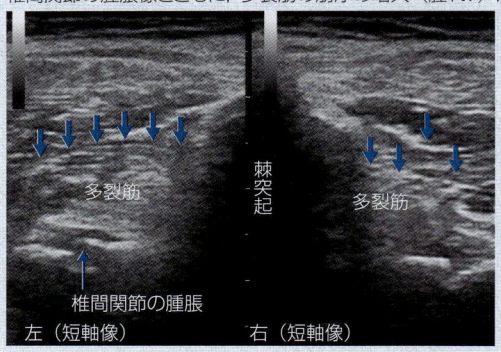

b：L5/Sレベルの超音波観察。
椎間関節の腫脹像とともに，椎間関節レベルの多裂筋内に低エコーを認めた。同部の長軸像でも明らかな低エコーを認め，筋損傷が疑われた。

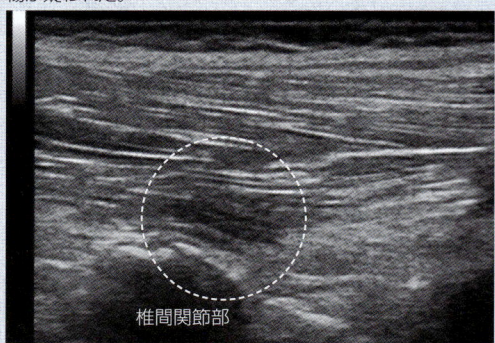

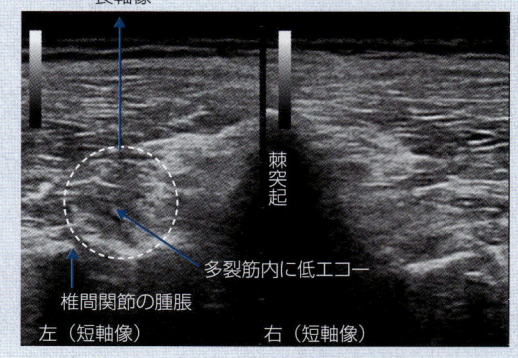

◆図11　超音波観察から3週後の状態
L5/Sレベルの超音波観察で認められた多裂筋内の低エコーは縮小し，周辺の腫れも減少している。

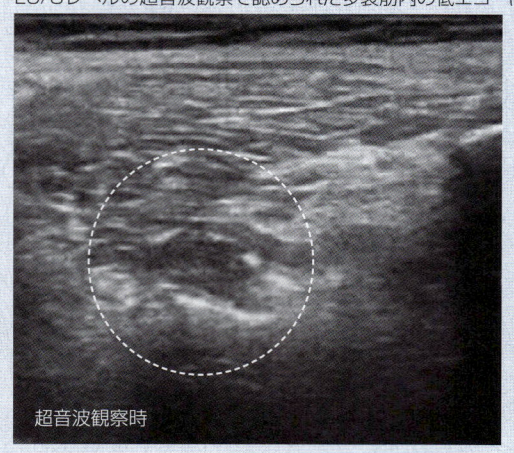

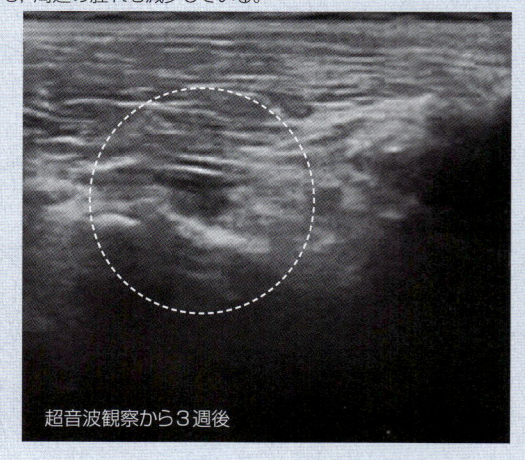

伸展型腰痛の予防のポイント

予防のツボ

伸展型腰痛の予防のポイントは，腰椎骨盤リズムが安定して作用できる環境を整えておくことが最も大切である．椎間関節障害や仙腸関節障害に生じる圧縮，牽引，衝突，剪断などの機械的刺激をうまく緩衝することが必要であり，その基本となるのが股関節の柔軟性の維持である．伸展型腰痛で来院するスポーツ選手の多くは，ハムストリングスや内転筋に比べ，腸腰筋，大腿筋膜張筋，中殿筋の拘縮が多いことに驚かされる．通常行うウォーミングアップの中で，これら筋群を狙ったストレッチング（図12）を加えることを勧めたい．また，PLFテストはそのまま腰仙椎の後弯域を維持する簡便な方法である．クーリングダウンの際に常にチェックするようにするとよい（図6）．

予防のツボ

併せて，腰部の回旋機能はきわめて少なく，体幹回旋には股関節を軸とした骨盤の回転が基盤にあることを理解したい．選手はさまざまなパフォーマンスの中で自身の股関節の位置を意識し，そこで生じる骨盤の運動と体幹の運動をイメージできるようにすると腰部に偏った負荷を避けることができる．これら条件を常に考慮した上で，さまざまな筋力トレーニングを組み合わせパフォーマンス向上を目指すことが大切である．

◆**図12　スポーツ障害の予防に効果的なセルフストレッチング**

腸腰筋，大腿筋膜長筋，中殿筋，大腿四頭筋すべてに効果的なセルフストレッチングである．

下方の脚は十分に股関節を屈曲した位置で把持し，骨盤の前傾を防止する．

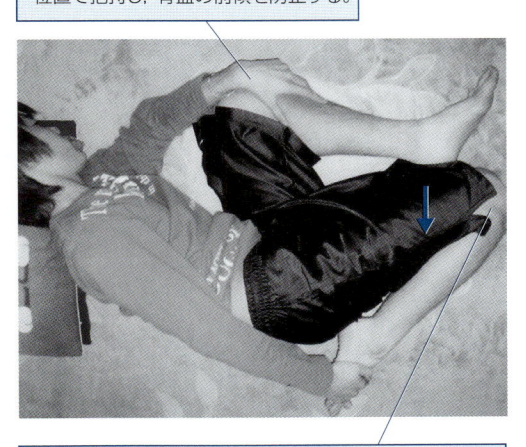

上方の脚は膝を完全屈曲し，膝関節の内側が接するように十分内転した状態で股関節を伸展する．ここで行う股関節の伸展運動は，筋収縮を伴った形で行うほうが効果的である．

文献

1) 田口敏彦，弓削大四郎，ほか：腰椎椎間関節性疼痛に対するブロック治療の検討．整・災外，38：121-126, 1995.
2) 福井晴偉，大瀬戸清茂，ほか：腰椎間関節造影と後枝内側枝の電気刺激による放散痛の検討．臨整外，31：1121-1126, 1996.
3) 須関 馨，高橋 弦，ほか：腰椎椎間関節の支配神経について．臨整外，31：503-508, 1996.
4) Stephen DK, Cynthia L U, et al：The Tissue origin of Low Back Pain and Sciatica：A report of pain Response to Tissue Stimulation During Operation on the Lumbar Spine Using Local Anesthesia. Orthopedic Clinics of North America, 22(2)：181-187, 1991.
5) 村上栄一，菅野晴夫，ほか：仙腸関節性腰殿部痛の診断と治療．MB Orthop, 18(2)：77-83, 2005.
6) 伊志嶺 隆：仙腸関節の病理組織学的加齢変化．日整会誌，63：1074-1084, 1989.
7) 田中宏和：骨盤輪不安定症—その臨床的・解剖学的研究—．日整会誌，55：281-294, 1981.
8) 吉田 徹，見松健太郎，ほか：脊椎分離症に対する対処法の基本原則．整・災外，48：625-635, 2005.
9) 林 典雄，吉田 徹，ほか：馬尾性間欠跛行に対する運動療法の効果．日本腰痛会誌，13(1)：165-170, 2007.
10) 江原宗平，斉藤正伸，ほか：Hip-Spine Syndrome. 臨整外，22：392-399, 1987.
11) 林 典雄：椎間関節腰痛のみかた．理学療法兵庫，14：20-24, 2008.
12) 林 典雄：仙腸関節障害の評価と運動療法．理学療法福岡，22：57-63, 2009.

| 種目別 | スポーツ整形外科の診断・治療

テニス

テニス

テニスの外傷・障害（疫学）

赤池　敦，別府諸兄

　近年，ラケットの発達や，コンディショニングやトレーニングの進化は著しい。テニスの世界四大大会の1つである全米オープンテニスにおいて1988年にChandlerが行った調査とKovazusらによる2003年のそれを比較すると，1ポイントをとるまでの平均時間が12.2秒から5.99秒へと大幅に減少している。また試合の平均時間も294分から192.54分と101.46分を短縮していることが報告されている[1]。これは取りも直さずテニスという競技の性質がより速く，攻撃的になっていることを意味している。またテニススタイルも以前に比べ変化している。今日ではラケットの軽量化や高反発素材のものが開発され体への負担も増加していると考えられる。テニス外傷・障害において競技中や練習中に生じる急性の外傷はそれほど多くはなく，問題となるのはくり返す動作により生じる筋肉や腱・靱帯などの障害であることが多い。

テニス外傷・障害の傾向

● 日本テニス協会医事委員会での調査

　2002年7月～2003年7月の1年間に，著者らも所属した日本テニス協会医事委員会において，京都府立医科大学整形外科の協力の下，硬式テニス愛好家を対象とした1,553名（男性713名，女性840名），平均年齢40.4歳（9～81歳）の全国的なアンケート調査を行っている。外傷の発生部位は18歳以下（ジュニア）では上位から足関節22.7％，手

図1　発生年齢別の外傷部位

18歳以下ジュニア: その他22.7%、足関節22.7%、肩関節1.5%、下腿3.0%、膝関節6.1%、肘関節10.6%、腰部13.6%、手関節19.8%

19～39歳: その他23.5%、足関節27.3%、肘関節2.5%、膝関節6.5%、肩関節7.6%、腰部8.8%、下腿11.1%、手関節12.7%

40歳以上（シニア）: その他20.8%、足関節20.7%、肩関節1.2%、腰部1.5%、手関節8.3%、膝関節9.6%、肘関節18.4%、下腿19.5%

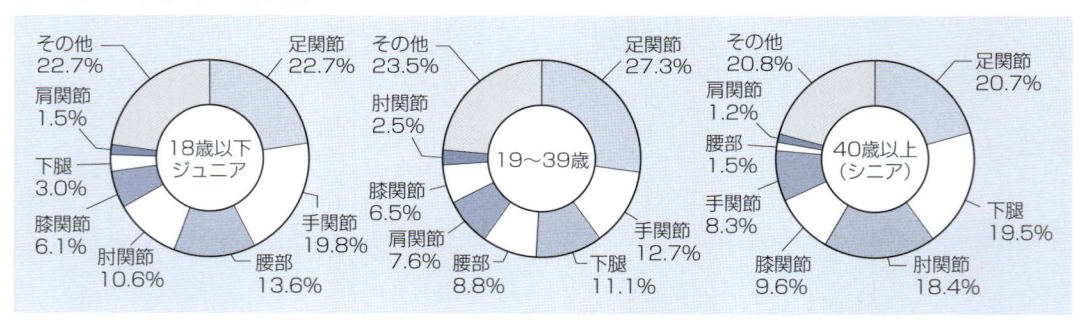

図2　発生年齢別の障害部位

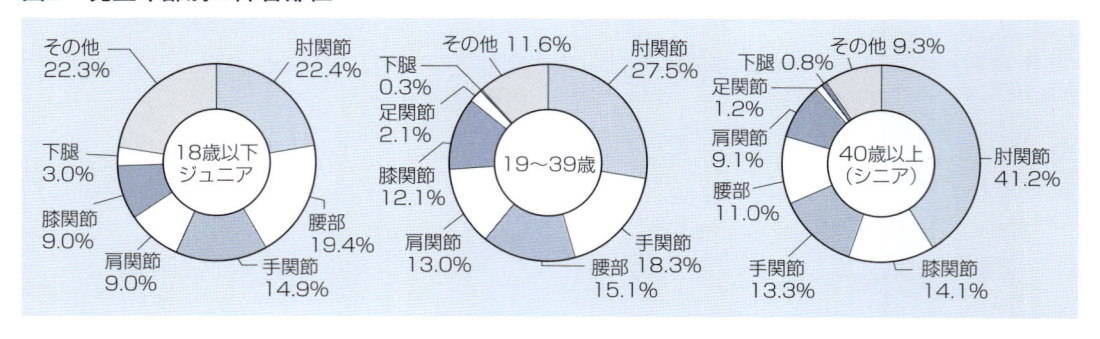

18歳以下ジュニア: その他22.3%、肘関節22.4%、下腿3.0%、膝関節9.0%、肩関節9.0%、手関節14.9%、腰部19.4%

19～39歳: その他11.6%、肘関節27.5%、下腿0.3%、足関節2.1%、膝関節12.1%、肩関節13.0%、手関節15.1%、腰部18.3%

40歳以上（シニア）: その他9.3%、肘関節41.2%、下腿0.8%、足関節1.2%、肩関節9.1%、腰部11.0%、手関節13.3%、膝関節14.1%

関節19.8％, 腰13.6％, 肘10.6％であり, 19～39歳では足関節27.3％, 手関節12.7％, 下腿11.1％, 40歳以上（シニア）では足関節20.7％, 下腿19.5％, 肘18.4％であった（図1）。また障害部位ではジュニアでは肘22.4％, 腰19.4％, 手関節14.9％, 19～39歳では肘27.5％, 手関節18.3％, 腰15.1％, シニアでは肘41.2％, 膝関節14.1％, 手関節13.3％という結果であった（図2）。また治療を受けた施設は, 外傷では診療所26.0％, 病院25.6％, 接骨院25.6％の順であったのに対し, 障害では接骨院27.1％, 診療所24.8％, 病院13.4％であった（図3）。また同調査ではプレー前の準備運動時間も短いことが明らかになった。1日の準備運動時間が10分未満というプレーヤーが71.5％, 準備運動をまったくしないという人も7.1％ほどみられ, このことも障害に影響を与えている可能性がある。

●横浜市スポーツ医科学センターでの調査

著者らが所属している横浜市スポーツ医科学センターにて1998～2009年にかけて受診した患者のうち主たる競技種目がテニスである, 4,382症例（男性1,785名, 女性2,597名）を対象とした外傷・障害部位についての調査を行っている[2]。当センターを受診しリハビリテーションを行ったスポーツ競技者のうち9.4％がテニスによる外傷・障害で, 種目別ではサッカー, バスケットボール, 陸上競技, 野球に次いで5位であった。学生と一般（学生以外）に分けて

図3　治療を受けた施設

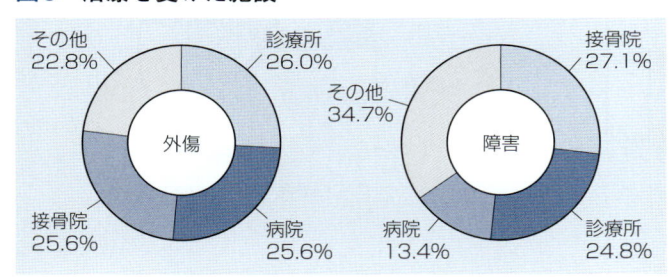

図4　受診時年齢（男女別）

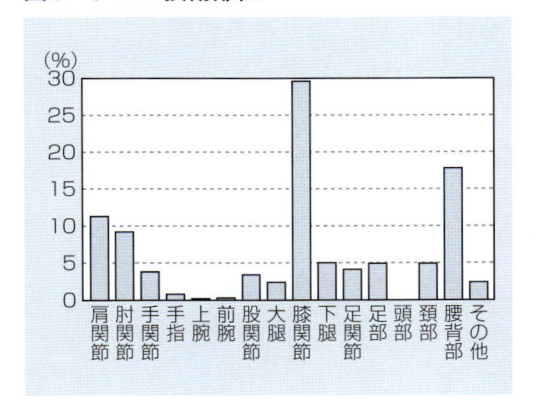

図5　学年別受診者数

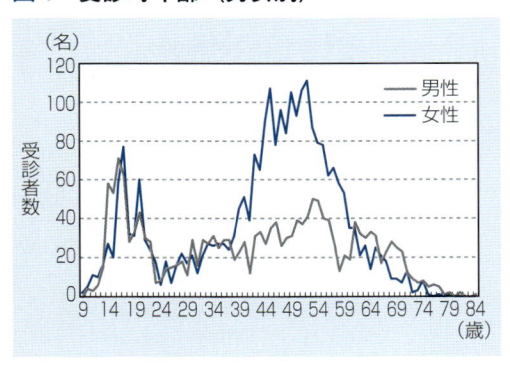

図6　テニス損傷部位

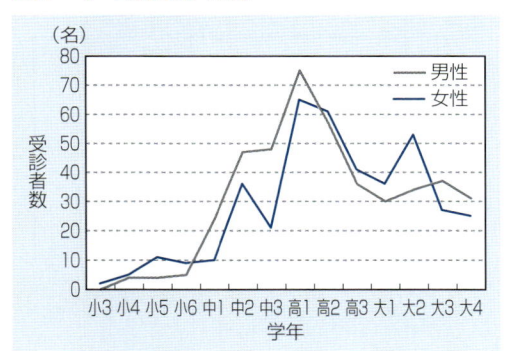

図7　男女の部位別比較

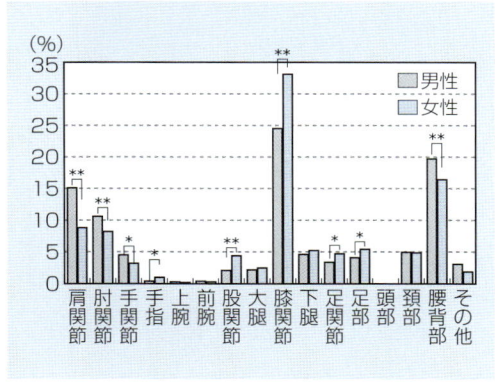

＊P＜0.05　＊＊P＜0.01　＊＊＊P＜0.001

検討すると，学生は3.8%（7位）であったが，一般では17.0%（1位）で，2位の水泳（7.9%）を大きく引き離し，テニスによる外傷・障害が最も多くみられた。全年齢を対象とした，受診日年齢は，男性の受診者数は中高生である14〜17歳がピークであり，その後減少するが，50歳代にも受診者数は増加していた。女性は，17歳に最初のピークを迎えるが，40歳代半ば〜50歳代半ばが一番のピークとなっていた（図4）。また学生を対象に受診日を調べてみると男女ともに高校1年で受診する者が一番多かった（図5）。

外傷・障害部位を16部位に分類した結果では膝，腰背部，肩，肘の順で多かった（図6）。

男女別では，男性で有意に多かったのは，肩，肘，手関節，腰背部であり，女性では，膝，股，足関節，足部，手指であった。男性のみに有意差があったのは，足部，腰背部，などであり，女性のみに有意差があったのは，肘関節，

図8　学生とシニアの部位別比較

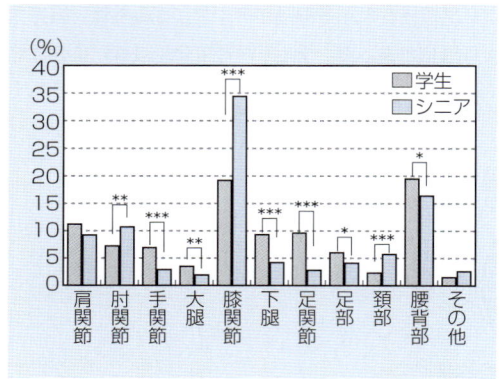

図11　ジュニアの損傷部位（全体）

図9　学生とシニアの部位別比較（男性）

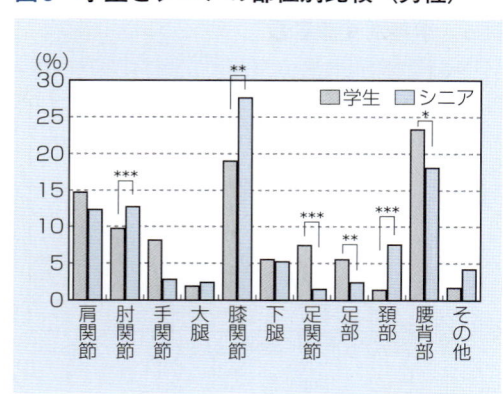

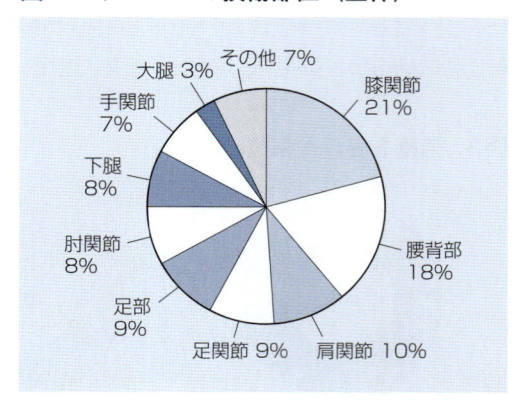

図12　ジュニアの性別損傷部位

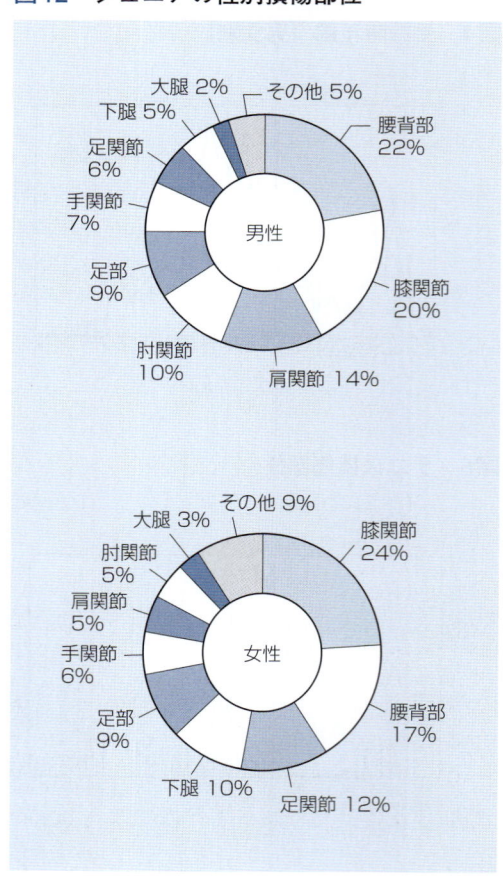

図10　学生とシニアの部位別比較（女性）

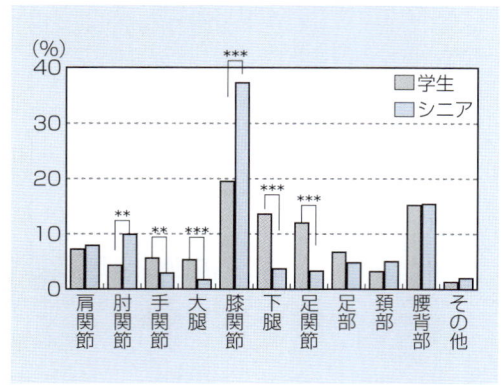

大腿，下腿の疾患であった（図7）。

また受診年齢で二峰性のピークを示していた学生の群と40歳以降のシニアの群に注目して外傷・障害部位の特徴を比較したところ，学生よりもシニアで有意に増加していたのは，肘関節，膝関節，頚部疾患で，有意に減少していたのは，手関節，大腿，下腿，足関節，足部，腰背部の疾患であった（図8）。性差をみてみると，男性では学生に有意に多いのは，手関節，足関節，足部，下部体幹の疾患，シニアに有意に多いのは，膝関節，頚部，その他の疾患で（図9），女性では学生に有意に多いのは，手関節，大腿，下腿，足関節疾患で，シニアに有意に多いのは，肘関節，膝関節，頚部疾患であった（図10）。

● 受診とスポーツ復帰

この結果からすると日本テニス協会医事委員会が行った調査結果と横浜市スポーツ医科学センターで行った外傷・障害部位に違いが認められるが，前述の報告によればとくに障害においては医療機関を訪れるプレーヤーというのは半数以下であり，とくに上肢の外傷・障害の際は長谷川らの報告[3]にもあるように，医療機関に受診していない者が多いことが考えられる。正しい診断が行われないことによりスポーツ復帰が遅れていたり，あるいは受傷前のレベルに復帰できなかったりということにつながっている可能性があり十分に注意する必要がある。

ジュニアの外傷・障害

前述したテニス外傷・障害の患者の中から，全日本ジュニアのカテゴリーに準じて18歳以下（558名）を2歳間隔で分けその損傷部位の傾向も調査した。

ジュニアの部位別では膝，下部体幹，肩関節，足関節，足部，肘関節の順に多かった（図11）。また，男女間で比較したところ，肩関節，肘関節，下腿，足関節で有意差がみられた（図12）。

ただしジュニアは年齢よって外傷・障害部位にかなりの変化が認められることも判明した。その変化として，12歳以下では足部疾患が際立って多いが，年齢が進むにつれて減少していた。下腿の疾患は，14歳を超えると増加する傾向がみられる。また，上肢では手関節は年齢が進むにつれて増加する傾向が認められた（図13）。その中で男子の外傷・障害部位の変化に注目してみると，12歳以下の足部疾患が飛びぬけて多いが，その後減少する傾向があった。上肢の疾患では，肩関節疾患は年齢とともに増加傾向，肘関節疾患は13〜14歳でピークとなっていた。下肢については，膝関節疾患は13〜14歳でピーク，下腿疾患は15〜16歳から始まっていた。腰背部に関しては，年齢が進むにつれてほかの疾患よりも多くみられる傾向があった（図14）。女子の外傷・障害部位の変化に注目してみると女性のトップはどの年齢でも膝関節疾患で，次に腰背部が続いていた。上肢の疾患では，肩関節疾患は16〜17歳に

図13 ジュニアの外傷・障害部位の変化

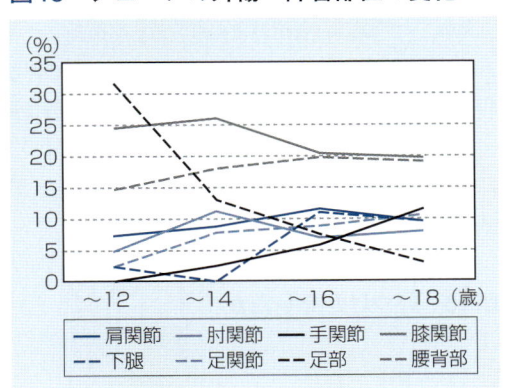

図14 ジュニアの外傷・障害部位の変化（男性）

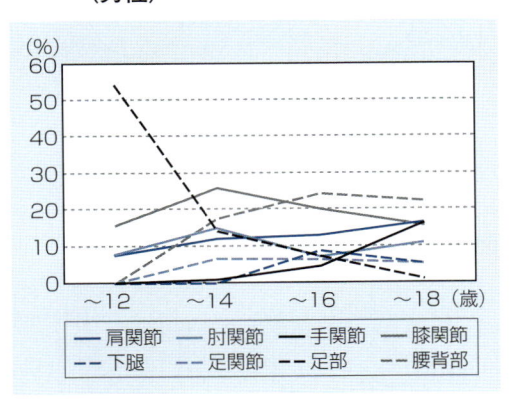

図15 ジュニアの外傷・障害部位の変化（女性）

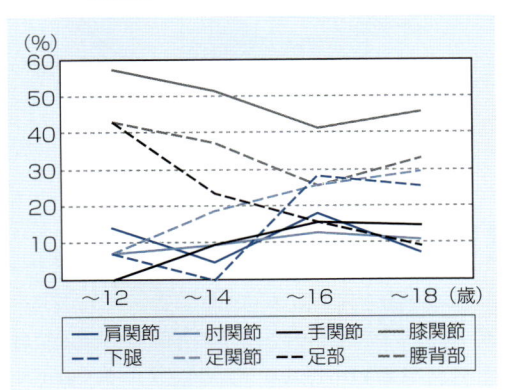

多くみられるが，肘関節疾患は年齢に伴う変化はあまりみられない．下肢では，下腿疾患は15歳以降で急激に増加し，足部疾患は年齢とともに減少するのに対し，足関節疾患は増加している（図15）．足部疾患をテニス競技によるものと，それ以外の競技（バスケット，サッカー等）に分け有意差を検討したところ，男性で有意差が認められた．

発生頻度，および状況について

テニスでの外傷・障害の発生頻度は1997～1998年のオランダでの疫学調査では屋外で0.4件/1000時間，屋内では1件/1000時間で上級者では2～3件/1000時間との報告がある[4]．さらにKiblerらがまとめた報告によればジュニアでは2～20件/1000時間程度[5]とばらつきがあるものの，ほかのスポーツに比べて比較的少ない．

発生した状況は，前述の横浜市スポーツ医科学センターの資料では試合中が1割であるのに対し，練習中が9割を占めていた（図16）．学生においてはほとんどが練習中であるが一般女子では試合中の割合が比較的多かった（図17）．また外傷・障害が発生した際の理由を，①練習量が多い，②疲労，③練習法が悪い，④不注意，⑤準備運動不足，⑥急に練習した，⑦不可抗力，⑧その他，に分けてアンケートをとったところ男女ともに練習量が多い，疲労，が1位と2位を占めたが，その後は，男性は練習法が悪い，不注意が続いたのに対し，女性は不注意，不可抗力が3位，4位を占めた（図18）．

図16　いつけがをしたか

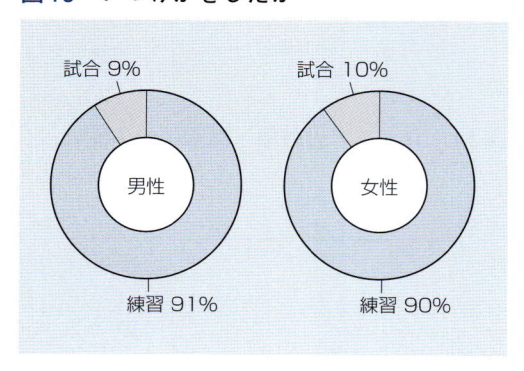

男性　試合 9%　練習 91%
女性　試合 10%　練習 90%

図17　試合でけがをした者の割合

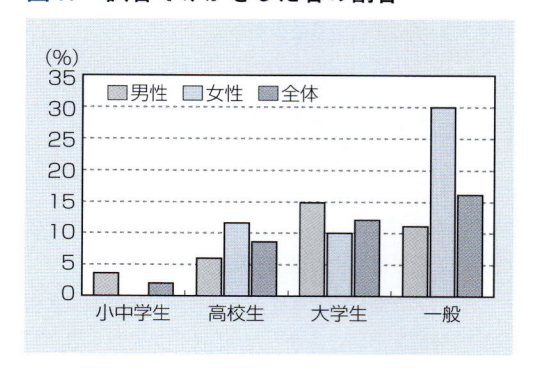

（男性・女性・全体の棒グラフ：小中学生，高校生，大学生，一般）

図18　外傷・障害が発生した理由

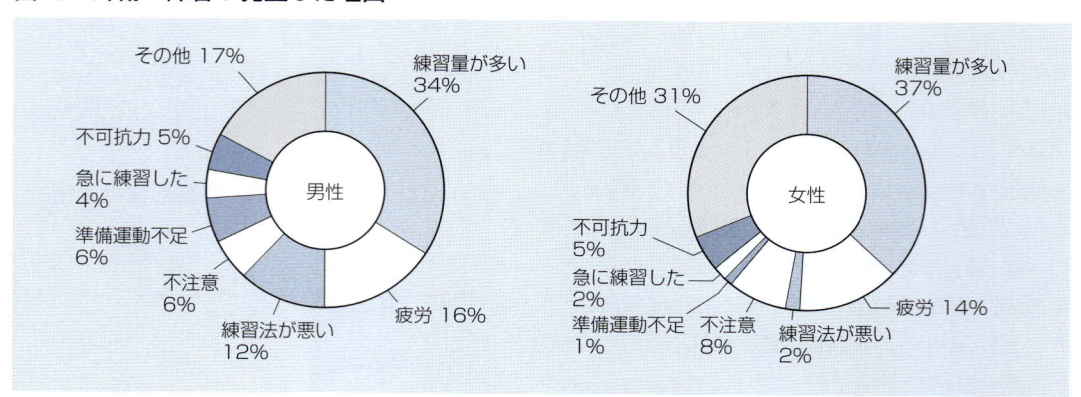

男性：練習量が多い 34%，疲労 16%，練習法が悪い 12%，不注意 6%，準備運動不足 6%，急に練習した 4%，不可抗力 5%，その他 17%

女性：練習量が多い 37%，疲労 14%，練習法が悪い 2%，不注意 8%，準備運動不足 1%，急に練習した 2%，不可抗力 5%，その他 31%

テニス外傷・障害の注意点

テニス外傷・障害についてとくに重きをおいて述べておきたいことは，ジュニアにおける外傷・障害は多様性があり，年齢および性差によってその外傷・障害部位に特徴的な傾向が認められることである．今回の報告でも明らかなようにジュニアでは2歳きざみでもその外傷・障害されやすい部位はさまざまに変化する．男子では14歳前後，女子

では10～12歳前後で認められる年間10cm程度に達する急激な身長の増加（growth spurt）の時期，あるいは受験が終了して，まだ十分なトレーニングが行われていない時期に，質的にも量的にも練習内容が厳しくなる高校1年生の時期には将来に恒久的な障害を残さないよう注意する必要があると考えられる。また性差においても岩本ら[6]によれば，スポーツ外来を受診した598患者の653外傷・障害の調査にて足関節捻挫とACL損傷は有意差をもって女性に多かったと報告しているのと同様，女性は下肢のknee-inや下腿の外旋，足部の外反扁平等の動的アライメント異常を起こしやすい感がありその外傷・障害に気をつける必要があると考えている。

　学生において手関節疾患が多いのはラケットやトレーニングの変化によるプレースタイルの変化が考えられる[8]。カーボンなどの軽量で高反発素材になったため，厚い握りで振り回すスタイルが可能となり，手関節や肘に負担を強いると考えられる。近年はバックハンドが両手打ちのスタイルが主流で非利き手側の外傷・障害が増えている印象があり，非利き手側は利き手側に比べてあまりトレーニングで鍛えられていないことが予想され，この点についても注意を喚起したい。またTagliafico[7]らが述べているように手関節の損傷も握り方によって疼痛部位に違いがあることも報告されており十分に考慮する必要がある。

文献

1) リチャード・ショーンボーン：ショーンボーンのテニストレーニングBOOK，ベースボール・マガジン社，2007，p11-15.
2) 赤池　敦，ほか：テニスプレーヤーにおけるスポーツ損傷の発生部位について．第20回日本臨床スポーツ医学会学術集会，2009.
3) 長谷川浩士，原田幹生，ほか：県代表テニス選手における外傷・障害の発生に関するアンケート調査．日本整形外科スポーツ医学会雑誌，26：313-318, 2007.
4) Babett Pluim, et al（別府諸兄　監訳）：テニスパフォーマンスのための医学的実践ガイド（原題：From breakpoint to advantage），エルゼビア・ジャパン，2006.
5) Kibler WB, Safran MR：Tennis injuries. Med Sports Sci, 48：120-137, 2005.
6) 岩本　潤，ほか：テニスプレイヤーにおけるスポーツ傷害の性差．日本整形外科スポーツ医学会雑誌，29：16-21, 2009.
7) Tagliafico AS, et al：Wrist Injuries in Nonprofessional Tennis Players：Relationships With Different Grips. Am J Sports Med, 37：760-767, 2009.
8) 別府諸兄：スポーツによる手関節痛とテニス肘の診断と治療（すぐに役立つ実践講座：スポーツ外傷・障害への対応）．指導者のためのスポーツジャーナル（日本体育協会編），270：43-48, 2006.

テニススイングにおける動作解析と腰部疾患の関連

榎本光裕, 大川　淳

スイングにおける腰部疾患とは?

　テニスは，近年スポーツ人口の拡大によって子供から高齢者にわたり広く愛好されるようになり，障害も四肢だけでなく体幹も含め多岐にわたるようになった。海外での疫学的調査によるとテニスの障害部位は，テニス肘に代表される上肢障害が圧倒的に多く，次いで下肢，体幹障害の順となっている[1]。テニスと腰痛の関連について文献を調べると，プロテニスプレーヤー143名の38%が，腰痛を原因として少なくとも1試合を棄権しているとの報告がある[2]。一方，プロテニス試合会場でテニスプレーヤーと観客に対する腰痛の聞き取り調査では，両群ともに17～18%程度腰痛を有しており両群での差がなかった[3]。

　わが国では山下らが大学硬式テニス部員のメディカルチェックを行った結果，腰痛の有訴率が23%との報告がある[4]。テニスプレーヤーの腰痛の有訴率としては，海外，日本ともに20%程度であり腰痛治療の必要性は高いと考えられる。病院受診時の診断名を調査すると急性腰痛症が最も多く，中には下肢痛を伴う椎間板変性やヘルニア，慢性腰痛の原因としての椎間関節変性といった病態も含まれる[5]。

　文献的にみるとテニスプレーヤーにはいわゆる腰痛が多く，テニスに特徴的な腰椎疾患はない。しかし，腰痛予防のためにもスイング時の動作解析ならびに腰背部への運動負荷を計測し，理解することは重要である。

スイングにおける動作解析と腰部疾患の関連

　テニスのスイング動作は，代表的にサービス，グランドストローク，ボレーに分けられる。

●サービス

　腰椎への負荷が最も大きいのは，通常，サービス動作である。ボールをトスする際には，腰背部に強い伸展と回旋動作が加わり負担が大きい。そのような動作を繰り返すことで椎間板に対するシェアストレスが起こり線維輪に亀裂をきたすようになる[5]。

　ただし，一般的なテニスプレーでは，サービスダッシュを繰り返すプレーよりフォアハンドやバックハンドによるグランドストロークプレーの頻度が多いと思われる。よって同動作における体幹筋の伸展・回旋運動に注目して筋活動の計測や関節モーメントの解析が行われている。

●グランドストローク

・フォアハンドストローク

　フォアハンドストローク動作時，KnudsonとBlackwellが従来のスタンスを用いた打法（スクエアスタンス）と体を開いて打つ（オープンスタンス）際の体幹筋活動について報告している[6]。本研究では，大学硬式テニス部に所属する右利き男性8名，女性6名（平均20歳）を対象に表面筋電計を用いて腹直筋，左右の腹斜筋，脊柱起立筋を計測している。その結果，フォアハンドストローク時には，スタンスに関係なく左側の脊柱起立筋の筋活動が高く，次いで右脊柱起立筋と右腹斜筋に高い活動を示していた。

　スタンスの違いによる影響は，どの筋でも統計学的に有意差を認めなかった。プレーヤーやコーチにとってオープンスタンスのほうが体幹筋に強く負担がかかるようにみえるが，実際の筋活動データからスタンス間の差は認めなかった。しかし，脊柱起立筋は，左側がどの体幹筋よりも活動が高いことから使いすぎれば体幹筋バランスを崩し腰痛の原因となりうる。また，フォアハンドストローク時の回旋動作では，右腹斜筋活動が高いことから腹斜筋をターゲットにしたツイスト運動が有効なトレーニング法になるであろう。

・バックハンドストローク

　川崎らは，CCDカメラを用いたバックハンドストローク動作の解析と腰椎モーメントを計測することで

図1 片手バックハンドと両手バックハンドのスイング動作における腰椎モーメントの例

縦軸は，モーメントの大きさを示し，プラスは右回旋，右側屈，屈曲を示し，マイナスは左回旋，左側屈，伸展を示す。
*川崎修平氏（青梅市立病院整形外科）よりデータをいただき改変した

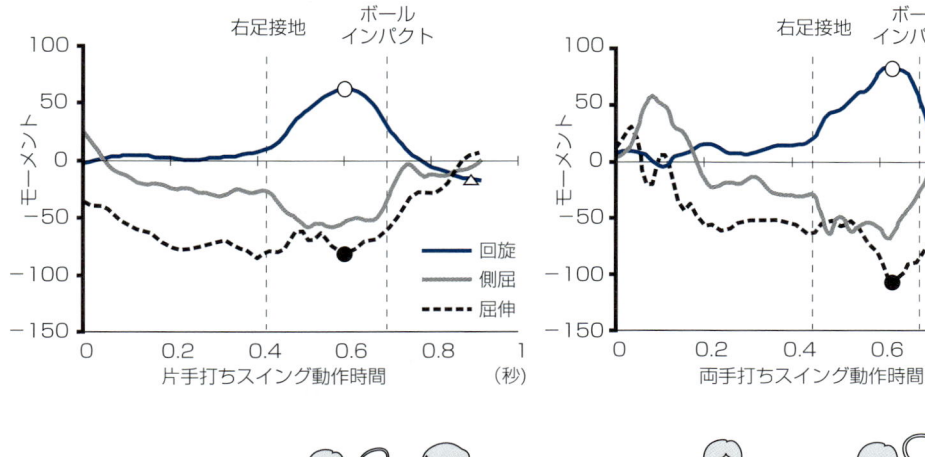

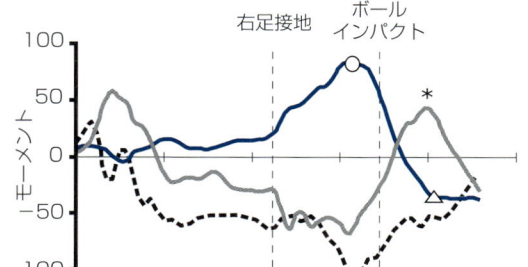

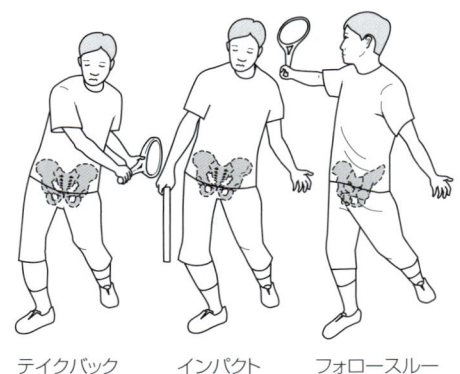

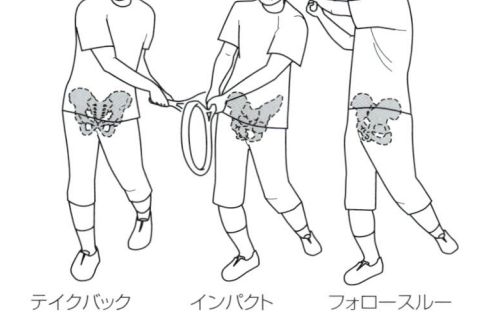

a：片手バックハンド。　　　　　　　　　　　b：両手バックハンド。

●ストローク動作と回旋モーメント

腰椎に対する動作負荷を報告している[7,8]。モーメントとは，物体が回転する力のことであり，回転中心から作用する力点までの距離の積によって表される。ある関節の動きに伴う筋力あるいは筋トルクは，運動力学用語で関節モーメントとよぶ。

通常，関節モーメントは，関節周囲にある個々の筋力を示すことは難しく，関節軸まわりの筋張力のモーメントの総和を示す[9]。具体的には，三次元動作解析システムを設置し，フォースプレートによって床反力を計測することで足裏から骨盤，さらに腰椎での関節モーメントの算出が可能となる。本研究では，腰椎のモーメントを体幹長軸回りの回旋モーメント，前後軸回りの側屈モーメント，左右軸回りの屈伸モーメントの各成分に分けて評価している。テニス経験の比較的長い男性11名（平均27歳）を対象にして，天井より吊るしたボールをスクエアスタンスで片手打ちあるいは両手打ちバックハンドで一定のスイングスピードで打つ動作を解析している。

ストローク動作は，テイクバック時，インパクト時，フォロースルー時に分けられる。テイクバック完了時には，左足に体重がかかり腰部の左回旋モーメントの極大を生じる。スイング開始時には，左から右への体重移動が始まり，腰部での左屈モーメントの極大を生じる。インパクト直前には，腰部の右回旋モーメントは，最大になり（図1の○印），骨盤回旋速度も最大になる。インパクト時は，上半身の回旋速度が最大になり，右足荷重も最大になる。上肢の遠心力も加わって腰部の伸展モーメントも最大になる（図1の●印）。このときスイング速度が速いほど腰部へのモーメントが大きくなる。インパクト後のフォロースルー時は，上半身にブレーキがかかり，腰部の左回旋モーメントに極大を生じる（図1aの△印）。

本研究では，片手打ちと両手打ち動作の違いを解析している。どちらの打ち方もインパクト直前の腰椎回旋，側屈，屈伸モーメントの各成分は，最大値をとるが，片手打ちのほうが両手打ちより伸展モーメントが

低くなっている（図1aの●印）。同じラケットスピードの場合，片手打ちのほうが肩関節の動きが加わり腰部への負担が少ないためである。逆に，両手打ちと比べれば片手打ちのほうが上肢への負担は多くなり，テニス肘など上肢障害の危険が増える。

●片手打ちと両手打ちの差異

両者の違いで明らかなのは，インパクト後のフォロースルーにある。両手打ちのほうが，肩・骨盤の回旋と腰椎の左回旋（図1bの△印）および右側屈モーメントが大きくなる（図1bの＊印）。片手打ちの場合には，上肢の慣性力が肩関節の運動に置き換わっているのに対し，両手打ちでは左手をグリップしているために肩関節から骨盤の動きが制限されて腰椎への負荷が大きくなっている。このようなモーメント解析からバックハンドスイングのインパクト時に腰椎への負荷が伸展・回旋と最大になることがわかった。さらに，**予防のツボ** スイングスピードが速くなるにつれてモーメントが大きくなることから，プロ選手など競技レベルが上がればさらなる腰椎負荷が予想され，不適切なスイングでのストローク練習は，腰痛の原因になるであろう。

予防のツボ また，両手打ち動作は，ボールインパクトからフォロースルー間で腰椎負荷が大きいことから，両手打ちバックハンドのジュニアプレーヤーや女子選手に対し腰椎疾患を含めたメディカルチェックは必要であろう。とくに，腰椎伸展と回旋が同時におこる動作は腰椎分離症を発生させやすく，トップレベルのジュニアプレーヤーに対する腰痛治療は，脊椎専門医受診等の適切な対応が必要である。

テニスは，スイング動作によって左右の筋活動の差異が強い運動である。競技レベルが高くなっても不適切なスイングでのプレーを継続していれば，ボールインパクト時での腰椎負荷が大きくなり腰痛を誘発する可能性がある。**予防のツボ** プレーの質を向上させるには，四肢の筋力トレーニング以外にも体幹筋を中心とした筋力強化やストレッチは必須であり，腰痛予防にも有効と考えられる。

スイングにおける腰部疾患（腰椎分離症）の診断

ここでは，スポーツ活動に伴う腰痛の原因として治療の必要性が高い腰椎分離症について解説する。

●診断の手順

学童期から思春期に出現する腰痛の場合，本症を念頭に診察を行う。腰痛の部位や性状について聴取し，スポーツ歴およびスポーツ内容について確認する。腰部の圧痛や腰椎可動域検査，Kemp徴候，下肢伸展挙上テスト（SLR），大腿神経伸展テスト（FNST），腱反射など一般的な腰椎診察所見を記録し，画像所見とともに診断および治療方針を決定する。

●自覚症状

腰椎分離症の自覚症状としては腰痛であり，運動動作中に急激に出現することもある。一般的には，運動時，腰椎伸展動作で誘発されることが多い。腰椎分離からすべり症へ移行している場合，下肢痛も出現することがある。

●他覚所見

分離症の場合，腰椎伸展時に腰痛が誘発され，分離初期には疼痛が強く可動域制限を伴う。また，分離部レベルの棘突起に圧痛を認めることも多い。下肢痛を呈しているときは，Kemp徴候やSLR陽性となることもある。

●画像診断

最初に単純X線が撮影される。通常，斜位像でいわゆるスコッチテリアの首輪（分離部）を確認することになるが，分離初期には描出困難なことも多い。描出が困難な場合には，CTやMRI撮影が有効である。CTでは，分離部の亀裂および偽関節の評価が可能であり，分離初期では，MRIでの椎弓根部の骨髄の輝度変化によって診断が可能である[10]。以前，骨シンチグラフィーを用いた分離部取り込み像での評価も行われていたが，MRIの進歩によって使用頻度は減少している。また，野球選手やバレーボールアタッカーでは，回旋運動によって利き腕と反対側の片側分離をきたすこともあるので正確な画像評価が必要である[11]。

スイングにおける腰部疾患（腰椎分離症）の治療方針

腰椎分離症の治療方針を決定するためには，分離部の画像評価が必要である。分離の程度によって初期，進行期，終末期に病期分類を行い，患者年齢やスポーツ内容を参考にして治療方針を決定する[10]。分離初期では，腰椎伸展を避ける体幹装具の装着とスポーツ休止によって保存療法を行い骨癒合をめざす。進行期では，CTだけでなくMRIによる分離部の評価によって保存的に骨癒合が得られる症例もある。終末期は，腰椎分離部が偽関節となって癒合は得られない。同時期

で装具療法や消炎鎮痛薬に反応しない腰痛を呈しているときは，分離部への局所麻酔薬やステロイドを用いたX線透視下でのブロック療法が有効である．ただし腰痛の原因は，分離部以外にもあることから十分な診察が必要になる．これら保存療法によって腰痛が消失した後には，左右バランスのよい体幹筋トレーニングが必要である．一方，保存療法に反応しない場合には，手術療法が選択される．ワイヤーやスクリューあるいはスクリューとロッドを組み合わせた分離部修復法が行われており，最近では低侵襲な手術手技が開発されている[10]．

テニスプレーは，サービス，ストローク，ボレー，スマッシュ等，手足の複合動作であり腰痛をきたすようなら単にプレーの休止だけでなくプレー内容を加味した運動制限を指導し治療を進めていくことが重要である．通常診療でトップレベルのスポーツ選手を診察する機会は少ないが，成長期の分離症は，一般外来診療でしばしば経験するものである．治療に際しては，単なる運動休止のみで経過観察を行うだけでなく，適切な画像診断をもとに装具療法，適切な運動休止期間を設定し分離部の骨癒合あるいは分離症からすべり症に移行しないような治療が必要である．また，思春期では，学校体育やスポーツができないことに強いプレッシャーを負うことになるので，分離症の治療方針・内容について患者および家族に十分説明することが重要である．

文献

1) Pluim BM, Staal JB. et al：Tennis injuries：occurrence, aetiology, and prevention. Br J Sports Med, 40：415-423, 2006.
2) Marks MR, Haas SS, et al：Wiesel SW Low back pain in the competitive tennis player. Clin Sports Med, 7：277-287, 1988.
3) Saraux A, Guillodo Y, et al：Are tennis players at increased risk for low back pain and sciatica? Rev Rhum Engl Ed, 66：143-145, 1999.
4) 山下洋太，中垣内博喜，ほか：大学テニス部を対象としたメディカルチェックの結果と考察　東海スポーツ傷害研究会会誌，27：7-9, 2009.
5) Perkins RH, Davis D：Musculoskeletal injuries in tennis. Phys Med Rehabil Clin N Am, 17：609-631, 2006.
6) Knudson D, Blackwell J：Trunk muscle activation in open stance and square stance tennis forehands. Int J Sports Med, 21：321-324, 2000.
7) Kawasaki S, Imai S, Inaoka H, et al：The lower lumbar spine moment and the axial rotational motion of a body during one-handed and double-handed backhand stroke in tennis. Int J Sports Med, 26：617-621, 2005.
8) 川崎修平，今井祥二，ほか：テニスバックハンドの動作解析　生体材料工学研究所年報，38：28-31, 2004.
9) 臨床歩行分析研究会編：関節モーメントによる歩行分析，1997, p3-12.
10) 西良浩一：腰痛—発育期の選手について　整形外科，58：871-880, 2007.
11) 加藤真介，西良浩一，ほか：発育期腰椎分離症の発生側と競技種目．中部整災誌，44：571-572, 2001.

テニス

テニス肘の診断と治療

安藤　亮

テニス肘とは？

　テニス肘（上腕骨外側上顆炎）はテニスプレイヤーに最も頻繁に起きる肘関節部のスポーツ障害である。テニスプレイヤーの約半数が罹患するともいわれている。また再発も多い。不十分なウォーミングアップや不適切なラケットやボールの使用，プレースタイルが関与すると考えられている。発症は急激でありミスショット時やバックハンドストローク時に起こりやすい。

　治療の基本は保存療法ではあるが，難治症例に対しては手術療法が必要になる。当院で行っている治療も含め，テニス肘の診断，治療に関して詳細に述べることとする。また，近年テニス肘と関節内病変としての滑膜ヒダ（synovial fringe）との病態の関与が示唆されるが，それについても述べることとする。

テニス肘の発症メカニズム・病態

●構造からみるテニス肘の発症

　テニス肘はRung F[1)]によって1873年に初めて定義され，その後1964年Goldie[2)]によって短橈側手根伸筋（ECRB）や上腕骨外側上顆における伸筋腱群の炎症性変化であるとされてきた。しかし，Nirschl[3)]はこの上腕骨外側上顆におけるECRB付着部を病理学的にとらえ，この変化を急性期の炎症としての病態だけではなく血管線維性の慢性腱症としてとらえた。腱，靭帯の骨への付着部をenthesisとよぶ。

　enthesisの組織構造は大きく分けると，線維軟骨（fibrocartilage）の有無により線維軟骨性付着部（fibrocartilaginous enthesis）と線維性付着部（fibrous enthesis）の2種類に分かれる。上腕骨外側上顆部のenthesisは前者にあたる。fibrocartilaginous enthesisは腱，靭帯の線維性組織層，非石灰化線維軟骨層，石灰化線維軟骨層，骨層の4つの層から成る。enthesisに機械的な負荷がかかった際に，この層構造が正常に作用することにより，余計な負荷を分散することが可能となる。主に非石灰化線維軟骨層は腱，靭帯の動きに伴う曲げに対抗する構造であり，石灰化線維軟骨層と骨との間には剪断力に対抗する構造を持つ。これが破綻することにより腱付着部症（enthesopathy）が生じる。

●enthesopathyとしてのテニス肘

　enthesopathyは一般的に大きく分けると，スポーツ障害，overuse syndrome（使いすぎ症候群），骨端

図1　肘外側部痛をきたす疾患の鑑別診断

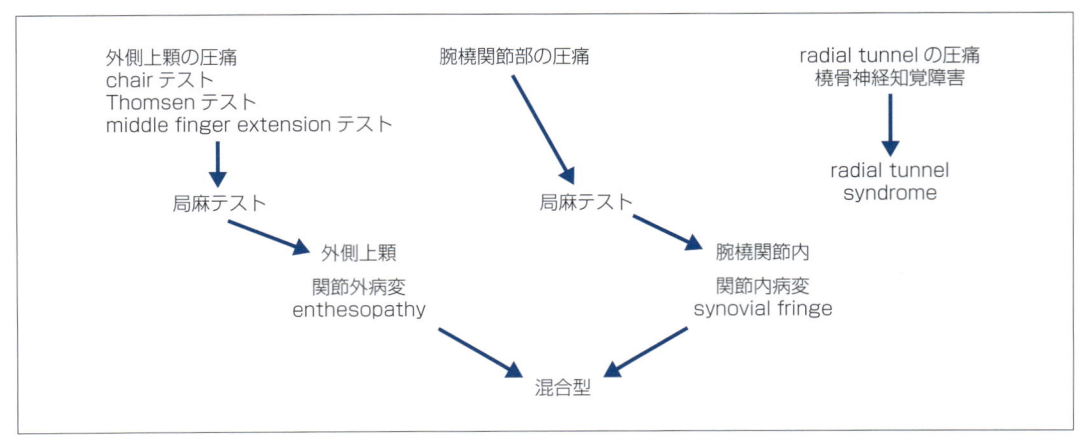

```
外側上顆の圧痛              腕橈関節部の圧痛           radial tunnel の圧痛
chair テスト                                          橈骨神経知覚障害
Thomsen テスト
middle finger extension テスト
      ↓                         ↓                           ↓
   局麻テスト                  局麻テスト                radial tunnel
                                                        syndrome
      ↓                         ↓
    外側上顆                   腕橈関節内
    関節外病変                 関節内病変
    enthesopathy               synovial fringe
           ↘                 ↙
               混合型
```

症などによる外傷性のenthesopathyと関節リウマチ，脊椎炎などの炎症性のenthesopathy，内分泌性のenthesopathy，退行性の enthesopathyの4つに分類される。テニス肘は外傷性のenthesopathyであり，enthesisに使いすぎによる反復的な微小外力が繰り返しかかり，この時間的，力学的な過負荷が大きな原因となる。

前腕伸筋腱群の起始部は個々に分離特定することはできない共通腱構造を呈しており，さらにECRB付着部は他の伸筋腱と比べても優位に付着部面積が小さく，関節動作時に牽引力が集中しenthesopathyが生じると考えられる。病理組織学的にもテニス肘の患者のECRB付着部は血管腫様の組織と膠原線維の増生を認め，いわゆるfibroblasticangiomatous proliferationの様相を呈していて炎症性細胞浸潤は認めない。さらに変性が進むと石灰化，骨化といった器質的変化が起こる。

以上からもテニス肘は付着部炎（enthesitis）ではなく，enthesopathyと考えるべきであろう。さらに付け加えるなら，本症はスポーツ活動を行わない中・高年者にも多発していることを考えると，加齢による退行性変化が原因として起きるenthesopathyの関与も示唆することができる[4]。

診断

●徒手検査

肘外側部痛をきたす疾患の病態を理解する際に，関節外病変と関節内病変とに分けて考える必要がある。当科では肘外側部の疼痛をきたす疾患を肘外側部痛症候群とし，関節外病変と関節内病変に分けて診断，治療を行っている（図1）。関節外病変としてはECRBのenthesopathyや拘扼性神経障害であるradial tunnel syndromeがあげられ両者を鑑別する必要がある。

関節内病変としてはsynovial fringeや弾発肘，離断性骨軟骨炎などがあげられる。肘外側部痛をきたす疾患の鑑別診断では圧痛点の部位が重要と考える。外側上顆の圧痛を認めchairテスト，Thomsenテスト，middle finger extensionテストが陽性であれば，ECRBのenthesopathyと診断する（図2）[5,6]。腕橈関節部の圧痛と前腕回内，外反ストレスで腕橈関節部での疼痛が誘発されれば関節内のsynovial fringeの病態への関与を示唆する。著者らは前腕回内，外反ストレスで腕橈関節部に疼痛が誘発されるものをfringe impingementテストとし鑑別に役立てている（図3）。

図2　上腕骨外側上顆炎の徒手検査

前腕回内位でいすを持ち上げる。
chairテスト

手関節を背屈させる。
Thomsenのテスト

中指に抵抗を加える。
middle finger extensionテスト（中指伸展テスト）

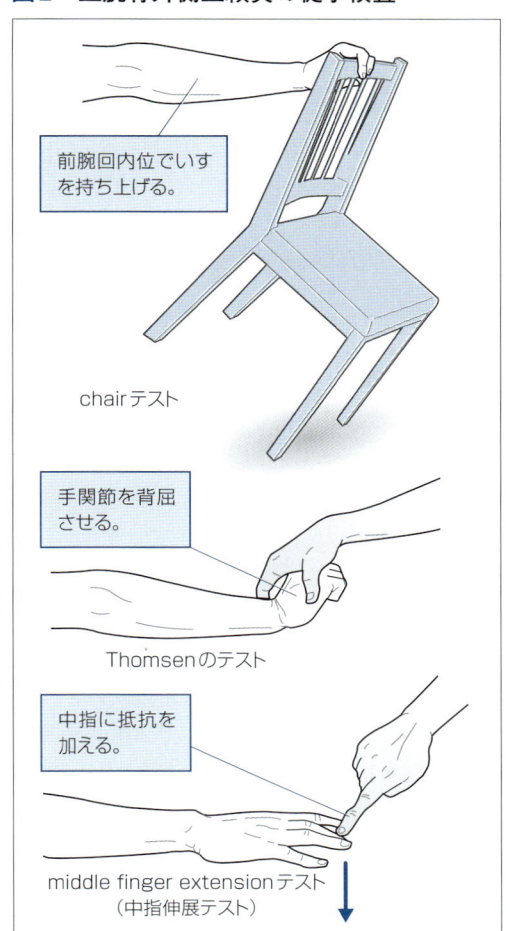

図3　fringe impingementテスト

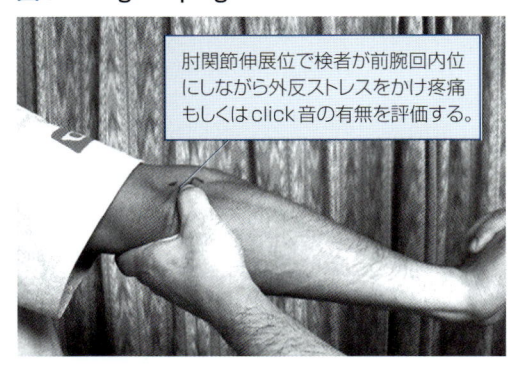

肘関節伸展位で検者が前腕回内位にしながら外反ストレスをかけ疼痛もしくはclick音の有無を評価する。

また，関節外，関節内への局麻剤の注射を使い分けることにより鑑別に役立てている。

●画像診断

難治症例では関節外と関節内の両方の病変を合併する混合型も認められる。実際に，鏡視下手術時の鏡視所見でも外側から後外側にあるsynovial fringeが前腕回内位で腕橈関節に陥入する像が確認された。解剖用

屍体による検討では検体全例にsynovial fringeの存在を認め，その内の7割が腕橈関節後外側に存在していたことからもfringe impingementテストが関節内病変の鑑別に有用なテストであることが考えられる。

MRI診断に関しては現在もその診断意義については議論の余地はあるが，補助診断としての役割は大きいと考える。超音波検査（US）は関節内病変，関節外病変の動体時の評価ができるという点で有用であると考える。

● テニス肘とsynovial fringeの病態に対する関与

近年，テニス肘の病態に関節内病変としてのsynovial fringeの関与が示唆される。著者らは，解剖学，組織学的研究を行い病態の関与について検討を行っている。解剖用屍体による検討では検体全例にsynovial fringeの存在を認め，その内の7割が腕橈関節後外側に存在していた[7]。さらにECRB，関節包，synovial fringeの冠状断面での組織学的な評価ではsynovial fringeはECRB，関節包と連続性を認めており，synovial fringeは関節動作時にECRB，関節包と同調して滑動していると考えられ，上腕骨外側上顆炎の病態に関与しているのではないかと著者らは考えている。

組織学的な連続性が確かなものかどうかを確認するために，連続組織切片を3次元構築ソフトを使用して，視覚化を試みた（図4，5）。synovial fringeは組織学的に境界領域を持たず関節包と連続性を保っていることからわれわれはこれを関節包の一部と考えている。難治性のテニス肘の病態に関してはさらなる今後の検討が待たれる。

● 治療方針

・保存療法

治療の基本はまず保存療法を行う。一般的には治療内容のいかんに関わらず加療開始から6カ月以内に9割で改善がみられるとの報告が多い。実際に著者も外来にあたり，加療開始から6カ月程度で9割近くの患者に改善が認められ，保存療法に抵抗し手術療法を勧めた例は1割程度と認識している。

・手術療法

保存療法に抵抗し改善のないものに関しては手術を検討する。保存療法，リハビリテーションの詳細に関しては後述するが，急性期の治療から慢性期の治療まで簡単な流れを示す。

● 急性期の治療

・安静

疼痛が強く日常生活上の制限が強い場合はまず安静とする。前腕伸筋群の安静を保つためにcock up splintを用いるのもよい。しかし肘関節の固定は二次的な筋萎縮，関節拘縮を引き起こす可能性があるために好ましくない。

テニスバンドも効果的である（図6）[8]。前腕伸筋群起始部のストレスを軽減する目的で使用され，最近では装着部位に対しての解剖学的な報告も散見されるようになり，肘関節から前腕長の30%遠位部以内での装着で効果が最も期待できるとの報告もある。

・アイシング

局所の炎症を改善させるために用いる。炎症範囲はさほど広くないため氷を用いたアイスマッサージがよい方法である。凍傷が生じないようにするために長時間のコールドスプレーの使用は避けるべきである。

・薬物療法

図4　肘関節外側部の組織切片

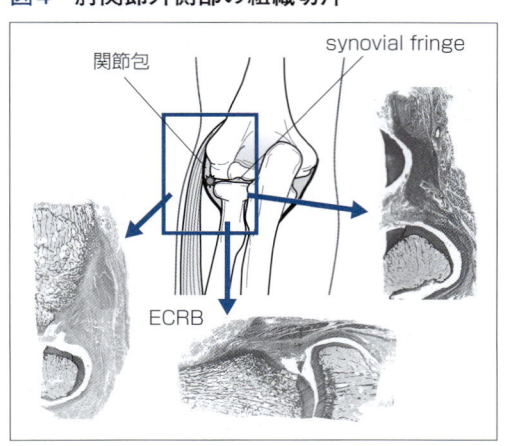

図5　3次元構築ソフト使用による視覚化

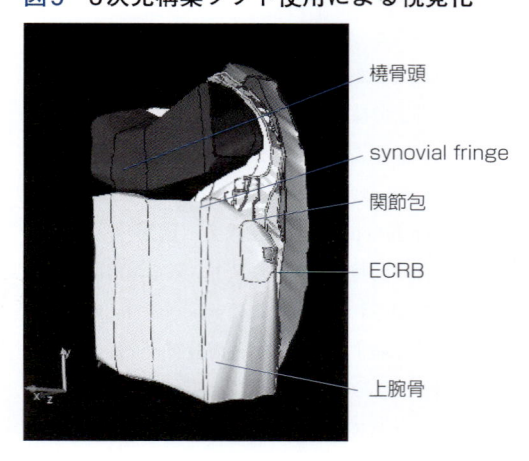

図6 テニス肘バンド

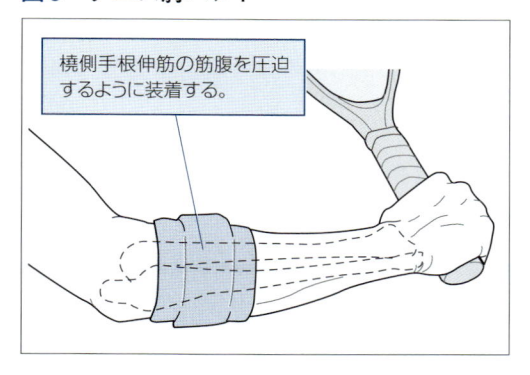

> 橈側手根伸筋の筋腹を圧迫するように装着する。

NSAIDsの内服，軟膏，貼付薬を使用する。

・注射

副腎皮質ステロイドと局所麻酔剤の局所注入を行う。急性期の症状に対する効果としては最も期待できるが，頻回に行うことで腱の脆弱化を引き起こしたり，瘢痕を形成する危険性があるため，3週間程度の間隔で2〜3回までにとどめるべきである。頻回に局所注入を行うことで逆に治療効果が得られないこともある。

慢性期の治療

・物理療法

腱付着部の血流，柔軟性の改善を目的として行う。超音波，低出力レーザー，電気治療，鍼治療などがあげられる。単独使用で有意に臨床的効果が期待できるといえるものは超音波治療である。

・理学療法

①ストレッチング

前腕伸筋群の筋緊張，短縮を防ぎ柔軟性を改善するために行う。肢位は肘関節伸展位，前腕回内位で手関節を掌屈していきストレッチングしていく（図7a）。ストレッチングは，ゆっくり息をはきながら反動をつけずに痛みを感じないレベルで前腕伸筋群を意識しながら行う。ストレッチングはプレーへ復帰した後もコンディショニング維持のため，再発予防のために行う。しかしプレー直前の長時間のストレッチングは逆に筋作業能を低下させるともいわれているため，短時間にとどめるべきである。

②筋力強化訓練

肘関節伸展位，前腕回内位で手関節を最大背屈した状態を保ち，関節運動が生じないようにしながらまずは等尺性運動から開始する（図7b）。等尺性運動を行っても疼痛が悪化しなければ，等張性運動を開始する（図7c）。テニスへ復帰のタイミングは疼痛誘発テストで疼痛が緩和したところから，テニスバンドを装着し，まずは素振りから開始する。

> **治療のツボ**
> 素振りはフォアハンドストロークから開始し，徐々にバックハンドストロークを行う。疼痛が出現しないことを確認しながら，徐々にプレーを再開する[9]。

・手術療法

①Nirschl法

ECRBの起始部を展開し，変性断裂した腱および肉芽組織の切除をして，その後，外側上顆の血流改善を目的にドリリングを行う。腱切除端はそのままとして，長橈側手根伸筋（ECRL）と伸筋腱膜前縁を縫合して切除端を被う。関節包は展開しないため関節内病変の処置を行うことはできない。

②Boyd法（Bosworth変法）

ECRBを骨付着部も含めて外側上顆付着部で切離し，末梢側へ反転，関節包を展開しECRBを5mm程度末梢にずらし再縫着する。関節包を展開できるため，関節内病変の処置も行える[10]。

③関節鏡視下手術

肘関節鏡は1970年代より臨床応用されてきた。肘関節鏡視下手術は小皮切により低侵襲で手術を行うことができ，術後疼痛の軽減や関節可動域の改善が早期に得られ，機能回復が早いことが利点であり，近年その適応範囲は広がりつつある。対象としては肘離断性骨軟骨炎，初期の変形性肘関節症（滑膜切除術，骨棘

図7 テニス肘のリハビリテーション

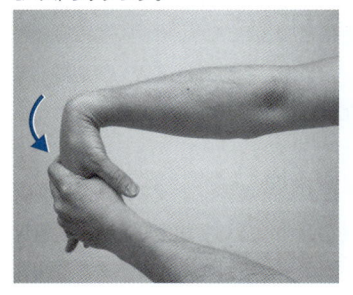

a：ストレッチング。　　b：等尺性筋力強化訓練。　　c：等張性筋力強化訓練。

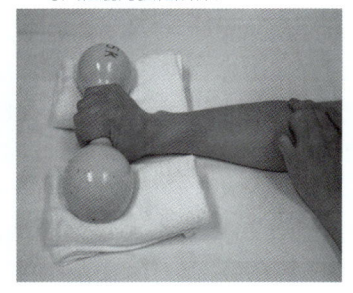

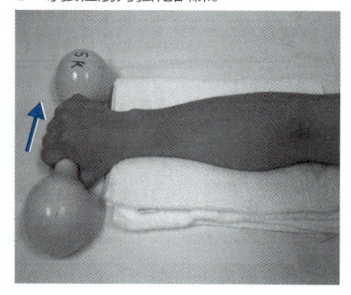

切除術等），関節遊離体の摘出，肘関節拘縮に対する関節授動術，橈骨頭骨折などがある。当院では上腕骨外側上顆炎に対して関節鏡視下にECRBの切離，synovial fringeの切除を行っている。しかし，肘関節包の近傍は神経血管束が走行し，さらに靱帯との走行とも近いことから，関節鏡の刺入，器具の操作の際にこれらの神経，血管，靱帯の損傷も予想され，手術の際には肘関節周囲の解剖学的な理解が不可欠である。

ケースレポート1（難治例）

【症例】
50歳，男性。

【現病歴】
1カ月前から右肘関節部に疼痛自覚。バックハンド時に疼痛が悪化し，その後改善なく当院受診した。テニスは1回/週のペースで行っていた。

【初診時所見】
上腕骨外側上顆の圧痛を認めchairテスト，Thomsenテスト，middle finger extensionテストが陽性であった。腕橈関節部の圧痛を認めfringe impingementテストが陽性であった。

【画像所見】
単純X線像上異常は認められなかった。MRIのT2強調像で上腕骨外側上顆のECRB付着部に高輝度変化を認めた（図8）。また腕橈関節の後外側部に張り出したsynovial fringeが確認できた。超音波像では肘関節伸展位，前腕回内位で腕橈関節に陥入するsynovial fringeが確認できた（図9）。

【診断】
手関節の反復的な動作によるストレスでECRBの上腕骨外側上顆付着部にenthesopathyが生じ，バックハンド動作で悪化したと考えられ，また腕橈関節部の圧痛に関してはfringe impingementテストが陽性でありMRI像，超音波像上よりsynovial fringeの腕橈関節への陥入が確認でき，関節内病変を伴うテニス肘と診断した。

【保存療法】
治療の基本は保存療法であり，9カ月間保存療法を行った。疼痛が強い時期は安静を保つように指示し，局所の炎症を改善させるためにNSAIDsの内服，軟膏を併用しながらアイシングなども行うように指導を行った。注射は副腎皮質ステロイドと局所麻酔薬（1%カルボカイン）の局所注入を行った。頻回に行うことで腱の脆弱化を引き起こしたり，瘢痕を形成する危険性があるため，3週間程度の間隔で3回までにとどめた。

外来で超音波療法と理学療法（ストレッチング，筋力強化訓練）を併用して行った。一時的に症状の改善が認め

◆図8 MRI像 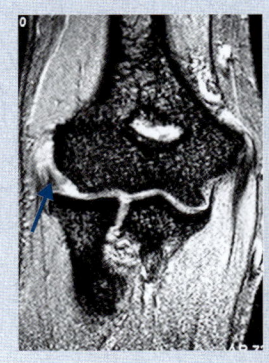 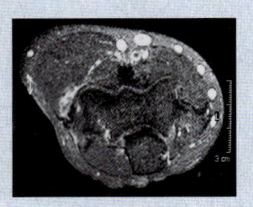
上腕骨外側上顆の輝度変化と腕橈関節内にsynovial fringe（矢印）を認める。

◆図9 超音波像
腕橈関節内に陥入するsynovial fringeが確認できる。

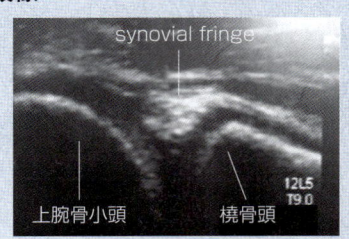

られたが，改善に伴い安静を保てず，テニスプレー時の疼痛が再度出現した。来院後9カ月で肘外側部の疼痛，肘関節可動時のclickが再燃し，関節鏡視下に手術を施行した。

【手術所見】
手術は全身麻酔下に行った。体位は左側臥位で準備をし，体位変換後，上腕骨内・外側上顆，橈骨頭，肘頭，尺骨神経，関節鏡刺入部にマーキングをする。上腕のタニケットは肘関節にかからない幅のせまいものを使用し，鏡視時の所見により使用するかどうか検討する。soft spot（上腕骨外側上顆，橈骨頭，肘頭の3点の中心）より関節内に23G針を刺入し生理食塩水を20mL程度注入し関節を膨らませ，バックフローを確認する。まず，近位内側ポータルから刺入する。近位内側ポータルは上腕骨内側上顆より2cm近位，1cm屈側に位置する。メスで皮膚に切開を加え，モスキート，もしくはペアン等で皮下軟部組織を鈍的に広げる。関節鏡外套管に鈍棒を装着し示指でしっかりと

把持し少し捻りながら挿入する。関節包は弾力性があるため通過した際には抵抗の消失が確認できる。挿入する際のポイントは上腕骨にあてながら上腕骨上を滑らせるように挿入していくことである。関節腔内に到達したら必ずバックフローを確認する。鏡視時に使用する還流液はあまり圧が高いと皮下に漏れ出し関節が膨らまなくなり，長時間の鏡視が困難になるため鏡視開始時は持続還流装置の圧は20～30mmHg程度で行う。処置をしている際に出血等で視野が悪くなった際には，一時的に還流圧を40～60mmHgに上げて処置を行う。関節鏡器具は4mm径の30°斜視鏡を用いて行う。次に近位外側ポータルを作製する。近位外側ポータルは上腕骨外側上顆より2cm近位，1cm屈側に位置し，近位内側ポータルから刺入した関節鏡の光源をガイド下に作製する。基本操作はこの2つのポータルを使い分けながら，屈側の関節内をしっかりと操作する。実際のECRBの処置は近位外側ポータルより挿入したベーパー，シェーバーを用い関節包ごしに切離した。関節包はBaker typeⅡの線状断裂を認めていた[11]。腕橈関節に張り出したsynovial fringeが確認され，肘関節伸展回内で腕橈関節に陥入する像が確認できた。synovial fringeはベーパー，シェーバーを用い切除し，切除後伸展回内位で陥入しないことを十分に確認した（図11）。処置をする際にはまず，関節内の病変から処置をするように心掛けている。先にECRBの切離を行うと関節包に損傷が起き，そこから還流液が皮下に漏れ，関節内が膨らみづらくなるため，関節内の処置が困難になる可能性もある。さらに外側から後外側にかけてのsynovial fringeを切除する際に，soft spotの近くに後外側ポータルを2カ所作製し処置を行った。後外側ポータルは操作範囲が狭く，刺入の際に上腕骨小頭の軟骨面を損傷する可能性もあるためわれわれは2.7mm径の関節鏡を使用している。

経過

・術直後

術後は固定をせず，術翌日から肘関節の自動運動を開始した。

・術後2週

術後2週で疼痛はVAS scoreで5/10と改善を認め，fringe impingementテストは陰性化した。

・術後2～3カ月

術後2カ月ではVAS scoreは2/10となり，術後3カ月にMRIを撮像したところT2強調像で上腕骨外側上顆のECRB付着部の高輝度変化は改善し，また腕橈関節の後外側部に張り出したsynovial fringeは消失していた（図10）。術後3カ月よりテニスに復帰した。

◆図10　術後MRI像

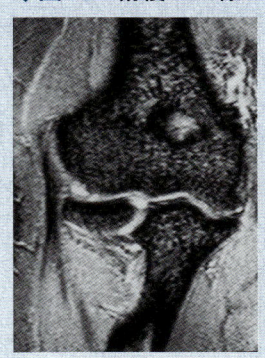

T2強調像でECRB付着部の高輝度変化は改善し，synovial fringeは消失している。

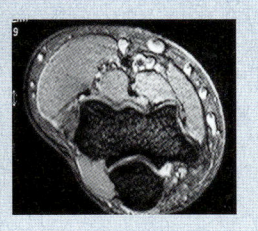

◆図11　関節鏡視所見

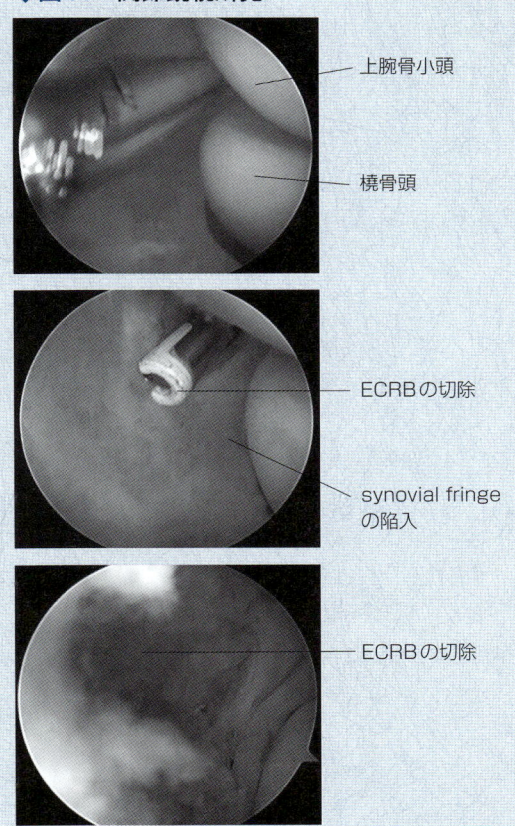

上腕骨小頭
橈骨頭
ECRBの切除
synovial fringeの陥入
ECRBの切除

・術後6カ月

術後6カ月時には疼痛も消失し，患者の満足度は高かった。

再発予防と今後の課題

●プレー前の予防策

ウォーミングアップがテニス肘の発症予防に非常に重要である。ウォーミングアップによって体温が上昇し，テニスなどの激しいスポーツに対して身体の順応が図れる。体温の上昇によって筋肉の血流量が増加して筋収縮はスムーズで力強いものとなる。体温が上昇することにより，伸筋腱付着部の損傷にはより大きな力と伸張力が必要になるのでテニス肘の発症予防につながる。

ウォーミングアップには全身的なものと種目特性のものがある。全身的なものにはジョギング，柔軟体操，縄跳びなどが，テニス特性のものにはシャドウテニス，ミニテニス，ロビングなどがある。ウォーミングアップは気候，コート条件，プレーの活動レベルを考慮し疲労感を覚えず軽い発汗をする程度とする[12,13]。

●プレー中の予防策

パフォーマンス向上のポイント，道具の選択について簡潔に示す。

・バックハンドストロークは肩と体幹をしっかりと使い，手関節の安定を図り，前方でボールをとらえるようにする。
・手関節伸筋群は手関節の安定性に関与し，手関節を曲げているときよりも，まっすぐなときのほうが，負担が少ないため，インパクトの瞬間はなるべく手関節をまっすぐにしておくべきである。
・道具の選択にも注意する必要がある。
　①スウィートスポットが広いラケットを使用する。
　②ヘッドが硬く，シャフトが柔軟なものを選択する。
　③ヘッドが軽いラケットを選択する。
　④ストリングは細いものを用い，テンションは低めに設定する。
　⑤ボールはハイプレッシャーのものを使用する。

●プレー後の予防策

プレー後はクーリングダウンをしっかりと行う。クーリングダウンのメニューはベースライン上での軽いストロークからジョギング，ストレッチングを取り入れて十分に行う。練習後の遅発性の筋肉痛を減少させることを目的とし前腕伸筋群のマッサージを取り入れることも効果的である。マッサージによって筋腱の炎症反応が抑制されるものと考えられている。

参考文献

1) Runge F：Zur Genese und Behandlung des Schreibekrampfes. Berl Klin Wochenschr, 10：245-248, 1873.
2) Goldie I：Epicondylitis lateralis fumeri. Acta Chir Scand, Suppl 57：S339, 1964.
3) Nirschl RP：Elbow tendinosis/tennis elbow. Clin Sports Med, 11：851-870, 1992.
4) 熊井　司：腱・靭帯付着部障害の病態と治療法の選択. 整・災外，48：527-538, 2005.
5) Fairbank, Corelett RJ：The role of the extensor digitorum communis muscle in lateral epicondylitis. Journal of the Hand Surg, 27(5)：405-409, 2002.
6) Paoloni JA：The Orthopaedic research institute-tennis elbow testing system. Shoulder Elbow Surg, 13(1)：72-77, 2004.
7) Ando R：Anatomical study of arthroscopic surgery for lateral epicondylitis. Hand Surg, 13(2)：85-91, 2008.
8) Froimson AI：Treatment of tennis elbow with forearm support band. J Bone Joint Surg, 53-A：183-184, 1971.
9) 石井庄次：テニス肘に対する保存療法. 整・災外，48：565-571, 2005.
10) Boyd, HB, et al：Tennis elbow. J. Bone Joint Surg, 55-A：1183-1187, 1973.
11) Baker CL Jr, et al：Arthroscopy of the elbow. Am J Sports Med, 27：251-264, 1999.
12) Babette Pluim, et al：テニスパフォーマンスのための医学的実践ガイド. エルゼビア・ジャパン，2006, p82-84.
13) 別府諸兄：テニスエルボーの予防と対策. 日本テニス協会医事委員会，2003.

テニス肘のリハビリテーション

坂田　淳, 赤池　敦

テニス肘は上腕骨外側上顆炎ともよばれ, 上腕骨外側上顆に起始をもつ手関節および指伸筋群のうち, とくに短橈側手根伸筋 (ECRB) の腱付着部症であるとされている[1]。テニス肘は初診時の予後予測が難しく, 症状が慢性化し, リハビリテーションが長期化する場合も多い。ここでは, テニス肘の症例を提示し, 初期状態からの予後予測と, 段階的なリハビリテーションの方法を紹介する。また, 著者らが過去に経験した難治例や再発予防のポイントについても触れる。

リハビリテーションのポイント

●問診

問診より得られる情報から, リハビリテーションの内容や復帰時期など方針を決定する。また発症要因を推測し, 再発予防を含めた指導を開始する。
問診内容を表1に示す。

- 競技歴が短い・競技レベルが低い⇒フォーム指導の必要性
- テニス中の痛みの強い動き≒フォーム指導時にとくに重点を置く動き
- 疼痛発症時周辺に起きたこと≒発生要因となりうる因子⇒再発予防のための指導
- 日常生活で痛い動き・痛みの出る場面⇒痛みの程度からの復帰時期の推定（表2）

●痛みの評価

・圧痛

外側上顆, 伸筋腱 (ECRB, 長橈側手根伸筋, 総指伸筋)

◆表1　問診表

年齢：　　歳　　競技歴：　　年　　練習回数：週　　回（内スクール：　　回）

①競技レベルを教えてください。
　□趣味　　□指導者　　□競技者　　□プロ

②痛みが出た, ひどくなった時期（1カ月以内）に以下のようなことはありませんでしたか？
　□練習量が増えた　　□偏った練習をした（サーブばかり繰り返し練習した　等）　　□ラケットをかえる
　□ガットのテンションをかえる　　□グリップの握りやフォームを変更した　　□その他（　　　　　　　　　　）

③テニスの動きの中で, 痛みが強い順に番号をつけてください。
　□フォアハンドストローク　　□バックハンドストローク　　□サーブ　　□フォアハンドボレー
　□バックハンドボレー　　□その他（　　　　　　　　　　　　　　　　　　　）

④日常生活で痛みの出る動きを教えてください。
　□荷物を持つ　　□ヤカンを持つ　　□蓋を開ける　　□ドアを開ける　　□字を書く
　□箸を使う　　□その他（　　　　　　　　　　　　　　　　）

⑤痛みの出る場面を教えてください。
　□テニス後　　□テニス中（たまに）　　□テニス中（いつも）　　□ラケットを握る

◆表2　痛みの程度と復帰時期の目安

痛みの程度	ADLの痛み	テニス中の痛み	握力（健患比）	復帰時期（目安）
1	ヤカン・荷物	テニス後・練習中（たまに）	健側の2/3以上	0〜1カ月
2	ペットボトルの蓋・ドアノブ	練習中（いつも）	健側の2/3以下	1カ月以上
3	書字・箸	ラケットを握る	健側の1/3以下	2カ月以上

・痛みの誘発（図1）
①手関節背屈（抵抗）
②示指・中指伸展（抵抗）
③握力（ゆっくりと力を入れていき，痛みを感じたところで止める）

復帰のツボ
・握力の健患比から，復帰時期の推定が可能である（表2）。

● 患部周囲の評価

・アライメント（図2）
①肘外反アライメント（運搬角）
②前腕・手関節回内アライメント
・肘外反アライメント⇒橈側に付着する筋の過緊張，尺側に付着する筋の機能不全
・前腕・手関節回内アライメント⇒ECRBが常に伸張位⇒ECRBへのストレス増大

・関節可動域（図3）
③前腕・手関節回外可動域
④前腕・手関節回内可動域
⑤手関節掌屈可動域
・前腕・手関節回外可動域制限≒回内屈筋群の過緊張
・前腕回内可動域制限・手関節掌屈可動域制限≒ECRBの過緊張

・筋機能（図4）
⑥浅指屈筋筋力[2]
⑦菱形筋機能

◆図1 痛みの誘発 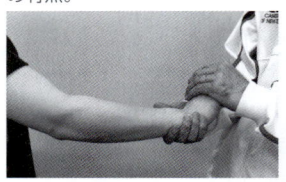
a：手関節背屈（抵抗）時の疼痛の有無。 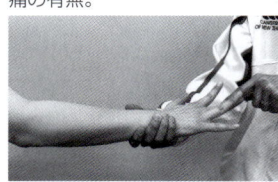
b：示指・中指伸展（抵抗）の疼痛の有無。 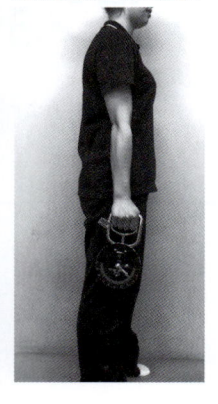
c：握力計を握り，痛みを感じたところで止めた際の数値（健患差）。

◆図2 アライメント 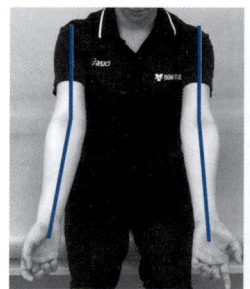
a：肘伸展位での肘外反アライメントを左右で比較する。 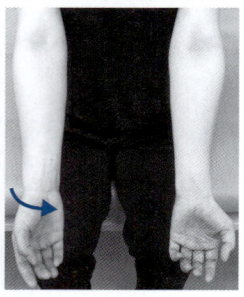
b：前腕・手関節回内アライメントを左右で比較する。

◆図3 関節可動域 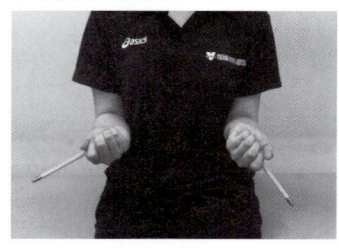
a：前腕回外可動域。 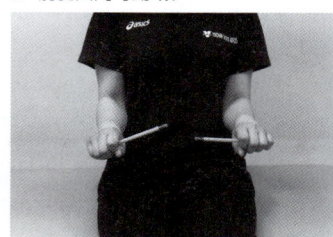
b：前腕回内可動域。 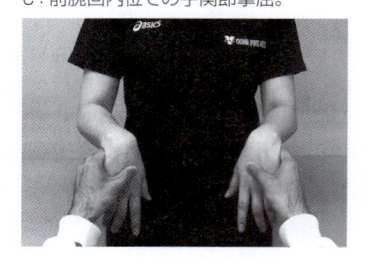
c：前腕回内位での手関節掌屈。

◆図4 筋機能 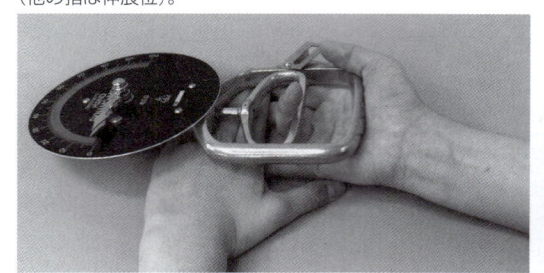
a：浅指屈筋筋力。
握力計に第4指のみをかけ，PIP関節を屈曲し数値を計測する（他の指は伸展位）。 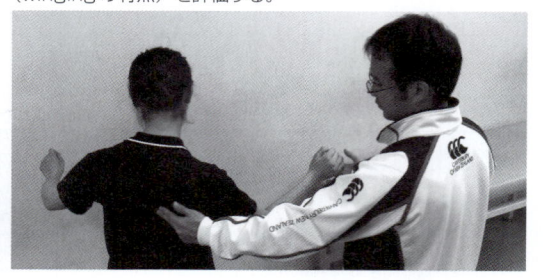
b：菱形筋機能。
インパクトの位置で抵抗を加えた際の，肩甲骨の安定性（wingingの有無）を評価する。

・浅指屈筋筋力低下⇒グリップ時の手関節安定性低下
　⇒ECRBの過活動
・菱形筋機能低下⇒インパクト時の肩甲骨安定性低下
　⇒ECRBを含む前腕筋群の過活動

● 全身の評価

・体幹・肩・股関節機能の評価（図5）
①体幹回旋・肩内旋・股関節内旋可動域
②下肢安定性（サイドホップ）
・体幹回旋・肩内旋・股関節内旋可動域制限⇒フォーム全体としての回旋制限
・下肢安定性低下⇒軸足・踏み込み足の安定性低下
・フォームの評価
③フォアハンドストローク（図6）
④バックハンドストローク（図7）
⑤サービス（図8）
・フォアハンドでの体幹回旋制限⇒いわゆる"手打ち"⇒ECRBの過活動
・バックハンドでの手関節掌屈位でのインパクト⇒ECRBへの伸張ストレス増大
・サービスでの肩内旋減少⇒過度の前腕回内・手関節掌屈・尺屈⇒ECRBの過活動

◆図5　体幹・肩・股関節機能の評価

a：体幹回旋・股関節内旋・肩内旋可動域。

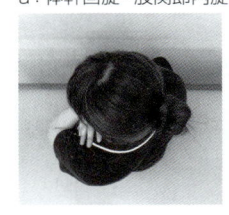

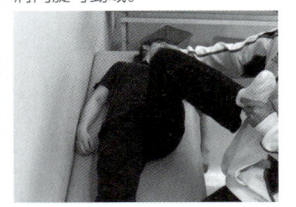

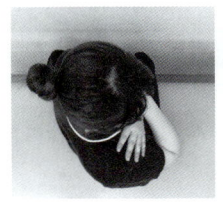

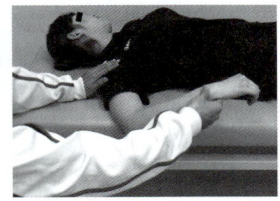

b：下肢安定性の評価。
サイドホップでの下肢安定性（十分な膝屈曲，骨盤の側方偏位の有無）を評価する。

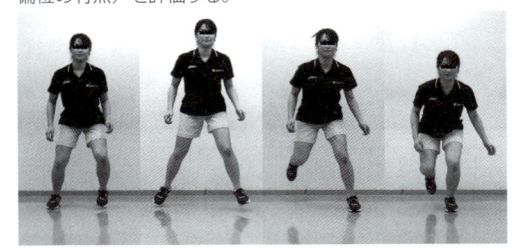

◆図6　フォアハンドストロークのフォーム評価

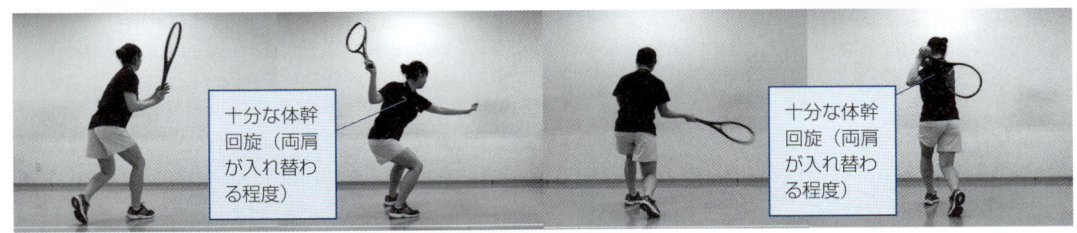

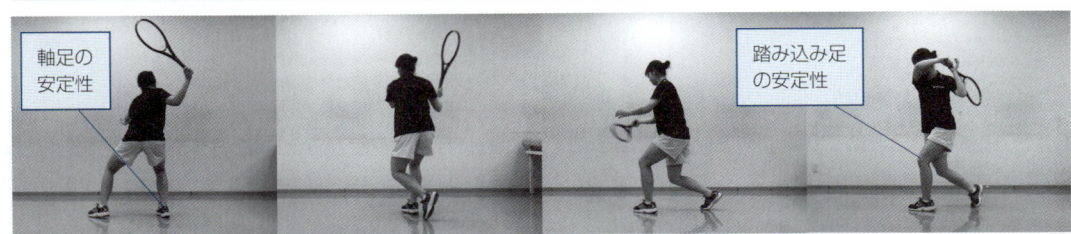

十分な体幹回旋（両肩が入れ替わる程度）

軸足の安定性

踏み込み足の安定性

軸足・踏み込み足が安定し，体幹の回旋が十分に行われている。

◆図7　バックハンドストロークのフォーム評価（不良例）

手関節掌屈位でのインパクト（打点が後方）

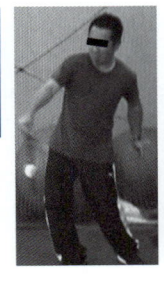

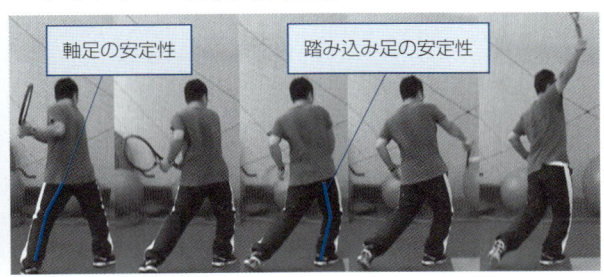

軸足の安定性

踏み込み足の安定性

軸足の安定性低下から，早期に骨盤が前方に偏位し，打点が後方になり，掌屈位でインパクトしている。

◆図8　サービスのフォーム評価

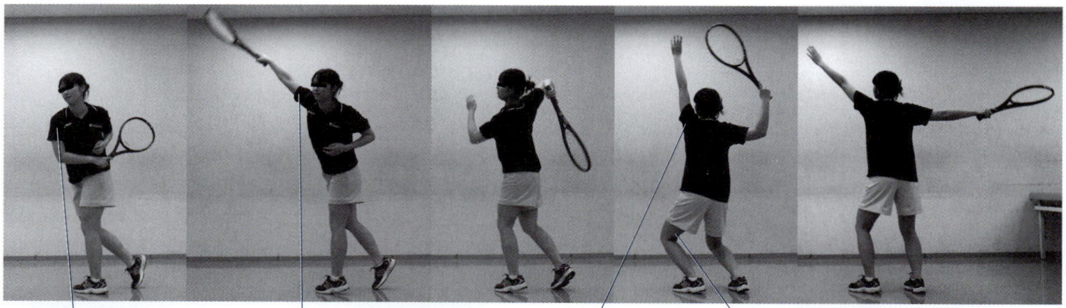

| 十分な体幹回旋（両肩が入れ替わる程度） | 十分な肩内旋 | 十分な体幹回旋（両肩が入れ替わる程度） | 踏み込み足の安定性 | 踏み込み足が安定し，体幹の回旋と肩の内旋が十分に行われている。 |

リハビリテーション実施時のポイント

●徹底したテニス活動の管理

症状を慢性化させないためには，徹底した疼痛管理が重要である。グリップを強く握って痛みがなくなるまでは，テニスを控えさせる。

●日常生活上の痛みの管理

問診で得られた主訴より，以下の項目を徹底させる。
① 日常生活において，回内位での把持動作は極力避け，回外位で物を持つ。
② 痛みの出る動作は極力反対側で行う。

復帰のツボ ③ 痛みの出る動作を行う場合は日常生活においても エルボーバンドを使用する。

段階的なリハビリテーション

復帰のツボ テニス肘に対するリハビリテーションを4つのステップに分けると図9のようになる。次のステップの開始基準を満たした段階で，リハビリテーションを進める。

◆図9　4つのステップ

ステップ1　ECRB柔軟性の獲得
・肘・前腕・手部アライメント改善（ECRBへの持続的な張力の軽減）
・ECRBのストレッチ・物理療法

ステップ2　肩甲骨・肘・手関節安定性の獲得
・開始基準：握力の健患差が2/3以上
・浅指屈筋トレーニング・尺側グリップEx・肩甲骨安定性

ステップ3　フォームの改善
・開始基準：握力時の疼痛なし
・体幹・股関節・肩関節柔軟性・下肢バランス能力の改善

ステップ4　段階的な復帰
・開始基準：素振りで疼痛なし
・サービスラインでのラリー→ベースラインでのラリー→横への動きを含めたラリー→サービス→ゲーム

ケースレポート1

【症例】
46歳，女性。競技歴3年，テニス活動は3時間×2回／週（うちスクール1回）

【競技レベル】
趣味レベル。フォア：片手打ち，バック：両手打ち。

【診断名】
右テニス肘。

【現病歴】
1カ月ほど前，スクールのラケット試打で，ガットが硬いラケットを使用し長時間プレー（ラリー中心）。徐々に肘外側が重くなった。このころ，テニスの頻度も増えていた。2週間ほどして，サービス時に疼痛が増悪し，プレー続行不可能になった。以来，練習は休止した。

経過

・初回理学療法（0週）
主訴：日常生活の痛み…洗濯物を干す，びんの蓋をあける，ぞうきんを絞る動作

テニス中の痛み…サービス＞フォアハンドストローク＞バックハンドストローク

疼痛：ECRB腱（外側上顆より遠位1cm）に圧痛，手関節背屈・示指および中指伸展時痛（+）

握力（右／左）：15kg（疼痛+）／24.5kg

アライメント：肘外反，橈骨前方偏位，前腕・手関節回内アライメント
関節可動域：前腕回外制限，手関節掌屈制限
筋機能：浅指屈筋筋力（右／左）：0.5/1kg
理学療法（図10）：
①上腕二頭筋のストレッチ，②回内屈筋群のストレッチ，③ECRB遠位部のストレッチ，④患部への高電圧療法，を行った。

握力を発揮した時の痛みが消失するまでのテニス休止を指示した。

・3週後
主訴：手を伸ばして洗濯物を干すときに違和感があった。

疼痛：握力右20kg（違和感）。フォアハンドストロークの素振りで違和感（サービス・バックハンドストロークではない）。
姿勢：胸椎後弯増大（円背）
筋機能：菱形筋機能低下
理学療法（図11）：
①浅指屈筋トレーニング，②尺側グリップでの回内・外運動，③姿勢改善（ストレッチポール），④菱形筋トレーニング，を行った。

・5週後
主訴：疼痛（−）
疼痛：握力右24kg（疼痛なし）。素振りでの疼痛（−）。
フォアハンドストロークのフォーム：軸足の安定性が低下

◆図10　ステップ1のプログラム

a：上腕二頭筋のストレッチ。
肘伸展位で肩伸展を行う。

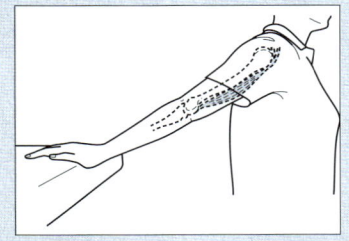

b：回内屈筋群のストレッチ。
回内屈筋群を圧迫した状態で繰り返しの背屈運動を行う。
橈側手根屈筋

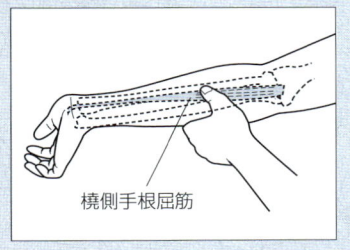

c：ECRB遠位部のストレッチ。
ECRBを圧迫下状態で繰り返しの掌屈運動を行う。

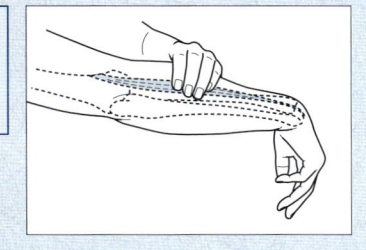

d：患部への高電圧療法。
圧痛部位周囲へ高電圧療法を行う。
外側上顆から1〜2cm遠位部

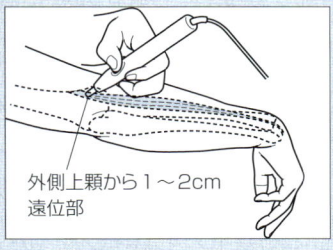

◆図11　ステップ2のプログラム

a：浅指屈筋トレーニング。
環指・小指のPIP屈曲抵抗運動を行う。

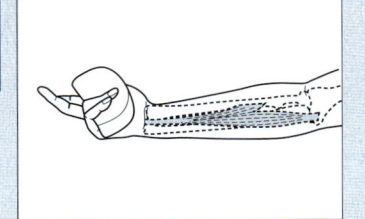

b：尺側グリップでの回内・外運動。
環指・小指を強く握った状態で前腕回内・外運動を行う。
浅指屈筋を収縮させ手関節を安定させる。 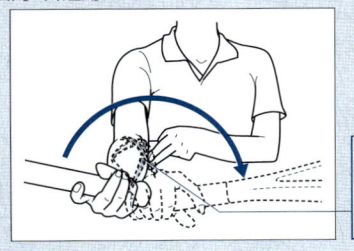

c：胸椎伸展ストレッチ。
胸椎後弯の頂点に枕を入れた状態で繰り返しの肩屈曲運動を行う。

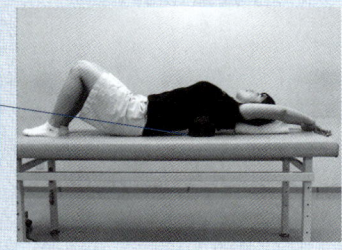

d：菱形筋トレーニング。
腹臥位で肩甲骨内転運動を行う。

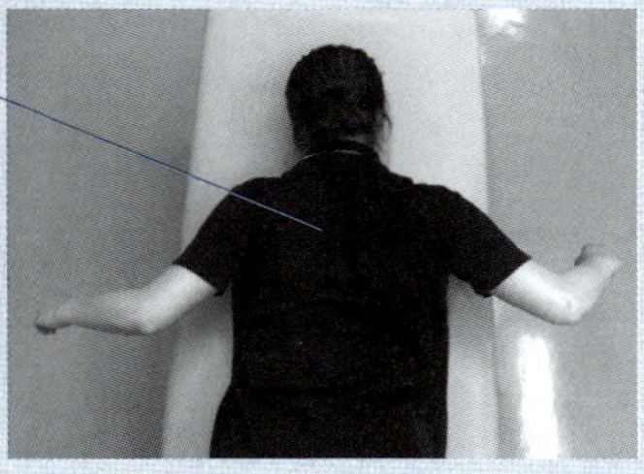

し，いわゆる"手打ち"になっている．

理学療法（図12）：

①肩甲骨と体幹の協調性トレーニング，②テイクバックでの軸足安定性トレーニング，を行った．ショートラリーから徐々にベースラインでのラリーへ変更した．

・6週後

主訴：ストローク・ボレーは疼痛なし，サービスは1球打って疼痛あったため回避した．

可動域：肩内旋可動域制限あり．

サービスのフォーム：左手の使い方不良，肩内旋減少，前腕回内・手関節掌・尺屈増大（図13）．

理学療法（図14）：

①肩内旋ストレッチ，②サービスのフォーム指導（左手の使い方），を行った．

・7週後

主訴：テニスを1試合行い，疼痛（－）．

理学療法：ストレッチ継続とした．

フル参加となった．

・12週後

疼痛（－）でフル参加可能なため，リハビリテーションを終了した．

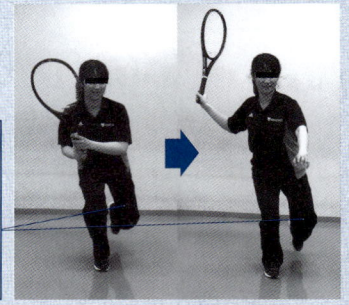

◆図12　ステップ3のプログラム

a：肩甲骨と体幹の協調性トレーニング．

肩甲骨内転位保持で体幹回旋運動を行う．

b：テイクバックでの軸足安定性トレーニング．

十分な膝の屈曲，つま先と膝の向きが同じ方向，骨盤の横への変異なしを確認．

◆図13　症例のサービスフォーム

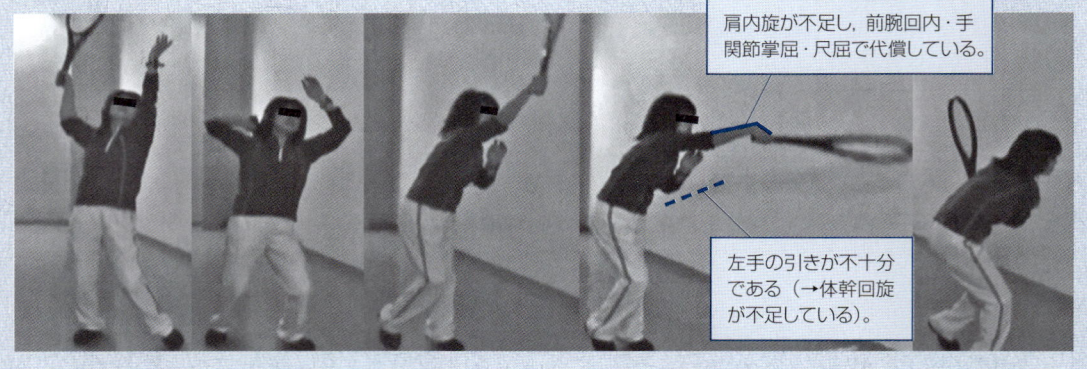

肩内旋が不足し，前腕回内・手関節掌屈・尺屈で代償している．

左手の引きが不十分である（→体幹回旋が不足している）．

◆図14　ステップ3のプログラム

a：肩内旋のストレッチ．

肩屈曲90°，肘屈曲90°で行う．

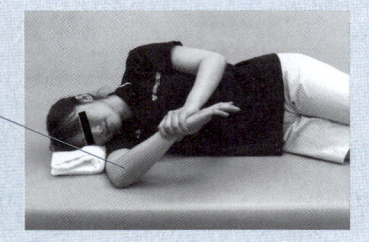

b：フォームエクササイズ（左手の使い方）．

右手だけでなく，左手を引きながらチューブを引っ張るようにする．

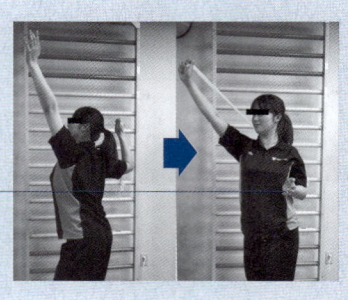

難治例のリハビリテーション

●仕事での負荷が大きい場合（自転車の配達員，添削指導員，機織りなど）
テニスの安静のみでの疼痛消失が得られにくい。

●ECRBの変性・明らかな筋力低下（治癒期間：3カ月以上）
ECRBの筋力改善に時間がかかり，手術にいたる場合がある。

●骨棘形成
疼痛が完全に消失しない場合が多い。症状プラトーが続く場合，消失しなくとも段階的にプレー開始する。

●内側型の合併（治癒期間：2～3か月（再発多い））
手関節安定性のためのトレーニングに注意が必要である。

●肘頭・上腕三頭筋・橈骨粗面などに痛みが移る場合
背景に上腕三頭筋の機能低下がある。

●外側上顆骨端線損傷（成長期）（治療期間：1～2カ月）
外側上顆周囲の著明な腫脹が特徴である。安静により予後良好である。

全身を診るリハビリテーション

テニス肘の症例の多くは，肘・前腕・手関節のマルアライメントに加え，年齢による姿勢の変化（円背）や，練習量の増加，スクールによる練習内容の偏り，ラケットやガットのテンションの変化，握りやフォームの変更といった因子が重なることで症状が生じる。

予防のツボ 再発予防には，マルアライメント改善のための適切なストレッチや，ウォーミングアップ・クーリングダウンの徹底（練習後のアイシング施行も含む）に加え，例えばガットのテンションを落とすなど，問診で聴取した結果推測された個々の発生要因を改善することが重要である。

テニス肘のリハビリテーションにおいては，徹底した日常生活の疼痛管理とテニスの制限により，症状の長期化を防ぐことが可能となる。**復帰のツボ** それには，患者のテニス休止の理解が必要である。そのためには，「いつごろから復帰できるのか（予後予測）」と「何ができたら復帰できるのか（復帰基準）」を明確に示すことが重要である。また，症状に合わせた段階的なリハビリテーションを実施することで，スムーズな復帰が可能となる。

文献
1) 日本整形外科学会診療ガイドライン委員会編集：上腕骨外側上顆炎 診療ガイドライン，南江堂，2006，p15-16.
2) 坂田 淳，ほか：内側型野球肘症例の初回臨床所見と投球再開時期との関連．日肘会誌，16：9-12, 2009.

テニスにおける TFCC損傷の診断と治療

中村俊康

診断

●問診
以下の点に留意して問診を行う。
- 手関節尺側部のTFCC周囲に疼痛があるか？
- 回内外可動域制限の有無。
- どのストロークで痛いか？（トップスピン，スマッシュ，バックハンドスライス，バックハンドストップボレーなど）
- 遠位橈尺関節（DRUJ）不安定性の自覚症状の有無（同部のクリック感，軋音，手関節が弛く抜ける感じ＜slack＞）

●視診・触診
以下の点に留意して視診・問診を行う。
- 圧痛点の有無。
- 他動回内・外可動域。

●画像検査
以下の点について画像診断を行う。

・単純X線
① 単純X線正面像での橈尺間離開。
② 単純X線正面像での尺骨の橈骨に対する相対長（ulnar variance）の計測。
③ 単純X線側面像での尺骨頭の背側変位。

・MRI
非侵襲な画像診断で，TFCC内部の描出に優れる。TFCC内の高信号領域および小窩での裂離像（図1）を確認する。

・関節造影
造影剤を注入後にX線を撮像する画像診断で，slit損傷の描出や橈尺靱帯損傷の描出能に優れる。造影剤の橈骨手根関節からDRUJへの漏出（図2）およびTFCC内への造影剤の進入，小窩部裂離像（図2）などを確認する。

・手関節鏡
TFCC損傷診断のみならず治療にも利用可能である。

図1 TFCC尺骨小窩部損傷のMRI T2*強調像
TFCCが尺骨小窩部で断裂しているため，描出されない（矢印）

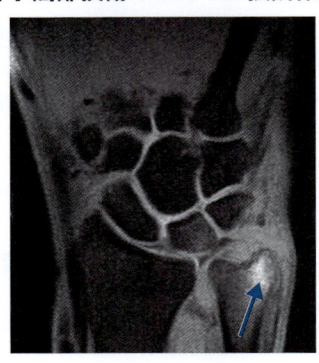

図2 TFCC損傷の関節造影所見
橈骨手根関節から注入した造影剤はDRUJへ進入し，さらに尺側手根伸筋腱腱鞘内に漏出している。TFCCは橈側でslit損傷した上（矢印），尺側裂離損傷している（白矢印）。

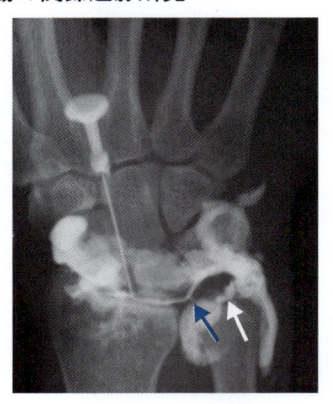

図3 ulnocarpal stressテスト
手関節尺屈強制
尺屈回外強制

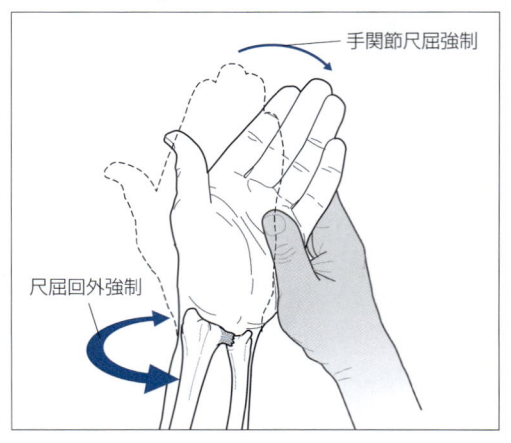

外傷性断裂と変性損傷に分類したPalmerの分類[1]を用いる。テニスでは橈側1D，中央部1Aのslit損傷，尺側遠位部断裂1B（図5）の頻度が高い。図6ではDRUJ関節鏡視での小窩での橈尺靱帯裂離損傷が確認できる。

●徒手検査

以下の徒手検査を行う。

・ulnocarpal stressテスト（図3）

手関節尺屈強制および尺屈回外強制にてチェックする。

・DRUJ ballottementテスト（図4）

・piano-key sign

●治療方針

まず，保存療法では約3カ月間スポーツは行わずサポーターなどで固定を行う。症状が改善しない場合，手術療法を選択する。橈側1D損傷や中央部1A損傷では鏡視下TFCC部分切除術を行う。尺側1B損傷では鏡視下capsular縫合も行い，小窩での橈尺靱帯裂離損傷例では鏡視下trans-ulner縫合，直視下縫合などを行う。尺側varianceがplusの場合には尺骨短縮術を行う。TFCCの縫合に尺骨短縮術を追加する場合もある。

図4　DRUJ ballottementテスト

尺骨をつまみ左右に動かしてチェックする。

図5　TFCCの尺側遠位slit損傷（Palmer 1B損傷）

TFCCの尺側辺縁にslit状の断裂を認める（矢印）。

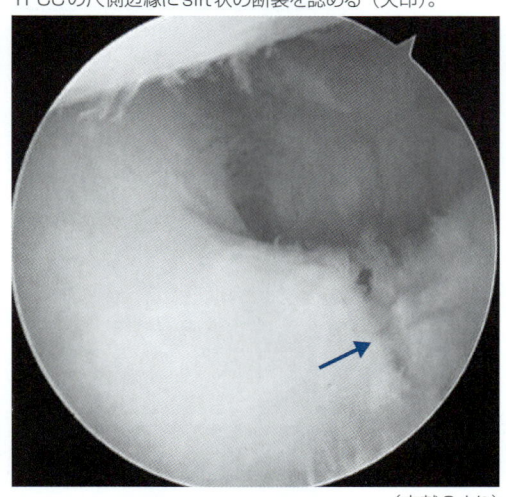

（文献2より）

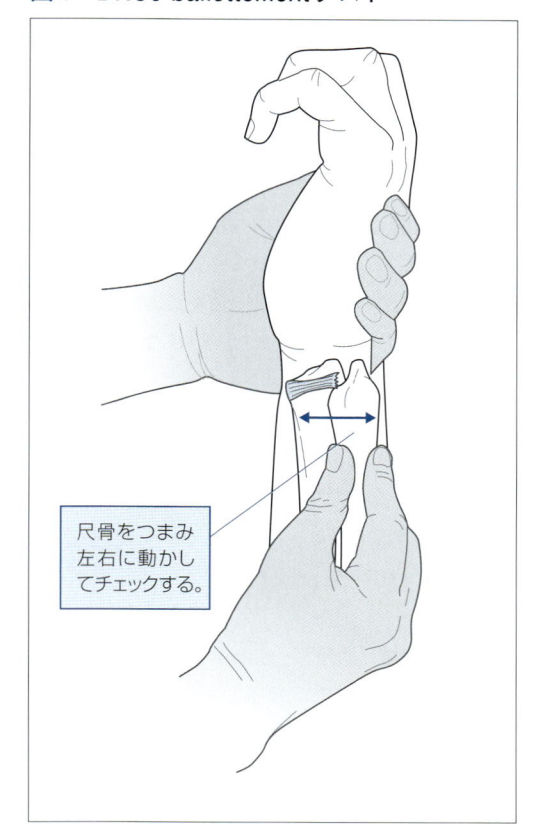

図6　TFCCの小窩部裂離損傷

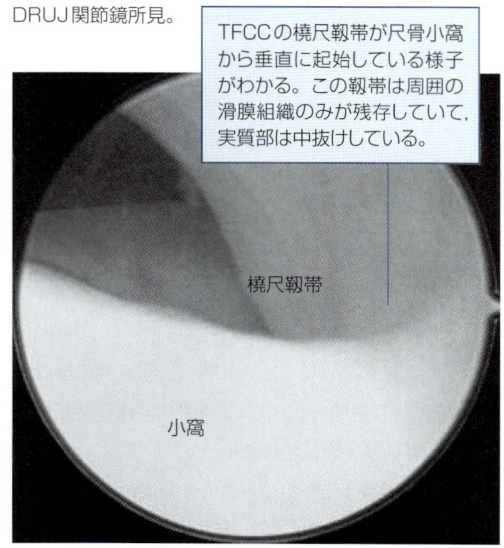

DRUJ関節鏡所見。

TFCCの橈尺靱帯が尺骨小窩から垂直に起始している様子がわかる。この靱帯は周囲の滑膜組織のみが残存していて，実質部は中抜けしている。

橈尺靱帯

小窩

（文献2より）

ケースレポート 1

【症例】
32歳，男性。左利き。

【現病歴】
6カ月前よりテニス中に左手関節痛が出現した。とくに過度にスピンをかけるフォアハンドストロークの際に疼痛があり，次第にバックハンドストロークにも影響が出てきた。他院を受診したところ捻挫といわれ，消炎鎮痛薬の服用とサポーターやテーピングを指導されたが軽快しないために来院となった。

【初診時所見】
注意深い問診のうえ，徒手検査を行う。本症例ではulnocarpal stressテストは陽性で，DRUJ ballottementテストも掌側方向へはend pointがなく陽性であった。一方，背側方向へはend pointを認めた。

【画像所見】
単純X線で橈尺間離開と+2mmの尺骨plus varianceを認めた。MRIではTFCC尺側から中央部への水平損傷を認め（図7），関節造影では橈骨手根関節からDRUJへの造影剤の漏出と水平損傷部への造影剤の進入を認めた（図8）。

【診断】
TFCCの尺側損傷（Palmer Class 1B）と水平断裂の合併である。手関節鏡視下手術を行なう方針とした。尺骨plus varianceがあるため，尺骨短縮術の併施も考慮した。

【手術所見】
TFCC橈側のslit損傷と尺側損傷を認めた（図9）。DRUJ鏡視では三角靱帯損傷は認めなかった。月状骨軟骨の軟化所見を認めたため，尺骨短縮術を施行したうえで，TFCC尺側損傷部を鏡視下に関節包に縫合した（図10）。これによりDRUJ不安定性は解消した。

● 経過

術後sugar tongギプスでの固定を2週間，その後肘下ギプス固定を2週間行なった。2週間の自動可動域訓練後に2週間他動可動域訓練を行った。

筋力増強訓練は尺骨短縮部の仮骨形成がみられた後に開始し，スイングを開始した。フォアハンドストロークは3カ月で開始し，4〜6カ月でテニスに完全復帰した。

図7　MRI
TFCC尺側損傷と水平断裂（白矢印）を認める。

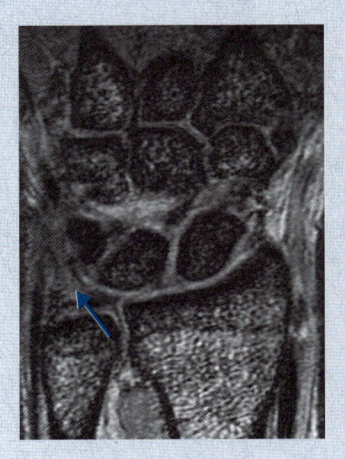

図8　関節造影
TFCC内部に水平断裂（矢印）を認める。

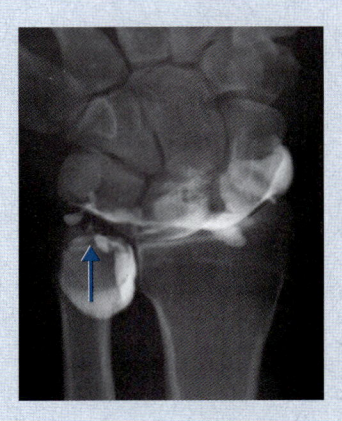

図9　橈骨手根関節鏡所見
TFCCの橈側slit損傷（右下）と尺側断裂（左上，矢印）を認めた。PRはprestyloid recess。

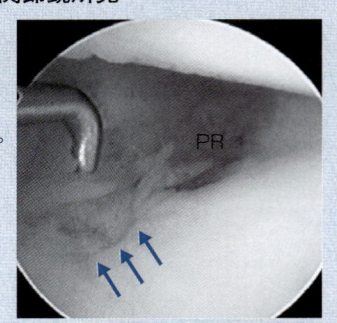

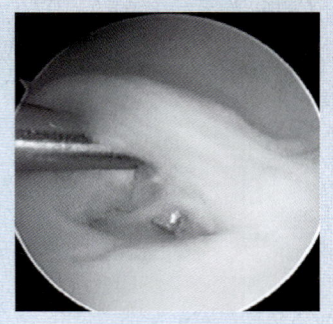

図10 鏡視下TFCC縫合術（Capsular法）
尺側遠位部のTFCC損傷を鏡視下で関節包に縫合する。
a：関節包外からループ糸が入った2本の注射針を挿入し，一本の注射針でTFCC損傷部を貫く。
b：ループ糸をモスキート鉗子で関節外に一度出す。
c：2本のループ糸の両端に3-0タイクロン糸を設置し，ループ糸を引くとタイクロン糸でTFCCを関節包に縫着できる。

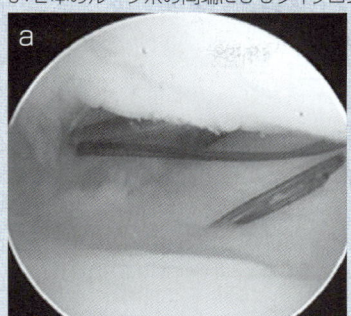

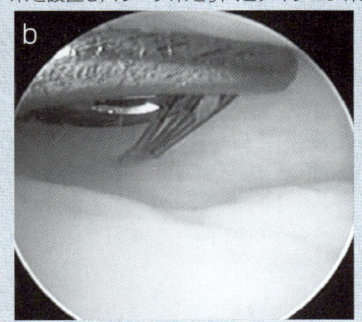

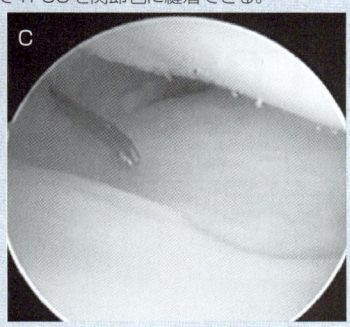

再発予防と今後の課題

・テニスをする際は症状軽快後6カ月程度は手関節のテーピングのうえ，サポーター装着を励行する。
・過度なスピンをかけたフォアハンドストロークはできれば避ける。
・軽快しないときは治療する。

文献

1) Palmer AK：Triangular fibrocartilage complex lesions：a classification. J Hand Surg, 14-A：594-606, 1989.
2) 中村俊康：ゼロからマスター　手・肘の鏡視下手術，メジカルビュー社，東京，p81-111, 2010.

テニス

テニスにおける
TFCC損傷のリハビリテーション

平川信洋，秀島聖尚

スポーツ選手におけるTFCC損傷など尺側部に疼痛をきたす疾患は，競技により繰り返される慢性ストレスや外傷などから生じ，ラケットやバットなどの道具を用いる競技や体操・相撲など手関節への負荷が強要される競技に多く，いわゆる手関節捻挫の代表的なものといえる．TFCCが損傷されると手関節尺側部痛および手関節・前腕の可動域制限が生じる．手関節尺側部痛では，とくに前腕回内外時の運動時痛と尺屈時の疼痛が特徴的であり[1]，例えばドアノブを回したり，びんの蓋を回したりするだけでも疼痛が誘発される場合がある．またほかにも手をついた際の疼痛や，物を持ったときに力が入らないなどの訴えがある．

リハビリテーションのポイント

●評価

手関節の疼痛を訴える場合，手関節のどの部位がいつから痛むのか，それはどのような動作でどの程度痛むのかなど，最初に痛みが発生した時点から現在までのエピソードを詳細に聴取する必要がある．スポーツにおいては，競技種目や競技歴，そのポジションの確認はもちろん，選手のニーズ，今後の競技予定をあらかじめ把握することが，治療方針立案の際に重要になる．

触診では，患部の熱感，叩打痛をみるとともに，しびれなど知覚障害の有無を確認する．また，より痛みの局在を把握するために圧痛の評価は欠かせない．TFCC損傷の場合，その主訴は尺側部痛ではあるが，それ以外の部位も確認する．圧痛を正確に評価するためにも，手関節におけるランドマーク[2]は知っておきたい（図1）．

疼痛の部位が把握できたら，次は関節可動範囲を確認する．手関節では掌屈・背屈・橈屈・尺屈，手指の屈曲・伸展，前腕の回内・回外の可動域制限の有無を確認する．また選手とともに疼痛の発現する動作を確認しながら，前述の結果を含めて不安定性や疼痛誘発テストなどにより詳細に評価を進める．機能的には遠位橈尺関節の不安定性が，尺側手根屈筋及び手指屈筋の筋力低下をもたらし，さまざまなパフォーマンスの低下を招いていることも考えられるため，臨床的な評価はストレステスト（ulnocarpal stressテスト，図2a）による疼痛の有無，そして尺骨の不安定性（図

◆図1 手関節尺側のランドマーク

a：背側。

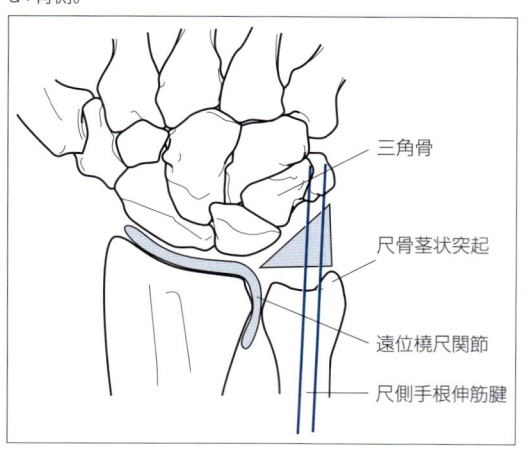

b：掌側。

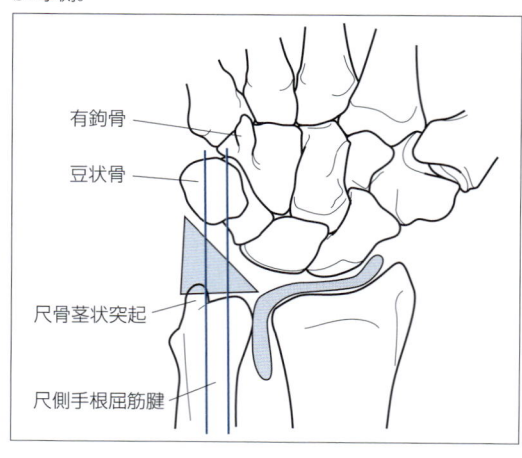

2b）を調べ[3]，尺側手根屈筋および指屈筋の筋力をみることが大切である．しかし急性期での筋力検査では，測定中の疼痛の状況に配慮し，疼痛を助長させないよう留意する．

●治療

急性期の治療は，まず安静目的にて外力が加わらないよう装具装着（TFCCサポーター）し，保存療法を施行する．関節不安定性をコントロールするテーピングや関節内ステロイド注入にてスポーツ復帰可能な場合もあるが，保存療法に抵抗する場合には，鏡視下でのTFCC切除・縫合術，直視下での再建術，尺骨短縮術や遠位橈尺靱帯再建術などの手術療法が適応となる[4]．

保存療法において，炎症所見の軽減が確認されたら渦流浴などの物理療法を併用し，関節の可動性に対してのアプローチを施行する．競技種目によって強制的に可動性を要す場合には，十分に可動性が得られているか，体重支持にて疼痛がないかなどの配慮が必要である．手関節の疼痛や機能は，手指の把握機能との関連が強いことから，その機能を最低限維持できるよう手指の握り動作・対立動作・つまみ動作などの手の役割を考慮し（図3），徐々に握力やピンチ力の改善を図る．また，TFCC損傷では尺骨の不安定性，尺側手根屈筋および指屈筋の筋力低下への対策がポイントとなる．「尺骨の背側へ浮き（関節不安定性）」をコントロールするテーピング（図4）は，それだけで筋力の回復，パフォーマンスの向上につながるが，このテープを巻いた上で尺側手根屈筋および手指屈筋の筋力強化を行うとさらに有効である[5]．また競技特性に応じた患部外・全身調整エクササイズは受傷直後より当然行っていく必要があり，さらにその競技特有の動作（フォーム）が疼痛を惹起している場合もあり，その分析・評価が重要なポイントである．

◆図2　徒手検査
a：ulnocarpal stressテスト．　b：piano key sign．

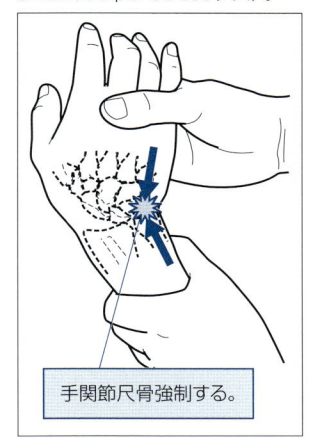

手関節尺骨強制する．

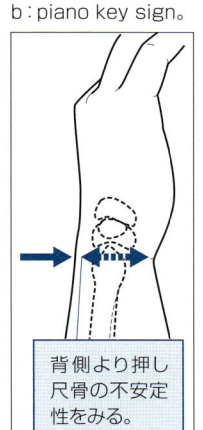

背側より押し尺骨の不安定性をみる．

◆図3　手の機能
握り　　対立動作　　つまみ動作

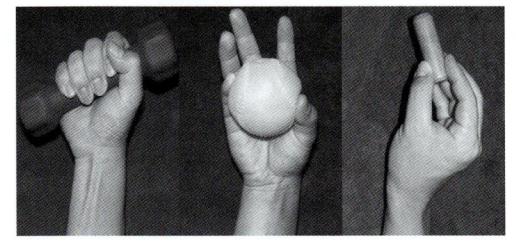

◆図4　テーピング

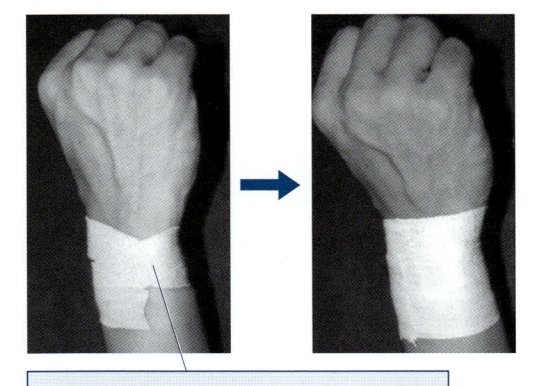

尺骨茎状突起を側面へ押し込むように貼付する．

ケースレポート1

【症例】
17歳，男子．野球歴8年．右投げ左打ち．右三角線維軟骨複合体損傷例．

【現病歴】
野球のバッティング練習中に受傷．右手関節尺側部痛が著明で，腫脹も認められた．競技継続不能となり，来院．

【初診時・画像所見】
X線，MRI，また理学的所見の結果より，TFCC損傷と診断．当日より保存療法を行い，理学療法，装具処方（TFCC用サポーター）となった．そのほかの所見として，握力の低下，とくに尺側の手指屈筋力に低下がみられた．

経過

まず，手指屈筋や手関節屈筋に対する筋機能の改善に取り組んだ．とくに尺側への意識を高めさせ，併せて小指の対立機能にも着目した（図5a，b）．手関節に関しては，疼痛に配慮し，等尺性にエクササイズを行った．また，腫

脹に対するアイシングおよび日常生活等での手関節の安静も指導した。続いて，それらの筋機能の向上，疼痛の改善に伴い，グリップ下でのより動的な手関節，前腕のエクササイズに移行した。2週目には握力の左右差はなくなり，素振り可能となった。3週経過後にはサポーター着用にて練習完全復帰となり，再発もみられなかった。

解説

この選手は右投げ左打ちのため，バッティング動作において，右手は引き手となる（図5c）。とくに尺側の屈筋群はバットスイングにおいて，手関節の剛性の保持，前腕回内外のスムーズな回旋軸の獲得，バットへのパワーの伝達など，重要な役割を果たす。このことから，手指，手関節屈筋の機能向上を図ることで，その剛性が高まり，より安定したスイング動作へとつながったと考える。

◆図5　ケースレポート1
a：尺側手指屈筋のエクササイズ。 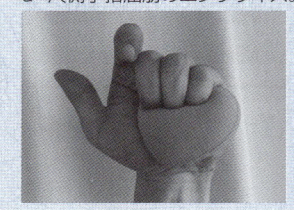
b：対立エクササイズ。 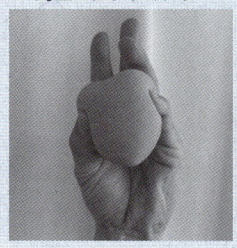
c：バットの握り。

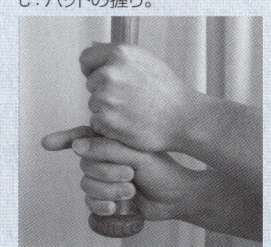

ケースレポート2（難治例）

【症例】
20歳代，男性。テニス歴12年。右手関節三角線維軟骨複合体損傷例。

【現病歴】
テニスの練習によるoveruseが原因で右手関節痛出現。他院にて投薬，安静加療を行い経過観察するも症状軽減せず，3カ月後に当院受診した。

【所見】
MRI，関節造影，理学的所見によりTFCC損傷と診断した。炎症所見は陰性であったが，関節可動域は手関節・前腕に制限がみられ，ほかに尺骨茎状突起直下の圧痛，前腕回内時の疼痛，尺側手根屈筋の筋力低下，握力低下がみられた。当日より保存療法を行い，理学療法，装具処方（TFCC用サポーター）となった。

◆図6　テイクバック（改善前）
◆図7　インパクト（改善前）
◆図8　フォロースルー（改善前）

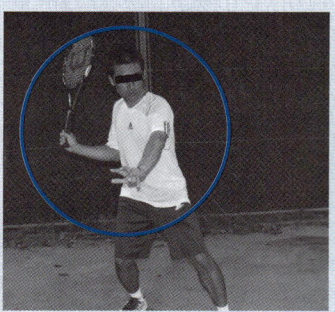

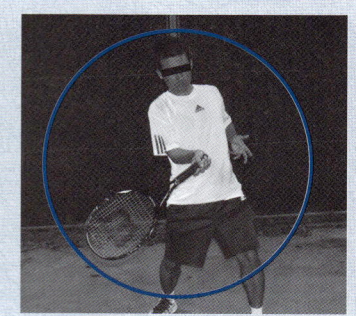

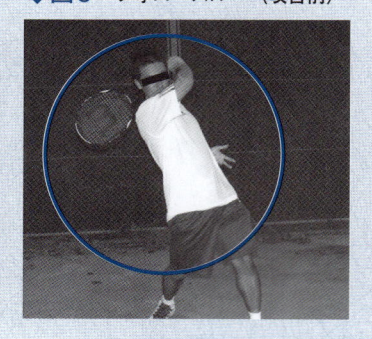

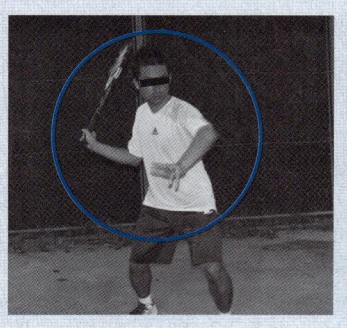

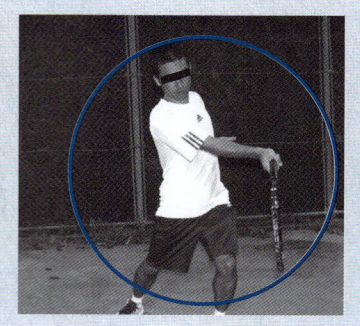

◆図9　テイクバック（改善後）
◆図10　インパクト（改善後）
◆図11　フォロースルー（改善後）

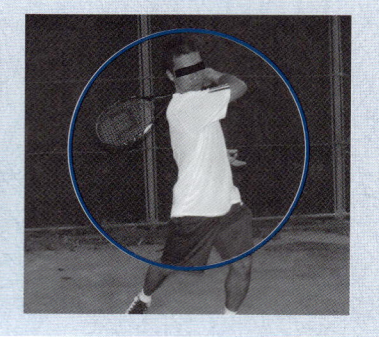

経過

当初より手指屈筋群および尺側手根屈筋の筋力強化（等尺性収縮を中心に開始）と関節可動域の改善訓練を実施し，手関節の機能向上に主眼をおいたアプローチとテーピングにより素振り時の疼痛は消失するも，ボールを打つと疼痛が発生する状態であった．とくにフォアハンドでのストローク（オーバースピン時）での疼痛が強く，治療方針に関しても再検討することとなった．

【再検討と結果】

まず，本人のフォームを再分析し，ストローク時のミートポイントと上肢の使い方に着目した．テイクバックからフォロースルーにかけては図6～8のとおりであり，特徴としては，オーバースピンのフォアハンドストロークを行う場合，インパクトが手元に近く，より手関節に加わる力が大きい状態であった．そのためインパクト時の手関節尺屈位から，フォロースルーにかけてより急激な肩関節内旋，前腕回内が加わっている傾向にあった．また重心も後方に傾き，股関節や体幹の機能をうまく利用できない，いわゆる手打ちの状態であった．

このことから，テイクバックからインパクトにかけてのフォーム指導を追加した．テイクバックからインパクトにかけて十分に体幹の回旋を使えるよう，柔軟性を中心とした股関節機能の改善につとめた．また，インパクト時のミートポイントを前方へ移行し，体幹の回旋を中心としたスムーズな上肢動作を行うよう配慮した．結果，十分なテイクバックから，脇を開かず，股関節や体幹の回旋により，前方でのインパクトを迎えることで，上肢に頼った動作が改善し，疼痛が軽減するに至った（図9～12）．またインパクト時のストロークスピードも向上し，より速く，強いボールを打つことが可能となり，パフォーマンスにおいても好感触を得ることができた．また復帰の際には本人の安心感，再発予防のためテーピングを実施した．現在も再発することなく，プレー可能となっている．

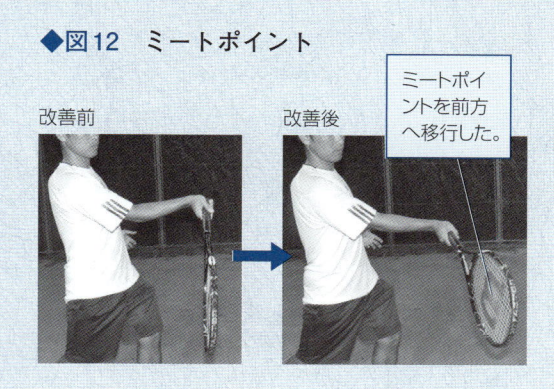

◆図12　ミートポイント

改善前　　改善後

ミートポイントを前方へ移行した．

全身を診るリハビリテーション

復帰に関しては，炎症の有無や疼痛の状況，関節可動域・筋力および不安定性を種々の評価により把握し，フォームなどスキル上の問題も加味して，競技動作に戻れるか否かの判断につなげたい．それには症状がどの動作で発生するのか，その動作に必要な機能が十分にあるかどうか，またパフォーマンスへの影響はどうかなど1つ1つを確認しながら，対応策を練る必要があると考える．例えば，薬物コントロール下で，あるいはテーピング施行下でプレーしたほうが望ましい場合など，復帰における条件もさまざまなケースが考えられることから，適宜対応していかなければならない．選手だけの情報収集に留まらず，スポーツ指導者及び保護者のニーズや意見を聴取し，参加する大会の意義を十分考慮したうえで，医療機関・医師との連携を密に検討し，進めていくことが肝要である．

また，競技にはその特性上道具を用いるものとそうでないものとがある．道具を用いるものではそれを使用するだけの把握力や可動性・巧緻性が必要となり，さらにグリップスキルが重要となる．予防において，テニスラケットでは尺側手根屈筋と指伸筋群を同時収縮させ第4・5指で的確に握ることで，手関節掌・背屈方向への剛性を高め前腕の回旋軸が尺側軸と一体化できる[5]．しかし，この機能の低下によりフォアハンドでは外反ストレスにより肘関節内側靱帯損傷，バックハンドでは上腕骨外上顆炎の発生機転にもつながっているのではないかとも考えられるため，競技内容によって手の使用法やそのストレス形態も異なることから，それぞれにおいて必要な把握力と巧緻性・耐えられるだけの支持的な機能と使い方に配慮しなければならない．

文献

1) 西川真史：TFCC損傷．関節外科，22(7)：45-50, 2003.
2) 藤　哲：尺側手関節痛の診断．MB Orthop, 10：17-26, 1997.
3) 中村俊康：TFCC損傷の症状・診断・治療．臨床スポーツ医学，26(5)：547-552, 2009.
4) 鶴田敏幸：関節運動の再検証．Journal of Athletic Rehabilitation, 4：25-37, 2002-2003.
5) 川野哲英：上肢の動作とファンクション⑤．Training Journal April, 23：64-69, 2001.

テニスにおける半月板損傷の診断と治療

中田　研，前　達雄，北　圭介，吉川秀樹

診断

●問診

膝関節の疼痛（自覚症状：subjective symptom）と，引っかかり，ロッキングなどの症状（機械的症状：mechanical symptom）をチェックする。

・自覚症状

半月板損傷では，膝関節の運動時痛を訴え，屈伸や捻る動作で疼痛の出現をみることが多い。通常，安静時痛はない。

半月板前節の損傷では関節裂隙前方に伸展時の疼痛を訴えることが多く，半月板後節の損傷では関節裂隙後方や膝窩部に屈曲時の疼痛を訴えることが多い。

・機械的症状

膝関節の屈伸または回旋時の引っかかりなど機械的症状を訴える。荷重時ではあまり引っかかり症状はないが，寝ているときや寝返りをうつなど荷重していないときに引っかかりの症状を訴える場合もある。

バケツ柄断裂ではロッキング症状をきたすこともあり，膝屈伸して自己整復できる場合もあるが，ロッキングが解除できないため，麻酔下整復や関節鏡手術を要することもある。

・症状発症のエピソード，外傷歴

半月板損傷では，外傷歴の明らかな症例と，はっきりしたエピソードがない症例がある。

①外傷歴のある症例

問診で外傷歴のある場合には，受傷機序をよく聴取し，受傷肢位による損傷部位や損傷形態を検討する。サッカーやラグビー，アメリカンフットボールで膝外側からのタックルなどでの膝外反損傷では外側半月板の中節のフラップ状損傷や横断裂などがありえる。また，サッカーや空手など蹴る動作の多い競技種目や膝前方からのタックルなど直達外力をうけて膝過伸展強制の損傷では外側半月板前節損傷の可能性がある。

②明らかな外傷歴のない症例

しゃがむ動作や，あぐらの肢位など深屈曲の多い種目やポジション（野球でのキャッチャーやバレーボールのレシーブなど）では，明らかな外傷歴がなく半月板後節の損傷がみられることがある。

・症状の推移

患者の発症以降の症状の推移も重要である。疼痛や引っかかりなどの症状の程度や出現頻度，持続時間などを問診する。疼痛や引っかかりの症状の出現頻度が徐々に頻回になっている場合は，半月板の損傷程度が悪化していることが伺える。

・スポーツ活動の継続

症状出現以降の活動性について，疼痛のために不能であったのか，または，継続可能であったのかを問診する。疼痛のためスポーツ活動ができない，という例では半月板損傷が重度であると考えられる。

・受診歴，治療歴

医療機関への受診歴や治療歴があるかどうか，とくにMRIなどの画像検査があれば経過をふくめ病状の把握に大いに参考になるため，できるかぎり情報を得るようにする。

●視診・触診

・下肢アライメント，筋萎縮

下肢全体を患側だけでなく健側を含めてみて，外反や内反などの下肢アライメント異常の有無，また，大腿と下腿の筋萎縮の有無につき周径を調べる。外側円板状半月板の高度な損傷の場合には，膝の外反変形があり，下肢アライメントの左右差を認めることがある。また，膝屈伸に伴い半月板の脱転を起こすような半月板損傷膝では，膝屈伸で半月板が脱転，整復する屈曲角度で下肢アライメントが変化するのがわかることもある。

・膝関節可動域

膝の自動・他動の関節可動域を調べる。痛みによる可動域制限や，半月板の脱転を伴う可動域制限，ロッ

キングによる制限などがみられる。

・関節血腫，水腫の有無

関節の触診にて膝蓋跳動がある場合は，血腫や水腫など関節液貯留を疑う。関節穿刺を行い，関節液の性状と量を調べる。血腫の場合は，新鮮損傷としての半月板損傷や，前十字靱帯損傷の合併なども考慮する。

・関節裂隙の圧痛，触診

運動時の疼痛の部位とともに，圧痛の部位を触診にて確かめる。膝屈伸に伴い，関節内での適合性不良を関節裂隙の触診で触知したり，さらに半月板が膝屈伸にて脱転する場合には，関節裂隙の触診にて半月板の移動を触知する場合もある。

・引っかかり症状

膝屈伸に伴う半月板の引っかかり症状を診察上，再現できる場合がある。円板状半月板断裂では，膝関節の屈伸でのガクッとした下肢アライメントの変化を伴なう半月板の脱転と整復を繰り返す症状もある。

● 画像検査

・単純X線検査

関節裂隙の狭小化がみられることがある。とくに荷重位45°屈曲撮影（Rosenberg撮影）が有用である。また，陳旧性半月板損傷では，骨棘や軟骨下骨の硬化像など変形性関節症変化を伴う。円板状半月板では，損傷の有無に関わらず大腿骨外側顆の平坦化（square appearance）を認めることがあり，診断の参考になる。

・関節造影検査

以前は半月板損傷の診断に用いられたが，現在ではMRIがより非侵襲に詳細に診断が可能となったため，用いられることはなくなった。

・MRI検査

半月板損傷の診断に最も有用な検査である。半月板損傷の部位（内・外側半月板や，前節，中節，後節，後角などの部位），形態（縦断裂，水平断裂，横断裂，フラップ状断裂，円板状半月板断裂，変性断裂など）を診断する。

● 徒手検査

・McMurrayテスト，Apleyテスト

半月板損傷の徒手検査としてMcMurrayテスト（膝関節を外反位または内反位で屈伸，回旋して疼痛誘発やクリックの有無を調べる，図1），Apleyテスト（膝関節に軸圧を加えて内外旋することによる疼痛誘発やクリックの有無）の徒手テストがあるが，陽性率は60〜70％といわれる。

・内・外反強制や，過伸展強制での疼痛

半月板損傷に対する疼痛誘発テストである。内側半月損傷の場合は内反，外側半月損傷の場合は外反強制，半月板前節損傷の場合は過伸展の強制にての疼痛がある。

・関節動揺性

半月板損傷は，前十字靱帯損傷に合併することが多いので，前方引き出しテスト，Lachmanテストなど関節前方動揺性の有無を調べる。また，後十字靱帯，内側側副靱帯，外側側副靱帯損傷の有無についても関節動揺性を調べる。

● 治療方針

現役のスポーツ選手の半月板損傷に対する治療方針は，保存療法か手術療法の選択が必要であるが，mechanical symptom（機械的症状）である膝の引っかかり，ロッキングの症状があれば，手術療法の適応と考える。つまり，引っかかりやロッキングなどの症状は半月板体部の実質が変性が少なく縫合術など温存治療の可能性もあるためである。手術療法では，できる限りの温存治療をめざすが，復帰までの時期や選手の年齢や選手寿命なども考慮する。若年者や選手寿命を長くめざすには半月板の機能の温存としてできるかぎり縫合術を選択する。

mechanical symptomがなく，疼痛のみの症状の場合は，選手がプレーできない，もしくは，疼痛のためパフォーマンス維持が不可能で差し支える，という選手側の症状を手術療法の基準と考えている。スポーツ

◆図1　半月板損傷に対する徒手検査であるMcMurrayテスト

膝関節の関節裂隙を触知しながら，内反屈曲または外反屈曲にて内・外旋し，疼痛誘発やクリックなどを触知するかどうかをみる。陽性率は60〜70％といわれ高くないが，陽性であれば半月板損傷を疑い画像検査などを進める。

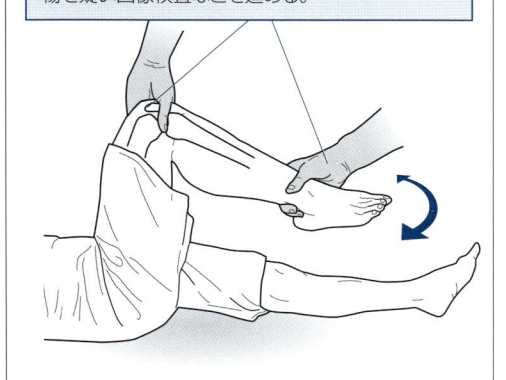

選手の場合，疼痛のみでプレーができている状態で，活動性を落とせる場合には保存療法か手術療法かの選択可能で，病状に合わせて選手と相談して治療方針を決定する。活動性を落とすことができない場合には手術療法は勧めにくい。

保存療法では，屈曲や回旋の運動制限を数カ月の単位で行うことを説明する。また，保存療法でも症状の改善がみられないことや悪化することがあることを説明する。

ケースレポート 1

【症例】
16歳，女子。硬式テニス選手，ジュニア世界ランキング100位代のエリートジュニア選手。既往歴はとくになし。

【現病歴】
ダッシュの練習にて左膝に痛みが出現し，それ以後左下肢での踏み込み時，切り返し時に痛みがあり，サーブ着地は疼痛のためできなかった。徐々に痛みの症状が強くなり，歩行や階段昇降など日常生活動作での疼痛もあり，疼痛悪化のためテニスのプレー不能となる。

【初診時・画像所見】
左膝の前面に疼痛があり，膝蓋腱外側の膝蓋下脂肪体に腫脹がある。伸展時および伸展強制にて疼痛が誘発される。
MRIにて外側半月板の前節に高信号を認め，前節損傷と診断した（図2）。

【診断】
前医にて運動制限の保存療法をすでに3カ月以上行うも疼痛が継続していた。疼痛のためプレー不能であり，ジュニア選手で今後の長い選手寿命を考慮して，半月板縫合術を選択し，施行した（図3）。

経過
・術直後
術後よりメディカルリハ，アスレティックリハを施行した。手術後3日目でテニスコートでのボールを打つことを本人とコーチが強く希望し，患者の心理面も考慮して，いすに座っての患側免荷での練習を許可した（図4）。

・術後2カ月
手術後2カ月まで消炎・鎮痛を目的としたメディカルリハによる可動域訓練，荷重訓練，筋柔軟性訓練，筋力増強訓練，バランス訓練などを行った（図5）。

・術後3〜6カ月
術後MRIでは，3カ月，6カ月と外側半月板の前節の高信号は徐々に低信号化した（図6）。術後6カ月でテニス復帰を許可し再開した。フォアハンドでの攻撃での前方に踏み込んで左下肢での着地（図7）や，切り返し（図8）での術前の痛みもなかった。手術前に痛みのためにプレー

図2 外側半月板の前節損傷のMRI像
外側半月板の実質内に切れ込み像があり，周囲滑膜は脂肪抑制T2強調像にて高信号がみられ（矢印），炎症性滑膜と考えられる。

a：側面像。 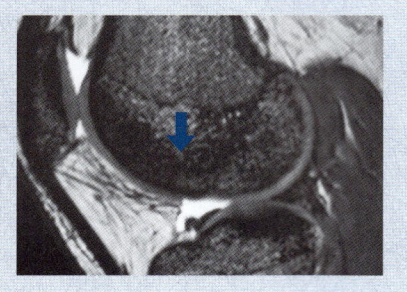
b：正面像。

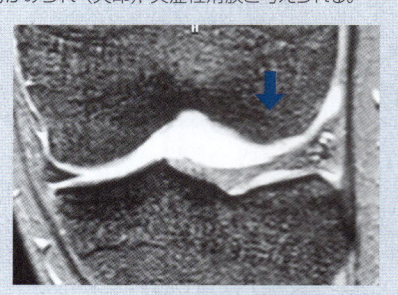

図3 自己血由来フィブリンクロットを用いたoutside-in法による半月板縫合術
外側半月板前節と滑膜移行部に損傷があったためフィブリンクロットを損傷部に挟むように工夫して縫合する。外側半月板の前節は関節包と離れているため縫合術で間隙ができやすい。その部位に修復組織の間隙を埋め，さらに，生物学的に修復を促進する目的でフィブリンクロットを用いている。外側半月板の前節をoutside-in法にてvertical sutureにて縫合する。

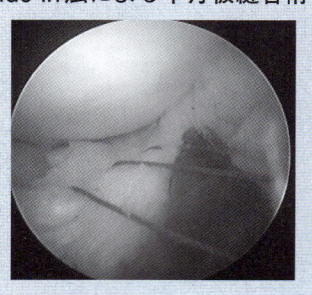

できなかったサーブでの踏み込み着地も痛みなく可能となった（図9）。テニス試合復帰後に撮影した術後10カ月でのMRIでは，半月板前節内に軽度高信号域を認めたが，プレーでの疼痛はなかった（図6）。

解説

テニスでの半月板損傷には，この症例のような若年者の外傷性の半月板損傷と，中高齢者のはっきりとした外傷歴のない障害（内側半月変性断裂など）がみられる。この症例では，ダッシュでの練習で疼痛が出現し，膝伸展位での疼痛があった。

テニスではサーブのジャンプ着地時に膝伸展位で外側半月板前節損傷をきたすことがあり，同様の損傷はサッカーや

図4　テニス選手の術後早期の後療法での工夫

本人とコーチの強い希望で，外側半月板縫合術後3日目にコートでストローク練習するために，いすを置いて左下肢を膝ブレースで固定し免荷してコーチの球出しでのストロークを行った。
a, b：フォアストロークでは右足を軸足にして可能であった。
c, d：バックハンドストロークでは左下肢で踏ん張りができないため困難であった。

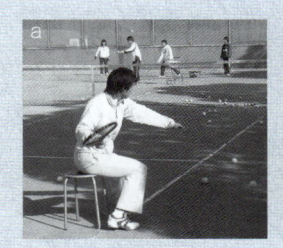

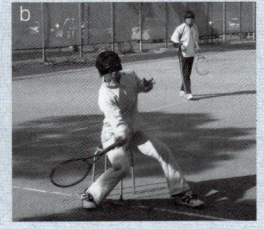

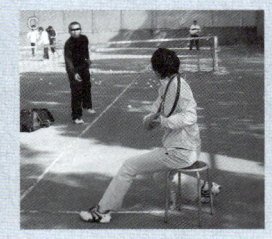

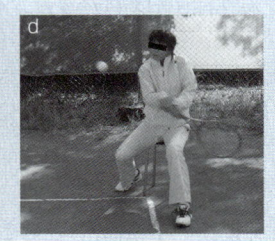

図5　術後のリハビリテーション，復帰プログラム

半月板縫合術後，スポーツ復帰まで6カ月の予定で2カ月ずつ3期に分けたプログラムを実施している。

術後2カ月までを回復期として主にメディカルリハビリテーション，術後3〜4カ月を訓練期として主にアスレティックリハビリテーション，術後5〜6カ月を復帰期として種目特異的トレーニングを行った。

回復期のメディカルリハでは消炎・可動域獲得を目標として柔軟性獲得とバランストレーニングを，訓練期のアスレティックリハでは筋力回復からアジリティー訓練を行い，復帰期にはフットワークや半面コートでの練習からサーブ，ポイント練習など種目特異的スキルの訓練を行ない，予定通り6カ月で試合に復帰した。

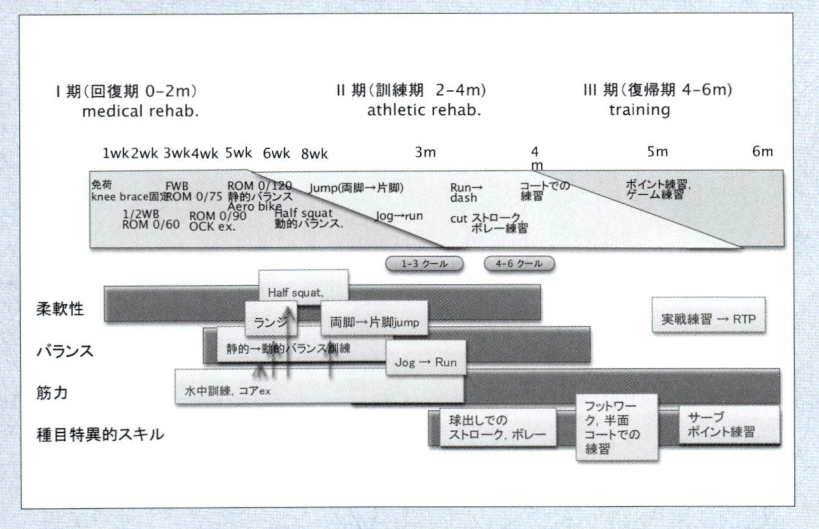

図6　術後MRI像

術後3カ月で縫合部の外側半月板前節は，内部に高信号を認めた（矢印）。術後6カ月では内部の高信号も消失し，周囲滑膜の高信号もみられなかった（矢印）。試合復帰後10カ月時点で膝前面の腫脹が軽度みられ，MRIにて滑膜組織の増生がみられたが，半月実質内信号はとくに異常なく（矢印），炎症所見，関節水腫，骨髄信号変化などはみられなかった。

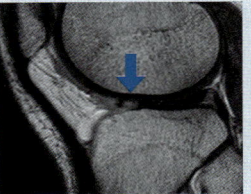

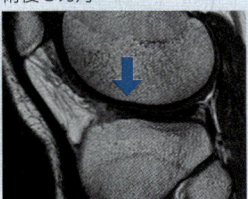

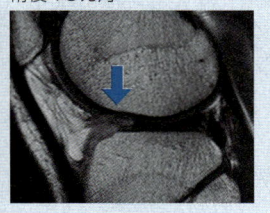

空手など蹴る動作の種目でもみられる(図10)。この症例では，テニスプレーでのフォアハンドストロークでの踏み込み(図7)や切り返し動作(図8)での膝伸展付近での荷重で痛みが生じていたが，術前でのMRIで半月板前節周囲に脂肪抑制T2強調像にて高信号域がみられ，外側半月板前節損傷に伴う滑膜炎または膝蓋下脂肪体炎によるものと考えられる。

外側半月板前節損傷は，半月実質または滑膜移行部での損傷で，比較的血行部にも近いが修復をより確実にするため，outside-in法による縫合術に加えて自己血由来のフィブリンクロットを用いて縫合術を行った。フィブリンクロットを用いることで，TGF-b，PDGFなど成長因子による細胞増殖などに有利な点と，縫合部での組織の隙間を埋める補填としてフィブリンネットワークに細胞が入り込むスキャフォールドとしての役割としての利点などがある。

図7　術後約1年でのテニスプレー状態
左膝膝蓋腱部に予防的にバンドをまだつけているが，フォアハンドストロークでは踏み込んだ左脚に疼痛なく，プレーに支障なかった。

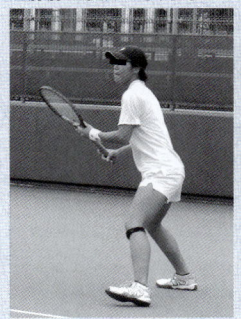

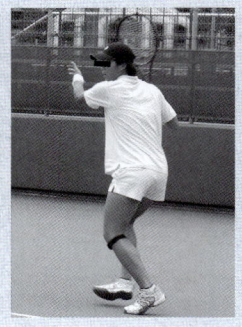

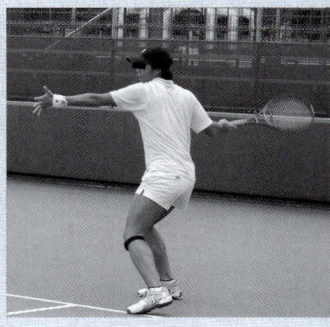

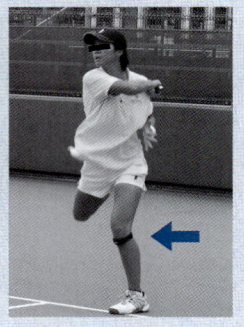

図8　術後約1年での切り返し動作
手術前に疼痛があった，切り返し動作での踏み込みでも疼痛なくプレー可能であった。

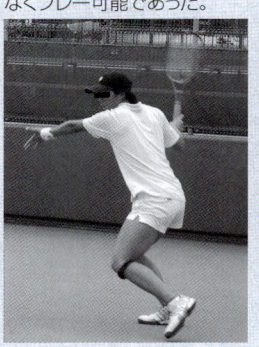

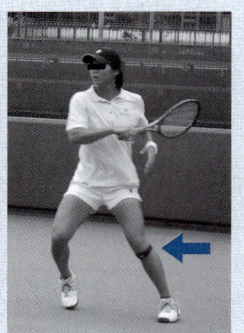

図9　術後約1年でのサーブ着地
手術前に疼痛のため不能であったサーブ着地も疼痛なく可能であった。

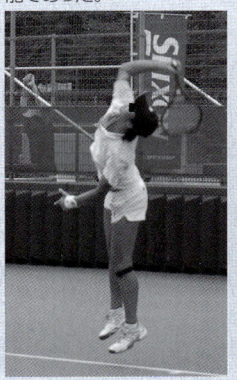

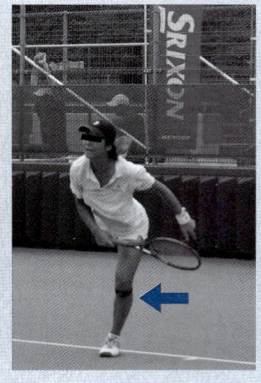

図10　膝伸展による外側半月板の前節損傷
テニスでのサーブ着地（a）やサッカーなど蹴る動作（b）では，膝過伸展で外側半月板の前節が脛骨と大腿骨顆部の間に挟み込まれるため，損傷や，滑膜炎を生じると考えられる。治療後でのリハビリテーションや予防には，注意が必要と考える。

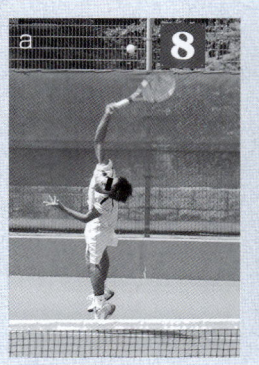

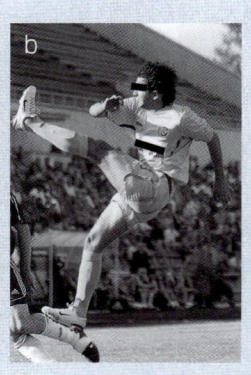

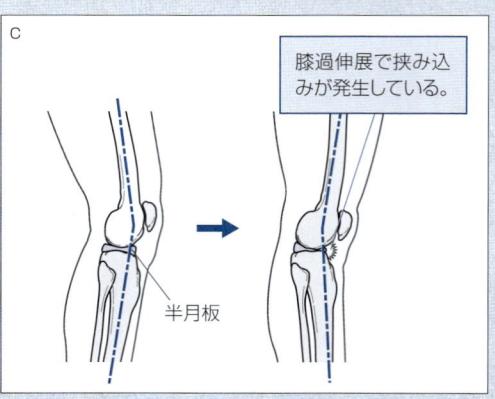

膝過伸展で挟み込みが発生している。

半月板

ケースレポート2（難治例）

【症例】
14歳，女子。

【現病歴】
クラブ活動にて，左膝の疼痛と引っかかり感があり，近医より紹介受診した。円板状半月板損傷に離断性骨軟骨炎（OCD）を合併した例である。

【初診時・画像所見】
当科初診時に，左膝に屈伸時の疼痛があり，外反強制にて疼痛が誘発された。X線像にて左膝Rosenberg撮影にて，外側関節裂隙の狭小化と脛骨外側プラトーの辺縁先鋭化，大腿骨外側顆に骨透亮像を認めた。MRIにて外側円板状半月板損傷を疑い，また，大腿骨外側顆に20×25mm大の大きなT2強調像にて高信号域をみとめ離断性骨軟骨炎による分離骨軟骨片を認めた（図11）。

【手術所見】
関節鏡視にて，外側円板状半月板は，中節に体部から辺縁に至る横断裂を認め，縫合術の適応が不可能であったため切除術を施行し，骨軟骨欠損に対し自家骨軟骨移植術を施行した。術後3カ月で自家骨軟骨プラグは生着し軟骨面は修復され，術後2年でリモデリングされている（図12）。

経過
関節面の修復術を行ったが，重度の円板状半月板損傷であったためやむなく外側半月板切除術を行った。半月板機能はないため，運動は制限しているが，左膝の疼痛は時々あり，年齢的にも若いため外側半月板の機能再建が必要であると考える。

解説
円板状外側半月板損傷に合併する大腿骨外顆のOCD症例では，治療に難渋することがある。遊離期OCDでは，遊離した骨軟骨片は再固定を第1選択とするが，本症例では遊離骨軟骨片は破砕した状態で再固定には不適と判断し自家骨軟骨移植術を行ない関節面を修復した。しかし，円板状外側半月板損傷の修復を試みるも不可能であったためやむなく切除術に至った。術後に活動性の低下を指導したが，学校体育レベルや水泳での膝関節の疼痛が出現しており，非常に治療に難しい例である。今後，外側半月板機能を回復するため，自家腱を用いた外側半月板再建術の適応も検討される。

図11 画像診断

a：荷重位軽度屈曲位X線撮影（Rosenberg撮影）。左膝の外側関節裂隙の狭小化と脛骨プラトー外縁の先鋭化，大腿骨外側顆の骨透亮像を認めた（矢印）。

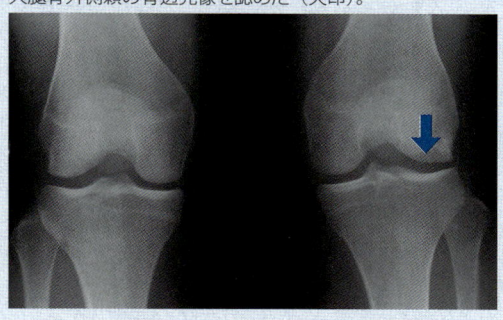

b：MRI矢状断像。大腿骨外側顆の後方に骨軟骨の遊離による関節面の欠損と，外側半月板の欠損像を認めた（矢印）。

c：MRI前額断像。大腿骨外側顆の骨髄内異常信号を認める（矢印）。

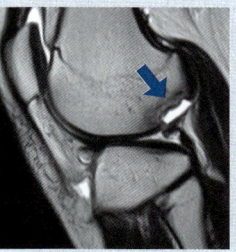

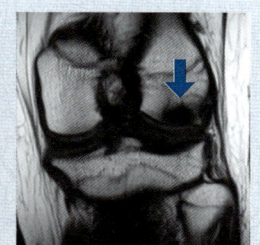

図12 術後MRI像

a：術後3カ月。
自家骨軟骨移植プラグは生着している。病巣部前方に一部，軟骨下骨の高さが均一でないところがあるが，移植した骨軟骨プラグの軟骨の厚みが一定でないため，軟骨関節面で高さを一致させて骨軟骨プラグを移植すると，術後MRIでは軟骨下骨の高さが異なる例がある。

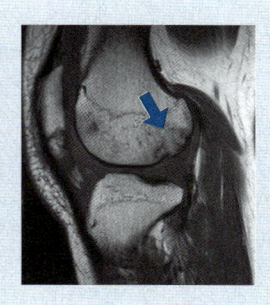

b：術後6カ月。
移植した骨軟骨プラグはリモデリングされ，軟骨下骨の高さもより均一になっている。半月板は切除後であり，軟骨面の修復は予定どおりだが，半月板機能の喪失があり，疼痛がときどき出現しており問題点が残されている。

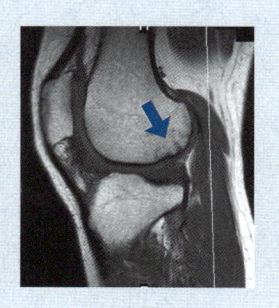

再発予防と今後の課題

予防のツボ 再発予防は，サーブでの伸展着地動作の改善や，膝関節後方のハムストリングや腓腹筋，膝窩筋など軟部組織の柔軟性改善も必要と考える。

今後の課題は，①縫合術の工夫，②後療法，である。半月板縫合術は周囲滑膜のラスピングやフィブリンクロットなども用いてより生物学的に修復を促進するようにしているが，さらに縫合術の器械や縫合強度などの研究でより優れた縫合術の開発が必要である。

半月板の生体内での負荷や膝関節伸展に伴う動きや変形がいまだ明らかでないため，縫合術後の後療法は修復組織へ過負荷をさけるため，荷重や可動域制限など慎重にならざるを得ない点である。荷重MRIや動態MRIにより少しずつ生体内での半月板の動態や荷重分散機能が明らかになり，今後のリハビリメニューの効率化により安全に早期復帰できるよう研究が必要である。

文献

1) Rodeo SC, Kawamura S：Form and Function of the Meniscus. in Buckwalter JA, (ed)：Orthopaedic Basic Science, ed 3. Rosemont, IL, American Academy of Orthopaedic Surgeons, 2006, p175-189.
2) Nakata K, Shino K, Hamada M, et al：Human meniscus cell：characterization of the primary culture and use for tissue engineering. Clin Orthop, 391 Suppl：S208-218, 2001.
3) 中田 研, 中村憲正, 史野根生, ほか：半月板の修復と再生. 臨床スポーツ医学, 21, 631-639, 2004.
4) 中田 研, 金本隆司：膝軟骨・半月板損傷. 損傷を防ぐポイント, 臨床スポーツ医学 臨時増刊号 予防としてのスポーツ医学, 25：127-134, 2008.
5) 中田 研, 室井悠里, 大坪英則, ほか：半月板の再生医療：臨床応用への関門. 日整会誌, 82：647-653, 2008.
6) 中田 研, 前 達雄, 吉川秀樹, ほか：鏡視下半月板縫合術. 膝関節の鏡視下手術：基本手技の実際と応用手技のコツ, OS NOW Instruction No.12, メジカルビュー社, 2009, p71-85.
7) 中田 研, 前 達雄, 金本隆司, ほか：ACL損傷に合併する半月・軟骨損傷と治療. 日本臨床スポーツ医学会誌, 18(2), 191-197, 2010.
8) 中田 研, 金森章浩：競技種目別の対応の実際；テニス. 臨床スポーツ医学2010臨時増刊号, 文光堂, 2010, p291-304.
9) 中田 研, 前 達雄：半月板修復術の適応拡大と術式の工夫. 吉矢晋一編 スキル関節鏡視下手術アトラス 膝関節鏡視下手術, 文光堂, 2010, p252-263.
10) 天野 大, 中田 研, 岩橋武彦, ほか：内側半月板水平断裂の膝屈伸における変位・変形のMRI3次元動態解析. 臨床バイオメカニクス, 31：123-130, 2010.

テニス

テニスにおけるアキレス腱断裂の診断と治療

内山英司

テニスにおけるアキレス腱断裂とは？

テニスのアキレス腱断裂に対する手術例は関東労災病院スポーツ整形外科10年間の統計ではアキレス腱断裂手術全体の約9％，50例（男性24名，女性26名）であった。発症年齢は23〜77歳にわたり，40歳代にピークがあり，平均は45歳である。

これは比較的同系統の種目であるバドミントンと比べると，明らかに高い年齢層に発症していることがわかる（図1）。

診断

●問診

主訴は下腿下部後方の痛みと歩行障害である。

代表的な受傷機転は前方のボールを取りにダッシュした際に衝撃を感じる，というものであり，「突然足関節後部を後ろから蹴られた感じがした」「足部後方にボールが当たったような強い衝撃を感じた」などの受傷時の感想を聴取する。

●視診・触診

疼痛部を中心に軽度の腫脹を認める。また，正常のアキレス腱のレリーフが消失し，陥凹（delle）を触知する（図2）。

●画像診断

MRIなどではアキレス腱線維の断裂が明瞭である。一般的には画像検査は不要である。ただし筋腱移行部に近いと出血のため腫脹が強いので肉ばなれと誤診することに注意が必要である（図3）。

●徒手検査

Thompson squeezeテスト（図4）を行う。ベットに腹臥位となり，端から足を下垂させた状態で下腿三頭筋筋腹を把持すると，健側では他動的に足関節の底屈が生じるが，受傷側では底屈がみられない。これを陽性としている。つまり歩行は可能であるが，つま先

図1 アキレス腱断裂種目別頻度

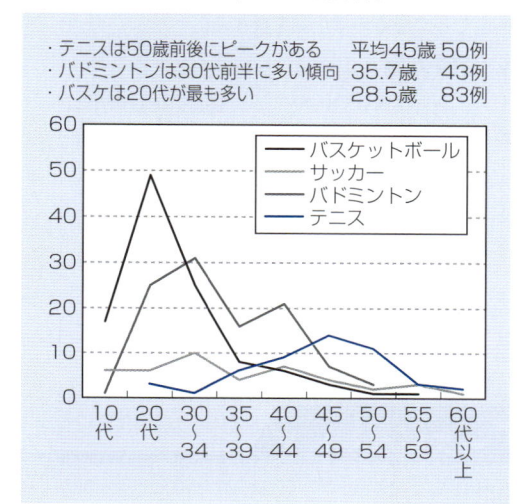

- テニスは50歳前後にピークがある　平均45歳　50例
- バドミントンは30代前半に多い傾向　35.7歳　43例
- バスケは20代が最も多い　28.5歳　83例

◆**図2 陥凹**
下腿の腫脹によりアキレス腱のレリーフが消失し，断裂部の陥凹が認められる（矢印）。

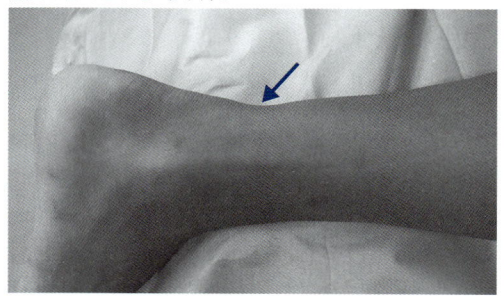

◆**図3 MRI像**

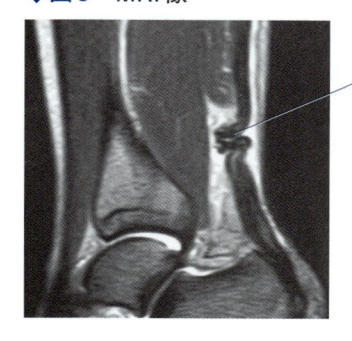

断裂したアキレス腱の弛みが認められる。

立ちは不可能となる（ヒールレイズ不能）。

● 鑑別診断

・下腿三頭筋肉ばなれ

とくにテニスでは多くみられる。Tennis legとの名称があるほど下腿三頭筋の肉ばなれが多いので注意が必要である。

・アキレス腱付着部剥離骨折

高齢者に多い。X線検査が必要となる。歩行は可能であり、後ろから物がぶつかったという訴えから、触診せず腫脹の原因を単なる打撲と判断すると断裂を見逃すことになるので注意を要する。

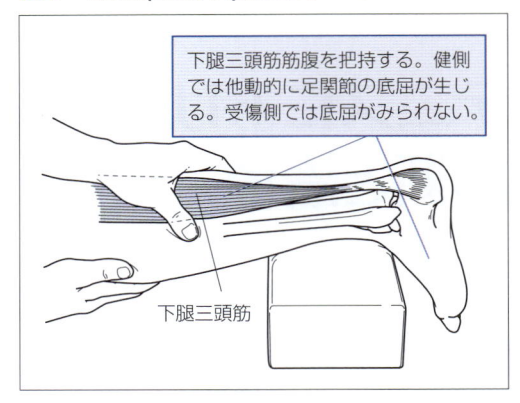

● 治療方針

アキレス腱断裂の治療には一般的に保存療法と、手術療法があることを説明したうえで、当院の手術治療方法を解説し、手術療法が早期ADL獲得、早期スポーツ復帰に有効であることを説明している[1]。

スポーツ選手にとって練習を休む期間が長ければ、その分競技力を向上させる練習時間を奪うことになる。競技が可能となっても、復帰に長期を要せば競い合っ

図4 Thompson squeezeテスト

下腿三頭筋筋腹を把持する。健側では他動的に足関節の底屈が生じる。受傷側では底屈がみられない。

下腿三頭筋

ている競技からは脱落することも十分あることに配慮が必要である。

アスリートにとって復帰時期を明確に示せることは競技スケジュールを立てるうえでも重要である。そのためには手術療法にしても治療期間にばらつきがなく、より早期の回復を期待できる手術が求められる[2～5]。

ケースレポート1

【症例】

27歳、女性。プロテニスプレーヤー。

【現病歴】

オーストラリアで練習中受傷、現地の診断を受けシーネ固定の処置後、帰国し受診した。

【初診時所見】

触診で陥凹を確認したため、アキレス腱断裂と再確認した。

【手術所見】

プロテニスプレーヤーであることからアキレス腱機能を損なうことなく、早期の復帰には当科で行っている手術療法が適切であると説明した。選手自身も指導者の勧めや、ホームページでの検索より早期の復帰が望める手術を希望していた。

復帰のツボ よりよい復帰には準救急的な手術が適切と考えており、直ちに入院し翌日、腰椎麻酔下にて内山法（Half-Mini-Bunnell）で手術を行った[6]。この手術法は早期荷重歩行が可能であり、12日後にはROM訓練が可能であるなど、筋力低下を極力少なくできることや、アキレス腱断裂部の過延長による機能不全を制御できるなどが利点である。アキレス腱が連続しても延長するとキック力の低下が起こり、パフォーマンスに大きく影響するので注意が必要である。

● 経過

・術直後

初期後療法に競技特性はなく、生物学的な治癒過程に従った段階的な回復訓練が行われる。手術後5日間は局所の安静による疼痛緩和の目的でギプス固定が行われた。この間は2本松葉杖による免荷歩行である。ただし、足関節以外の筋力訓練は開始された。5日後には歩行ギプスによる全荷重歩行となった。安定した荷重歩行が獲得された事を確認し7日後には足関節可動域調節可能な歩行装具に変更した（図5）。同時にactive ROM訓練を開始した。

図5 装具

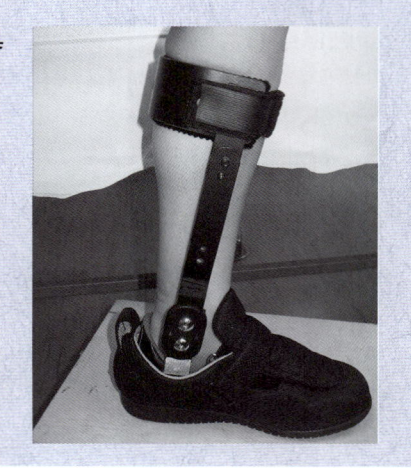

・術後3～4週

監視下裸足歩行訓練が行われ，徐々に足関節背屈制限を解消し，4週より装具装着下でのエアロバイク，椅坐位でのヒールレイズ（以下HR）を開始し，下腿三頭筋筋力の回復を促した。非荷重での底屈，内反，タオルギャザーも行った。

・術後5～6週

5週で腿上げ歩行，6週で両脚HRが開始され，積極的な下腿三頭筋力訓練に入った。片脚HRが可能となれば前足部での蹴り上げも十分にできるので，スピードを上げての走行が可能となる。

急激な運動負荷の増大は再断裂の危険を伴う。回復には個人差があるので必ずHRの回復程度に応じて行うことが必要といえる（図6）[7]。

・術後7週

両脚HRが可能となり，短い距離での軽いジョギングが開始された。ただし蹴りだしができないのでリズミカルな走行とした。

・術後14週

14週で片脚HRが可能となったので積極的な走行訓練に入った。この時期よりテニスではその場での打球の打ち込みを開始した。

・術後17週

17週でHR連続20回（MMT5）となり，片脚ジャンプや多方向性運動トレーニングを許可した。この時期は手術後約4カ月であり，MRIでも高輝度陰影が消失している時期と一致している。テニスではラリー練習，サーブ，ボレー

図6　手術後100名の達成率

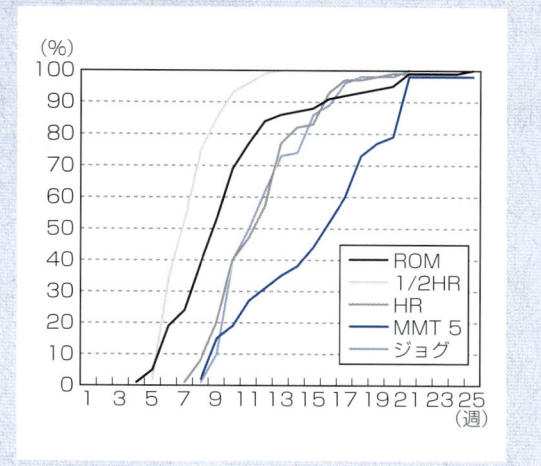

などの練習が可能となる。

・術後5～7カ月

ゲームに備えての練習が十分可能なった。6カ月の時点で1試合は十分可能となったが，3時間を超えると疼痛が起こり，ジャンプスマッシュ，前方へのダッシュに不安が残っていた。トーナメントでは1試合の時間は2時間程度であり，また連戦となるので，トーナメントの参加は術後7カ月の時点より開始された。

●解説

プロテニスプレーヤーにとって完全復帰とは単に試合ができるだけではなく，連戦に耐えうる状態でなければならない。そのため，復帰は「1ゲーム可能」→「国内大会参加」→「国際大会参加」と段階的に行われた。

文献

1) 日本整形外科学会診療ガイドライン委員会：アキレス腱断裂診療ガイドライン．南江堂．2007．

2) Mandelbaum BR, Myerson MS, Forester R：Achilles tendon ruptures：a new method of repair, eary range of motion, and functional rehabilitation. Am J Sports Med, 23：392-395, 1995.

3) Aoki M, Ogiwara N, Ohta T, et al：Early active motion and weight bearing after cross-stitch Achilles tendon repair. Am J Sports Med, 26：794-800, 1998.

4) 野口昌彦，ほか：Double Tsuge変法によるアキレス腱縫合術．MB Ortho, 16(4)：39-45, 2003.

5) Uchiyama E, et al：A Modified Operation for Achilles Tendon Ruptures. Am J Sports Med, 35：1739-1743, 2007.

6) 内山英司：アキレス腱断裂の手術療法．新OS NOW No.21 スポーツ整形外科の手術．メジカルビュー社，2004, p223-227.

7) 内山英司：アキレス腱物語．Sportsmedicine, 91：5-13, 2007.

テニス

テニスにおけるアキレス腱断裂の保存療法（超音波による評価）

髙橋　周

アキレス腱断裂とは？

●病因・病態

　アキレス腱が直接の外力で断裂することはまれであり，ほとんどの場合間接的な外力により牽引され断裂が生じる。膝伸展時に足関節に急激な背屈力が加わったときが最も危険である[1]。アキレス腱断裂は基盤に腱の変性が存在して発生すると考えられている。断裂は多くの場合，"critical zone"とよばれる踵骨付着部より2〜6cmの部分に起こる。この部位は他の部位と比較して血管が乏しい部位であるという報告[2,3]がある一方で，血流が乏しい部分は好発部位よりも遠位であるとする報告[4]もある。
　近年，超音波診断装置の解像度は著しく向上しており微細な血流を評価することが可能になっているが，正常アキレス腱内の血流は僅かであり，超音波診断装置で評価することは困難である[5,6]。

●アキレス腱断裂の保存療法

　1968年のLea & Smithの8例の報告[7]以来，アキレス腱断裂に対する保存療法も数多く行われるようになり，手術療法と並びアキレス腱断裂に対する治療法の1つとして確立しつつある。保存療法期間中のアキレス腱の修復状況の観察をMRIで行った報告[8]があるが，保険請求などの問題があり一般的ではない。
　超音波を用いたアキレス腱断裂とその保存療法中の観察については種々の報告がある[9〜11]。保存療法における固定期間やリハビリテーション，スポーツ復帰の時期について個々の状態に応じた治療戦略を確立する上でも超音波による評価は重要である。

診断

●問診

　スポーツ中に足関節後部を蹴られた感覚や，ボールが当たったような強い衝撃を感じた場合，また患者が受傷時にロープがちぎれるような音がしたということもあり，このような場合はアキレス腱断裂が強く疑われる。受傷時に疼痛を訴える例が多いが，あまり疼痛を感じない場合もある。

●視診・触診

　アキレス腱が断裂した直後にはアキレス腱部に明瞭な陥没が観察できる。しかし時間が経つにつれて周囲の腫脹が生じ腱の陥凹に触れることができないため「ふくらはぎの肉ばなれ」と誤って診断される場合があり注意が必要である。

●徒手検査

　従来から診断には，アキレス腱断裂テスト（Squeezeテスト，Thompsonテスト，Simmonds'テスト）が用いられてきた。これは下腿三頭筋の筋腹を把握する方法で，正常では足関節の底屈が認められるが，この底屈が起こらない場合が陽性である。

●画像診断

・X線

　単純X線写真でアキレス腱を観察しようとする試みは古くからなされている。足関節側面像でアキレス腱前方に透亮像として観察される三角形はKager's triangleと呼ばれ，アキレス腱断裂時には不明瞭となる。しかし軟部組織であるアキレス腱自体を単純X線写真で直接評価することは困難である。

・超音波

　断裂の部位・状態，治癒過程の観察に超音波が非侵襲的かつ簡便で非常に有用である。MRIでもこれらの静的な観察は可能であるが，検査費用や短期間での繰り返しの検査の問題がある。また，足関節底屈位で断裂腱同士が寄るかどうかの確認，治癒過程で足関節を動かしての動態検査，ドプラ法を用いた修復過程での血流の評価には超音波が最適である。
　近年開発された超音波診断法としてReal-time Tissue Elastography[12]があり，アキレス腱を含めた軟部組織の観察で注目されている。これは通常の超音波検査に

図1 アキレス腱の観察肢位
a：ベッド端での観察。

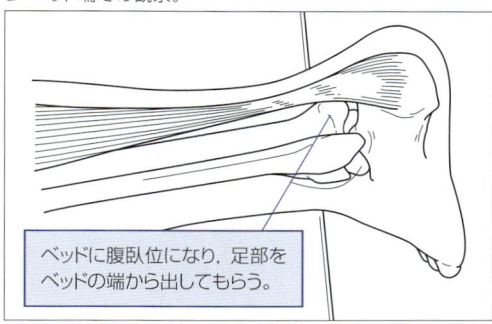

ベッドに腹臥位になり，足部をベッドの端から出してもらう。

b：高周波数リニアプローブ。

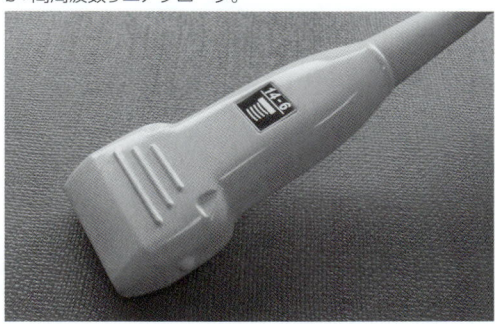

用いるプローブを体表に当て，軽く圧迫を加えるだけの操作でリアルタイムにエラスト（弾性）像を得ることができる方法であり，乳腺疾患[13]をはじめ多方面で利用されるようになっている。今まで検者の指先の感覚で行っていた触診を客観的に画像化して評価することができる。

アキレス腱とその周囲組織の正常超音波画像

●観察条件
　アキレス腱を観察する際はベッドに腹臥位になり，足部をベッドの端から出してもらうと観察しやすい（図1a）。アキレス腱の観察には12～16MHz程度の高周波数リニアプローブ（図1b）が適している。エコーゲルを多めに使うか，観察用のパッドを用いると観察がしやすくなる。

●観察部位①アキレス腱の踵骨付着部
　観察される運動器構成体は，①アキレス腱，②踵骨，③滑液包（retro-Achilles bursa, retrocalcaneal bursa），④Kager's fat padである。

・アキレス腱
　長軸像ではfibrillar patternと呼ばれる密な線状の高エコー像を呈する（図2a）。この高エコーは超音波

図2 アキレス腱踵骨付着部
a：アキレス腱の踵骨付着部（長軸像）。
アキレス腱（矢印）はfibrillar patternと呼ばれる密な線状の高エコー像を呈し，踵骨（*）に付着する。

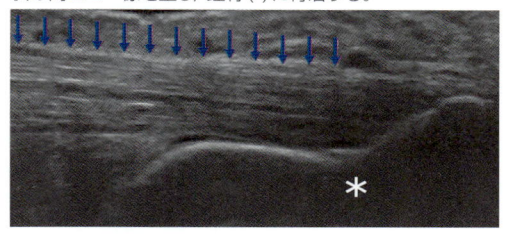

b：アキレス腱の踵骨付着部（短軸像）。
アキレス腱（#）の短軸像は群生した高輝度の斑点状の超音波を呈し，内外側後方に側方陰影（Lateral shadow）というアーチファクト（矢印）が生じる。

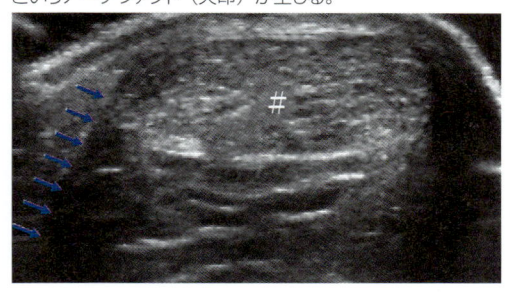

c：Retrocalcaneal bursa。
踵骨の後上方角とアキレス腱の踵骨付着部との間にコンマの形をした低エコーを呈するretrocalcaneal bursaが描出されることがある。

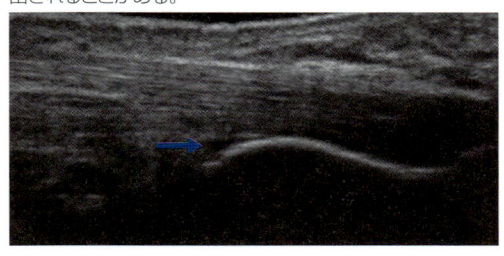

d：Kager's fat pad（足関節底屈位）。
足関節底屈位ではKager's fat padのcalcaneal bursal wedgeがアキレス腱と上踵骨隆起の間に入り込む。

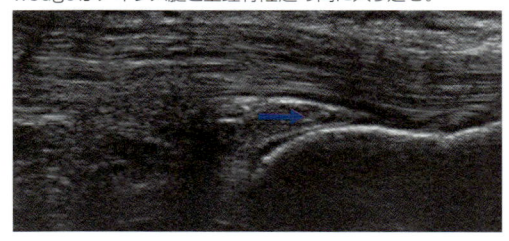

e：Kager's fat pad（足関節背屈位）。
足関節背屈位ではKager's fat padは引っ込み，踵骨とアキレス腱が接する。

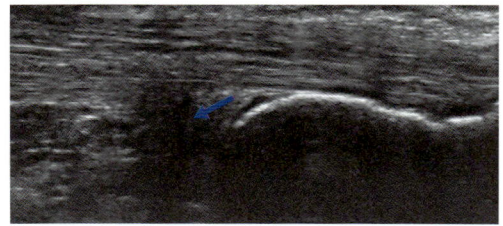

ビームの鏡面反射によって生じ，プローブの周波数が高いほどよりはっきりと薄く識別しやすい線状高エコーが多くなる。超音波のビームが腱に対し垂直に当たっている場合はこのfibrillar patternが観察されるが，ビームが斜めに腱に当たった場合はfibrillar patternが不鮮明になり，低エコーを呈する。この変化をanisotropy（異方性）とよぶ。肩腱板のように曲線状の腱や，上腕二頭筋腱のように皮膚表面に対し斜めに走行している腱の超音波画像はこの異方性の影響を強く受けるので注意が必要である。

　アキレス腱の踵骨付着部の長軸像でも腱の走行が変わるため異方性が観察される。短軸像でアキレス腱は楕円を呈しており，内部は群生した斑点状の高輝度超音波像を呈する。またアキレス腱の内外側後方には接線方向にビームの屈折が生じて起こる側方陰影（lateral shadow）というアーチファクトが生じる（図2b）。アキレス腱の短軸像でもビームが斜めに入ることにより長軸同様に異方性の影響を受けるので注意が必要である。アキレス腱の厚さを正確に計測するためには短軸像を用いる。paratenonは皮下脂肪から連続した線状の高エコーとして描出されるため識別が困難である。

・踵骨

　踵骨の表面で超音波ビームがほとんど反射されてしまうため，踵骨表面より深部では無超音波となる（図2a）。

・滑液包

　アキレス腱の踵骨付着部近傍にretro-Achilles bursaとretrocalcaneal bursaの2つの滑液包が観察される。

　retro-Achilles bursaは皮膚とアキレス腱との間に存在するが正常では観察困難なことが多い。

　retrocalcaneal bursaはアキレス腱の踵骨付着部と踵骨の後上方角との間にときどきコンマの形をした低エコーの構造物として描出される（図2c）。retrocalcaneal bursaは足関節の底・背屈で形を変え，前後径が3mm以下であれば正常と考えられる[14]。

・Kager's fat pad

　アキレス腱と踵骨に囲まれた部分にKager's fat padが存在する。足関節底屈位ではKager's fat padのcalcaneal bursal wedgeが上踵骨隆起とアキレス腱の間に入り込み（図2e），足関節中間から背屈位ではKager's fat padは引っ込んでアキレス腱と踵骨が接する（図2f）[15]。

図3　アキレス腱中央部

a：アキレス腱中央部（ヒラメ筋の筋腱接合部）。半羽状筋であるヒラメ筋（△）が観察される。筋膜，筋周膜は高エコーを呈し，筋実質は低エコーを呈する。ヒラメ筋の深層には長母趾屈筋（*）が観察される。長母趾屈筋の深層には脛骨の後果（#）が観察される。矢印：アキレス腱

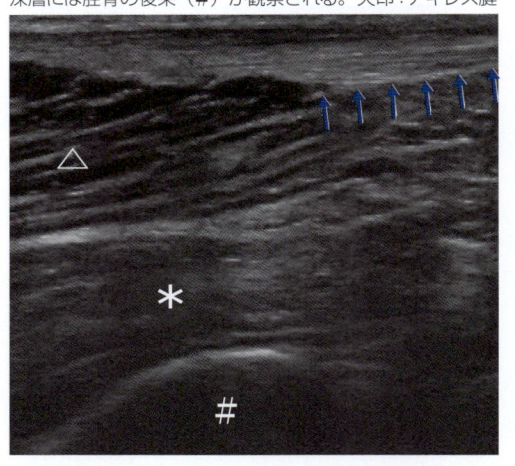

b：正常アキレス腱中央部のReal-time Tissue Elastography像。アキレス腱（#）はほぼ均一な青色として描出され，深層のヒラメ筋（△）の筋線維は赤色に描出される。

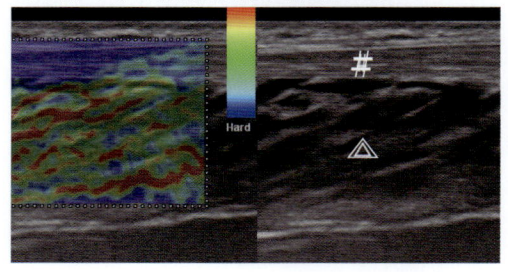

●アキレス腱中央部（ヒラメ筋の筋腱接合部）

　観察される構成体は，①アキレス腱，②ヒラメ筋，③長母趾屈筋（FHL）および脛骨後果である。

・アキレス腱

　アキレス腱はヒラメ筋後面の筋膜からなる。ヒラメ筋の筋腱移行部より遠位ではアキレス腱はfibrillar patternを呈した均一の厚さで存在する（図3a）。

・ヒラメ筋

　半羽状筋であるヒラメ筋が観察される。筋膜，筋周膜は高エコーを呈し，筋実質は低エコーを呈する。遠位へ観察を進めると，筋膜は厚くなり，ヒラメ筋の容量は小さくなる（図3a）。

・長母趾屈筋（FHL）および脛骨後果

　ヒラメ筋の深層には長母趾屈筋が観察され，長母趾屈筋（FHL）の深層に後果（脛骨）が観察される。後果の表面で超音波ビームがほとんど反射されてしまうため，後果表面より深部では無超音波となる。

・Real-time Tissue Elastography

　Real-time ElastographyはBモードで観察するようにプローブを生体に密着させ，わずかに圧迫を繰り返すだけで，リアルタイムに組織の硬さをカラーで画像化する技術である。プローブを押したときに生じる生体の歪みが，柔らかい部分では大きく，硬い部分では小さいという現象を利用している。

　色は関心領域中の相対的な固さを示しており，柔らかい（赤色）から硬い（青色）まで分けられている。Real-time Tissue Elastographyを用いて同部位を観察すると，アキレス腱はほぼ均一な青色として描出され，深層のヒラメ筋の筋線維は赤色に描出される（図3b）。

● アキレス腱近位部（筋腱接合部）

　観察される構成体は，①腓腹筋，ヒラメ筋，②足底筋腱である。

・腓腹筋，ヒラメ筋

　腓腹筋，ヒラメ筋とも羽状筋であり，縦断像では斜走する筋線維が容易に観察できる。筋膜，筋周膜は高エコーを呈し，筋実質は低エコーを呈する。腓腹筋内側頭の筋腱接合部では浅層に腓腹筋内側頭，深層にヒラメ筋が観察される。腓腹筋内側頭の腱膜とヒラメ筋の腱膜は疎性結合組織の層によって分けられている（図4a）。腓腹筋内側頭は外側頭よりも厚く（図4b），アキレス腱への移行部はより遠位である。

・足底筋腱

　短軸像では腓腹筋内側頭とヒラメ筋の間に小さな楕円形の足底筋腱を観察することができる（図4c）。画面の中央に足底筋腱を描出した状態でプローブの方向を90°回転すると，腓腹筋内側頭とヒラメ筋の間を走行する足底筋腱の長軸像を観察することができる（図4d）。

図4　アキレス腱近位部

a：アキレス腱近位部（筋腱接合部）長軸像。
腓腹筋内側頭（#）の筋腱接合部では浅層に腓腹筋内側頭，深層にヒラメ筋（△）が観察される。腓腹筋内側頭の腱膜とヒラメ筋の腱膜は疎性結合組織の層によって分けられている。

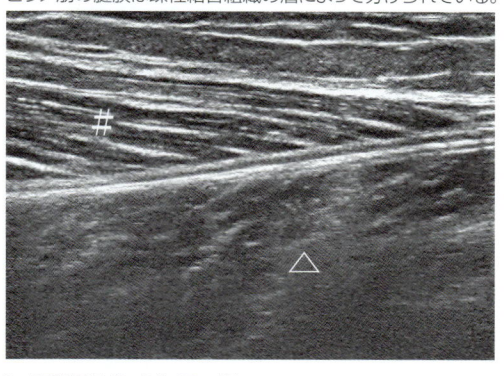

b：下腿短軸像（パノラマ像）。
腓腹筋内側頭（#）は外側頭（*）よりも厚く断面積が大きい。両腓腹筋の深層にはヒラメ筋（△）が観察される。

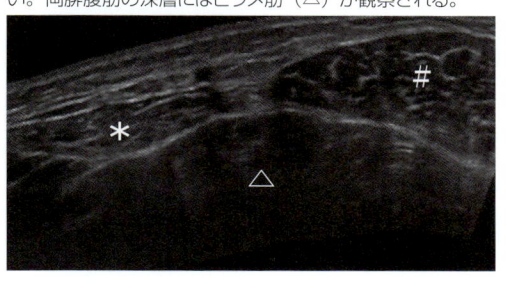

c：足底筋腱短軸像。
腓腹筋内側頭（#）とヒラメ筋（△）の間に小さな楕円形の足底筋腱（矢印）を観察することができる。

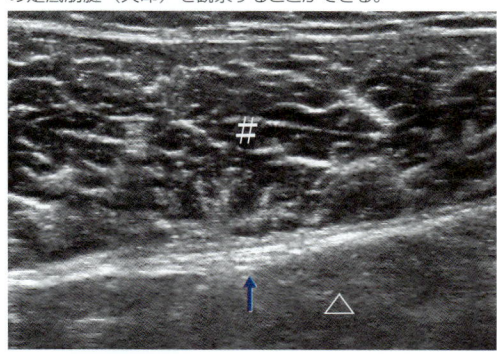

d：足底筋腱長軸像。
腓腹筋内側頭（#）とヒラメ筋（△）の間に足底筋腱（矢印）を観察することができる。

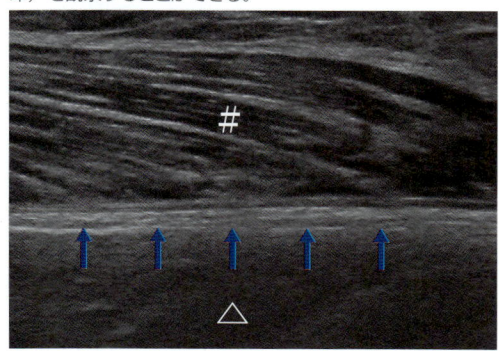

ケースレポート 1

【症例】
30歳，男性。

【現病歴】
サッカーの試合中に左下肢を踏ん張ったところアキレス腱部に蹴られたような強い衝撃を感じ，同時に"バキッ"という音が聞こえて受傷した。

【初診時所見】
触診上アキレス腱の踵骨付着部から約5cm近位に陥凹（delle）を触知した。

【画像所見】
超音波画像検査（図5a）では断裂腱断端間の局所欠損を呈し，断裂腱の断端間には低エコーを示す血腫が満たされていた。アキレス腱実質はfibrillar patternのゆがみや腱線維の平行性の欠如が観察され，断裂部分でのほつれた腱断端の屈折によるアコースティックシャドウが観察された。

受傷翌日ではアキレス腱の厚さは約2倍程度に腫脹していることが多い。また，足底筋腱が損傷されずに残っており，アキレス腱部分断裂と診断を誤ることがあるので注意が必要である。Real-time Tissue Elastography法を用いて観察すると血腫の部分と腱の張力を失った断裂部は，歪みが高く（赤色に）描出される（図5b）。

【診断】
足関節を底屈し，断裂したアキレス腱の断端同士がきちんと密着することを確認し（図6），保存療法を選択した。

【保存療法所見】
保存療法において足関節底屈位で固定することは異論のないところであるが，どの程度の底屈位で固定すべきかは諸説がある。Lea & Smithは自然下垂位と報告している[7]。その後は同様の自然下垂位や尖足位[16〜23]，最大底屈位[24〜26]などさまざまな報告がある。林らは術中所見や超音波像，MRIを用いた研究で足関節30°では腱断端の近接が不十分であり，約55°で密着することを報告している[11]。当科でも超音波で断裂腱断端がきちんと密着することを確認し，足関節底屈約50°底屈位でギプス固定をしている。

経過

・受傷後2週

約2週間のギプス固定後，装具に変更する際に超音波画像診断を行う。ギプスを除去し，腹臥位になり，足部をベッドの端から出した肢位（足関節中間位）で観察すると，アキレス腱の腫脹はまだ継続しているが，アキレス腱の断端が離開しないことを確認する（図7a）。Real-time Tissue Elastography法を用いて観察すると受傷直後にみ

図5 画像診断

a：アキレス腱断裂（翌日）長軸像。
断裂腱の断端間には低エコーを示す血腫（#）が存在し，アキレス腱実質はfibrillar patternのゆがみや腱線維の平行性の欠如が観察される。深層に足底筋腱（矢印）が観察されることがある。

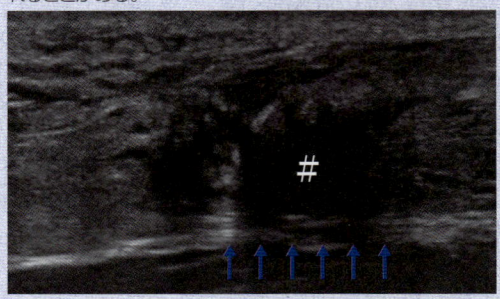

b：アキレス腱断裂（翌日）Real-time Tissue Elastography像。
血腫の部分と腱の張力を失った断裂部は，歪みが高く（赤色に）描出される。

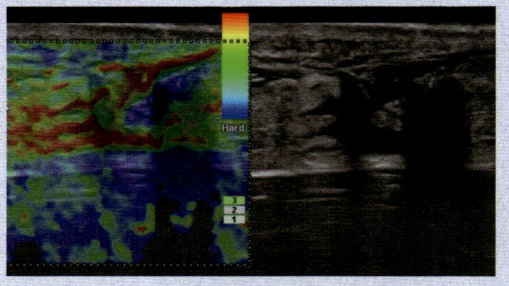

図6 アキレス腱断裂長軸像（足関節底屈位）
足関節を底屈することによりアキレス腱断端が密着している。

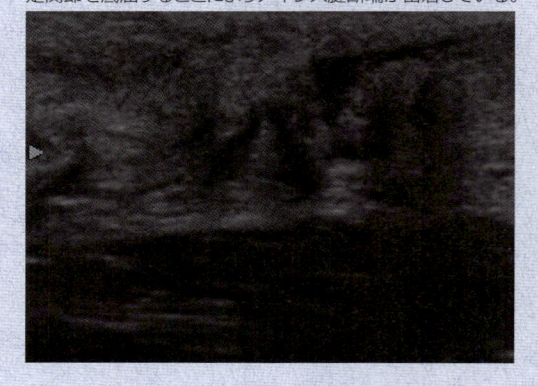

られた断裂部の歪み（赤色）が減少している（図7b）。

次に足関節の底・背屈角度が調整可能な装具（図8a）と数枚の楔状パッド（図8b）を組み合わせて足関節約40°底屈位で装着し，5週目から装具の角度調節と楔状パッドの少しずつ除去することにより最終的に足関節中間位まで戻す。

・受傷後5週

受傷後5週ではアキレス腱の腫脹が継続しているが，血

図7　経過

a：アキレス腱断裂（受傷2週後）。
腹臥位で足部をベッドの端から出した足関節中間位でもアキレス腱断端は離開しない。

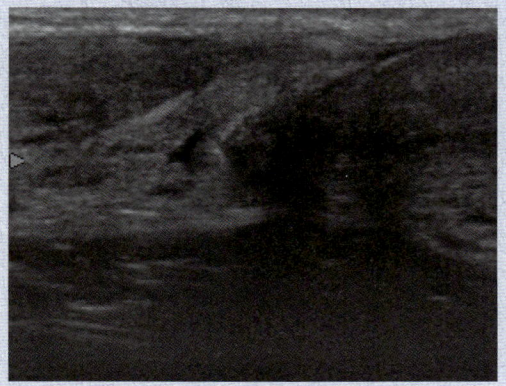

b：アキレス腱断裂（受傷2週後）Real-time Tissue Elastography像。
受傷直後にみられた断裂部の歪み（赤色）が減少している。

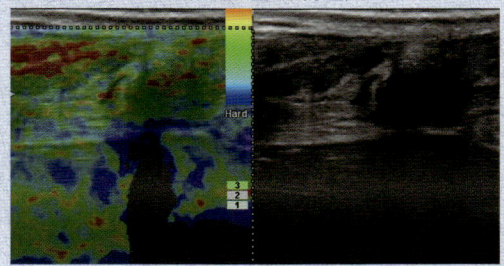

図8　装具

a：アキレス腱保存療法に使用している装具（MAXTRAX ROM Air）。

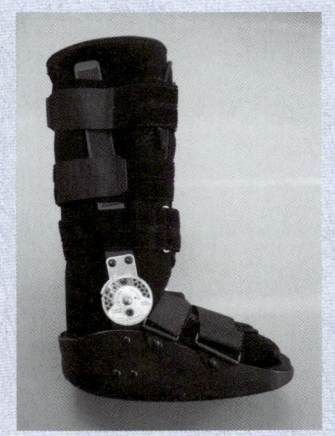

b：楔状パッド。

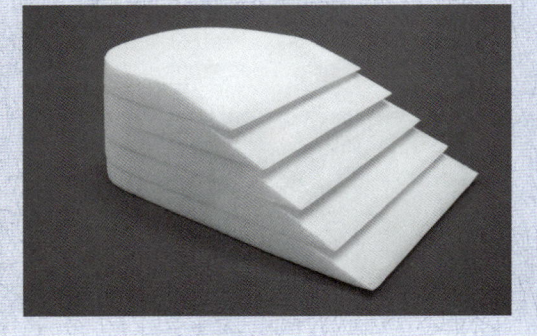

図9　受傷5週後

a：アキレス腱断裂（受傷5週後）長軸像。
アキレス腱の腫脹が継続しているが、血腫部分の超音波輝度が部分的に高輝度を示している。

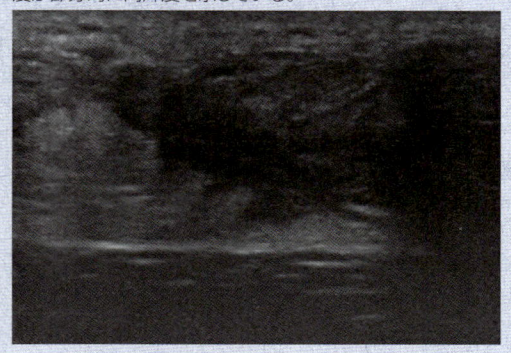

b：アキレス腱断裂（受傷5週間後）Real-time Tissue Elastography像。
浅層の脂肪組織はプローブの圧迫によって歪み、赤色を呈している。アキレス腱は徐々に修復することにより歪みが大きい赤色の領域が少なくなり、緑〜青色の部分が増加しているが、まだ歪み方にばらつきが見られる。

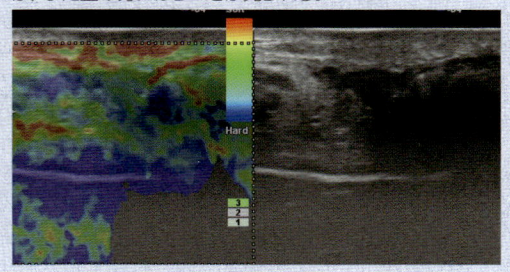

図10　受傷14週後

a：アキレス腱断裂（受傷14週後）長軸像。
アキレス腱の線維方向が徐々に整い始めている。

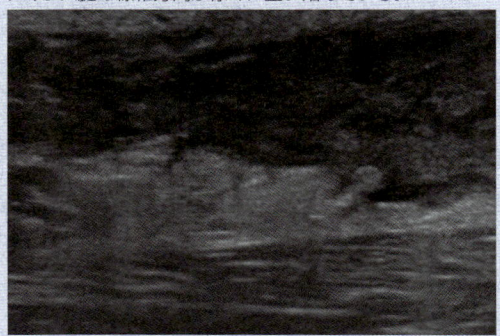

b：アキレス腱断裂（受傷14週後）パワードプラ像。
アキレス腱実質内の血流が増加している。

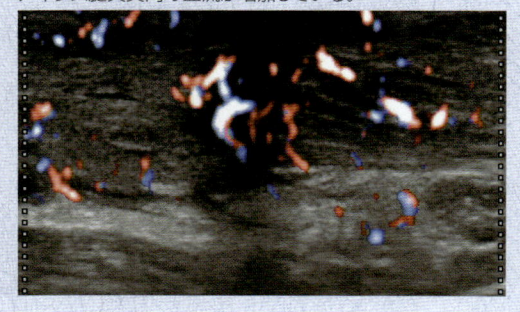

腱部分の超音波輝度が部分的に高輝度を示すようになる（図9a）。Real-time Tissue Elastography法を用いて観察すると浅層の脂肪組織はプローブの圧迫によって歪み，elastographyで赤色を呈している。アキレス腱は徐々に修復することにより歪みが大きい赤色の領域が少なくなり，緑～青色の部分が増加しているが，まだ歪み方にばらつきがみられる。これらの所見により腱実質の修復が進行していることが確認される。下腿ギプスと装具により合計10週間の固定を行っている。

・受傷後12週

両手を机などについての両足つま先立ちの練習を開始する。

・受傷後14週（装具除去後1カ月）

アキレス腱の線維方向が徐々に整い始める（図10a）。装具を除去し活動性やリハビリテーションが進んでくると，アキレス腱部の炎症が生じ，疼痛や局所熱感が出現する場合がある。その際にはドプラ法を用いることによりアキレス腱実質内の血流増加を観察でき，炎症の程度を評価することが可能である（図10b）。

・受傷後6カ月

復帰のツボ 両足つま先立ちが可能になる例が多く，この頃からジョギングを許可している。患側のつま先立ちができるまで筋力が回復したら受傷前の競技スポーツを開始し，受傷後1年で受傷前の競技レベルの獲得を目指している。

症例数は少ないが，保存療法中の腓腹筋とアキレス腱を超音波で観察した自験例[27]では，腓腹筋の筋萎縮は5週目までに完成し11週目まで継続し，腱断裂部は早期にある程度の張力を伝達している可能性が明らかになった。今後，超音波を用いてより詳細な組織修復の観察が進み，

図11 受傷1年後

a：アキレス腱断裂（受傷1年後）長軸像。
アキレス腱は線維方向が整って正常のfibrillar patternに近づいているが，腱の腫脹は残存している。

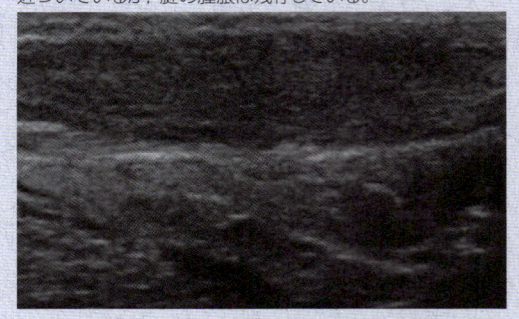

b：アキレス腱断裂（受傷1年後）Real-time Tissue Elastography像。
一部に歪みの大きい赤色の部分があるが，アキレス腱の大部分は歪みの少ない緑～青色として描出される。

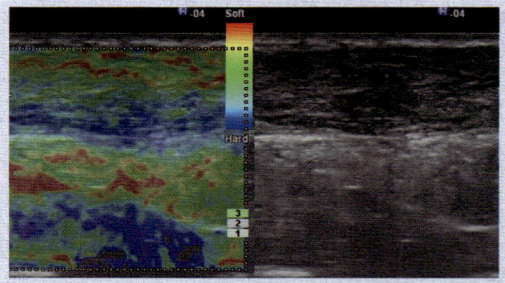

適切な保存療法のプロトコールが作成されることが望まれる。

・受傷後1年

アキレス腱は線維方向が整って正常のfibrillar patternに近づいているが，腱の腫脹は残存（図11a）。Real-time Tissue Elastographyを用いて同部位を観察すると，一部に歪みの大きい赤色の部分があるが，アキレス腱の大部分は歪みの少ない緑～青色として描出される（図11b）。

再発予防と今後の課題

再断裂時期については，ギプスや装具除去後1カ月以内に再断裂が集中しているという報告[26]や，ギプス除去後1週間以内に生じた[19]という報告がある。自験例でも保存療法8週のReal-time Tissue Elastography

図12 保存例

a：アキレス腱保存療法8週後 Real-time Tissue Elastography像。
アキレス腱は歪みの少ない緑～青色として描出される。

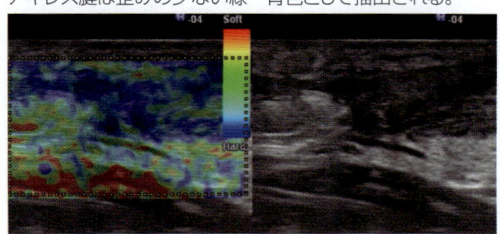

b：アキレス腱保存療法10週再断裂例 Real-time Tissue Elastography像。
再断裂部分は低エコーの亀裂（矢印）として観察され，同部位はReal-time Tissue Elastographyで赤色に描出され歪みが大きいことがわかる。

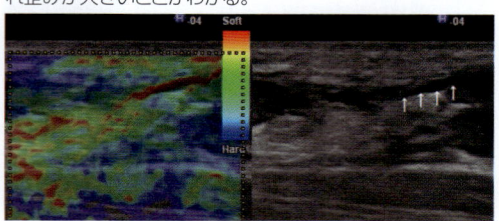

では断裂腱は歪みの少ない緑～青色を呈しており（図12a），保存療法10週で装具を除去した直後につまずいて転倒し再断裂した例を経験している。

再断裂後に超音波で観察すると断裂部分は低エコーの亀裂として観察され，同部位はReal-time Tissue Elastographyで赤色に描出され歪みが大きいことがわかる．

文献

1) Barfred T : Kinesiological comments on subcutaneous rupture of the Achilles tendon. Acta Orthop Scand, 42 : 397-405, 1971.
2) Carr AJ, Norris SH : The blood supply of the calcaneal tendon. J Bone Joint Surg, 71-B : 100-101, 1989.
3) Lagergren C, Lindholm A : Vascular distribution in the Achilles tendon : an angiographic and microangiographic study. Acta Chir Scand, 116 : 491-495, 1959.
4) Schmidt-Rohlfing B, Graf J, et al : The blood supply of the Achilles tendon. Int Orthop. 16 : 29-31, 1992.
5) Ohberg L, Lorentzon R, et al : Neovascularisation in Achilles tendons with painful tendinosis but not in normal tendons : an ultrasonographic investigation. Knee Surg Sports Traumatol Arthrosc, 9 : 233-238, 2001.
6) Silvestri E, Biggi E, et al : Power Doppler analysis of tendon vascularization. Int J Tissue React, 25 : 149-158, 2003.
7) Lea RB, et al : Rupture of the Achilles tendon nonsurgical treatment. Clin Orthop, 60 : 115-118, 1968.
8) 林 光俊，石井良章，ほか：アキレス腱断裂の保存療法 三次元MRIによる経時的経過. 整・災外, 49 : 907-911, 2006.
9) Gary MH, Mark JA, et al : Sonographic appearance of nonoperatively treated Achilles tendon rupture. Skel Radiool, 29 : 259-264, 2000.
10) Kotnis R, David S, et al : Dynamic ultrasound as a selection tool for reducing achilles tendon ruptures. Am J Sports Med, 34(9) : 1395-1400, 2006.
11) 林 光俊，石井良章，ほか：新鮮アキレス腱皮下断裂の保存療法 －超音波所見による検討を主として．別冊整形外科, 37 : 226-232, 2000.
12) 椎名 毅，新田尚隆，ほか：複合自己相関法による実時間 Tissue Elasticity Imaging. 超音波医学, 26(2) : 341-350, 1999.
13) Itoh A, Ueno E, et al : Breast Disease : Clinical applocation of US elastography for diagnosis. Radiology, 239(2) : 341-350, 2006.
14) Mathieson JR, Connell DG, et al : Sonography of the Achilles tendon and adjacent bursae. Am J Roentgenol, 151(1) : 127-131, 1988.
15) Theobald P, Bydder G, et al : The functional anatomy of Kager's fat pad in relation to retrocalcaneal problems and other hindfoot disorders. J Anat, 208 (1) : 91-97, 2006.
16) Dobson J : John Hunter, Livingstone, Edinburgh, 1969, p127-130.
17) Iglis AE, et al : Rupture pf the tendo Achillis. J Bone Joint Surg, 58-A : 990-993, 1976.
18) Jacobs D, et al : Comparison of conservative and operative treatment of Achilles tendon rupture. Am J Sports Med, 6 : 107-111, 1978.
19) 久保田 亘，ほか：アキレス腱皮下断裂に対する保存療法の治療成績．整形外科, 37 : 465-470, 1986.
20) Fruensgaard S, et al : Conservative treatment for acute rupture of the Achilles tendon. Int Orthop, 16 : 33-35, 1992.
21) Wong J, et al : Quantitative review of operative and nonoperative management of Achilles tendon ruptures. Am J Sports Med, 30 : 565-575, 2002.
22) Wallace RGH, et al : Combined conservative and orthotic management of acute ruptures of the Achilles tendon. J Bone Joint Surg, 86-A : 1198-1202, 2004.
23) 上甲秀樹，ほか：アキレス腱断裂の保存療法に対するフローチャートの作成．整・災外, 49 : 879-884, 2006.
24) Nister L : Conservative treatment of fresh subcutaneous rupture of the Achilles tendon. Acta Orthop Scand, 47 : 459-462, 1976.
25) Carden DG, et al : Rupture of the calcaneal tendon. J Bone Joint Surg, 69-B : 416-420, 1987.
26) 林 光俊，ほか：アキレス腱の保存療法とリハビリテーション．臨床スポーツ医学, 24 : 1065-1072, 2007.
27) 高橋 周，細越 琢，ほか：アキレス腱断裂の保存療法中にみられる断裂腱と腓腹筋の性状変化．超音波医学, 36 : S459, 2009.

種目別 | スポーツ整形外科の診断・治療

陸上競技

陸上競技

短距離競技，跳躍競技の外傷・障害（疫学）

桜庭景植

外傷とは，大きな外力が加わり生体に損傷が生じる場合であり，骨折や捻挫，脱臼などが該当する。それに対し障害とは，小さな外力が繰り返し加わり次第に組織に損傷が加わる場合であり，シンスプリント，疲労骨折，アキレス腱炎などが該当する。

陸上競技の外傷・障害

陸上競技は，ほかのスポーツに比べ種目特性が際だち，外傷・障害は多岐にわたる。

スポーツ外傷は足関節，膝関節，肩周囲，手指の順に多く，スポーツ障害は腰部，膝関節，足に多くみられる。しかし陸上競技では，種目にもよるが，下肢，とくに大腿部から遠位，すなわち膝関節・下腿・足の

◆図1　陸上競技全般の部位別集計

計427件
- 肩 1%
- 体幹 10%
- 大腿 24%
- 膝 15%
- 下腿 23%
- 足 27%

◆図2　陸上競技全般の外傷・障害別集計

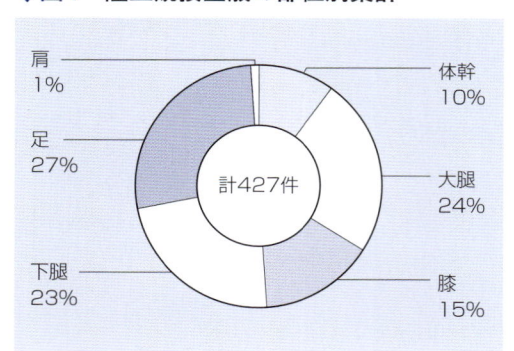

計396件
- その他 20%
- 骨折 3%
- 疲労骨折 13%
- 捻挫 10%
- 靱帯損傷 4%
- 打撲 1%
- 肉ばなれ 18%
- 腱鞘炎 8%
- ヘルニア 2%
- いわゆる痛み 21%

◆図3　陸上による外傷の内訳

外傷・障害発生件数：121件
外傷：61件（50%）
障害：60件（50%）

部位	件数	内訳（件数）
肩（鎖）関節	1	鎖骨骨折（1）
肘関節	1	尺側側副靱帯損傷（1）
手関節	1	手根骨（舟状骨）骨折（1）
股関節	4	腸骨剥離骨折（2）ほか
腰部	1	腰椎捻挫（1）
大腿部	19	ハムストリング肉ばなれ（15） 大腿四頭筋肉離れ（2）ほか
膝関節	7	前十字靱帯損傷（1） 後十字靱帯損傷（1） 内側側副靱帯損傷（1） 半月板損傷（2）ほか
下腿部	5	脛骨骨折（2） 腓腹筋肉ばなれ（1）ほか
足関節	22	足関節靱帯損傷（18） 骨折（2）ほか

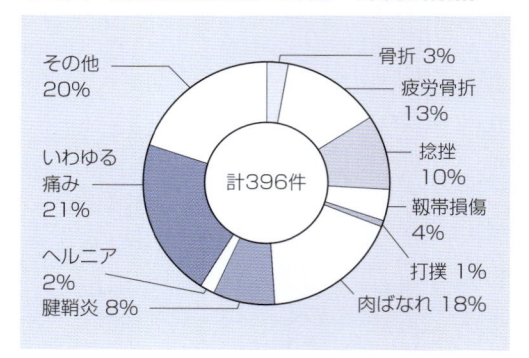

◆図4　陸上による障害の内訳

overuseによる外傷・障害発生件数：122件
外傷：61件（50%）
障害：61件（50%）

部位	件数	内訳（件数）
腰部	8	腰痛症（5） 椎間板ヘルニア（3）
股関節	4	ばね股（1） 股関節炎（2）ほか
大腿部	7	筋膜炎（2） 過労性骨膜炎（2）ほか
膝関節	9	ランナー膝（3） タナ障害（1） ジャンパー膝（1） 腸脛靱帯炎（2）ほか
下腿	20	シンスプリント（9） アキレス腱炎（7） 脛骨・腓骨疲労骨折（2）ほか
足部	13	足底腱膜炎（3） 中足骨疲労骨折（3）ほか

障害が目立つ（**図1**）。ラグビーやバスケットボールなどのコンタクト系では外傷が約8割を占めるが，陸上競技では外傷が少なく，使いすぎによる障害が比較的多いのが特徴である。肉ばなれを外傷に含んでいるが，これを除くとほとんどがoveruseに起因して膝から足にかけて発症することが多い（**図2**）。

図3，4は単年度の陸上による外傷・障害の内訳である。この年度は外傷，障害が半々であった。外傷（**図3**）ではハムストリングの肉ばなれが最も多かったが，予想外に膝関節の靱帯損傷，足関節の靱帯損傷が多かった。

障害（**図4**）についてみるとあらゆる部位に生じているが，ほかの競技に比べ，下腿のシンスプリント，アキレス腱炎，疲労骨折，足部の腱膜炎，疲労骨折が多い。

短距離・跳躍競技ではハムストリングの肉ばなれが特徴的であり，遠心性筋収縮に関連して二関節筋に発症することが多い。また，跳躍系では踏み切り時などに，単独で足関節を捻挫することが多い。本症の発生には全身関節弛緩性の関与も考えられる。

ここでは，主に過去3年の大学における外傷・障害調査からのデータを以下に図表として示す。

短距離競技・障害（ハードル競技）の外傷・障害（疫学）

短距離・障害では，大腿部の外傷・障害が大学以前（**図5**）（65％），大学時（**図6**）（49％）ともに最も多い結果となった。外傷・障害のほとんどはハムストリングの肉ばなれである。しかし，大学では，体幹部と足部の割合が増え，大学以前と比べると大腿部の割合が減少していた。

外傷・障害別にみると，肉ばなれが最も多い結果だった。大学以前（**図7**）では肉ばなれは60％であったのに対し，大学（**図8**）では，38％に減少していた。われわれの施設では外傷・障害予防に筋力トレーニング，ストレッチングを重視しているが，肉ばなれの減少に関してはこの影響も考えられる。

◆図5　短距離・障害選手の部位別集計（大学以前）

足 10%／下腿 10%／膝 3%／大腿 65%／体幹 10%／手 2%　計59件

◆図6　短距離・障害選手の部位別集計（大学）

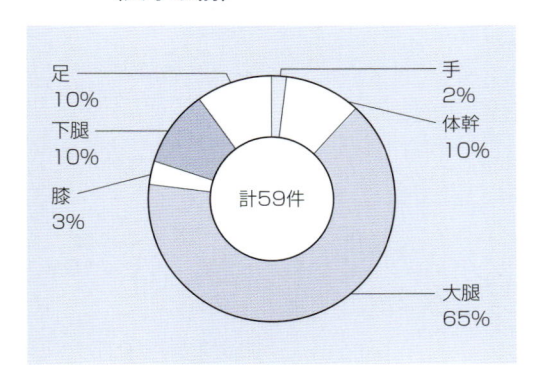

足 16%／下腿 10%／膝 8%／大腿 49%／体幹 17%　計49件

◆図7　短距離・障害選手の外傷・障害別集計（大学以前）

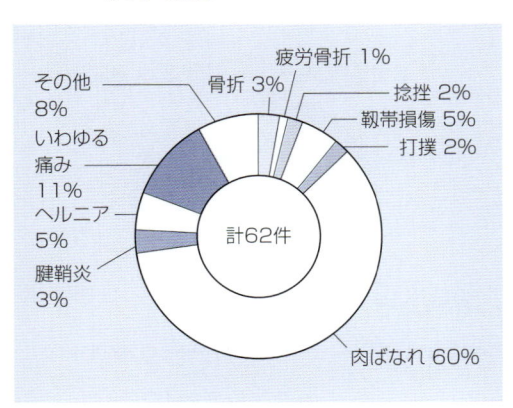

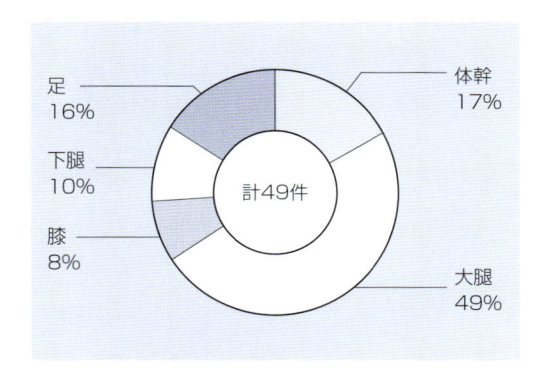

その他 8%／骨折 3%／疲労骨折 1%／捻挫 2%／靱帯損傷 5%／打撲 2%／肉ばなれ 60%／腱鞘炎 3%／ヘルニア 5%／いわゆる痛み 11%　計62件

◆図8　短距離・障害選手の外傷・障害別集計（大学）

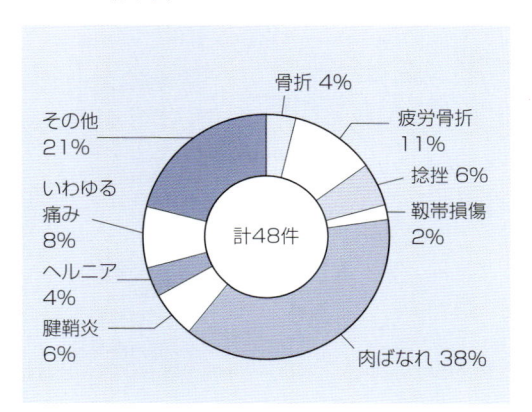

その他 21%／骨折 4%／疲労骨折 11%／捻挫 6%／靱帯損傷 2%／肉ばなれ 38%／腱鞘炎 6%／ヘルニア 4%／いわゆる痛み 8%　計48件

短距離・障害系では，肉ばなれが圧倒的に多いのが特徴であるが，剥離骨折（骨盤周囲），腰部障害，足関節捻挫，膝蓋腱炎（ジャンパー膝）などもよくみられる。

ほかに，シンスプリント（過労性骨膜炎），疲労骨折，アキレス腱炎など，長距離系に多くみられる障害も発症する。

跳躍競技系の外傷・障害（疫学）

跳躍競技系では，部位別にみると，大学以前（図9）では足部の外傷・障害（45％）が多いが，大学（図10）では足部の外傷・障害は30％に減少し，下腿の外傷・障害が14％から33％へと増加していた。アキレス腱炎，過労性骨膜炎，下腿三頭筋の肉ばなれが大学生で増加していた。原因についてははっきりしない。

外傷・障害別にみると，捻挫が30％以上と最も多かった（図11, 12）。また，大学以前にはみられなかった腱鞘炎が大学では11％と2番目に多かった。

跳躍種目は，走る動作も重要であるが，一瞬の力の伝達が重要である。すなわち瞬間的な伸張性筋収縮は多用されているが，このような収縮が起きたとき，または着地のときなどに伸張性収縮が余儀なくされ，肉ばなれが生じやすい。

そのほかに，シンスプリント，ジャンパー膝，疲労骨折，足底腱膜炎，アキレス腱炎なども毎年みられる障害である。

なお，跳躍系においても種目により特徴がある。走り幅跳び，三段跳びでは踵部分での軟部組織の挫傷がみられる。いわゆる「カカトをつぶす」ということになるが，これは踵骨を覆っている軟部組織，すなわち脂肪が圧挫された状態である。硬いサーフェスの競技場で起きやすい傾向がある。

幅跳び，三段跳びのように直線的に走るときと違い，走り幅跳びでは踏み切り時，足関節は強く外反するが，このときに足関節の捻挫，靱帯損傷を生じやすい。

同様に棒高跳びでも踏切時，または着地の失敗などにより，足部を骨折したり，下腿などの肉ばなれを生じる。

◆図9 跳躍選手の部位別集計（大学以前）

手 2%
体幹 7%
大腿 18%
膝 14%
下腿 14%
足 45%
計44件

◆図10 跳躍選手の部位別集計（大学）

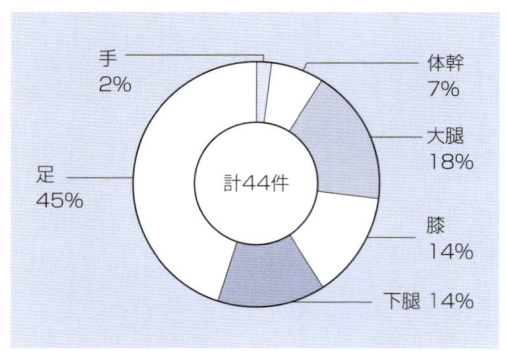

肩 4%
体幹 7%
大腿 11%
膝 15%
下腿 33%
足 30%
計27件

◆図11 跳躍選手の外傷・障害別集計（大学以前）

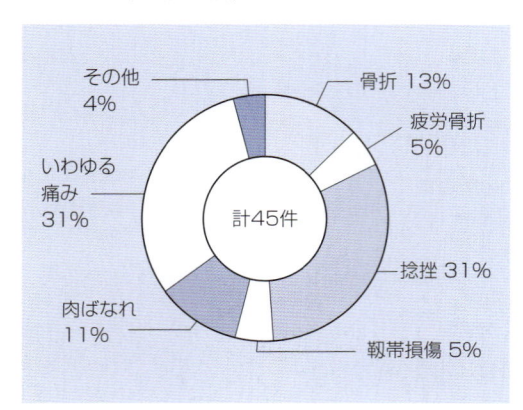

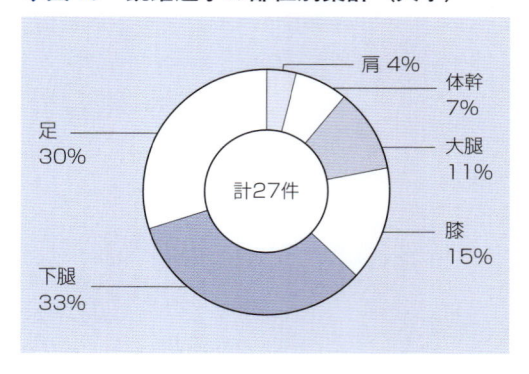

その他 4%
骨折 13%
疲労骨折 5%
捻挫 31%
靱帯損傷 5%
肉ばなれ 11%
いわゆる痛み 31%
計45件

◆図12 跳躍選手の外傷・障害別集計（大学）

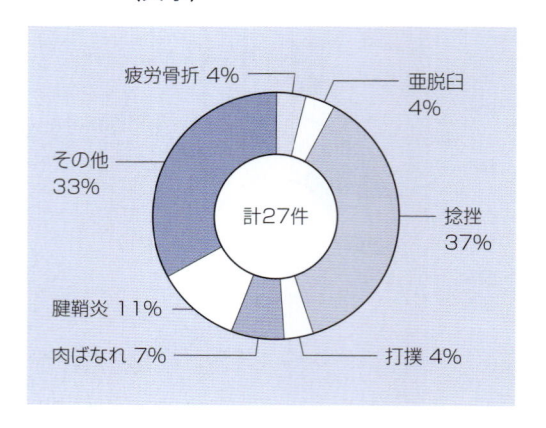

疲労骨折 4%
亜脱臼 4%
その他 33%
捻挫 37%
打撲 4%
肉ばなれ 7%
腱鞘炎 11%
計27件

外傷・障害の予防のために

スポーツ外傷・障害はあらゆる原因で発症する。技術,種目特性,身体のコンディション,ストレッチング・アイシング・筋力トレーニングなどのコンディショニング,ウォームアップ・クールダウン,トレーニング(強度,頻度,質,量),環境(天候,気温・湿度,路面,床面,用具),精神状態などその要因は多岐にわたり数多くある。これらの要因が複雑に絡みあって,またときには単純な要因で外傷・障害が発症する。その原因を特定しづらいが,外傷・障害の要因を極力追求し,外傷・障害の予防に役立てることは重要である。そのさまざまな要因の中で,スポーツ外傷・障害の予防に重要なのは何か。ストレッチング,アイシング,筋力トレーニングが最も重要と回答してくる選手,指導者が多い。

●ストレッチング,アイシング,筋力訓練の有用性

障害予防,競技力向上のために,ストレッチング,アイシングなどは有用とされるが,実際,EBM(ebidence based medicine)に基づいた科学的なデータについては報告が少ない。著者はプレー前ストレッチング,アイシング,プレー後ストレッチング,筋力トレーニングなどと,スポーツレベル,競技力向上,外傷・障害発生との関連について調査した。

・プレー前ストレッチングとの関係

スポーツレベルの高いAチーム(いわゆるレギュラー群)の方がBチーム(いわゆる2軍,非レギュラー群)よりプレー前ストレッチングをよく行っていた。スポーツ科学部学生と医学生の対比でみても,競技レベルの低い医学生はストレッチングを必要と思っていても,あまりしていなかった。1年間の追跡調査にて判断した競技力向上についてみると,プレー前ストレッチングをよく行う選手の方が競技力は向上していた。

・アイシングとの関係

アイシングをよく行う選手の方がスポーツレベルが高かったが,外傷・障害発生との関係をみると,外傷・障害が少ない選手はアイシングをあまり行っていなかった。選手は故障・けがをしない限りにあまりアイシングをしない。これは今後の重要な検討課題である。

陸上競技

陸上競技における疲労骨折の早期診断と治療

桜庭景植

疲労骨折とは？

疲労骨折とは，ごく小さな外力が繰り返し局所に加わる結果，微小骨折様の変化をきたし，ついには完全骨折に至ることもある，と定義される。

好発年齢は17歳をピークとする施設が多く，摂食障害・生理不順・骨粗鬆症（female athlete triad）に伴って，女子に多くみられる。競技種目別にみると，圧倒的に陸上競技にて発生している。**表1**は一定期間の大学での症例数であるが，長距離選手にきわめて多くみられる。

発症すると，競技の最前線を長期にわたり離脱せざるをえず，厄介な障害である。著者の以前の調査では，早期診断がなされた症例は平均2週，スポーツへの復帰が早かった。よって，早期診断・早期治療が望ましい。

復帰のツボ

好発部位は脛骨（**図1**），中足骨（**図2**）に最も多くみられる（**表2**）。実業団ランナーレベルでは，骨盤周辺の疲労骨折が多くみられるのも陸上競技における疲労骨折の特徴の1つである。まれに第1肋骨（**図3**）など荷重が加わらない部位にも生じる。

診断

診断は，長距離選手の走行歴，走行時痛より判断する。合宿などの走り込みが続いたときに生じるとされるが，むしろピークの後に発症することが多い。局所に何らかの圧痛がみられ，ときに腫脹がみられる。

●画像診断

本症では画像診断は大切である。画像所見は，淡い

◆**表1** 陸上競技における種目別疲労骨折件数

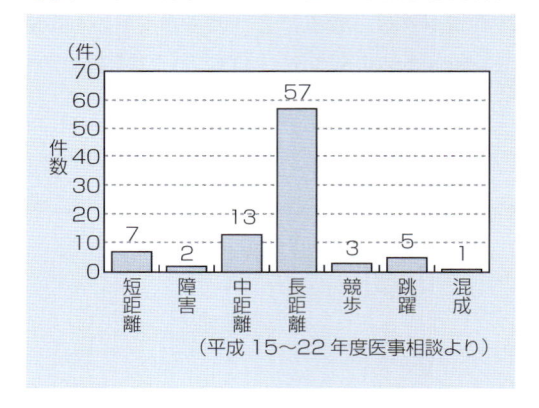

種目	件数
短距離	7
障害	2
中距離	13
長距離	57
競歩	3
跳躍	5
混成	1

（平成15〜22年度医事相談より）

◆**図1** 脛骨上部疲労骨折（初期）

10日（a）ではわからない。3週の画像（b, c）にて硬化像（矢印）が出現した。
a：受傷後10日。　b, c：受傷後3週。

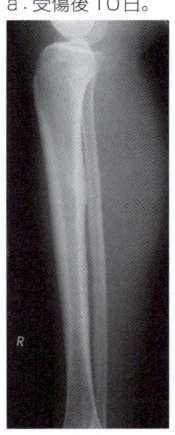

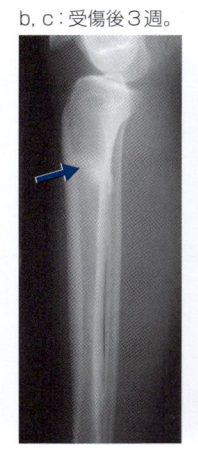

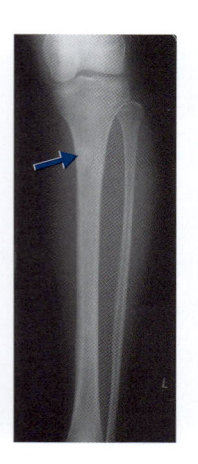

◆**図2** 中足骨疲労骨折

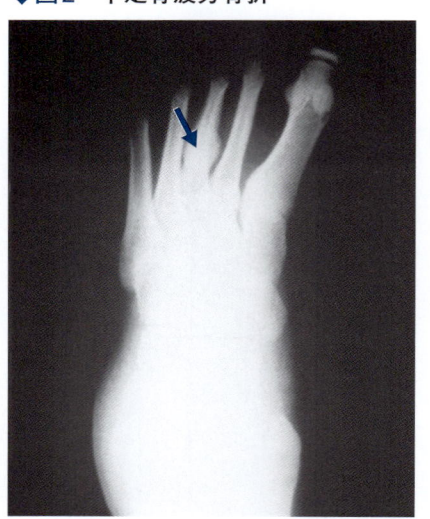

骨膜反応，帯状の骨硬化像，骨皮質の肥厚と進んでいく。これは脛骨上部にみられる疾走型疲労骨折（running type stress fracture）の通常パターンであるが，脛骨中央の跳躍型疲労骨折（jumping type stress fracture）では薄い線状の骨透亮像である骨改変層（図4）がみられる。

単純X線像では発症後2～4週にて骨の変化がみられることが多い。いいかえると，初期には画像上，陰性例があるので注意を要する。著者の調査では，初回単純X線像で陽性を呈した症例は71％のみであった[1]。疲労骨折を疑うも，画像上変化がみられないときには，必要に応じて1～2週後に再度X線像をみないと誤診することがある。

早期診断は早期復帰につながるため大切である。

疲労骨折の早期診断

早期診断にはテクネチウムを使った骨シンチグラフィー，MRI画像が有用である。

骨の代謝回転の速さを反映する骨シンチグラフィーは単純X線像より平均2週早く，陽性所見を呈した[1]。骨シンチグラフィーは，あらゆる部位での疲労骨折で陽性所見を呈するが，MRIは部位により必ずしも陽性所見を呈しないので注意を要する。表3は疲労骨折におけるMRIと単純X線像，骨シンチグラフィーの陽性所見の比較である。発症後2週以内に受診した8例についてみると，単純X線像では陰性例が多かったが，骨シンチグラフィーはすべて陽性所見を呈した。それに対し2週以後4週以内に受診した症例では，骨

◆表2　陸上競技における疲労骨折部位　（脛骨，中足骨）

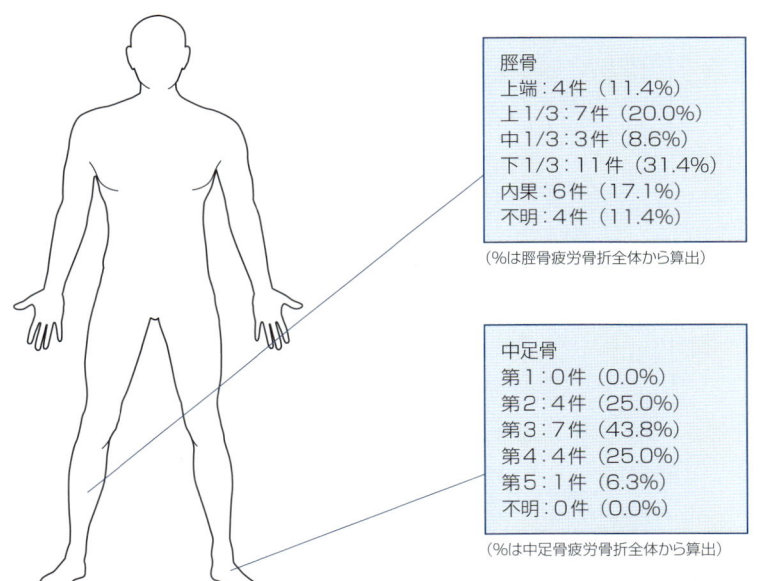

脛骨
上端：4件（11.4％）
上1/3：7件（20.0％）
中1/3：3件（8.6％）
下1/3：11件（31.4％）
内果：6件（17.1％）
不明：4件（11.4％）

（％は脛骨疲労骨折全体から算出）

中足骨
第1：0件（0.0％）
第2：4件（25.0％）
第3：7件（43.8％）
第4：4件（25.0％）
第5：1件（6.3％）
不明：0件（0.0％）

（％は中足骨疲労骨折全体から算出）

（平成15～22年度医事相談より）

◆図3　第1肋骨疲労骨折
a：X線像。
b：3D-CT像。

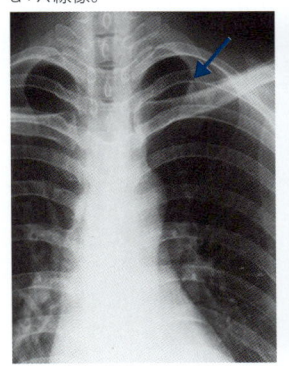

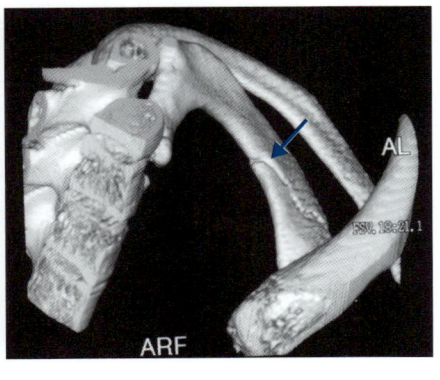

◆図4　骨改変層
（脛骨跳躍型疲労骨折）

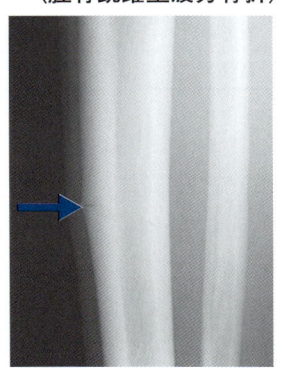

シンチグラフィーはすべて陽性所見を呈したのに対し，MRIは所見がはっきりしない症例がみられた。とくに脛骨中央部や下部，中足骨の症例では注意を要する。

●骨代謝マーカーと早期診断

前述のように疲労骨折の早期診断は早期スポーツ復帰につながり大切である。著者は最近，早期診断やスポーツ復帰への目安とするための骨代謝マーカーの有用性について調査している。

骨代謝マーカーは骨形成マーカーと骨吸収マーカーに分けられる。骨形成マーカーとしては骨型アルカリフォスファターゼ（BAP），オステオカルシン（OC），Ⅰ型プロコラーゲンC末端ペプチド（PICP）などがある。信頼性の高い骨吸収マーカーとしては，デオキシピリジノリン（DPD），Ⅰ型プロコラーゲンN末端ペプサイド（NTx）などがある。著者の調査では，生理異常群・無月経群では，正常群に比べNTxは高値を示した。また，疲労骨折群と骨代謝マーカーとの関係をみると，PICPなどの骨形成マーカー，NTxすなわち骨吸収マーカーも高値を示した。疲労骨折では高回転型の骨粗鬆症が生じている可能性がある。

一方，NTxなどを，女子長距離ランナーに定期的に調査しているが，コンディションが悪く，疲労骨折が生じる前に測ったNTxは高値を示し，疲労骨折が治癒したのち，NTxは正常値に回復した症例がみられた（**表4**)[2]。また，疲労骨折例では他の障害や正常例に比べ，NTxは高値を示す場合が多い。よって，今後，疲労骨折の予測マーカー，または復帰マーカーとして，NTxなどの骨代謝マーカーが使用できる可能性もある。

◆表3 疲労骨折におけるMRIと単純X線像，骨シンチグラフィーの比較

	MRI	単純X線	骨シンチグラフィー
2週間以内（8例）			
大腿骨遠位部	陽性	陰性	陽性
脛骨近位部	陽性	陰性／陽性	陽性
脛骨遠位部	弱陽性	陰性	陽性
中足骨	陽性	陰性／陽性	
4週間以内（13例）			
大腿骨近位部	陽性	陽性	陽性
大腿骨遠位部	陽性	弱陽性	陽性
脛骨近位部	陽性	陽性	陽性
脛骨骨幹部	陽性	陽性／陰性	陽性
脛骨遠位部	弱陽性	陽性／陰性	陽性
中足骨	弱陽性	陽性／陰性	陽性

◆表4 疲労骨折と骨代謝マーカー

	PICP (ng/mL)	OC (ng/mL)	B-ALP (U/L)	DPDCr (nmol/mmolCRE)	NTxCr (nmolBCE/lCRE)
正常群	157.9±37.7	7.9±2.4	22.7±5.5	6.0±2.1	46.6±21.2
疲労骨折	176.7±46.4	12.1±4.4	36.3±12.0	7.1±1.0	101.5±35.6
有意差	$p<0.05$	n.s.	$p<0.05$	n.s.	$p<0.01$

ケースレポート 1

【症例】
女性トップレベルランナー．

【現病歴】
中足骨の疲労骨折のため，オリンピック前の選考レースを直前にキャンセルし，次の選考レースに向けて練習していた．しかし，右踵から上部，アキレス腱付近の痛みを訴えて再受診となった．

【初診時所見】
初診時単純X線像では明らかな変化はみられなかったが，骨シンチグラフィー，MRIでは明らかな集積，信号変化がみられ踵骨疲労骨折と診断した（図5）．

経過
発症後12日の単純X線像でも明らかな異常はみられなかった．骨シンチグラフィーやMRIにより早期診断がなされ，直ちにランニングは中止し，エルゴメーター，プールを利用したトレーニングに移行し，ランニング開始は圧痛の消失した初診後約2カ月からとした．

早期発見により，通常より早く復帰開始した．初診後約3カ月で次の選考レースに出場し，オリンピックへの出場につながった．

◆図5　**右踵骨疲労骨折**
発症後12日．
単純X線像（a）では不明．骨シンチグラフィー（b）では明らかな集積があり，MRI（c）では骨折線がはっきりみえる（矢印）．

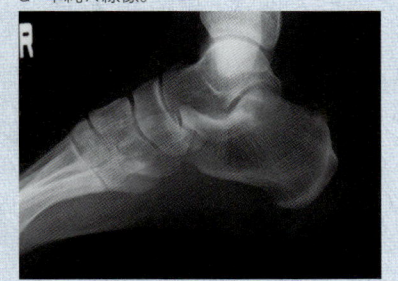

a：単純X線像． b：骨シンチグラフィ． c：MRI．

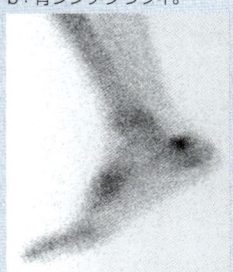

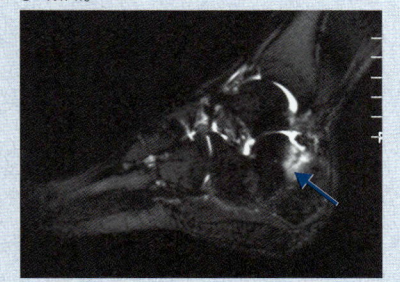

文献
1) 桜庭景植：成長期のスポーツ損傷と障害．部位別にみた成長期のスポーツ損傷と障害．疲労骨折．整・災外, 43：1195-1205, 2000.
2) 桜庭景植, 石川拓次：女子長距離ランナーの骨塩量および骨代謝マーカーと疲労骨折に関する研究．デサントスポーツ科学, 29：183-189, 2008.

陸上競技

中・長距離走の外傷・障害（疫学）

横江清司，岡戸敦男

　中・長距離走の特徴は，スピード練習で短距離に特徴的な大腿部の肉ばなれも発生することもあるが，その多くはいわゆる走り過ぎによる障害である．障害の性格上ランニングを中断することが難しく，早期診断は困難で，治療に難渋することが多い．再発予防には発生原因の究明が必須である．

中・長距離ランナーの障害

　1988年6月～2002年12月の14年間に当所外来を受診した中・長距離患者は合計1,149名であり，陸上競技2,097名のうち54.8%を占めた．性別は男性714名，女性435名であった．年齢は中学生118名（10.3%），高校生251名（21.8%），19～29歳597名（52.0%），30歳代79名（6.9%），40歳以上103名（9.0%）であった．

　障害部位は膝308名（26.8%），足部239名（20.8%），下腿228名（19.8%），腰背部121名（10.5%），以下足関節，大腿と続く（図1）．

　部位別に疾患名でみると，膝では腸脛靱帯炎，膝蓋靱帯炎，膝蓋大腿関節障害，Osgood-Schlatter病，鵞足炎，変形性膝関節症が目立つ．足部では足底腱膜炎，中足骨，舟状骨などの疲労骨折，有痛性外脛骨が，下腿ではシンスプリント，アキレス腱炎，脛骨疲労骨折が，腰背部では筋筋膜性腰痛症が，大腿では大腿屈筋肉ばなれが目立つ（表1）．

高校，大学，社会人選手[1]

　1980年6月から1985年3月までに関東労災病院スポーツ整形外科を受診した678名の陸上競技選手のうち311名（45.9%）が中・長距離選手であり，その内訳は，高校128名，大学116名，社会人67名であった．

●高校生の疾患と発生原因

　高校生128名（男子104名，女子24名）の疾患名では，腰痛症，シンスプリントがそれぞれ19名（15%）と一番多

◆図1　障害部位

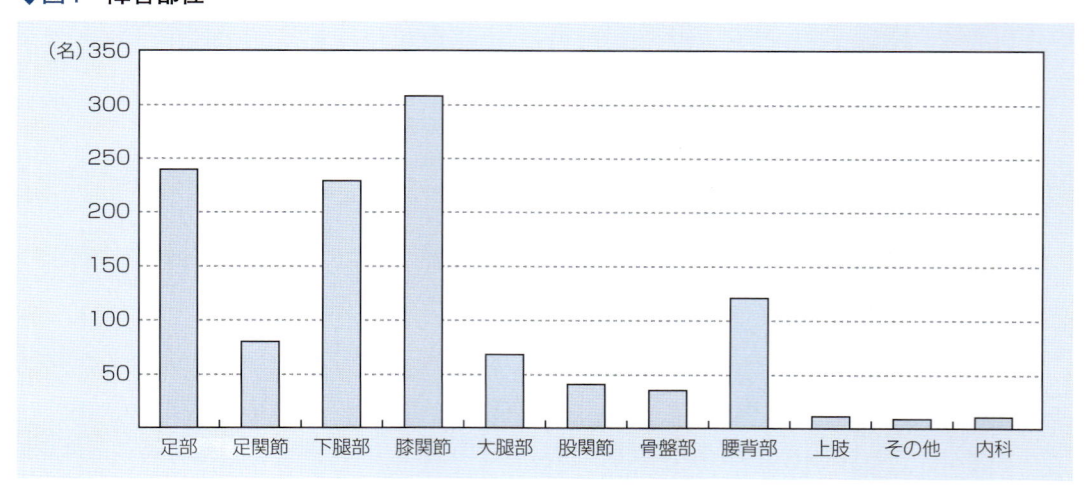

◆表1 部位別障害名

膝関節（308名）

障害名	人数
腸脛靭帯炎	54
膝内障	46
膝蓋靭帯炎	43
膝蓋軟骨軟化症	21
膝痛	19
Osgood-Schlatter病	15
鵞足炎	13
変形性膝関節症	13
膝内側半月板損傷	11
膝タナ障害	9
膝蓋大腿関節障害	9
ジャンパー膝	8
膝外側半月板損傷	8
膝前十字靭帯損傷	6
膝窩部痛	6
膝蓋骨症	3
膝蓋骨痛	3
その他	21

足部（239名）

障害名	人数
足底腱膜炎	75
外反母趾	19
足部痛	17
母趾種子骨障害	17
有痛性外脛骨障害	12
中足骨疲労骨折	10
舟状骨疲労骨折	10
立方骨症候群	10
扁平足障害	10
踵骨骨端症	5
踵骨疲労骨折	4
基節骨疲労骨折	4
その他	46

腰背部痛（121名）

障害名	人数
筋・筋膜性腰痛症	84
腰椎椎間板ヘルニア	15
腰椎分離症	9
変形性脊椎症	6
側弯症	4
その他	3

下腿部（228名）

障害名	人数
脛骨過労性骨膜炎・シンスプリント	86
アキレス腱炎（周囲・包・付着部）	64
脛骨疲労骨折	27
下腿三頭筋肉ばなれ・損傷	10
下腿コンパートメント症候群	9
下腿部痛	8
腓骨疲労骨折	2
その他	22

大腿部（68名）

障害名	人数
ハムストリングス肉ばなれ・損傷	34
大腿屈筋挫傷	5
大腿屈筋起始部炎	4
大腿骨疲労骨折	2
大腿二頭筋腱炎	2
大腿四頭筋付着部炎	2
その他	19

く，以下疲労骨折14名（11％），診断のつかない膝痛，ジャンパー膝がそれぞれ11名（9％），腸脛靭帯炎9名（7％）が続いている．疲労骨折の内訳は大腿骨3例，脛骨7例，腓骨2例，中足骨2例であった．

発生原因としては，腰痛症の中にはベンチプレス，中腰でのバーベル挙上，腹筋トレーニング中の発症が4名含まれていた．その他の原因としてはロード走10名，合宿8名，インターバルトレーニング，レース前の無理，大会後，走り込み，中学から高校への練習内容の変化がそれぞれ4名などが注目される．

●大学生の疾患と発生原因

大学生116名（男子103名，女子13名）の疾患名をみると，診断のつかない膝痛26名（22％）と一番多く，以下腰痛症21名（18％），腸脛靭帯炎14名（12％），シンスプリント，足部痛がそれぞれ8名（7％），足底腱膜炎，ジャンパー膝がそれぞれ7名（6％），アキレス腱炎が6名（5％）と続いていた．

発生原因としては，高校生と同様にウエイトトレーニング中の発症が2例，ロード走18例（16％），レース14例（12％），合宿12例（10％）などが目立った．

●社会人の疾患と発生原因

社会人67名（男子61名，女子6名）の疾患名では，アキレス腱炎13名（19％）が一番で，以下診断のつかない膝痛9名（13％），腸脛靭帯炎8名（12％），ジャンパー膝6名（9％），シンスプリント4名（6％）が続いた．

発生原因としては，レース9例（13％），合宿6例，インターバルトレーニング4例などがあげられた．

女子長距離選手[2]

都道府県対抗女子駅伝参加選手462名（中学生124名，高校生216名，大学生42名，社会人80名）のアンケート調査の結果では，中学生37.8％，高校生39.6％，大学生45.2％，社会人57.5％が障害を有し，年齢が上がるほど発生頻度が高まる．

障害部位は足部が最も多く，以下膝，下腿，足関節，腰部の順であり，各群ともほぼ同様の傾向であった（**表2**）。

ランニング愛好家

中嶋ら[3]が昭和54年度に行った「大衆ランナーの整形外科的研究」によれば，1,530名のアンケート調査の結果，693名（45.3%）が1週間以上ランニングを休まなければならないような下肢の障害を経験していた。障害部位では，膝が309例（44.6%）と圧倒的に多く，以下足部262例（37.8%），足関節202例（29.1%），腰134例（19.3%），ふくらはぎ132例（19.0%），アキレス腱115例（16.6%）の順であった。

●ジョギング愛好家の疾患

関東労災病院ランナーズクリニックを受診した357名（男子306名，女子51名）の主にジョギング愛好家を対象とした報告[4]がある。年齢分布は，20代，30代で全体の56.7%を占めるが，40代以上のいわゆる中・高年もジョギングブームを反映して34.6%を占めていた。

障害は延べ393例にのぼり，部位別では膝が193例（49.1%）と約半数を占め，以下足68例（17.3%），下腿39例（9.9%），腰37例（9.4%），大腿・股29例（7.4%），足関節22例（5.6%）の順であった（**表3**）。各部位別に詳細をみると，膝では診断のつかない膝痛が69例（35.8%）と一番多く，以下変形性膝関節症34例（17.6%），腸脛靱帯炎24例（12.4%），膝蓋靱帯炎13例（6.7%）が続く。診断のつかない膝痛とは，診察時圧痛部位が不明で病変部の同定が不可能なものをさす。足では足底腱膜炎23例（33.8%），下腿ではアキレス腱炎15例（38.5%），腰では筋膜性腰痛症17例（45.9%），大腿・股では大腿屈筋肉ばなれ10例（34.5%）が一番多い（**表4**）。

●中・高年ランナーの疾患と発生原因

40歳以上の中・高年123名に絞って障害名を並べると，変形性膝関節症32例（26.0%），診断のつかない膝痛，アキレス腱炎がそれぞれ11例（8.9%），変形性脊椎症10例，足底腱膜炎8例と続き，加齢による特徴がみられる。

発生原因としてはランニングの質・量過多，フォーム不良，下肢の筋力・柔軟性低下，アライメント異常，シューズ，走路などが考えられる。練習内容ではレース前・中・後，合宿の無理，インターバルトレーニング，下腿三頭筋・大腿屈筋のストレッチング不足，摩耗した靴底，走路のアップダウンなどがあげられる。

文献

1) 横江清司，ほか：陸上競技中長距離選手のスポーツ障害．整・災外，29：1313-1315，1986．
2) 鳥居　俊，ほか：女子長距離ランナーのランニング障害．臨床スポーツ医学，4：347-352，1987．
3) 中嶋寛之，ほか：大衆ランナーの整形外科的研究．昭和54年度日本体育協会研究報告集，日本体育協会，1980．
4) 横江清司，橋詰　努：ランニング障害の臨床的研究．スポーツ医・科学，2：5-14，1988．

◆表2　女子長距離選手障害部位別頻度

	全体（名）	
1	足部	92
2	膝	67
3	下腿	39
4	足関節	38
5	腰部	34
6	大腿	23
7	アキレス腱	15

	中学生（名）		高校生（名）		大学生（名）		実業団（名）	
1	足部	28	足部	30	足部	8	足部	26
2	膝	19	膝	24	膝	4	膝	20
3	足関節	8	下腿	22	足関節	4	足関節	12
4	下腿	8	足関節	14	腰部	2	腰部	12
5	腰部	8	腰部	12	大腿	2	下腿	8
					アキレス腱	2		

◆表3　障害部位

膝	193	(49.1%)
足	68	(17.3%)
下腿	39	(9.9%)
腰	37	(9.4%)
大腿・股	29	(7.4%)
足関節	22	(5.6%)
その他	5	(1.3%)
合計	393	

◆表4　部位別障害内容

膝

診断のつかない膝痛	69	(35.8%)
変形性膝関節症	34	(17.6%)
腸脛靱帯炎	24	(12.4%)
膝蓋靱帯炎	13	(6.7%)
膝蓋軟骨軟化症	12	(6.2%)
鵞足炎	11	(5.7%)
内側半月板損傷	5	(2.6%)
腓腹筋外側頭起始部炎	4	
有痛性分裂膝蓋骨	3	
膝蓋骨痛	3	
外側半月板損傷	2	
滑膜ひだ障害	2	
膝窩筋腱炎	2	
その他	9	
合計	193	

足

足底腱膜炎	23	(33.8%)
アキレス腱付着部炎	11	(16.2%)
足部痛	9	(13.2%)
踵骨痛	4	(5.9%)
第5中足骨疲労骨折	2	(2.9%)
第1中足骨種子骨障害	2	
外反母趾	2	
その他	15	
合計	68	

下腿

アキレス腱炎	15	(38.5%)
脛骨過労性骨膜炎	10	(25.6%)
下腿三頭筋損傷	4	(10.3%)
前脛骨筋炎	2	
下腿痛	2	
アキレス腱断裂後遺症	2	
脛骨疲労骨折	1	
腓骨疲労骨折	1	
コンパートメント症候群	1	
下腿三頭筋肉ばなれ	1	
合計	39	

腰

腰痛症	17	(45.9%)
変形性脊椎症	10	(27.0%)
坐骨神経痛	3	(8.1%)
腰椎椎間板ヘルニア	2	(5.4%)
脊柱管狭窄症	2	
腰椎分離すべり症	1	
その他	2	
合計	37	

大腿・股

大腿屈筋肉ばなれ・損傷	10	(34.5%)
股関節痛	3	(10.3%)
大腿骨疲労骨折	2	(6.9%)
腸脛靱帯炎	2	
殿部痛	2	
その他	10	
合計	29	

TOPICS

ランニング動作のバイオメカニクス
－100m走速度と動作の関係－

伊藤　章

●合理的な疾走動作の解明

　100m走における最高速度で疾走中の選手（地方の学生から世界一流選手までを対象）の走動作と疾走速度の関係，そのほかの科学的データをもとに，合理的な疾走動作を紹介する。合理的な疾走動作を知ることによって，適切なランニング指導が可能となる。

●無理にももを高く上げない

　これまで，ももを高く上げることが疾走速度を高めると信じられてきており，その指導が強く行われてきた。そして，ももを高く上げやすくするために，脚を曲げた引き付け角度（膝関節角度の最小値）を小さくするような指導も並行して行ってきた。しかし，伊藤らはもも上げの高さと引き付けの角度は，疾走速度との間に有意な相関関係が認められないことを明らかにした（図1）[1]。2～12歳までの133名を対象にした研究[2]でも同様の結果が報告された。つまり，ももを高くあげると速く走ることができるという事実はなく，無理にももを上げるように指導する必要はない。したがって高いもも上げ動作を狙った筋力トレーニングはさほど重要ではないといえる。

◆図1　疾走速度と引き付け角度およびもも上げ角度の関係
●印は女子選手，◆印は男子選手

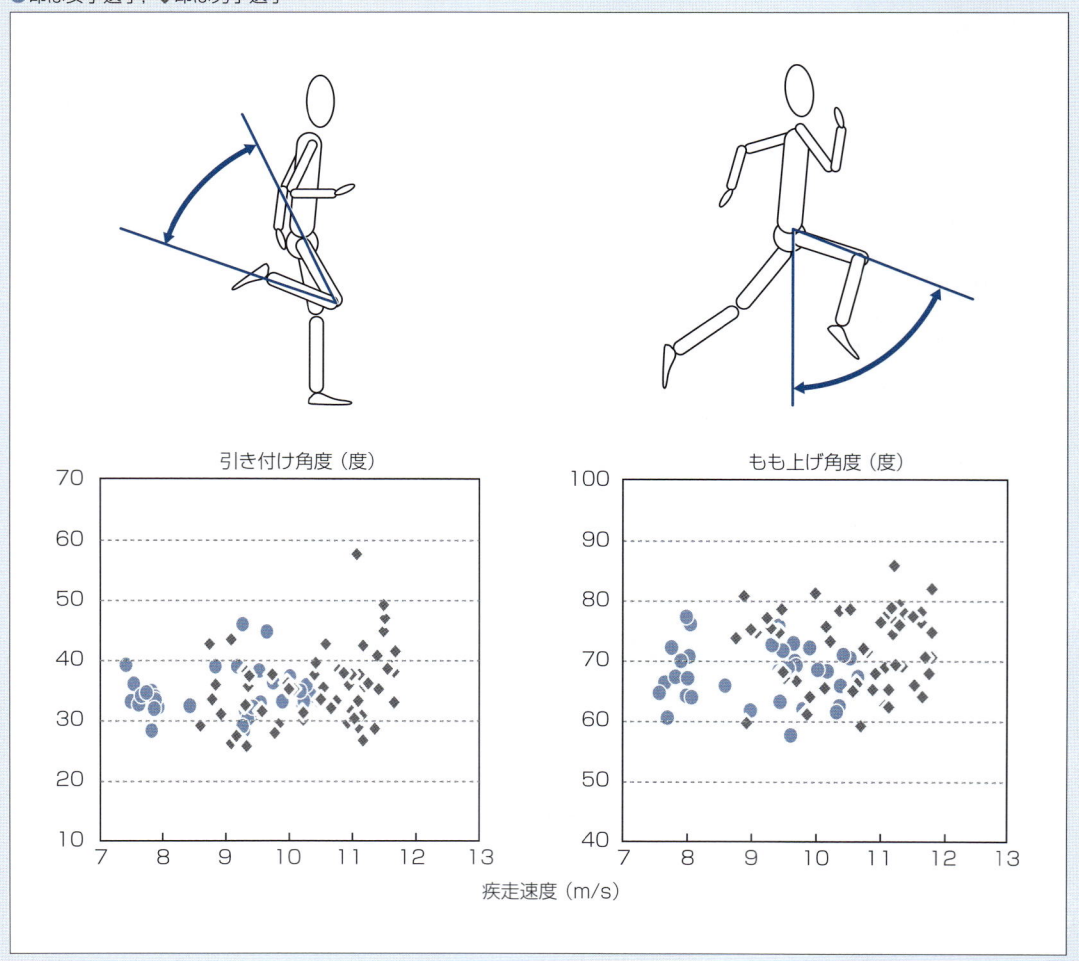

◆図2　キック動作のモデル的説明

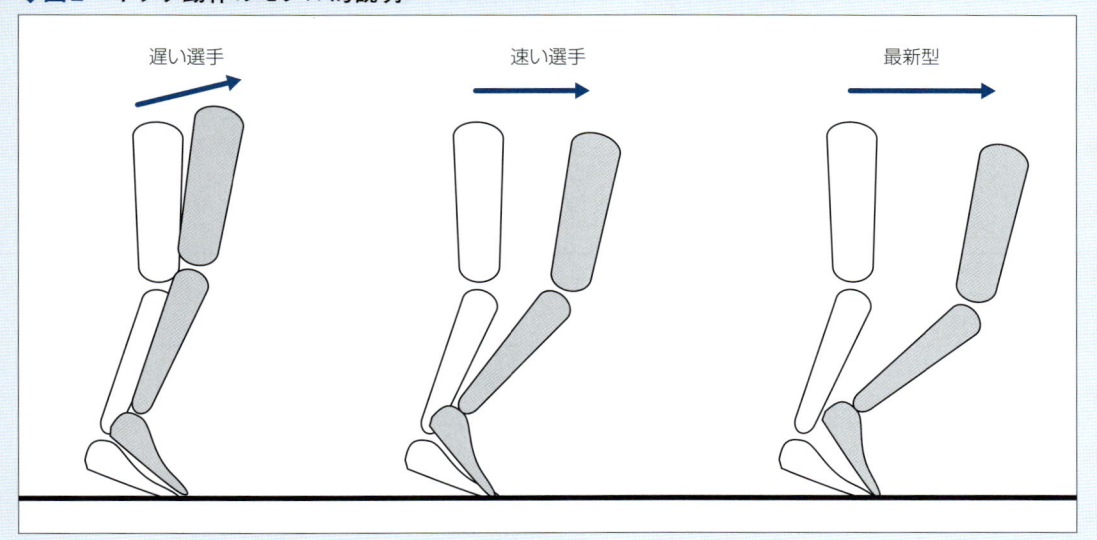

遅い選手　　　　　速い選手　　　　　最新型

● **キック脚を無理に伸ばさない**

　キック脚の股関節の最大伸展速度は疾走速度と無関係で，膝関節と足関節の最大伸展速度は疾走速度が高いほど低いことが明らかにされている[1]。図2はこれらの結果をもとにした合理的なキック動作を説明するための模式図である。

　図中では股関節の角度変化は同じにした。遅い選手（図2左）のようにキック後半に膝関節と足関節を伸展すると前へあまり進まず上下動が生まれる。しかし，速い選手（図2中央）のような膝関節と足関節を伸展しないキック動作では前へよく進む。

　近年，図2右のようにキック中の膝関節がやや屈曲する選手が現れたが，さらによく進むことが理解できるだろう。したがって，キック力の筋力トレーニングは，膝関節伸展筋群よりも股関節伸展筋群を中心に実施すべきであろう。

● **ハムストリングスだけでなく大腰筋が注目されている**

　股関節伸展筋群の横断面積は疾走速度と正の相関関係があることは知られているが，大腰筋の横断面積と疾走速度にはそれよりも著しく高い正の相関関係[3]が認められている。大腰筋は股関節屈曲筋であるが，股関節の外旋筋でもある。そして，キック後半にはキック脚側の骨盤が前方へ回旋することが明らかにされている[4]。つまり，従来のように骨盤を後方回旋させながら脚を後ろへ伸展するキック動作ではなく，骨盤を正面に向けて走る（図2中・右のように膝は伸びにくくなる）動作が注目されている。このように股関節の外旋動作によってキック力発揮を行っていると考えられるため，大腰筋のトレーニングは注目される。大腰筋のトレーニングでは股関節屈曲動作を用いることになるだろうが，キック力発揮に貢献するのは股関節の外旋動作であることを認識すべきであろう。

文献
1) 伊藤　章，市川博啓，ほか：100m中間疾走局面における疾走動作と速度の関係．体育学研究，43：260-273, 1998.
2) 斉藤昌久，伊藤　章：2歳児から世界一流短距離選手までの疾走能力の変化．体育学研究，40：104-111, 1995.
3) 星川佳広，飯田朝美，ほか：高校生スポーツ選手の競技種目別の大腰筋の横断面積．体力科学，55：217-228, 2006.
4) 伊藤　章：ランニング中のヒップスイング．月刊陸上競技，39：176-178, 2005.

陸上競技

投擲競技の外傷・障害（疫学）

鳥居　俊

投擲競技の外傷・障害

　投擲競技は砲丸投げ，円盤投げ，槍投げ，ハンマー投げから構成される．また，混成競技（十種競技，七種競技）にも投擲種目が含まれる．種目ごとに投動作に違いがあり，槍投げ以外はサークル内での回転を伴う予備動作から投擲に入るが，槍投げは各自で決めた距離の助走から投擲に入る．
　このような投擲動作の違いのため，発生する外傷・障害にも違いがみられる．

投擲競技での外傷・障害発生件数

　過去のインターハイ4大会の入賞選手を対象にした調査[1]において，総数314名中，投擲選手は43名であった．全体では194名（61.8%）に，のべ306件の外傷・障害既往があり，投擲選手では26名（60.5%）に，のべ43件の外傷・障害既往がみられた（図1）．

●インターハイ入賞選手の既往の内訳

　内容別の既往の有無では筋損傷は20名（46.5%），腱損傷と疲労骨折は各々7名（16.3%）であった（図2）．筋損傷の部位は，大腿後面が9名，大腿前面が7名，腓腹部が2名，大腿内側が1名であった（図3）．腱損傷の部位は膝蓋

◆図1　インターハイ入賞選手の障害既往

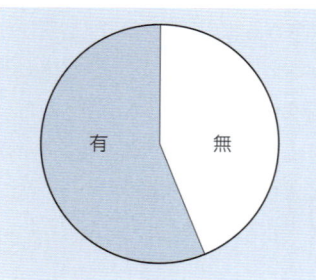

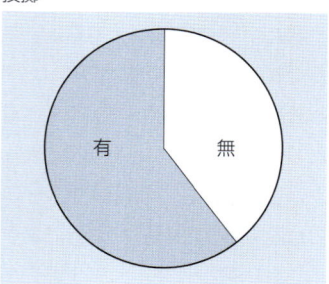

◆図2　インターハイ入賞投擲選手の既往内容別内訳

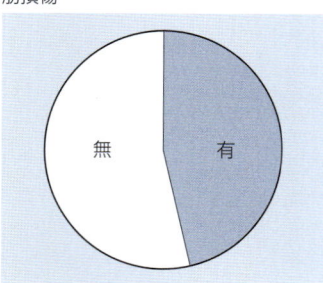

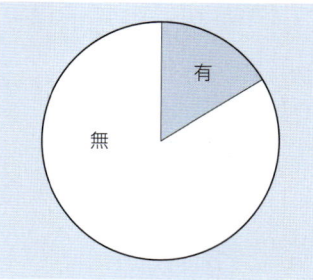

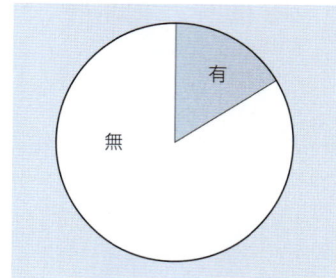

腱が3名，足関節外側が2名，アキレス腱と足関節外側が各1名，肩・肘など上肢が3名であった（図4）。既往部位で最も多いのは腰部（15件）で，以下肘部（8件），膝部（5件）の順であった。肩部は1件のみであった。また，急性外傷として，肉ばなれが5件，捻挫・靱帯損傷が3件みられた。

●学生選手の障害発生部位

一方，スポーツ外来受診の高校生以下の陸上選手212例のうち，投擲選手は7例であり，障害部位は腰部4名，肘2名，手関節部1名であった。また，大学生の投擲選手では腰部3名，膝4名，肘2名，手関節・手部2名であり，うち膝前十字靱帯損傷が2名にみられた。

高校生，大学生の投擲を専門種目として活動する17名（男子8名，女子9名）の選手に対して質問紙調査した結果をみると，投擲による損傷部位は肘9件，腰部8件，足関節8件，膝7件，手4件，肩3件，大腿3件，手関節2件，足部，背部，下腿が各1件であった（図5）。損傷内容を列挙すると，肘では靱帯損傷5件，腱障害2件，離断性骨軟骨炎1件，不明1件であり，腰部では大部分が不明であった。足関節では全例が靱帯損傷で裂離骨折を含むものもあった。膝ではACL断裂が4件（男子1件，女子3件），半月板損傷2件，腱障害1件であった。

一方，日常の投擲の練習で疲労を感じる部位として（図6），肩14名，腰12名，下腿4名，肘・手関節・大腿3名，背・前腕・膝2名の順であった。

◆図3　筋損傷の部位

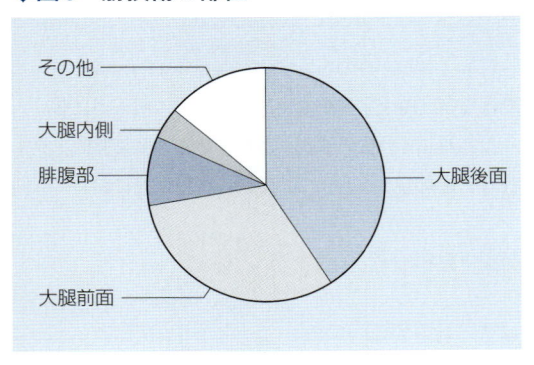

◆図4　腱損傷の部位

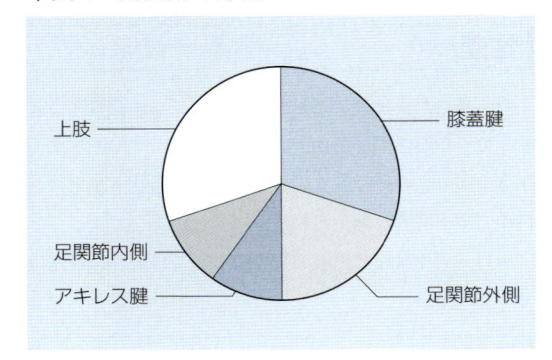

◆図5　高校生・大学生投擲選手の障害部位

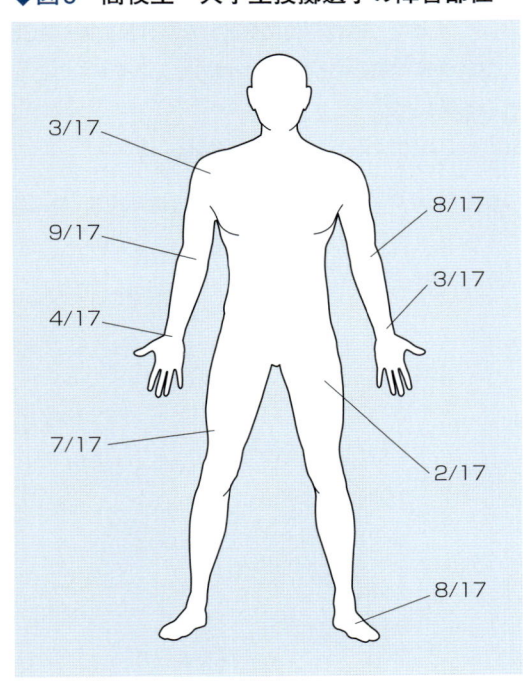

◆図6　高校生・大学生投擲選手の疲労部位

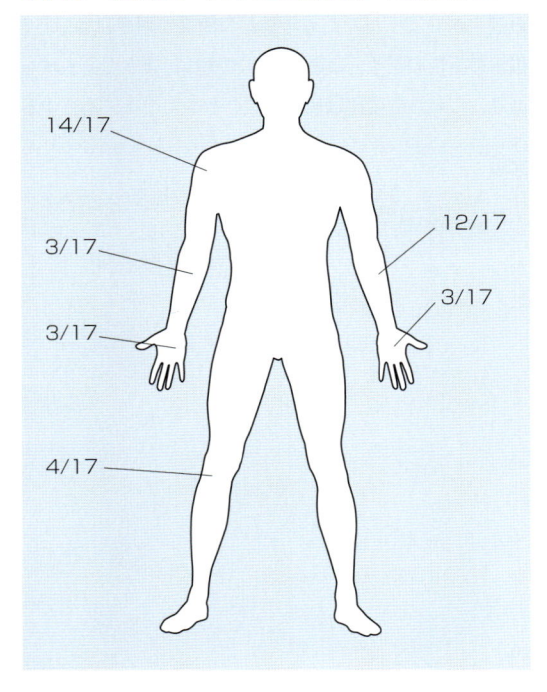

発生原因

●急性外傷

　急性外傷は助走や予備動作から投擲の瞬間において発生しており，膝や足関節の捻挫・靱帯損傷や肉ばなれが報告されている。膝の損傷では外反や過伸展で前十字靱帯損傷や半月板損傷が発生している。

・槍投げ

　槍投げの助走は，槍を腕で支えての直線走から最後は投動作に入るため，軸足側が前になるようにクロスステップとなる。その際に膝の外反が生じて損傷が起こっている。

・砲丸投げ・円盤投げ

　砲丸投げや円盤投げでは回転動作から投擲に移る際に膝の外反や過伸展が生じて損傷が起こっている。また，サークルの端に衝突して足関節を損傷することもまれではない。

●慢性障害

　慢性障害では，投動作の反復による腰部の伸展や回旋が腰椎分離症や椎間板損傷などを，肩の回旋が腱板損傷を発生させる。同様に膝も助走や予備動作において回旋や外反，伸展の負荷を反復するため半月板損傷や軟骨損傷を引き起こすと考えられる。手指の屈筋腱や手関節部に発生する腱鞘炎も投擲物を握ることが原因となる特有の障害である。

性差

　最も多い愁訴部位である腰部の障害についてはとくに男女差はない。前十字靱帯損傷は女子選手に明らかに多く，サッカーやバスケットボールなどでも女子に発生率が高いことと共通している。球技では動作時の下肢の動的アライメントより，ハイリスクの選手を検出し予防トレーニングを行わせる指導がなされているが，投擲競技においても同様の方策が必要と考えられる。

　一方，肩や肘など上肢の障害についてはとくに性差はないようである。

年齢差

　変性変化が加わることで増悪すると考えられる肩腱板損傷や膝半月板損傷（および変形性膝関節症）は30歳以上の選手がいなかったため年齢との関係が明確には示されなかった。しかし，高校時代に受傷した半月板損傷やACL損傷の術後の選手では軟骨損傷や変性に伴う関節水腫を生じ，関節穿刺・排液やヒアルロン酸の注入を要することもあり，これらの変化は競技年数とともに徐々に進行する可能性が考えられる。

文献

1) 鳥居　俊，阿江通良，石井好二郎，杉浦克己：インターハイ入賞選手に対するスポーツ障害に関する質問紙調査. 陸上競技研究紀要, 6：50-54, 2010.

陸上競技

陸上競技における肉ばなれの診断と治療

奥脇　透

診断

　肉ばなれを早期に，しかも再発せずに確実に治療していくには，まず的確な診断が重要である。

●問診，視診・触診

　肉ばなれは，けがをした時の姿勢や動作，外力の大きさが，損傷する部位や程度に影響を与えるため，受傷機転の詳細な分析が診断や治療にとって非常に重要である。

　肉ばなれを起こした選手は，鋭い，力の抜けるような痛みや，場合によっては音がしたような，突然の衝撃を感じていることが多い。エピソードだけでも肉ばなれが生じたことは容易に推測できる。

●視診・触診

　損傷部に圧痛があり，腫脹，および筋の硬結や陥凹などが重症度に応じてみられる。重症例ほど損傷部の欠損を触れやすくなる。損傷後数時間経過すると，血腫が欠損部を満たし触れにくくなるので，早期に損傷部の診察を行う必要がある。

●画像診断

　MRIは，肉ばなれの治療方法の決定や予後の予測に有用である。とくに脂肪抑制法が出血や筋腱（腱

◆図1　肉ばなれのMRI分類

I型，高信号領域（矢印：出血部）のみ。　　　II型，筋腱移行部損傷を伴う（矢印：腱膜の途絶）。　　　III型，腱性部（付着部）の完全断裂（矢印：近位腱断裂）。

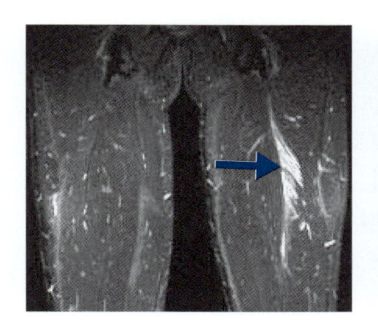

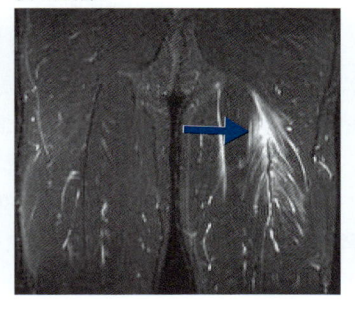

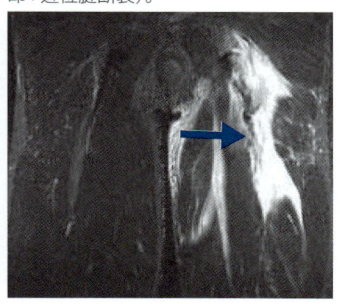

◆図2　ハムストリングス肉ばなれの診察

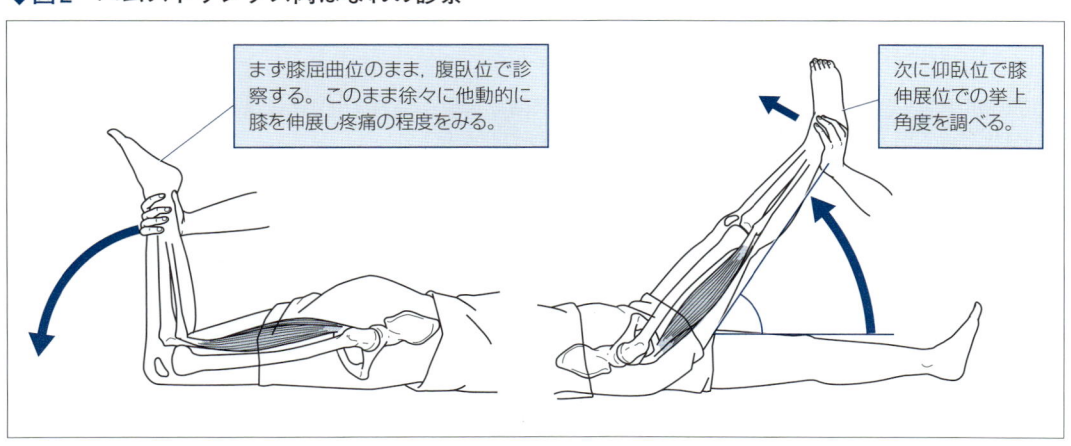

まず膝屈曲位のまま，腹臥位で診察する。このまま徐々に他動的に膝を伸展し疼痛の程度をみる。

次に仰臥位で膝伸展位での挙上角度を調べる。

膜）移行部の損傷状態を判断しやすい．MRIにより肉ばなれは3つのタイプに分類できることがわかった[1,2]．大腿二頭筋の近位部損傷を例としてあげる．

I型：筋腱移行部とその周辺に高信号領域のみが認められる（図1左）．

II型：高信号領域に加え，筋腱（腱膜）移行部に途絶がみられる（図1中）．

III型：腱・腱付着部が損傷している（図1右）．

それぞれの予後は，I型が1～2週でスポーツが可能となるのに比べ，II型では復帰に6週間前後を要し，さらにIII型にいたっては数カ月以上を必要とすることがわかった[1]．

このように，単に「肉ばなれ」といっても，その実態は出血から断裂まで含まれており，予後も大きく異なる．とくに重症例を疑った場合には早期にMRIにて評価すべきである．

● **徒手検査**

最も多いハムストリングスの肉ばなれの徒手検査を示す．まず損傷直後は腹臥位で，膝関節を屈曲させたまま，ハムストリングスの圧痛部位や圧痛の程度を確認する（図2左）．その状態から膝を他動的に伸展していき，痛みの程度をみる．膝が伸展できないほど重症と思われる．

次に仰臥位で，患肢を，膝伸展位のままゆっくり持ち上げ，痛みが生じる角度を調べる（図2右）．損傷が強いほど少ない挙上角度で痛みが出現し，軽症例ほど挙上角度は大きくなり，筋の伸展感覚も残っている．

● **治療方針**

I型は早期にストレッチを開始することができ，可及的にスポーツ活動への復帰が可能である．ストレッチ痛が明らかなものはII型以上を疑い，早急にMRIを撮像する．III型が疑われたときには手術療法の選択も検討する．II型では応急処置を徹底し，可能であれば3週ごとに筋腱移行部の修復状況をMRIにてフォローする．==ストレッチ感覚の出現やMRIにて筋腱移行部の連続性が確認できたら，患部の積極的なリハビリテーションを開始してよい．== **復帰のツボ**

ケースレポート1

【症例】
36歳，男性．

【現病歴】
走り幅跳びの助走中に左大腿部後面に「ブチッ」とした感覚と強い痛みを感じた．圧痛は左大腿部中央やや近位にあった．

【初診時所見】
仰臥位は可能であったが，下肢の挙上角度は，20°と著明に制限されていた（健側は90°）．このため中等度以上の肉ばなれを疑い，MRIを撮像した．

【画像所見】
脂肪抑制法（STIR）で高信号領域が存在し，腱膜部の損傷が示唆された（図3左）．左大腿二頭筋近位腱膜損傷（II型）と診断した．

【保存療法所見】
受傷後3日間は，安静と冷却を徹底し，患部の腫れがピークを超えたところから，温熱療法を開始した．歩行などの日常動作が可能となった時点から患部外トレーニングを始めた．

▶ **経過**

・2週後

ストレッチングが可能となった2週後から患部のリハビリテーションを開始した．筋力，筋バランスの回復といった手順で，温熱療法を併用しながら段階的に進めていった．

・4～6週後

4週後のMRIで==腱膜の連続性を確認した後==（図3右），ジョギング，流しのランニングを開始し，6週で競技復帰を許可した． **復帰のツボ**

◆ 図3　大腿二頭筋長頭近位部肉ばなれのMRI像

左：受傷後2日目の冠状断像（STIR）．明らかな高信号領域と腱膜の連続性の途絶あり（→）．

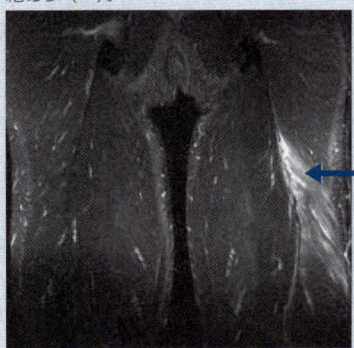

右：4週後の画像．腱膜はほぼ連続してきている（→）．

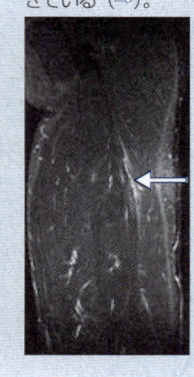

ケースレポート2（難治例）

【症例】
27歳，男性。陸上競技100m走選手。

【現病歴】
競技会でのゴール付近で，上体を前方に思い切り倒してフィニッシュポーズをした際，「バチンッ」といった強い衝撃を左坐骨にうけた。

【初診時・画像所見】
歩行は困難であり，MRIでは大腿二頭筋長頭の近位腱性部が坐骨結節付着部および近位部より断裂していた（図4左）。

【保存療法所見】
本人の希望により保存療法としたが，1カ月後のMRIでは，まだ断裂部の信号は腱性部に比べて高く，遠位側の腱膜も蛇行していた（図4中）。

経過
結局，腱性部の連続性が均一化した6カ月後（図4右）に競技復帰したが，違和感が残存した。

解説
このような重症例では，筋損傷というより腱性部の完全断裂に近くなるため，手術療法の適応である。また保存療法を行う場合には損傷部（腱性部）の信号強度が低く均一化することが重要であるため，最低1カ月に1回はMRIにて経過を追っていく必要がある。

復帰のツボ

◆図4　大腿二頭筋長頭近位部肉ばなれ（Ⅲ型）のMRI像

初診時，大腿二頭筋の近位腱性部は断裂していた（→）。

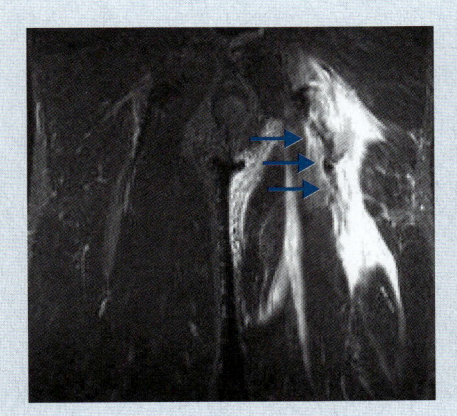

1カ月後，近位の腱性部の信号は不均一（→）であった。

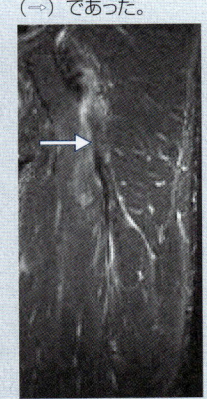

6カ月後，腱性部の信号が均一化してきた。

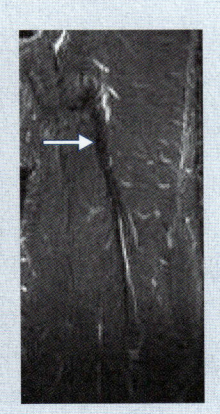

文献

1) 奥脇　透：トップアスリートにおける肉離れの実態. 日本臨床スポーツ医学会誌, 17：497-505, 2009.
2) (財)日本体育協会スポーツ医・科学専門委員会：肉離れに関する最新の指針. 2009.

陸上競技

肉ばなれから陸上競技への復帰リハビリテーション

増田雄一

リハビリテーションのポイント

陸上競技において肉ばなれは頻回に発生する傷害であり，とくにハムストリングスに好発する。競技特性上，全力で疾走する競技種目，とくに短距離，障害（ハードル）跳躍種目に多く発生する。ここではハムストリングスの肉ばなれについて述べる。

●評価

リハビリテーションを実施する前に確認すべき点としては，以下のポイントがあげられる。

・問診
①初めての受傷かどうか
②ランニングのどのフェイズで受傷したか
③その時にPOP音などを聞いたかどうか
④疼痛誘発動作／日常生活疼痛動作
⑤医療機関の受診およびMRI画像診断の有無

・視診・触診
①腫脹の有無
②筋の陥凹の有無
③熱感の有無
④圧痛部位

・機能評価
①運動時痛（自動運動）：膝関節屈曲，股関節伸展　両方とも伏臥位にて行う。
②抵抗時痛：膝関節屈曲，股関節内旋位での膝関節屈曲（内側ハムストリングス），股関節外旋位での膝関節屈曲（外側ハムストリングス），股関節伸展伏臥位にて行う。求心性収縮と遠心性収縮に分けて行う。
③伸展時痛（SLR）

上記の評価ポイントをリハビリテーション実施前に確認し，リハビリテーションプログラムを立案し，実施する。

ケースレポート1

【症例】
高校3年生，男子。種目：短距離（100m, 4×100mリレー）。

【既往歴】
1年前に右ハムストリングス肉ばなれの既往があり，受傷時に医療機関を受診し，MRI検査によりⅢ度損傷と診断された。医療機関にてリハビリテーションを実施し，痛みが消失したので，3カ月後に練習に復帰。

【受傷の状況】
4×100mリレーのバトン練習中に前回と同側の右ハムストリングスにピクッと感じ，途中で走るのを止める。その後徐々に疼痛が強くなったため，アイシングを中心としたRICE処置を行い，受傷の翌日に来院。

【初回評価】
外側ハムストリングス筋腱移行部：腫脹（＋），自発痛（−），熱感（−），圧痛（＋）。
自動運動時痛：膝関節屈曲（−），股関節伸展（−）。
抵抗時痛：膝関節屈曲（＋），股関節伸展（＋）。
＊膝関節屈曲については股関節外旋位で（＋）
＊求心性収縮，遠心性収縮ともに　（＋）
伸展時痛（SLR）：（＋）。
ストレッチ痛（セルフ）：（＋）。

経過（アスレティックリハビリテーション）

急性期（受傷後1〜3日）：炎症症状の寛解を目的にRICE処置と低周波（微弱電流）治療を中心に行う。微弱電流（AT-mini）は患部の組織修復と炎症および鎮痛効果があるため，2日間継続的に使用した。また前回と同側の損傷であったため医療機関の受診を勧め，MRI検査によりⅠ度損傷と診断された。

亜急性期（3日〜1週間）：圧痛減少，伸展時痛減少。炎症症状が安定したので，温熱療法（ホットパック，超音波治療器）に切り替え，また患部の血管拡張と患部のス

パズム消失を目的に電気治療，マッサージなどの徒手療法や鍼灸治療を実施した。日常動作（歩行痛，階段昇降時痛など）での疼痛が軽減したので，スタティックストレッチを実施した（必ず本人に患部が引きつれたような痛みではなく，ストレッチ感を感じるかどうかを確認し実施する）。

回復期（1週間以降～）：伸展時痛減少。この時期から運動療法を開始した。運動療法の導入の種目としてはハムストリングスと股関節および体幹周囲の安定性を同時に意識できるものを行っていった。肉ばなれはハムストリングスの強化だけでは防ぐことは非常に厳しい。ハムストリングスの筋力強化と同時に骨盤，体幹周囲の固定性が非常に重要になってくる。そのため非荷重系のトレーニングにおいても，運動療法時の再受傷のリスクと上記の理由を考慮して，ハムストリングスと体幹の連動した種目から開始した。

・非荷重系メニュー
①伏臥位の股関節伸展（図1）
②四つ這い股関節伸展・回旋（図2）

　最初は自動運動で行い，疼痛，違和感がなければ重錘を装着し，負荷量を上げていった。

・荷重系メニュー
①ブリッジ

　ブリッジの導入の最初は股関節および膝関節の屈曲角度を深く取り，両側の足部を全面接地で行っていった。痛みや違和感が出現しない場合は徐々に股関節，膝関節の屈曲角度および，足部の接地面積を狭くしていき強度を上げていった。また両側で問題なければ片側（健側→患側）でも行っていった（図3, 4）。

・ランニングメニュー

　ランニングについてはSLRにおいて患側と健側の差がほぼ消失した時期からジョギングを開始した。最初は通常のジョギングより遅い速度で開始し，徐々に速度を上げていき，通常のジョギングを行った。

回復期（2週間以降～）：伸展時痛消失。求心性抵抗運動時痛消失。受傷部の状態が安定してきたこの時期からさらに柔軟性を回復させるため，筋を収縮させて柔軟性を獲得させるPNFストレッチ（徒手抵抗ストレッチ）の手法のホールドリラックスを行った。筋力トレーニングについてはトレーニングマシンを使用していった。

・非荷重系メニュー
①シーテッドレッグカール（図5）
②プローンレッグカール（図6）

　強度としてはシーテッドタイプの方が安全であるので，両方がある場合はシーテッドタイプから実施する。プローンタイプのみの場合は重量の設定に十分気をつけて実施する。

・荷重系メニュー
①スクワット
②レッグランジ

　スクワットに関しては大腿四頭筋を意識したスクワット動作ではなくハムストリングスに意識させるように行った。

◆図1　伏臥位の股関節伸展

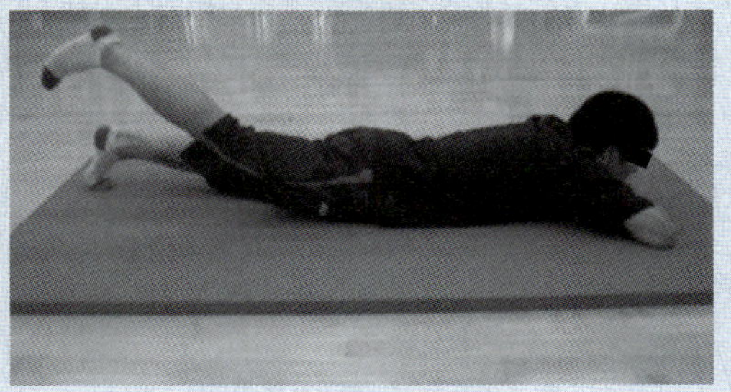

◆図2　四つ這い股関節伸展・回旋

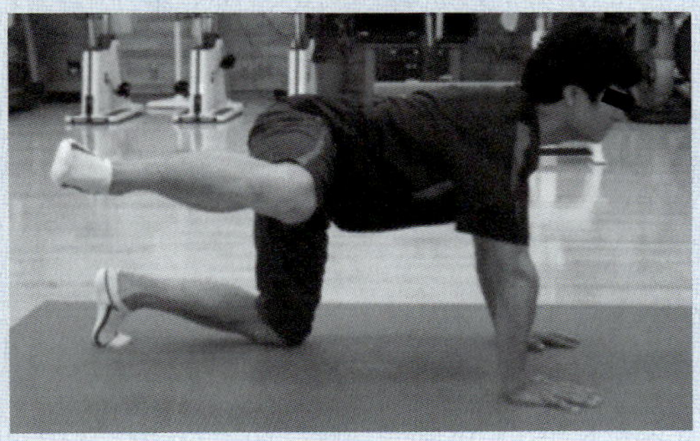

◆図3　足部全面接地のブリッジ

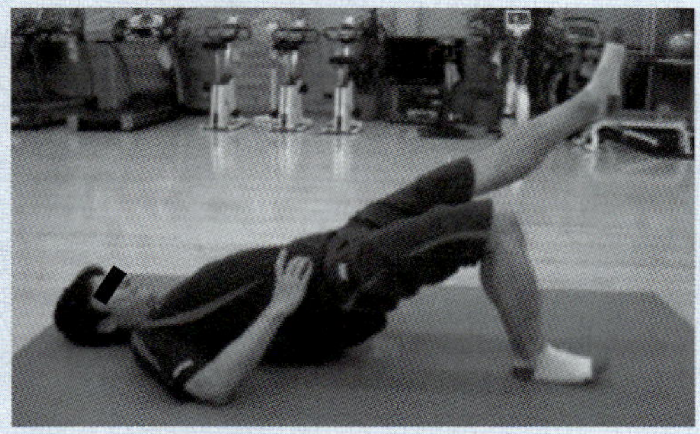

◆図4　踵部接地のブリッジ

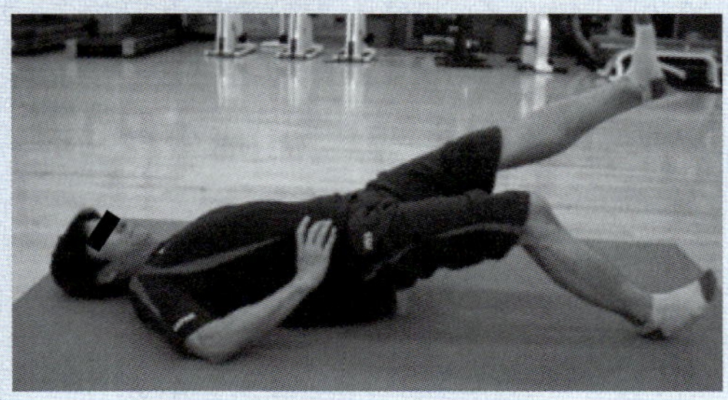

・協調性トレーニングメニュー

ランニングを開始するにあたり神経一筋の協調性トレーニングを開始した。
①BOSUブリッジ（図7）
②バランスボールカール（図8）
③エルゴメーターの立ちこぎ（図9）

・ランニングメニュー

通常のジョギングが可能になったのでランニング（陸上競技でいうウインドスプリント）を開始した。速度は通常スピードの約50%から開始し，70%，90%，100%と移行していった。走る距離について最初は100mから徐々に距離を伸ばし，コーナーを伴った120m，150m，200mとし，最終的に練習メニューとして走っている300mまで伸ばしていった。

回復期（4週間以降～）：運動時痛消失。遠心性での抵抗運動時痛消失。

・荷重系メニュー（ハムストリングスの伸張性収縮エクササイズ）

ハムストリングスは股関節の屈曲と膝関節の伸展によって伸張されるため，ランニングの遊脚後期に前方へ足を振り出すときには，股関節の屈曲と膝関節の伸展が同時に起こる。そのためハムストリングスの筋群が通常の長さ以上に引き伸ばされる。そこで実際のランニング動作でハムストリングスにかかる負荷を想定に，伸張性収縮エクササイズを行った。

◆図8　バランスボールカール

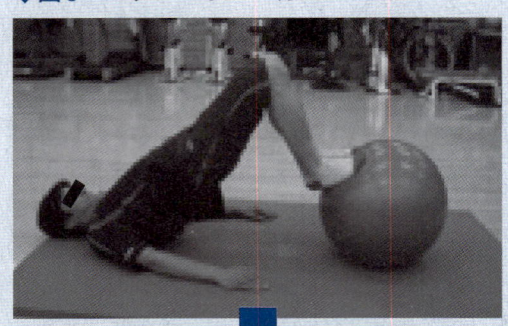

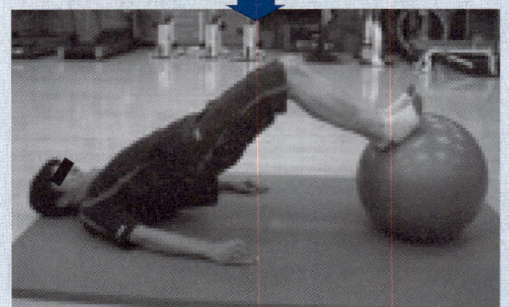

◆図5　シーテッドレッグカール

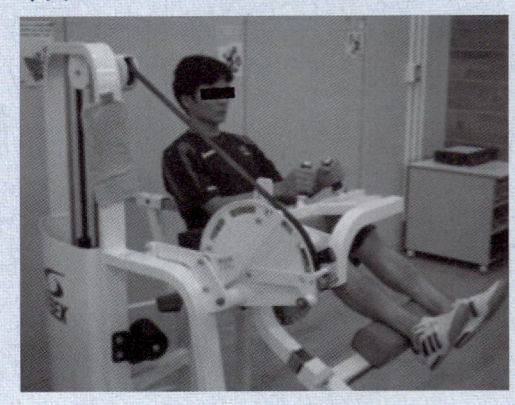

◆図6　プローンレッグカール

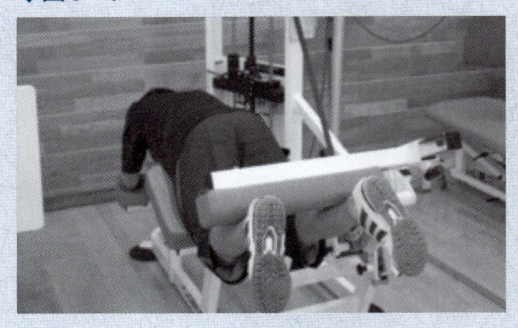

◆図7　BOSUブリッジ

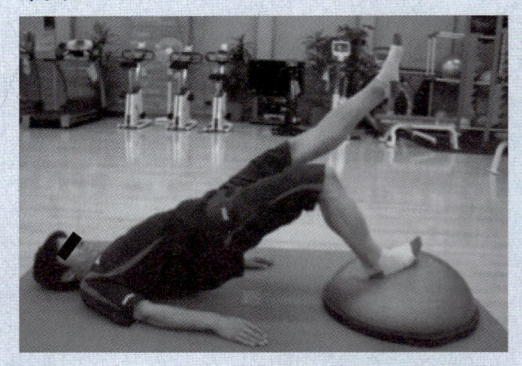

◆図9　エルゴメーター立ちこぎ

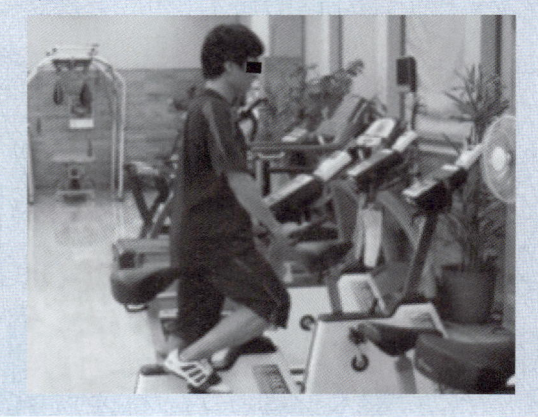

◆図10 スティッフレッグド・デッドリフト

◆図12 徒手抵抗（ダブルエキセントリック法）

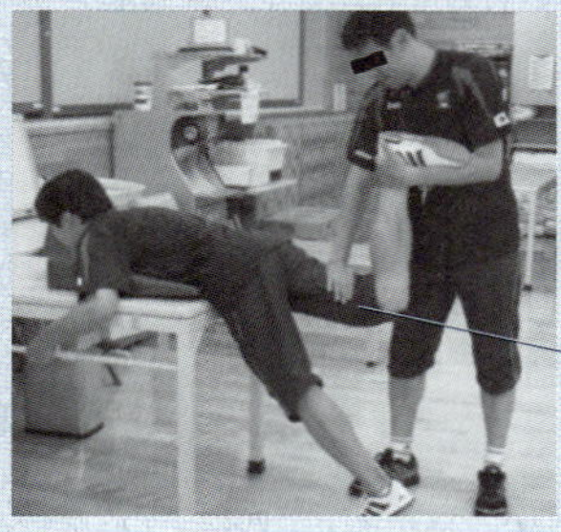

伏臥位の姿勢を取り，股関節伸展と膝関節屈曲の両方同時に遠心性収縮の負荷を掛ける。

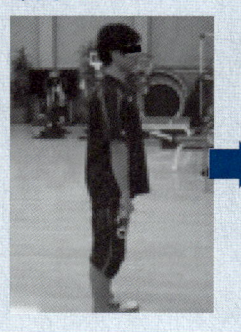

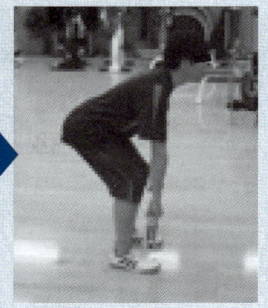

◆図11 シングルレッグ・スティッフレッグド・デッドリフト

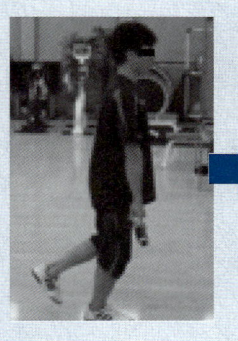

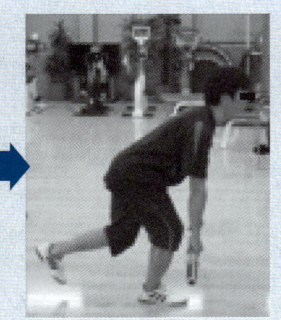

◆図13 ロールチェア上の腕振り

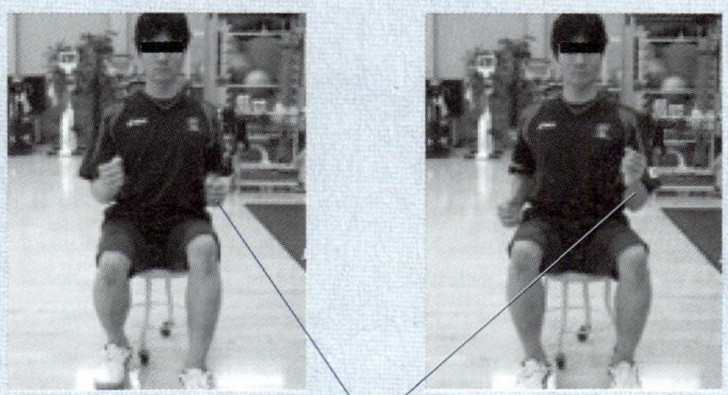

ランニング中の骨盤運動を評価，改善するためにロールチェア上で腕振りを行い，骨盤回旋が左右対称かどうかを確認する。

①スティッフレッグド・デッドリフト（図10）
②シングルレッグ・スティッフレッグド・デッドリフト（図11）
・ランニングメニュー

　100％スピードでまったく問題なくランニングが可能になったのでスパイクシューズを装着してのランニング（スプリント走）に移行した。スプリントも同様に50％スピードから開始し，70％，90％。100％と移行していった。スパイクシューズでの100％スピードのスプリント走が可能になったので，最後にスタートダッシュを行い，疼痛および違和感もなく，またランニングフォームにおいても問題なかったので完全に練習に復帰した。

解説

　肉ばなれから陸上競技への復帰において，重要なポイントはランニング開始後のランニングおよびスプリントの走るスピードの決定があげられる。患部の疼痛が消失したら完治したと勘違いし，患部の筋力および柔軟性がまだ不十分な状態で受傷前のスピードで走ることにより再発する場合が多く見受けられる。そのような状態を何度も繰り返すことにより，いわゆる慢性例になり復帰に時間がかかる場合が多い。またスプリントフォームにおいても肉ばなれを好発しやすい動きがあるため，肉ばなれを何度も再発させている選手については，筋力および柔軟性の回復のプログラムだけではなく，スプリントフォームについてもアドバイスする必要がある。ハムストリングスの肉ばなれを発生しやすいフォームとしては
①下腿の振り出しが大きく，接地が遠い（ストライドが大きすぎる）
②上体の前傾が大きい
③接地中の膝の屈曲が深い
があげられる。

　ハムストリングスに過度な遠心性収縮を起こさせない望ましいスプリント動作としては，腸腰筋を使うようなイメージで股関節から下肢全体をスイングするように動かし，膝関節と足関節をしっかり固定し，地面からの反力を利用して走る。その際には股関節の伸展動作が有効に働くように，振り下ろした足部は体幹の真下にくるように接地する。

　スプリントフォームについてのアドバイスについては，コーチングの領域と重なるため，現場の指導者と十分にコミュニケーションを取り，連携をしてアドバイスをすることが望ましい。

　リハビリテーションを実施している時期，とくにランニングを開始する時期においては，反対側の脚の肉ばなれを受傷することがあるので，患側の脚だけではなく，健側の脚についても同様にしっかりストレッチングやアイシングを踏まえたセルフケアを徹底させることも重要である。

復帰のツボ

予防のツボ

陸上競技

難治例のリハビリテーション

ハムストリングスの肉ばなれの初回の受傷については適切なリハビリテーションを実施すれば難治例になることはほとんどないが，下記のような場合については復帰に難渋することが多い。

①リハビリテーションをまったく実施せず，患部の治療のみ行い，疼痛が消失したらすぐに復帰してしまう選手は再発する場合が非常に多くみられる。再発を繰り返す選手は非常に復帰に時間がかかることになり，結果難治例になる場合がある。患部にしこり（硬桔）が残存する場合や遠心性収縮での筋力が弱いなどの場合は医療機関を再受診してMRIなどにより，患部の状態を再チェックし，ハムストリングスの筋力強化および柔軟性の回復プログラムを初期の段階からもう一度行う。

②坐骨結節付着部付近の肉ばなれについては，治癒に時間がかかり，最後まで筋の突っ張り感が残存し，難治例になることが多い。このような場合は体幹を固定させたまま，ハムストリングスの遠心性収縮力を高めるトレーニングを行う（図12）。

全身を診るリハビリテーション

予防のツボ
ハムストリングスの肉ばなれの発生メカニズムには，ハムストリングスが二関節筋であり，股関節および膝関節の動きに関与していることは，当然考えられる。このためこれらの関節の動きに関係する動的アライメントと受傷機転に深く関与する筋の収縮，すなわち遠心性収縮に対するトレーニングメニューが重要な予防ポイントになる。またハムストリングスが関与する股関節，膝関節の動きだけでなく体幹（図13）や足部までを含めた動的アライメントもチェックも予防のポイントとして重要である。

予防としては，筋力とくに遠心性収縮力の強化，筋の協調性や筋の柔軟性の回復だけではなく，下記の要因に対しても，対応することが予防，再発予防やコンディショニングとしても重要である。

①疲労（筋疲労や精神的疲労）
②日常のセルフケア不足
③不適切なランニング（スプリント）フォームの改善
④筋の違和感を自覚したときの速やかな対処

文献

1) 福林　徹：アスレティックリハビリテーションガイド－競技復帰・再発予防のための実践的アプローチ－，文光堂，2008．
2) 福林　徹：実践すぐに役立つ　アスレティックリハビリテーションマニュアル，全日本病院出版会，2006．
3) 白木　仁：ハムストリング肉離れ／肉離れを防ぐリハビリテーション．臨床スポーツ医学，25（臨時増刊号）：86-92，2008．
4) 奥脇　透：ハムストリング肉離れ／発症メカニズムとその予防．臨床スポーツ医学，25（臨時増刊号）：93-98，2008．

◆表1　肉ばなれにおけるリハビリテーションの流れ

内容 \ 経過	24～72時間	1週	2週	3週	4週
疼痛の評価		圧痛減少　伸展痛消失	求心性抵抗運動時痛消失	遠心性抵抗運動時痛消失	運動時（ランニング）痛消失
物理療法	RICE+微弱電流	温熱療法（ホットパック，交代浴）／電気療法（超音波，低周波）／鍼灸療法 →			
ストレッチング		スタティックストレッチング →	PNFストレッチング →	ダイナミックストレッチング →	バリスティックストレッチング
筋収縮形態		等尺性収縮 → 求心性収縮		遠心性収縮	
持久力　心肺持久力／筋持久力		エアロバイク ──────→／エアロバイク（アイソキネティックモード）──→			
ランニング		歩行 → ジョギング → ランニング → スプリント			スタートダッシュ加速走
協調性トレーニング（神経-筋）		BOSU ──→ バランスボール ──→ エルゴメーター立ちこぎ			

陸上競技におけるシンスプリントの評価および診断と治療

八木茂典

シンスプリントの評価と治療のポイント

●問診

シンスプリントは，陸上競技選手に多く，好発年齢は16歳，男女差はない。著者らは高校陸上競技選手234名を対象に前向き研究を実施し，102名（43%）に発生していた[1]。

AMAの定義では，「硬いサーフェスでのランニングや底屈筋の過負荷によって誘発される下腿の違和感や疼痛」とされている。

主訴は，初期はスポーツ後の下腿後内側の違和感であるが，疼痛のためスポーツ活動が困難となり，重度になるとうずくような安静時痛が続くこともある[2]（表1）。疼痛は，片脚ジャンプテストで再現を認め，その際，踏み切りにて強く出現するか，着地で強いかを聴取する。走行時痛も同様，foot strike, mid support, take offのどのphaseで強いかを聴取する。

●視診・触診

圧痛部位は，脛骨の中1/3と遠位1/3の境界を中心に上下に広がり，Battは5cm以上の線状に認められるものをシンスプリントとすると述べている[3]。①脛骨の前縁から内側面，②内側縁，③内側縁の後方の筋群に，圧痛が認められる[4]（図1）。

●画像所見

X線では異常所見はみられないが，MRI（STIR）にてa：筋，b：骨膜，c：骨髄，に高信号領域が認められる[5]（図2）。

●シンスプリントのタイプ分類

シンスプリントはさまざまな所見が認められることから，「症候群」であることを認識したうえで，著者らはタイプ分類することが大切であると考えている。分類は，スポーツ現場に有用な「いつ復帰できるか」を基準に分類した[6〜8]（表2）。

・一般型

復帰期間は平均2週間程度の比較的早期復帰が可能なタイプである。圧痛は，脛骨内側縁とその後方の筋に認める。高位は脛骨近位より50〜80%あたりが多い。片脚ジャンプテストにて踏み切り時に，ランニン

◆図1　圧痛部位

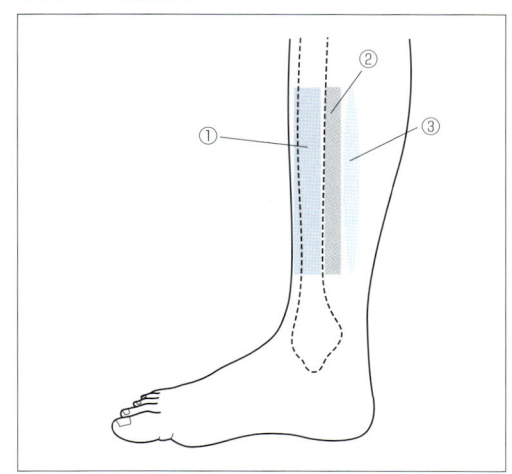

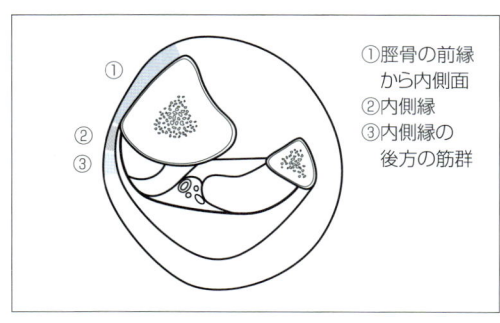

①脛骨の前縁から内側面
②内側縁
③内側縁の後方の筋群

◆表1　Walshの分類

Stage I	pain after activity only
Stage II	pain during activity, does not restrict performance
Stage III	pain during activity, restrict performance
Stage IV	chronic unremitting pain, even at rest

◆図2 MRI所見

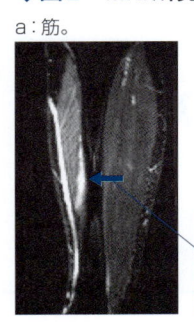

a：筋。 筋に高信号領域がみられる。

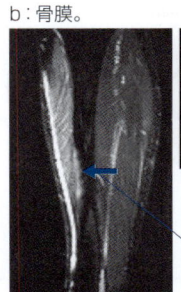

b：骨膜。 骨膜に高信号領域がみられる。

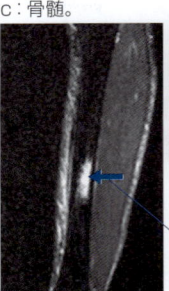

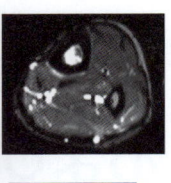

c：骨髄。 骨髄に高信号領域がみられる。

◆表2 重症度分類

	一般型	重症型
復帰期間	平均2週間	平均2〜3カ月
疼痛	走行のmid-support〜take-off	foot-strike
片脚ジャンプ	主に踏切で疼痛	主に着地（と踏み切りにも）疼痛
圧痛	脛骨内側縁〜後方の筋群	脛骨前縁〜内側面、内側縁
高位	脛骨近位より50〜80%（縦5cm以上）	脛骨のどの高さでも（縦5cm以上）
片脚スクワット	knee-in & toe-outや骨盤を水平位に保てず足趾をかんでしまう	
関節可動域	股関節内旋が大きい 足関節背屈位で足趾背屈に制限があることもある	股関節可動域が小さい 足関節可動域が小さい
筋力	後脛骨筋の筋力低下を認めることもある	
足部回内	舟状骨降下を認めることもある	ほとんどない
X線	異常所見なし	異常所見なし
MRI	無所見か，筋，骨膜の高信号	主に骨髄の高信号
治療	保存療法 Walsh分類StageⅡまでならばスポーツ活動の制限は必要ない。StageⅢ以上はジャンプ，走行を制限する。股関節，足関節周囲筋の正しい収縮パターンを促す。テーピングや足底板。	保存療法 4週間のジャンプ，走行を制限する。関節可動域改善などにより着地の衝撃を柔らかく吸収できるようにする。足底板。

グではmid-support〜take-offにて疼痛を訴えることが多い。股関節内旋可動域が大きく、股関節外転・外旋筋力が弱い例，荷重位舟状骨降下が大きな例がある。片脚スクワットや片脚ジャンプ，ランニングを前額面から観察すると，knee-in & toe-outや骨盤の水平位を保てず，足趾を過剰に屈曲する（足趾をかんでしまう）様子がみられる。ランニングのtake-offでは急激な足関節底屈がみられる。MRI所見では無所見か，筋・骨膜に高信号領域を認める。

脛骨の近位より49.1〜70.7%の高さでは内側縁には長趾屈筋が起始しており、その遠位70.7〜82.2%まで（内果下端より上方5.9cm〜9.9cmのあいだ）後脛骨筋と交差している[9]。ジャンプの踏み切りやランニングのmid-support〜toe-offにおいて，足趾をかんだ状態（長趾屈筋の過収縮）は，後脛骨筋をentrapmentする。その状態で後脛骨筋が滑走しようとすると機能は障害され，長趾屈筋付着部は牽引され骨膜反応が生じると考えられる。

シンスプリントの治療

・一般型

治療は筋腱の正しい収縮パターンの習得が目標となる。

Walsh分類のStageⅡ以下であればスポーツ活動の制限は必要なく，StageⅢ以上では，ジャンプ，走行の禁止が必要となる。急性期はアイシングを実施し，長趾屈筋を十分に弛緩させ後脛骨筋を活性化させ，股関節周囲筋を強化する（図3）。訓練期は，スクワット，ジャンプ，歩行，ジョギングにおいて足趾をかまないようにエクササイズする。荷重時舟状骨降下の大きい例では，テーピングや足底板で制動するのも有効である（図4）。

予防のツボ

・重症型

復帰期間には2〜3カ月を要する。圧痛は，内側縁だけでなく脛骨前縁から内側面にまで認め，筋には少ない。高位は脛骨近位から遠位まで認めることもある。

◆図3 エクササイズ

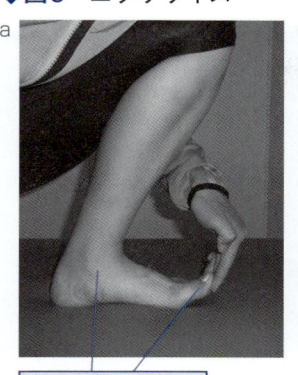

a: 足関節背屈位で足趾をストレッチする。

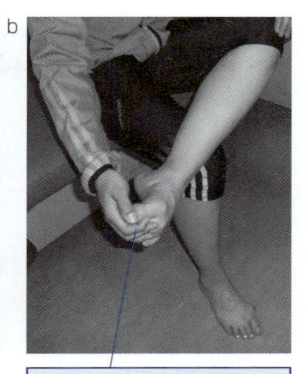

b: 徒手的に足趾底屈させ長趾屈筋をゆるめて，後脛骨筋の選択的収縮を促す。

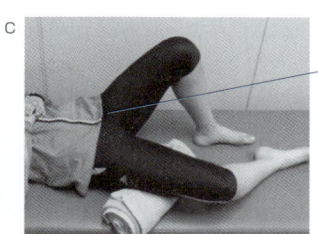

c: 股関節外転外旋エクササイズ。

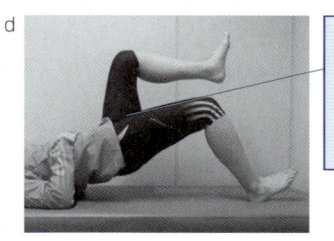

d: 股関節伸展エクササイズ（足関節・足趾背屈位で）。

片脚ジャンプテストやランニングでは，主に着地時に疼痛を訴えることが多い。股関節，足関節可動域が小さく，筋力は比較的強いことが多い。荷重位舟状骨降下は少ない。MRI所見では，骨髄に高信号領域を認めることが多く，微細骨折と思われる。

発生メカニズムは，着地の衝撃を関節運動にて十分吸収できず，脛骨への剪断力が骨リモデリング作用を越えた結果と考えられる。疲労骨折の前駆症状と解釈される。

治療は，骨リモデリング期間として4週間のジャンプ，走行を禁止する。関節可動域を改善させ，固定式自転車やスクワット，ウォーキングなど，積極的に患部外トレーニングを実施する。訓練期は，着地の衝撃を柔らかく吸収できるようになることが大切であるた

◆図4 舟状骨降下に対するテーピング（a）と足底挿板（b）

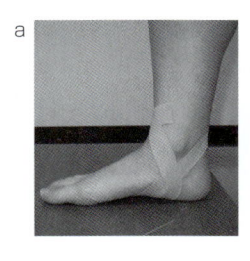

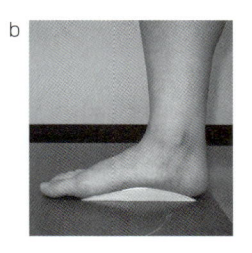

め，KBW（knee bent walking）[10]（図5）やスクワットジャンプでのsoft landingを練習する。クッション性の高いシューズや，芝生などの柔らかいサーフェスを選ぶなど，環境要因への考慮も必要である。

◆図5 KBW（knee bent walking）

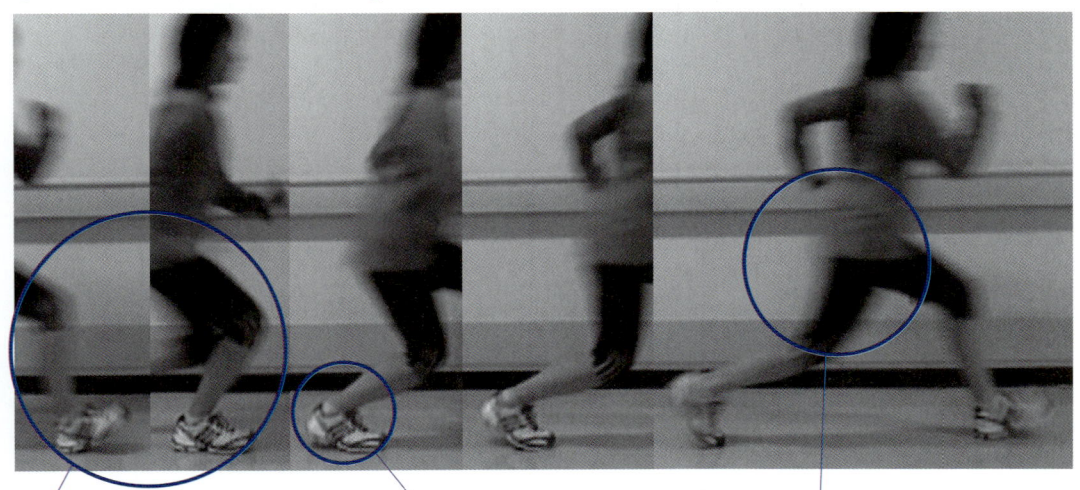

①膝屈曲位で着地時の衝撃を少なくし，
②足趾をかまないように注意し，
③股関節伸展運動で推進するように指導する。

ケースレポート1

【症例】

16歳，女子。陸上競技（長距離）。12回/週，全国大会レベル。

【受傷機転・現病歴】

走行中に受傷。走行後，両すねの痛みを感じた。アイシングを実施し練習継続していたが，翌月疼痛増悪し走行困難となり，当院受診した。

【初診時所見】

主訴：走行時両すねの痛み（mid-support～take-off）

疼痛：Walsh 分類 Stage Ⅲ（表1）。

圧痛：脛骨近位より50～80%で縦9cmの長さで，脛骨内側縁と後方の筋群（図1）。

片脚ジャンプテスト：踏切に疼痛あり，足趾をかむ様子がみられる。

片脚立位踵上げ：膝伸転位（gastrocnemiusテスト），膝屈曲位（soleusテスト）疼痛なし。

Navicular drop score（荷重位舟状骨降下）：6mm。

ROM-t：足関節背屈位にて足趾背屈可動域不足。

MMT：後脛骨筋4。

【画像所見】

X線：異常所見なし。MRI：脛骨骨膜～脛骨後内側に高信号領域を認める。

経過

・リハビリ初日（急性期）

スポーツ活動を制限し（走行中止），アイシング，長趾屈筋のストレッチ，後脛骨筋のエクササイズを実施した。テーピングで疼痛軽減するのを確認し，足底挿板を作製後，スクワット（足趾に力を入れないように注意），KBW（knee bent walking）を実施した。

・1週間後（訓練期）

両脚ジャンプ（なわとび），ジョギングを開始した。

・2週間後（復帰期）

チーム練習に完全参加した。

・4週間後

疼痛の再燃がないことを確認した。

難治例の治療

シンスプリントは，スポーツ現場では約40%もの選手に発生しており，練習強度を落とすだけで早期復帰できる例もあれば，数ヵ月にわたって走行困難な例も存在する。一元的な治療は適切ではなく，われわれはタイプ分類することで適切な治療ができると考えている。

復帰のツボ

類似疾患である脛骨疲労骨折（疾走型）は，陸上競技選手における発生率は約5%で，男女差はない。多くはacute on-setであり，スポーツ活動中突然疼痛が発生し，スポーツの継続が困難になる。急性期は疼痛のため歩行困難で，疼痛部に腫脹を伴うことが多いが，数日で歩行に支障はなくなる。部位は，近位1/3と遠位1/3が多いと理解されてきたが，近年の報告ではどの高位でも発生することがわかってきた。片脚ジャンプテストにて着地で疼痛を訴え，圧痛は最も強い点を指一本（finger sign）で示すことができる。画像所見は，X線は4方向撮影し，圧痛点と一致する部位を注意深く読影する。初期には異常が認められないこともあり，不明な場合は10日ほどの後に再度撮影すると所見が得られることがある。MRIでは骨折線や骨髄の高信号領域を認める。治療は，シンスプリント（重症型）に準じる。

【文献】

1) 八木茂典，宗田 大，ほか：陸上競技選手における脛骨疲労骨折，シンスプリント，コンパートメント症候群の発生率と発生要因に関する前向き研究．日本臨床スポーツ医学会誌，16：S113, 2008.

2) Walsh W, et al：Musculoskeltal injuries in sports. The physician's handbook, Hanley & Belfus, 1990, p251-258.

3) Batt ME, et al：A prospective controlled study of diagnostic imaging for acute shin splints. Med Sci Sports Exerc, 30：1564-1571, 1998.

4) Detmer DE：Chronic Shin Splints. Classification and Management of Medial Tibial Stress Syndrome. Sports Med, 34：436-446, 1986.

5) Anderson MW, et al：Shin splints. MR appearance in a preliminary study. Radiology, 204：177-180, 1997.

6) 八木茂典，宗田 大，ほか：下腿のスポーツ外傷・障害．シンスプリントの重症度評価．関節鏡，33：191, 2008.

7) 八木茂典：下腿スポーツ外傷と障害．スポーツトレーナーマニュアル，改訂第2版，南江堂，in press.

8) 八木茂典：シンスプリントの重症度分類と治療．Sportsmedicine, 126：21-22, 2010.

9) 八木茂典，秋田恵一，ほか：シンスプリントの発生要因に関する解剖学的検討．日本臨床スポーツ医学会誌，18：S156, 2010.

10) 川野哲英：ファンクショナルエクササイズ．ブックハウスHD，2004, p205-207.

陸上競技

陸上競技における
アキレス腱付着部障害の診断と治療

熊井　司

診断

●予備知識（解剖とスポーツ種目特異性の理解）

　アキレス腱は踵骨隆起後面をプーリーとして取り巻くように走行しており（wrap around構造），その付着部近傍には，滑液包（bursa）や血管・神経組織を含む脂肪性結合組織など特徴的な構造がみられる（enthesis organ）[1～3]。そのためアキレス腱付着部には，主としてアキレス腱の牽引ストレスによる障害（アキレス腱付着部症）と，足関節の底背屈により腱と踵骨後上隆起または靴が衝突（インピンジメント）することで発症する滑液包炎（踵骨後部滑液包炎およびアキレス腱皮下滑液包炎）の2つの異なった病態がみられる（図1）[4,5]。これらは同時に認められることもあり注意を要する。

　こういった障害はoveruseを基盤として発症し，持久系スポーツの陸上競技（中・長距離種目）や自転車競技に多くみられる。また，アキレス腱皮下滑液包炎は硬い靴を履くことが要求されるアイスホッケーでの発症も多い。

●問診

　以下に留意して問診を行う。

・競技歴，競技種目を聴取する

　陸上競技の中・長距離種目や，自転車競技など競技歴について聞く。

・練習量の増減，内容について聴取する

　急激な練習量の増加がなかったかどうか聞く。また坂道，階段での走行などトレーニング法の変化についても確認する。

・既往歴を聴取する

　過去に同じ症状を呈したことがあるか，下腿三頭筋挫傷（肉ばなれ）やアキレス腱損傷の既往について確認する。下腿三頭筋の柔軟性が低下している選手では，アキレス腱付着部症が発症しやすくなる。

・体重の増減について聴取する

　体重の急激な増加は，アキレス腱への負担を助長することになる。

・靴の変更・新調をチェックする

　靴のサイズの不適合がなかったか，靴を新調した場合には，硬さや形状の変化についても確認する。アイスホッケーのブーツでは，インナーの材質やアウターの硬さ・形状が滑液包炎の発症にかかわってくることも多く，個人的に形状をモールドして使用している選手も多い（図2）。

・臨床症状の詳細を聴取する

　踵骨付着部周囲の運動時痛，熱感，腫脹を主訴とすることが多い。日常生活動作では，足関節背屈を伴う階段昇降時に疼痛を訴えることが多く，スポーツではランニング，ジャンプ，ストップ動作に伴うことが多

◆図1　アキレス腱付着部の組織構造（enthesis organ）と障害（アキレス腱付着部の組織標本，HE染色）

アキレス腱付着部のenthesis organは付着部の4層からなる線維軟骨構造（EF：enthesis fibrocartilage）と踵骨後部滑液包（Bu：Bursa）からなり，滑液包はアキレス腱深層の種子状線維軟骨（SF：sesamoid fibrocartilage），踵骨後部の骨膜性線維軟骨（PF：periosteal fibrocartilage），脂肪性結合組織（FP：fat pad）に取り囲まれている。FP内には症候性要因となる多数の神経・血管組織が観察され，表面には滑膜細胞（SL：synovial cell lining）が存在している。

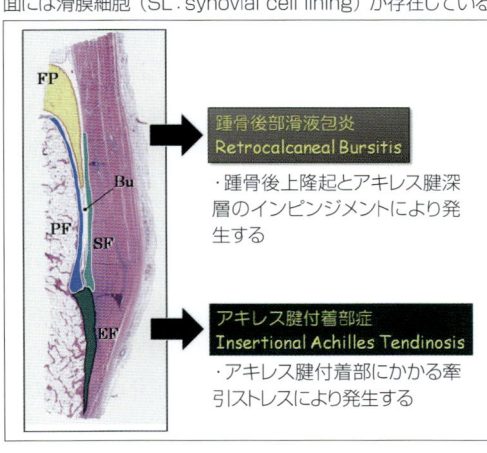

踵骨後部滑液包炎 Retrocalcaneal Bursitis
・踵骨後上隆起とアキレス腱深層のインピンジメントにより発生する

アキレス腱付着部症 Insertional Achilles Tendinosis
・アキレス腱付着部にかかる牽引ストレスにより発生する

◆図2　アイスホッケー選手のスケート靴

アイスホッケー靴（a）のアウターシェルは硬い材質のものが用いられるが，足型との不適合により滑液包炎（踵骨後部および皮下）が発症しやすい。選手たちは各自でインナーをモールドさせ（b），自分の足に適合させるよう努力している。

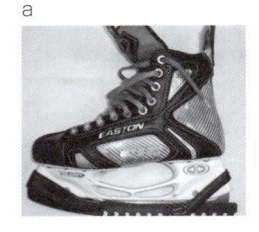

a　b

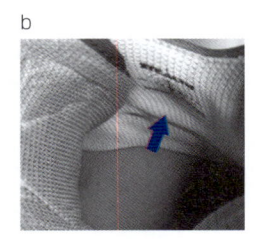

◆図3　アキレス腱付着部症

踵部付着部横径の拡大がみられる。

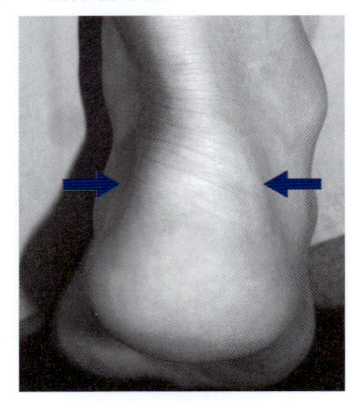

い。革靴やハイヒールなどの heel counter に対する痛みを訴えることもある。進行すれば足関節の背屈制限や接地，歩行困難となることもある。アキレス腱付着部症では運動後の踵部全体の疼痛を訴えることもある。

● 視診・触診

以下に留意して視診・触診を行う。

・後方よりアキレス腱付着部を診る

　アキレス腱の踵骨隆起への付着部の広がり（横径）を確認するとともに，硬結や突出，発赤の有無をチェックする。アキレス腱付着部症では，発赤，腫脹とともに踵部横径の拡大，後足部の外反変形などを認めることがある（図3）。またアキレス腱の拘縮による背屈制限を伴うこともある。

　これに対し踵骨後部滑液包炎では，アキレス腱付着部やや近位内側の圧痛と，炎症に伴う滑液貯留による腫脹が認められる。検者の母指および示指で内外両側から同部位を圧迫すると強い痛みを伴う（two-finger squeeze テスト）。アキレス腱皮下滑液包炎ではアキレス腱付着部外側に pump bump とよばれる腫脹と発赤がみられるのが特徴的である（図4）。

・圧痛点を正確に捉える

　アキレス腱付着部症では付着部踵骨上の遠位やや内側に圧痛を認めることが多いのに対し，踵骨後部滑液包炎では付着部というよりは，やや近位内側に圧痛を認め，検者の母指および示指で内外両側から同部位を圧迫すると強い痛みを伴う。アキレス腱皮下滑液包炎では pump bump 上に圧痛を認める。こういった圧痛点を正確にとらえることは診断に最も重要な情報となる。

● 画像検査

・単純X線検査

　足関節側面像で踵骨後上隆起の形態，腱内骨化・石灰化の有無についてチェックする。踵骨後上隆起の異常な突出（Haglund deformity）は，アキレス腱滑液

◆図4　アイスホッケー靴による両アキレス腱付着部滑液包炎（図2と同症例）

17歳，男子。

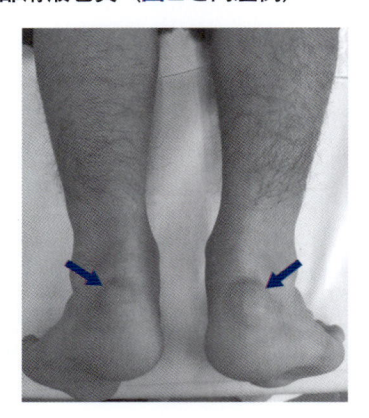

◆図5　Haglund deformity

踵骨後上隆起の突出が明瞭である（55歳，登山家症例）。

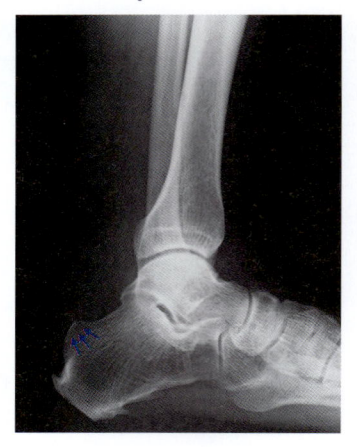

包炎の発症要因となる（図5）。

・MRI

　矢状面撮影で踵骨後上隆起とアキレス腱との間に存在する踵骨後部滑液包（retrocalcaneal bursa）の状態を観察し，同時に wrap around しているアキレス腱実質内の信号変化にも注目する（図6）。アキレス腱

付着部症では，付着部踵骨内に帯状の信号変化がみられることがある。

●徒手検査

・足関節を背屈強制させる

足関節を背屈強制することで，疼痛が誘発されるかどうかチェックする。疼痛部位の確認も重要である。とくにアキレス腱付着部症の場合，下腿三頭筋の拘縮による背屈可動域の制限がみられることが多い。

●治療方針

すべての症例に対し，まずは保存療法で対処する。保存療法は少なくとも3カ月，可能であれば6カ月〜1年は継続するが，症状の軽快が得られない症例に対しては手術療法も考慮する。一般には保存療法による治療を徹底することで多少なりとも症状の改善が得られるが，長期にわたる保存療法でスポーツ活動への復帰が遅れる場合や，復帰後の再発症例に対しては手術療法に移行することも少なくない。

・保存療法

まずは保存療法を徹底する。発症早期には局所安静とアイシングを行い，熱感・腫脹などの急性期症状が軽快するまで継続する。急性期症状の改善が得られれば，下腿三頭筋の柔軟性獲得のためマッサージやストレッチングを始めさせる。高アーチ傾向の強い選手には，足底腱膜ストレッチングも指導し追加させる。同時にheel-lift（約10〜15mm）とアーチサポートを目的とした足底板を作製し装着させる。**踵骨後部滑液包内へのヒアルロン酸製剤注入が著効することも多く，**

◆図6　踵骨後部滑液包炎のMR画像

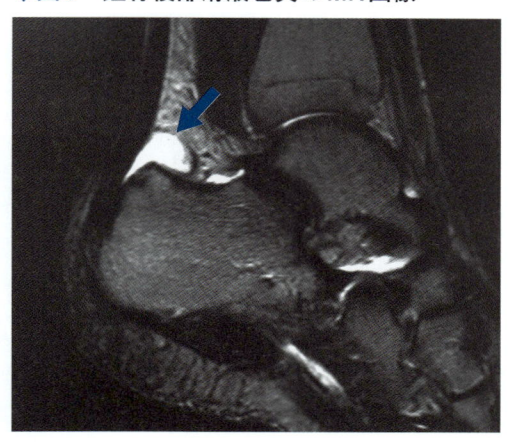

速効性があるためレースや試合の数日前に注入するのも有用である。副腎皮質ステロイドの局所注入は急性期症状に有効とされるが，正確に滑液包内や腱周囲に注入すべきであり腱実質内への注入は避け，注入は1〜2回に留めるべきである。

・手術療法

保存療法無効例や再発例には手術療法も考慮する。踵骨後部滑液包炎に対しては突出した踵骨後上隆起と炎症性滑膜の切除を観血的または内視鏡的に行う（後述）。アキレス腱実質内の変性を伴う症例では症状の改善は劣る。アキレス腱付着部症に対しては踵骨隆起を緩和させる方法が有効であるが，スポーツ復帰には長期間を要するためスポーツ選手に対する適応は慎重にすべきである。

ケースレポート1

【症例】

27歳，女性。陸上競技選手（中・長距離）。

【現病歴】

数年前から練習時の左アキレス腱付着部痛を感じるようになったが，そのまま練習およびレースを継続していた。2年前から朝起床時の歩行開始時に疼痛が認められるようになり，徐々に日常生活での歩行時にも疼痛を感じるようになったが，チーム事情もありそのままレースに出場していた。1年前からはとくに歩行開始時に強い疼痛が認められるようになり，起床後1時間は通常歩行も困難な状態となり来院した。

【初診時所見】

アキレス腱の踵骨付着部より約2cm近位に圧痛を認め，アキレス腱を把持することでわずかに疼痛の増強が認められた。足関節を最大背屈すると疼痛が著明となり，軽度の背屈制限が認められた。

【画像所見】

踵骨後上隆起に一致する部位のやや外側に軽度の腫脹を認めたため，踵骨後部滑液包炎を疑い単純X線検査とMRIの撮影を行った。単純X線足関節側面像で，踵骨後上隆起の突出はわずかであるが（図7a），MRIでは踵骨後部滑液包内の水腫とアキレス腱実質内の信号変化および肥厚を認めた（図7b, c）。

【診断】

以上より踵骨後上隆起とアキレス腱のインピンジメントによる踵骨後部滑液包炎およびアキレス腱実質内の変性と診断し，保存療法による治療を開始することにした。

【保存療法】

局所の腫脹が認められるため，まずは局所安静による急

◆図7　陸上競技選手（中・長距離）

27歳，女性。

a：単純X線側面像。踵骨後上隆起の突出は軽度である。

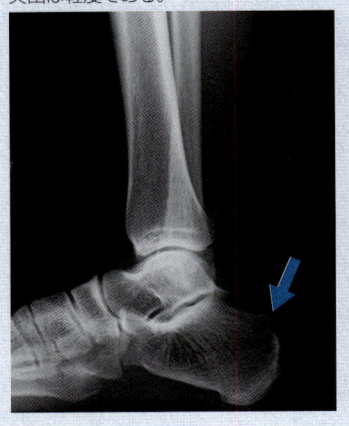

b：MRI矢状面像。滑液包内のわずかな水腫（矢印）とアキレス腱実質内の変性を示唆する異常信号（矢頭印）が認められる。

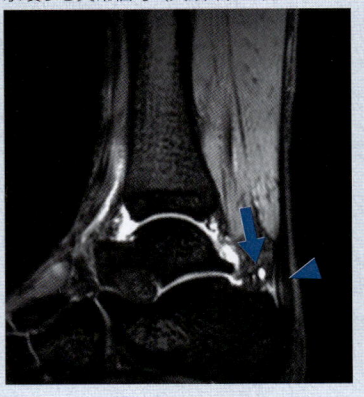

c：MRI横断面像。腱実質内の変性が認められる。

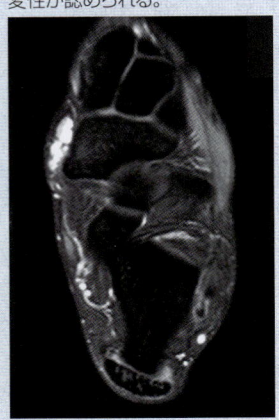

性期症状の軽減を図るとともに，歩行時の踵骨後上隆起とアキレス腱とのインピンジメントを軽減させるためheel-lift（13mm）を目的とした足底挿板の装着を行った。練習に関してはこれまでのチームとの合同練習から外してもらい，疼痛自制内でのアキレス腱と下腿三頭筋のストレッチングを行うように指示した。

約3週間で歩行時痛は軽減したため，ストレッチングとともにスクワットや両脚でのつま先立ちを許可し，下肢の筋力強化訓練も同時に行うことで徐々に運動量を増やしていった。保存療法開始後，約4週間で軽いジョグを許可したが，30分以上のジョグで下腿三頭筋の突っ張りとアキレス腱付着部痛を訴えるようになったため，運動量を調整しつつ保存療法を継続した。

約6週間経過した時点で，ヒアルロン酸製剤の滑液包内注入を行ったところ速やかに症状の軽快がみられ，ジョグ時間の延長が可能となった。さらに1週間毎のヒアルロン酸注入を2回行い，保存療法開始後8週間でチームへの合流が可能となった。その後，3〜4週間隔に3回（合計6回）のヒアルロン酸注入療法を行っている。

経過

チームへの合流後，個人レースに2回出場し完走することができたもののレース後のアキレス腱付着部痛は残存しており，現在，手術療法も念頭に置いた状況での保存療法を継続している。

解説

アキレス腱付着部障害における2つの病態を念頭に置いた診察を心掛けることで，的確な診断と治療が可能となる。踵骨後部滑液包の腫脹の有無，圧痛部位の正確な解剖学的位置の把握，MRIを主とする画像情報の評価により正確な診断が要求される。副腎皮質ステロイドの局所注入は，アキレス腱付着部構造を理解したうえで行うべきであり，踵骨後部滑液包炎の急性期症例に限定すべきである。アキレス腱実質内への注入は禁忌であり，圧痛部位周囲（腱周囲や腱実質内）や滑液包内への安易な副腎皮質ステロイド注入も1〜2回までに限定すべきである。

主病態はoveruseによる組織の変性と修復不全が基本となっていることを説明し，練習法やフォームの改善，基礎体力の強化などの取り組みも重要であることを理解してもらう必要がある。

◆図8　内視鏡下踵骨後上隆起切除術

a：アキレス腱の内・外側の2つの穿刺孔を用いる。

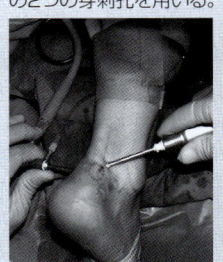

b：鏡視像。

c：単純X線側面像（術前）。後上隆起の突出部が明瞭である。

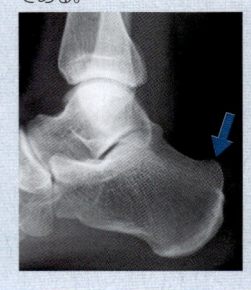

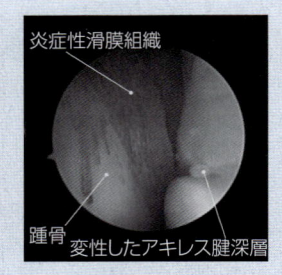

d：単純X線側面像（術後）。突出した部分が切除されている。

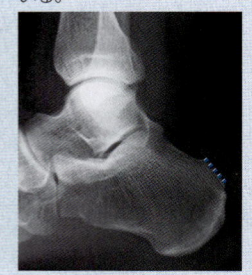

これらの保存療法にて改善が得られず再発を繰り返す症例に対しては，踵骨後上隆起切除術を主とする手術療法を検討する．従来法ではアキレス腱外側の約4〜5cmの縦皮切で侵入し後上隆起の切除を行っていたが，近年では内視鏡下に後上隆起切除と滑液包の郭清術を行うようになってきている（図8）[6,7]．

再発予防と今後の課題

予防のツボ

アキレス腱付着部にかかる牽引ストレスを軽減させ，wrap around部でのアキレス腱の柔軟性を獲得することが予防につながる．スポーツ活動前後の下腿三頭筋ストレッチングを徹底し，後足部のアライメント異常がある場合には足底板で補正しておくことが再発予防につながる．腱の骨付着部構造を理解し，個々の病態をしっかりととらえて治療にあたることが重要である．

文献

1) 熊井　司：アキレス腱付着部障害．山本晴康編，足の外科の要点と盲点，文光堂，2006, p348-353.
2) 篠原靖司，熊井　司，高倉義典：Enthesisの組織構造とenthesis organ concept. 日整会誌，84：p553-561, 2010.
3) Benjamin M, Kumai T, Milz S, et al：The skeletal attachment of tendons-tendon 'entheses'. Comp Biochem Physiol, 133-A：931-945, 2002.
4) 熊井　司，高倉義典：腱・靱帯付着部障害の病態と治療法の選択．整・災外，48：527-538, 2005.
5) Rufai A, Ralphs JR, Benjamin M：Structure and histopathology of the insertional region of the human Achilles tendon. J Orthop Res, 13：585-593, 1995.
6) Leitze Z, Sella EJ, Aversa JM：Endoscopic decompression of the retrocalcaneal space. J Bone Joint Surg, 85-A：1488-1496, 2003.
7) 熊井　司：踵骨後部滑液包炎に対する鏡視下手術．J MIOS, 51：61-66, 2009.

陸上競技

陸上競技におけるアキレス腱付着部障害のリハビリテーション

舌　正史

アキレス腱付着部障害のリハビリテーションのポイント

　アキレス腱付着部障害は，陸上競技選手においてよくみられる障害である。ここでは長距離選手のアキレス腱付着部障害についての評価，リハビリテーションについて述べる。アキレス腱付着部障害は足関節底・背屈運動のoveruseによる傷害であり，その要因には患部だけでなく上位関節の運動に問題を認めることがあるため上位関節機能も評価しておく。評価すべきポイントは下記の通りである。

●評価

①痛み：安静時痛，運動時痛，圧痛
　　疼痛部位および疼痛が出現する動作の確認
②腫脹・熱感：部位，左右（健側患側の比較）
③スタティックアライメント
④関節可動域
⑤筋力
　※④，⑤については下記に示す部位を評価する。
　1) 足関節（底屈・背屈・内がえし・外がえし）
　2) 膝関節（屈曲・伸展）
　3) 股関節（屈曲・伸展・内転・外転・内旋・外旋）
　4) 体幹（屈曲・伸展）
⑥筋の伸張性
⑦走動作の評価（前額面，矢状面）
　走れる場合は可能な限り評価するが，不可能な場合はランニングフォームの特徴を聴取し，患部へのストレスのかかり方を推測し，リハビリテーションプログラム考案の一助とする。
⑧疼痛発生前の練習内容・練習量・練習環境（走路面など）の聴取

●リハビリテーション

・発症後〜ジョギング開始前
①運動療法
　1) 関節可動域訓練・ストレッチング

◆図1　足関節周囲筋の筋力トレーニング
a：腓骨筋群の強化。（足関節背屈0°位）
b：腓骨筋群の強化。（足関節底屈位）
c：後脛骨筋の強化。

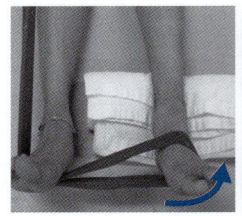

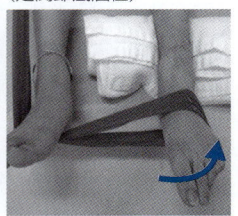

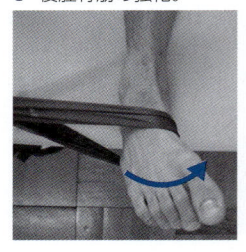

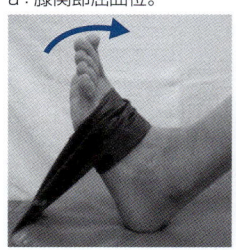

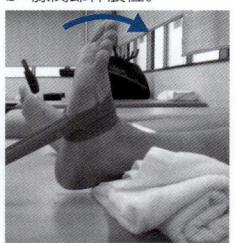

◆図2　足関節背屈筋の強化
a：膝関節屈曲位。
b：膝関節伸展位。

◆図3　筋力トレーニング
a：シーテッドカーフレイズ。
b：スタンディングカーフレイズ。
c：足趾屈伸筋群の把持運動。

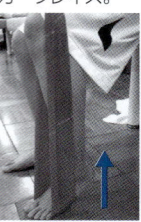

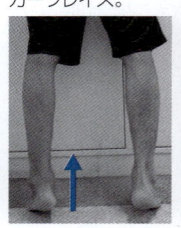

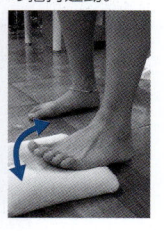

可動域制限に対して骨関節の滑動性を改善する。関節周囲筋の伸張性を高めるためにストレッチングを行う。

2) 筋力強化練習

患部周囲の筋力強化を行っていく（図1〜3）。患部周囲以外でも評価時に筋力低下が認められた部位については積極的に筋力を強化ならびに左右差の改善を行う。

②物理療法

消炎鎮痛を目的として電気治療（MCR：図4）ならびにアイシング（アイスボトル：図5）を行う。

③患部外トレーニング

前述したとおり患部以外の筋力強化も含まれるが、上肢エルゴメーター（図6a）や自転車エルゴメーター（図6b）を用いた心肺機能の強化も行う。ランニングフォームをチェックし修正すべき点があれば本人、指導者と相談し合意の上、フォームの修正に取り組む。

・ジョギング開始後〜競技復帰

走る路面は、なるべく起伏のない平坦なコースを選択し陸上競技トラックを走る場合は反時計回り（順行）、時計回り（逆行）を半分ずつ行いコーナー走での患部にかかるストレスを分散させるようにするとよい。

◆図4　微弱電流（マイクロカレント）療法

マイクロカレントとは、もともと人間の身体にある微弱電流と同様のレベルの電流（およそ10〜30μA）を流す治療法である。知覚されない微少電流のため、きわめて安全である。急性、慢性にかかわらず痛みに対して効果があり、傷害を受けた組織の再生を促進する作用がある。

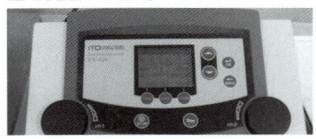

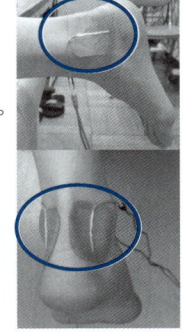

◆図5　アイスボトルを用いたアイシング

運動後15分を目安に消炎鎮痛目的に患部を冷やす。

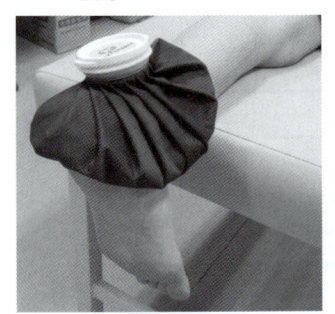

◆図6　エルゴメーター

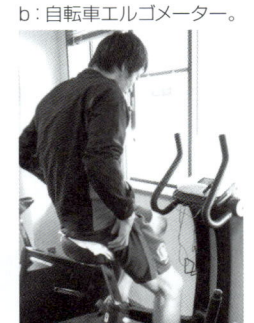

a：上肢エルゴメーター。　b：自転車エルゴメーター。

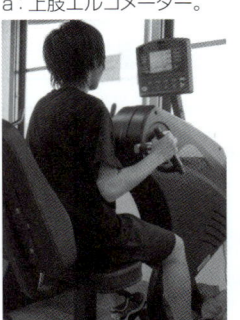

ケースレポート1

【症例】

16歳、女子。身長149cm、体重48kg。陸上競技・長距離（1500m：Best記録4分39秒68）、競技歴：4年。

【練習頻度】

始業前の朝練習と終業後の練習（部活動）の計2回/日。週6日。

【練習環境】

校内グラウンド（土）、学校周辺道路（アスファルト）。

【診断名】

左アキレス腱炎。

【現病歴】

冬期の走り込みで走行量が増加し、アキレス腱の内外側付着部（図7）に痛みが発症した。一定期間のランニング中止や走行量を減らして様子をみていたが症状が軽快せず、当院整形外科を受診した。

【症状（主訴）】

現在はランニングのmid-supportからtake-off[1]（図8）にかけて左アキレス腱内外側付着部に痛みが出現する。

【評価】

・疼痛：圧痛（＋）、運動時痛（＋）（歩行で弱い痛みあり、カーフレイズで疼痛出現、ランニングは疼痛のため走れない状態）

・関節可動域：足関節背屈　右20°左15°、股関節伸展　右15°左15°

・筋力：股関節伸展（右/左）4/5、外転（右/左）4/5、膝関節屈曲（右/左）4/5、足関節底屈（右/左）5/4（p）

・筋の伸張性：左大腿筋膜張筋、左大腿直筋、左腓腹

◆図7 左アキレス腱付着部の疼痛出現部位（矢印）

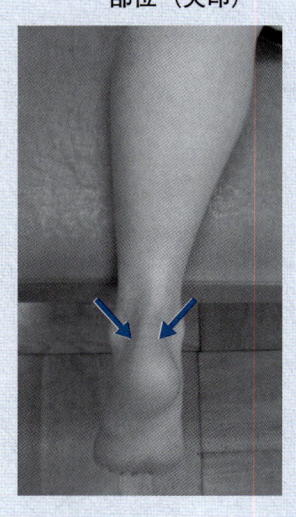

◆図8 走動作の位相（左脚サポート期の3相）
足底が路面に接触している周期をサポート期といい，足底が路面から離れている周期をリカバリー期という。

foot-strike（フット・ストライク）
足底の一部が路面に接地する瞬間の位相をいう。

mid-support（ミッド・サポート）
足部が路面に接地し体重を支持して，踵部が路面から離れる直前までの期間をいう。

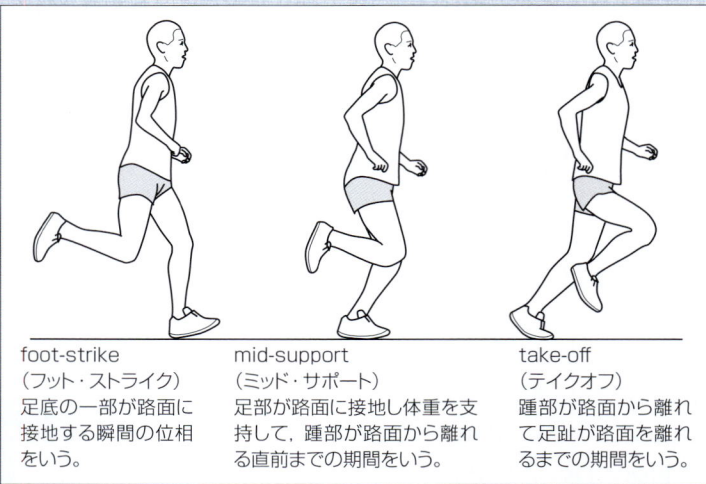

take-off（テイクオフ）
踵部が路面から離れて足趾が路面を離れるまでの期間をいう。

◆図9 リハビリテーションの経過

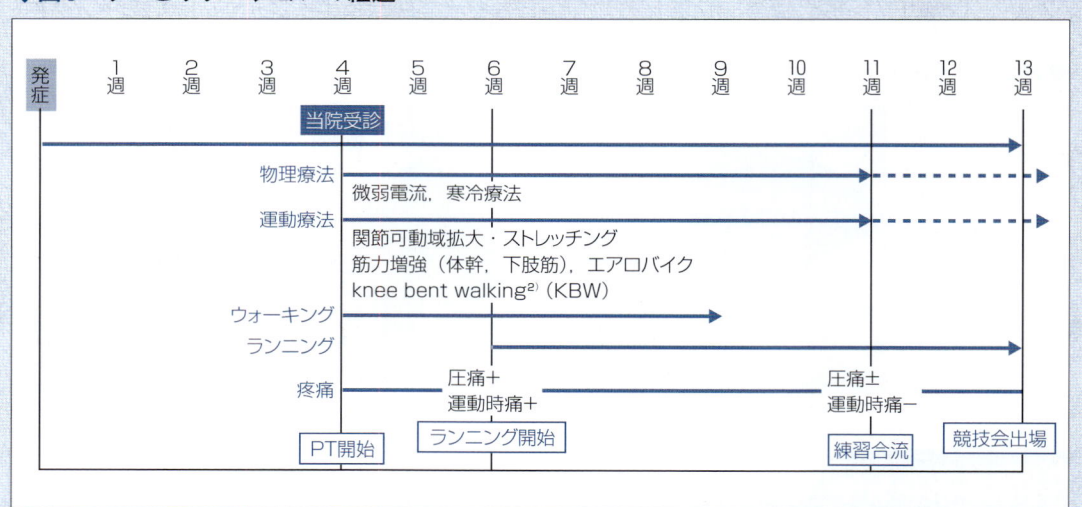

筋の伸張性低下
・走動作の特徴：左右各mid-support時に腰が落ちている（足部より後方重心）。走行時の上下動が大きい（本人からクラブ顧問よりいわれている特徴を聴取）。

経過

・受診前
発症後ランニングを中止し，疼痛の出ないエアロバイクの駆動やウォーキングを中心に行い，疼痛が出なくなればランニングを再開するということを繰り返していたが，治癒しないためクラブ顧問の勧めで当院整形外科外来を受診し，同日より理学療法を開始した。評価は上記に示す通りである。

・初回時
図9に示す通り理学療法開始時より，消炎鎮痛目的に

微弱電流治療を開始した。また運動後のアイシングを指導，実施した。運動療法として，筋力低下を認めた筋の強化と伸張性が低下している筋（左大腿筋膜張筋，大腿直筋，腓腹筋）のストレッチングを指導，実施した。歩行では疼痛が強くないため跛行が出ない速度でのトレーニングを10分から始めた。また応用歩行の1つとしてknee bent walking[2]（以下，KBW）を行った（図10）。目的は，身体重心の上下動を抑え一定にしながら股関節伸展運動を中心とした前方推進力の獲得を習熟するために行った。KBWを開始した当初は足関節底屈で地面を蹴る動作が強調され上下動が大きかった。踵接地から足趾離地まで足関節を底背屈中間位から背屈位（下腿前傾を意識）の状態を保ち，地面を強く蹴るような底屈域での底屈運動を制限し

た．同時に踵接地から立脚中期において股関節のすばやい伸展運動により体幹・骨盤の直下に足部を滑り込ませるような意識をさせた．このような反復練習により上下動のないKBWの獲得ができた．心肺持久力の維持にはエアロバイクを駆動することで補った．

・開始後2週

カーフレイズでの痛みもなくなったため遅いペース（5～6分/km）でのランニングを再開した．いきなり走り出すのではなく前述のKBWのスピードを徐々に速め，最後は走り出すところまで加速しランニングにつなげた．ペースが速くなるとまだ疼痛が出現するのと遅いペースでも5～10分で痛みが出現したため1回のランニング時間の上限を5分とした．

・開始後4週

5分/kmのペースで約40分のランニングが可能となった．

・開始後約7週

60分のランニングが可能となった．この時点でアキレス腱付着部の圧痛はわずかに残っていたが，痛みが増悪することがなかったためスピード練習などを含めた全体練習への合流を許可した．筋力はすべて左右ともに5レベルに改善していたが，右側は左側に比べ力が入るのに少し反応が遅く使いにくいという感覚があるとのことであった．このため運動療法として行っていたメニューは部活動の前後に分割し補強メニューとして継続した．

・開始後10週

競技会へ参加した（1500m　4分42秒77）．

> 解説

本症例は右股関節伸展筋（大殿筋，ハムストリングス），外転筋の筋力低下を認め，左右肢筋の伸張性低下を認めた．これはランニングにおける右下肢の支持性低下と推進力発揮能力の低下を補っていた左下肢のoveruseによる筋の伸張性低下と考えられた．走動作の特徴として上下動が大きいという指導者からの指摘は，前方に推進するための駆動力として足関節の底屈運動が過剰に行われていると考えられ，かつ右より左下肢のoveruseにより左足関節の過剰な底屈運動がアキレス腱付着部の痛みにつながったと考えられた（図9）．

本症例はほぼ完全に治癒することができたが，アキレス腱付着部の疼痛が発症した後も疼痛を伴いながらも走ることができたり，走っている間に痛みが徐々に消失していくことがあるため練習を継続し長期化してしまうことがある．

長期化するとアキレス腱に硬結を認める場合がある．これは十分な安静，治療が行われず腱実質部の微細損傷が修復しきれない状態でトレーニングが繰り返されることによるものである．このような状態になってからの完治は困難で運動時の疼痛が完全になくなることは少ない．安定した質・量のトレーニングを継続して行うことが困難となりパフォーマンスや記録の向上は難しくなり，競技レベルの低下やときには競技生活を断念することもある．

長期化した難治例の対応は，消炎鎮痛薬の内服や注射に加えて，ケースレポート1のようなリハビリテーションとテーピングやインソールなどにより患部へのストレスを軽減する補助具を用いる．さらに十分なウォームアップやランニング後の患部の手入れが重要なことはいうまでもないが，早期に医療機関を受診するなど治療に専念するタイミングを逸してしまわないよう注意が必要である．

◆図10　knee bent walking[2]（KBW）

川野の提唱するKBWをもとにランニング時とほぼ同様の体幹前傾位として，膝は軽度屈曲位を保ちながら身体の上下動がないように股関節の伸展運動を中心とした前方推進力を得て移動することを意識させた．

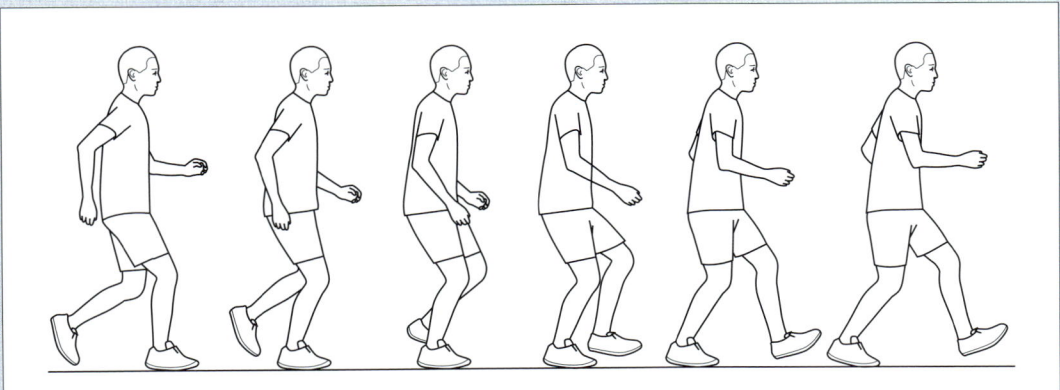

全身を診るリハビリテーション

ランニング動作における推進力は，股関節伸展運動を中心に膝関節屈曲や足関節底屈運動との連動により的確に地面をとらえることで得られている。しかし股関節伸展運動が不十分な場合や他関節との連動が悪いと腰椎の伸展など多くの関節運動の補償・代償によって前方推進力が維持される（図12, 13）。前述のケースからもわかる通り，上位関節周囲の筋力不足や関節可動域の制限からきたす前方推進力の低下が患部のoveruseにつながっていることが多い。このように障害発生の原因は必ずしも患部にあるとは限らない。ランニング障害において出現する疼痛においては前方推進力を得る関節運動の補償・代償機構に着目してそれぞれの機能を評価し，原因を究明することが適切な治療につながる。

予防のツボ

参考文献
1) Slocum DB：Biomechanics of running. JAMA, 25 (11)：97-104, 1968.
2) 川野哲英：ファンクショナル・エクササイズ，ブックハウスHD, 2004.

◆図11　アキレス腱付着部痛の発症機序

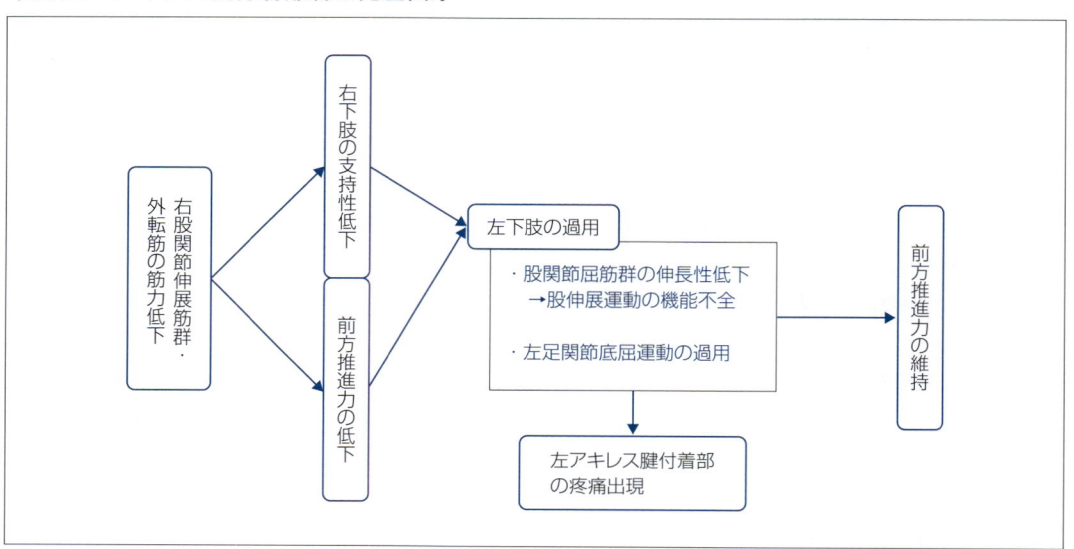

◆図12　走動作における股関節伸展を補償・代償する運動（矢状面）

股関節伸展運動を中心とした下肢の前後のスイングが重要である。

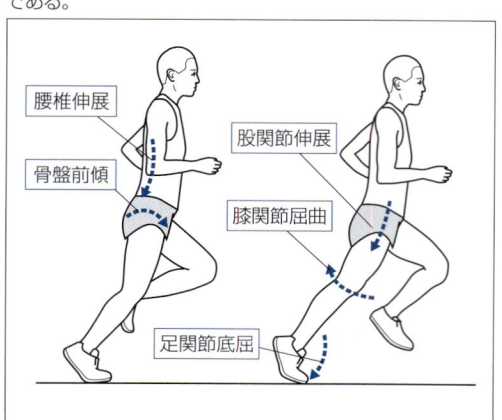

◆図13　走動作における股関節伸展を補償・代償する運動（前額面・水平面）

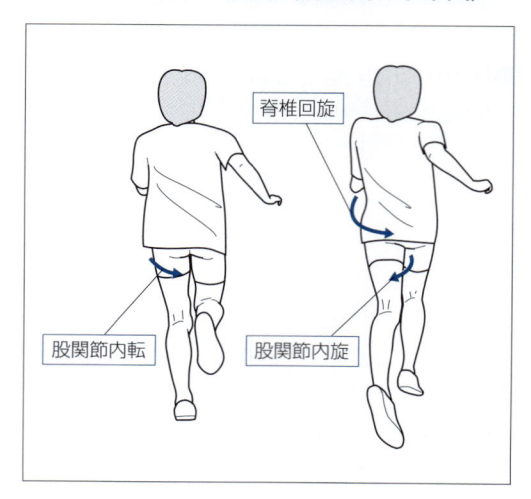

陸上競技

陸上競技における足底腱膜炎の診断と治療

東山一郎

足底腱膜炎のメカニズム

　足底筋膜（plantar fascia）は足底筋群を覆う筋膜であるが，その中央部は強靭な線維で構成されており足底腱膜（plantar aponeurosis）とよばれる。足底腱膜炎は，主にこの腱膜部分の障害である。

　足底筋膜は踵骨隆起の内側突起から起こり，MTP関節を越えて各足趾の基節骨底面に停止しており，足アーチの保持に重要な役割を果たしている。また，MTP関節の背屈により足底筋膜の緊張が高まり，縦アーチが増加する現象がみられる。このような機能解剖上の特徴から足底筋膜は踵部接地の際の衝撃を吸収し，立脚相における足部の安定化に大きく寄与している。そのため，ランニング・ジャンプなどの動作の繰り返しにより足底筋膜の踵骨付着部に牽引力と荷重による圧迫力が積み重なる（図1）。これらのストレスが過剰になると，同部に変性が起こり，症状が発現する。

　スポーツに起因するものでは，ジョギング愛好者や陸上の長距離ランナーに起こることが圧倒的に多い。一方，中高年者では長時間の歩行や立ち仕事による足底腱膜への過負荷が原因となり，スポーツとは関係なく発症する。

診断

●問診

　一番特徴的な症状は朝，起床時の一歩目の疼痛である。まずこれを聞くことが大切である。疼痛は運動時，または歩行時に踵部内側に認める。踵部痛はランニングや歩行の開始時に強く，運動を続けると徐々に軽減する傾向がある。スポーツ選手では，運動量の増加やトレーニング内容の変更がきっかけで発症することが多く，症状は運動中に限られる場合が多い。しかし，症状の強いものでは踵部接地ができず，跛行を呈する

◆図1　足底腱膜にかかる牽引力と圧迫力

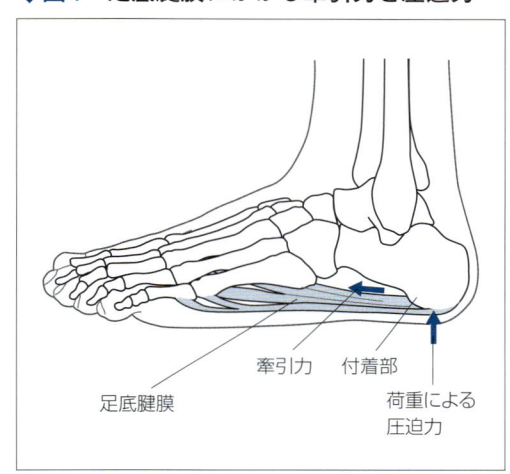

◆図2　足底腱膜に生じる圧痛部位

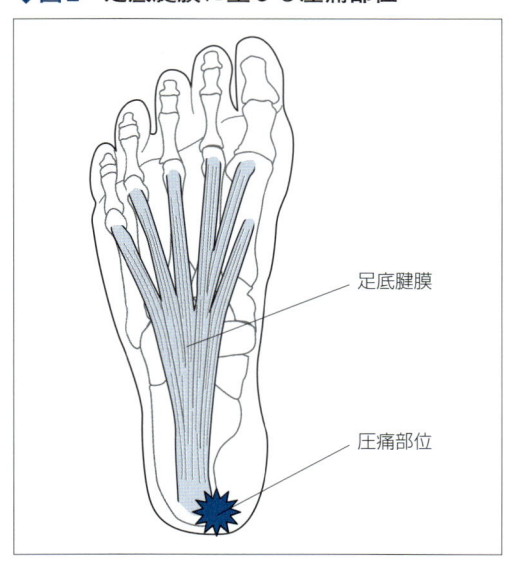

こともある。これらの臨床症状を念頭に置きながら問診を進める。

●視診・触診

　足底腱膜の付着部である踵骨隆起の内側部に著明な圧痛を認める（図2）が，それ以外は臨床症状に乏し

く，腫脹・発赤・熱感などの炎症症状はほとんどみられない．下腿三頭筋の疲労による柔軟性の低下や足底筋の緊張の亢進を認めることもある．

● **画像検査**

単純X線像では踵骨棘（calcaneal spur）を認めることもあるが（図3矢印），臨床症状とは必ずしも一致せず，診断の決め手にはならない．踵骨棘は牽引力によってできる骨棘ではなく，ストレスに対して同部を強化しようとする生体の反応性のものと考えられる．踵部脂肪褥炎，足底線維腫症との鑑別にはMRIが有効である．

● **徒手検査**

足趾を他動的に背屈させると疼痛は増強し，圧痛部位がより著明となる．

◆図3　踵骨棘

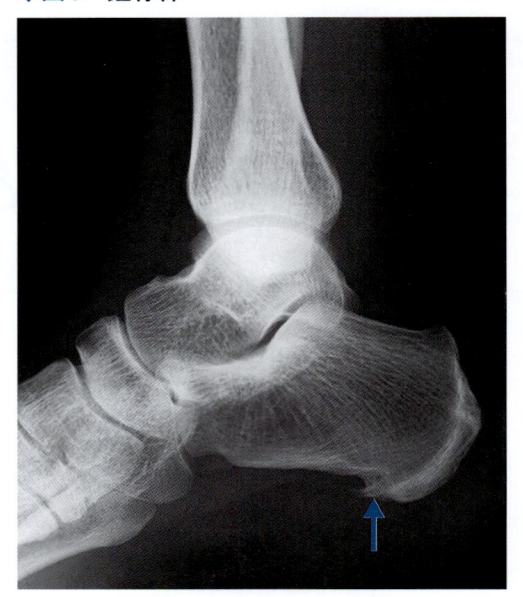

ケースレポート1

【症例】
22歳，男性．大学陸上競技長距離選手．

【現病歴】
1年前より朝の1歩目の歩き始めに踵部に痛みを感じたが，しばらく動いていると軽快したため放置していた．4カ月前に試合に向けて練習量を増やしたためか，ランニングの着地時に痛みを感じるようになった．試合後練習量を減らすと軽快したが，通常の練習量に戻すとランニングの着地時の踵部痛が再発した．同様の事を繰り返すため外来を受診した．

【初診時・画像所見】
初診時踵骨隆起内側部に圧痛を認めた．下腿三頭筋は柔軟性が低下しており，足底筋の緊張も亢進していた．踵部の単純X線像では異常を認めなかった．

【診断】
臨床症状と身体所見から，足底腱膜炎と診断した．練習量の増加をきっかけとして症状が発現し，練習量を落とすと症状は軽減する．しかしながら完治しないまま練習量を増やすことを繰り返したため，下腿三頭筋や足底筋の緊張が亢進し症状が慢性化したと考えた．消炎および筋緊張の緩和，再発防止のため筋力強化が必要と考えた．

【保存療法】
消炎鎮痛薬，外用消炎薬の投与と2週間のランニング制限を行った．下腿三頭筋および足底筋のストレッチおよびマッサージを指導し，練習後のアイシングを徹底させた．ランニング中は縦アーチのサポートをするテーピング（図4）を使用させた．2週間の治療で症状は改善したので通常の運動量に戻したが，再発を防ぐためそれ以上の運動量は4週間禁止した．この間にタオルギャザーなどによる足底筋や下腿三頭筋の筋力強化，下腿への負担を減らすためハムストリングや大殿筋，中殿筋の強化を指導した．

●経過
症状の再発傾向がないか十分注意しながら運動量の増加を許可した．症状の再発はなかった．**運動量増加のタイミングはケースバイケースで，その選手の筋力強化の達成度に応じて考慮すべきと考えられる．** 復帰のツボ

◆図4　テーピング

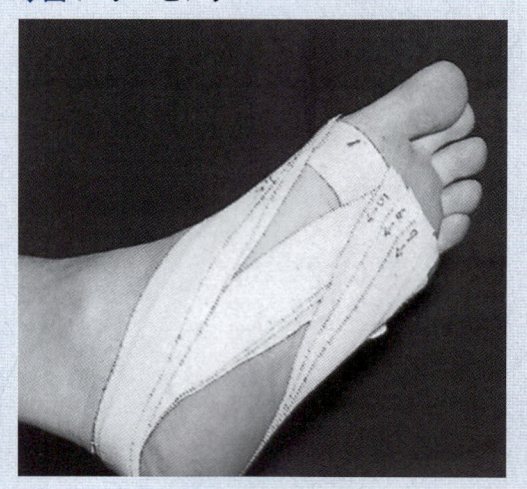

ケースレポート 2（難治例）

【症例】

19歳，女性。大学陸上競技長距離選手。

【現病歴】

中学，高校と陸上部に所属し大学入学後も競技を続けている。4月に入学時より練習に参加していたが，8月に練習量の増加とともに朝起床時1歩目の踵部痛を感じるようになった。次第に練習中，ランニングの着地時に踵部痛が出現したが，我慢して続けていた。10月には歩行でも痛みを感じるようになり，ランニングが不可能になった。

近医にて足底腱膜炎の診断により消炎鎮痛薬の投与，足底板の処方を受け，歩行時痛は消失したがランニングでは疼痛が出現したため練習には復帰しなかった。治療開始後1カ月半でランニングも可能となり，12月からは練習に復帰した。段階的に練習量を増やしていったが，練習復帰後4週間で再びランニングの着地時に疼痛を感じ始めたため練習を中止し当科を受診した。

【初診時・画像所見】

病歴より足底腱膜炎の保存療法抵抗例と考えられた。足底筋の緊張は亢進していた。単純X線像では異常を認めなかった。MRIでは足底腱膜の肥厚を認めた（図5）。

【保存療法】

> **復帰のツボ**

著者らは保存療法に抵抗性の症例にヒアルロン酸の注入療法を行い，良好な成績を得ているためこれを施行することとした。

注入部位は足底腱膜の踵骨付着部よりやや遠位の腱膜深層と踵骨との間であり，図6のように内果後縁の直線上を目安とし，抵抗なく注入できることを確認して行った。平均分子量190万のヒアルロン酸製剤（スベニール）のみを2.5mL注入し併用薬剤はまったく用いなかった。下腿三頭筋と足底筋のストレッチおよびマッサージを平行して行った。1週間間隔で4回投与を行った。この間練習は中止していた。

◆図5　MRI

足底腱膜の肥厚を認める。

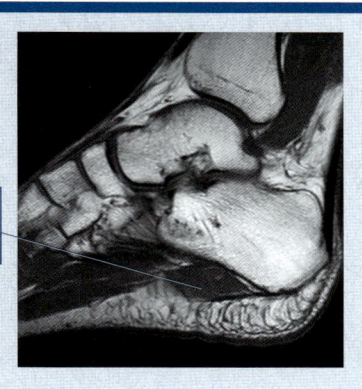

◆図6　ヒアルロン酸注入部

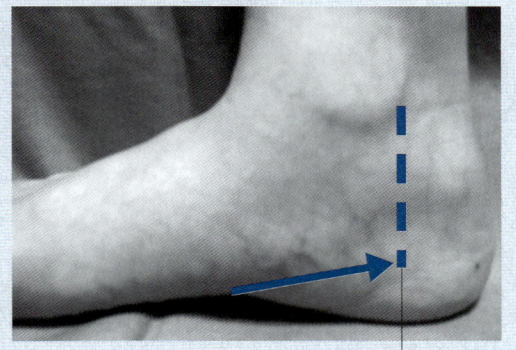

内果後縁の直線

投与後起床時朝一歩目の踵部痛と足底腱膜付着部の圧痛は消失した。大学に入り，増えた練習量に筋力が適応できていないことも原因と考え，下肢全体の筋力トレーニングもしっかり行った。

> **復帰のツボ**

経過

ヒアルロン酸投与開始後6週間で練習に復帰した。6週間かけて元の運動量に戻し，疼痛の再発を認めなかった。前回治療後の復帰で再発しているため，運動量を元のレベルまで戻すのは症状の観察，練習後のマッサージなどの手入れを十分にしながらタイミングを計っていくのが重要である。

文献

1) 高倉義典，田中康仁，ほか：足底腱膜炎．改訂第3版 図説足の臨床，メジカルビュー社，2010, p132-134.
2) 東山一郎，熊井　司，ほか：足底腱膜炎に対する高分子ヒアルロン酸投与の臨床効果．日足外会誌，28(2)：25-28, 2007.

陸上競技

陸上競技における足底腱膜炎のリハビリテーション

岡戸敦男，小林寛和

　足底腱膜炎は，陸上競技・長距離選手やランニング愛好家に多発する下肢の慢性外傷である。その発生要因として，回内足や筋力低下などの構造的・機能的要因や，練習量やサーフェスなどの外的要因などがあげられている[1～4]。足底腱膜への伸張または牽引ストレスが繰り返し加わることや，路面との衝突が繰り返されることにより発症すると考えられている[5,6]。足底腱膜炎を有する対象者のランニングを観察すると，ランニングフォームの特徴，問題によると推察される例が多い。

リハビリテーションのポイント

●発生要因

　ランニングによる下肢慢性外傷の発生に関係する要因は，内的要因と外的要因に大別できる（**表1**）。内的要因は対象者の身体構造や機能などに関するものである。外的要因は内的要因以外のもので，練習内容や走行距離などのランニング練習や，練習場所，季節や天候などのランニングを実施する環境などに関するものである。これらの要因が相まって，足底腱膜への頻回な力学的ストレスが増強し，足底腱膜炎の発生に関係する。

●発生要因を限局するための情報収集

・対象者への医学インタビューによるもの

　リハビリテーションの進行にあたり，主訴，現病歴，既往歴，対象者が考える発生要因，目標とする復帰時期などについて情報を聴取しておく。主訴として，症状が発生するランニングの位相を特定しておく。これにより，ランニング動作で観察すべき点が絞られ，動作の問題と症状発生の関係をとらえ，患部への力学的ストレスが推察しやすくなる。現病歴に関しては，足底腱膜炎では発症からの経過期間が長期になっている

◆表1　ランニングによる下肢慢性外傷の発生要因

1. 内的要因：対象者の身体構造・機能などに関するもの	
1) アライメントの問題 　スタティックアライメント：扁平足，ハイアーチなど 　ダイナミックアライメント：knee-in & toe-outなど 2) 関節動揺性，不安定性 　足部：回内，回外，外転　中足骨間 　足関節：内反，外反，前方など 3) 足部機能の低下 　トラスの働き，ウィンドラス機構，足指開排 4) 関節可動域制限 　足関節：背屈，底屈 　※距骨下関節の可動性 　股関節：伸展，屈曲など	5) 筋力，筋持久力の低下 　足関節・足：背屈，底屈，内がえし，外がえし 　足指：伸展，屈曲，外転 　股関節：外転，外旋，伸展，屈曲 　体幹：屈曲，伸展，回旋など 6) 筋機能の低下 　腓腹筋：内・外側頭の萎縮・収縮程度 　母趾外転筋の萎縮・収縮程度 　複数の筋の協調した収縮など 7) 関節協調性の低下 　股関節・膝関節・足関節の協調性 8) その他 　全身持久力などの体力，性格など

2. 外的要因：内的要因以外のもの	
1) 練習内容 　インターバル走，ペース走，クロスカントリー走など 　トラックでの練習（時計回り，反時計回り） 　シーズンによる練習内容の違い 2) 走行距離 　合宿などでの走行距離の増加 3) 練習場所（走路） 　グラウンド（土，オールウェザー），芝生，アスファルト 　平地（整地），不整地，上り坂，下り坂	4) シューズ 　種類：アップシューズ，マラソンシューズ，スパイク 　状態：アウトソールの摩耗程度 　クッション性，安定性，適合性，カウンターの強度， 　toe-breakの位置，フレアの程度 5) ウェア 　ソックスなど 6) 季節，天候 7) その他

◆表2　ランニングフォームのチェックポイント

1. support phase	2. recovery phase
1) foot-strike 　接地；部位；前足部，後足部，全足底 　　　　位置；体幹に対する前方への程度 　　　　様式；いわゆる「はさみ様」接地 　　　　　　　ブレーキング接地 2) mid-support 　ダイナミックアライメント： 　　knee-in & toe-out, knee-out & toe-in, 　　knee-in & toe-in, knee-out & toe-out 　足部アーチ：内側縦アーチの降下の程度 　骨盤の運動：側方傾斜，前傾，後傾の有無・程度 　下肢関節の協調性 3) take-off 　関節運動：股関節，膝関節；伸展 　　　　　　足関節；底屈 　下肢関節の協調性：足関節底屈・足指屈曲運動の強調 　骨盤の運動：前傾，回旋の有無・程度 　toe-breakの部位：第1・2指，第3・4・5指	1) follow-through 　方向：後方，後外方，後内方 　関節運動：股関節；伸展 　骨盤の運動：前傾，回旋の有無・程度 2) forward swing 　関節運動：股関節，膝関節；屈曲 　　　　　　足関節；背屈 　下肢関節の協調性 　骨盤の運動：挙上，後傾の有無・程度 3) foot descent 　関節運動：股関節；伸展 　　　　　　膝関節；伸展，屈曲 　　　　　　足関節；背屈，底屈
3. 全体を通じて	
腕振り：横振り型，前型，後ろ型 体幹：前傾・後傾・側方傾斜の程度 　　　回旋運動の程度	

◆図1　足底腱膜炎の発生に関係するランニングフォーム

①〜④のような原因により足底腱膜への力学的ストレスが増強され，足底腱膜炎の発生に至る。

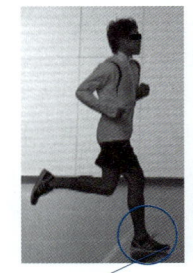

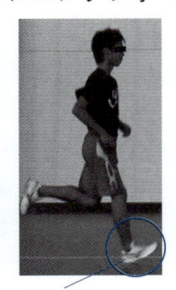

①前足部接地　　②後足部でブレーキング接地　　③knee-in & toe-out　　④足関節底屈・足指屈曲を強調した蹴り出し

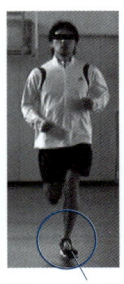

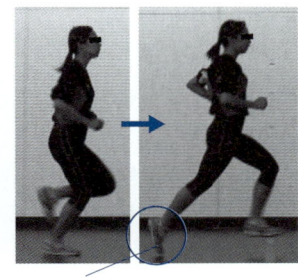

例や再発例も多いため，発症後のランニング継続の有無，医療機関への受診の有無や治療内容についても確認しておく。ほかの外傷により二次的な発症例もあり，既往歴についても確認しておく。明らかな発生機転がないことがほとんどであることから，対象者が発症に関係したと考える要因（発症時期の練習内容・走行距離など）を聴取しておく。

・検査・測定および動作観察・分析によるもの

復帰のツボ　足底腱膜炎の発生には，対象者のランニングフォームの特徴が影響していることが多く，その把握はリハビリテーションを進行する上で不可欠なものである。

各種検査・測定により，患部の状態を把握し，また機能的な問題を抽出しておく。動作観察・分析により，まずは症状が発生するランニングの位相における特徴を確認する（表2）。症状が発生する位相だけでなく，その前後の位相も観察・分析することが重要になる[7]。

足底腱膜炎のリハビリテーション

対象者への医学インタビューと，各種検査・測定およ

び動作観察・分析により得られた情報から，患部の状態を把握する。また発生要因を推察する。**復帰のツボ**　症状の発生に影響を及ぼすランニングフォームの問題（図1）と，機能的な問題との関係を明確にしておく。機能評価の結果に基づいて抽出された問題への解決策として，プログラムを立案し，リハビリテーションを進行していく。

足底腱膜炎の発生に関係している要因として，足部の関節動揺性や，足部ハイアーチなどの構造的・機能的なものや，前足部接地，knee-in & toe-outなどに代表されるランニングフォームの特徴をあげることができる。

機能的なアプローチにより，効果が得られやすい例として，足部の関節動揺性が大きい対象をあげることができる。これらはsupport phaseでの足部アーチ降下が著明なことが多く，足部アーチを保持するテーピングや足底挿板など補助具が有効となる。このような例であっても，発症から長期間の経過により，難治例に陥ってしまっていることも少なくはない。

ケースレポート1

【症例】
18歳，男性。高校生，長距離，競技歴5年。

【主訴】
ランニングのfoot-strike～mid-support phaseで生じる左足底部痛

【現病歴】
某年8月上旬から夏合宿のためランニング量が増加。下旬からランニング時に左足底部に痛みが発生し，9月上旬に当所受診。

【理学療法評価】
・痛み
　圧痛：左足底腱膜近位部
　疼痛誘発・再現テスト：スクワッティングテスト；knee-in & toe-outテストで痛み
・下肢アライメント
　足部内側縦アーチ降下
・関節動揺性
　Chopart関節外転可動性が大きい
・筋力（徒手筋力検査）
　股関節外転，外旋，足内がえし：右5，左4

・走動作の特徴
　knee-in & toe-out（mid-support phase）

解説

走動作においてknee-in & toe-outがみられたことから，スクワッティングテストの結果と併せて足底腱膜の伸長および牽引ストレスが増強されて発症したことが推察された。

走動作の問題につながったと考えられる運動器の要因として，股関節外転・外旋，足内がえしの各筋力低下，足部内側縦アーチの降下，Chopart関節の外転可動性があげられる。これらの個体的な要因に加え，ランニング量の増加（トレーニング要因）などによって足底腱膜炎の発生に至ったことが推察された。

【理学療法の内容】
炎症徴候への対処と並行して，患部への力学的ストレスの排除を目的に実施した。筋力低下に対しては筋機能改善を目的とした各種エクササイズを実施し，関節動揺性などの不可逆的な問題に対してはテーピング，足底挿板を使用した。また，動作エクササイズにより走動作の修正も図った。ランニング開始後もエクササイズを継続しつつ，段階的に走行距離を延長し，痛みなく練習に復帰した。

難治例のリハビリテーション

難渋しやすい例として，ハイアーチで「いわゆる固い足部」を有するものをあげることができる。これらに対しては，足部関節の可動性を増大するための長期間にわたる対応を要することが多い。また，足部の関節動揺性が大きく，前足部接地するものは，補助具による足部アーチ保持効果が得られにくく，ともに治癒が遷延してしまうことが少なくない。足底内側の症状では，母指外転筋腱に症状を有していることがあり，足底腱膜との鑑別を要するが，その原因部位に関わらず，ランニングフォームの問題が影響していることは共通しており，これらに対しては足部アーチの保持が有効となる。

全身を診るリハビリテーション

長距離走はランニング動作の繰り返しであるため，そのフォームの問題により，局所に力学的ストレスが繰り返し加わることになる。したがって，再発予防への配慮を含めてランニングフォームの改善を図っていくには，ランニング時の「運動連鎖を診る」ことによる対応が重要となる。

ランニングの再開にあたっては，対象者に継続が必要なエクササイズや補助具の使用，ランニング時の注意点（表1参照）についても理解をしてもらう必要がある。

予防のツボ

文献

1) 大関 覚：成長期の足底腱膜炎，有痛性外脛骨の診断と治療．骨・関節・靱帯，19：335-340，2006.
2) 篠原裕治：足底腱膜炎．Journal of Clinical Rehabilitation，14：948-951，2005.
3) 高嶋直美：陸上長距離走による外傷・傷害予防への理学療法の取り組み．理学療法，26：278-285，2009.
4) 横江清司：足底腱膜炎．ランニング障害（日本臨床スポーツ医学会学術委員会編），文光堂，2003，p155-157.
5) Lemont H, Ammirati KM, et al：Planter fasciitis：a degenerative process（fasciosis）without inflammation. J Am Podiatr Med Assoc, 93：234-237, 2003.
6) 高橋謙二：足底腱膜炎の治療．Sports medecine, 107：6-11, 2009.
7) 岡戸敦男：ランニング障害への対応の実際．Sports medecine, 97：12-19, 2008.

種目別 スポーツ整形外科の診断・治療

水泳

水泳

水泳の外傷・障害（疫学）

半谷美夏，金岡恒治

水泳と外傷・障害

　水泳競技は，競泳，シンクロナイズドスイミング（以下，シンクロ），水球，飛び込み，オープンウォータースイミングの5競技種目がオリンピック種目に採用されている。この他にも日本泳法やフィンスイミングなどが水泳競技に含まれ，競技種目ごとにその競技内容や特性が異なるため，外傷・障害の部位や特徴も異なる。

　ここでは比較的競技人口が多く，これまでに外傷・障害調査の報告がなされている，競泳，シンクロ，水球および飛び込み競技のトップアスリートの外傷・障害の疫学調査結果をまとめ，競泳に関しては，年代別の外傷・障害の特徴についても述べる。

トップアスリートの外傷・障害

●トップアスリートの障害歴

　浮力の影響を受ける水泳競技は陸上での競技と比べ骨・関節への負荷が少ないため外傷・障害の頻度は少ないが，競技力の高い選手の練習量は多く，使い過ぎ障害の頻度が高い。

　武藤らは，国際大会出場レベルの競泳，シンクロ，水球，飛び込み選手の競技別，障害部位別の障害歴の調査を行い，競泳，飛び込み選手の100％，水球選手の92.3％，シンクロ選手の79.5％に障害歴があったと報告している[1]。また，1990年の北京アジア大会のわが国の出場選手においても，競泳選手の68.8％，飛び込み選手の71.4％，水球選手の61.5％が障害を有していたとの報告があり[2]，2008年に開催された北京オリンピック出場選手に対して国立スポーツ科学センタースポーツクリニックで行われたメディカルチェックでは，競泳選手の56.1％，シンクロ，飛び込み選手の100％がチェック時に何らかの外傷や障害を抱えていた。

●トップアスリートの罹患部位

　著者らは，トップレベルの水泳選手の外傷・障害の実態を明らかにするために，2001年10月～2007年12月の期間に国立スポーツ科学センタークリニックの整形外科外来を診療目的で受診した，競泳，シンクロ，水球および飛び込み選手の外傷・障害の罹患部位を比較検討した[3]。その結果，競泳では腰部，肩甲帯部，膝関節部，足関節，肘関節の順で外傷・障害が多く，シンクロでは肩甲帯部，腰部，膝関節部の順に，水球では肩甲帯部，手部，腰部に，飛び込みでは腰部，肩甲帯部，上腕および肘関節部に多く外傷・障害が発生していた（図1）。この結果は，武藤ら[1]や，片山ら[4]の一流水泳選手を対象とした外傷・障害調査結果と大きな違いはなく，とくに競泳においては，著者らの報告も含め3報告すべてで，腰部，肩甲帯部，膝関節部の順に多かった（表1）。

●海外とわが国の違い

　一方，米国のトップレベルの大学生競泳選手94名を対象とした疫学調査では，肩甲帯部の障害既往が男性の31％，女性の36％で最も高率であったとの報告や[5]，ほかの部位の調査はなされていないが，米国ナショナルチームの男性の71％，女性の75％に肩甲帯部の障害既往があったとの報告があり[6]，海外の一流競泳選手では肩甲帯部に最も障害が多いとされている。わが国の競泳選手に腰部障害を多く認めた理由として，練習量やその方法の違い，人種差（遺伝的要因）などが考えられるが明らかにはされていない。

◆図1 競技別外傷・障害部位別の割合

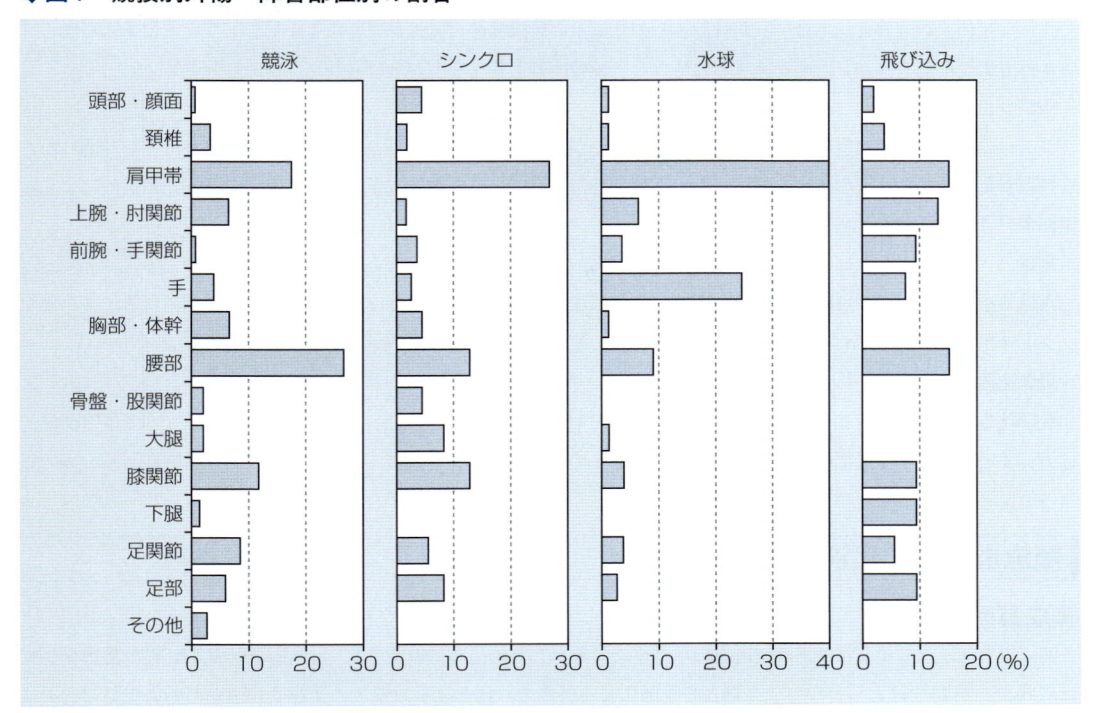

◆表1 一流選手の外傷・障害調査

		武藤ら (1989)[1]		片山ら (2000)[4]		半谷ら (2010)[3]	
競泳	腰	37.1%	腰	24.3%	腰	27.0%
	肩	31.4%	肩	20.1%	肩	17.8%
	膝	20.2%	膝	18.0%	膝	11.8%
シンクロ	腰	45.2%	腰	24.0%	肩	27.1%
	手関節	25.8%	膝	19.0%	腰,膝	13.1%
	膝	12.9%	肩	14.0%		
水球	腰	37.0%	肩	25.0%	肩	39.7%
	膝	25.9%	膝	23.0%	手部	25.6%
	肩	18.5%	腰	22.0%	腰	8.9%
飛び込み	腰	27.6%	肩,足関節	17.0%	腰,肩	15.1%
	手関節	24.1%				
	肩	20.7%	腰,手関節	15.0%	肘	13.2%

● 競技種目別の外傷・障害

・競泳

　著者らの調査において，外傷・障害の内容を競技種目ごとに検討したところ，競泳は障害がほとんどで，腰部の障害としては，腰椎椎間板ヘルニアや椎間板障害に代表される前屈型の腰痛，腰椎分離症や椎間関節障害に代表される伸展型腰痛および筋・筋膜性腰痛などを含む非特異的腰痛が主なものであった。
　肩甲帯部の障害としては，棘上筋腱と上腕二頭筋腱の烏口肩峰弓へのインピンジメント（入水直後のキャッチ期とリカバリー初期にハイエルボー位となるために生じる）が主体とされる水泳肩が，膝関節の障害としては，平泳ぎ膝と称されるウイップキック（推進力を得るために股関節の外転・屈曲角度を少なくし，股関節を内旋させ，膝関節の外反と下腿の外旋を強制させながら蹴り出す平泳ぎのキック法）の繰り返しによって生じる内側側副靱帯の炎症や損

傷，半月板損傷が代表的な障害であった．
　また，足関節の障害としては，三角骨障害や競泳選手の足関節の可動性が高いことが影響していると考えられるプール外での足関節捻挫が，肘関節障害としては，上腕骨内側上顆炎などがあげられた．

・シンクロ

　シンクロでは，その内容に特徴的なものはなかったが外傷よりも障害が多く発生しており，水中での長時間にわたる練習が影響しているものと考える．また，外傷の特徴としては，選手同士が接近して演技を行うため接触による受傷が多いことである．

・水球

　水球では，腱板損傷や肩関節唇損傷が多く，これは泳動作に加えて投球動作が加わるためと推測される．またコンタクトスポーツであるため，手部の靱帯損傷や骨折・脱臼といった外傷が多いことも特徴である．

・飛び込み

　飛び込みでは，入水時に大きな衝撃を受けるため，肩関節の脱臼や亜脱臼，さらには上述の調査では上位3部位には入っていないが手関節部の外傷・障害が多く発生していた．

競泳選手の年代別の外傷・障害

●成長期

　25m以上泳げるスイミングクラブ所属の小学生を対象とした山田らの調査では[7]，外傷発生率は6.6％，障害発生率は8.3％で，外傷のほとんどがプール壁との接触による外傷で，体とプール壁との距離感がつかめていない初心者に多くみられていた．

　また，障害発生率についても，練習が週2回以下の群では4.5％であるのに対し，週3回以上の群では32.3％と明らかな違いを認め，練習量の増加や，フォームの誤りなどによる頚部から肩にかけての痛み，平泳ぎのキックが原因となった膝の痛み，バタフライ時に無理に上体をそらして息つぎを行ったために生じた腰痛などが主なものであった．また，筋力が弱い若年者におけるハンドパドルの使用も肩関節や肘関節痛の原因とされていた．岡田らの小学4年生から中学3年生と対象とした調査においても，肩甲帯部の障害が多く，次いで膝関節，腰部の順であり，競技レベルの高い選手に障害が多くみられていた[8]．

　さらには，2008年度に日本水泳連盟が指定した競泳のエリート小学生選手，準強化指定選手および強化指定選手を対象に行った障害既往調査における障害総数に対する部位別の割合は，小学生（24名）で，肩甲帯部38.9％，足関節22.2％，腰部，膝関節でそれぞれ16.7％，中学生（47名）で，腰部，膝関節部でそれぞれ31.1％，肩甲帯部22.2％であった[9]．これらの結果から，成長期においては，とくに肩甲帯部の障害に注意を払う必要がある．

●中・高年者

　水泳や水中歩行などの水中運動は，脊椎や下肢関節への負担が少ないために，中・高年者に適した運動として広く普及しているが，中・高年者に対する指導法が確立していないことや，健康増進やレクリエーションのレベルを越え，マスターズ大会への出場や競技力向上を目的としたトレーニングを行う中・高齢者が増えているために，外傷・障害の頻度は増加している．日本マスターズ水泳協会主催講習会の参加者301名（平均年齢56歳）を対象に行ったアンケート調査では，調査時の障害も含め障害の既往率は52％で，その部位と頻度は，肩甲帯部59％，腰部37％，頚部28％の順であった[10]．

　特徴的な障害としては，肩関節の柔軟性低下や腱板の機能不全を背景とした練習量増加に伴う水泳肩や，平泳ぎのキックをウイップキックに変更したことによる股関節痛，平泳ぎや立ち泳ぎによる変形性膝関節症症状の増加などであった．

水泳競技の外傷・障害分析

　水泳競技における外傷・障害は，腰部，肩甲帯部，膝関節部に好発しており，とくにわが国のトップレベルの競泳選手では，腰部，肩甲帯部，膝関節部の順に頻度が高かった．

外傷・障害の内容は競技により異なり，全体としては障害が多いが，水球と飛び込みでは外傷が多い傾向があった。また，成長期や中・高年者においては肩甲帯部の障害の頻度が高かったが，どの年齢層においても，練習量や技術に影響される部分が大きくなっていた。

文献

1) 武藤芳照：水泳の医学Ⅱ．ブックハウスHD，東京，1989，p112-122．
2) 武藤芳照：②水泳．図解スポーツ障害のメカニズムと予防のポイント．文光堂，東京，1992，p45-56．
3) 半谷美夏，金岡恒治，ほか：一流水泳競技選手のスポーツ外傷・障害の実態―国立スポーツ科学センタースポーツクリニック受診者の解析―．日本整形外科スポーツ医学会雑誌，30：161-166, 2010.
4) 片山直樹，石川知志，ほか：一流水泳選手の水泳に伴う障害・外傷．日本整形外科スポーツ医学会雑誌，20：34-41, 2000
5) Wolf BR, Ebinger AE, et al：Injury patterns in Division I collegiate swimming. Am J Sports Med, 37：2037-42, 2009.
6) McMaster WC, Troup J：A survey of interfering shoulder pain in United States competitive swimmers. Am J Sports Med, 21：67-70, 1993.
7) 山田　均，松井寿夫，ほか：スイミングクラブ所属の小学生スイマーの外傷・障害．日本整形外科スポーツ医学会雑誌，20：42-46, 2000.
8) 岡田知佐子，山田　均：ジュニア水泳選手のメディカルチェック結果について．平成10年度水泳医科学研究報告集．富山県水泳連盟，富山市：20-24, 1999.
9) 小泉圭介：一流競泳選手に対する障害既往調査（腰痛の既往と競技成績の関係について）2009年度早稲田大学大学院スポーツ科学研究科リサーチペーパー，2010.
10) 金岡恒治，清水　顕，ほか：マスターズ水泳選手の障害の実態．臨床スポーツ医学，21：269-273, 2004.

TOPICS
クロール泳法の肩のバイオメカニクス

矢内利政

●クロール泳法のメカニズム

競泳種目の中で最速で泳ぐことができるのがクロール泳法である。クロール泳法は，上肢によるストローク動作と下肢によるキック動作で構成されるが，推進力は主に前者によって獲得され，後者はバランスやストリームラインの維持に貢献すると考えられている。従って，高い泳速度の獲得には，肩を中心とした上肢運動を効果的に行うことが重要となる。

●クロール泳法における肩関節の動き
●水平外転角の計測

クロール泳法における肩関節の可動域を大学男子水泳部の選手から計測したデータ[1]をみると，水平外転角（図1a，細線）がストローク・サイクルを通じて負の値（平均約-30°）となっている。これは，前額面よりやや内方に面する『肩甲骨面』を腕が挙上（外転）・降下（内転）することにより，手部を尾側から頭側へ，そして頭側から尾側へ運動していることを示す。recovery期においても，腕は胴体の背側を挙上するのではなく，肩甲骨面上を挙上するところが興味深い。

●内旋角の計測

肩関節の内旋角（図1b）は，手部が入水しpull動作を開始すると同時に増加し，pull動作終了時には約180°に達する。pull動作中の回旋可動域は200°を超え，他の可動域を優に上回ることから，肩関節の内旋運動が推進力を生むための重要な動力源となっていると考えられる。recovery期には，広い可動域の外旋運動を側方挙上運動と同期して短時間で行うことから，肩関節外旋筋群の機能の重要性が示唆される。

◆図1　クロール遊泳中の肩関節可動域

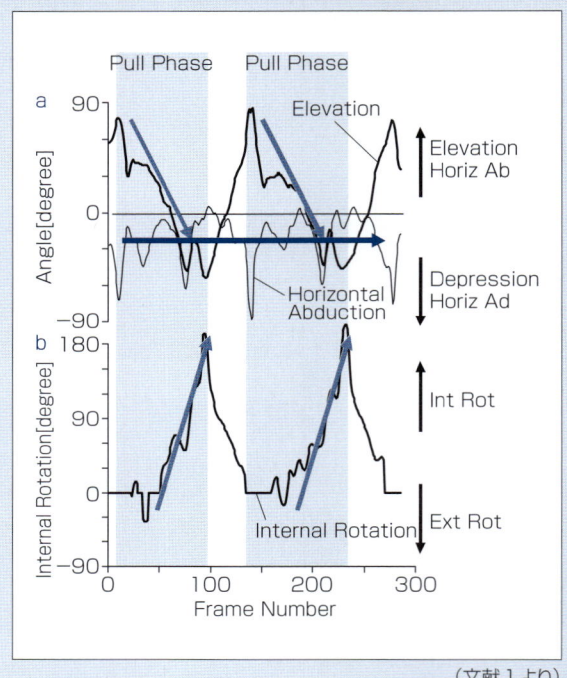

（文献1より）

●クロール泳法でのインピンジメントの発生
●上腕の降下を伴わない内旋運動がインピンジメントを生む

クロール泳法には肩甲骨面における挙上・降下と外・内旋の協調運動という肩関節運動がみられるが，この肩関節運動にはインピンジメント症候群を引き起こす危険因子が含まれる。Neer[2]によると，腕が側挙した状態で大きく内旋（図2 high risk群下段）すると烏口肩峰アーチ下で腱板が圧迫され炎症を引き起こす原因となり，これが繰り返されると腱板損傷につながるとしている。

図2 high risk群に示されている自由形競泳選手4名の肩関節運動には，Neerが指摘したような肢位が含まれていた[3]。図2 high risk群上段に図示された2名は，pull動作における急激な内旋運動が上腕の降下を伴わずに行われたために，インピンジメントを引き起こす肢位を含む結果となったと考えられる。

●インピンジメント症候群の危険因子を避ける

一方，図2 low risk群上段の2名については，pull動作における内旋運動が上腕の降下を伴っていたため，そのよ

◆図2　クロール泳法におけるインピンジメント

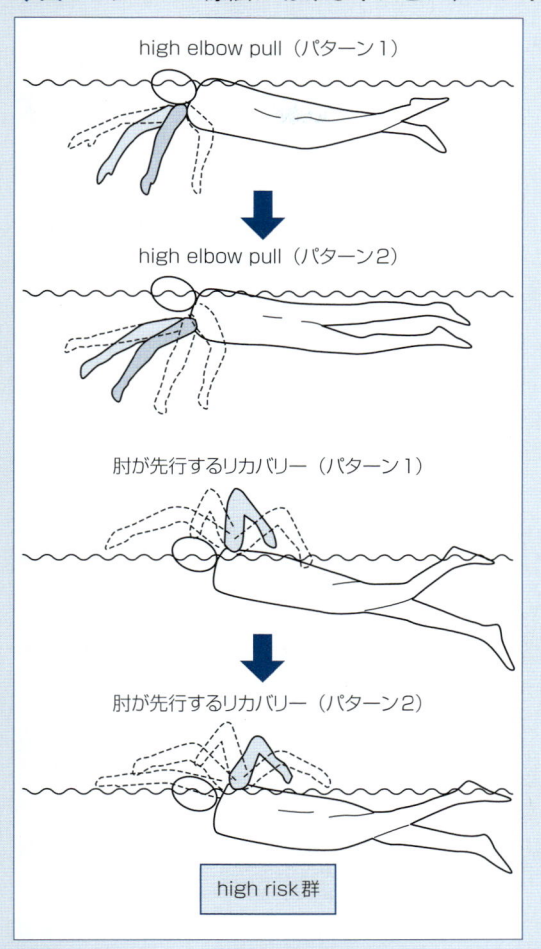

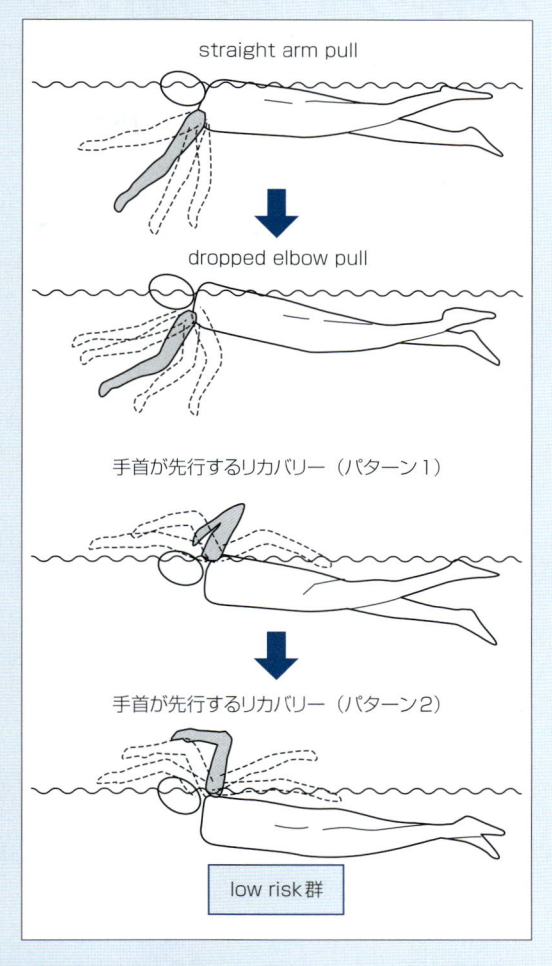

うな肢位は含まれなかったと考えられる．recovery期においても同様で（図2 low risk群下段），上腕の挙上と外旋運動との適切な協調により，インピンジメント症候群の危険因子となるような関節可動域を回避できることが示唆される．

● クロール泳法と上肢運動

以上のように，クロール泳法における上肢運動は，

①pull期では肩甲骨面における上腕の降下と内旋運動の協調により，recovery期では肩甲骨面での挙上と外旋運動の協調により構成される

②回旋可動域が肩関節可動域の中で最も大きく，推進力を生むための重要な要素となる

③上腕の挙上・降下と外・内旋運動との適切な協調により，インピンジメント症候群を予防できる可能性があることが示された．

文献

1) Yanai T, Hay JG, Miller GF : Shoulder impingement in front-crawl swimming I : a method to identify impingement. Med Sci Sports Exerc, 32 : 21-29. 2000.
2) Neer CSII : Anterior acromioplasty for the chronic impingement syndrome in the shoulder. A preliminary report. J Bone Joint Surg, 54-A : 41-50, 1972.
3) Yanai T, Hay JG : Shoulder impingement in front-crawl swimming II : analysis of stroking technique. Med Sci Sports Exerc, 32 : 30-40. 2000.

TOPICS

水泳のキック動作の腰椎ストレスのメカニクス

中島　求

●キック動作と腰部ストレス

　水泳のキック動作において，腰部に意外にストレスがかかることはあまり知られていない．確かに，負荷自体は大きくはないが，負荷の繰り返しの回数が多い．例えば6ビートのクロールでは1ストローク中に6回のキックを打つので，1ストロークの周期を2秒とすると，1分間で180回，すなわち1時間泳ぐと10,800回となり，1万回以上の繰り返し負荷が下肢の付け根である腰部に作用することになる．

●ストレスのメカニズム

　この腰部への負荷により，腰椎がどのようにストレスを受けるかについては，バイオメカニクスの視点から研究されている[1]．

●水泳中の体幹の筋肉

　図1aはそのメカニズムを模式的に表したものである．体幹を横からみたところで，骨盤の上に腰椎がつながっており，さらに上部の胸郭へとつながっている．そして腹側と背側には，腹直筋や脊柱起立筋などの筋肉がある．
　ここで，水泳中においては，推進力を得るための上肢・下肢からの負荷に対して，体幹が負けてしまわないように，体幹をまっすぐに保つよう，無意識的にかもしれないが腹側および背側の筋肉が緊張状態にある．よってこれらの筋肉はある種のばねのように働いていると考えられる．そのため図1a中にはこれらの筋肉をばねのように表記している．

●筋肉のばね様作用と腰椎ストレス

　この体幹部に，キック動作による負荷が作用した状態を考えよう．キック動作による負荷は，その付け根である骨盤を回転させようとするモーメントとして作用する（図1b）．このような負荷を，腹側・背側の筋肉はばねとして吸収しようとする．
　しかしこの際に，図1bのように骨盤と胸郭にのみつながっていて腰椎にはつながっていない筋肉群が負荷を受け止めようとすると，この負荷による骨盤の回転変位は腰椎には伝えられず，結果として骨盤と下部腰椎の間に回転変位が集中することとなる．これがキック動作における過大な腰椎ストレスの正体と考えられている．

◆図1　キック動作における腰椎ストレスのメカニズム

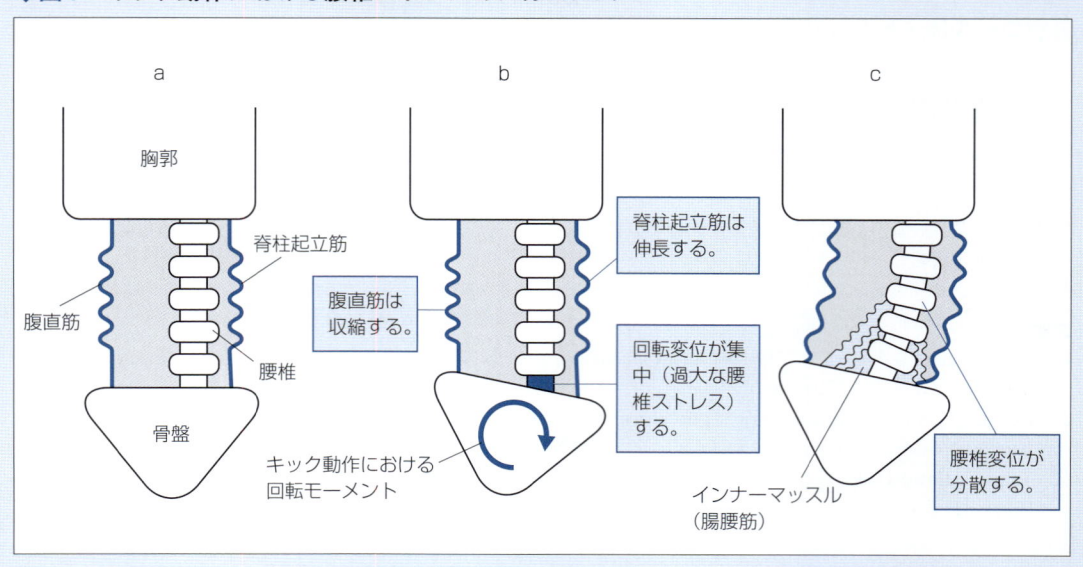

● インナーマッスルの発達による腰椎変位分散

　この腰椎ストレスの集中を防止するためには，腰椎変位の分散を図る必要があり，そのためにはいわゆるインナーマッスルを発達させることが効果的と考えられている．そのメカニズムを図1cに示す．ここでは，骨盤と腰椎をつなぐ腸腰筋が描かれている．

　これらの筋肉を発達させ，これらの筋も体幹緊張時のばねとして動員させることにより，骨盤の回転変位がこれらの筋を通じて腰椎に伝えられ，腰椎変位が分散することが期待される．

　近年，さまざまな文脈で腸腰筋などのインナーマッスルの重要性が指摘されているが，水泳のキック動作における腰椎ストレスへの対抗策としても，インナーマッスルは重要な働きを担っているようである．

文献
1) 中島　求，三浦康郁，金岡恒治：水泳運動における腰椎の負荷と挙動のシミュレーションと実験的検証，バイオメカニズム，18：45-56, 2006.

水泳

水泳肩の診断と治療

辰村正紀，半谷美夏，金岡恒治

水泳肩とは？

●水泳と肩関節痛

　投球やラケットを用いて繰り返し肩関節を挙上する競技選手と同様に，水泳競技でも肩関節障害は多く，競泳選手の43％に肩関節痛の既往を認めると報告されている[1]。水泳選手の肩関節痛は総称して水泳肩といわれ，上肢挙上時の棘上筋腱および上腕二頭筋長頭腱と肩峰・烏口肩峰靱帯とのインピンジメントがその主な病態と考えられているが[2]，棘下筋腱の肩峰下でのインピンジメントや，肩甲上腕関節の不安定症（loose shoulder），SLAP損傷，上腕二頭筋腱長頭炎なども含まれる。

●水泳肩の要因

　これらの障害が水泳選手に多く発生する要因として，過度な練習量による肩関節のoveruse，肩甲上腕関節および肩甲胸郭関節の可動域不足，過剰な柔軟性と外旋筋群の機能不全による動的不安定性，不適切なフォーム（過度の肩関節内外旋位）などが複合的に関与しているためと考えられている[3,4]。肩峰下インピンジメントは，ストローク初期の入水時に肩関節の最大外転位で内旋位にて水を「キャッチ」する際に生じやすい（図1a，図2a）。また水泳で用いられる用具の1つであるビート板を用いたキック練習では肩の最大挙上位を持続して行うため（図3），肩峰下のインピンジメントが生じやすくなり症状を悪化させる要因の1つとなる。

　さらに，競泳選手のストローク頻度は，多いときには1週間に一方の肩につき16,500回転にもおよび[3]，その上ハンドパドル（図4）を使用した練習ではより大きな抵抗が手掌にかかり肩関節における回転モーメントが増大するため，肩関節の負担が増大しoveruseをきたしやすくなると考える。

　また，近年はウエイトトレーニングに代表されるドライランドトレーニングといわれる陸上でのトレーニングも行われており，誤った認識でのドライトレーニングによって肩関節内旋筋群である大胸筋・広背筋の筋力が過剰になると，トレーニング効果を得にくい肩

予防のツボ

◆図1　クロール

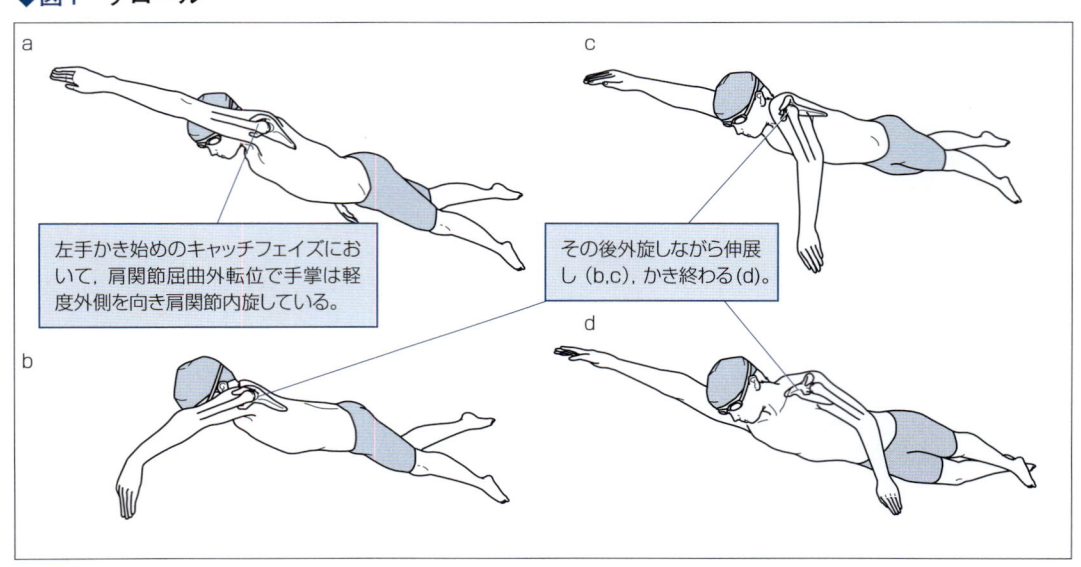

左手かき始めのキャッチフェイズにおいて，肩関節屈曲外転位で手掌は軽度外側を向き肩関節内旋している。

その後外旋しながら伸展し（b，c），かき終わる（d）。

◆図2　背泳ぎ

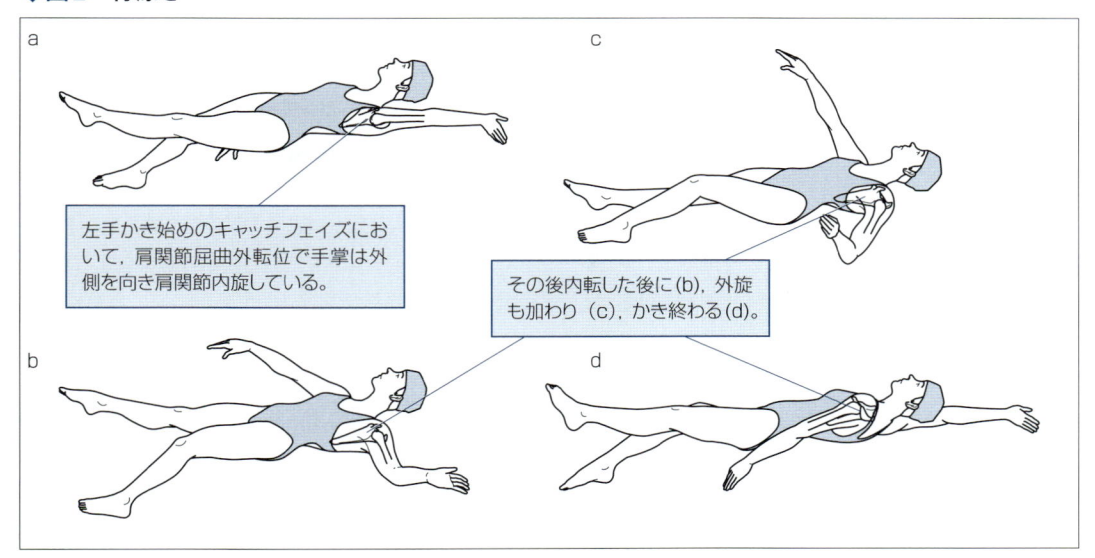

左手かき始めのキャッチフェイズにおいて，肩関節屈曲外転位で手掌は外側を向き肩関節内旋している。

その後内転した後に(b)，外旋も加わり(c)，かき終わる(d)。

甲骨挙上筋（前鋸筋・僧帽筋）や外旋筋群（棘下筋・小円筋）が相対的に減弱し，肩峰下インピンジメントを起こしやすくなるためバランスのよい筋力トレーニングが求められる。

診断

●問診

　肩関節障害に関する問診に加えて，専門競技，専門種目，練習量，競技歴，競技レベルを聴取する。クロール以外の種目を専門とする選手でも，練習ではクロールを泳ぐ機会のが多いことにも留意する。また水球選手では投球，シンクロナイズドスイミング選手では選手同士の接触，飛込み選手では水面における衝撃が肩関節痛の原因となることがある。

　一般に競技歴が長く競技レベルが高い選手ほどoveruseによる障害を生じやすく，高い競技力のために必要とされる高い関節柔軟性を有する選手は一方で多方向性の不安定性を呈することが多いため，どの様な姿勢や動作でどこに痛みを生じるのかを確認する。

●視診・触診

　典型的な症例では烏口肩峰靱帯付近に疼痛および圧痛を認める。競泳選手における報告ではアテネ五輪のメディカルチェックで日本代表選手の15％に烏口肩峰靱帯付近の圧痛を認めており[5]，簡便かつ有用な検査法である。

　可動域検査では，一般的に水泳選手の肩関節は正常域を超えた大きな可動性をもつことが多い。必ず健側

◆図3　ビート板

ビート板を使用したキック練習では肩関節屈曲外転が強制されるため肩峰下インピンジメントが生じる。

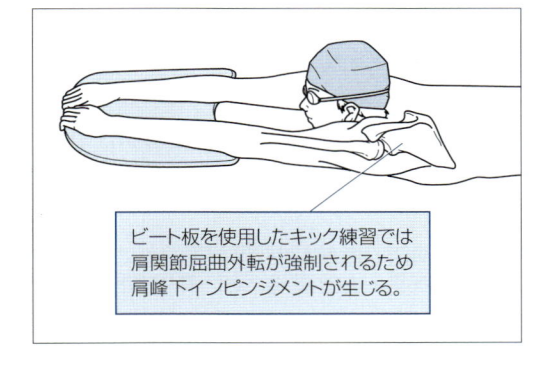

◆図4　ハンドパドル

手に装着し多くの水をかくことができるため肩関節のトレーニングを目的として用いられる。力点となる手掌にかかる力が増加するため，支点である肩の負担は増加する。

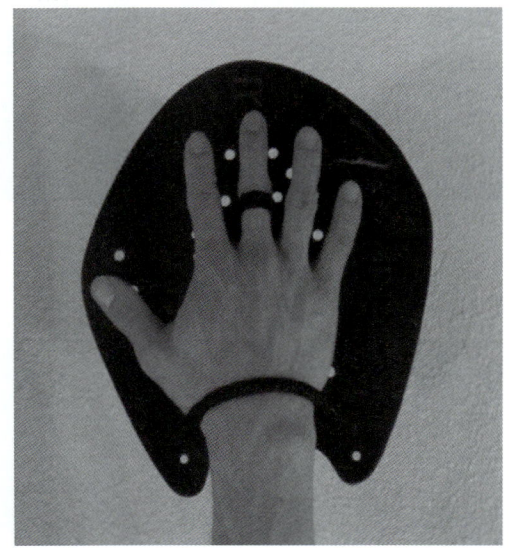

との比較を行い，可動域に差がないことを確認する。

● **画像診断**

・X線

単純X線像にて異常所見を認めることは少ないが，下方への不安定性を評価するために肩関節下方への牽引力を加えたストレス撮影を行う。

・MRI

MRIは肩峰下水腫や腱板損傷などを客観的に評価するための補助診断として用いられる[7]．斜冠状断像で棘上筋・棘下筋腱及びSLAP損傷の評価を行うほか，矢状断では棘上筋損傷部位の同定が可能となる。また横断像で上腕二頭筋長頭腱および関節唇損傷の評価をおこなう（図5）。

・超音波

超音波検査は機能的評価が可能で，継時的に複数回の評価が容易であるため（図6），一度腱板損傷をきたし反復的に肩痛を訴える選手の経過観察に適している。

● **徒手検査**

肩峰下インピンジメントの評価としてHawkinsテスト（肩関節90°屈曲位にて他動的に内旋負荷を加える）とNeerテスト（肩甲骨を固定し，上腕を屈曲・外転強制する）がある。また泳ぐときに近い形となるように他動的に180°以上屈曲させ肩峰前下縁の疼痛を誘発させるNeerテストや[6]，肩関節を150°程度に屈曲させて内旋するmodified Hawkinsテストも有用である。さらに選手の烏口肩峰靱帯部を適度に圧迫しながら，肩関節を他動的に内外旋させて烏口肩峰靱帯下を上腕骨の大結節が通過する際の疼痛誘発をみるインピンジメントテストを用いて症状の誘発を確認する[6]。その他の疼痛誘発試験としては肩関節の自動外転60～120°付近で疼痛を生じるpainful arcテストがある。

また慢性的な痛みの場合には，徒手検査では痛みが誘発されないこともあるため注意を要する。繰り返しのインピンジメントによる腱板損傷を評価するためには，抵抗下に棘上筋（小指を上方に向け外転），棘下筋（外転0°で肘関節を90°屈曲し外旋），肩甲下筋（外転0°で肘関節を90°屈曲し内旋）を活動させて筋力および動作時痛の評価を行う（図7f）。また肩関節不安定が痛みの原因となる事もあるため，sulcusテスト，apprehensionテストを行い不安定性の評価を行う。棘上筋腱だけでなく上腕二頭筋長頭腱にも障害が生じている場合には，SpeedテストやYergasonテストにて疼痛が誘発される。SLAP損傷が疑われる場合には

◆図5　MRI（脂肪抑制T2強調像）所見（AC:肩峰，GL:肩甲骨臼蓋，HH:上腕骨骨頭，CP:烏口突起，CL鎖骨遠位端）

斜冠状断像：肩峰下近傍の棘上筋腱に高信号変化を認め（矢印），腱板損傷に一致する。また，上腕二頭筋長頭腱周囲にも液体貯留を認め（矢頭印），上腕二頭筋長頭腱の障害も併発している(a)。斜冠状断像：肩鎖関節部（矢印）および，棘上筋腱上腕骨付着部付近（矢頭印）に高信号域を認める(b)。矢状断像：烏口肩峰靱帯下の棘上筋腱前方に高信号変化を認める（矢印）(c)。

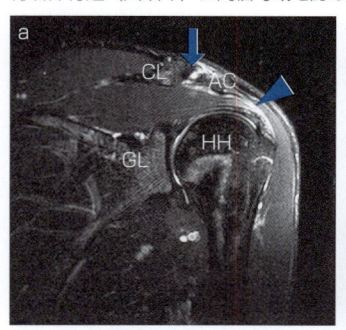

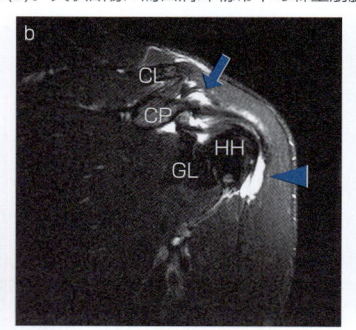

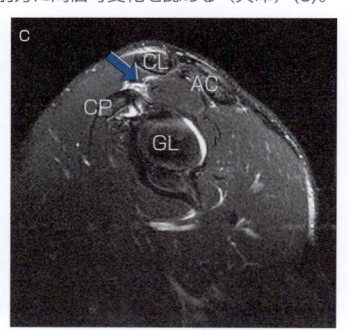

◆図6　超音波所見（AC肩峰，SSP棘上筋，DEL三角筋，HH上腕骨頭）。

棘上筋付着部（矢印）に腱内にlow echoic lesionを認め，周囲組織の輝度が不均一で腱変性を示している(a)。健側の棘上筋腱の信号輝度は均一である(b)。治療後もlow echoic lesionは残存している(c)。

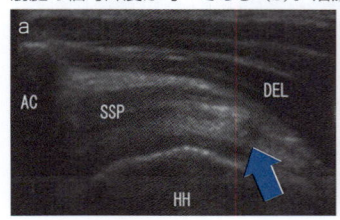

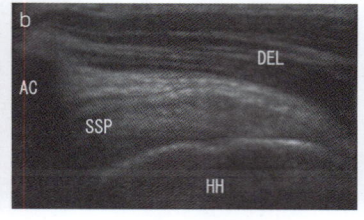

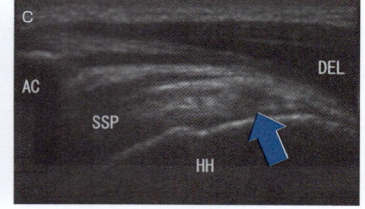

O'Blienテストやcrankテストや三森テストを行う。

●治療方針

・急性期の対応

急性期には肩峰下インピンジメントが生じる回数を減らす必要があるため，練習の量・強度ともに減量させ，ビート板やハンドパドルを使用していた場合はその使用を控えさせる。また練習後には烏口肩峰靱帯を中心とした肩関節周囲のアイシングを行わせる。症状が強い場合や継続する場合には消炎鎮痛薬の経口投与や肩峰下滑液包への局所麻酔薬，ヒアルロン酸，ステロイドの注射を考慮する。

・ストレッチ指導

急性期の症状が軽減した後には，肩甲上腕関節・肩甲胸郭関節の柔軟性を獲得するためのストレッチを指導する。また，泳動作時の肩関節の動的不安定性の軽減と，内外旋筋力の不均衡を改善するために肩関節外旋筋群のトレーニングを指示する。また僧帽筋筋腹を覆うようにして肩甲骨を制動するテーピング法（scapular taping technique）が有効であるとの報告もある[8]。

・フォーム指導

再発を予防するためにはフォームの変更も考慮する。入水時の過度な肩関節内旋が起きないようにクロール・背泳ぎであればローリングを大きくさせるといった指導や，クロールの呼吸側を変更させ両側で呼吸をさせるといった指導でインピンジメントの発生を軽減させる[9]ことも有用である。ただし，選手・指導者との連携のもと，診察時の所見を指導の現場にフィードバックしたうえで練習量や強度の減量やフォームの変更を検討することが重要である。

・手術療法

保存療法無効例では手術療法も考慮されるが，烏口肩峰靱帯切離，滑液包切除，関節内デブリドマンなどの手術療法後の競技復帰は必ずしも芳しくないことが報告されている[10]。

ケースレポート 1

【症例】

22歳，男性。背泳選手，5歳より競泳競技を開始し現在日本ランキング上位。

【現病歴】

高校2年生の冬より右肩痛が出現。大学入学後は年に数回，練習量が増加する時期に疼痛が出現するようになった。

【初診時所見】

肩関節可動域は，内旋可動域が外転90°にて右60°，左90°と右に可動域制限を認め，図7に示すごとく，最大内旋位で母指先端が右は第10胸椎棘突起まで，左は第6胸椎棘突起までと内旋制限を認めた。また右肩関節にはHawkinsテスト，Neerテストでclick陽性で，棘上筋テストにて疼痛が誘発された。

不安定性は右でsulcusテストが陽性であったがapprehensionテストは陰性であった。

【画像所見】

超音波画像にて左側の棘上筋腱の信号輝度は均一で

◆図7　肩関節内旋可動域

治療前：患側（a）肩関節は健側（b）と比較して内旋制限を認める。
治療後：疼痛は消失し可動域も軽度改善したが，健患差は残存する（c）。

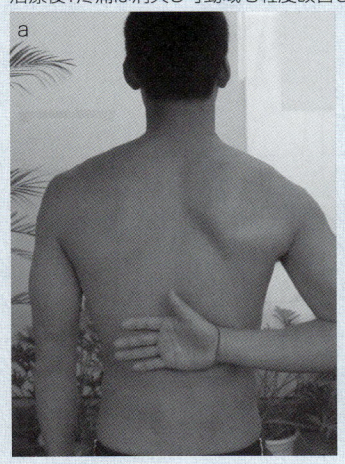

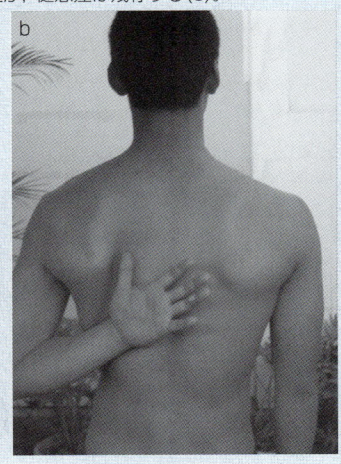

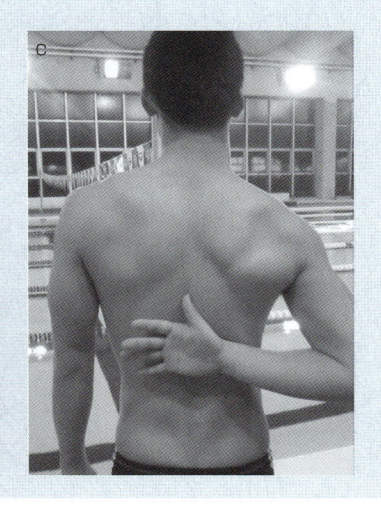

あった（図6b）のに対して右棘上筋付着部（矢頭）の腱内にlow echoic lesionおよび周囲組織の輝度不均一を認め，腱内の変性所見が示唆された（図6a）。

【診断】

肩峰下インピンジメントによる棘上筋腱損傷と診断し，内服および外用の消炎鎮痛薬を使用するとともに，ハンドパドルの使用は控えさせ，練習前のストレッチを重点的に行うように指導した。またリドカインおよびヒアルロン酸の肩峰下滑液包への注入を行った。

【保存療法所見】

コーチおよび選手と相談し，入水時に肩関節が過度な内旋位とならないよう意識させ，練習強度を軽減することとした。3回目の肩峰下注入の後より痛みが改善し通常の練習を行えるようになった。合計5回の肩峰下注入の時期には疼痛は消失した。

経過

疼痛軽減とともに内旋可動域制限は改善したが（図5c），超音波像所見では治療前と変化を認めていない（図6c）。

解説

overuseが主な原因と思われる。慢性的な棘上筋腱損傷を持つ選手に対し，急性増悪期に治療を行い，レベルを落とすことなく復帰することができたケースである。

再発予防と今後の課題

選手自身にも自覚がないくらいに緩徐に進行するため，日常的に練習後のアイシングやストレッチ，カフトレーニングを行うことが必要である。

また，一度損傷すると内旋制限が残存するケースが少なくないため，可動域が完全に回復するまで十分な観察が必要である。

文献

1) 小松泰喜，石川知志：一流競泳選手の肩痛の発生原因と予防．肩関節，26：333-336, 2002.
2) Kennedy JC, Hawkins R et al：Orthopaedic manifestations of swimming. Am J Sports Med, 6：309-322, 1978.
3) Pollard H, Croker D：Shoulder pain in elite swimmers. ACO, 8：91-95, 1999.
4) 金岡恒治，武藤芳照：Ⅱ．種目別スポーツ障害 水泳．関節外科，25：96-102, 2006.
5) 金岡恒治，岡田知佐子：スポーツドクターレポートーアテネオリンピック帯同報告（水泳競技）．臨床スポーツ医学，22：899-904, 2005.
6) 金岡恒治，武藤芳照：水泳肩のスポーツ障害．NEW MOOK 整形外科，3：266-274, 2001.
7) 半谷美夏，金岡恒治：Ⅲ．種目別外傷・障害 水泳．スポーツ整形外科学第3版，2011(now printing).
8) Smith MJ, Sparkes V：The immediate effect of scapular taping on surface electromyographic activity of the scapular rotators in swimmers with subacromial impingement symptoms, Physical Therapy in Sport, 7：171-180, 2006.
9) 金岡恒治，武藤芳照：水泳障害．整形外科，58：1140-1146, 2007.
10) Brushoj C, Bak K, et al：Swimmers' painful shoulder arthroscopic findings and return rate to sports. Scand J Med Sci Sports, 17：373-377, 2007.

水泳

水泳肩のリハビリテーション

八木茂典

■ リハビリテーションのポイント

「水泳肩」は，水泳選手における肩痛の総称であり，その発生頻度は高く，McMaster[1]は米国の一流選手を調査し73%が既往を有すると報告した。重症度は以下の3段階に分類される。

Class Ⅰ：水泳活動後のみに生じる痛み。
Class Ⅱ：水泳活動中かその後に生じるが，支障をきたすほどではない痛み。
Class Ⅲ：水泳活動に支障をきたすほどの痛み。

わが国では武藤[2]が69.9%が既往を有し，調査時点で肩関節痛を有する者は23.7%，11%がClass Ⅲであったと報告した。疼痛があってもコーチや医師に相談しないで，そのまま練習を続けている選手が多く，病院受診時にはすでにClass Ⅲに至っていることが多い。

◆図1　ストローク
リカバリー期
プル期

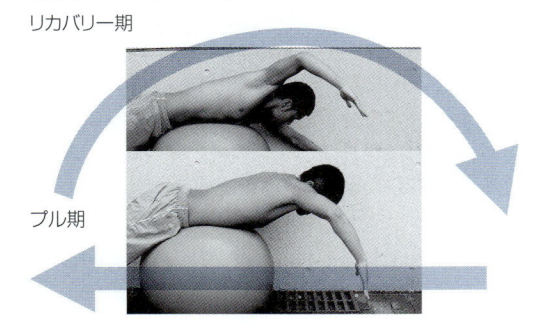

クロールを例にとると，右左それぞれの腕が1回転することを1ストロークといい，ストロークは，水中動作の「プル期」と，水上で手を戻す「リカバリー期」に分けられる（図1）。プル期は，①手が水に入水する「エントリー」，その後も手は前方へ進み続け②「キャッチ」にて後方へ運動をはじめる。③「フィニッシュ」で推進方向への運動が終了し，④水から抜き上げる「リリース」がある（図2）[3]。効率よく推進力を得るためには，前腕から手掌を垂直にたてておく「ハイエルボー」が要求され，ストローク中は，つねに肩内旋位である。Websterの報告によれば，「水泳肩」の45.2%は「プル期前半」にて生じている。このとき肩関節は挙上位での最大内旋の肢位となり，Hawkins impingementテストの肢位に似ている。ゆえに水泳肩は，「肩インピンジメント症候群」として理解されている。

● 発生メカニズム

クロールにおける推進力の80%は上肢により得ており，トップアスリートでは1日に10,000m以上泳ぎ，およそ5,000回も腕を回していることになる。ゆえに肩への負担は大きい。その運動は，肩を軸にして腕を回しているというよりは，手を支点として体幹が前進するような運動である（図3）[4]。そのとき，肩甲骨関節窩に対し上腕骨頭を上方偏位すれば「肩峰下インピンジメント」が生じる。肩甲骨が上方回旋し，相対的

◆図2　プル期
④リリース　③フィニッシュ　②キャッチ　①エントリー

◆図3 クロールの推進運動

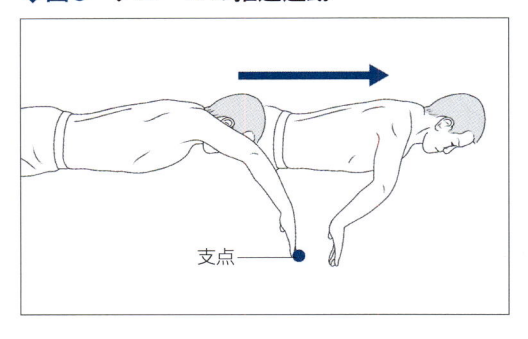

支点

に上腕骨頭が下方偏位すれば「インターナルインピンジメント（関節唇インピンジメント）」が生じる[5]。

●インピンジメントテスト

・Neer's impingement sign（図4a）

　患者の肩甲骨を上方から押さえ，他動的に肩関節屈曲させる。疼痛を生じたものを陽性とする。この肢位では，棘上筋または上腕二頭筋長頭腱が肩峰下面から烏口肩峰靱帯に衝突する。Bakら[6]は，水泳選手に対しインピンジメントテストを実施し，Neer's impingement signが陽性になることはほとんどなく，多くの例で

◆図4 インピンジメントテスト

a：Neer's impingement sign。

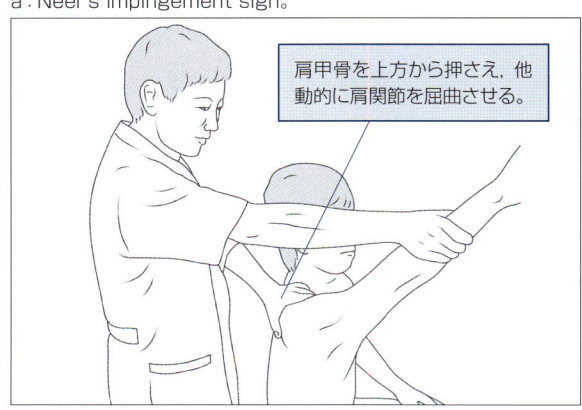

肩甲骨を上方から押さえ，他動的に肩関節を屈曲させる。

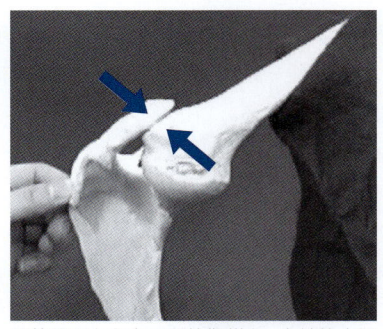

肩峰下面から烏口肩峰靱帯と，大結節上面前縁（棘上筋腱または上腕二頭筋長頭腱）が衝突する。

b：Hawkins impingement sign。

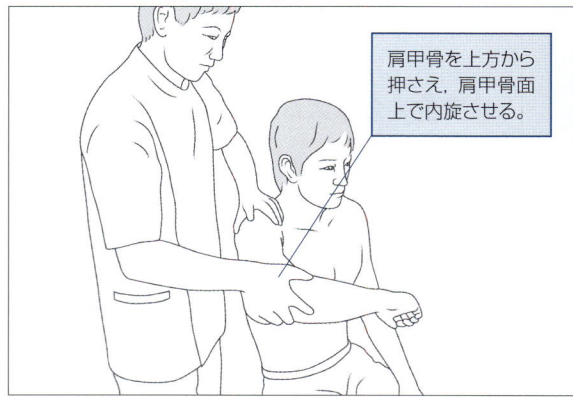

肩甲骨を上方から押さえ，肩甲骨面上で内旋させる。

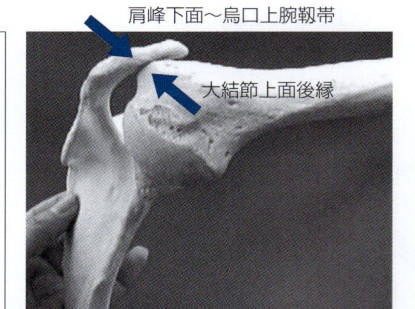

肩峰下面～烏口上腕靱帯
大結節上面後縁

肩峰下面から烏口肩峰靱帯と大結節上面（棘下筋）が衝突する。

c：キャッチの肢位でのテスト。

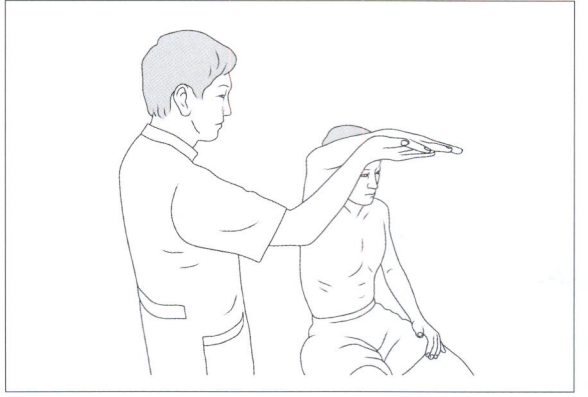

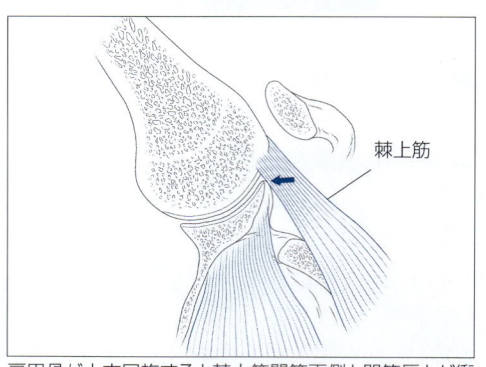

棘上筋

肩甲骨が上方回旋すると棘上筋関節面側と関節唇とが衝突する（矢印）。

◆図5　棘下筋の付着

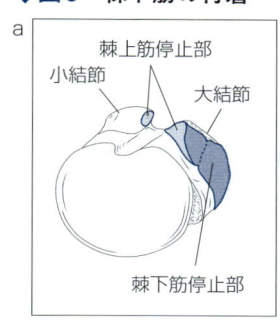

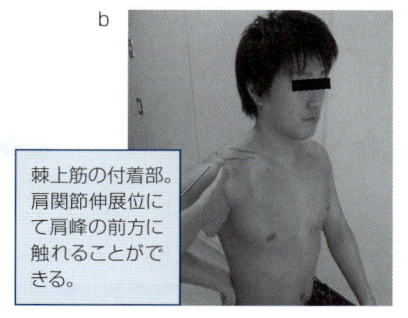

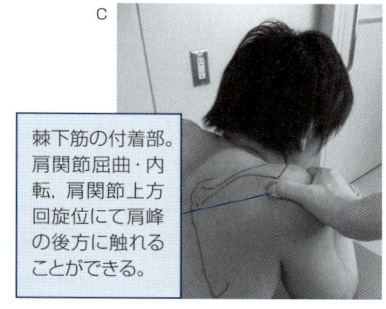

a　小結節／棘上筋停止部／大結節／棘下筋停止部

b　棘上筋の付着部。肩関節伸展位にて肩峰の前方に触れることができる。

c　棘下筋の付着部。肩関節屈曲・内転，肩関節上方回旋位にて肩峰の後方に触れることができる。

Hawkins impingementテストが陽性となると報告した。

・Hawkins impingement テスト（図4b）

　肩屈曲90°位で実施されることが多いが，肩甲骨面上で内旋させた方が有益な情報が得られるので，著者は後者で実施している。この肢位では，棘下筋が肩峰下面から烏口肩峰靱帯と衝突する。「肩峰下インピンジメント」ならば，肩甲骨を上方から押さえれば疼痛は増強するはずである。

・キャッチの肢位でのテスト（図4c）

　疼痛の多くは「キャッチ」で生じるため，同肢位でのテストは有効である。患者にキャッチするように力を発揮させると疼痛再現できることが多い。そのとき肩甲骨下角が浮き上がり上方回旋する例は，棘上筋関節面側の「internal impingement」が生じていると考えられる。

●圧痛

　Mochizukiら[7]の報告によると，棘上筋腱は大結節前上縁に付着しており（図5a），肩伸展で肩峰の前方に触れることができる（図5b）。棘下筋は大結節全体に付着しており，肩屈曲内転にて肩峰後外方に触れることができる（図5c）。

　これらインピンジメントテストと圧痛部位，および選択的な筋力テストを検討すれば，病巣部位を特定できると考えられる[8,9]。「水泳肩」の主な病態は，「肩峰下インピンジメント」による棘下筋腱炎および肩峰下滑液包炎，または「internal impingement」による棘上筋腱炎および関節唇・関節炎であると考えられる。炎症が重度になると，結節間溝に圧痛を生じ上腕二頭筋長頭腱炎と間違いやすいが，上腕二頭筋長頭腱炎の鑑別テストであるSpeedテストやYagasonテストが陽性になることはほとんどない。

水泳

ケースレポート1

【症例】
　21歳，男性。競泳（200m自由形），左呼吸，練習頻度10回/週，3時間，7000m/回，全国大会レベル。

【現病歴】
　練習中に右肩痛発生。練習後にアイシングして練習継続していたが，1カ月後合宿中に練習困難となり，当院受診した。

【受傷機転】
　練習中に，プル期前半にて右肩痛発生。

【初診時所見】
・主訴
　肩痛。重症度ClassⅢ。
・疼痛
　安静時痛（－），運動時痛（＋）疼痛により挙上が制限される。圧痛：上腕二頭筋長頭腱（－），棘上筋付着部（－），棘下筋付着部（＋）。Neer's impingement sign（－），Hawkins impingementテスト（＋），キャッチの肢位でのテスト（＋），Speedテスト（－）Yergasonテスト（－）。

・ROM-t
　挙上100°以上は疼痛により制限される。ABER（外転90°位での外旋）100°，ABIR（外転90°位での内旋）0°。屈曲90°位での内旋－30°。

・筋力テスト
　棘下筋MMT4。僧帽筋下部線維MMT3。

経過

・初診時（急性期）
　日常生活では三角巾を使用した。2日間水中練習を制限し，アイシング，超音波療法（非温熱作用）を実施した。患部周囲筋のリラクゼーション（図6a）を行った。

・3日後（訓練期）
　圧痛：棘下筋付着部（－），Hawkins impingementテスト（－）となり，僧帽筋下部線維のエクササイズ，後方

構成体のストレッチングを実施（図6b）した。水中練習（キック練習）に部分参加した。

・4日後（復帰期）

陸上においてシャドウ（ゴムチューブ負荷）にて，水中練習においてウォーミングアップ程度の負荷にて疼痛の確認。練習後のアイシング。

・1週間後

練習に完全参加した。エクササイズの継続を指示した。

・1カ月後

疼痛の再燃なし。筋力MMT5となった。

解説

・急性期

本態は炎症であるので患部の安静が第1である。肩甲骨がprotractionした肢位では肩峰下腔が狭くなり，肩峰下インピンジメントが生じやすくなる。背を丸くした姿勢や就寝時に患部を下にした側臥位では症状を呈しやすくなるので注意する（図7）。アイシングや超音波療法による非温熱作用（浅層3MHz×出力20％×10分）の実施も効果的である。多くは2日間程度の安静にて症状は軽減する。深呼吸による胸郭のストレッチ，肩甲骨のretractionを行い，肩周囲筋をリラクゼーションさせる。

・訓練期

患部のリスク管理をしつつ，ストレッチングやエクササイズを実施する（図6）。「肩峰下インピンジメント」例では，後方構成体のtightnessなど腱板機能低下を示す例が多い。「internal impingement」例では，僧帽筋下部線維の筋力低下など肩甲胸郭機能低下を示す例が多い。両者が複合した例も少なくない。

この時期，水泳現場ではキック練習だけでも参加するように指導されることが多い。しかし，ビート板の使用は肩関節屈曲・内旋を強制されることになり，疼痛が再燃することがあるため，きをつけ姿勢でのキックなどから部分参加させる。

・復帰期

復帰に際しては，圧痛，Hawkins impingementテスト，キャッチ肢位でのテストが陰性となり，機能低下が改善することが望ましい。 【復帰のツボ】

◆図6　リラクゼーション

a：小胸筋のリラクゼーション。小胸筋を圧迫し，走るように腕を振ることでリラクゼーションできる。

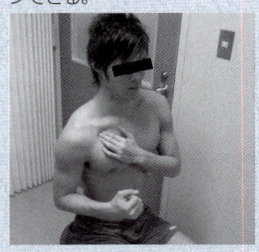

b：外旋筋のリラクゼーション。挙上位にて外旋運動を繰り返す。

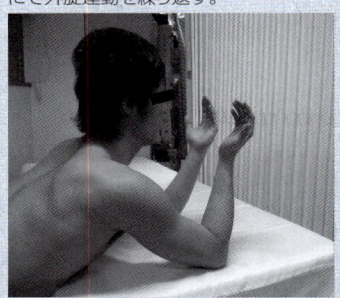

c：内旋筋のリラクゼーション。外転位にて内旋運動を繰り返す。

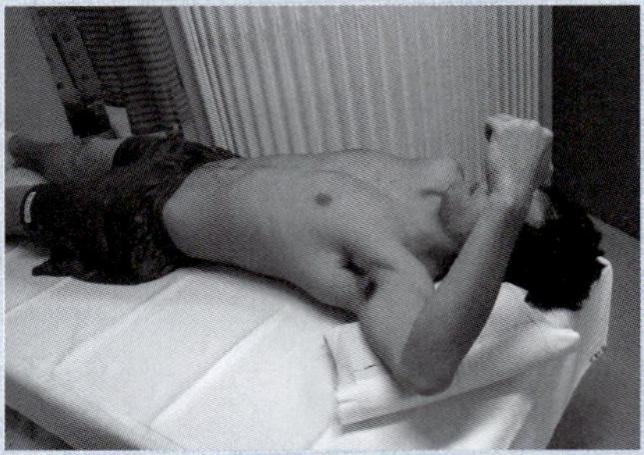

d：後方関節構成体のストレッチング。四つ這い位で肩内旋位とする。反対腕を脱力することで後方構成体（後方関節包，棘下筋，小円筋，上腕三頭筋長頭の肩甲骨付着部など）をストレッチする。

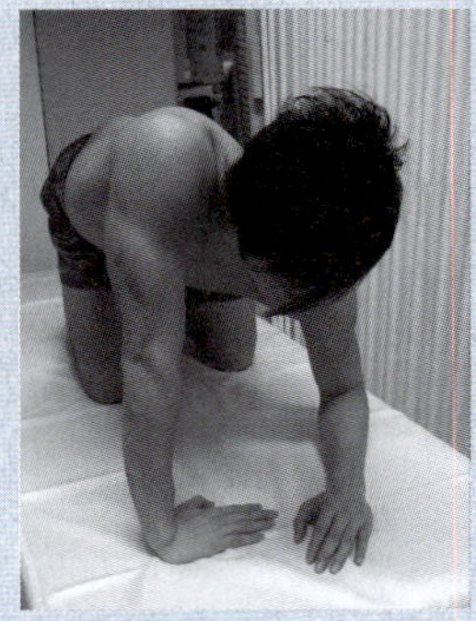

e：ウィンギングエクササイズ[10]。①肩甲骨を外転，②肩甲骨を内転，③肩甲骨を挙上・上方回旋させる。

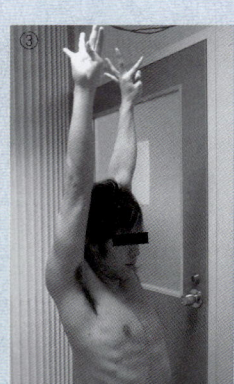

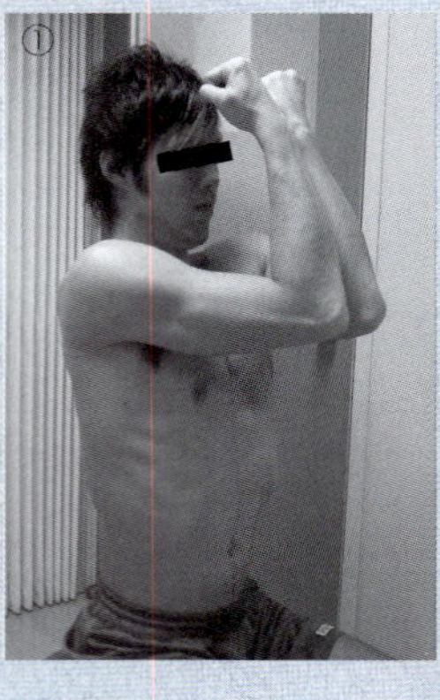

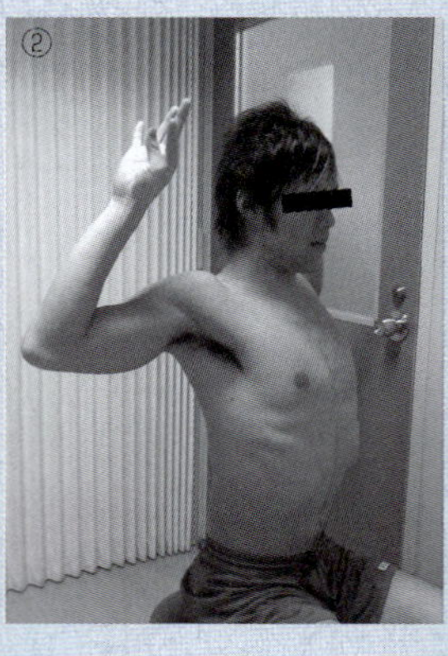

難治例・成長期例のリハビリテーション

小児期や水泳愛好家では，前述の「インピンジメント症候群」とは異なる所見を診ることがある．「フィニッシュ〜リリース」において，手を後方へ大きく跳ね上げ肩関節伸展強制された例（図7a），呼吸側と反対腕の「キャッチ」において肩関節水平外転する例などがある（図7b）．どちらも腕がみえない肢位のため，正しい動作イメージを得にくい．鏡を用いたシャドウなどでフォームを反復する必要がある．

◆図7　誤ったクロール動作イメージ

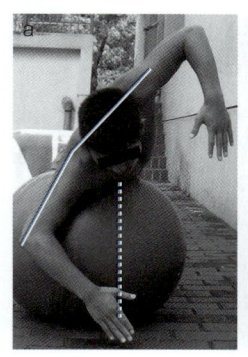

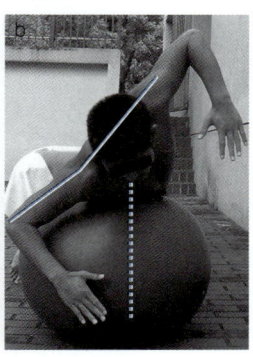

全身を診るリハビリテーション

発生要因には，個体要因，環境要因，トレーニング要因がある．個体要因として以下のものがあげられる[3]．

①laxityとinstability
②内・外旋筋力のimbalance
③外旋筋と後方関節包のtightness
④関節可動域
⑤肩甲骨アライメント
⑥肩甲胸郭関節の機能
⑦フォーム

再発予防のためには，これらのセルフチェックが大切である．

文献

1) McMaster WC, et al：A survey of interfering shoulder pain in United States competitive swimmers. Am J Sport Med, 21：67-70, 1993.
2) 武藤芳照：水泳の医学．ブックハウスHD，1982．
3) 八木茂典，ほか：水泳．日本体育協会公認アスレティックトレーナー専門科目テキスト　アスレティックリハビリテーション，財団法人日本体育協会，2007, p286-289.
4) 八木茂典：水泳選手における肩の痛み，Training Journal, 345：17-21, 2008．
5) Pink MM, Perry J：Biomechanics of the shoulder. Jobe FW ed, Operative techniques in upper extremity sports injuries, St Louis, Mosby-Year Book, 1996.
6) Bak K, Fauro P：Clinical findings in competitive swimmers with shoulder pain. Am J Sports Med, 25：254-260, 1997.
7) Mochizuki T, et al：Humeral insertion of the supraspinatus and infraspinatus. New anatomical findings regarding the footprint of the rotator cuff. J Bone Joint Surg, 90-A：962-960, 2008.
8) 八木茂典：肩の新しい解剖知見に基づいた機能評価とエクササイズ．Sportsmedicine, 115：10-15, 2009.
9) 八木茂典：肩腱板停止部の新しい解剖知見にもとづいた評価方法の開発，針筋電図を用いた検討．リハビリテーションひろば，49, 2011.
10) 川野哲英：ファンクショナル・エクササイズ，ブックハウスHD，2004．

水泳

水泳における腰の外傷・障害の診断と治療

半谷美夏

腰の外傷・障害の診断のポイント

疫学の項（p.304～）でも述べたように水泳競技選手では腰部の外傷・障害の発生頻度は高く，その多くが障害で，「水球競技中に腰を蹴られた」，「飛込みの入水に失敗して腰が過伸展してしまった（エビぞりになってしまった）」といったような1回の外力により発生する外傷は少ない。

腰部の障害は，
・前屈型腰痛（腰椎椎間板ヘルニアや椎間板障害など），
・伸展型腰痛（腰椎分離症や椎間関節障害など），
・非特異的腰痛（筋・筋膜性腰痛など），

に大別することができるため，ここではそれぞれのタイプ別に診断のポイントを述べる。

診断

前屈型腰痛
（腰椎椎間板ヘルニアや椎間板障害など）

●問診

「競泳のターンの際に，腰痛や下肢痛が増悪する」
「飛込みやシンクロナイズドスイミングの抱え込み動作が，腰痛や下肢のしびれによりできない」
などを聴取する。

腰椎椎間板ヘルニアや椎間板障害では，腰椎の前屈で増悪する腰痛や下肢への放散痛，下肢の筋力低下や知覚障害を認めることが多い。従って，腰椎を前屈する動作や姿勢で症状が増悪するかを詳細に聴取することが重要である。

●視診・触診

前屈型腰痛では，椎間板のヘルニアや変性高位の棘突起や棘突起間部に圧痛を認めることが多い。また，腰痛や下肢痛を回避するために，骨性の側弯がないにも関わらず，腰を捻った姿勢しか取れないこともある

ため（疼痛性の側弯），立位での姿勢にも注意を払う必要がある。

●徒手検査

前屈型腰痛の診断に有用な徒手検査を列挙する。

・finger-floor distance（FFD；指床間距離）（図1）

前屈型の腰痛出現時には，疼痛のため前屈制限が出現していることがほとんどであるためFFDが増大する。症状出現前後での比較が重要であるが，スポーツ選手の場合は，「痛くなる前は，掌が床についた」というように，普段のストレッチングなどから選手本人がおおよそのFFDを認識していることが多いため参考にする。

FFDは診断を行ううえでも有用な指標であるが，治療経過の指標にもなるため確認しておく必要がある。

・Straight leg raisingテスト（SLRテスト；下肢伸展挙上テスト）（図2）

腰椎椎間板ヘルニアで最も特徴的なテストである。被験者は仰臥位で検者は片方の手を膝関節に置き膝の伸展位を確保しながら，同時にもう一方の手を足部に

◆図1　finger-floor distance（指床間距離）

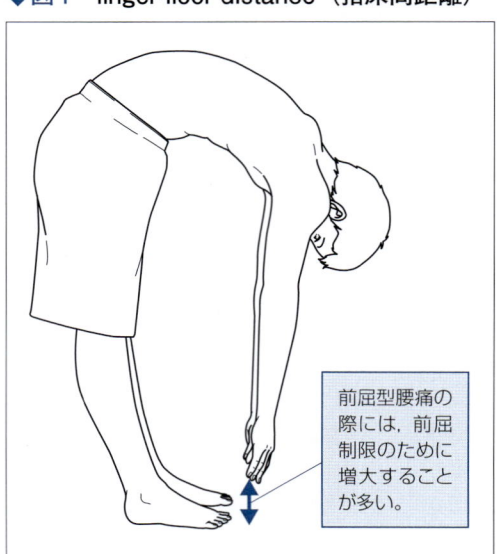

前屈型腰痛の際には，前屈制限のために増大することが多い。

置き，下肢全体を徐々に挙上する．坐骨神経が引き伸ばされ腰殿部や神経根障害部位に一致した放散痛を生じる．

椎間板ヘルニアの好発部位であるL4-5，L5-S1高位のヘルニアで放散痛が誘発されるが，若年選手の場合には，股関節屈曲60°程度でハムストリングスが緊張しそれ以上の挙上ができないこともあるため，左右差を比較して，挙上困難な原因が神経根症状によるものなのか，タイトハムストリングスによるものかを判断する．

・徒手筋力テスト

麻痺症状の有無を判断するために，少なくとも I 趾の背屈（L5），底屈（S1）の筋力低下が生じていないか確認する必要がある．

● 画像診断

単純X線像における椎間板高の狭小化のみでは椎間板ヘルニアの診断根拠とはならないため[1]，上記の問診，視・触診，徒手検査にて前屈型腰痛，とくに腰椎椎間板ヘルニアが疑われた場合は，腰椎MRI検査（図3）にて画像診断を行う．

● 治療方針

排尿排便障害が出現した場合は，緊急手術の適応であるが，椎間板ヘルニアの多くが自然吸収もしくは縮小することが分かってきているため[2,3]，治療の基本は安静や練習量の制限，消炎鎮痛薬の内服などの保存療法である．症状が強い場合には硬膜外ブロック療法や脊髄神経根ブロック療法も選択される．しかし，ヘルニアの突出場所や突出の仕方によっては，かなり強い腰部や下肢の痛みやしびれ，筋力低下を伴い，症状が長引くこともあるため，保存療法に抵抗性する場合には，手術療法を選択することになる．

手術療法の種類には，通常の椎弓に付着した筋を剥離するヘルニア摘出術以外にも，周囲の筋肉などへの侵襲が低いとされる，顕微鏡や内視鏡を用いたヘルニア摘出術，経皮的内視鏡的ヘルニア摘出術（percutaneous endoscopic lumbar discectomy <PELD>）が行われているため，それぞれの手術法の長短を理解したうえで，手術法を選択する必要がある．

伸展型腰痛
（腰椎分離症や椎間関節障害など）

● 問診

「背泳ぎのスタートで腰を反ると腰が痛いので，スタート練習ができない」

◆図2 straight leg raising test
（下肢伸展挙上テスト）

下肢への放散痛のために下肢の挙上が制限されれば，腰椎椎間板ヘルニアによる神経根症状を疑う．

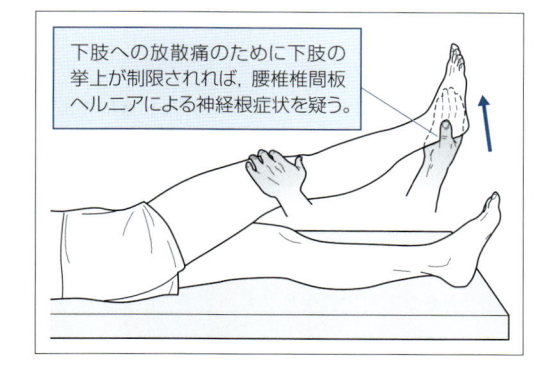

◆図3 腰椎椎間板ヘルニア症例
腰椎MRI T2強調像

a：矢状断像．第4腰椎－第5腰椎椎間板の変性と膨隆，第5腰椎－第1仙椎椎間板の変性とヘルニア（矢印）を認める．

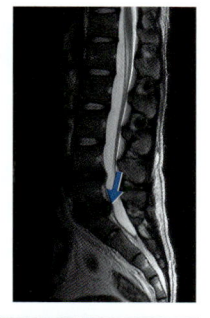

b：第5腰椎－第1仙椎椎間板高位の横断像：椎間板が脊柱管内に突出し神経根を圧迫している（矢頭）．

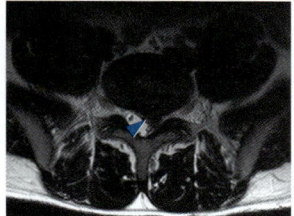

◆図4 Kemp手技

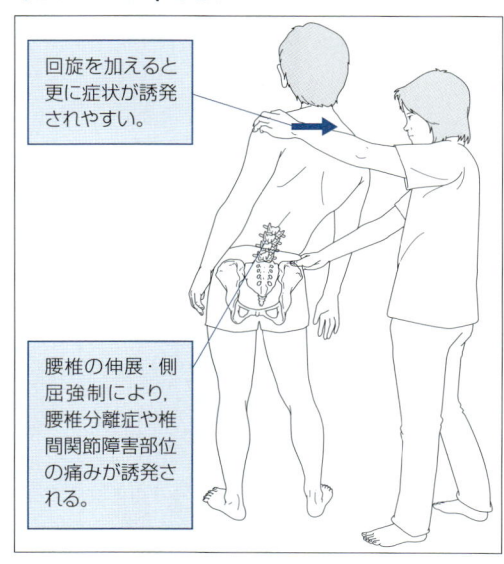

回旋を加えると更に症状が誘発されやすい．

腰椎の伸展・側屈強制により，腰椎分離症や椎間関節障害部位の痛みが誘発される．

「水球の投球動作で，腰を捻ると腰の痛みが強くなるので，球が思うように投げられない」

などを聴取する。

腰椎分離症は，成長期にスポーツ活動などにより腰椎の伸展や回旋動作が繰り返されることによって椎間関節突起間部へのストレスが加わるために生じる疲労骨折と考えられている[4]。従って，若年選手が腰椎の伸展や回旋動作時に腰痛を訴える場合には，腰椎分離症を疑う。また，成人選手の陳旧性の分離症でも，分離部の炎症や不安定性が生じている場合には伸展や回旋動作で症状が出現するため注意を要する。

椎間関節障害でも腰椎の伸展や回旋動作で症状が誘発されることが多いが，腰椎分離症，椎間関節障害のどちらの障害でも単独では下肢症状が出現することは少ないため，下肢症状を伴う場合には，腰椎椎間板ヘルニアや分離すべり症の合併を疑う。

● 視診・触診

腰椎分離症では，分離椎弓棘突起部の圧痛が特徴的である。また，分離症及び椎間関節障害のいずれにおいても傍脊柱部（椎間関節部直上付近）の圧痛を認めることが多く，障害が片側の場合には片側のみに圧痛が限局するため，左右差も注意深く確認する必要がある。

分離部に高度のすべりが生じている場合には，棘突起の配列が乱れ階段状に突出する階段現象を，視診・触診で確認できることがある。

● 徒手検査

分離部・椎間関節部にストレスをかけ疼痛を誘発する検査が診断に有用である。

・Kemp手技（図4）

腰椎を伸展・側屈強制させ腰部脊柱管狭窄症や腰椎椎間板ヘルニアの神経根圧迫を診断するKempテストと同様の負荷を加えて障害側の腰痛の再現性をみる。伸展・側屈に加え，回旋ストレスをかけると更に症状が誘発されやすい。

● 画像診断

・腰椎分離症

①X線

特徴的な画像所見は，単純X線斜位像での「スコッチ犬の首輪」といわれる関節突起間部の亀裂（図5）であるが，発症早期では分かりにくいことが多い。

②MRI・CT

Sairyoらは，MRI T2強調像やshort tau inversion recovery（STIR）像での椎弓根部の高信号は（図6），CTでもはっきりしない初期分離を診断することができるとしており[5]，さらにCTで分離が確認できた場合（図7）でもT2強調像やSTIR像で高信号を認める進行期までであれば，硬性コルセットによる安静で分離部の癒合が期待できる可能性が高いと報告している[6]。

従って，腰椎分離症が疑われる場合にはMRIやCT

◆図5　腰椎分離症症例　単純X線斜位像

スコッチ犬の首輪と称される，関節突起間部の亀裂（矢印）を認める。

◆図6　腰椎分離症症例　腰椎MRI STIR像

a：冠状断像。

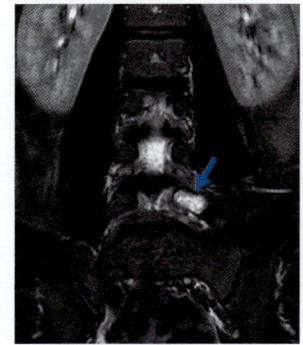

b：第5腰椎椎弓根部の横断像。
第5腰椎左椎弓根部で高信号（矢印）を認める。

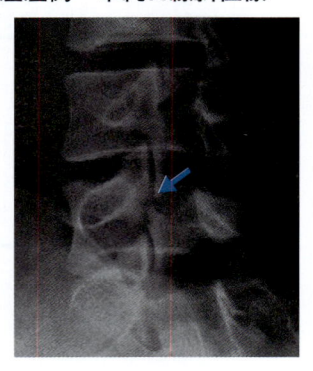

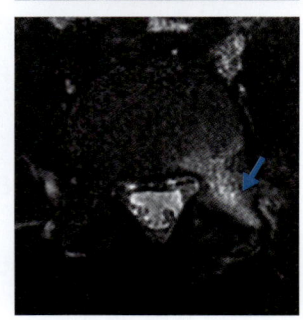

◆図7　腰椎分離症症例　腰椎CT横断像

関節突起間部の分離（矢印）を認める。

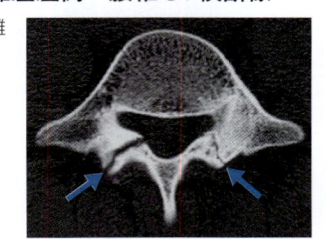

検査による早期の診断が必要であるが，その結果，終末期の分離症との診断に至った場合，コルセットの装着や安静で骨癒合を得ることが難しく，分離自体が痛みの原因でないこともあるため注意を要する。

・椎間関節障害

　水泳選手の場合，画像上明らかな椎間関節障害を呈することは少ないが，単純X線やCTでの関節面の不適合や狭小化，骨棘形成，MRIでの椎間関節の信号強度の変化が出現することがある。

● 治療方針

・腰椎分離症

　骨癒合が期待できると判断した場合には，コルセットの装着とスポーツ活動の中止が基本となる。しかし，長期のスポーツ活動中止は選手にとって心理的ストレスが大きいため，成人選手や分離が完成し骨癒合が期待できない場合は，「コルセットの装着やスポーツ活動の中止が本当に有効なのか？」「分離が腰痛の原因であるのか？」を十分に検討したうえで治療法を決定する必要がある。なお，分離症や分離すべり症で，疼痛や下肢痛が強く日常生活やスポーツ活動に支障をきたした場合は，分離部固定術や脊椎固定術の適応となる。

・椎間関節性腰痛

　責任高位と診断した椎間関節部への局所麻酔剤やステロイド薬のブロック注射は，診断的治療として用いられる。

非特異的腰痛
(筋・筋膜性腰痛など)

● 問診

　非特異的腰痛は，スポーツ活動により急性または慢性に発症するもので，原因としては，筋・筋膜の疲労，筋内圧の上昇などがあげられる。従って，特徴的な症状はなく，部位が限局しない腰痛や腰部重圧感や張り感，長時間の同一姿位保持困難などを訴えることが多く，腰背筋への負荷が強いトレーニングを行った後に症状が増悪することが多い。

● 視診・触診

　傍脊柱筋部に圧痛やときに硬結を認めることがある。また，腰背筋へ繰り返しの牽引力が加わり腸骨稜の筋・筋膜付着部炎が生じている場合は，同部位に圧痛を生じる。

● 画像診断・徒手検査

　画像診断での特異的な所見や特徴的な徒手検査がないため，上述の前屈型腰痛や伸展型腰痛疾患を除外したうえで総合的に診断する。

● 治療方針

　一時的な練習量の制限や体幹部のストレッチングにより症状が軽快することがほとんどである。また，消炎鎮痛薬入りの外用剤や内服が奏功することもあるが，状況に応じて使用するに留め，濫用は避けるようにする。

水泳

ケースレポート 1

【症例】
　20歳，女性。前屈型腰痛（腰椎椎間板ヘルニア），日本代表競泳選手（専門種目：自由形，個人メドレー）。

【現病歴】
　国際大会の後，約3カ月の休養期間をおいて急激にトレーニングを再開したところ身動きがとれないほどの腰痛が出現した。

【初診時所見】
　腰椎の前屈制限と，L5-S1棘突起間部に圧痛を認めた。下肢痛や筋力低下はなかった。SLRテストは陰性だった。

【画像所見】
　腰椎MRI検査にて，L5-S1高位の椎間板に脱出型の椎間板ヘルニアを認め（図8a, b），椎間板ヘルニアによる前屈型腰痛と診断した。

【保存療法所見】
　消炎鎮痛薬の内服を行いながら，疼痛に応じて練習量を制限させた。

● 経過

　徐々に症状は軽快し，発症から6カ月後のMRI検査では明らかに椎間板ヘルニアが縮小していた（図8c, d）。競技復帰までには約1年を要したが，競技レベルは発症前と同じレベルにまで回復した。

● 解説

　本症例は，脱出型のヘルニアでありヘルニアの自然縮小が見込まれたこと，また，下肢症状がなかったことから選手本人やコーチとも相談のうえ，保存療法を選択した。治療方針は，選手の競技レベルや許される競技復帰までの期間などを選手やコーチと十分に相談のうえ，決定する必要がある。

　なお，本症例は，早稲田大学スポーツ科学学術院の金岡恒治先生のご厚意により提示させていただいた。

◆図8　前屈型腰痛（腰椎椎間板ヘルニア）ケース　腰椎MRI T2強調像

a：発症当初の矢状断像。　b：発症当初の横断像。第5腰椎−第1仙椎椎間板のヘルニアを認める。矢頭は脱出した椎間板ヘルニアを示している。 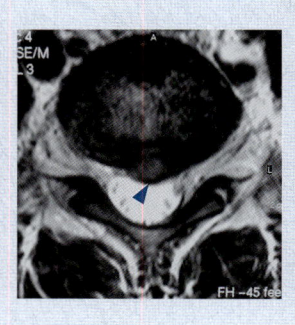　c：6ヵ月後の矢状断像。 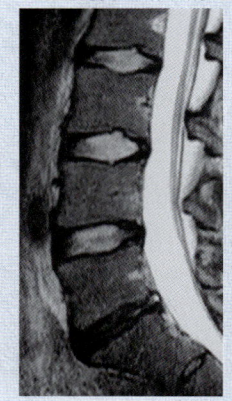　d：6ヵ月後の横断像。ヘルニア塊は縮小した。

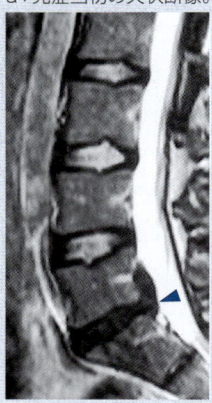

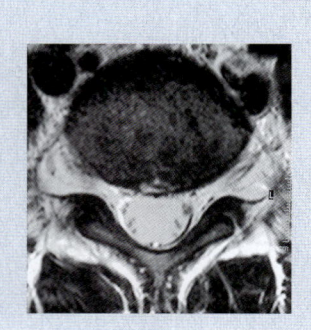

ケースレポート2（難治例）

【症例】
　14歳，女子。シンクロナイズドスイミング選手。

【現病歴】
　明らかな誘因なく腰椎伸展位で増悪する右優位の腰痛が出現。10分程度の坐位で腰痛が増悪し，腰痛が強い時にわずかに右大腿外側のしびれが出現していた。

【初診時所見】
　腰椎の前屈制限はないが戻す時に腰痛が出現し，伸展制限を認めた。Kemp手技で両側とも腰痛を認めるが部位は特定できなかった。知覚障害，筋力低下は認めなかった。

【画像所見】
　単純X線，CT上に明らかな異常所見はなく，MRI上も明らかな椎間板の変性や椎弓根部の信号変化は認めなかった（図9）。

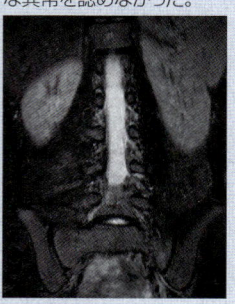

【保存療法所見】
　画像上明らかな所見は認めなかったが，成長期の選手で腰椎の伸展やKemp手技で誘発される腰痛があったため，分離症に進行する可能性も考え練習量の制限と通院での体幹筋力の強化訓練やストレッチングなどのリハビリテーションを行いながら注意深く経過観察をした。

経過
・2ヵ月後
　腰痛は徐々に軽快し，30分以上の坐位が可能となったが，約2ヵ月後に再び練習後に腰痛が増悪。今度は前屈制限（FFD 30cm）を認め，伸展時の腰痛やKemp手技時の腰痛は初診時より軽快していた。MRI検査を再度行ったが，初回検査時から明らかな変化は認めなかった。

・4ヵ月後
　4ヵ月経過した時点では，伸展時の腰痛は消失。前屈

◆図9　成長期の腰痛ケース　腰椎MRI像
a：T2強調矢状断像。　b：STIR冠状断像。明らかな異常を認めなかった。

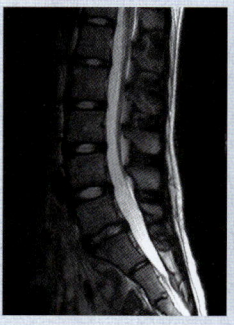

時の腰痛は残存し，長時間の坐位で腰痛が増悪する状況は継続しているが，シンクロナイズドスイミングの練習は制限なく行えている。

解説
　初診時の所見からは腰椎分離症など伸展型腰痛が疑われたが，画像診断には至らず，その後の経過も含めて総合的に判断すると，非特異的腰痛の可能性が高いと考える。しかし，成長期の選手は，腰椎分離症などを発症しやすいため，症状が改善しない場合には成人の選手以上に「あまり間隔をあけずに再度検査を行う」，「練習量のコントロールや，ストレッチング，筋力強化などのコンディショニングをしっかり指導する」といった注意が必要である。
　また，若年選手の場合，自身の症状や医師の指示を正確にコーチや保護者に伝えられていないこともあるため，状況によっては医師側からコーチや保護者に直接連絡を取り連携を図りながら，選手に不利益とならないように治療を進めていく。

再発予防と今後の課題

　ここで述べた腰部障害の再発を予防するためには，発症に至った要因を十分に検討することが鍵となる。その際に水泳選手の場合は，プール内での問題（極端に偏ったフォームや練習量など）のみに目を向けがちであるが，陸上での誤った筋力トレーニングなどが原因となっていることもあるため注意が必要である。水泳選手は無重力空間である水中で活動している時間が長いため，一般的に立位など抗重力環境で機能する体幹筋の筋力が相対的に不十分な場合が多く，フォームの偏りや陸上活動のアンバランスの一因となっていることが推察される。従って，腹横筋をはじめとした腰椎ローカル筋[7]を強化し腰椎の各分節を安定化させることが，水泳選手の腰部障害の再発のみならず発症予防にも有効であることが期待されており，日本水泳連盟でも腰椎ローカル筋を強化するための運動プログラムを作成し，啓蒙活動に努めている[8]。

　最終的には，これらの障害に至る要因を可能な限り減らすことが再発予防への近道であるが，フォームの調整やトレーニング法の変更を考慮すべきと判断した場合には，選手のみならずコーチングスタッフとも十分に連携をとり再発予防のプログラム推し進めていくことが重要である。

文献

1) 日本整形外科学会診療ガイドライン委員会腰椎椎間板ヘルニアガイドライン策定委員会ら編：腰椎椎間板ヘルニア診療ガイドライン．南光堂，2005, p33-50.
2) 奥島雄一郎，千葉一裕，ほか：ヘルニアの自然縮小－単純MRIによる観察．関節・靱帯 14：655-658, 2001.
3) Komori H, Shinomiya K, et al：The natural history of herniated nucleus pulposus with radiculopathy. Spine 21：225-229, 2006.
4) Wiltse LL：The etiology of spondylolisthesis. J Bone Joint Surg. 1962；44-A：539-560.
5) Sairyo K, Katoh S, et al：MRI signal changes of the pedicle as an indicator for early diagnosis of spondylolysis in children and adolescents：a clinical and biomechanical study. Spine, 31：206-211, 2006.
6) Sairyo K, Sakai T, et al：Bony Healing of the Pediatric Lumbar Spondylolysis with Conservative Treatment.－Which Type of Lysis and How long？－．ISSLS 2010 abstract：50, 2010.
7) Bergmark A：Stability of the lumbar spine：A study in mechanical engineering. Acta Orthop Scand, 230 (Suppl)：20-24, 1989.
8) 日本水泳連盟　作成・監修：競泳選手育成プログラム－補強トレーニング編－（DVD）．財団法人日本水泳連盟，2010.

水泳における腰痛症のリハビリテーション

加藤知生

　非荷重環境で行われる水泳は腰部への負荷も少なく，腰痛や運動不足病などに対する運動療法としても用いられる。しかし，練習量の多い競泳選手では，上・下肢の基盤となる体幹，とりわけ固定と可動性を必要する腰部への負荷が持続的に蓄積し，腰痛を発症する。
　水泳における腰部障害は①いわゆる筋・筋膜性腰痛で代表される軟部組織由来の腰痛，②腰椎分離症などの後方要素由来の腰痛，③椎間板ヘルニアや椎間板障害などの前方要素の腰痛，に大別される[1]。急性腰痛や器質的な障害が疑われるものは，診断に基づいた治療計画をドクターと相談しながらリハビリテーションを行う。いずれの場合も，泳動作における腰部負荷を軽減するために，個人に必要とされる個別の指導が重要となる。

リハビリテーションのポイント

　腰痛だけでなく水泳により生じた障害・外傷の治療・再発予防のためには評価が重要となる。表1に問診・評価内容について例を示した。このうち，重要と思われるものについて説明を加える。

●専門種目
　競泳にはクロール，背泳ぎ，平泳ぎ，バタフライの4泳法がある。このうち平泳ぎとバタフライでは腰部伸展型障害の誘因動作である，腰椎の伸展動作が繰り返される。そして4泳法ともに，体幹腰部深部筋（腰部多裂筋，腹横筋，腸腰筋など）の機能不全により泳動作時に腰椎伸展が増強する[2,3]。また，背泳ぎやバタフライではスタートおよびターンの直後にはバサロキックを行う。この動作では上半身を固定し，腰部から下肢にかけてうねるような動作となり，多大な負荷が腰背部へかかる。

●アライメント
　競泳に特有な姿勢としてストリームライン（図1）がある[4]。これは，水中での抵抗を軽減するために必要な姿勢である。しかし，肩や股関節に可動域制限がある者が，無理に理想のストリームラインに近づけようとすると，代償として可動制限部位以外の場所に負担がかかり，障害を発生する[5]。

●関節可動域
　競泳競技能力の高い選手の身体的特徴として柔軟性の高さがある。とくに肩関節，膝関節，足関節の柔軟性は重要で，肩関節の屈曲制限，股関節の伸展制限は腰部の過伸展を助長する。また，足関節や膝関節の可動域はキックの効率に影響する[6]とともに，下肢の動き，骨盤，腰部へと連鎖してくる。

●筋の短縮
　腸腰筋や大腿四頭筋，ハムストリングス，大腿筋膜張筋，股関節内・外旋筋などの短縮や腰背部筋の持続的な緊張は腰痛の原因となる。

●筋力および筋機能
　スタビリティの評価では片脚ブリッジや肘－つま先バランス，サイドブリッジなどを行う。この際，多裂筋や腹横筋，骨盤底筋などの腹圧を司る体幹深部筋が広背筋と大殿筋，腹斜筋と股関節内転筋などのアウターユニットとよばれる筋群と協調的に機能していることが重要となる[7,8]。

◆図1　ストリームライン
ストリームラインは水中での水の抵抗を最小限に抑えるための姿勢である。手足が伸びた状態であり，手が下がったり足が曲がったり凹凸があると抵抗が大きくなる。

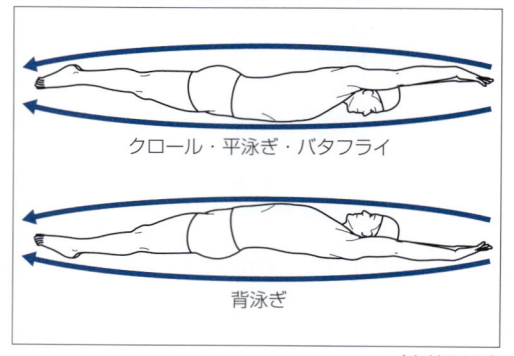

クロール・平泳ぎ・バタフライ

背泳ぎ

（文献2より）

◆表1　水泳選手の評価

```
                        水泳選手の評価

 1．基礎情報
 ・氏名，年齢，生年月日，性別，身長，体重
 ・競技，専門種目，競技歴，練習時間・量，呼吸側

 2．現病歴，既往歴

 3．現在の身体的情報
   (1) 疼痛　（部位　　　　　　　　　　　　　　）
     ・安静時（日中・夜間，臥床・起座）
     ・圧痛
     ・動作時（自動・他動，収縮・伸張）
     ・泳動作（活動前・中・後，種目　　　　　　，Phase　　　　　　　　）
   (2) アライメント
   〈立位およびストリームライン〉
     ・前額面（重心線との比較，肩峰，肩甲骨の高さ，肩甲骨の傾き，腸骨稜の高さ
              膝蓋骨の位置，O脚・X脚，足部回内・回外）
     ・矢状面（重心線との比較，頭頚部，肩，腰椎，骨盤の傾き）
     ・水平面（肩甲棘，鎖骨，骨盤の傾き）
   (3) 可動性
     ・ROM…とくに肩，体幹，股関節
     ・肩甲上腕関節での可動性，肩甲骨の可動性
     ・体幹…立位での前屈，後屈。側屈，回旋
   (4) 筋の短縮
     ・アライメントや可動性，単関節，多関節筋に留意し筋の短縮を個々に検査
   (5) 筋力および筋機能
     ・肢位による変化…肩基本肢位，肩外転90°肩屈曲90°での内旋可動域の違いなど
     ・体位による変化…仰臥位，腹臥位，坐位，腕立て位，ブリッジなど
     ・体幹のスタビリティ…ブリッジ，片足ブリッジ，肘－つま先バランス，サイドブリッジなど
   (6) 徒手的特殊検査（整形外科的検査）
   (7) 動作確認…泳動作など現場での動きの評価
```

ケースレポート1

【症例】
　16歳，女子。身長165cm，体重54kg。専門種目：バタフライ（日本選手権，国体出場レベル），競技歴：10年，練習6回/週。

【主訴】
　腰背部痛

【診断】
　腰椎椎間板症

【現病歴および現症】
　1カ月半前，水泳の練習量増加とともに腰痛出現。当初は泳動作時痛のみであったが，学校でのいす坐位でも腰痛が出現し始めたため受診。泳動作ではバタフライでのプッシュオフ～リカバリーにかけて左腰部に疼痛（＋）。また，左回旋後屈動作時に疼痛（＋）　前屈時の疼痛（－）。体幹のスタビリティテストでは左片足ブリッジにて右挙上側の骨盤傾斜。また，股関節屈筋群の伸張性の低下も認められた。

【リハビリテーション】
　諸々の検査より，改善すべき問題点として①泳動作における体幹深部筋の機能不全，②股関節屈筋群の短縮，③胸郭，脊柱上部の可動性の低下，④殿筋の機能不全をあげた。これらの改善により，体幹伸展時の腰部局所への過剰な負荷は回避できると考え，運動指導を行った。

【プログラム】
　①に対してドローインを意識してのスタビライゼーショントレーニング[3]（図2），②に対して腸腰筋のストレッチング，③に対して体側のストレッチング，脊柱のモビライゼーションなど，④に対して腹臥位，膝屈曲位での股関節伸展動作な

ど，⑤その他，ストレッチポールを用いて左右非対称性の改善および胸郭のストレッチ

> 経過

・初日〜2週

週2回リハビリテーション室にて物理療法（キセノン光，超音波，微弱電流治療）および訓練内容の確認，指導を行った。また，ホームエクササイズとして上記訓練を痛みのない範囲で可能なものを指導した。プール練習は1週間休み。その後，練習量を落とし，練習再開した。坐位時の疼痛は改善した。

・3〜4週

週1回リハビリテーション。訓練プログラムの難易度を痛みのない範囲で増強。左回旋後屈動作時痛は消失した。泳動作時（バタフライ）痛は残存した。

・5〜6週

週1回リハビリテーション。泳動作時痛は消失した。

・7週

練習量が増えると腰背部痛が出現した。練習前のドライランドトレーニング強化を行った。

・8週〜

以前の疼痛はないが，練習量増えると違和感出現するため定期的にチェック。その後の試合にて自己記録を更新した。

◆図2　代表的なコアスタビリティトレーニング
a：elbow-toe（右手左足挙上）。

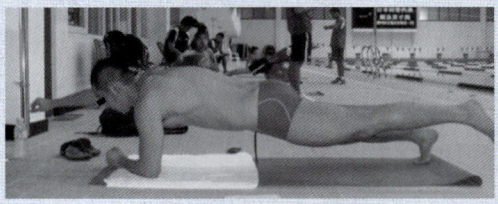

b：bridge（左下肢挙上）。

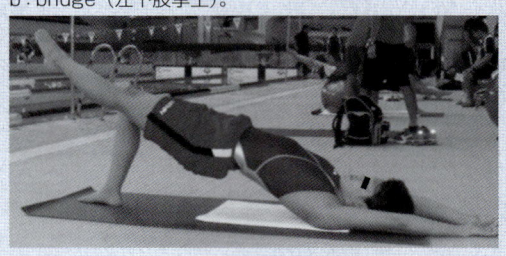

成長期のリハビリテーション

成長期は骨の成長が著しく，相対的に筋・腱などの伸張性が低下し，各関節で可動域の制限が生じる。水泳の場合，ストリームラインをみることで，泳動作中に必要な可動域の有無が確認でき，負荷がかかる部位が推測できる。股関節の伸展制限がある場合，泳動作中，下肢の沈み込みを防ぎ水平に維持しようとするため，骨盤前傾・腰椎前弯が余儀なくされる。また，上肢の挙上制限がある場合は，体幹を伸展させて代償させるため腰椎前弯が増強され，いずれも腰痛の原因となる。

ケースレポート2

【症例】

13歳，女子。身長156cm，体重40kg。専門種目：自由形（スイミングクラブ選手コース），競技歴：7年。

【主訴】

腰背部痛，右肩関節痛

【診断】

筋・筋膜性腰痛，右水泳肩

【現病歴および現症】

以前より腰痛があるも自制内だった。しかし，2週間前の水泳練習後より腰痛が憎悪し，あわせて右肩関節痛も出現。疼痛が軽減しないため外来受診した。泳動作ではクロールのキャッチの際に右肩関節前方に疼痛（＋），練習始めと練習後および長時間同姿勢にて腰背部痛（＋）。ストリームラインでは，股関節および肩関節の可動域制限および腰椎前弯が著明だった（図3）。

◆図3　ストリームラインの観察
股関節伸展および肩関節屈曲制限により腰椎前弯が増強している。

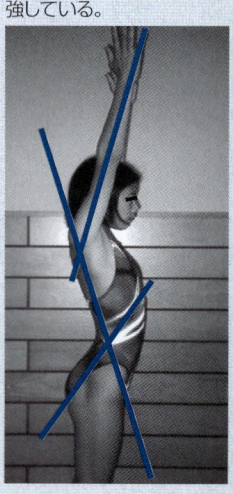

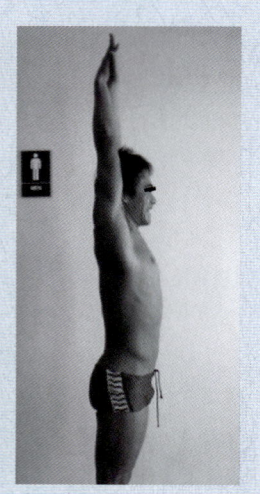

トップレベル選手の理想的なストリームライン。

【リハビリテーション】

改善すべき問題点として，①肩関節屈曲および股関節伸展制限，②腰背部の筋緊張亢進，③腹筋群の弱化，④胸郭および肩甲骨の可動性の低下，などとした．

【プログラム】

①に対して肩関節後方関節包および内・外旋筋群のストレッチング，股関節周囲は腸腰筋・大腿直筋・大腿筋膜張筋のストレッチング，②に対して物理療法および腰背部ストレッチング，③に対してドローインを意識しての腹筋や両脚ブリッジやhand-kneeなどの基礎的スタビライゼーショントレーニング，④に対してストレッチボールを用いて左右非対称性の改善および胸郭のストレッチ，などを行った．

経過

・初日～2週

週3回リハビリテーション室にて物理療法（キセノン光，超音波，微弱電流治療）および訓練内容の確認，指導を行った．日常での腰痛および肩痛が改善した．プール練習は1週間休み．その後，2回/週，練習量を落とし，練習再開した．

・3～6週

週1回リハビリテーション．訓練プログラムの内容確認，変更を行った．泳動作時，腰部違和感があり，肩痛は軽減するも残存した．

・7週～

月1回リハビリテーション．通常練習にて疼痛は改善した．

全身を診るリハビリテーション

ウォームアップやクールダウン，泳ぐための筋力増強もすべて水中で行う時代があった．しかし，筋力トレーニングやストレッチングが行われるようになって，選手寿命も延びた．現在，日本代表や大学の練習では，**復帰のツボ** 最初にストレッチングやドライランドトレーニング，次いで泳ぎ，そしてアフターケアとしてプールサイドで選手同士のストレッチングやマッサージが行われている．

予防のツボ 外傷・障害の発生原因の確認には，前述のストリームラインの検討が有意義であり，予防には体幹の固定と可動性，そして上・下肢との連動が重要となる（図4）．

◆図4　上・下肢と体幹との連動

陸上での泳動作確認．側臥位でエントリー～キャッチまでの動きを再現．

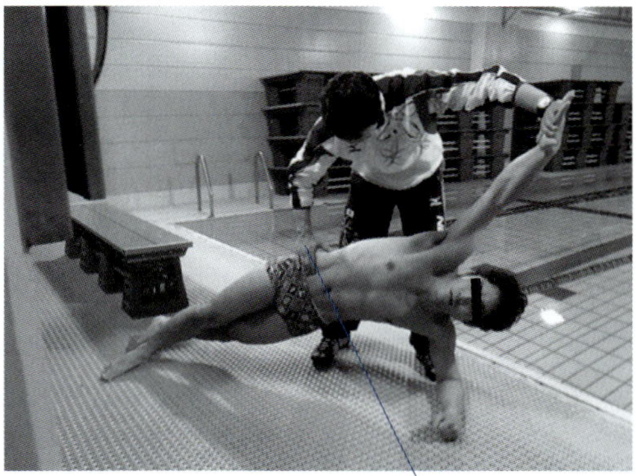

検者は左手で適度な負荷を課し，右手で腹横筋の収縮を確認している．

文献

1) 金岡恒治，加藤知生：水泳ドクター・トレーナー編．種目別スポーツ障害の診療（林　光俊編），南光堂，2007, p57-78.
2) 吉村　豊，高橋雄介：スイミング，池田書店，1996, p15.
3) 金岡恒治：腰痛椎間板変性とStabilization Exercise. 日本臨床スポーツ医学会誌，17：452-458, 2009.
4) 三瀬貴生，金岡恒治，ほか：キック泳における腰部伸展角度解析．臨床スポーツ医学，25：51-55, 2008.
5) 加藤知生：水泳選手のコンディショニング．理学療法MOOK9　スポーツ傷害の理学療法　第2版，三輪書店，2009, p285-295.
6) 大庭昌昭，金岡恒治，ほか：足部の柔軟性がバタ足キックに及ぼす影響について．筑波大学運動学研究，9：89-95, 1995.
7) 小泉圭介：コアスタビリティトレーニングの意義と基本プログラム．理学療法，26：1195-1202, 2009.
8) 加藤知生，小泉圭介：水泳による外傷・障害予防への理学療法の取り組み．理学療法，26：286-290, 2009.

種目別 スポーツ整形外科の診断・治療

サッカー

サッカー

サッカーの外傷・障害（疫学）

池田　浩

■ サッカーでの外傷・障害を防ぐ

2009年8月，福島県のJヴィレッジに，FIFA（国際サッカー連盟：Fédération Internationale de Football Association）ゴールプログラム初の医療施設としてJFAメディカルセンターがオープンしたが，設立の目的としてけがをした選手のケアとともに障害予防の研究をあげている．けがからの予防は，優れた治療法以上に，スポーツの現場に対して大きなメリットをもたらすことは明白であり，FIFAでは"The 11+"という予防のためのウォームアッププログラムを導入してその効果についても検討を加えている[1]．

実際，けがの予防法[1〜5]を追求するためには，どのようなけがが，どのような状況下で発症しているかを把握する必要があり，そのためにさまざまな疫学調査[6〜10]が行われている．しかし，サッカー選手といっても年齢や性別などカテゴリーは大きく分かれるため，カテゴリーごとの検討が必要である．

本稿ではJリーグ所属のプロサッカーチーム，なでしこリーグ所属のサッカーチーム，JFAアカデミー所属の男子および女子チームにおける外傷・障害の疫学調査の結果をもとに，サッカーにおける外傷・障害をカテゴリーごとに解説する．

■ 男子トップチームでの外傷・障害

● Jリーグでの外傷・障害

Jリーグ所属のプロサッカーチーム（年齢18〜35歳，選手数：年平均31.3人）において，2000〜2009年の10年間に発症し，発症から復帰までに1週間以上を要した外傷・障害は合計523件，年平均は52.3件（1人当たり年平均1.7件）であった（図1）．

● 部位別

外傷と障害とを分けてみると，外傷が83.0％，障害が17.0％と外傷の占める割合が多かった．

部位別でみると，大腿33.2％，足関節21.9％，膝関節13.9％，下腿11.1％，体幹7.8％，股関節4.5％，上肢3.5％，足部3.3％，頭頸部0.8％の順で，下肢が全体の80％以上を占めていた（図2）．

● 疾患別

疾患別でみると，肉ばなれが32.7％，靱帯損傷が27.3％と，2つの疾患で60％を占め，打撲・挫傷は5.7％，骨折は3.6％と比較的少なかった（図3）．

● 個々の疾患

・肉ばなれ

個々の疾患についてみると，最も多い肉ばなれは171件（32.7％）で，年平均17.1件みられた．肉ばなれを部位別でみると，ハムストリングが41.2％，大腿四頭筋が22.9％，下腿三頭筋が16.8％，内転筋が15.3％と，約80％が大腿部に発症していた（図4）．サッカーに特有の肉ばなれとしては閉鎖筋の肉ばなれがあり，10年間で3件発症していたが，すべて発症後1週間以内で復帰していたため今回の結果からは除外されていた．

・靱帯損傷

2番目に多い靱帯損傷は143件（27.3％），年平均14.3件で，部位別でみると，足関節が92件・64.3％（年平均9.2件），

◆図1 男子トップチームの外傷・障害（発症から復帰までに1週間以上を要した件数）

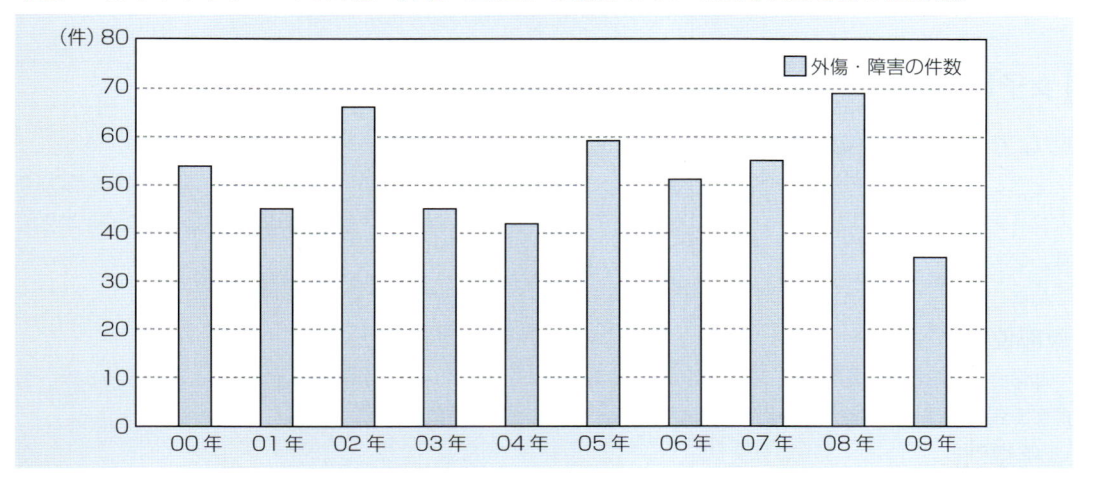

◆図2 男子トップチームの部位別の外傷・障害

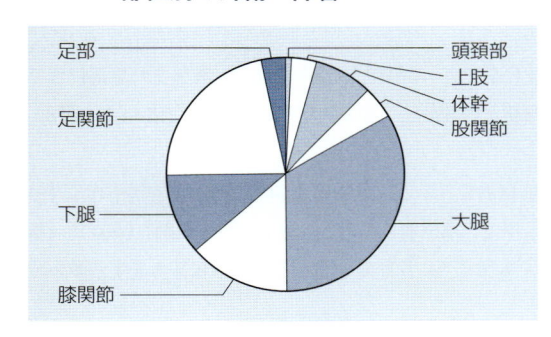

◆図3 男子トップチームの疾患別の外傷・障害

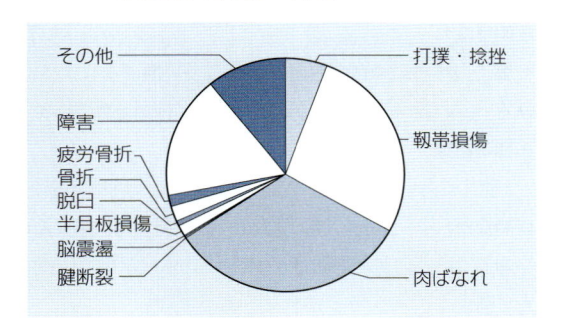

◆図4 男子トップチームの肉ばなれ

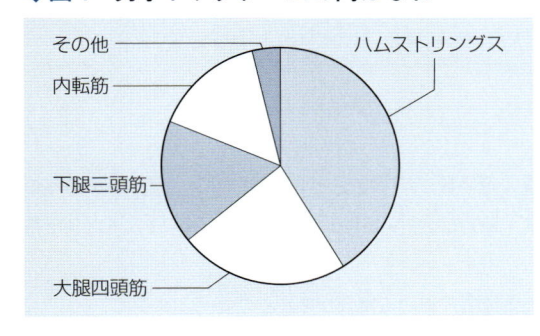

◆図5 男子トップチームの膝関節靱帯損傷

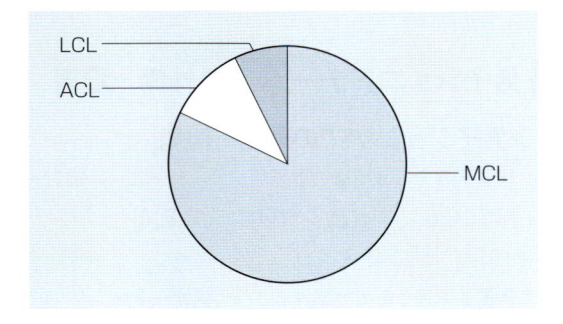

膝関節が45件・31.5％（年平均4.5件）であった。膝関節の靱帯損傷を部位別でみると，内側側副靱帯が39件・82.1％（年平均3.9件），前十字靱帯が4件・10.7％（年平均0.4件），外側側副靱帯が2件・7.1％（年平均0.2件）で，内側側副靱帯が80％以上を占めていた（図5）。スポーツで比較的多いとされる半月板損傷は7件（年平均0.7件）であった。ゴールキーパーに発症していた手指の靱帯損傷は，ほとんどが発症後1週間以内で復帰していたため今回の結果からは除外されていた。

・骨折

骨折は19件（3.6％）あったが，そのうち疲労骨折が8件（年平均0.8件）で，第5中足骨疲労骨折が6件，脛骨跳躍型疲労骨折が2件と，8件すべてが難治性の疲労骨折であった。手の舟状骨骨折は2件で，いずれもゴールキーパーに発症しており，ゴールキーパーには鎖骨骨折と眼窩底骨折もみられ，ポジション別でみるとゴールキーパーに骨

折の発症が多かった。

女子トップチームでの外傷・障害

●なでしこリーグの外傷・障害

なでしこリーグ所属のサッカーチーム（年齢18〜34歳，選手数：年平均26.5人）において，2006〜2009年の4年間に発症し，発症から復帰までに1週間以上を要した外傷・障害は合計89件，年平均は22.3件（1人当たり年平均0.8件）であった。

外傷と障害とを分けてみると，外傷が74.2％，障害が25.8％と外傷の占める割合が多かった。

●部位別

部位別でみると，大腿37.1％，膝関節18.0％，足関節16.9％，足部9.0％，体幹5.6％，頭頚部4.5％，上肢3.4％，股関節3.4％，下腿3.4％の順で，下肢が全体の80％以上を占めていた（図6）。

●疾患別

疾患別でみると，肉ばなれが32.6％，靱帯損傷が24.7％と，2つの疾患で約60％を占め，打撲・挫傷は10.1％，骨折は4.5％と比較的少なかった（図7）。

●個々の疾患

・肉ばなれ

個々の疾患についてみると，最も多い肉ばなれは29件（32.6％）で，年平均7.3件みられた。肉ばなれを部位別でみると，ハムストリングが34.5％，大腿四頭筋が34.5％，内転筋が27.6％と，96％が大腿部での発症であった（図8）。

・靱帯損傷

2番目に多い靱帯損傷は22件（24.7％），年平均5.5件で，部位別でみると，足関節が14件・63.6％（年平均3.5件），膝関節が8件・36.4％（年平均2.0件）であった。膝関節の靱帯損傷を部位別でみると，前十字靱帯が6件・75.0％（年平均1.5件），内側側副靱帯が2件・25.0％（年平均0.5件）と，復帰までに長期間を要する前十字靱帯の発生が多かった（図9）。

・骨折

骨折は4件（4.5％）で，疲労骨折（第3中足骨）は1件であった。

男子ジュニアチームでの外傷・障害

●男子ジュニアでの外傷・障害

JFAアカデミー所属の男子サッカーチーム（年齢12〜16歳，選手数：年平均38.5人）において，2006〜2009年の4年間に発症し，発症から復帰までに1週間以上を要した外傷・障害は合計245件，年平均は61.3件（1人当たり年平均1.6件）であった。

外傷と障害とを分けてみると，外傷が44.5％，障害が55.5％と障害の占める割合が多かった。

●部位別

部位別でみると，膝関節24.5％，足関節18.0％，大腿13.1％，股関節10.6％，体幹10.2％，上肢9.4％，足部7.3％，下腿4.5％，頭頚部2.4％の順で，下肢が全体の約65％を占めていた（図10）。

●疾患別

疾患別でみると，膝関節の障害が22.4％，靱帯損傷が16.3％，打撲・挫傷が16.3％，骨折13.5％と，4つの疾患で約70％を占め，肉ばなれは0.8％と少なかった（図11）。

●個々の疾患

・膝関節の障害

個々の疾患についてみると，最も多い膝関節の障害は55件（22.4％）で，年平均13.8件みられた。膝関節障害を疾患別でみると，Osgood-Shlatter病が37件と15.1％を占めていた。

◆図6 女子トップチームの部位別の外傷・障害

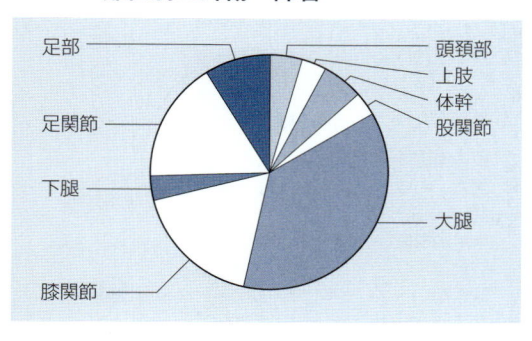

◆図7 女子トップチームの疾患別の外傷・障害

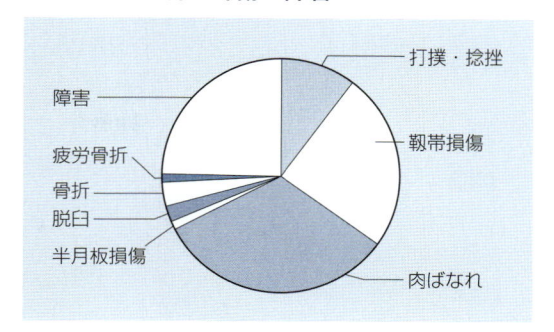

◆図8 女子トップチームの肉ばなれ

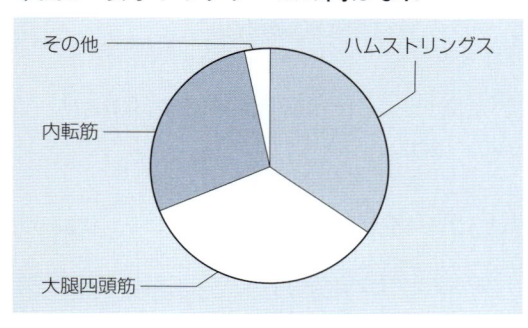

◆図9 女子トップチームの膝関節靱帯損傷

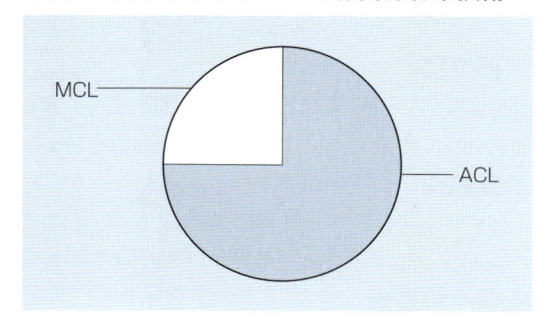

◆図10 男子ジュニアチームの部位別の外傷・障害

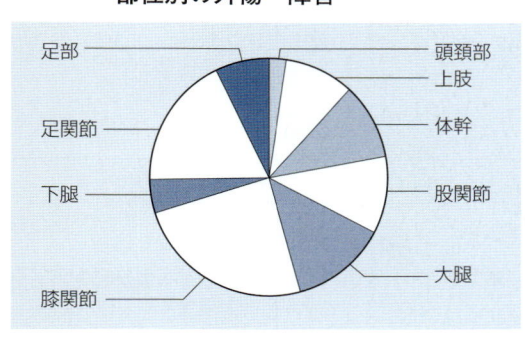

◆図11 男子ジュニアチームの疾患別の外傷・障害

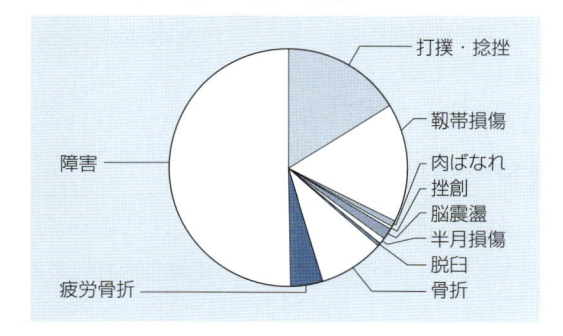

・靱帯損傷

　2番目に多い靱帯損傷は40件（16.3%），年平均10.0件で，靱帯損傷を部位別でみると，足関節が39件と97.5%を占め，膝関節の靱帯損傷はみられなかった。

・骨折

　骨折は33件（13.5%）あったが，11件は疲労骨折で，そのうち9件は腰椎での発症であった。疲労骨折を除いた22件のうち12件は上肢に発症しており，転倒での受傷が大半を占めていた。

女子ジュニアチームでの外傷・障害

●女子ジュニアでの外傷・障害

　JFAアカデミー所属の女子サッカーチーム（年齢：12〜18歳，選手数：年平均29.5人）において，2006〜2009年の4年間に発症し，発症から復帰までに1週間以上を要した外傷・障害は合計208件，年平均は52.0件（1人当たり年

◆図12　女子ジュニアチームの部位別の外傷・障害

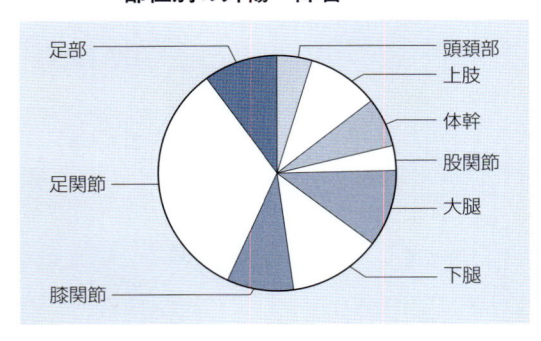

◆図13　女子ジュニアチームの疾患別の外傷・障害

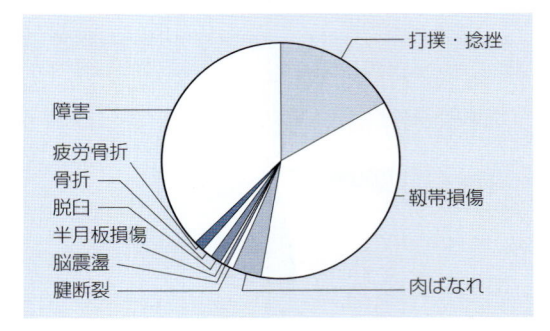

平均1.8件）であった．
　外傷と障害とを分けてみると，外傷が62.0％，障害が38.0％と外傷の占める割合が多かった．

● 部位別
　部位別でみると，足関節32.7％，膝関節12.5％，大腿10.6％，足部10.1％，上肢9.6％，下腿9.1％，体幹6.7％，頭頸部4.8％，股関節3.4％の順で，下肢が全体の約75％を占めていた（図12）．

● 疾患別
　疾患別でみると，靱帯損傷が36.1％，打撲・挫傷が16.8％と，2つの疾患で約50％を占め，肉ばなれは3.8％，Osgood-Shlatter病は2.4％，骨折は1.4％と少なかった（図13）．

● 個々の疾患
・靱帯損傷
　個々の疾患についてみると，最も多い靱帯損傷は75件（36.1％），年平均18.8件で，靱帯損傷を部位別でみると，足関節が53件・70.7％（年平均13.3件）を占め，膝関節の靱帯損傷は11件・14.7％（年平均2.8件）であった．膝関節の靱帯損傷を部位別でみると，内側側副靱帯が7件・63.6％（年平均1.8件），前十字靱帯が3件・27.3％（年平均0.8件）であった．

疫学調査のまとめ

　調査より以下のことが判明した．
・全カテゴリーの共通点をみると，発症部位では下肢が65〜85％を占め，疾患別では足関節靱帯損傷が15％以上を占めていた．
・男女トップ選手では，外傷が75〜85％を占めていた．
・男女トップ選手では，発症部位の30％以上が大腿部で，80％以上を下肢が占めていた．
・男女トップ選手では，肉ばなれが30％以上を占め，肉ばなれの発症部位は80％以上が大腿部であった．
・男女トップ選手では，足関節の靱帯損傷は15％で，打撲・挫傷は10％以下であった．
・男子トップ選手では，骨折の40％が下肢の難治性疲労骨折であった．
・女子トップ選手では，膝靱帯損傷の75％が前十字靱帯損傷であった．
・男女ジュニア選手では，障害が40〜55％を占めていた．
・男女ジュニア選手では，発症部位の40％以上が下肢の関節（膝関節と足関節）で，65〜75％を下肢が占めていた．
・男女ジュニア選手では，打撲・挫傷は15％で，肉ばなれは5％未満であった．
・男子ジュニア選手では，Osgood-Schlatter病が15％を占めていた．
・男子ジュニア選手では，骨折（疲労骨折を除く）の50％が転倒による上肢の骨折であった．
・男子ジュニア選手では，疲労骨折の80％が腰椎疲労骨折であった．
・女子ジュニア選手では，足関節靱帯損傷が25％を占めていた．

・カテゴリー別の特徴的な疾患

　　男子トップ選手：肉ばなれ，下肢の難治性疲労骨折

　　女子トップ選手：肉ばなれ，前十字靱帯損傷

　　男子ジュニア選手：Osgood-Schlatter病，腰椎疲労骨折

　　女子ジュニア選手：足関節靱帯損傷

謝辞：今回の調査にご協力いただきました，込山　明氏，中堀千香子氏，藤本英雄氏，熊谷一郎氏に深謝致します．

文献

1) Soligard T, Myklebust G, et al：Comprehensive warm-up programme to prevent injuries in young female footballers：cluster randomised controlled trial. BMJ, 337：a2469, 2008.
2) Junge A, Rosch D,et al：Prevention of soccer injuries: a prospective intervention study in youth amateur players. Am J Sports Med, 30：652-659, 2002.
3) Dvorak J, Junge A：Football medicine manual, Zurich, F-MARC, 2005, p81-93.
4) Gilchrist J, Mandelbaum BR, et al：A randomized controlled trial to prevent noncontact anterior cruciate ligament injury in female collegiate soccer players. Am J Sports Med, 36：1476-1483, 2008.
5) Engebretsen AH, Myklebust G, et al：Prevention of injuries among male soccer players：a prospective, randomized intervention study targeting players with previous injuries or reduced function. Am J Sports Med, 36：1052-1060, 2008.
6) Engström B, Johansson C, et al：Soccer injuries among elite female players. Am J Sports Med, 19：372-375, 1991.
7) Faude O, Junge A, et al：Injuries in female soccer players：a prospective study in the German national league. Am J Sports Med, 33：1694-1700, 2005.
8) Giza E, Mithofer K, et al：Injuries in women's professional soccer. Br J Sports Med, 39：212-216, 2005.
9) 関　純，白石　稔：外傷・障害の発生頻度─トップレベル（J）．選手と指導者のためのサッカー医学，金原出版，2005, p109-119.
10) 河野照茂：外傷・障害の発生頻度─発育期のスポーツ外傷・障害．選手と指導者のためのサッカー医学，金原出版，2005, p103-108.

サッカー

サッカーにおける膝前十字靱帯再建術（STG使用）の診断と治療

栗林　聰，福林　徹

診断

●問診

サッカーにおいて相手プレーヤーとの接触によるものもいるが，切り返しや，ジャンプ動作の際に生じる例が多い。問診を行う上で重要なのは，膝くずれ（giving way）を感じたか，また，断裂音（POP；バキや，ベキなどの音）を感じたかもACL断裂を推測する上で，重要な事項である。

●視診・触診

実際，スポーツ傷害での診察では腫れは少なく，視診上は特有のものがない。ただし，靱帯の不全がもともとあるような場合，内側半月板（MM）断裂により，lockingを起こし完全に膝伸展が出来ないため視診で明らかなこともある。触診においては，ACL単独であれば膝の中に痛みを訴えるが，通常大きな痛みはない。

初回損傷の場合，外側半月板（LM）の損傷を伴うことが多いので，外側関節裂隙に圧痛をみることもある。

●画像診断

・X線

通常通り単純X線撮影から行う。この際に注意する点は，Segond骨折（図1）の有無であり，あればACL断裂として考える。また大腿骨外顆にも注目し，側面像で伸展近くにみられるnotchが大きく窪んでいる場合もACL断裂を疑う（図2）。

・MRI

次に一般的に行う検査としてはMRIである。Sagittal像ではACLの走向に沿った方向に切れなければ，損傷の有無もはっきりしないのでこれは詳細にオーダーする。この際の画像でみるべきことは，ACLの方向が異常なこと，連続性がないこと，膨化など，

◆図1　Segond骨折（矢印）

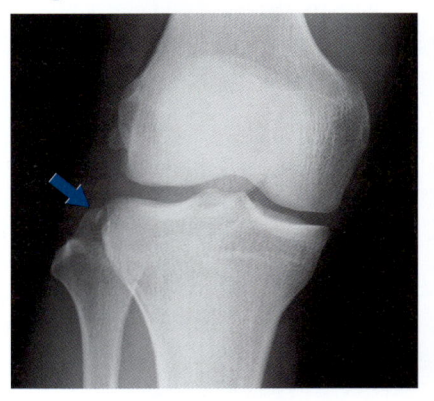

◆図2　abnormal notch（矢印）

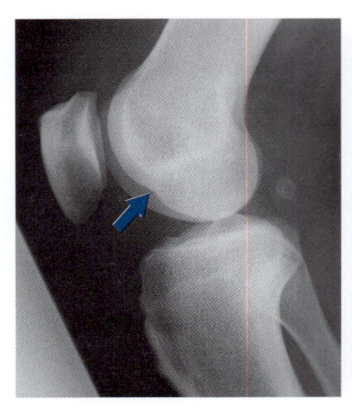

◆図3　PD強調像
ACLの断裂（白矢印）とPCL buckling（青矢印）

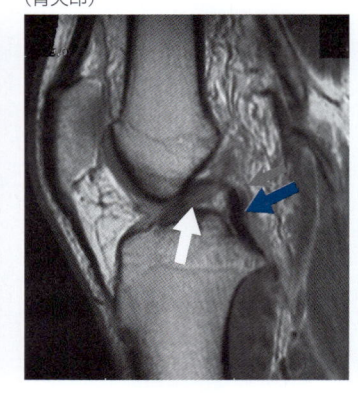

◆図4　MRI T2強調像（矢印は骨挫傷）

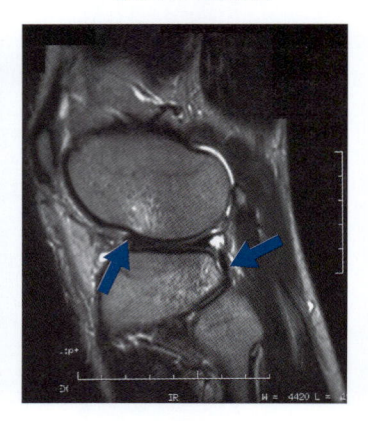

断裂を疑う所見に注意をすることと，PCLの弛み（buckling）についても判断する（図3）。SagittalのT2強調像もしくはSTIR像があれば，大腿骨外顆前方及び脛骨外顆中央にbone bruises（図4）がみえることも多く，診断の一助となる。

●徒手検査

ゲームに帯同しているときなどの，受傷直後においては，膝の腫れもなくLachmanテスト（図5）は非常に鋭敏な徒手検査である。この検査を行うことでACL断裂の診断はほぼ100％つく。診断が付き次第，playを中止させ，RICEを行う。

病院受診時は，ある程度腫れも存在するため，Lachman，前方引き出しテスト，Nテスト（pivot-shiftテスト）などの徒手検査を一通り行い，総合的に判断する。また，KT-1000もしくは2000による前方動揺性について定量評価も行う。

●治療方針

ACL損傷が総合的に診断できた時点で，早期の手術を検討する。サッカー選手の場合，蹴る動作が重要であると考えるため，伸展機構の一部であるBTBを使用する再建は採用していない。ハムストリング，とくに選手の場合は，STのみを使用した2 route double bundle法による再建術を行っている。

適切なリハビリテーションを行えば，BTBでも問題はない場合も多いが，ときとしてanterior knee painが起こること，また，膝蓋骨の骨折や，膝蓋腱断裂など，合併症の可能性があることを避けたいのも理由となる。

◆図5　Lachmanテスト

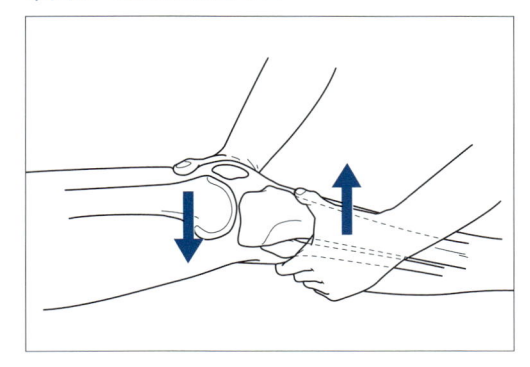

ケースレポート1

【症例】
22歳，男性。Jリーグ選手。

【現病歴】
練習中切り返しを行った際に膝を捻り受傷。POPを感じ，疼痛のため荷重不能であったため，直ちに練習を中止しRICEを行った。松葉杖にて無理をさせず当日は帰宅。翌日，提携病院を受診。

【初診時・画像所見・診断】
穿刺により関節内血腫が引け，臨床所見上ACL損傷の診断を得た。MRI上もACL損傷の所見を得た（図6）。

Jリーグでプレーしている選手については試合に医師が帯同するため，現場でACL損傷の診断がつく。練習中であっても，トレーナーがいるためある程度の診断がつくので，プレーを中止させ，アイスパックなど用いRICEを行う。

初診時，膝関節内血腫と，前方不安定性があれば，ただちにMRIを撮影。ACL損傷の診断がついて，関節可動域の確保ができた時点で手術を推奨する。

【手術所見】
受傷後1カ月を経過した時点で，明らかな不安定性がみられ，膝可動域の回復も順調であったため，ACL再建術を行った。鏡視にてACL断裂を確認後，脛骨結節より2横指内側に3cmの縦皮切をおき，STを採取した。24cmの

◆図6　MRI T2強調像（矢印はACL損傷部）

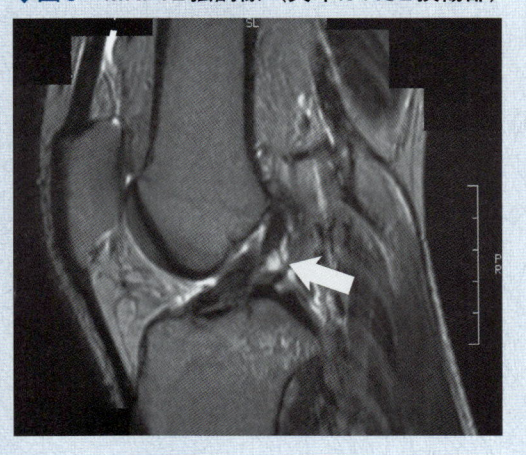

腱を採取できたため，これを2つに分け，前内側線維束（AMB），後外側線維束（PLB）として腱を作製した。

同時に腱採取部よりまずAMBの骨孔を作製する。ACL guideを45°で用い，縫工筋の近位より刺入し，guide pin先端が関節内で大腿骨AMB目標位置に向かうように調節し刺入する。おおよそPCLの前方10mm程度を目指し，ACL解剖学的付着部の前内側部に相当する位置に出るようにする。

次にPLBの骨孔を作製する。AMB刺入部より遠位

10mm，内側5mmの位置から，ACL guideを再び45°にセッティングし，先のAMBガイドピンより後外側部に骨孔が重ならないようにガイドピンを刺入（図7）。各々のgraftの径で，骨孔を作製する。

大腿骨側の骨孔作製に移る。まず，AMBより作製する。こちらは脛骨骨孔の，AMBもしくはPLBより（脛骨のPLB骨孔より狙うことが多い。本症例もPLBより作製），resident ridge後方10時の位置に作製する。次に大腿骨PLBについては，far antero-medial portalよりresident ridge後方9時の位置をめざして作製した（図8）[1]。

ガイドピン刺入時の膝屈曲角度は，AMB 90°，PLB 110°程度で行っている。骨孔を作製し，6号絹糸にてrouteを確保し，通常EndoButton®手技により大腿骨側固定する。脛骨側はwasher & screwで膝伸展位，2本同時に40Nの張力をかけて，AMB，PLB同時に固定している（図9）[2]。

経過

・術後1〜2週

病院内のリハビリテーションは，術後1週間は膝20°屈曲位固定でタッチ歩行とする。1週の時点でACL用のソフトブレースに変更し，荷重も1/2PWBまで許可していく。この間に膝active ROM ex.を開始し，退院時まで0〜120°の膝屈曲角をめざす。術後2週からは片松葉歩行からFWBの荷重を訓練する。術後2週以降FWBが疼痛無く可能であれば，退院となる。本症例については，退院後国立スポーツ科学センター（JISS）にてリハビリを行った。以降の詳細は表に示す（表1）。

・術後3カ月

術後3カ月までに，agility trainingを60〜70% speedでコントロールさせ，両足ジャンプ系，ボール使用の基礎トレーニングまで行い，JISSでのリハビリを終了した。チームに合流し，アスレチックリハ3rd stage（訓練後期〈筋力強化，巧緻性の改善，協調性の改善〉）に移行した。

・術後5カ月

5カ月からは，アスレチックリハ4th stage（復帰期〈スピードの増強，パワーの増強，瞬発力，実戦経験〉）に移行し，順次下部組織よりトレーニングに参加した。

・術後7カ月

Jリーグ復帰を果たしている。

解説

これらは，Jリーグ選手のリハビリで，あくまでもトレーナーがマンツーマンでついての結果なので，愛好家レベルよりは多少早期のリハビリメニューとなっている。実際は必ずしも最高のメニューを処方できないので，遅めのリハビリで再建

◆図7　ST採取部よりガイドピンを刺入
右図はこの際の鏡視像。白矢印はAMB，青矢印はPLBを示す（別症例）。

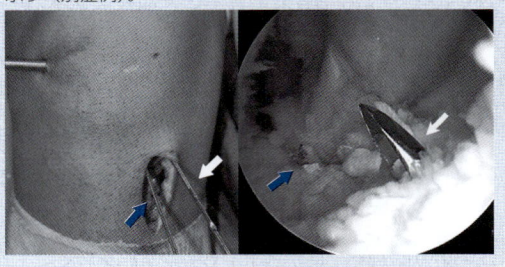

◆図8　大腿骨骨孔作製時の鏡視像
右図は再建靱帯（別症例）。

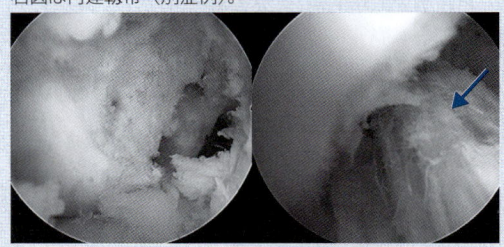

◆図9　鏡視像
a：再建後鏡視像。

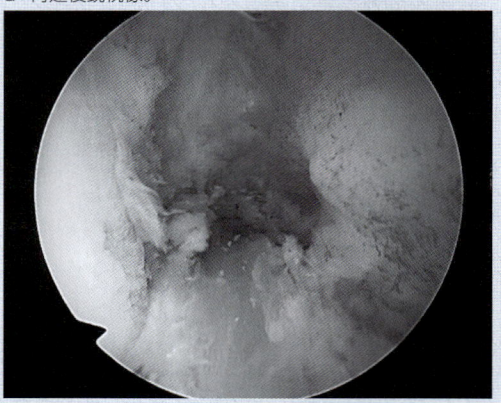

b：本症例の術後See-through（以下S-T）CT正面および側面像。
下図は同症例の大腿骨側の骨孔を描写している。

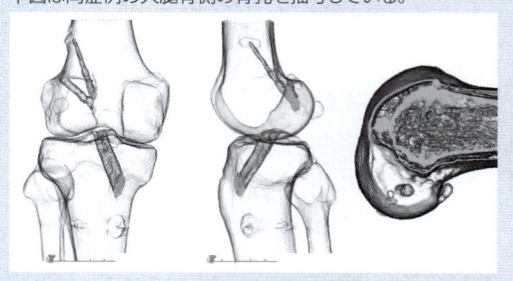

靱帯・筋力の回復を待ちながら，医師と相談して行うべきものと考える。

復帰のツボ

◆表1　ACL (2RDB)術後リハビリテーションスケジュール

	リハビリテーション	リハビリ施設
術当日	brace 20°屈曲位固定 挙上，cooling（cooling system6℃,48h）	入院
術後1日	ドレーン抜去（100mL以上なら翌日） 車椅子開始，痛くない範囲でN.W.B～タッチ開始 q.ham setting開始 cuff pumpingおよび足趾ROM ex.	
術後3日	3R isometric ex. 腹筋（膝曲げ）isokinetic ex.	
術後1週～	装具をACL用サポーターに変更 両松葉歩行PWB1/4～1/2P.W.B 膝 active ROM ex.開始 タオルギャザー訓練	
術後2週～	片松葉歩行PWB2/3～F.W.B 膝 self passive ROM ex.開始（120°目標） ハーフスクワット開始 60°屈曲位でのisometric ex. ham抵抗運動（半荷重，立位膝曲げ） 負荷SLR ex.	
～術後3週	F.W.Bが問題なければ退院 屈曲120°以上なら自転車運動開始	
術後3週～	股関節・体幹筋力強化 負荷ハーフスクワット	JISS
術後4週～	近位抵抗でのisomet. leg ext. ex. プールトレーニング	
術後5週～	ランジスクワット	
術後7週～	aqua jogging	
術後8週～	BOSU(バランスボード)使用によるハム強化 アークトレーナーによるステップ開始（クライム） leg. ext.制限除去	
術後9週～	jogging開始	
術後10週～	10～13km/h速度のインターバル走開始	
術後11週～	半分の速度のrunning開始 jogging程度のagility training開始	
～術後3カ月	agility 6～7割，両足ジャンプ，ボール使用確認でJISS終了	
術後3カ月～	ピッチでのjogging開始 アスレチックリハ3rd stage 　ラダーex., 2～4 cone drill, 1000m×5	チーム
術後4カ月～	1000m×8, full agility＋ボールコントロール	
術後4.5カ月～	フィジカルコーチによる4対2	
術後5カ月～	アスレチックリハ4th stage 　ボールキープトレーニング開始	
術後5.5カ月～	サテライト練習復帰	
術後6カ月～	トップのトレーニング参加	
術後7カ月～	Jリーグ復帰	

サッカー

ケースレポート2（難治例）

【症例】
13歳，女子。Jユース選手。

【現病歴】
練習中切り返しの際にknee-inし受傷。POPを感じプレー続行不可のため，当日付属のメディカルセンター受診。ACL，MCL損傷の診断。他医にて成長段階であることを理由に手術を待機されるも，早期の復帰をチーム，本人が望んだため，当科紹介受診となった。

【初診時・画像所見】
ROMが5-0-145°と回復し，臨床所見上ACL損傷および1度のMC損傷の状態であった。単純X線上骨端線の残存を認めたが（図10矢印），MRI上，今後の成長に大きな問題はないと思われる骨端線で，ACL損傷も同時に確認した（図11）。

【診断】
受傷後3カ月を経過した時点で不安定性の残存がみられ，膝可動域の回復も順調であったため，ACL再建術を行った。

【手術所見】
成長曲線末期であり，MRI上も今後の成長に大きな問題はないと判断したため，STを採取し，通常通りgraftを作製した。

脛骨側はLoらの方法に準じ通常のAMB，PLBを作製し，大腿骨側は透視下にoutside-inでガイドピンを刺入し，Andersonの方式に準じてPhyseal-Sparing法にて骨端線にかからないように骨孔を作製した（図12，13）。

経過
リハビリテーションはケースレポート1と同様である。

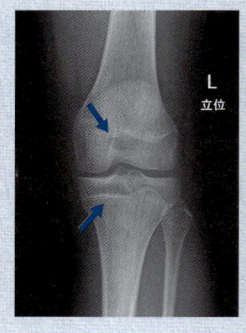

◆図10　単純X線像
a：正面像。　　b：側面像。

◆図11　MRI像
a：STIR像。（正面像，矢印は骨端線） 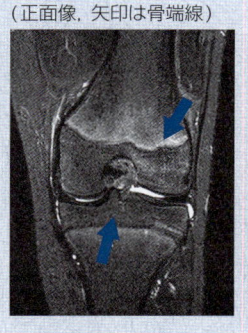
b：T2*強調像。（外側関節面sagittal像） 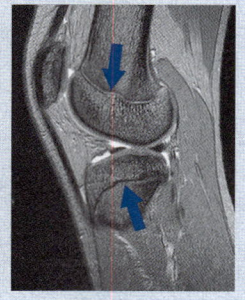
c：T2*強調像。（外側関節面sagittal像） 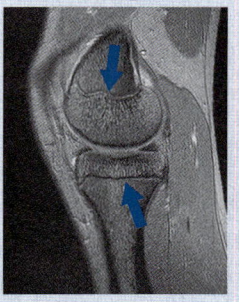
d：PD強調像。（sagittal像，矢印は断裂ACL）

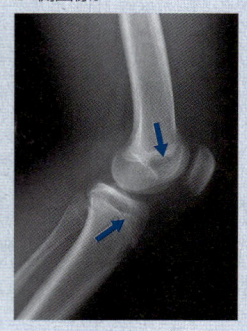

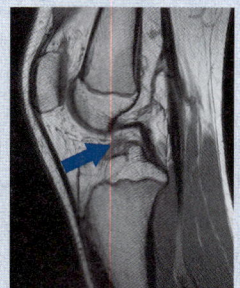

◆図12　本症例の大腿骨孔作成位置と再建後鏡視像

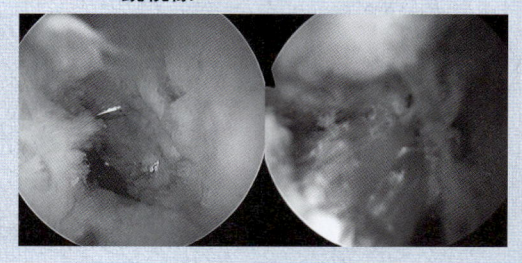

◆図13　本症例の術後See-through（以下S-T）CT正面及び側面像
矢印は骨端線を示す。

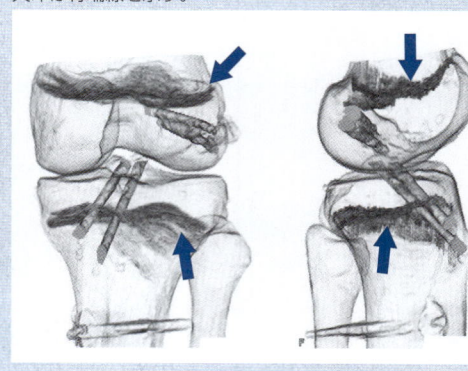

> **解説**
>
> 成長期においては，サッカー如何の問題ではなく，骨端線の残存，今後の成長予測に重点を置く．骨端線についてはMRI像の，T2*強調像，STIR像で評価し，大腿骨・脛骨共に中心部より骨癒合をきたすため，これらのサインに注意をする．また，脚長差予測（Moseleyなど）や，二次性徴のTanner stage分類を行い，今後の成長予測も行う．
>
> 成長過程の末期にあり，MRIにても今後の成長において，問題が少ないと判断する場合，本人のスポーツレベルを勘案し，再建もしくは待期しての手術かを判断する．再建を行う場合でも，骨端線を温存，もしくは最小限の侵襲での手術を心がけるべきである．
>
> 骨端線の閉鎖様式を考慮した場合，中心部より側方の部分を破壊しかねない，大腿骨側に関してはAndersonの方式に準じPhyseal-Sparing法で行うことが賢明である．脛骨側について，骨端線中心部の問題であるため，Loの手技をこのまま行うか，もっと幼少であればgraft tensionが非常に難しくなるが，Physeal-Sparing法を脛骨にも採用することとなる．本症例においては，大腿骨側のみAndersonの方式に準じ，大腿骨顆部外側の骨端線を温存した．

再発予防と今後の課題

STG使用のACL再建術の概要について述べた．詳細なリハビリテーションについては他項に譲るが，再発予防として筋力強化はもちろん重要な要素であり，とくに近年proprioceptive trainingに重点が置かれている．表1にトップレベルのリハビリテーションスケジュールを掲載しているが，agility trainingを早期から取り入れることで，再発予防に意識を置くメニューとしている．

今後の課題としては，本術式においてはオールマイティーに幅広い年齢の患者に適応できる点で，骨端線残存症例に対する対策が重要な課題と考えられる．骨端線を避ける意味で，Antero-Lateral Entry Femoral Aimer™が現在のところ，国内で使用できるguideとして考えられるが，骨孔が6mmまでと制限があり，socketの作製ができない点が問題点である．この点，日本未導入であるが，RetroCutter™ & Cannulated RetroDrill™などの使用はこれらの問題点を解決できるものと考える．

画像協力：東京逓信病院放射線科　保川裕二

文献

1) Yagi M, Kuroda R, et al：Double-bundle ACL Reconstruction Can Improve Rotational Stability. Clin Orthop, 454：100-107, 2007.
2) 栗林　聰，沖永修二，ほか：二重束ACL再建における大腿骨骨孔作成方法の違いによる骨孔位置の検討. JOSKAS, 35：66-67, 2010.
3) Lo IK, Kirkley A, et al：The outcome of operatively treated anterior cruciate ligament disruptions in the skeletally immature child. Arthroscopy, 13：627-634, 1997.
4) Anderson A：Transepiphyseal Replacement of the Anterior Cruciate Ligament in Skeletally Immature Patients. J Bone Joint Surg, 85-A：1255-1263, 2003.

サッカー

サッカーにおける膝前十字靱帯再建術（BTB使用）の診断と治療

福岡重雄

膝前十字靱帯断裂の分類

膝前十字靱帯断裂を起こす状況には2つの種類がある。

●接触型

膝に直接外力が加わって起こる場合（接触型）である（図1）。けがした本人にも周りでけがの瞬間をみていた人達にも重傷と感じられてわかりやすい。多くは前十字靱帯断裂に加えて側副靱帯損傷を伴っている。

ほとんどの場合で初診ドクターが重症と判断し膝専門医に送られてしかるべき処置が取られることになる。

●非接触型

他人との接触なしに起こる場合（非接触型）である。こちらはけがした本人にも周りでみていた人達にも判断が困難で、現場では軽傷と感じられてしまうことが多い。

日常診療の中でこの非接触型前十字靱帯断裂を見逃さないことが重要である。以下に診断のポイントを記す。

診断

●問診

・転倒時の様子を聴取する

接触型では外力の加わった方向が内側からなのか外側からなのかなど受傷時の相手との接触状況を詳しく聞くことが診断の助けになる（内・外側側副靱帯損傷の合併）。

一方、非接触型受傷時の様子はきわめて特徴的で問診だけで多くの場合は診断がつくといっても過言ではない。ジャンプの着地、急な方向転換、急停止などの急な減速を伴う動作時に膝がずれた感触があり、ほとんどすべての例で直後に転倒する。膝の中で何かが爆ぜたような音がするだけの場合、あるいは軋轢感（ゴリッ、ゴキゴキ、グリグリなど）が感じられる場合な

◆図1　接触型断裂受傷の瞬間

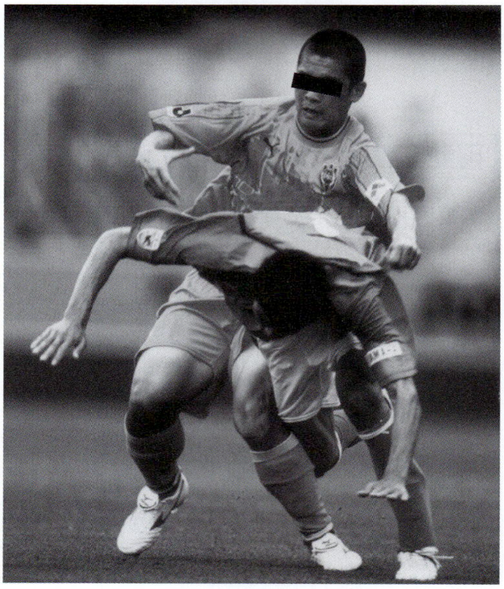

どがある。これだけあればまず前十字靱帯断裂を強く疑ってよい。軋轢音が感じられる場合には半月板損傷や軟骨損傷を伴っていることが多い。きわめてまれなケースとして膝蓋骨急性脱臼でも問診上は同じ様子のことがあるので注意を要する。

・膝のけがの既往を聴取する

非接触型前十字靱帯断裂の場合には、明確な診断がなされないままにスポーツに復帰していて、受診時のけがが再受傷の場合も多い。膝のけがの既往を詳しく聴取することが必要である。

●視診・触診

・受傷直後の膝の様子

内側側副靱帯損傷を伴う場合（接触型に多い）や半月板・軟骨損傷を伴う場合には直後から痛みが強く荷重困難なことが多い。またそれぞれの局所に圧痛と腫れを伴うので正確に記録する。前十字靱帯断裂のみの場合には直後の痛みや腫れはさほど強くなく、ときには数分の休息で歩行可能となり当日またプレーに復帰

してしまうこともある．その場合にはほとんどのケースで，再度些細な捻りで膝くずれを起こしプレーを中止せざるを得なくなるが，初回では痛めていなかった半月板などを損傷してしまう可能性もある．

・受傷直後の膝の処置

いずれにせよ，受診する頃には膝は腫れていて液体の貯留を疑わせるようになる．膝関節穿刺を行い貯留液が血性であることの確認が是非必要である．この穿刺は，時間の経過により出血成分は消失してしまうので，初回受診ドクターのみが確実に行えることであり，義務ともいえる．

痛みと腫れが強いときには次に述べる徒手検査が終了した後に膝を簡易ニーブレースで保護し免荷することも必要である．

● 徒手検査

接触型ではⅢ度の内側もしくは外側側副靱帯損傷を合併することもある．その場合の診断，治療方針は前十字靱帯単独損傷とは異なるので他所に譲るとして，非接触型では内側側副靱帯損傷があるとしても多くの場合Ⅰ度程度であり，ほとんど問題にならない．前十字靱帯断裂の徒手検査法を重要度順に並べる．

・回旋不安定性テスト

代表的なものはNテスト，pivot shiftテストででである．

①Nテスト（図2, 3）

膝軽度屈曲位では正常位置にある腓骨頭が膝の伸展につれて脛骨とともが前方亜脱臼する現象を感知する．腓骨頭に術者の母指を当てて下肢を保持し，膝伸展の過程で下腿を内旋させつつ膝蓋骨との間で腓骨頭を押し出すようにすることがコツである．

②pivot shiftテスト（図4, 5）

こちらはNテストの逆の現象で，膝軽度屈曲位で前方亜脱臼している膝が屈曲により軸回旋（pivot）して整復される現象をみるものである．

pivot shiftは麻酔下での感度と精度は高いが，痛みのあるときや覚醒状態での再現性が乏しく，その点で

◆図2　Nテストスターティングポジション

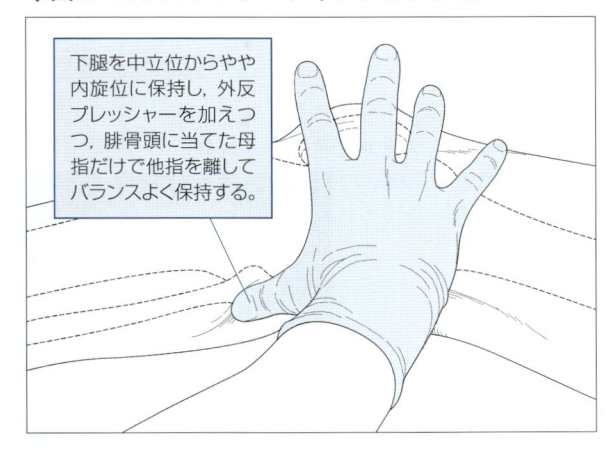

下腿を中立位からやや内旋位に保持し，外反プレッシャーを加えつつ，腓骨頭に当てた母指だけで他指を離してバランスよく保持する．

◆図3　Nテスト亜脱臼（陽性）時

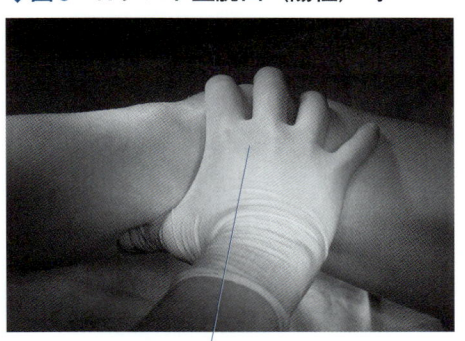

下腿内旋位で膝を伸展させつつ指の間で軽くスクイーズし母指で亜脱臼を確認する．

◆図4　pivot shiftテストスターティングポジション

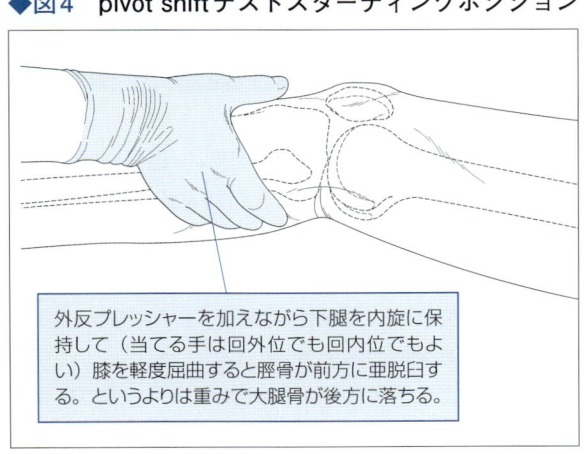

外反プレッシャーを加えながら下腿を内旋に保持して（当てる手は回外位でも回内位でもよい）膝を軽度屈曲すると脛骨が前方に亜脱臼する．というよりは重みで大腿骨が後方に落ちる．

◆図5　pivot shiftテスト陽性

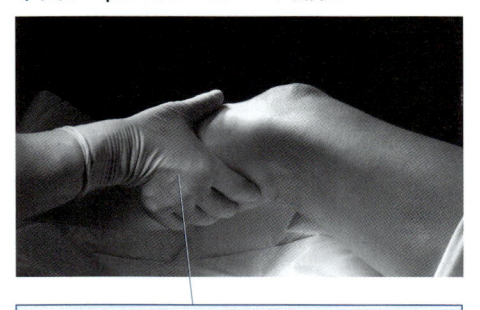

膝を屈曲して行くと大腿骨が軸回旋（pivot）して整復される．骨の形態あるいは腸脛靱帯に引っ張られて整復されるといわれている．そのときに大腿骨のJerk（加速度的な動き）現象が起こる．

はNテストの方が臨床の場では優れていると考える。

③Lachmanテスト（図6）

軽度屈曲位（30〜45°）での前方引き出しテストである。痛みの強い時でも腫れが少なければ左右差を比較できるのできわめて有用なテストである。前十字靱帯が切れていなければ前方引き出しの最後に骨性の抵抗（エンドポイント）を感じることができる。これも重要な所見である。

④前方引き出しテスト（図7）

急性期の90°屈曲位での前方引き出しテストはほとんど診断的有用性はないと著者は考える。もし意味があるとしたら陳旧性の前十字靱帯不全膝で明確な左右差がある場合に記録しておき，再建術後のどの程度改善するかの評価としては使えるかもしれない。

● 画像診断

・単純X線

単純X像はほぼ正常である。しかし，次の場合には単純X線所見のみでかなりの確率で前十字靱帯断裂を疑ってもよい。

①脛骨外側関節面の裂離骨折（Segond骨折，図8）

前十字靱帯断裂受傷時の捻りで外側関節包付着部が裂離したものと考えられている。これがあればほぼ前十字靱帯は断裂していると考えてよい。当然のことながらこの部位には腫れと圧痛を認める。

②lateral notch fracture

前十字靱帯断裂受傷時に脛骨が亜脱臼して大腿骨外顆が脛骨後縁に衝突してできる大腿骨外顆外側縁中央部骨軟骨骨折による陥凹である。膝単純X線側面像で大腿骨外顆に軽度の陥凹もしくは顕著な平坦化を認めることにより診断する（図9, 10）。この所見も前十字靱帯断裂を疑わせるものではあるが，正常でも大腿骨外顆側面像で平坦もしくは軽度陥凹している人もかなりいるため左右の比較が必要である。あくまで補助的価値しかない。

・MRI

MRI所見の詳細については専門書に譲るが，前十字靱帯をMRIでよく描出するためには単なる2方向（前頭面，矢状面）撮影に加えて斜走する前十字靱帯の走行に沿った撮影が必要である。しかしいかにMRIで前十字靱帯をよく描出できたからといって，最終診断は前述の徒手検査で行うべきである。

MRIはあくまで補助診断である。放射線診断医は可能性のある病態のすべてを網羅してレポートを書くものであるので，MRI像上の前十字靱帯の輝度変化

◆図6 Lachmanテスト

痛みの強いときでも腫れが少なければ左右差を比較できるので極めて有用なテストである。

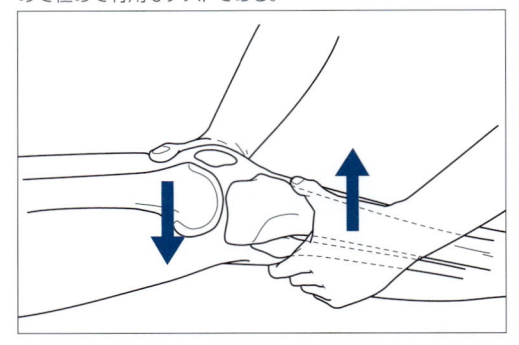

◆図7 前方引き出しテスト

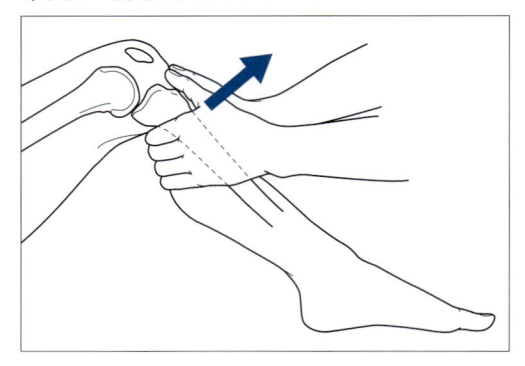

◆図8 Segond骨折のX線像

脛骨外側関節面の裂離骨折（矢印）。

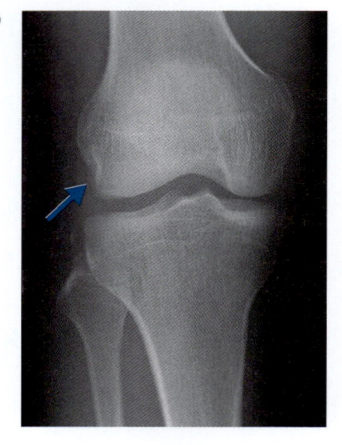

をレポートで指摘することが多い（図11）。それイコール前十字靱帯断裂と取ってはいけない。

一方，MRI2方向検査は半月板損傷の有無に関しては徒手検査を遙かにしのぐ感度と精度を有しているので，関節鏡視の必要性を判断するために極めて重要な情報を提供してくれる。

また前十字靱帯断裂時にはMRI上の骨輝度変化（骨挫傷）を大腿骨外顆と脛骨外側高原後縁に認める

ことが多い。MRI版 lateral notch bone bruise sign（図12, 13）といってよい。単純X線版 lateral notch fracture sign よりもこちらの所見の方が前十字靱帯断裂を強く疑わせる。

●治療方針

以下に述べるのは一般的な著者の治療方針である。

前十字靱帯断裂と診断したケースで臨床症状，MRIから半月板損傷を伴っていると判断した場合には，半月板について必要な処置を行うために関節鏡手術を勧める。

ここまでは必要なすべての人に行う。関節鏡視の記録画像を本人にみてもらい前十字靱帯断裂と半月板損傷の状態をよく理解してもらう。

初回受傷である場合には原則的には膝，とくに半月板，軟骨を一生に渡り守るために靱帯再建術を受けることを強く勧める。著者の治療方針には年齢による区別はない。初診ドクターが漫然とスポーツ活動を許可してしまったために，再受傷を繰り返してしまいすでに半月板，軟骨までもがひどく痛んでしまっているケースも数多く見受ける。

前十字靱帯断裂の恐ろしいところは，1カ月もすると痛みがなくなりまるで正常のように思えて，スポーツ活動に復帰してしまい，再受傷を繰り返してしまうことである。若い人でも再受傷を繰り返し，すでに軟骨損傷のひどいケースでは再建術をしてもスポーツは諦めてもらうことなる。初回受傷であっても諸般の事情により再建術を選択しない患者にも，前十字靱帯不全膝の持つリスクをよく説明し理解してもらうことが重要と考える。そうすれば1〜2回の再受傷で膝の限界に気付き，悲惨な事態は防止できると考えている。

復帰のツボ

◆図9 前十字靱帯断裂例にみられた lateral notch fracture

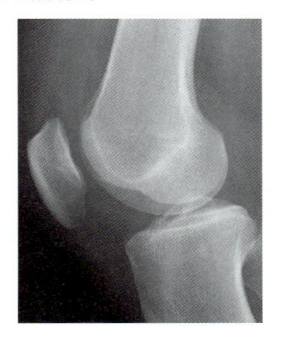

◆図10 前十字靱帯断裂例にみられた大腿骨外顆の平坦化

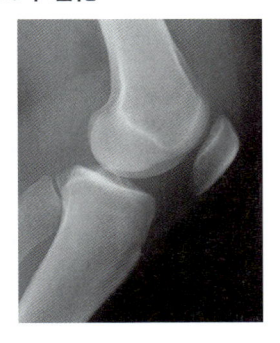

◆図11 徒手検査で正常な膝のMRIでみられた靱帯内の輝度変化

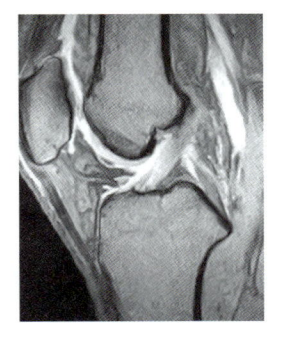

◆図12 MRI版 lateral notch bone bruise 前頭面

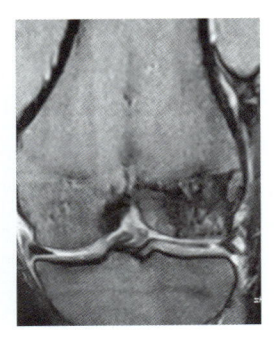

◆図13 MRI版 lateral notch bone bruise 矢状面

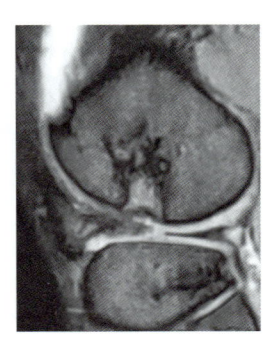

ケースレポート1

【症例】

21歳，男性。プロサッカー選手。

【現病歴】

サッカーの試合中に相手の右への動きに対応しようとして，やや遅れ気味に右へ動こうとしてバランスをくずした瞬間に，軸足となった左膝がずれた感じがして倒れた。膝で「ゴキッ」と音がしたようである。

【初診時所見】

当日来院した。来院時は独歩可能であった。問診から典型的な前十字靱帯断裂と考えられた。膝は腫れていたので，まずは関節内血腫の有無を確認するために関節穿刺を行った。穿刺液は血性であり20mL引けた。

初めに内・外側側副靱帯の動揺性が無いことを確認した。このケースではどちらにも動揺性はなく内側側副靱帯損傷があるとしても無視できる程度であった。次に急性期に有用なLachmanテストを行った。本格的な腫れの起こる前であったので確実に陽性と判断できた。またエンドポイントも消失していることを確認できた。

次にpivot shiftテストを行ったが膝痛のために十分な弛緩が得られず確実に陽性とは確認できなかった。一方，Nテストでは容易に腓骨などの亜脱臼現象を確認でき陽性と確実に判定できた。前方引き出しテストはほとんど無意味であるが，むしろ後方引き出しテストつまり後十字靱帯断裂がないことを確認するために行った。このケースではもちろん陰性であった。

【画像所見】

単純X線撮影を指示しlateral notch fracture sign以外の骨症がないかどうかをみた。MRI撮影を指示し半月板損傷の程度の判断を行った。強烈なlateral notch bone bruise signを認めた。

最終診断を前十字靱帯断裂及び外側半月板断裂と下し，このケースでは外側半月板中央部に垂直断裂が疑われたため厳しく免荷を指示した。描出された前十字靱帯は靱帯中央部で連続性がなくいわゆるmop end tear（図14）と考えられた。

一般論として，すぐMRI検査をできない場合には本人が歩行可能であると感じていても念のために免荷するほうが安全である。

【診断】

前十字靱帯断裂の確定診断がついたとして，治療方針をどのようにするかは初診ドクターの判断に委ねられることになる。このケースはトップアスリートの初回受傷であるので，選手生命を考えても靱帯再建術を行う以外の選択枝はなかった。

【手術所見】

膝の腫脹が治まり歩行および可動域が正常に近づいてから手術を行うことが現在の世界標準である。再建術が可能な膝の状態にするために本ケースでは関節鏡視をまず行うことにした。受傷後3日目に関節鏡を行ってみると，予想通り外側半月板の中節に垂直断裂及び後節に斜断裂を認めた。中節の処置のみを行い後節は放置しその後全荷重と全可動域訓練を許可した。まったく腫れのない状態になったことを確認して受傷後4週間後に前十字靱帯再建術行った。

> **復帰のツボ**
>
> 再建術式としては最新式の術式で骨付きBTB再建術を行った。再建素材としてのSTGは骨孔への錨着が不十分であること，束ねた細束に均等に緊張が分散せず最大緊張のかかる細束から徐々に弛んでゆく可能性が大であることの2つの理由から，トップアスリートの再建素材としては不適切であると著者は考えている。このSTG素材としての弱点ははいかなる術式にしても変わるはずはないと思っている。

【経過】

術後リハビリテーションプログラムに沿って後療法を行い，術後6カ月には所属クラブの練習に完全合流した。

【解説】

前十字靱帯断裂の治療について，プロスポーツ選手には再建術を行う必要があることに異論はないと考えるが，一般人においても前十字靱帯機能不全のまま再受傷を繰り返し，膝の半月板損傷，軟骨損傷を起こすことは避けるべきである。

そのためには，初回の受傷時もしくは再受傷を数回繰り返したのみでまだ半月板などに比較的損傷の軽い時期に，年齢性別を問わず前十字靱帯再建術を行うべきであると著者は考える。

◆図14　mop end tear

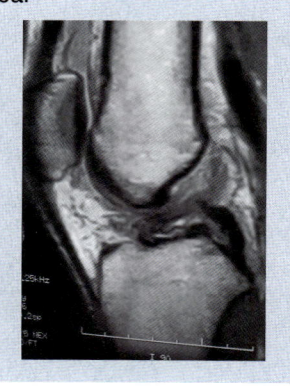

ケースレポート2

【症例】
11歳，女子。小学5年生。

【現病歴】
体育授業中に跳び箱の着地でバランスを崩し左下肢を捻った。着地の瞬間に転倒した。膝の中では何かが爆ぜるような感触があったがとくに音はしなかった。しばらく休んでからごく普通に歩けたのでそのまま帰宅したが，翌朝に膝が腫れ上がったので接骨院を受診した。

1カ月ほどで治癒したとの接骨医の判断でミニバスケットを再開し，数回膝くずれを経験した後，当科を紹介された。

【初診時所見】
来院時には腫れと痛みはなく一見は正常であった。腫れも痛みもないため徒手検査は容易に行え，Nテスト，pivot shift，Lachmanテストはいずれも陽性であった。しかし前方引き出しテストには左右差が感じられなかった。

すでに受傷後3カ月経過していたのであえて関節穿刺を行うことはしなかった。

【画像所見】
単純X線像は正常であった。MRIを当日に行うことができなかったが，半月板損傷の可能性はあまりないと判断し，ブレースでの固定もせず荷重も許可した。ただし膝が捻りに弱いことをよく説明しMRIの検査までに膝の再受傷を起こさないように十分に気を付けさせた。

MRIでは半月板損傷はなかったもののMRI版 lateral notch signである骨挫傷を大腿骨外顆と脛骨外側関節面後縁に認めた。描出された前十字靱帯は大腿骨付着部で連続性が無かった。問題となるのは単純X線像で骨端線が未だ明確に存在し骨成長の途中であることであった（図15，16）。

【診断】
前十字靱帯断裂の確定診断がついたとして，このケースは未だ成長期にあり骨性成長軟骨を横切る骨孔を空ける必要がある再建術をすぐには行えない。選択枝は2つしかない。とりあえず靱帯一次縫合術をすぐに行い，リハビリ期間を含めて時間を稼ぎ，骨の成熟を待って靱帯再建術を行うか，骨成熟までの期間を保存的に再受傷を起こさないように見守るかのいずれかである。一次縫合術の成績は芳しくないことと受傷後すでに3カ月経過していたことから前者は選択枝から外れ，ACLブレースをつけて体育授業のみ許可することにした。

骨端線が閉鎖するまでの期間を安全に過ごすためには本人のみならず両親の理解を得ることが重要である。

【手術所見】
X線の骨端線の閉鎖状況と身長の伸びの経過を追った。無理をしてはいないはずであったが，1年半後に転倒し内側半月板損傷を起こしてしまった。関節鏡を行ったところ内側半月板辺縁部断裂がみられた。

このケースでは未だ骨端線は完全に閉鎖しておらず，3カ月で3mmほどの身長の伸びがみられたが，これ以上待つと半月板を救えないと判断し，難しい判断であったが，BTB再建術と内側半月板縫合術を行った。

経過
術後リハビリテーションプログラムに沿って後療法を行い，中学進学後はバスケットボール部に所属している。

解説
一般人においても，前十字靱帯不全膝で再受傷を起こさないようにさせることは難しい。まして成長期の子供に対しての指導はさらに難しい。両親の理解と協力が是非とも必要であるが，整形外科医ではない普通の人に「日常生活ではまったく問題のない膝ではあるが急な捻りには耐えられずに膝くずれを起こして半月板などを痛めてしまうこと」を理解させるのは極めて困難である。

一次縫合をまず行いある程度の制動性を持たせることで成熟を待ちそこで再建術を行う方針が最善とは思うが，それはまた両親には受け入れにくい方針ではある。

◆図15　正面像
骨端線が未だ明確に存在する。

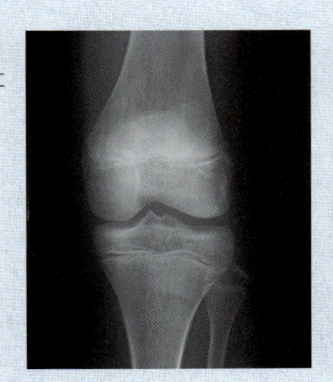

◆図16　側面像
骨端線が未だ明確に存在する。

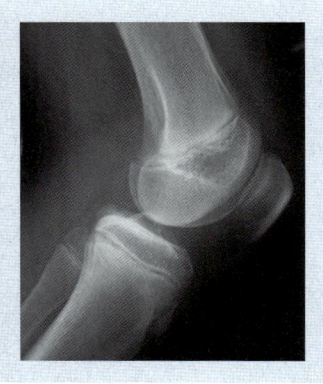

TOPICS
BTBとSTGのリハビリテーションの違い

今屋　健

●BTBとSTGの選択

　ACL再建術ではこれまでさまざまな靱帯素材が使用されてきた。しかし現在ではほとんどの施設でBTBかSTGによる再建術が施行されている。著者らはBTBとSTGでは両者において利点と欠点があり，その特性から手術方法を選択することが重要であると考えている。そこでスポーツ復帰の時期である術後8カ月におけるBTBとSTGの臨床成績を参考に，著者らが考えるBTBとSTGのリハビリテーションの相違点をまとめてみた。

　臨床成績は両者の間で特徴的と思われる，膝伸展・屈曲筋力と膝伸展可動域の術後成績を比較し，対象は10～20歳代とした。

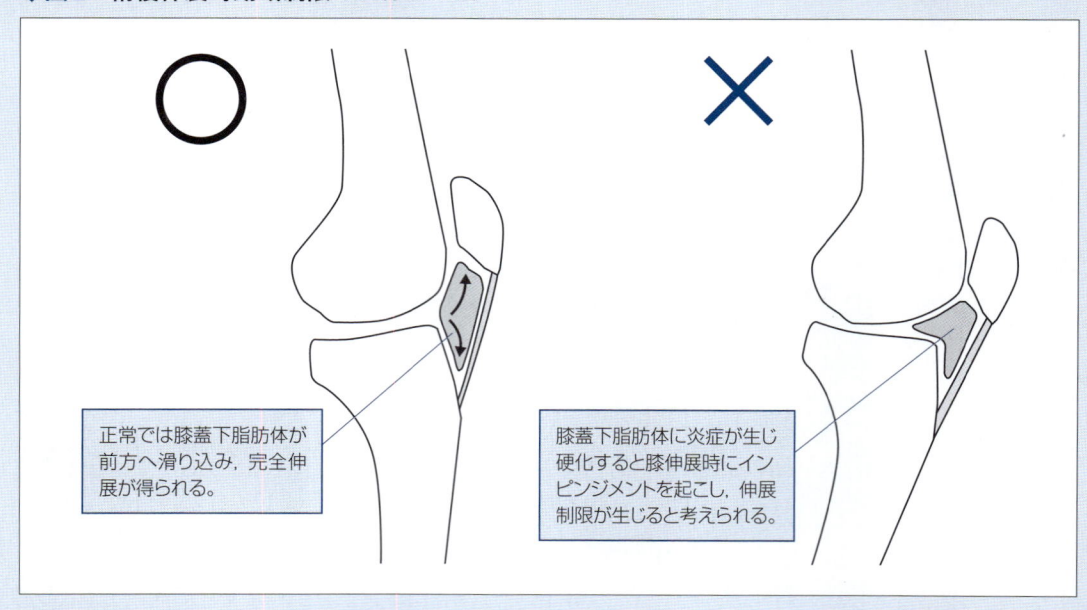

◆図1　STG vs BTB HHD（術後8カ月）

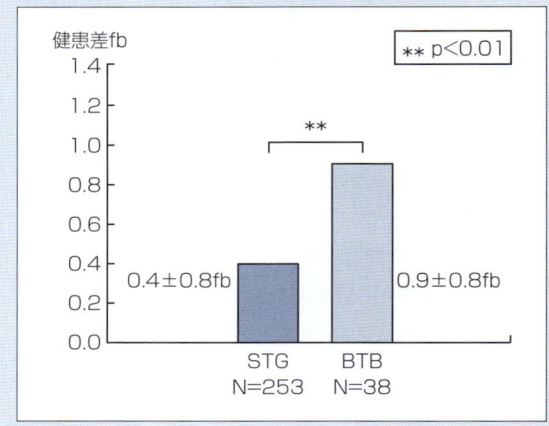

（文献1より）

●BTBのリハビリテーション
●BTB例における伸展制限

　BTBの場合，STGと比べ術後に伸展制限を生じやすい（図1）。この大きな要因としては，BTBの採取に伴う，腱採取部や膝蓋下脂肪体部の炎症や硬化があげられる。これが完全伸展域でインピンジメントを起こし，伸展制限の原因となる（図2）。このように，腱採取の影響からBTBでは膝の伸展制限を生じると同時に，STGと比較して筋力の回復が有意に遅れる（図3）。とくに，最終伸展域での筋力の回復が困難になることから，内側広筋の萎縮が著明になる。よって，術後早期から術創に注意しながら膝蓋下脂肪体部のモビライゼーションを施行し，柔軟性を獲得する必要がある。さらに膝蓋骨の可動性を回復させ，完全伸展を獲得しやすい状況にする。

◆図2　術後伸展可動域制限のメカニズム

正常では膝蓋下脂肪体が前方へ滑り込み，完全伸展が得られる。

膝蓋下脂肪体に炎症が生じ硬化すると膝伸展時にインピンジメントを起こし，伸展制限が生じると考えられる。

◆図3　STG vs BTB　伸展筋力60deg/sec（術後8ヵ月）

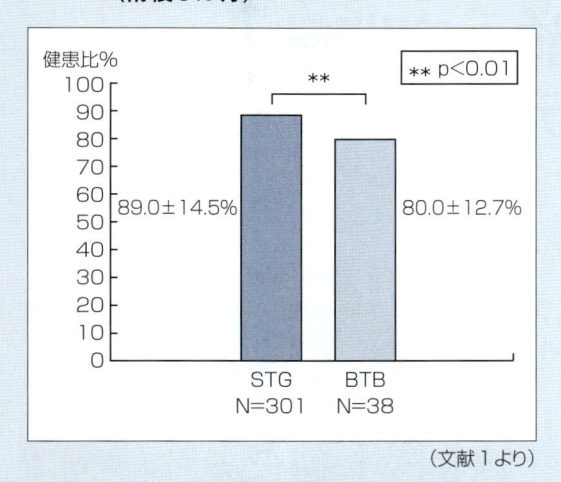

STG: 89.0±14.5%　N=301
BTB: 80.0±12.7%　N=38
** p<0.01
（文献1より）

◆図4　STG vs BTB　屈曲筋力60deg/sec（術後8ヵ月）

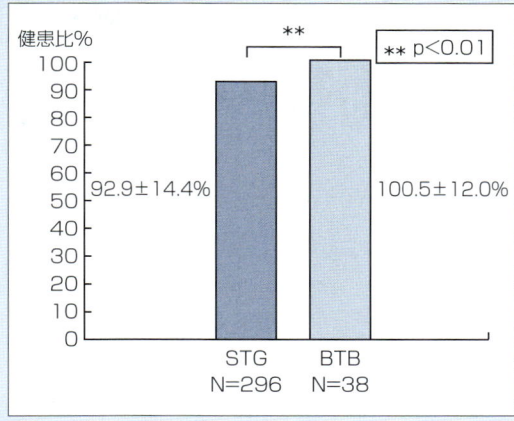

STG: 92.9±14.4%　N=296
BTB: 100.5±12.0%　N=38
** p<0.01
（文献1より）

●いかに伸展可動域を獲得するか

このようなことから，とくにBTBによるACL再建では，確実に術前の可動域を改善させることと，術後早期に積極的に伸展可動域訓練を進めていくことが必要である．さらに，骨形態機能の面からは，健側の膝伸展可動域が大きい場合（過伸展）や健側膝関節のjoint playが小さい場合には，伸展制限を引き起こす傾向がある．このような場合，とくに重点的に伸展可動域の獲得を図る必要があることを強調したい．

また，BTBでは急性期を過ぎても過大な運動負荷を与えると腱採取部やPF関節の炎症を引き起こしやすいため注意する．とくにジャンプからの着地や深いスクワットなどではストレスが増大するため，徐々に負荷を増やすようにしなければならない．

●STGのリハビリテーション

●STG例における筋力低下と深屈曲

STGの場合，腱採取の影響からBTBに比べ，術後に膝屈筋の筋力低下を有意に生じる（図4）．術後は腱採取部である大腿内側後面に疼痛を生じることが多いが，BTBほど腱採取による疼痛は強くない．しかし，膝屈曲運動によりこの疼痛は増強するため，早期の過剰な膝屈曲運動は控えなければならない．例えば，歩行訓練時に過度に膝屈曲を意識させると腱採取部の疼痛が増強する．また，術後2ヵ月以内では過剰な筋収縮やストレッチングにより，内側ハムストリング部に肉ばなれ様の疼痛を生じることがあり，回復までに1週間ほど要するため注意する．

訓練期において，早すぎる膝屈筋の筋力訓練は内側ハムストリング部に肉ばなれ様の症状を長引かせ，ひいては機能低下を引き起こす．このため腱の再生過程を配慮してハムストリングスの筋力訓練は術後3ヵ月から開始する．

STGでは運動特性として，膝の深屈曲が困難となる症例が多い．このため，深屈曲を要するスポーツ（バレエ，器械体操など）では支障をきたすことがある．逆に，深屈曲を要しないスポーツでは復帰の際に問題になることは少ない．

●筋力増強訓練

筋力訓練は採取腱が再生するといわれる3ヵ月以降から，屈曲可動域の獲得のみならず，深い屈曲を意識した自動運動を行う．初めは無負荷または低負荷での運動から開始し，徐々に負荷を上げて行う．最初から重い負荷で屈曲させても，深い屈曲域での収縮は困難なため筋力増強は望めない．

●再建材料の特性を理解する

以上のように，再建靱帯の素材の違いによる特性を把握することはきわめて重要である．こうした特性の違いを念頭に置き，術後のリハビリテーションを施行する必要があるとわれわれは考えている．

文献

1) 今屋　健：膝前十字靱帯損傷後の術後のリハビリテーション．運動と医学の出版社，2010，p116-193．

サッカー

サッカーにおける膝前十字靱帯再建術後のリハビリテーション（急性期）

今屋　健

　膝前十字靱帯（以下，ACL）再建術後のリハビリテーションでは，急性期（術後2～3週間）が最も重要な時期であるとわれわれは考えている。急性期では，「関節可動域」「筋力」「安定性」といった膝関節局所の機能を統合的に獲得していくことに主眼を置く。これにより機能的な膝を獲得することができる。なお，便宜上，ここでいう急性期とは術後から退院まで（術後2～3週間）とし，BTB，STGとも同様のプロトコールで進める。

リハビリテーションのポイント

● 関節可動域

　ACL再建術後では，術前の膝機能が術後成績に大きな影響を与える。中でも術前の可動域は術後成績を左右する最も大きな因子である。とくに，伸展可動域の獲得は重要で，われわれの調査では，術前の伸展制限は術後の伸展制限を生じさせ，さらに伸展筋力を低下させることがわかっている[1]。伸展可動域は伸展0°ではなく，HHD（Heel Height Difference）0の左右差のない完全伸展を獲得する（図1）。また，術前の筋力低下はとくに術後早期の筋収縮の獲得に影響する。すなわち，術前の筋力（筋収縮）の回復により，術後早期のクォータースクワットや歩行などをスムーズに獲得できる。このため，術前に筋力の回復を図らなければならない。ただし，術前の過剰な筋力訓練は膝の炎症を引き起こし，術後に悪影響を及ぼす。例えば，過剰な走り込みや強い負荷での筋力訓練は炎症を引き起こすため控えるようにする。

● 訓練時のポイント

　急性期の訓練時にはアイシングを適時行い，疼痛などの炎症を軽減させる。また1週間以内は，立位時に膝から下腿部へのうっ血により疼痛が増強し，荷重・歩行訓練を阻害する。このため術後1週間は弾性包帯を足部から膝関節の上方まで巻き上げ圧迫を行う（図

◆図1　HHD（Heel Height Difference）

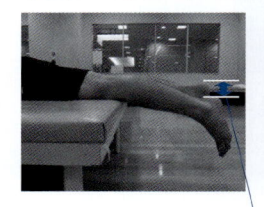

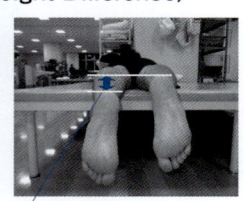

ベッド上腹臥位で膝蓋骨までベッドに乗せ，それより遠位をベッド端から出したときの両踵の高さの差を計測する。HHDの値が大きいほど伸展制限が大きいことを意味する。

◆図2　弾性包帯による圧迫

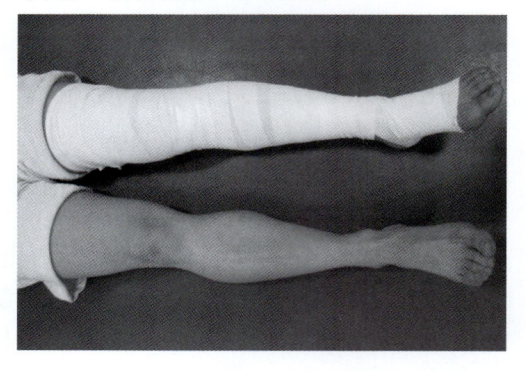

◆図3　クォータースクワット

術後2日から開始する。開始当初は松葉杖を使用するが，疼痛や不安感がなければ可及的早期に杖を外す。

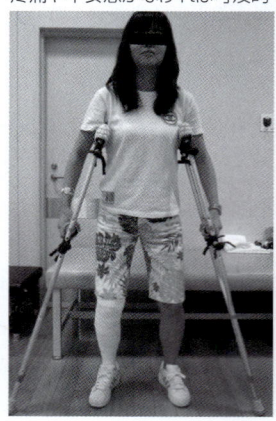

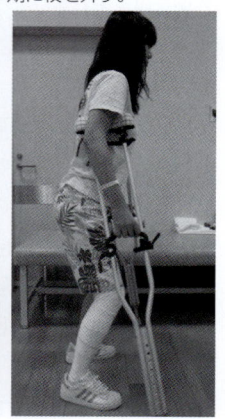

2)。これにより，疼痛は大幅に軽減し，立位での訓練を導入しやすい。なお，訓練室内では生理的な筋収縮を促すため，装具を外してすべてのリハビリテーションを行う。

●クォータースクワット

急性期で重要な荷重訓練としてクォータースクワットがある（図3）。これは膝軽度屈曲位（約45°）で荷重するものである。急性期以降，膝の前方剪断力を回避するためにも，この時期に正しいスクワットを獲得する必要がある。通常スクワットは膝を足よりも前に出さず，重心の位置を後方にするよう指導されることが多い（図4a）。しかしこの姿勢では再建靱帯への伸張ストレスが増大する[2]。また，ビデオ映像の解析などから，ACL損傷時には膝軽度屈曲位，重心は後方位にあると指摘されている[3,4]。これらを考慮して，ACL再建術後のスクワットでは下腿を前方に傾け，骨盤・体幹を前傾させ，身体重心を過度に後方に位置しないようにする必要がある（図4b）。この理論で急性期以降に行うハーフスクワットは，ACL再断裂の予防を考慮した，スポーツ時の構えの姿勢になる。

また，通常前額面では足を正中位にした状態で，そのまま膝を足の長軸方向へ屈曲していくように指導されることが多い。しかし，通常脛骨は生理的に外捻しており，足を正中位にすると膝が内側を向き，外反位をとりやすい（図5a）。また，この肢位では膝の内反可動域が極端に制限されるため，膝の外側方への内反動揺に対応しにくい肢位となる。このため，スクワット時には足位は生理的外捻の位置（通常やや外転位）に置いた上で膝を正中位にし，膝が内反・外反両方の動揺に対応できるようにする（図5b）。

◆図4 スクワット時の注意点（矢状面）

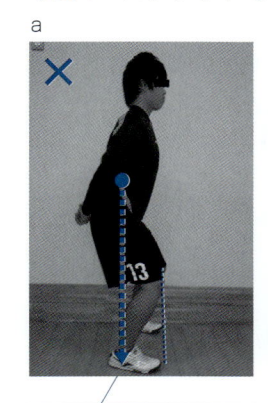

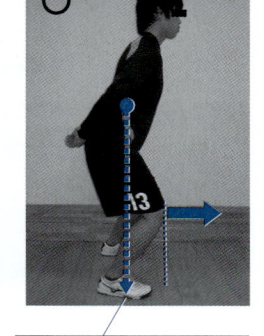

a ✕ b ○

身体重心が過度に後方に位置すると膝関節の前方剪断力を生じる。

膝をつま先より前に出し下腿を前傾させ，体幹・骨盤を前傾させ，過度な身体重心の後方化を防ぐ。

◆図5 スクワット時の注意点（前額面）

a：足位が正中位の場合
内反　外反

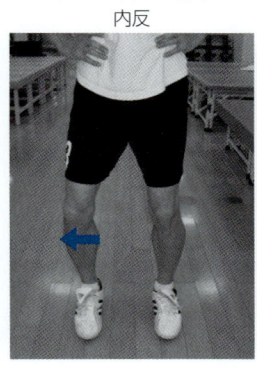

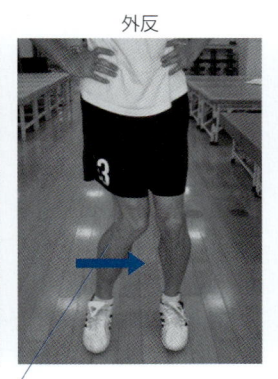

b：足位が生理的外捻の位置の場合
内反　外反

脛骨は通常やや外捻しているため，足位を正中位にすると膝は外反位を呈しやすく，逆に内反可動性が狭くなる。これは脛骨の外捻が大きい例ほど傾向が著しくなる。

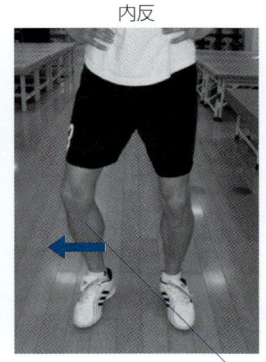

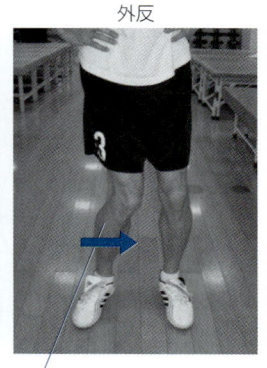

足位は生理的外捻の位置（通常やや外転位）とし，膝を正中位にし，膝が内反・外反両方の動揺性に対応できるようにする。

ケースレポート1

経過

・術後2日

訓練室でのリハビリテーションを開始する。可動域訓練ではヒールスライドを（図6），筋力訓練ではクアドセッティング，SLR，クォータースクワットなどを行う。

ACL再建術後に最もよくみられる跛行は，膝の屈伸運動を伴わない，いわゆる棒足歩行である（図7）。このため歩行訓練では術後可及的早期から，下肢各関節の協調した運動と安定性を伴う正常歩行を獲得することを目標とする（図8）。おおむね，術後5～7日で訓練室内での全荷重歩行が可能となる。ただし，リスク管理のためリハビリテーション時以外では術後1週間は松葉杖を使用する。

・術後1週間

可動域は膝屈曲90°を目標とする，歩行が安定すれば階段昇降を開始する。

・術後2週間前後

伸展HHD 3cm以内，屈曲110～120°，杖・装具なしで安定した歩行が獲得できれば退院となる。

◆図6　ヒールスライド

下肢をリラックスさせ，両手で大腿後面を保持し，上肢の力で踵を滑らせながら膝を屈伸させる。

◆図7　ACL再建術後の跛行（遊脚期）

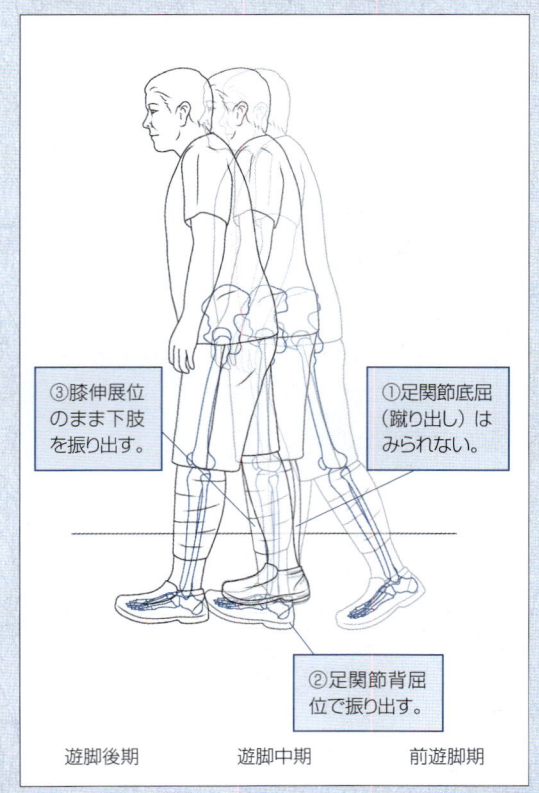

①足関節底屈（蹴り出し）はみられない。
②足関節背屈位で振り出す。
③膝伸展位のまま下肢を振り出す。

遊脚後期　　遊脚中期　　前遊脚期

（文献1より）

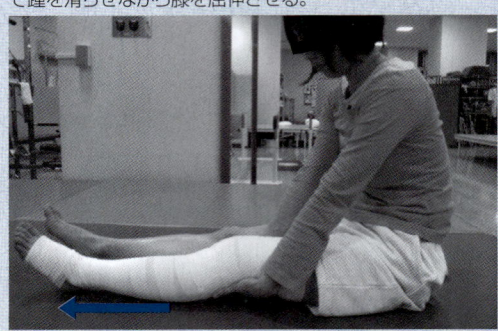

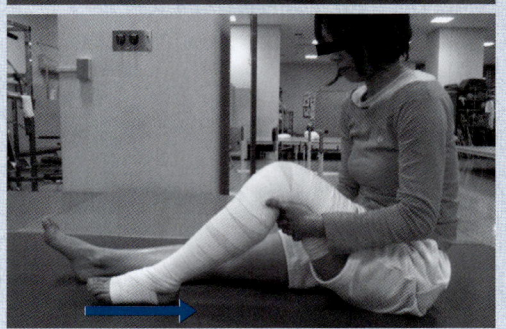

◆図8　正常歩行（遊脚期）

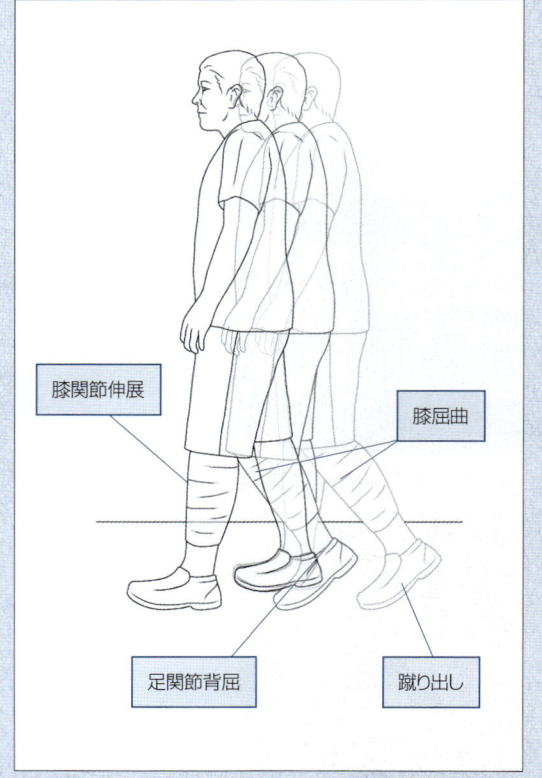

膝関節伸展
膝屈曲
足関節背屈
蹴り出し

（文献1より）

◆図9　joint play（関節の遊び）

joint playとは，各々の症例が持つ生理的な関節の遊びの大きさのことである．ACL損傷膝では元来のjoint playはわからないため，健側膝のjoint playを指標にする．

joint playが小さい．

joint playが大きい．

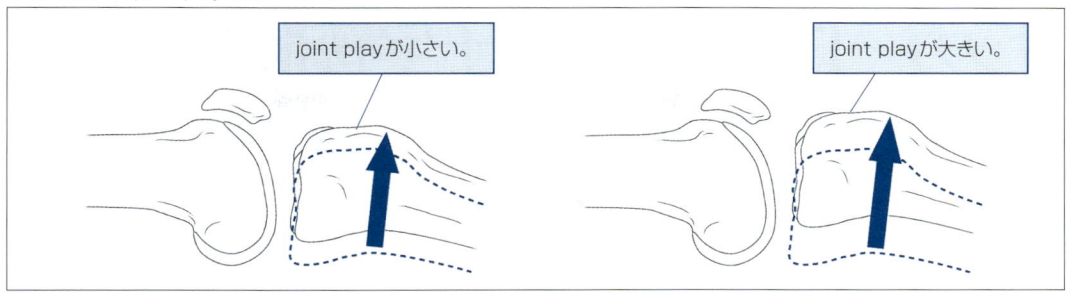

◆図10　膝関節の過伸展

膝関節が0°以上伸展する状態を過伸展という．

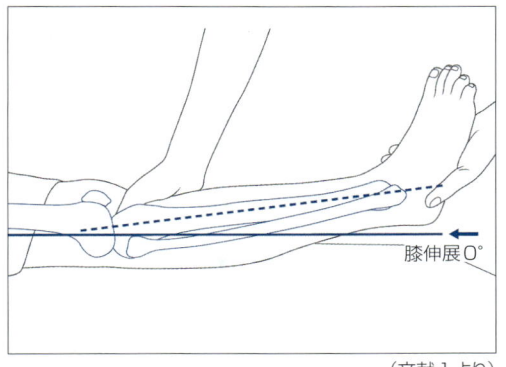

膝伸展0°

（文献1より）

◆図11　重りを使用した伸展可動域訓練

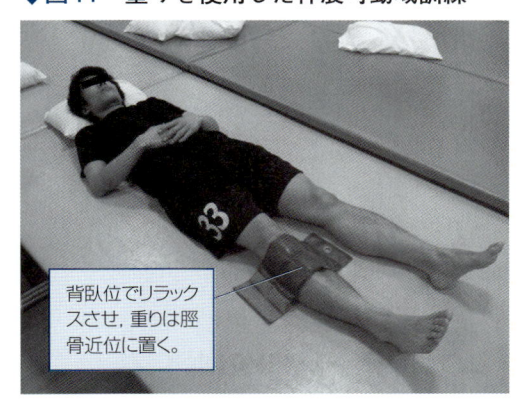

背臥位でリラックスさせ，重りは脛骨近位に置く．

難治例のリハビリテーション

　急性期において難治例として認められる例の代表は，著しい伸展制限を有する症例である．伸展制限を有する症例では膝の機能を発揮できず，決して良好なスポーツパフォーマンスを獲得することはできない．これは，術前に伸展可動域が獲得できていない例，さらに健側膝のjoint play（関節の遊び）が小さく（図9），過伸展を有する例にみられやすい（図10）．このような症例は，術前に術後の伸展制限をきたす予測ができるため，術後超早期から伸展訓練を開始する．具体的な方法は，背臥位で重りを使用して行う伸展可動域訓練で，術後1週ごろより10分を2～3セット行う（図11）．また，これに先行して，術創に気をつけながら膝蓋下脂肪体や膝蓋骨，膝前面の皮膚のモビライゼーションを行う．

全身を診るリハビリテーション

　急性期ではとくに，「関節可動域」「筋力」「安定性」といった膝関節局所の機能を統合的に獲得し，機能的な膝を獲得することが重要である．またこれらの機能は，「手術法」「術前の機能」「個々の骨関節形態の機能」などによって大きく異なる．このためこの時期には，単にルーティンなプログラムを施行するに留まらず，セラピストが症例毎の可動性や骨形態の特性を把握し，術後の状態を予測し，プログラムを立案していく必要がある．

文献

1) 今屋　健：膝前十字靱帯損傷後の術後のリハビリテーション．運動と医学の出版社，2010, p116-193.
2) 今屋　健，ほか：スクワット時の足圧中心と体幹の肢位が脛骨の前方移動に及ぼす影響～前十字靱帯損傷膝の特性～．理学療法学，29（Suppl）：S33, 2002.
3) 津田英一：ACL損傷の予防－その指導－．臨床スポーツ医学，22：225-232, 2002.
4) 丸橋兆延，ほか：前十字靱帯損傷のメカニズムと損傷予防の工夫．実践すぐに役立つ膝靱帯損傷診断・治療マニュアル，全日本病院出版会，2006, p 44-52.

サッカー

サッカーにおける膝前十字靱帯再建術後のリハビリテーション（訓練期）

今屋 健

膝前十字靱帯（以下，ACL）再建術後の訓練期におけるリハビリテーションでは，急性期で獲得した膝関節局所の機能を，全身運動であるジョギングやサイドステップなどのパフォーマンスでスムーズに使えるようにすることが重要である．その際，再建靱帯の強度はまだ十分ではないため，訓練強度や頻度に注意する．なお，便宜上，ここでいう訓練期とはエアロバイクを開始する術後4週間からサイドステップを開始する術後12週間までとし，BTB，STGとも同様のプロトコールで進める．

リハビリテーションのポイント

退院時にはADLの指導を行う．退院後の生活では，入院中と比べ長時間の歩行を強いられることが多い．歩行時間が長ければ疼痛・腫脹などの炎症が必発し，これが可動域制限や筋力低下の原因となる．よって，退院後は必要最低限の歩行量に抑えるように指導する．また，階段の使用も必要最低限とし，可能であればエレベーターなどを使用するように指導する．とくに階段の降りは膝関節に大きな負荷が加わり，疼痛を起こしやすい．その他，人混み，路面の悪い場所などは事故が起こりやすいため注意させる．

訓練期のリハビリテーションでは，急性期で獲得した膝の局所的な機能を全身運動で使えるようにする．また，アスレティックリハビリテーションのための膝筋力・持久力などの土台作りの時期であり，比較的単調な基本動作の繰り返しが多い．しかし，**復帰のツボ** 最初から強い負荷をかけたり，長時間運動をしたりすると疼痛や腫脹などの炎症が生じ，機能低下を引き起こす．このため，低負荷・短時間から開始し，炎症症状に注意しながら徐々に負荷を上げることが重要である．

訓練期のリハビリテーションではジョギング・サイドステップ中の身体のアライメントをチェックする必要がある．すなわち，前額面では膝が正中位で使えて

いるか，矢状面では膝が足より前方に位置しているか，身体重心が後方に偏っていないかなどの動作分析を行う（図1）．これは急性期のリハビリテーションで記述したクォータースクワットの注意点と同様である（p.353参照）．訓練期での動作時アライメントは，その後のアスレティックリハビリテーションでの動作能力の土台となる．以上のように，再建靱帯に過度な伸張ストレスが加わらない姿勢でのパフォーマンスを徹底し，反復練習を行い運動学習させる．

◆図1 訓練期での動作分析例

訓練期では，ジョギングやサイドステップなどのパフォーマンス中に再建靱帯に過度な伸張ストレスが加わらない姿勢が保てているか動作分析を行う．

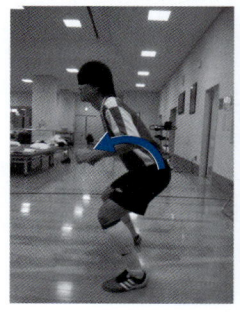

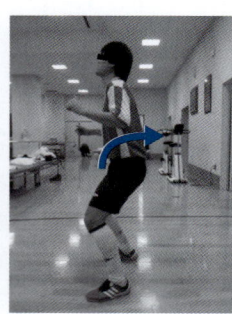

ケースレポート1

・術後4週間

屈曲120°が可能，ADLの歩行や階段で疼痛がなければ自転車エルゴメーターを開始する．最初は40〜50W程度の軽い負荷で，回転数50〜60rpm，15分を2〜3セット程度とする．1週ごとに10〜20Wずつ負荷を増やし，ジョギングを開始する術後8週までに男性では100W前後，女性では80W前後の負荷が可能な状態にする．

・術後6週間

自転車エルゴメーターで疼痛がなければステッパーを開始する（図2）．ステッパーはジョギングへの導入として有効な訓練である．初めは浅い角度で10分を2セット程度とする．

・術後8週間

ステッパー，自転車エルゴメーターで疼痛がなければジョギングを開始する．ジョギングはダッシュの30%程度のスピードで，小股で行う．最初は1分ジョギング，1分歩行を10セット繰り返し，4〜5日同じメニューで疼痛などが生じなければ，3分5セット，5分4セットのように徐々に時間を増やしていく．

・術後12週間

ジョギングの10分2セットが問題なく可能であれば，ランニング（ダッシュの70〜80%のスピード），ステップ動作を開始する．開始当初に不安感などあれば，装具を装着する．ランニングでは徐々にスピードを上げ，止まるときも徐々にスピードを落とすようにする．ステップ動作は，サイドステップ，バックステップ，クロスステップなど単純なステップ動作を左右同じ感覚で可能になるように繰り返す（図3）．

荷重位での筋力訓練として，両脚でのハーフスクワット，レッグランジ，片脚クォータースクワットを開始する（図4）．

サッカーではこの時期からボールを使ったトレーニングを開始する．5m程度のショートパス（インサイド，インステップ），正面のみの基礎練習，リフティングを許可する（図5）．ただし，ボールを扱うときは必ず装具を装着する．ボールキックは膝への衝撃を伴うため頻回のキックや強いキックでは疼痛を生じることが多い．このため，上記3つのトレーニングは各10分程度とし，徐々にキックの強度や時間を増すようにする．

◆図2　ステッパー

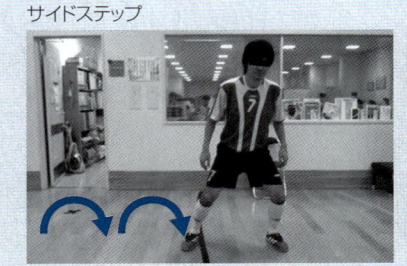

◆図3　ステップエクササイズ
サイドステップ　　クロスステップ

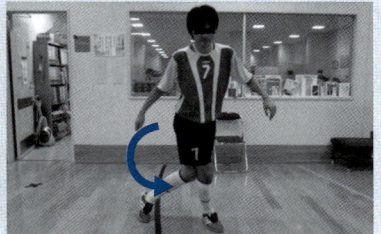

◆図4　術後12週からの筋力訓練
a：両脚ハーフスクワット
b：レッグランジ（屈曲60°）
c：片足クォータースクワット

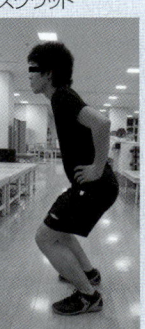

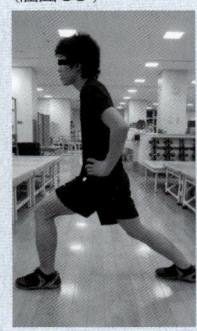

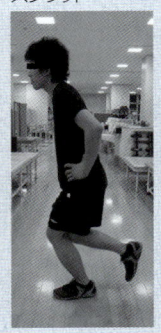

◆図5　術後12週からのボールを使ったトレーニング
a：ショートパス
b：基礎練習（正面のみ）
c：リフティング

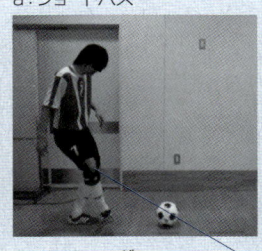

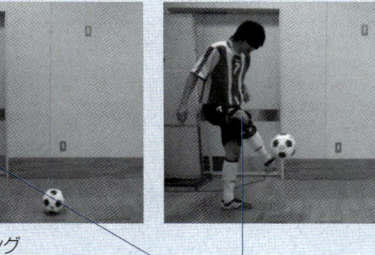

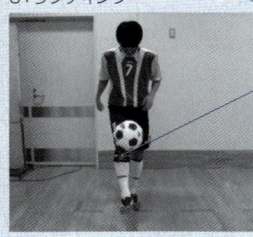

ボールを使ったトレーニングでは必ず装具を装着する．

難治例のリハビリテーション

訓練期までに可動域・筋力が十分に獲得できていない場合，この時期の訓練を効果的に行うことはできない。とくに難治例では，急性期同様，可動域の獲得に難渋している例が多い（通常，術後8週でリハビリテーション前にHHD 1.5cm以内，屈曲130°がスムースに獲得できていることが望ましい）。これは，術前に可動域制限があった例や健側のjoint play（関節の遊び）が小さく，過伸展を有する例に多くみられやすい。このように可動域制限がある場合，ジョギングなどの負荷によりとくに疼痛などの炎症症状が増悪しやすく，ますます可動域が獲得できない傾向になる。このためこのような症例には，その時期になってもステッパーやジョギングなどの運動負荷を与えず，可動域の獲得に主眼を置く。前述した可動域を獲得した段階から，ステッパー，ジョギング，サイドステップを開始し，運動負荷とレベルを徐々に上げていく。

また，荷重位での四頭筋の筋力不足により膝前面に疼痛を生じる場合もある。例えばジョギングで疼痛を生じるようであれば，クォータースクワットで自覚的・他覚的にしっかりした筋収縮が得られるまで，ステッパー・ジョギングの開始を遅らせる。このように

復帰のツボ その時期のトレーニングが可能になるまでは，次の段階のトレーニングには進まないようにする。

全身を診るリハビリテーション

訓練期ではジョギングやサイドステップなどの全身運動が開始されるが，全身運動の中での膝のマルアライメントや身体のバランスの評価に固執するあまり，

復帰のツボ 膝局所の状態を軽視することも少なくない。訓練期以降のリハビリテーション中に膝に加わるストレスは，急性期よりも大きくなり炎症が生じやすくなる。このため，この時期の膝局所の状態，とくに膝の関節水腫，熱感などの炎症症状は本人も気付きにくいためセラピストが評価し，リハビリテーション内容を調整する必要がある。

サッカー

サッカーにおける膝前十字靱帯再建術後のリハビリテーション（動作的視点）

吉田昌平，原　邦夫

近年，膝前十字靱帯（以下，ACL）再建術後のアスレティックリハビリテーション（以下，AR）の理論[1〜6]も確立され，安定した術後成績が得られるようになってきている。しかしながら，受傷機転を考えると未だに一定した見解は少ない。いわゆるknee-in & toe-out（以下，KI & TO）[7]での受傷なのか，下腿は内旋なのか外旋なのか[8〜10]，不明な点が山積されている。このような状況下で行われているARに，著者は疑念を抱かざるをえないと同時に一石を投じる必要性があると考える。現在，一定の見解が得られていることは，受傷時に下腿は外反，膝関節は従来いわれているよりやや屈曲位，そして後方重心であるという点であろう。本稿では著者の動的な視点からのACL損傷の発生機転の考え方と，臨床の現場で行っているアプローチについて，重心位置と支持基底面および膝関節の位置関係，さらにそれに伴う運動方向の変化によって考慮すべき点について解説する。

KI & TOの肢位をどのように捉えるのか

一般的に，KI & TOは不良肢位と認識されている。以下に述べることはKI & TOを不良肢位だということを否定することではない。そのことを誤解が生じないように先に書き留めておく。

図1には，いわゆるKI & TOでのバスケットボールのシュート動作を示す。この選手に「KI & TOはよくないから，ニュートラルにしてシュートを打ちなさい」と動作を矯正させて，パフォーマンスの向上（シュートの成功率が向上）が得られるであろうか。慢性外傷の点を考慮する必要性はあるが，ここで取り上げているACLの受傷機転となりうるであろうか。もしこのような動作でACL損傷が発生するのであれば，近年行われているバイオメカニクスを駆使したジャンプ着地動作等の研究中，かなりの頻度でACL損

◆図1　いわゆるKI & TOでのシュート動作（バスケットボール）

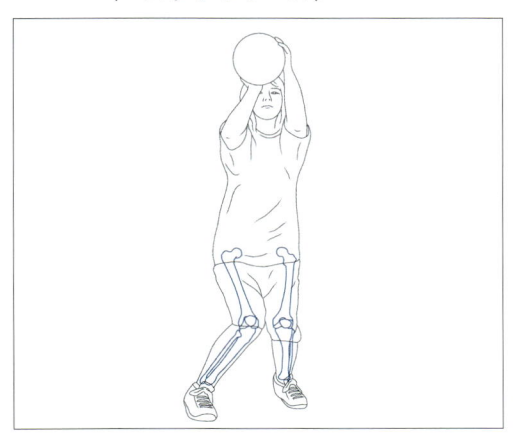

◆図2　KI & TOでの体幹の並進運動
KI & TOの動作と比べて左右方向への並進運動は大きくなる。

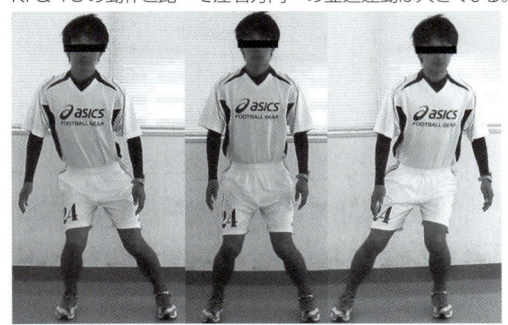

◆図3　ニュートラルポジションでの体幹の並進運動
KI & TOの動作と比べて左右方向への並進運動は大きくなる。

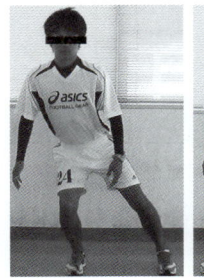

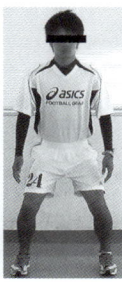

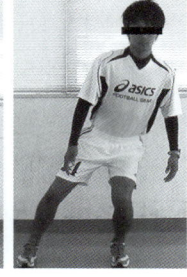

傷が発生しているはずであるが，そのような報告はわれわれが渉猟する限りない．

　図1の選手は体幹軸を中心に保持するために股関節内旋位での動作になっていると著者は臨床上感じる．したがって，そのような動作を行っている選手がニュートラルでシュートを行っても，体幹の安定性が得られていないのであればシュートの成功率は低下すると考える．図2にKI & TOのポジションでの左右への並進運動を示し，図3には，いわゆるニュートラルポジションでの体幹の左右への並進運動を示す．KI & TOのポジションでの体幹の並進運動では，体幹中心は膝関節より外方への移動が困難となり，ニュートラルポジションでの体幹の並進運動と比べて左右への移動距離が少なくなる．このことは，KI & TOのポジションでは体幹軸がより安定しやすくなるという利点があることを示す．しかしながら，体幹に対して側方への過度の加速度が生じる運動では，体幹重心が支持基底面上で運動することが不可能となり，後に述べる図4〜7のような動作となり膝関節に外反ストレスが生じてACL損傷を発生させる．つまり，体幹中心が支持基底面の外側に位置する運動または，体幹中心と支持基底面を結ぶラインより内側に膝関節が位置し，さらに体幹中心に対して外側に加速度が発生するような動作はACL損傷の観点からは危険となる．これらのことが理解できると，ACL損傷患者の既往歴に足関節捻挫やそれに伴う背屈可動域制限が多くの場合に存在することといった臨床所見がさらに納得できる．細かく述べると，足関節の可動域制限のない選手は図3のような体幹の並進運動が可能であるが，足関節捻挫の後遺症による背屈制限を伴った体幹の並進運動は図2のようになり，側方への運動が制限されやすくなる．つまり，足関節捻挫前には問題とならなかった側方への体幹の移動可能な距離も，足関節の背屈制限を伴うことでその運動は制限されKI & TOを呈しやすくなると同時に，膝関節への外反ストレスが加わりやすくなり，通常行えていた動作でもACL損傷が危惧される運動となる．逆にいえば，ACL損傷の危険因子とされている股関節の内捻や股関節外転筋力の低下[11]，Q-angleの増加や足部の過回内[12]などの内的因子を有し，高頻度でKI & TOの肢位で運動を行っている選手であっても，体幹中心が支持基底面上で行う運動ではACL損傷の発生は起こりにくいと考えられる．

　次に，ACL損傷（患側：右）から1カ月経過している患者のジャンプ着地動作を図4に示す．着地時にはいわゆるKI & TOを示しているが，患者に不安定感

◆図4　KI & TOでのジャンプ着地動作
　　　（患側：右）

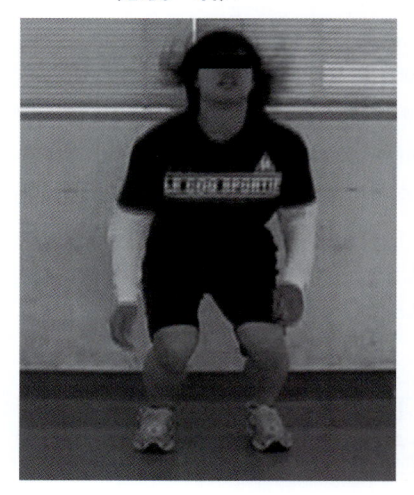

◆図5　ACL受傷シーン（前方から）

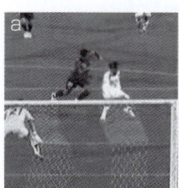

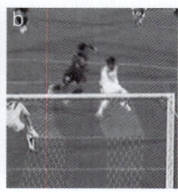

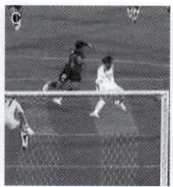

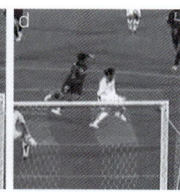

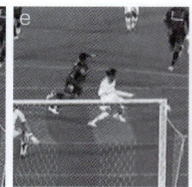

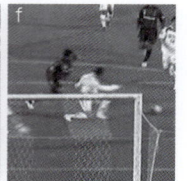

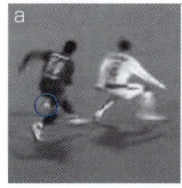

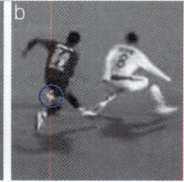

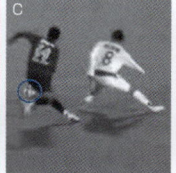

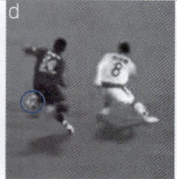

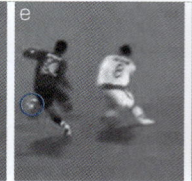

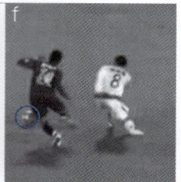

◆図6　ACL受傷シーン（後外方から）

○印はボールの位置を示す．

◆図7 ACL受傷シーン（後外方から）

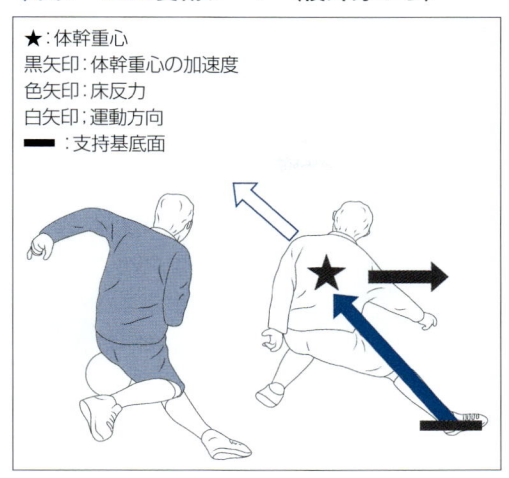

★：体幹重心
黒矢印：体幹重心の加速度
色矢印：床反力
白矢印：運動方向
■：支持基底面

◆図8 ACL受傷シーン（後外側から）

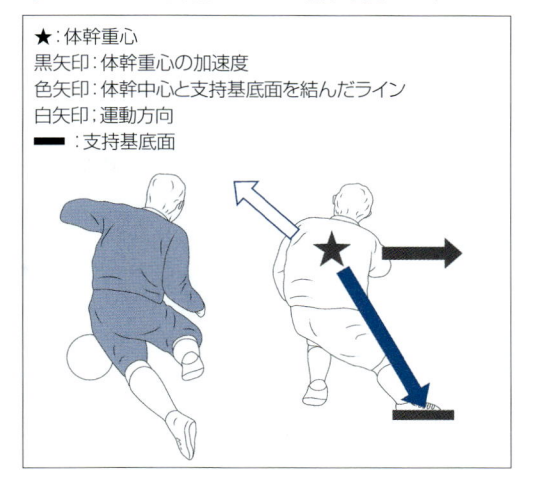

★：体幹重心
黒矢印：体幹重心の加速度
色矢印：体幹中心と支持基底面を結んだライン
白矢印：運動方向
■：支持基底面

などの訴えはなく，逆にニュートラルを意識して行うジャンプ着地のほうが不安感を強く訴えた．このことから考えられることは，ACL不全に伴う前外側回旋不安定性を回避するためにKI & TOで着地動作を行い下腿外旋位にさせることで安定性を高めているのではないかということである．

KI & TOの肢位は，慢性外傷や急性外傷の発生機転を考える上で有用な情報となることは周知の事実である．しかしながら，なぜそのような運動を行うのかといった点や，その動作を構成する意味に言及していかなければ，本当の意味での問題点を見つけることは困難である．

ACLの受傷機転と著者の考え方

図5，6は，Jリーグ公式戦でのACLの受傷シーンである．黒の選手（FW）と白の選手（DF・右膝ACL損傷選手）が並走し，ボールが白の選手の左前方に転がり同方向にカッティングした際の受傷である．この連続写真を見るとKI & TOで受傷しているように見えるが，下腿の回旋については当然のことながら確認するすべはなく，そこで議論することは困難である．図6cの動作を拡大し図7に示した．この図では，★印で示した体幹中心と支持基底面から受けると考えられる床反力に膝関節は位置している．次に図6eの動作を拡大し図8に示した．図8では体幹重心の加速度に耐え切れず体幹が右側屈し，結果的に体幹重心と支持基底面を結んだ色矢印より内側に膝関節が位置している．この結果，膝関節には，外反ストレスがかかり，受傷したのではないかと著者は考える．つまり

KI & TOや下腿の回旋は結果論であり，その結果で起こった動作を受傷機転として捉えるのではなく，なぜそのような動作に陥ってしまったのかという動作学的な視点から受傷機転を分析し，再発予防のトレーニングを立案していくことが重要となる．図7における体幹重心と支持基底面および膝関節位置の関係のままで，左前方にサイドカットができていれば受傷することがなかったのではないかと考える視点や，体幹の左側屈筋力や右股関節内転筋力が十分であれば，図8のシーンのような動作は防げたのではないかという視点が必要である．したがって，体幹重心と支持基底面との関係，さらに運動方向はどのようになっているのかを考慮し，ARにおける動作学習を行っていくことが必要不可欠であると考えている．

リハビリテーション（動作的視点）のポイント

●片脚スクワット

図9にARで用いられる片脚スクワットを示す．水平面上での骨盤帯の回旋や，矢状面上での骨盤帯の後傾などの要素はここでは議論せず，前額面上の問題として捉え，図9のスクワットはKI & TOの不良肢位でのスクワットなのであろうか．例えば，図9で示すスクワットが体幹重心を右側方へ変化させる加速度が発生することを想定した動作であれば，先ほど述べたように膝関節には外反ストレスが加わることが予測でき問題のある動作になるが，鉛直方向へのストレスを片脚で受ける動作を想定したスクワットであるならば問題にならないと考える．

◆図9　片脚スクワット
KI & TOの不良肢位?での片脚スクワット。

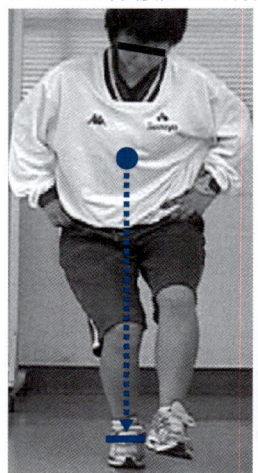

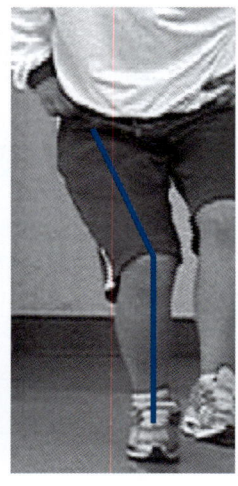

◆図10　サイドランジ
a：鉛直方向のストレスを考慮したサイドランジ。 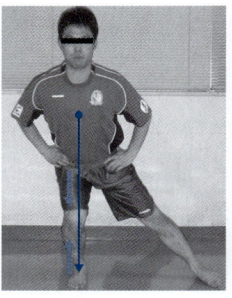
b：鉛直方向のストレスでKI & TOを呈しやすいサイドランジ。 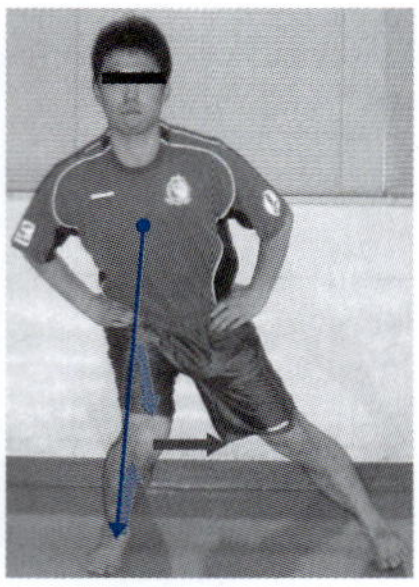
c：水平方向のストレスを考慮したサイドランジ。
d：水平方向のストレスでKI & TOを呈しやすいサイドランジ。

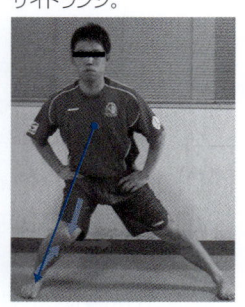

● サイドランジ

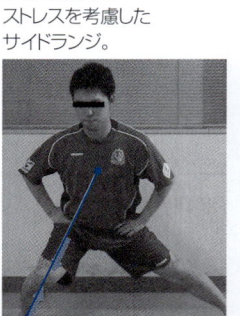

図10にARで用いられるサイドランジを示す。図10aには鉛直方向へのストレスを考慮したサイドランジを示し，図10cには水平方向のストレスを考慮したサイドランジを示した。いずれの場合も体幹中心と支持基底面および膝関節位置の関係に注目することで，サイドランジの動作も多様となる。また，サイドへのストップ動作を考慮すると図10cで示す膝関節位置よりも外側に膝関節を位置させることで，より安定したサイドストップの動作が行えると考える。

全身を診るリハビリテーション

ACL損傷の受傷機転と体幹重心，支持基底面および膝関節の位置関係から動作の特性を考慮した動的な視点からのアプローチについて解説してきた。一般的に考えられているKI&TOなどの受傷機転から動作を捉えることだけでは，結果のみへの対応となり再発予防の観点からは不十分となる。なぜ，そのような動作になったのかを個別に考察し，対応することで再発予防のARが行えると確信する。著者が述べてきたことは，極端で一面のみを捉えているにすぎないとお叱りを受けることがあるかもしれないが，ARへの考え方に一石を投じるという意味では重要かつ考慮に入れるべき点ではないかと考える。

文献

1) 浦辺幸夫：下肢の各関節の関連を考慮した外傷発生についての運動学的分析．理学療法学，21：50：532-536，1994．
2) 小林寛和：膝関節における外傷発生の運動学的分析．理学療法学，21：50：537-540，1994．
3) 川野哲英：スポーツ動作から見た保存療法の考え方．整・災外，41：1195-1204，1989．
4) 小林寛和：ラグビー選手の下肢外傷発生機転に注目したエクササイズ．Sportsmedicine，33：12-17，2003．
5) 吉田昌平，原　邦夫：膝前十字靱帯再建術後のアスレティックリハビリテーション．理学療法京都，31：57-63，2002．
6) 財団法人日本体育協会　編：公認アスレティックトレーナー専門科目テキスト．文光堂，2007．
7) 川野哲英：ファンクショナルテーピング．ブックハウスHD，1988．
8) Hewett TE, Myer GD, et al：Anterior cruciate ligament injuries in female athletes Part 1 mechanisms and risk factors. Am J Sports Med, 34：299-311, 2006.
9) Kaplan PA, Gehl RH, et al：Bone coutusions of the posterior lip of the medial tibial plateau（contrecoup injury）and associated internal derangements of the knee at MR imaging. Radiology, 211：747-753, 1999.
10) Olsen OE, Myklebust G：Injury mechanisms for anterior cruciate ligament injuries in team handball. Am J Sports Med, 32：1002-1012, 2004.
11) Zazulak BT, Ponce PL：Gender comparison of hop muscle activity during single-leg landing. J Orthop Sports PhyTher, 35：292-299, 2005.
12) Beckett M, Massie DL：Incidence of hyperpronation in the ACL Injured knee. J Athl train, 27：343 -346, 1992.

サッカー

サッカーにおける膝前十字靱帯再建術後のリハビリテーション（体力的視点）

吉田昌平，原　邦夫

　より高いレベルへの競技復帰を考慮したアスレティックリハビリテーション（以下，AR）では，体力要素をより客観的に評価し個々の身体能力および受傷機転等から予測できる問題点に対して，個別のプログラムの立案と実践が再発予防の観点からも重要である。われわれはこれまでに，運動生理学的な指標を有効に活用し選手の競技復帰のサポートを行ってきた[1〜3]。ここでは，膝前十字靱帯（以下，ACL）再建術後のARにおける体力的要素からのアプローチとして，「全身持久力」および「瞬発力・敏捷性」について，われわれが行っている客観的な評価法とアプローチの方法について解説する。

客観的評価の時期

　われわれのACL再建術後の競技復帰の目標は術後6カ月としている（図1）。そのため，競技復帰前の術後4カ月で客観的に体力要素を評価することで問題点を抽出し，選手の身体レベルに合わせた個別のトレーニングを立案することが可能となる。したがって，競技復帰時期までの2カ月間で，弱点の重点的な強化が可能となる。

全身持久力

　われわれが渉猟する限り持久的トレーニングの多くは，健常競技選手に対して行う，乳酸や換気性作業閾値，$\dot{V}O_2max$を指標とした報告[4〜8]が中心であり，呼吸性代償開始点（RCP）を指標とし，術後の競技選手に対してトレーニング処方を行っているものはわれわれのグループ以外にない。

●呼気ガス分析の解析方法

　トレッドミルによる多段階漸増負荷試験を行い，呼気ガス分析装置を用いて評価する。一回換気量（VT）

◆図1　当院における前十字靱帯再建術後プロトコール

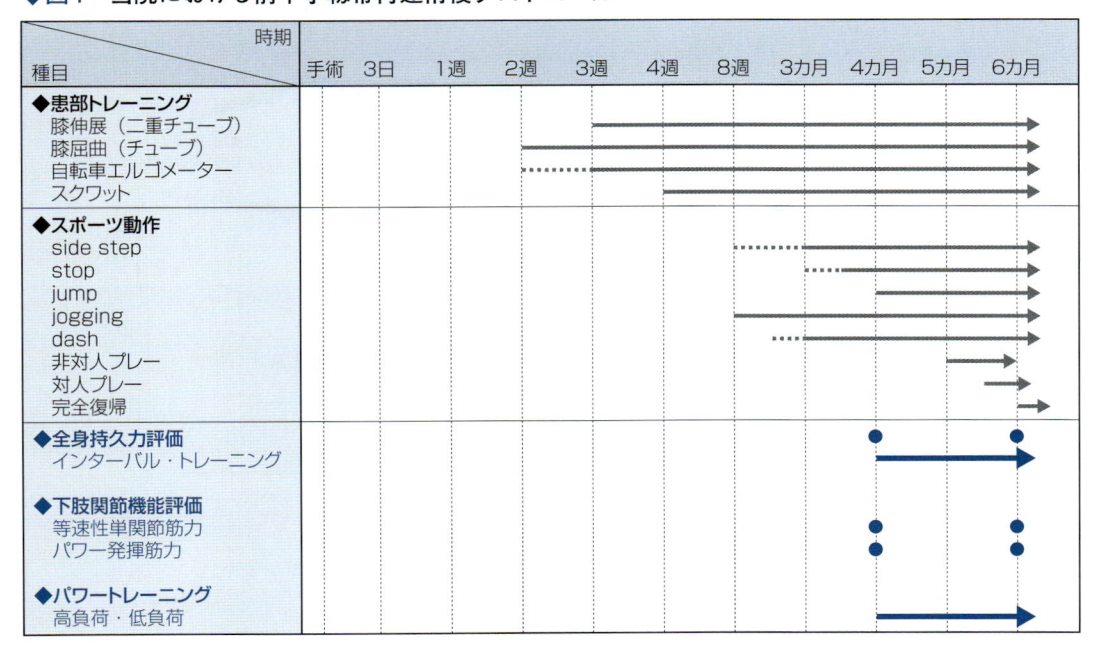

は主に$ETco_2$が不変でETo_2が上昇する点として求める[9]。自覚的強度はBorg scale13「ややきつい」に相当し，$\dot{V}o_2max$の50〜60％の運動強度といわれている。RCPは主にVT以降，$ETco_2$が低下する点として求める[9]。自覚的強度はBorg scale15「きつい」に相当し，$\dot{V}o_2max$の80〜90％の運動強度といわれている（図2）。

● トレーニングの強度設定

VT以上RCP以下の走速度では乳酸の急激な上昇が認められないことから，30分以上のペース走の適応となる。一方，RCP以上の走速度では乳酸の不可逆的な上昇を認め持続的な運動は不可能となるため，インターバル走の適応[10]となる。

● トレーニング処方の基本

VTを向上させるためのトレーニング処方としては，VT以上RCP以下の走速度での30分以上のペース走を週に2回以上行わせる。

一方，RCPを向上させるためのトレーニング処方としては，RCP以上の走速度で400m×8本のインターバルトレーニングを行わせる[11]。休息は走行時間と同程度とし，歩行（時速4km程度）による不完全休息としている。

● 呼気ガス分析指標を用いたトレーニング処方の利点

われわれは，呼気ガス分析によって求められるVTおよびRCPを評価指標として用いているが，その利点としては血液採取による侵襲がないこと，また最大努力の90％程度で客観的な評価が可能となることである。さらに，個別の運動処方が可能となることで安全で効率的なトレーニング効果が期待できると考える。また，現在までトレッドミルを用いた全身持久力評価時およびトレーニング時に転倒などのトラブルは一切認めていない。

瞬発力・敏捷性

一般的に瞬発力とは，力と速度を掛け合わせたパワー（力の大きさ）を表す。一方，敏捷性（アジリティー）とは身体の一部を素早く動かすことにより，位置移動や運動方向の変換を行う能力（スピード）を表す。近年のACL損傷の予防トレーニングを散見すると，瞬発力の評価が可能なジャンプ動作とアジリティーのトレーニングが含まれているものが多くみられる。したがって，ARの段階でこれらの体力要素を詳細に評価することが重要であると考える。

われわれは，自転車エルゴメーターにおけるペダルの負荷の違いにより，主動作筋が変化することに着目し，負荷別のパワー発揮能力の評価を詳細に行った[12]。さらに，実際のパフォーマンスとの関係についても言及しARに応用している。以下に自転車エルゴメーターにおける瞬発力と敏捷性の評価について述べる。

◆図2　呼気ガス分析の解析方法

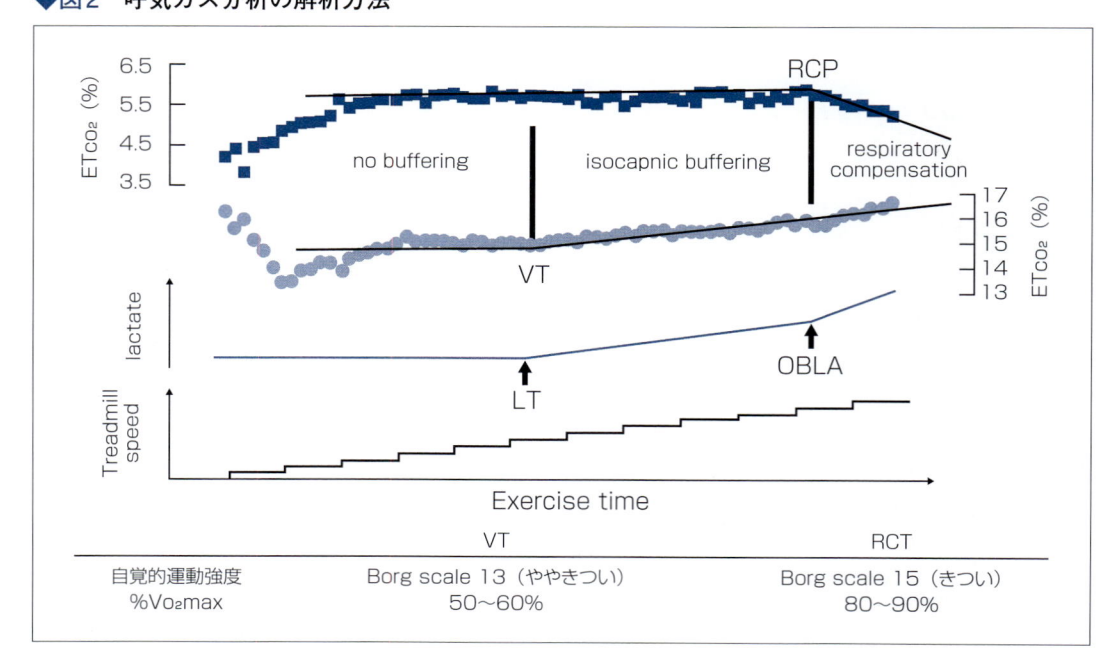

	VT	RCT
自覚的運動強度	Borg scale 13（ややきつい）	Borg scale 15（きつい）
%$\dot{V}o_2max$	50〜60%	80〜90%

●自転車エルゴメーターによる評価

負荷別のパワー発揮能力の評価は，十分なウォーミングアップの後に10秒間の全力ペダリングを2分間の休息を挟んで3本行う。3段階の負荷設定は，体重に対する相対負荷で行い，男子で5，7.5，12.5％，女子では2.5，5，10％負荷とする。低負荷で得られるパワー発揮能力（LP）の評価はそれぞれ男女とも1本目で行った5，2.5％における体重あたりのピークパワーとする。高負荷で得られるパワー発揮能力（HP）の評価は，中村らの方法[13]（図3）と同様に行い，3回の試技で得られた出力より，負荷とピークパワーの二次回帰曲線を求め，最大無酸素パワーを算出し，体重あたりの最大無酸素パワーをHPとして評価する（図4）。

●負荷別のパワー発揮能力と単関節筋力の関係

股，膝関節伸展筋力と負荷別パワー発揮能力の相関

◆図3　MAnPの算出方法
3回の試技により得られた出力について二次回帰し，負荷—PP曲線を算出しMAnPを求めた。

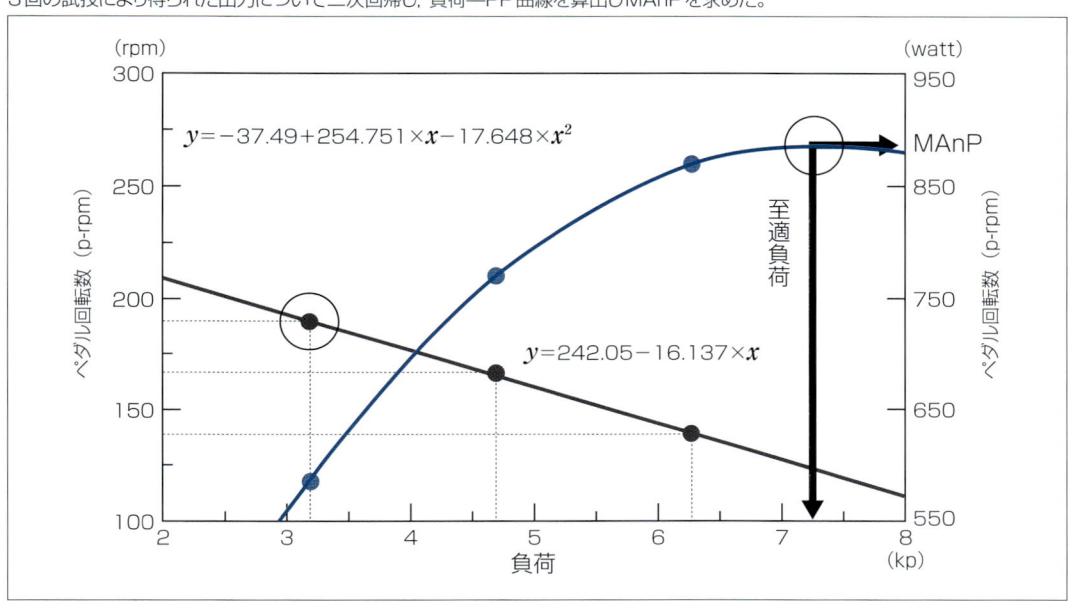

$y = -37.49 + 254.751 \times x - 17.648 \times x^2$

$y = 242.05 - 16.137 \times x$

◆図4　自転車エルゴメータによる評価のプロトコール（男子用）

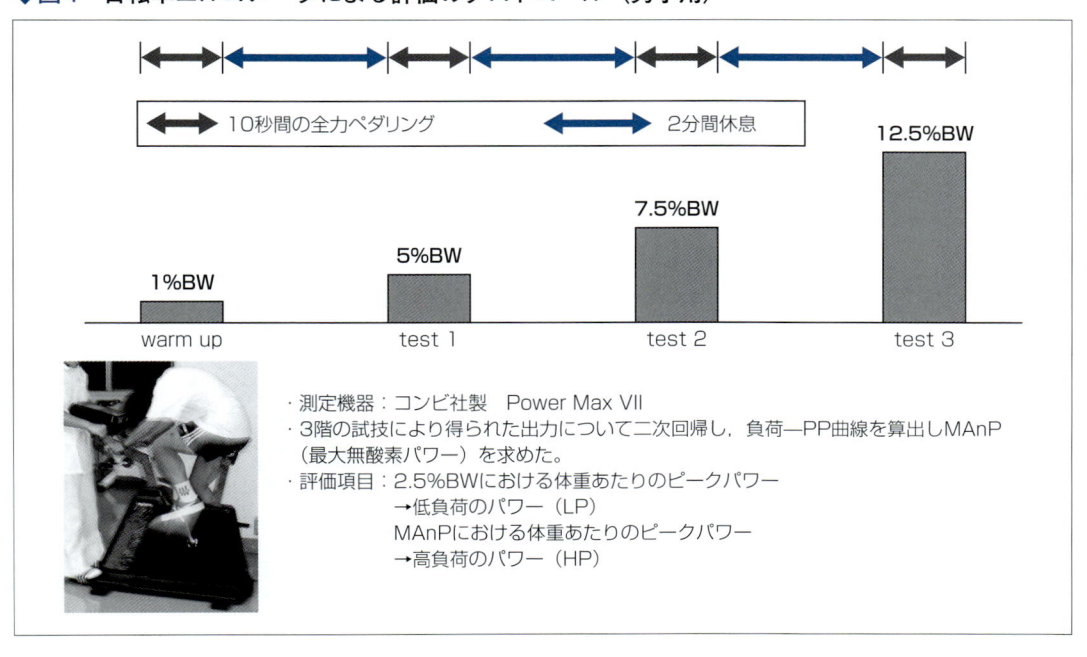

- 測定機器：コンビ社製　Power Max VII
- 3階の試技により得られた出力について二次回帰し，負荷—PP曲線を算出しMAnP（最大無酸素パワー）を求めた。
- 評価項目：2.5％BWにおける体重あたりのピークパワー
  →低負荷のパワー（LP）
  MAnPにおける体重あたりのピークパワー
  →高負荷のパワー（HP）

を示す．網掛けで示すLPと筋力には相関が認められないものの，下段に示すHPとは，低角速度における股関節伸展筋力ととくに高い関係を認めた[12]（図5）．

次に股，膝関節屈曲筋力と負荷別パワー発揮能力の相関を示す．網掛けで示すHPと筋力には相関が認められないものの，上段に示すLPととくに股関節の高角速度の屈曲筋力と高い相関を認めた[12]（図6）．

したがって，各負荷のパワーと主動作筋の関係をまとめると，HPは股関節伸展筋力を中心とした脚伸展筋力から得られ，LPは股関節屈曲筋力を中心とした脚屈曲筋力から得られていることがわかる．

●負荷別のパワー発揮能力とパフォーマンスの関係

まず，垂直跳びと各負荷のパワーとの関係を検討した．LPと垂直飛びには相関が認められないものの，HPと垂直飛びには相関が認められた[14]（図7）．

◆図5　高負荷のパワー発揮能力と股・膝関節伸展筋力

	股関節			膝関節		
	60d/s r	180d/s r	300d/s r	60d/s r	180d/s r	300d/s r
5%PP	.112	.082	.024	.347	.256	.319
5%PP/BW	.089	.177	.231	.200	.340	.253
5%Prpm	.153	.133	.145	.480	.488	.352
MAnP-PP	.789	.687	.669	.367	.749	.647
MAnP-PP/BW	.578	.580	.508	.292	.251	.014
MAnP-Prpm	.405	.532	.500	.434	.258	.188

PP：ピークパワー　PP/BW：体重あたりのピークパワー　Prpm：ピーク回転数　MAnP：最大無酸素パワー　r：p<0.05

◆図6　低負荷のパワー発揮能力と股・膝関節屈曲筋力

	股関節			膝関節		
	60d/s r	180d/s r	300d/s r	60d/s r	180d/s r	300d/s r
5%PP	.363	.444	.072	.292	.260	.330
5%PP/BW	.373	.505	.659	.292	.389	.338
5%Prpm	.404	.628	.660	.389	.392	.352
MAnP-PP	.530	.401	.114	.433	.465	.385
MAnP-PP/BW	.143	.236	.188	.054	.367	.040
MAnP-Prpm	.000	.201	.367	.198	.058	.255

PP：ピークパワー　PP/BW：体重あたりのピークパワー　Prpm：ピーク回転数　MAnP：最大無酸素パワー　r：p<0.05

◆図7　各負荷のパワーと垂直跳びの関係

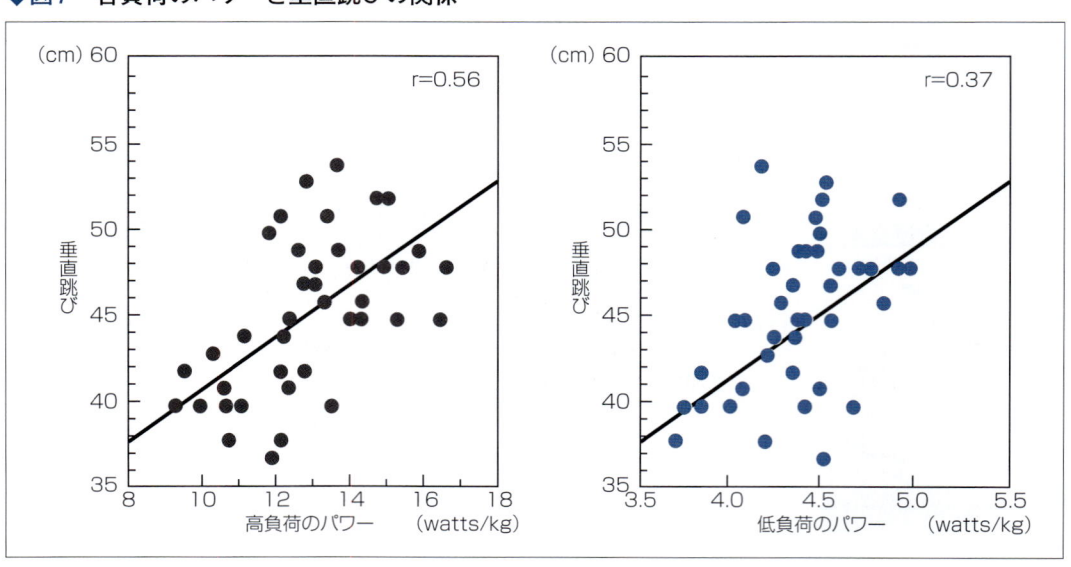

次に，アジリティーと各負荷のパワーとの関係を検討した。アジリティーの課題は図8に示すごとく，前後走とシャトルランの課題の後にクロスステップを行うという内容で，30秒以内に動作が終了する程度の課題とした。

各負荷のパワーとアジリティーの関係は図に示すHPとの相関は認められないものの，LPとは相関が認められた[14]（図9）。

●負荷別のパワー発揮能力と筋力およびパフォーマンスとの関係

HPと筋力およびパフォーマンスの関係をまとめると，股関節伸展筋力を中心とした脚伸展筋力から得られるHPは，垂直飛びというパフォーマンスと関係すること，さらに主動作筋が抗重力筋であることを考えれば，身体を支持する能力と関係があるのではないかと考える。

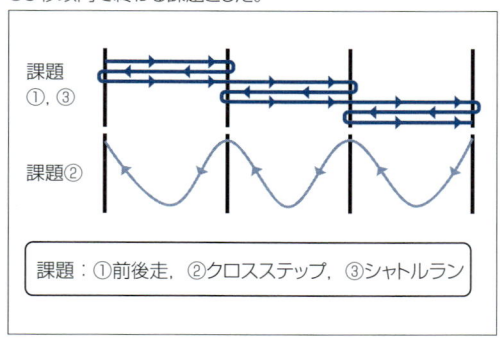

一方，LPと筋力およびパフォーマンスの関係をまとめると，股関節屈曲筋力を中心とした脚屈曲筋力から得られるLPは，細かいステップが必要とされるアジリティーと関係することから方向転換動作に必要な踏み変え能力と関係するのではないかと考える（図10）。

このようにHPおよびLPは，その主動作筋が異なると同時に，スポーツ動作における動作の特徴を反映できる有用な評価であると考える。

●ARへの応用

非接触型におけるACL損傷の受傷機転を考えると，ジャンプの踏み切りや着地，ストップ動作における下肢の支持性の低下と考えられる受傷と，ターンやカッティング，各種ステップ動作における踏み変え能力の低下と考えられる受傷とに大きく分類でき，前述してきた，自転車エルゴメーターにおける各負荷のパワー発揮特性の評価をトレーニングや再受傷予防のトレー

◆図8　アジリティーの課題
構えの姿勢から①→②→③→②（構えの姿勢）の順で行い，30秒以内で終わる課題とした。
課題：①前後走，②クロスステップ，③シャトルラン

◆図10　負荷別のパワー発揮能力と筋力およびパフォーマンスとの関係

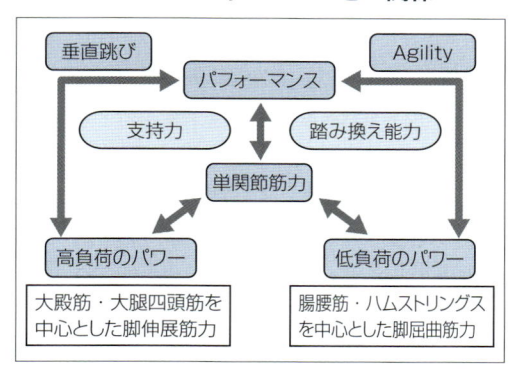

◆図9　各負荷のパワーとAgilityの問題

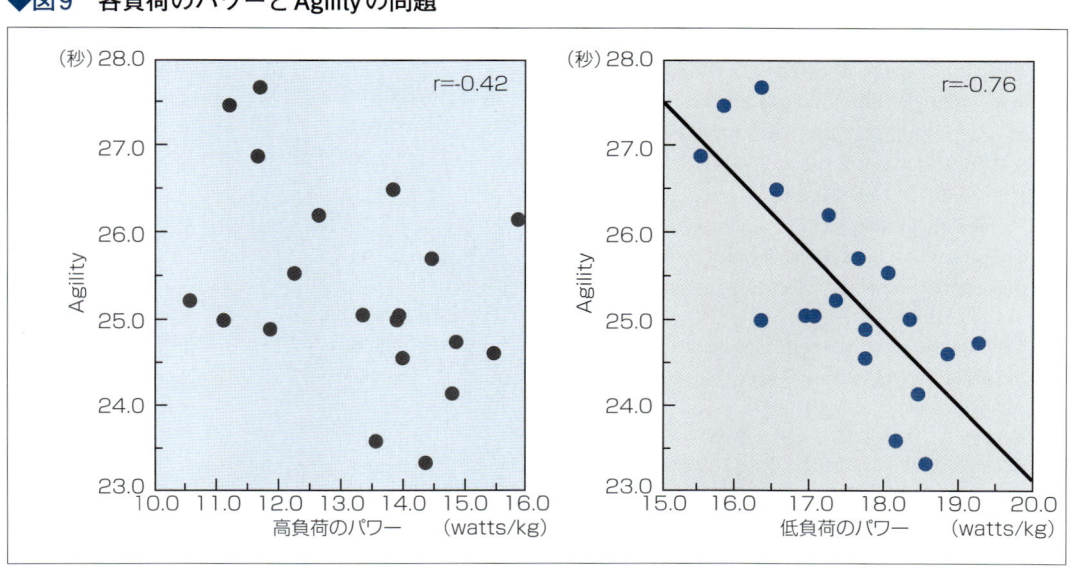

ニングに応用できるのではないかと考える。

われわれは脚伸展筋力から得られるHPは，スプリントの加速期や下肢の支持力と関係し，脚屈曲筋力から得られるLPは，スプリントの疾走期や踏み替え能力といった動作と関係することを報告[12,14]した．したがって，負荷別のパワー発揮特性を詳細に評価することで動作の特異性の評価が可能となると考える．そのため，比較的早期の4カ月で瞬発系動作における選手の弱点を把握し，個別の強化部位を明確にすることで効率的なトレーニングが可能となると考える．さらに，負荷別のパワー発揮能力を理解することで選手の動作上の特徴（問題点）を捉えることが可能となると同時に受傷機転を考慮することで，個別の再発予防のためのARの実践が可能になると考える．

全身を診るリハビリテーション

われわれは競技復帰に長期間を要する膝前十字靱帯再建術後のアスレティックリハビリテーションに対して，体力要素を運動生理学的指標により客観的に評価することを可能としてきた．客観的な個別の身体能力評価は，目標を数値化できることや個別のトレーニングプログラムの立案を可能とするだけでなく，受傷機転の詳細な分析を考慮することで，再発予防のトレーニングとしても有用となると考えている．

文献

1) 原　邦夫，南　銀次郎，ほか：膝前十字靱帯（ACL）再建術後の早期競技復帰に対する身体能力改善を目的としたリハビリテーション．実践すぐに役立つ膝靱帯損傷　診断・治療マニュアル，全日本病院出版会，2006，p172-183．
2) 原　邦夫，吉田昌平，ほか：バスケットボールに特徴的なスポーツ障害・外傷の治療とスポーツ復帰プログラム．整形外科，58：1014-1024, 2007．
3) 原　邦夫，吉田昌平，ほか：膝前十字靱帯再建術後の競技復帰に対する全身のリハビリテーション．臨床スポーツ医学，26：761-769, 2009．
4) Tanaka K, Matsuyama Y：Lactate respiratory compensations between anaerobic threshold and distance running performance. Eur J Apply Physiol, 55：248-252, 1982.
5) Conconi F, et al：Determination of anaerobic threshold by a noninvasive field test in runners. J Apply Physiol, 52：869-873, 1982.
6) 脇元幸一，伊藤春樹：スポーツ選手とAnaerobic threshold（AT）．理学療法，6：417-430, 1989．
7) 吉田敬義：運動の限界と限界を規定する因子．呼吸，9(7)：837-847, 1990．
8) 財団法人日本サッカー協会スポーツ医科学委員　編：選手と指導者のためのサッカー医学．金原出版，2005．
9) Wasserman K, et al：Principles of exercise testing and interpretation. Lea & Febiger, Philadelphia, 1987.
10) 守田武志，ほか：Anaerobic Threshold（AT），Respiratory Compensation Point（RCP）を基準にした運動強度の乳酸・換気応答と持久的トレーニングへの適用．日本臨床スポーツ医学会誌，10：99-106, 2002．
11) 吉田昌平，ほか：膝前十字靱帯再建術後のアスレティックリハビリテーション．理学療法京都，31：57-63, 2002．
12) 吉田昌平，ほか：30mスプリントパフォーマンスとパワー発揮特性および等速性単関節筋力の関係．体力科学，50：745, 2003．
13) 中村好男：無酸素パワーの自転車エルゴメーターによる測定法．J J Sports Sci, 3：834-839, 1984．
14) 吉田昌平，原　邦夫：膝前十字靱帯再建術後のアスレティックリハビリテーション－自転車エルゴメーターにおける負荷別のパワー発揮能力の評価とトレーニングへの応用－．関節鏡，33：10, 2008．

サッカー

サッカーにおける膝前十字靱帯再建術後のアスレティックリハビリテーション

亀尾　徹

アスレティックリハビリテーションのポイント

　前十字靱帯（anterior cruciate ligament；以下，ACL）再建術直後から病院やトレーニング施設にて膝の機能回復，患部外トレーニングなどが行われるが，ジョギングが許可される術後8〜12週から積極的なアスレティックリハビリテーションが開始されることが多い。この段階で，以下の事柄を確認する。
　①現時点での身体活動能力，参加能力と制限，②現時点で有している身体機能障害とその原因・関連因子，③身体機能障害に対する選手自身の考え方や復帰への展望。

復帰のツボ　身体活動・参加能力や身体機能障害の程度は，ACL再建術を受けた選手ひとりひとり異なる。また，スポーツレベルやスポーツへの取り組み方などにより，選手はそれぞれ個別の医学的ニードを持っている。プロトコルを過剰重視せず，仮に遅延した場合にはその要素について選手とともに考え，協同して意志決定していく態度が求められる。

　サッカーは2チームの選手が入り乱れてボールを奪い合い，得点を競うゴール型球技であり，ダッシュ，ストップ，ターン，カッティング，ジャンプ，ステップワークなど，機敏かつ走行スピードの変化に富んだ身体活動が要求される[1]。とくに支持脚に生じる閉鎖性運動連鎖（closed kinetic chain；以下，CKC）によって膝にはさまざまな運動モーメントが加わる。床面と接している足部，体幹と下肢を結んでいる股関節の動的安定性に関する機能障害がある場合，膝の動的制御が困難となることが考えられる。単に膝の機能異常を回復させるだけではなく，全身の運動機能の中に膝の機能を同化させるよう回復を促すプログラムを計画することが重要である。

ケースレポート1

【症例】
　23歳，男性。プロサッカー選手。

【受傷機転】
　1対1の守備練習中にフォワードの選手と接触した際，右膝に外反・外旋ストレスを受けた。

【診断】
　右膝ACL不全損傷および内側半月板後角部分断裂と診断された。しばらくは保存療法で経過を観察していたが，医師から半月板縫合術の必要性を指摘され，同時にACL再建術を行うこととなった。受傷後約3カ月で鏡視下ACL再建術と内側半月板縫合術を受けた。

【経過】
・〜術後4週
　病院にて術後リハビリテーションを行った。
・術後5〜12週
　8週間スポーツ医科学専門施設にてトレーニングを実施した。
・術後13週〜
　術後12週を経過した段階でチームに戻り，復帰に向けたアスレティックリハビリテーション（図1）を開始した。選手のモチベーションは高く，これまでの経過には満足しており，復帰を焦るような様子もみられなかった。左右の下肢周計差は解消され，筋力もほぼ左右差がない程度に回復しており，日常生活における問題はまったくなかった。術後9週目より軽いジョギングを開始していたが，スピードを上げることにナーバスな様子がみられた。チームドクターと相談し，ジャンプは16週目以降から開始し，回復が順調であれば術後6カ月で競技復帰することを目標とした。
　すべてのエクササイズに先立ち，下肢CKC運動のDAPRE（Daily Adjustable Progressive Resistive

◆図1　前十字靱帯再建術後13週目からのアスレティックリハビリテーション

	第1ステージ				第2ステージ				第3ステージ			
介入後 術後	1週 (13週)	2週 (14週)	3週 (15週)	4週 (16週)	5週 (17週)	6週 (18週)	7週 (19週)	8週 (20週)	9週 (21週)	10週 (22週)	11週 (23週)	12週 (24週)
DAPRE（レッグプレス）	→											
ハーフスクワット												
フォワードランジ（静）												
サイドランジ												
フォワードランジ（動）												
ニーベントウォーク												
アイソダイナミックラン												
ジョギング												
加速走（グランド1周）												
加速走（50m）												
円周走												
プライオメトリクス												
アジリティドリル												
リフティング												
ボールキック												
フィジカルコーチ												
全体練習合流												

点線は自主トレーニングとして継続したものを示す。

◆表1　DAPREプログラム

セット	重量設定	反復回数
1セット目	1/2 6RM	10
2セット目	3/4 6RM	6
3セット目	6RM	最大反復回数※
4セット目	新規6RM	最大反復回数※※

※：3セット目の反復可能回数をもとにHolten指数を用いて4セット目の6RMを計算する。
※※：4セット目の反復可能回数をもとにHolten指数を用いて翌日の6RMを計算する。

◆図2　膝関節屈曲0～90°レッグプレス

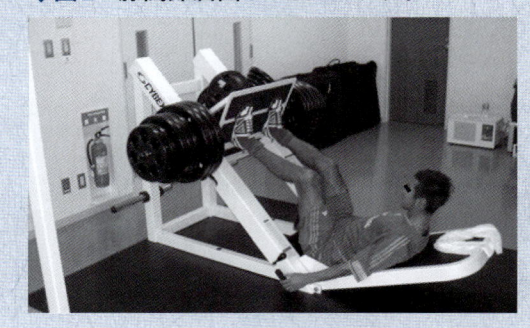

◆図3　フォワードランジ

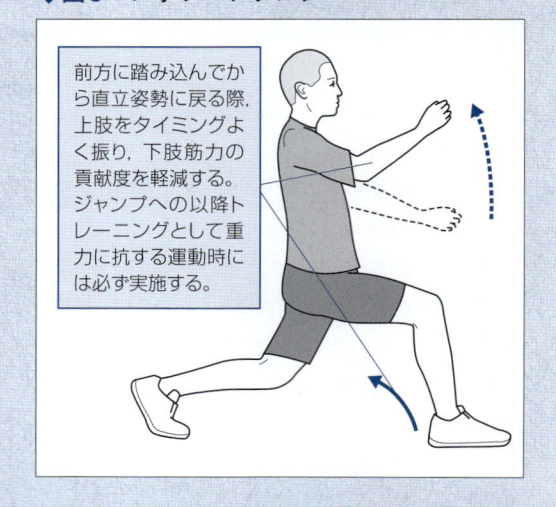

前方に踏み込んでから直立姿勢に戻る際、上肢をタイミングよく振り、下肢筋力の貢献度を軽減する。ジャンプへの以降トレーニングとして重力に抗する運動時には必ず実施する。

Exercise）を実施した。これは運動時に参加する運動単位の増加を目的とするもので、非荷重後の筋出力向上に有効である[2]。表1に示したプログラムにしたがって膝関節屈曲0～90°でのレッグプレスを行った（図2）。この選手は4日間で6RM（Repetition Maximum）が180kgから280kgと64.3％増加した。DAPREでの筋出力増加率が頭打ちになったところでハーフスクワット、フォワードランジ（図3）、サイドランジを開始した。第1ステージ前半ではフォワードランジとサイドランジ両方ともあらかじめ両下肢を前後および左右に開脚し、体幹を上下および左右に並進運動させるよう指示し、全運動範囲にわたってコントロールするよう指導した。これらの運動は下肢の固有受容器性認識能が高めると同時に、下肢CKCにおける筋の動員パターンを適正化させ、運動効率を改善することを目的としたものである。これらの運動を正確かつ効率的に実施できるようになった段階で、より動的なランジへと段階的に発展させた。

ランニングを開始する前に、ゴムチューブ付きのベルトを腰に巻き、引っ張りながらその場でランニングをするアイソダイナミックランニング（図4）を実施した。このランニング形態では常に足部よりも重心が前方にあるため、ジョギングの

踵接地時に生じる大腿骨に対する脛骨の前方剪断力が起こらず，走スピードを上げる際の不安感が少ない．また走動作観察が容易であること，問題が生じた際に即座に中止できることなどのメリットがあり，ランニングの導入期に適している．

◆図4 アイソダイナミックランニング

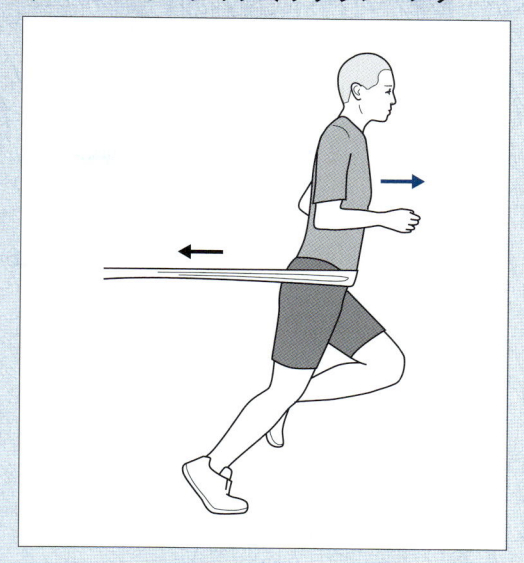

・術後15週

15週目に入ったところでサッカーコートを用いた300m加速走を開始した（図5）．セラピストは周回タイムを測定し，2本目が1本目よりも速ければ3本目という具合に，タイムが向上する限り繰り返した．疲労，疼痛だけではなく，恐怖心などの心理的要因もタイムに反映されるため，無理のない段階的スピードアップを図ることができる．

復帰のツボ

・術後16週

15mの加速ゾーンを設定した50mの短距離加速走を追加した．

17週から開始するジャンプ動作に備え，16週から30cm台からの落下練習を開始した．

・術後17週

予定通りプライオメトリクスを用いたジャンプ動作を開始した．さらにアジリティドリル，サッカーのセンターサークルを用いた円周走（加速走と同じ進め方），ボールキック，ボールを用いたサーキットトレーニングなどを加えた．

・術後20週

フィジカルコーチによるトレーニングへ移行した．およそ1週間でフィジカルコーチからゴーサインが出され，22週目からチームの全体練習に部分合流した．

・術後24週

全練習に参加できるようになり，術後6カ月で，シーズン最後の2試合に参加することができた．

◆図5 加速走コース

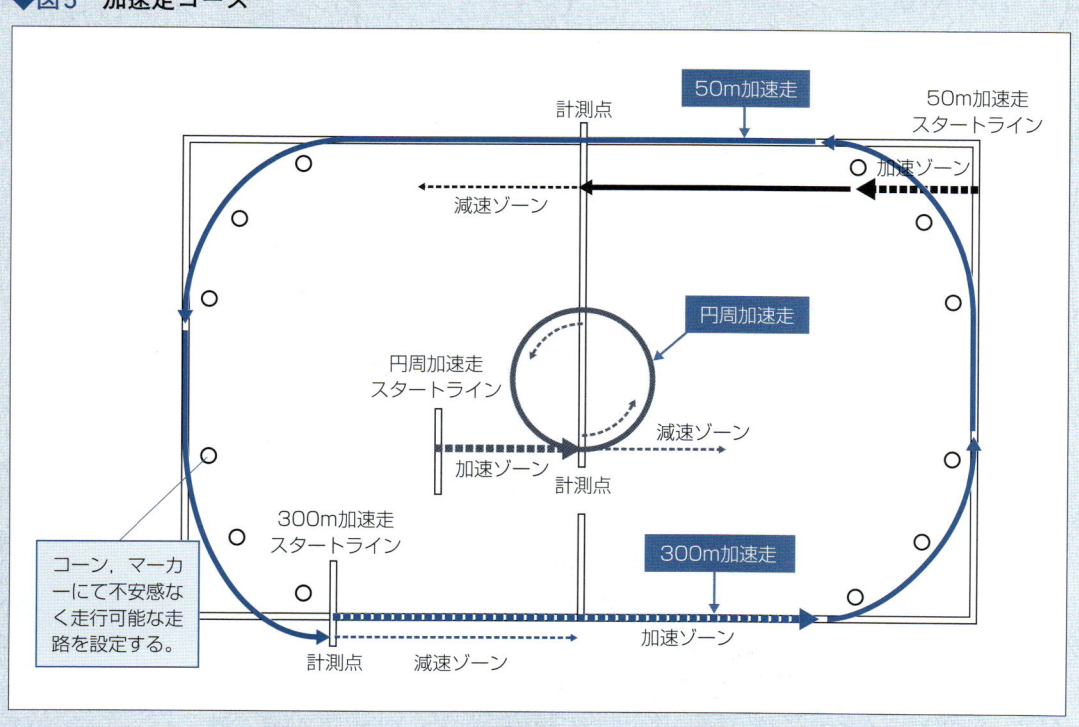

難治例のリハビリテーション

　ケースレポート1の選手は順調な回復過程をたどった。しかし直立位から1歩足を前に踏み出す通常のフォワードランジを開始した術後14週半ばで，右足を前に踏み込む際に自身の身体をうまくコントロールすることができず，左右に重心がぶれてしまうという問題を呈した。片脚立ちのバランスを確認したところ，右足立位時に頭部が大きく右に移動し，相対的に股関節内転・内旋位をとっていた（図6）。右足部の前額面上での不安定性が強く現れたことから，床面に対する足部の重力応対が不十分であることが原因であるとの仮説を立てた。ニーベントウォークを行う際，常に足関節背屈角度を0°前後に保持させ，足部がゆりかごのように下腿を前方へ送り出すよう指示し，これを繰り返し行わせた。この運動により即時的に足部縦アーチが増加し，バランスがあがるという臨床的実感がある[1]。この時点から，すべてのCKC動作において足部を底背屈0°にコントロールするという一貫した指導を行い，この問題は数日間で解消した。ACL損傷で問題になるknee-in & toe-outは膝だけの問題ではなく，荷重時の足部剛性が保たれず，過剰に背屈位となることによって距骨下関節に誘導されるように足部が回外し，相対的に膝を内側に誘導する可能性が考えられる。この問題は術後の再受傷予防という観点でも重要である。

予防のツボ

◆図6　ボールを用いた片脚立位バランステスト

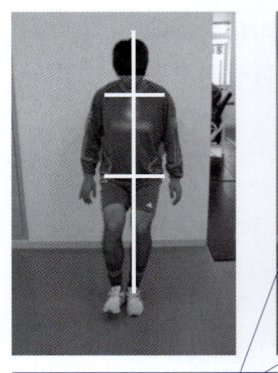

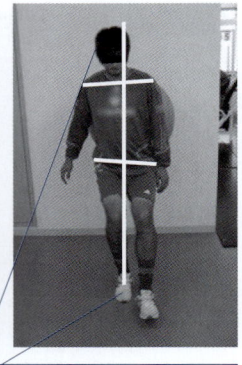

右脚立位時に頭部が右に大きく移動し，足部に前額面上での不安定性が認められた。

文献

1) 亀尾　徹：サッカーによる外傷・障害予防への理学療法の取り組み．理学療法，26：272-277, 2009.
2) Wawrzyniac JR, Tracy JE, et al：Effect of closed chain exercise on quadriceps femoris peak torque and functional performance. J Athl Train, 31：335-340, 1996.
3) 亀尾　徹：股関節の不安定性と理学療法のポイント．理学療法，27：1305-1311, 2010.
4) Sahrmann SA：運動機能障害症候群のマネジメント（鈴木　勝，ほか監訳），医歯薬出版，2005, p121-175.

全身を診るリハビリテーション

　鼠径部痛をはじめとする股関節の問題を抱えるサッカー選手は非常に多い。とくに大腿筋膜張筋とハムストリングスの過剰収縮，腸脛靱帯の硬化は頻繁に遭遇する症候群である[3]。

　Sahrmannは著書[4]でさまざまな運動機能障害の臨床パターンを紹介しているが，サッカー選手に多くみられるこれらの所見は，大腿骨内旋を伴った前方すべり症候群の典型的臨床パターンと一致する。荷重時に臼蓋に対して大腿骨頭が前方にすべるという不安定性を生じ，大腿骨を股関節内転内旋方向へと誘導してしまうものである。股関節は構造的に強固な関節であるため，これらの問題が見過ごされがちであるが，前述の足部の不安定性に加え，サッカー選手が呈しやすい股関節の不安定性が下肢の中間にある膝をknee-in & toe-out方向に誘導するリスクが考えられる。

予防のツボ

サッカーにおける半月板損傷の診断と治療

樋口 博, 木村雅史

サッカーにおける半月板損傷とは？

　サッカー選手の膝半月板損傷に対する治療の原則は，①元のスポーツレベルに可及的に速やかに復帰させる，②将来起こりうる関節症性変化を回避する，という点である．MRI検査を用いて半月板損傷形態を非侵襲的に診断することは可能であり，関節鏡を用いて低侵襲に半月板を切除することも可能である．しかしながら，サッカー選手のように膝関節にかかる負荷の大きなスポーツでは，半月板を切除したことにより，術後に関節水症や痛みが残ることもあり，安易に切除治療を行うことは控える．

　一方，半月板を温存する目的で縫合術を行った場合，スポーツ復帰には4カ月以上要し，速やかな復帰という目標にそぐわない点もある．また，縫合術後の再断裂もあり，その際に行われる切除術の結果，ファーストオペよりも切除範囲が増えてしまうこともある．サッカーのように膝関節への負荷が大きいスポーツでは縫合の適応も再考する必要がある．また，縫合方法や縫合器具によっても固定性は異なることから，縫合術式も重要である．

　本稿では，サッカー選手の半月板損傷への治療法について，これまでの経験と最近の考え方を中心に述べる．

治療方針

　治療法はこれまでの報告にあるように，保存療法，切除術，縫合術に大きく分けられる．膝関節の理学的所見やMRIにより半月板損傷が確認されればすぐに手術というわけではない．治療の選択には，症状の程度，サッカーレベル，いつまで休めるか，半月板の損傷形態，靱帯損傷合併の有無など多くの要素を考え合わせ，治療方針を決めていく．

・半月板単独損傷例

　最近では半月板の荷重機能への考慮から，半月板を可能な限り温存することが望ましいとされる[1]．また，MRIによる半月板損傷の診断がより正確になるにつれ，損傷形態がはっきりと把握できるようになってきた．このことから，MRIにより半月板縫合術の適応がある損傷であれば，可能な限り早くに関節鏡視下縫合術を施行する．

　しかし，縫合術の適応がない症例では，ロッキング症状でない限りしばらく保存的に様子をみて，改善がなければ切除術を適応している．サッカー復帰までの期間に余裕がない，あるいはプロの選手であれば来季の契約に支障をきたすなど社会的な要因も十分に考慮して，早めに切除術を行うこともある．

・靱帯損傷合併例

　靱帯損傷合併例では，原則として，靱帯再建あるいは修復術を加味した半月板処置を行う．半月板損傷は靱帯損傷に伴う関節不安定性により二次的に生じることや，損傷靱帯を放置した状態での半月板縫合術の成績は不良であり，靱帯再建術を同時に行うことは必須である．

ケースレポート1

【症例】
24歳，男性。プロサッカー選手，ディフェンダー。

【現病歴】
以前から膝の違和感は自覚していたがプレーはできていた。Jリーグ試合後に屈曲時の痛みを自覚し，試合後の身体チェックで片脚ホッピングができないなど機能障害を認めたために翌日MRIを施行した。

【初診時・画像所見】
MRI（T2＊）にて内側半月板中節部に軽度の水平断裂像を認めた（図1）。

【保存療法所見】
ヒアルロン酸の関節内投与を行いながら，別メニューでリハビリテーションを行った。

経過
1週間ほどで軽快し，その後の再発もない。

解説
半月板が損傷されていても，経過とともに症状が改善していく例がある。Jリーガーのようにトップレベルの選手では，水平断裂や軽度の変性断裂例によく遭遇する。症状が出た当初は強かった症状も，NSAIDs内服や温熱・マッサージなどで膝周囲筋のリラクゼーションを行うことで数日内に改善することが多い。また，ヒアルロン酸の関節内投与も有効な例もある。その後，下肢の動的なアライメント補正や筋力訓練などリハビリテーション治療を行うことが保存療法の主体となる。

ただし，保存療法を漫然と行うことは望ましくない。治療の過程で，サイドステップ，ターン，ジャンプなどサッカーに必要な動作の確認中に，支障をきたすようなことが続くならば，切除術に切り替えることが必要である。

◆**図1 初診時MRI**
内側半月板中節部に軽度の水平断裂像を認める。

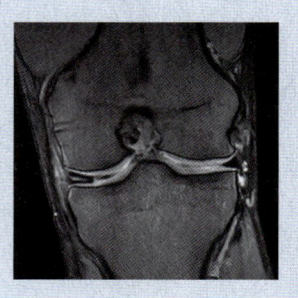

ケースレポート2

【症例】
21歳，男性。プロサッカー選手，ディフェンダー。

【現病歴】
試合中に相手と交錯し，ACLおよびMCLを断裂した。

【初診時・画像所見】
徒手的にMCLは3度損傷であり，MRIでは深層線維の損傷もはっきりしていた。

【手術所見】
ACL再建時に内側半月板を確認すると，MMの中後節移行部分は関節包との結びつきが不安定になっていた（図2）。

経過
ACL再建だけでなく，MCLおよびPOLの修復を行い安定性が回復された。

解説
前十字靱帯（ACL）損傷に伴う外側半月板の後節部不完全断裂や程度の軽い縦断裂は，ACL再建を行い関節の安定性が回復すれば予後はよい。しかし，ACL断裂を放置した場合，giving-wayを繰り返すことで断裂は大きくなることが多く，靱帯の治療と合わせて考える必要がある。

内側側副靱帯（MCL）単独損傷は保存的に治療をすることがほとんどであり，その予後も安定している。しかし，MCL損傷例にはまれに後斜靱帯（POL）損傷を合併することがあり，その場合の内側半月板（MM）は中後節移行部から後節部にかけて関節包との固定性が不安定なことがある。鏡視をするとMMと関節包の結びつきが低下しており，プロービング操作にて前方へと引き出される減少が起こる。この場合もPOLの縫合術が必要となる。

> **復帰のツボ**

◆**図2 術中鏡視像**
中後節移行部分は関節包との結合が不安定になっている。

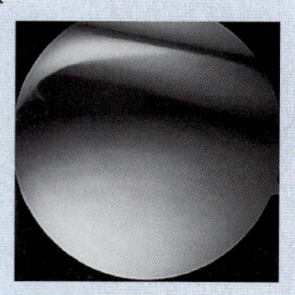

ケースレポート3

【症例】
17歳，男子。高校サッカー選手，ミッドフィルダー。

【現病歴】
接触損傷でなく，ステップ動作時に過度に膝を捻ってから痛みが出現した。

【初診時・画像所見】
受傷翌日，初診し，可動域は－15/95°であった。荷重時に外側関節裂隙に痛みがあり，MRI施行しLM断裂を確認した。

【手術所見】
横断裂が疑われたため，本人および監督と相談してすぐに手術を施行した。関節鏡では，LM中節に弁状断裂をWhite-white zoneに認め（図3），rimを1/2残すように部分切除を行った（図4）。

経過

約2カ月間アスレティックリハビリテーションを行い，サッカーに復帰した。

解説

無血行野すなわちWhite-white zoneでの断裂は当然，切除術の適応となる。とくに，横断裂や縦断裂がはっきりしている症例では，躊躇なく部分切除を行う。理由は半月板を構成するコラーゲンの特異な配列による。

コラーゲン線維は半月板の表層では無方向性の配列を示すが，内部では全周性にわたりその線維が縦走している。このため，ひとたび縦断裂が起こると，その部位を中心に更に断裂が広がる可能性が高い。また，断裂を起こした部位で半月板の特性であるフープ現象は消失し，可動性も減じる。半月板の幅が1/2程度までの切除であれば，その後フォローをしっかり行えば問題になることは少ないと考える。

復帰のツボ
しかし，水平断裂については切除の適応は慎重に考える。仮に症状が強く切除を選択した場合，切除範囲が大きくなり，術後の水症や痛みを残すことになるためである。そのため，著者は後述する治療促進方法を選択することもある。

◆図3　術中鏡視像
LM中節に弁状断裂をWhite-white zoneに認める。

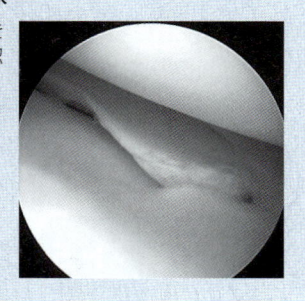

◆図4　部分切除
rimを1/2残すように部分切除を行った。

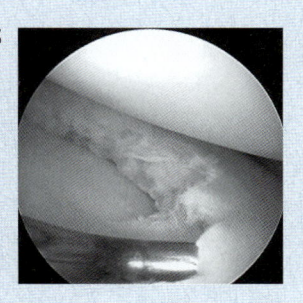

ケースレポート4

【症例】
18歳，男子。高校サッカー選手，ミッドフィルダー。

【現病歴】
MM中後節の縦断裂に対して，Fast-Fixを用いて2針縫合処置を行った前歴があった。

【初診時・画像所見】
MRIにて半月板縫合術の適応がある半月板単独損傷のサッカー選手であれば，本人およびチームと相談して可及的に速やかに縫合術を選択する。

【診断】
White-red zoneでの断裂までが適応となるのはこれまでの報告に準ずる[2]。しかし，切除した場合，1/2以上の切除になってしまうWhite-white zoneでの縦断裂については縫合を行うようにしている。それは後述する切除後の合併症と関連している。White-white zoneでの断裂について縫合した場合，MRIによる他覚的な検査では非治癒と判断されても，臨床的には何ら無症状の症例もあり，画像だけ

◆図5　術中鏡視像
前回縫合針を刺入した部位に大腿骨側のみの縦断裂を認める。

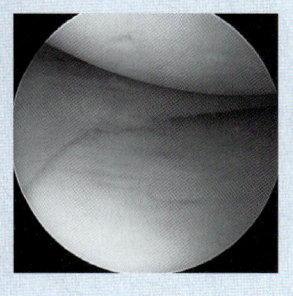

に頼らないことも大事である。しかし，White-white zoneでの横断裂やflap状断裂は縫合しない。

【手術所見】
縫合処置より約1年後，手術膝の軽度違和感があり，希望あり関節鏡を施行した。MMの固定性は良好であったが，前回縫合針を刺入した部位に大腿骨側のみの縦断裂を認め（図5），部分切除を行った。

解説

縫合方法や器具も種類が多い。著者は基本的には，inside out法でのdouble needle cannula methodにて縫合する。使用する縫合糸は2-0サージロンであり，水平縫合を基本として，時に垂直縫合も追加する。しっかりと糸をかけて，断裂部を強固に抑える。

inside out法は関節鏡のポータルの他に，縫合用の約3cmの皮切が必要になるが，この創が原因でサッカーのパフォーマンスが落ちた選手はいない。このシステムのメリットは，強固に固定可能であり，また縫合針が細いので針を刺入する正常半月板を傷めることが少ない点である。これに対して，all inside法のデバイスでは，概して針が大きく，太い。代表的なFast-Fix（Smith&nephew社）でも2mm以上の太さがあり，正常半月板にデバイスを刺入する際の傷が大きく，その傷は再鏡視した時にも残存することがあり注意を要する。

また，本システムは針が半月板を通過した後にプラスチックのカニューラで圧迫を加える方式で縫合が行われるため，断裂部をあらかじめしっかりと抑えて固定することが困難である。しかし，手技的には簡易であり，小さいWhite-red zoneでの断裂や，inside out法で縫合できない外側半月板後角付近の断裂については使用する。

> **復帰のツボ**

ケースレポート5

【症例】
23歳，男性。プロサッカー選手，フォワード。

【現病歴】
強いシュートを打ちにいった際にバランスを崩し，空振った。膝を過伸展する形となり，その後荷重時痛および関節腫脹を認めた。

【初診時・画像所見】
すぐにMRIを施行した。LM前節部に縦断裂を認めた（図6）。

【手術所見】
1週間待っても症状が改善しなかったため，関節鏡を施行した。LM前節に大腿骨側の縦断裂と軽度不安定性を認め，RFE処置を行った（図7）。

経過

2カ月間のリハビリテーション後に支障なくサッカー復帰している。

解説

サッカー選手で比較的多い外側半月板前節の縦断裂の治療や縫合時のラスピング代わりにRadio Frequency Energy処置を使用している。これは，約50℃の熱を半月板に加えるデバイスを用いて半月板の修復・再生を図る方法である[3,4]。各種の器具があるが，バルカン（Smith & nephew社）は温度調整が容易であり，プローブの種類も豊富である。水平断裂にも使用することがあり，その後の修復も良好である。

しかし，熱の設定には十分に気をつける必要がある。蛋白変性が起こるような温度設定はしてはならない。期待できる治療効果はラスピングよりも確実であり，変性してやわらかくなっていた半月板の表面は処置後には硬くなる。LM前節部の不全縦断裂や水平断裂は，縫合することは困難であり，また切除するには惜しいことが多い。サッカー選手に多いこの部位の損傷には，適していると考える。

◆図6　初診時MRI
LM前節部に縦断裂を認める。

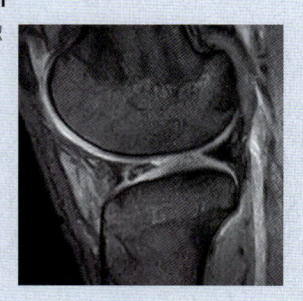

◆図7　術中鏡視像
LM前節に大腿骨側の縦断裂と軽度不安定性を認める。

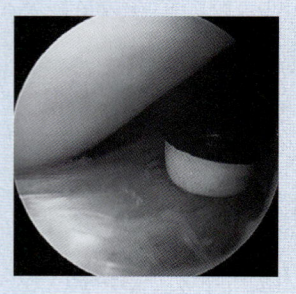

ケースレポート6

【症例】

22歳,男性。プロサッカー選手,ディフェンダー。

【現病歴】

シーズンオフに他医にてLM部分切除を施行された。その2カ月後から関節水症と運動時痛があるために受診した。

【初診時・画像所見】

切除後の骨髄性病変が疑われたため,MRIを施行した。図8にあるようにLM切除部周囲の軟骨下骨から骨髄に病変を認めた。

【保存療法所見】

LIPUSを中心とした物理療法とリハビリテーションを行った。

経過

2カ月後には病変は消退した。

解説

半月板処置後のリハビリテーションは大変重要であり,サッカー復帰への鍵を握るポイントである。プランは,別項(p.383～)を参照されたい。経過は良好な症例が多いが,半月板切除後にしばらく関節水症や荷重時の痛みが残存する選手がいる[5]。術後の痛みが1カ月しても残存していればただちにMRIを撮影することをためらってはいけない。

MRIにて切除部位周囲の骨髄病変が同定できれば,荷重などの負荷はペースダウンを要する。とくに,軟骨下骨の連続性が消失したようなケースは治療が長引く可能性もあり,しっかり診断しなければいけない。著者らはこのような術後の骨髄性変化が認められた症例には,ただちにLow-intensity pulsed ultrasound（LIPUS）を照射している。

足部を含めたアライメント補正も大変重要である。一時的な炎症で落ち着くケースがほとんどであるが,まれに骨軟骨の脱落をきたし2期的な手術を要することもあり術後の経過観察は重要である。また,診察室レベルの内容でなく,グラウンドを含めた屋外での動きを十分に評価することも重要である。

◆図8　初診時MRI
LM切除部周囲の軟骨下骨から骨髄に病変を認める。

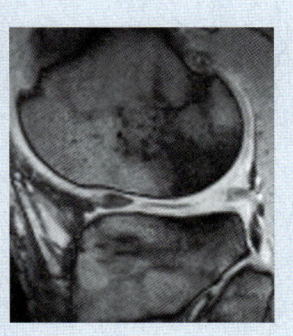

文献

1) Higuchi H, Kimura M, Shirakura K, et al: Factors affecting long-term results after arthroscopic partial meniscectomy. Clin Orthop Relat Res, 377: 161-168, 2000.

2) Kimura M, Shirakura K, Higuchi H, et al: Eight- to 14-year followup of arthroscopic meniscal repair. Clin Orthop Relat Res, 421: 175-180, 2004.

3) Higuchi H, Kimura M, Kobayashi A, et al: A novel treatment of hypermobile lateral meniscus with monopolar radiofrequency energy. Arthroscopy, 20: 1-5, 2004.

4) Hatayama K, Higuchi H, Kimura M, et al: Histologic changes after meniscal repair using radiofrequency energy in rabbits. Arthroscopy, 23: 299-304, 2007.

5) Kobayashi Y, Kimura M, Higuchi H, et al: Juxta-articular bone marrow signal changes on magnetic resonance imaging following arthroscopic meniscectomy. Arthroscopy, 18: 238-245, 2002.

サッカー

サッカーにおける半月板損傷の診断と治療（鏡視下半月板切除術）

土屋明弘

診断

●問診

初めに，受傷時の状況について詳細に把握をすることが非常に重要である。いつ，どこで，どのようにして，どのような肢位で，どこに痛みが生じたか，またはとくに誘因なく症状が発生したかを聴取する。また，グラウンドは土，芝，人工芝などどのような環境であったかを知っておくことも重要である。また，受傷後に運動を継続することができたか，歩行時痛があるか，ランニング時痛などがあるかなどについても聴取する。

前十字靱帯損傷の際に，いわゆる「膝くずれ」という症状が出ることがあるが，半月板損傷の際にも，"膝がずれる感じ"といった表現での膝くずれ症状を自覚することがある。また，引っかかり感や，クリック音，何かが挟まったような感じなどを自覚し，歩行時や運動時に膝の力が急に抜けてしまうcatchingやlockingといった症状がみられることがないか聴取する。

バケツ柄状断裂となった部位が大腿骨顆部を乗り越えて前方や顆間部に挟まりこんだ時やflap状になった損傷半月板が関節裂隙内に入り込んだ時などにlockingが起こる。この時患者は非常に強い痛みを訴え，膝伸展も屈曲も障害された状態となり通常の歩行が困難となる。このような既往の有無も重要である。

サッカーのポジションによっても選手の運動量や体の使い方（ターン動作など）が異なるので，選手のポジション（FW, MF, DF, GK, 右サイド, 左サイドなど）を聞き，利き足，所属チームの練習頻度などを聴取する。

●画像診断

・単純X線

半月板損傷では単純X線において特別な所見があるわけではないが，他の疼痛を生じる疾患，外傷との鑑別のために必要な検査である。膝の正面像，側面像，軸写像，Roseberg像もしくは顆間撮影を行う。若年者で大腿脛骨外側関節裂隙に狭小化などの関節症性変化を認めた際は，円板状半月含む陳旧性外側半月板損傷を考えなくてはならない。

・MRI

最も有用な検査方法である。少なくともスピンエコーでのT2強調像，プロトン密度像を撮影する。撮影方向は矢状断像と冠状断像，水平断像にて行う。正常な半月板は中央付近のスライスでは三角形の低信号帯として描出されるが，半月板損傷があると，断裂部へ関節液の進入があり，高信号の線として描出される。Bucket-handle tear例などでは，顆間部や前方に挟まった像が確認できる。また，靱帯損傷や関節軟骨損傷の合併の有無について知ることも治療方針を決める上で重要である。

●視診・触診

サッカーだからといって特有な徒手検査はなく，一般的な膝の診察を行う。また半月板損傷のみを考えるのではなく，すべての外傷，障害を見逃さないようにしなくてはならない。

診察室入室時に跛行を認めるものがあるので注意が必要である。半月板のロッキングを生じた場合には荷重ができないこともあり，松葉杖が必要なことも多い。

●徒手検査

まず痛みの出ない検査を行う。自動の可動域を測定し,疼痛の出る角度での検査を行わない旨を説明する。膝蓋跳動の有無をみて膝蓋骨のアプリヘンションテストも行う。靱帯損傷の有無をみるためにLachmanテスト，Nテスト，anterior drawerテスト，posterior drawerテスト，内・外反ストレステストを行う。

圧痛は膝関節疾患の診断に非常に重要である。損傷のある部位にはほとんど圧痛が認められる。半月板損傷であれば関節裂隙に圧痛があり，裂隙のどの部位に圧痛があるかで，前節，中節，後節に損傷があるかが診断できる。半月板損傷では大腿四頭筋の萎縮がみられることがあり，長期例（慢性例）ほどその傾向が強

いが，半月板損傷特有の所見というわけではなく，その他の膝疾患でもみられることがあるので鑑別が必要である．最後に腹臥位になり膝より遠位をベッドより出し，左右の踵の高さをみる（heel height distance；HDD）．この検査は鋭敏であり，仰臥位では分からない伸展制限を見極めることができる．これらの他に半月板損傷診断のための徒手検査があるので，それらについて述べる．

・McMurrayテスト（図1a）[3]

　患者を仰臥位とし，膝関節を最大屈曲位とする．片方の手で膝を把持し，もう一方の手で足部を把持した状態で下腿を回旋させる．半月板損傷の部位にクリックを触知したり，疼痛を誘発したら陽性と判断する．屈曲角度を変えることにより，後節から中節のどの部分に損傷があるかをある程度知ることができる．

・Apleyテスト（図1b）[3]

　患者を腹臥位とし，膝関節を90°屈曲位とする．検者は大腿部に体重をかけて固定した状態で，下腿に内外旋を加えながら下方に圧迫し，損傷例では疼痛やクリックが誘発される．

・Watson-Jonesテスト（図1c）[6]

　仰臥位にて膝の完全伸展を強制し，疼痛が内側にあれば内側半月板損傷を，外側にあれば外側半月板損傷を疑う．

・Steinmannテスト（図1d）[3]

　患者を坐位とし，膝を90°に屈曲し内外旋をさせる．外旋時に疼痛があれば内側半月板に，内旋時に疼痛があれば外側半月板の損傷を示す．

　最後に，半月板がロッキングしているような症例では，不用意な診察により損傷部位をさらに悪化させる可能性があるので，診察は愛護的に行うべきである．われわれは外来での半月板ロッキングに対する整復操作は行っておらず，そのような症例は関節鏡を行い鏡視下操作により愛護的に半月板の処置を行っている．

● 治療方針

　十字靱帯損傷に伴う新鮮な辺縁部の縦断裂であれば

◆図1　半月板損傷診断のための徒手検査

a：McMurrayテスト．

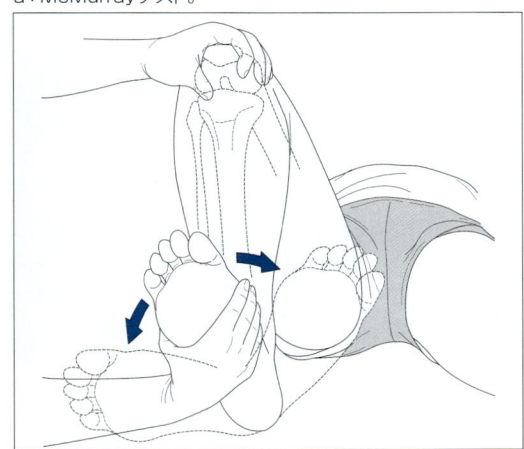

b：Apleyテスト．

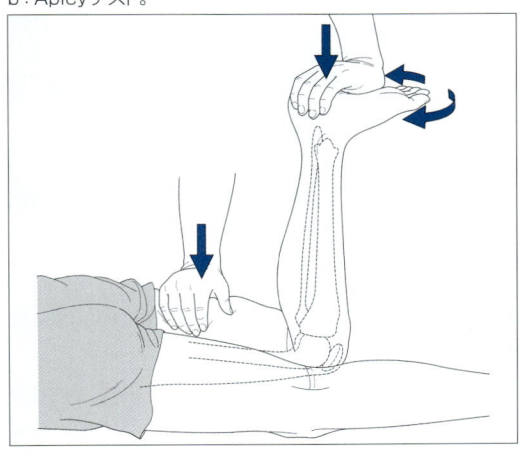

c：Watson-Jonesテスト．

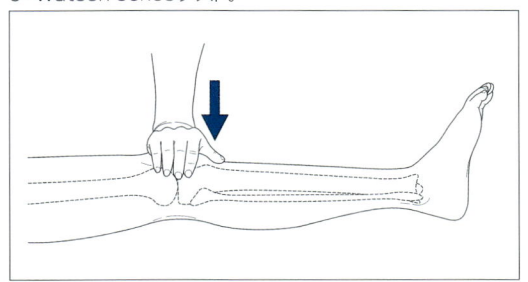

d：Steinmannテスト．

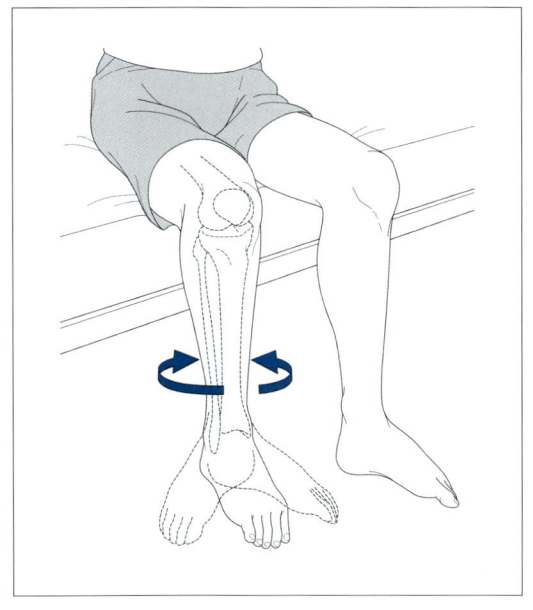

自然治癒が期待できる。しかし他の状況では自然治癒は期待できないので手術が必要となる。半月板は可能な限り温存したいので，縫合が可能な辺縁部の縦断裂では半月板の内・外側にかかわらず断裂部の新鮮化後縫合を選択する。しかしサッカー復帰には切除術より時間がかかることを選手，チームに説明しなければならない。

一方，放射状断裂，水平断裂は治癒が期待できないので切除するのが基本となる。痛みが強い，可動域制限がある，関節水腫が続くなどの症状がある場合は半月板損傷部と接触する関節軟骨の損傷をきたしている場合もあるので，いたずらに経過をみるのではなく早めに切除術を行うことが勧められる。

ケースレポート1

【症例】
20歳，男性。Jリーグ選手，右膝痛，既往歴特記なし。

【現病歴】
サッカー練習中のカット動作時に芝にスパイクが引っかかり受傷，同時に右膝関節外側に疼痛が走り，練習継続が困難となった。チームドクターの判断にて直ちにRICE処置をとった。

【初診時所見】
初診時の徒手検査にて右膝関節外側の大腿脛骨関節裂隙に強い圧痛を認めた。軽度の膝蓋跳動があり，腫脹が見られた。McMurrayテスト（＋），Watson-Jonesテスト（＋），HHDが20mmと患肢の伸展制限を認めた。

【画像初見】
MRI検査にて右膝矢状断像，水平断像にて外側半月板の横断裂を認めた（図2, 3）。

【手術所見】
半月板中節の横断裂であり，保存療法では治癒困難と判断し手術を選択した。右膝外側半月板損傷に対して鏡視下半月板切除術（部分切除）を施行した（図4）。

経過

術後早期には局所の腫脹軽減，下肢の循環改善のためにアイシングやisometric muscle exerciseを行い，歩行は手術当日より全荷重を許可した。早期より段階的にopen kinetic chain exercise (OKC)とclose kinetic chain exercise (CKC)を組み合わせたトレーニングを行い，術後6週でランニングを開始した。

直線的なランニングからスプリントへの段階的移行と同時に曲線やジグザグを入れたムービングからアジリティーや距離回数を段階的に移行した。ムービングは緩急をつけずにスラロームとターンを組み合わせて行い，アジリティーは緩急をつけ鋭角と鈍角を組み合わせた。キック動作に関してはショートパスからロングキックへの段階的移行，そしてキックの特異性による膝回旋を考慮したキックの種類と負荷による段階的移行を行った。強いインサイドキック時で最大の回

◆図2　MRI水平断像（T1強調像）
外側半月板中節で半月断端が丸くなっており断裂所見である。

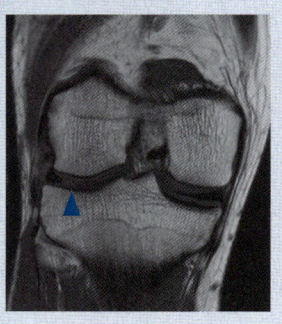

◆図3　MRI矢状断（T2強調像）
外側半月板の横断裂を認める。

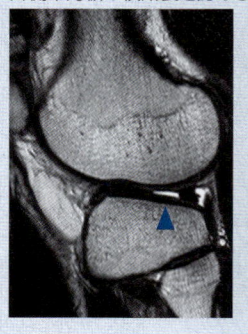

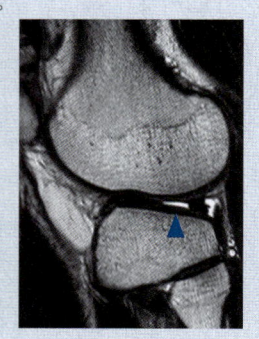

◆図4　術中鏡視像
外側半月板の横断裂を認める。

旋ストレスが生じることもふまえ段階的に負荷を上げ，ジャンプ動作に関しても両足での小さな跳躍から片脚での最大跳躍まで段階的にレベルを上げていった。

最終段階でのパフォーマンス制限因子となりうるものは最大負荷でのキックとジャンプであることが多いことから，膝伸

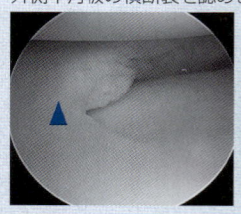

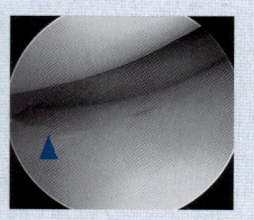

展運動時の膝回旋機構の正常化及びそれに伴う筋機能の正常化が重要である。最終的に術後3カ月で全体練習に合流し試合参加可能なレベルに回復した。

ケースレポート2（難治例）

【症例】
16歳，男子。高校サッカー部。左膝痛およびロッキング，既往歴特記なし。

【現病歴】
13歳時より左膝のロッキングが時々繰り返すことを自覚していたが，16歳になりサッカーなどの運動時に左膝痛を自覚することが多くなり初診。

【初診時所見】
初診時，左膝外側大腿脛骨関節裂隙に圧痛を認め，左膝可動域は伸展−10°，屈曲130°で伸展，屈曲ともに可動域制限を認めた。BOP（+），McMurrayテストにて外側に大きなpopを触知し，疼痛がみられた。Watson-Jonesテスト（+）でHHDは60mmと伸展制限を認め，また関節水症を認めた。

【画像所見】
MRI検査にて左膝完全型外側円板状半月を認め，後節部に縦断裂と水平断裂を認めた（図5, 6）。

【手術所見】
左膝外側円板状半月損傷の診断にて鏡視下半月板形成的切除術を試行した。

経過

・術直後〜6週

術後早期は局所の腫脹軽減，下肢の循環改善のためにアイシングやisometric muscle exerciseを行い，歩行は手術当日より全荷重を許可した。OKC，CKCのトレーニングにて筋力強化を行い，術後6週よりランニングを開始した。

・術後3〜4カ月

経過良好であり術後3カ月でサッカーへの復帰を許可したが，術後4カ月の再診時に左膝関節痛と関節水症を認めた。MRI検査を試行したところ，大腿骨外側果の軟骨損傷の所見を認めた（図7）。

・術後4カ月2週

再鏡視を行い，大腿骨外側果に2×1cm大の軟骨全層欠損を認めた（図8）。鏡視下に剥離しかけた軟骨を切

◆図5　MRI矢状断（プロトン強調像）

外側円板状半月を認め，後節部で矢印の部分に縦断裂，矢頭の部分に水平断裂を認める。

◆図7　MRI矢状断（T2強調像）

大腿骨外側顆に矢印で示す関節軟骨の欠損を認め，関節水症も認める。

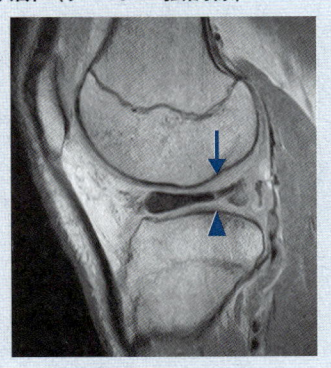

◆図6　MRI水平断像（T1強調像）

外側円板状半月を認め，矢印の部分に水平断裂を認める。

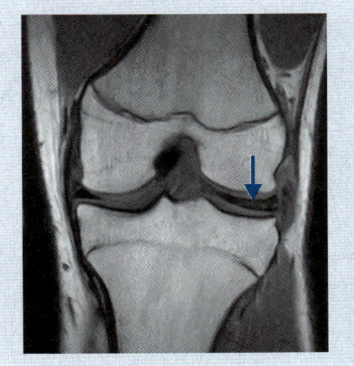

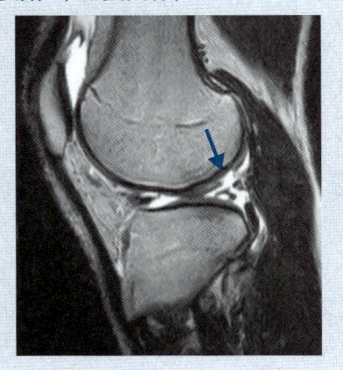

◆図8　軟骨全層欠損

大腿骨外側顆の関節軟骨の欠損を認め，一部軟骨下骨が露出している。剥離しかけた軟骨を切除，ドリリングを行った。

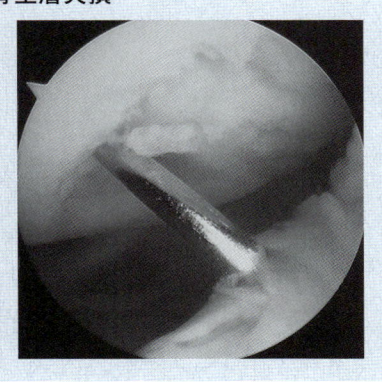

除，ドリリングを行った．さらに関節内に小さな軟骨片の遊離体も認められ，これらを摘出した．これらの所見は初回手術時には認めておらず，術後に発生したものと考えられる．

・再手術後

再手術後は6週間の免荷を行い，以後筋力強化などのリハビリを行った．再手術後4カ月で再鏡視を行い，大腿骨外側顆の軟骨損傷部が繊維性軟骨様組織で被覆されていることを確認した（図9）．その後徐々に運動負荷をあげていきサッカーへの復帰を果たした．

◆図9　鏡視像

損傷した軟骨部に新たな繊維性軟骨様組織による被覆がみられる．

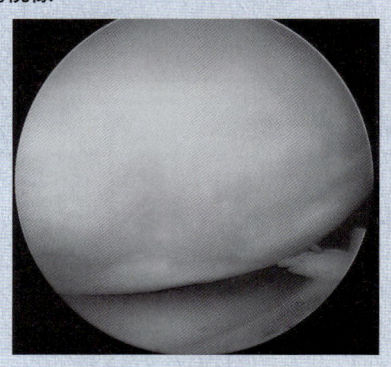

再発予防と今後の課題

予防のツボ

若年者の術後のリハビリにおいては，早期復帰をあせってリハビリプロトコールを無視して早期に過度の運動強度をかけてしまう症例などコンプライアンスの悪い症例がまれにある．このような症例では術前および術後に保護者を含めた十分な説明を行い，関節軟骨保護の重要性を理解してもらう必要がある．

本症例は半月板切除後の軟骨障害を生じているが，半月板を切除すると，大腿骨と脛骨の関節面の接触面積が減少し，関節にかかる力が増すことが知られている[1]．また，半月板切除後症例のMRI検査において骨髄内信号強度の変化がみられる症例があることも報告されている[2,4,5]．これらの変化は術後に大腿脛骨関節の軟骨と半月板の適合性が変化したために，骨軟骨への過負荷や軟骨障害の発生を示唆していると考えられる．

復帰のツボ

術後リハビリの中で腫脹や疼痛が急に出現する場合や関節水症が継続するような場合には運動負荷がかかりすぎていることが危惧されるので，一時的に運動負荷を落とすようにメニュー変更を行うことや，免荷やスポーツ活動への復帰時期を遅らせるなどの対応が必要である．

スポーツ復帰に関しては経過観察中に選手の運動量の把握を行い，十分な説明を行い，注意深く経過観察していくことが重要である．

文献

1) Baratz ME, et al：Meniscal tears: the effect of meniscectomy and of repair on intraarticular contact areas and stress in human knee. Am J Sports Med, 14：270-275, 1986.
2) Brahme SK, et al：Osteonecrosis of the knee after arthroscopic surgery：diagnosis with MR imaging. Radiology, 178：851-853, 1991.
3) Insall JN, et al：Surgery of the knee, 2nd edition, Churchill Livingstone, New York, 1993, p68-70.
4) 木村雅史：膝半月板損傷．NEW MOOK　整形外科 No.7　膝の外科，金原出版，1999, p14-28.
5) Kobayashi Y, et al：Juxta-articular bone marrow signal changes on magnetic resonance imaging following arthroscopic meniscectomy. Arthroscopy, 18：238-245, 2002.
6) 渡辺正毅，廣畑和志：半月板損傷．膝関節の外科，医学書院，1977, p153-160.

サッカー

サッカーにおける半月板損傷術後のアスレティックリハビリテーション

木村佳記，小柳磨毅

アスレティックリハビリテーションにおける評価のポイント

●情報収集

受傷機転と損傷部位および術式，リハビリテーション処方を確認する。また，一定の方向への切り返しやジャンプ動作，スライディングなど，繰り返す頻度の高いパフォーマンスが異なるため，利き足やポジションを聴取する。

●術前の膝関節機能

術前の膝関節機能は，術後の機能回復に影響する。機械的要因による引っ掛かり，嵌頓，膝くずれなどの症状を呈する特定の関節角度や荷重位での膝関節肢位（膝関節外反・外旋位あるいは内反・内旋位）を確認する。非損傷側の片脚スクワットなどの動的姿勢の観察は，損傷側下肢の受傷前の運動特性が推察できるため有用である。等速度運動器による筋力とトルクカーブの評価では，健側のトルク体重比に加えてトルク発揮の減衰する角度を確認し，術後のトレーニングにおける目標値とする。

●術後リハビリテーションにおける留意点[1〜3]

半月板切除術後の運動制限は一般にわずかであるが，関節面の適合は少なからず変化している。このため急激に荷重負荷を増強させず，膝関節の症状や筋力の回復に応じて負荷を調整する。縫合術では縫合部位と，同部位に負荷が加わる関節肢位を考慮して運動処方を行う。【予防のツボ】

筋力トレーニングにおいて，open kinetic chain（OKC）exerciseは，荷重負荷が減少して最大筋収縮力も発揮しやすいが，剪断力が増大する欠点がある。closed kinetic chain（CKC）exerciseでは関節への圧縮力が増大するため，縫合部への負荷を回避する。動的姿勢の正中化，膝関節の運動範囲の制限，接地衝撃の回避，回旋や内外反負荷のコントロールなどが重要である。【予防のツボ】

●術後の膝関節機能評価

術後は，膝関節の局所症状と柔軟性，筋力，荷重位での協調性を評価する。柔軟性の評価では，heel height difference（HHD）を計測して最終伸展域での制限を評価するが，半月板前節の縫合術後は3カ月まで控える。大腿直筋の柔軟性評価はThomasテスト変法[4]を用いることで深屈曲のリスクや疼痛発生を回避できる（図1）。筋力の評価は，徒手筋力テストに加えて等速度運動機器での評価も行うが，半月板縫合術後の実施は術後6カ月以降とする。荷重位での協調性の評価では，片脚立位からhoppingまでの下肢アライメントと体幹部の変位を観察し，膝関節に加わるストレスを推察する[1]。

◆図1 Thomasテスト変法

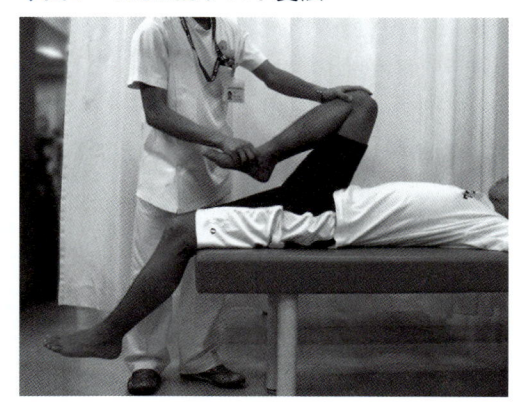

ケースレポート 1

【症例】
19歳，男性（高校3年生）。サッカー，フォワード（右）。

【診断名】
左膝関節内側半月板損傷（中後節のバケツ柄断裂）

【病歴】
ジャンプ着地後の切り返し動作中に膝痛が出現，以後膝関節屈伸時のひっかかり感が持続した。MRI撮影にて左内側半月板中後節のバケツ柄断裂を認め，内側半月板縫合術が適応された。

【術前評価】
左膝関節の腫脹は軽度で，階段の降段，走行，右方向への切り返し動作時に疼痛があった。関節可動域は伸展-5°，屈曲125°と制限があった。等速度運動機器（60degree/sec）による筋力評価では，伸筋，屈筋ともに欠損率は約45%，伸筋トルク体重比は右下肢270%に対して左下肢は160%であった。片脚スクワットは両側ともに体幹が遊脚側に傾斜して同側骨盤が下制し，支持側の膝関節は内反位を呈した。

【術後経過とアプローチ内容】
術後のリハビリテーションは以下のプログラムに沿って実施した（表1）。各時期における症状とアプローチの実際について述べる。

経過

・術直後〜術後2カ月

術後初期は腫脹と疼痛および可動制限が強く，関節穿刺が施行された。術後4週までは，患部の消炎鎮痛処置と患部外の廃用予防を中心とした。leg extensionとleg

◆図2　half sitting exercise

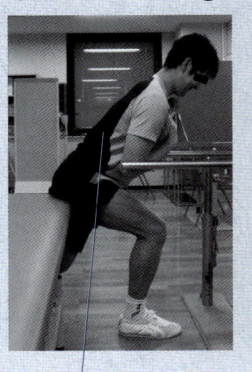

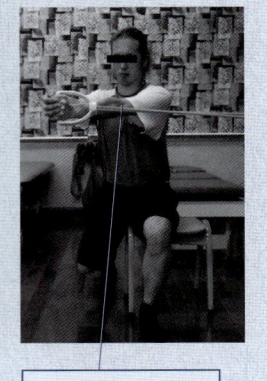

体幹前傾による負荷　　上肢回旋による負荷

curlは負荷を自重から慎重に増加した。CKC exerciseは，膝屈曲位を避けて膝伸展位でのバランス練習から開始した。術側下肢はキック時の軸足を意識させ，対側下肢を対角線上にスイングさせた。階段昇降にて膝関節痛を認めたため，屈曲位におけるCKC exerciseの導入として，術側が前脚の開脚姿勢にて片側殿部支持としたhalf sitting exercise（図2）を用いた。本法は荷重量を軽減して一定の膝関節肢位を保持することで疼痛の発生を回避しつつ，体幹の傾斜や回旋運動，上肢への抵抗負荷により体幹筋と下肢筋を協調的に強化することを目的とした。

予防のツボ

・術後2〜3カ月

膝関節の可動域は0〜130°に改善したが，HHDが1.0cm残存し，最終屈曲域では膝窩部痛があった。膝蓋下脂肪体の硬化とThomasテスト変法における大腿直筋

◆表1　内側半月板単独損傷（中後節バケツ柄断裂）縫合術後のリハビリテーションプログラム

術後期間	関節可動域練習	荷重	その他の運動療法
術後1〜2週	装具固定（伸展位）	免荷	膝蓋骨運動，セッティング
術後2週後〜	0〜90°	足底接地	leg extension, leg curl
術後3週後〜	0〜105°	1/2部分荷重	
術後4週後〜	0〜120°	膝伸展位全荷重	片脚バランス
術後6週後〜	0〜135°	膝屈曲位全荷重（0〜60°）	自転車エルゴメーター（無負荷） half sitting exercise
術後2カ月後〜	0〜135°	膝屈曲位全荷重（0〜90°）	スクワット，レッグリーチ，ランジなどの荷重トレーニング
術後3カ月後〜	135°以上の屈曲	膝屈曲位全荷重（90°以上）	ランニング（3.5カ月〜） ドロップスクワット 自転車エルゴメーター（負荷）
術後4カ月			ジャンプ
術後5カ月			アジリティ，カット，ターン
術後6カ月	正座		試合形式以外の練習参加
術後7カ月			競技復帰

の短縮を認め，マッサージとストレッチ，超音波療法により改善した。また，膝伸展域での筋力低下と内側広筋の萎縮を認めた。下腿遠位を支点としたfront bridge（FB）[5]とsling bridge（SB）[6]は，脛骨の後方移動を制動しつつ行う膝伸筋と腹筋（FB），ハムストリングス（SB）のトレーニングとして実施した（図3a, b）。sliding board上で両下肢を交互に入れ替えるsplit squat[2]（図4）は，接地の衝撃が小さく膝伸筋への負荷も高いことから，上肢支持での実施から開始した。half sittingやsplit squatが安定した後，片脚スクワット動作中に対側下肢をスライドさせるleg reach exercise[7, 8]（図5）を開始し，軸足としての支持性を高めた。後方リーチはリーチ脚への抵抗によって支持脚の大腿四頭筋負荷が高まる。側方リーチは，膝関節の内反による内側荷重の増大を抑制しながら，膝伸展筋への負荷を加えることを目的に実施した。

・術後3〜4カ月

膝関節の腫脹と疼痛は軽快し，柔軟性も改善したが，術側の大腿四頭筋をはじめとする下肢筋力低下が残存していた。OKC exerciseでは負荷量を増加した。CKC exerciseでは片脚スクワット姿勢を保持させ，half sittingと同様に上肢抵抗を加えて，上肢帯から体幹と骨盤帯を連動させた状態での下肢の支持性を強化した。また，両脚の爪先立ち姿勢から急激にスクワットポジションに移行するドロップスクワット動作を行い，下肢抗重力筋の遠心性収縮を強調した衝撃吸収を強化した。これらの動作の安定に合わせてランニングを開始し，直線走行から円周走行へと進め，

予防のツボ **復帰のツボ**

◆図3 bridge exercise
a：fromt bridge
b：sling bridge

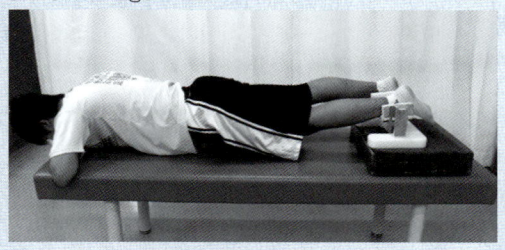

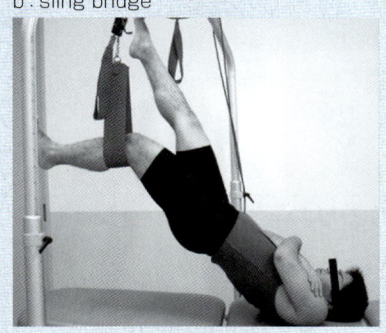

◆図4 split squat exercise

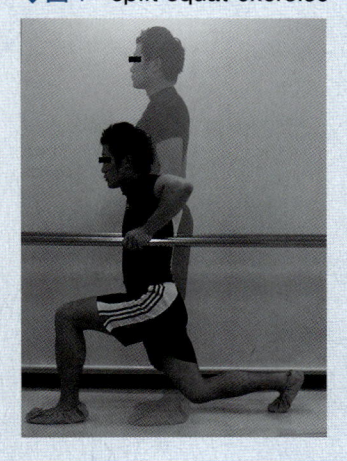

◆図5 leg reach exercise
後方（抵抗負荷）
側方

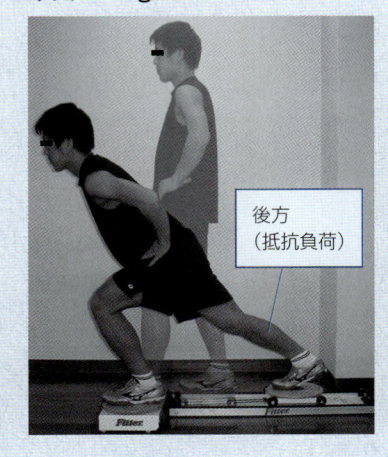

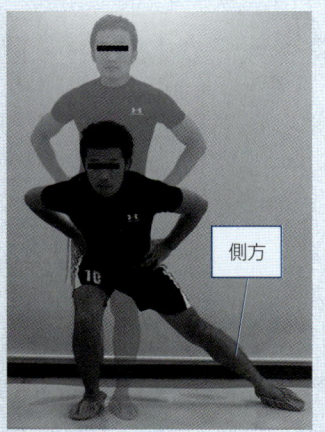

◆図6 傾斜を用いたジャンプ動作練習

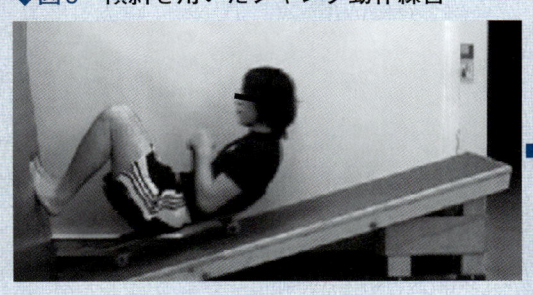

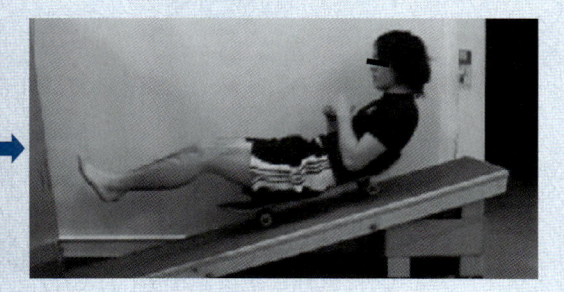

速度を漸増した．

・術後4～5カ月

本症例は台からの着地における衝撃吸収動作は可能であったが，自力での跳躍が困難であった．OKCの筋力は，左右差が小さかったため，**傾斜面を用いて荷重を低減させたレッグプレストレーニング（図6）を考案し，下肢筋のstretch-shortening cycle を促通した結果，跳躍力が高まった．**跳躍動作のトレーニングは，開始初期は着地瞬間の床反力による衝撃を和らげるために反発板を利用して練習した．走行は，シャトルランにて中長距離の持久力を強化した．

・術後5～6カ月

サッカーでは反転動作や切り返し動作を頻繁に行うため，ピボット，カッティングなどのターンとステップは膝関節へのストレスを回避できるよう足尖と膝関節の一致を集中的に練習した．縫合部位へのストレスを考慮し，膝関節を軽度屈曲した姿勢でのターンに習熟させ，徐々にスタンスを拡げた．本症例では，まず軸脚への十分な重心移動と荷重に続く抜重のタイミングに合わせてターンするよう指導した．**カッティングや切り返し動作では，体幹の正中化を重視し，まずは軸脚側を壁面として体幹部が支持脚より外側へ移動しないように練習した．**ターン，ステップともに動作の習熟に合わせてボールコントロール下や，相手を背にした状態下での練習へ移行した．

・術後6カ月～復帰

対人プレイはオフェンスから開始し，ディフェンス練習へと移行させた．ディフェンス練習に先立って，相手の動きに合わせて動作を切り替えるミラーリング練習も実施し，予期せぬ動きへの対応能力を高めた．グランドでの練習は，摩擦の小さいアップシューズの着用から開始した．減速や方向転換動作は体幹の正中化を中心に観察し，膝関節の回旋誘導テーピングを実施して安定感を得た．

全身を診るリハビリテーション

半月板損傷術後のアスレティックリハビリテーションにおいては，損傷組織の自然治癒能力を引き出すため，膝関節への圧縮，剪断，回旋などの力学的ストレスを制限し，競技特性を考慮しながら段階的に機能の改善を図ることが肝要である．

文献

1) 小柳磨毅, ほか：スポーツ傷害に対する理学療法の取り組み. 理学療法学, 32：269-274, 2005.
2) 小柳磨毅：膝軟骨・半月板損傷　悪化を防ぐリハビリテーション. 臨床スポーツ医学, 25（臨時増刊号）：135-140, 2008.
3) 中田　研, ほか：膝軟骨・半月板損傷　損傷を防ぐポイント　臨床スポーツ医学, 25（臨時増刊号）：127-134, 2008.
4) 小柳磨毅編：実践PTノート　運動器傷害の理学療法, 三輪書店, 2007.
5) 中江徳彦, ほか：下腿支持ブリッジによる大腿四頭筋訓練が前十字靱帯不全膝の脛骨前方移動に及ぼす影響. 臨床バイオメカニクス, 30：425-430, 2009.
6) 境　隆弘, ほか：後十字靱帯不全膝に対するスリングブリッジの有用性. スポーツ傷害, 2008.（On line journal http://www.sports-injury.jp）
7) 木村佳記, ほか：後方へのレッグリーチ動作における支持脚の運動解析. 臨床バイオメカニクス, 30：451-456, 2009.
8) 木村佳記, ほか：側方への抵抗レッグリーチ動作における支持脚の運動解析. 臨床バイオメカニクス, 31：445-452, 2010.

サッカーにおける
ハムストリング肉ばなれの診断と治療

仁賀定雄，池田浩夫

診断

●問診

　肉ばなれは，けがをした時の姿勢や動作が損傷する部位や程度に影響を与えるため，問診で受傷機転を詳細に聞き取ることが診断，治療方針の決定，予後の推測にとって非常に重要である。

　受傷機転として，「どんな動作をしている時に」，「どの瞬間に」，「どの部分に」，「どんな感じがしたか」，「受傷後そのままプレーできたか」，「受傷後歩行可能だったか」などを詳細に確認する。「いつけがしたかはっきりした記憶がなく，ハムストリング内側に張りや重さ，痛みが生じた。」という場合は，比較的早期に復帰可能な半腱様筋実質部の出血の可能性がある。

　疾走中あるいはヒールキック，体前屈位での着地時などの動作時に，筋肉が離れる感じや何かが切れる感じがした場合は二頭筋と半腱様筋の共同腱あるいは半膜様筋の腱膜，二頭筋の損傷をしている可能性がある。とくに上体が前屈位で股関節屈曲・膝伸展位で着地した瞬間にハムストリング近位に明らかな受傷感（バチッという音や何かが切れた感覚）を生じ歩行困難になった状況では，復帰まで長期間を要するハムストリング腱性部を損傷または断裂している可能性があり，治療方針決定にはMRI検査が有用となる。

●視診・触診

・圧痛

　うつ伏せでハムストリングの圧痛部位，圧痛の程度を確認する。ハムストリング外側（二頭筋）か，内側（半腱様筋，半膜様筋）か，近位の腱性部かなどを確認する。

・腫脹・皮下出血

　ハムストリング腱性部断裂や腱付着部剥離損傷などの重篤な損傷は，競技レベル選手の場合早期に手術療法を行うことが望ましいが，このような損傷をきたした場合大量の出血を生じるために大腿全体に高度の腫脹を生じ，皮下に広範な出血が生じる。高度の腫脹・広範な皮下出血を生じた場合は，手術の必要性などを判断するため，MRIによる検査を早期に行う必要がある。

●画像診断

・MRIによる肉ばなれのタイプ分類

　近年，MRI撮影方法およびMRI画像診断の進歩により，MRIによる肉ばなれのタイプ分類が，診断・治療法の決定・予後の予測に有用であることが分かってきた[1~4]。

　MRI撮影方法として，脂肪抑制画像（STIR，T2 fat suppressionなど）による出血の部位と程度の評価および脂肪抑制以外の画像（proton強調，T2*など）による損傷部位の形態的評価の両方を行うことが重要である。奥脇[1,2]が提唱した肉ばなれのMRIタイプ分類と復帰に要する期間の見込みは以下の通りである。

Ⅰ型：筋肉内あるいは筋間に出血が認められ，腱性部分（共同腱や半膜様筋腱膜）には損傷が認められないタイプ（図1, 2）。とくに半腱様筋の筋肉内に出血が生じるタイプでは，いつけがしたかはっきりした記憶がなく徐々に痛みと張りを生じることが多い。受傷後1～2週間で復帰可能。

Ⅱ型：腱性部分（共同腱や半膜様筋の腱膜）に損傷が認められるタイプ（図3, 4）。復帰まで4週間～3カ月を要する。早期競技復帰を目指す競技レベル選手では，再発を防ぐためにMRIで腱性部の修復を確認してから復帰させることが重要である。

Ⅲ型：腱近位の完全断裂（図5）または腱付着部が坐骨から剥離するタイプ。競技選手では早期の手術療法を検討する必要がある。

・MRI撮影の必要性

　内側ハムストリングのⅠ型損傷であれば受傷後2週以上経過して復帰すれば大きな問題になることはなく，共同腱腱性部損傷（Ⅱ型）あるいは半膜様筋の腱膜損傷（Ⅱ型）であっても受傷後1～3カ月かけて徐々に

◆図1　Ⅰ型
半腱様筋実質部に出血を認めるが腱性部には損傷を認めない。本症例は受傷1週後に復帰した。
STIR冠状断　　　　STIR矢状断　　　　STIR軸位

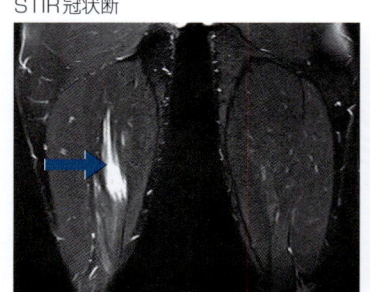

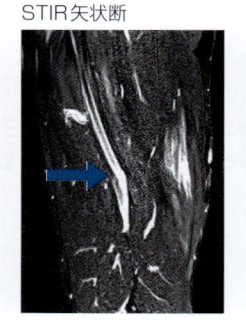

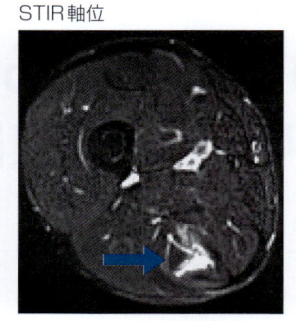

◆図2　Ⅰ型（図1とは別症例）
半腱様筋と大内転筋の間の筋間に出血を認めるが腱性部には損傷を認めない。本症例は受傷5日後に復帰した。
STIR矢状断　　　　STIR冠状断

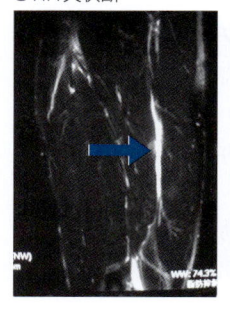

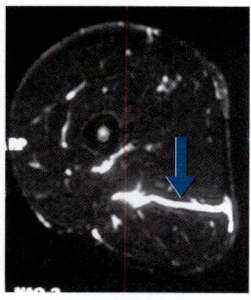

◆図3　Ⅱ型
STIR冠状断
二頭筋と半腱様筋の共同腱の腱性部に損傷を認める。MRIで腱性部の修復が得られてから復帰した。

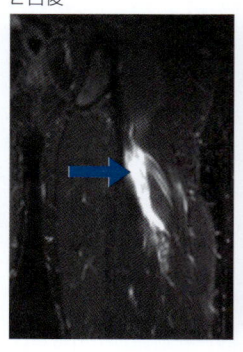

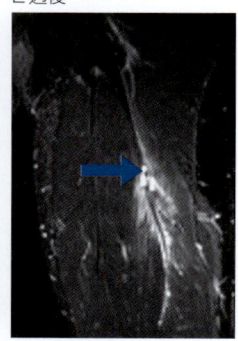

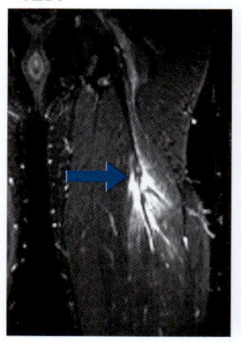

2日後　　　　2週後

4週後　　　　6週後

◆図4　Ⅱ型（図3とは別症例）
半膜様筋の腱膜に損傷を認める。MRIで腱膜の修復が得られてから復帰した。
翌日　　　　6週後
腱膜損傷出血　　　　腱膜修復肥厚 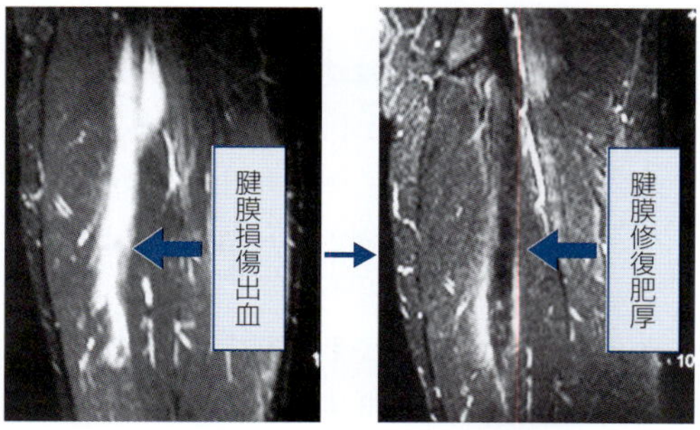

◆図5　Ⅲ型
STIR冠状断
共同腱が断裂して断端が離れており大量の血腫が貯留している。
腱近位断端
血腫
ヘモジデリン
半腱様筋
腱遠位断端
大腿二頭筋

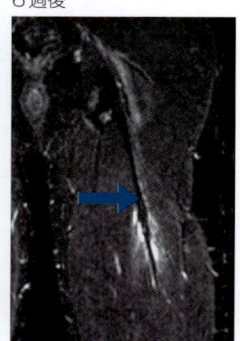

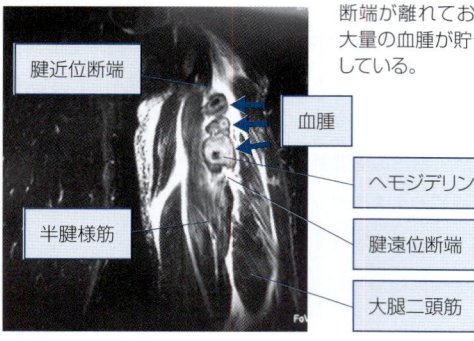

◆図6　下肢伸展位挙上テスト

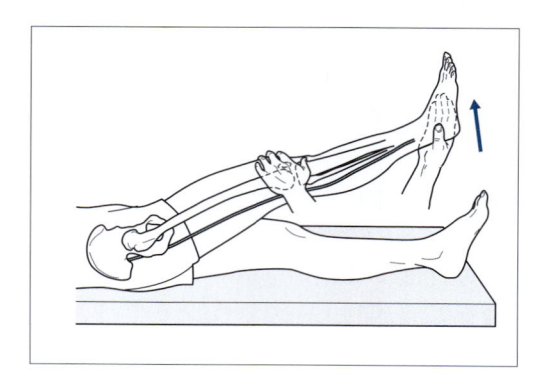

◆図7 徒手抵抗下の膝屈曲筋力テスト（仰臥位）

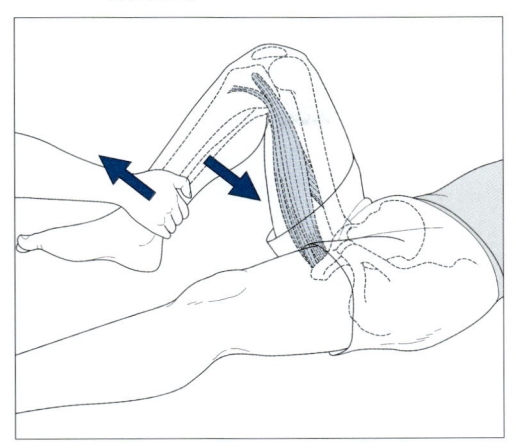

◆図8 徒手抵抗下の膝屈曲筋力テスト（腹臥位）

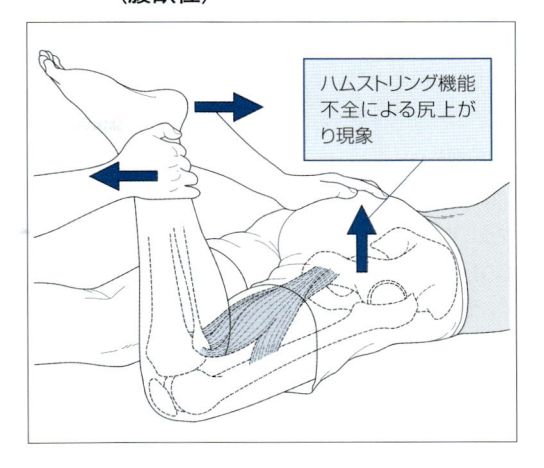

ハムストリング機能不全による尻上がり現象

復帰すれば大きな問題が生じることは少ないと思われる。したがってレクリエーションレベルのスポーツ愛好家で受傷後早期に復帰する必要がない場合は，MRIを撮影しなくても，十分時間をかけて復帰すれば大きな問題は生じないであろう。

しかし，できる限り早期の競技復帰を望む競技選手の場合は，受傷内容を把握しないまま身体所見のみで判断して早期に復帰すると，とくにⅡ型では再受傷のリスクがあり，Ⅲ型では機能不全が残存して競技レベルが低下する。競技選手の場合は原則として受傷後にMRIで評価して診断を行い，治療方針を決定することが望ましい。

● 徒手検査

・ストレッチング可能な角度と痛み

仰臥位で，患側の下肢を，膝を真っ直ぐ伸ばしたままゆっくり持ち上げ，どの角度まで挙げると痛みが生じるか，どの部分に痛みが生じるかを確認する（図6）。重症度が高いほど下肢を挙上できる角度が低い。

・徒手抵抗下の痛み

仰臥位で，徒手抵抗下に膝屈曲筋力および痛みの部位を確認する（図7）。腹臥位で，徒手抵抗下に膝屈曲筋力および痛みの部位を確かめる。受傷後早期には痛みを生じて筋力が十分発揮できないことが多く，またしばらくリハビリテーションをして痛みが発生しなくなっても，ハムストリングの収縮力低下などの機能不全がある場合は，ハムストリングの機能を代償するために尻上がり現象が生じることがある（四頭筋の拘縮とは異なる現象である）（図8）。

● 治療方針

問診，視診・触診，画像診断，徒手検査を基に肉ば

◆図9 転倒時に左ハムストリング共同腱を断裂した例の受傷姿勢

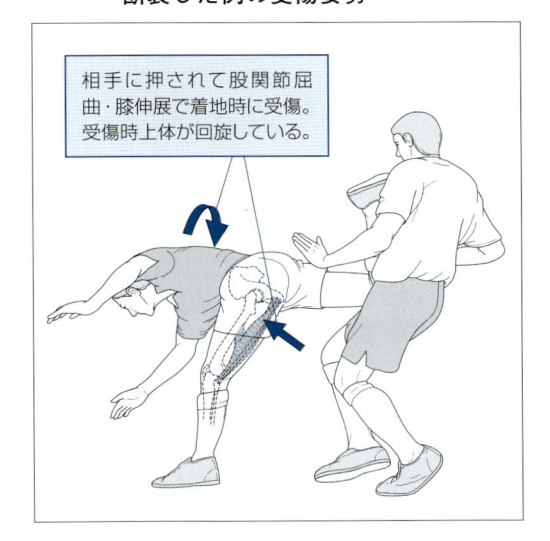

相手に押されて股関節屈曲・膝伸展で着地時に受傷。受傷時上体が回旋している。

なれの部位，重症度を判断して治療を進める。

・Ⅰ型

ストレッチングの可動域回復，徒手抵抗の痛みと筋力回復を確認してからジョギング開始。段階的に運動レベルを上げ，圧痛や固さなどの触診の状態回復，パフォーマンスの回復を確認してから練習に復帰させる。

・Ⅱ型

Ⅰ型と同様の治療を進めるが，ダッシュや強いキックなどの負荷の強い動作はMRIで腱の修復を確認してから行い，復帰させる。

・Ⅲ型

競技選手の場合は手術を行い，4～6カ月かけて復帰させる。

ケースレポート1

【症例】

24歳，男性。プロサッカー選手，ディフェンダー，左ハムストリング共同腱断裂（Ⅲ型）。

【現病歴】

日本代表でのサッカー試合中に，ボールを追って相手と併走して走っている際に相手に背中を押され，前方へ倒れるのを防ごうとして，前のめりになり，体が前屈して左股関節が屈曲，左膝が伸びきった状態で，左足を着地した瞬間に，左ハムストリングの付け根付近に「バチン」という感じがして痛みが生じ（図9），ハムストリング近位を手で押さえて転倒，自力で歩くことができず，担架で退場した。

【初診・画像所見】

他動的なSLRテストで下肢挙上30°以上不能，徒手抵抗でハムストリングに力が入らず，殿部の痛みで端坐位困難だった。ハムストリング近位に強度の圧痛があり，アイシングを施行した。股関節屈曲・膝伸展時に遠心性収縮力が加わって発症するハムストリング腱断裂を疑い，MRI検査を施行した。

MRIでは二頭筋と半腱様筋の共同腱が断裂して二頭筋が短縮し，断裂した腱の離開部分に著明な血腫貯留および血腫の中にヘモジデリン沈着が見られた（図5）。

【診断】

ハムストリング近位の腱断裂は，股関節屈曲位・膝関節伸展位での着地時に，ハムストリングに伸張性収縮力が加わることで受傷することが多く[5]，本症例も同様の受傷機転で損傷したと考えられる。奥脇ら[1,2]によると，坐骨結節付近でのハムストリング腱断裂，起始部剥離損傷はハムストリング損傷全体の3％を占める。諸家の報告[5〜8]では保存療法では長期間経過しても筋力の低下などからスポーツパフォーマンスが回復しないため，スポーツ選手では受傷後早期の手術療法が必要であること，陳旧例は新鮮例に比べ手術成績が劣ることが報告されている。

ハイアスリートである本症例には早期の手術療法が必要であると判断した。

【手術所見】

受傷後6日目（図10）に全身麻酔下で腱修復手術を施行した。体位は45°腹側に倒した半側臥位のポジションをとり，手術時にはベッドを45°倒して完全腹臥位とした。

手術は坐骨結節のやや外側から遠位に縦皮切で行い，共同腱の後方の筋膜上を走行する後大腿皮神経を同定して外側によけ，直下の筋膜を縦切開して共同腱を露出した（図11）。後大腿皮神経は大腿二頭筋と半腱様筋の間の位置を示すメルクマールになる。また損傷すると大腿後面の知覚低下を招くので，これを損傷しないようにする。

約90ccの血腫を洗浄して観察すると，共同腱は坐骨結節から2〜3cmのところでモップ状に完全断裂していた。断裂した腱とともに二頭筋は短縮していたが，半腱様筋には明らかな損傷はなく坐骨結節に付着していた（図12）。大腿二頭筋腱の遠位断端は二頭筋の筋肉内に埋没しており，腱の遠位断端を筋肉内から引き上げて近位腱断端と縫合した。0号吸収糸2本でケッスラー変法を前方と後方にそれぞれ施行し，周囲を3-0吸収糸で結節縫合した。腱を縫合することによって短縮していた二頭筋が近位に引き寄せられ，腱縫合後は筋肉に覆われて腱はみえなくなった。

腱縫合後にベッドを倒して側臥位にし，股関節と膝関節の屈曲角度を変えて下肢を動かし縫合した腱にかかる負担

◆図10　受傷後6日後（手術当日）の所見

a：左大腿全体が著しく腫脹し左大腿後面に広範な皮下血腫を認める。

b：他動的SLR30°以上不能。

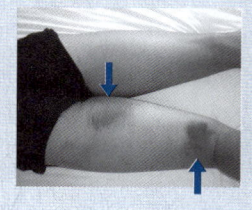

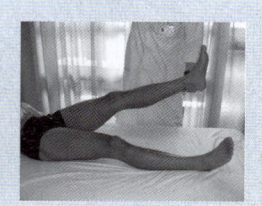

◆図11　術中所見1

a：後大腿皮神経
←遠位

b：筋膜下に血腫（90cc）
近位→

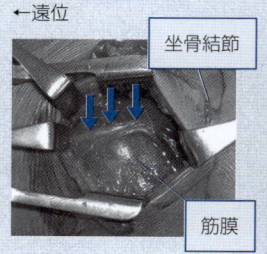

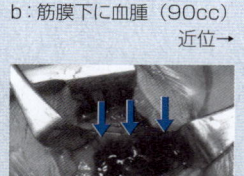

坐骨結節

筋膜

◆図12　術中所見2

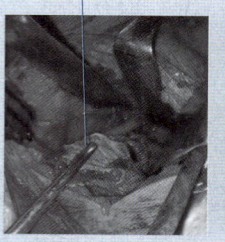

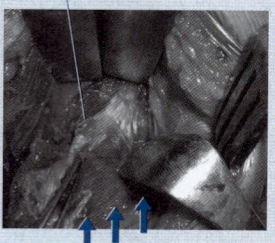

共同腱の遠位断端　　共同腱の近位断端

半腱様筋

を確かめた結果，膝関節30°屈曲位を保持すれば股関節は70°まで屈曲しても縫合部分に大きな負荷はかからないことを確認した。

経過

・術直後～5週

術後は外固定をせず，術後4週間は極力股関節伸展位・膝関節屈曲位を保持させて安静臥床させた（図13）。術後翌日から立位時には膝関節・股関節ともに軽度屈曲位を保持して両松葉杖による完全免荷歩行を許可し，術後5日で退院した。術後3週から部分荷重を開始し，術後4週のMRI（図14）で縫合した腱の連続性があることを確認し，術後5週で杖なし全荷重歩行および股関節の他動的な可動域訓練を開始した。

・術後11週

ジョギングを開始した。

・術後3～4カ月

術後3カ月からキック練習開始，術後4カ月でチーム練習に完全合流し，練習復帰後9日目に練習試合に90分間フル出場した。術後4カ月のcybex等速性筋力評価(60°/sec)では，膝屈曲筋力は健側比108%，膝伸展筋力は健側比86%と回復しており，練習可能なレベルだった。

・術後6カ月

術後6カ月では，大腿周径差は軸足である患側が1.5cm太くなった（元々軸足である左大腿の方が太かった）。30メートルダッシュは術前よりタイムが速くなった（リハビリ期間中に体幹，上肢の筋力トレーニングを集中的に行った成果かもしれない）。術後6カ月で日本代表に復帰し，術後10カ月で日本代表の国際試合2試合にフル出場した[10]。

術後MRIでは，4週で断裂していた腱が縫合によって連続性が得られていることが確認され，4カ月で修復した腱の質がさらに改善して周囲の筋肉のボリュームが増大していた。術後6カ月のMRIでは，腱側よりも修復した腱が太く肥厚していた（図15）。他動的SLRは術後6カ月時に健側130°に対して患側95°だった。

・術後6年

現在術後6年経過しているが再発はなく，プロサッカー選手としてプレーを続けている。他動的SLRは術後6年現在も患側105°で左右差が残っている。

◆図13 術後の体位
臥床時
起坐時

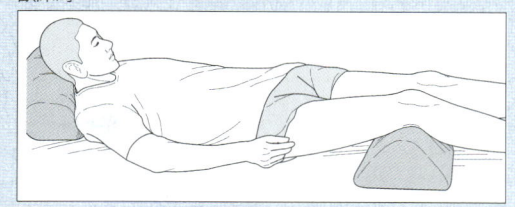

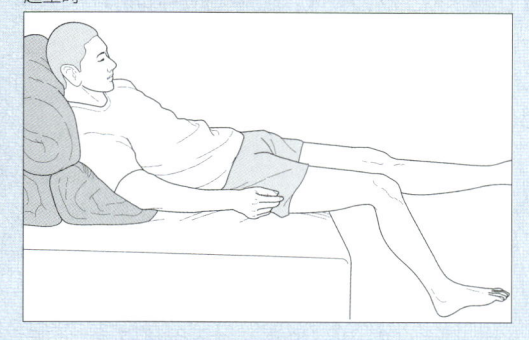

◆図14 術前・術後MRI（STIR矢状断）
術前　術後4週　術後4カ月

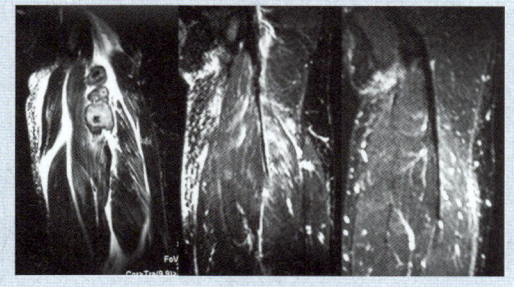

◆図15 術後6カ月時のMRI（T2* 冠状断）
健側　患側

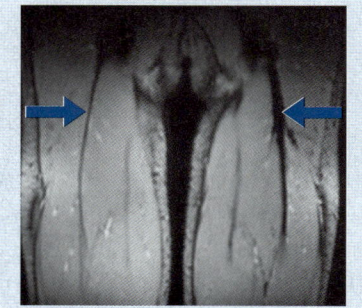

ケースレポート 2 (難治例)

【症例】

20歳, 男性。プロサッカー選手, フォワード, 右ハムストリング共同腱損傷 (II型) 再発例。

【現病歴】

初回受傷：20mのダッシュ練習中に, ゴール手前で右ハムストリングに「ガン!」という衝撃で受傷。所属チームにおける超音波検査でハムストリング肉ばなれの診断。3週間のリハビリ後, 復帰した。

2回目受傷：復帰して数日後の練習中にダッシュして, 同じところにまた「ガン!」という衝撃。超音波では新しい損傷は確認できなかったとのこと。3週間のリハビリ後, 復帰した。

3回目受傷：復帰後1週間で, ゲーム中走って相手にぶつかり前方へ倒れそうになり, 踏ん張った時に再び同じところに衝撃があり受傷。超音波では新しい損傷は認められなかったとのこと。5週間で復帰。

4回目受傷：復帰して数日で, 練習中に高いボールに対し右足を高く上げてインサイドキックをした瞬間に痛みが走り受傷。当院を受診することになった。

【初診時所見】

本症例は著者らが普段診療しているチームではなく, 遠方のチームに所属しており, 4回受傷後1週間して初めて当院を初診した。SLRは右90°で痛みあり, 左130°。右ハムストリング近位中央やや外側に圧痛を認めた。

【画像所見】

MRIでは共同腱腱性部の損傷および二頭筋の短縮が認められ, 共同腱腱性部損傷 (II型) と診断した。(図16)。また経緯から考えて同じ部位を4回損傷したと考えられた。

【診断】

腱性部を損傷した場合は, とくに早期復帰を目指す競技選手では, MRIで腱性部の損傷が修復したことを確認してから復帰しないと再発を生じやすい。この症例は腱性部の修復が不十分なまま復帰したために再発を繰り返したと考えられた。この症例以外にも他院で超音波検査を行い腱性部の損傷が診断されなかった症例が何例かあり, 超音波では腱性部の損傷の評価が難しいものと思われる。

本症例は再発を繰り返したために断端が離開して離れており二頭筋の短縮も認められるため, 通常よりも修復に時間がかかることが予想され, 時間をかけても元通りに修復しない可能性が考えられた。もし時間をかけて保存療法を行っても修復が得られない場合, 手術療法も考慮する必要があると思われた。プロ選手であるため, 時間的な制約もあり,

初診後最大3カ月間は腱性部の修復を優先してランニング, キック, ハムストリング筋力訓練を行わないでリハビリテーションを進め, 3カ月以降に段階的に復帰を目指し, 腱性部の修復が得られない場合や復帰の過程で再発した場合はその時点で手術療法を検討することとした。

◆図16 共同腱の腱性部を4回受傷した後のMRI

a：STIR冠状断。

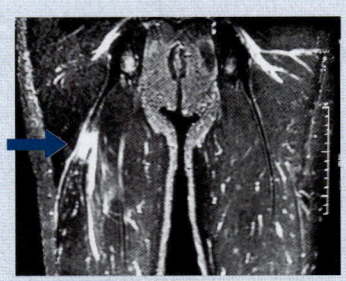

b：Proton強調冠状断。

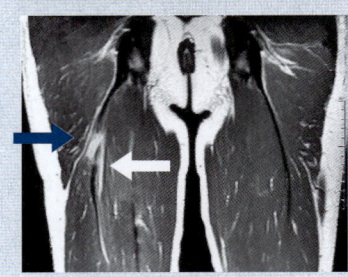

◆図17 初診後1年2カ月後のMRI

共同腱は半腱様筋外側に形成された腱様組織によって架橋されて修復している。

a：STIR冠状断。

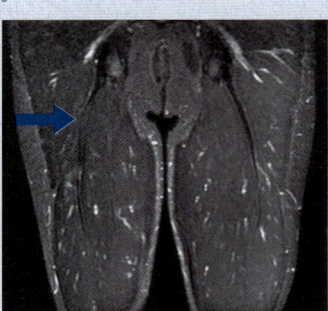

b：proton強調冠状断。

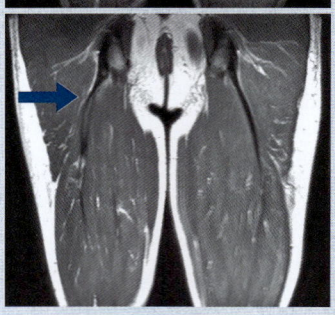

【保存療法所見】

初診後ランニング，キックを中止し，月に1回MRIを撮影して腱性部と二頭筋の修復を待った．初診後3カ月で離開していた二頭筋はほぼ修復したが，腱性部の離開は残存していた．この時点からランニングを再開し，所属チームに戻ってリハビリを継続した．所属チームが遠方であるため，その後は初診後1年2カ月まで当院を受診できなかった．

● 経過

初診後6カ月からハムストリングにエキセントリックな負荷をかけるトレーニング開始，7カ月半でチーム練習に合流．8カ月で練習試合20分出場，10カ月からは毎週練習試合に90分フル出場していた．

● 解説

4回目の復帰後は，当院初診後1年3カ月時の現在まで再発せずにプレー可能となっている．初診後1年2カ月時に再来してMRIを撮影したところ，腱性部は本来の質ではないが，半腱様筋外側に形成された腱様組織によって損傷部の近位から遠位を架橋され，全体としては腱性部が連続していることが確認された．

おそらく本来の腱性部自身が修復できない部分を補うために平行して腱様組織ができて本来の腱性部を橋渡しをする形で修復したと思われる（図17）．初診時のMRI（図16）を振り返って観察すると，半腱様筋の内側部に腱様組織（図16の白矢印）があり，これが発達して損傷部を架橋したものと思われる．

予防・再発予防と今後の課題

著者らが報告したプロサッカーチームにおける肉ばなれの発生件数は公式戦の試合数と相関しており[4,11]，予防的見地から日程を工夫して選手に休息を与えることが望まれる．

打撲や捻挫などの外傷をかばってプレーした結果肉ばなれに至る例があるので，肉ばなれにつながる誘因を早期に診断して，適切な措置をとる必要がある．

Ⅱ型のハムストリング腱損傷は股関節屈曲，膝伸展位・体幹回旋での着地時に伸長性収縮によって生じることが多いので，この肢位でのハムストリング伸長性収縮のトレーニングを練習・試合前に行うことが，予防・再発予防に有効な可能性がある[11]．

腱損傷後二次的に隣接する筋に肉ばなれを生じる例が多い[5]ので，最初に受傷した患部の筋・腱の機能回復トレーニングをより高いレベルで行う必要がある．

肉ばなれの予防・再発予防は今後の大きな課題である．

文献

1) 奥脇　透：ハムストリング肉離れ．臨床スポーツ医学，25：93-98, 2008.
2) 奥脇　透：トップアスリートにおける肉離れの実態．日本臨床スポーツ医学会誌，17(3)：497-505, 2009.
3) Askling C, Tengvar M, et al：Acute first-time hamstring strains during high-speed running. Am J Sports Med, 35(2)：197-206, 2007.
4) 仁賀定雄，野崎信行，ほか：スポーツ現場における肉離れの実態．日本臨床スポーツ医学会誌，17(3)：435-446, 2009.
5) 中川裕介，仁賀定雄，ほか：プロサッカー選手に生じたハムストリング腱断裂，筋腱移行部，腱膜損傷の検討．日本整形外科スポーツ医学会雑誌，35(3)：696-704, 2010.
6) Sallay P, Friedman R, et al：Hamstring muscle injuries among water skiers. Am J Sports Med, 24(2)：130-136, 1996.
7) Sarimo J, Lempainen L, et al：Complete Proximal Hamstring Avulsions. Am J Sports Med, 36：1110-1115, 2008.
8) Orava S, el al：Rupture of the ischial origin of the hamstring muscles. Am J Sports Med, 23：702-705, 1995.
9) Cross MJ, et al：Surgical repair of chronic complete hamstring tendon rupture in adult patient. Am J Sports Med, 26：785-788, 1996.
10) 山賀美芽，仁賀定雄，ほか：ハイレベルサッカー選手に生じたProximal Hamstring Tendon Ruptureの1例．日本整形外科スポーツ医学会雑誌，26(4)：49-54, 2007.
11) 仁賀定雄，池田浩夫：肉ばなれの発生機序（サッカー）．MB Orthop, 23(12)：15-25, 2010.

サッカー

サッカーにおける大腿部肉ばなれのリハビリテーション

松田直樹

サッカーにおける大腿の肉ばなれ

サッカーという競技は、走る、止まる、方向転換する、ボールを蹴るという競技の特性上、走るための動力源であるハムストリングスや、ストップや着地時に使われる大腿四頭筋、方向転換の際に使われる殿部の筋（外旋筋群）やボールを蹴るときに使われる内転筋や大腿直筋や縫工筋などの筋が受傷されやすい。日本サッカー協会スポーツ医学委員会の統計によると、サッカーにおける肉ばなれの約80％が大腿部で発生しており、15％が下腿、腹部・腰部・殿部・その他が各1〜2％となっている[1]。諸家の報告によりデータは異なるが、サッカーにおいては大腿部の肉ばなれの70〜85％がハムストリングスで発生し、残りが大腿四頭筋の受傷と考えられている。

肉ばなれは、さまざまな場面で発生しその原因動作は限定できない。ダッシュ・ストップ、ドリブルでのフェイント・ディフェンスでのステップ動作・ジャンプ・着地・強いキックなどさまざまな場面で発生する。肉ばなれにはさまざまな基礎研究から筋の収縮力に加えて、筋に加わる外力による遠心性収縮の要素が必須と考えられている。遠心性収縮が加わる場面を考えると、ただ単に外力の大きさだけではなく筋収縮のタイミングの遅れやマルアライメントに代表される力学的・生理的に不適切な姿勢でのプレーなども大きく影響する。すなわち外的な要素だけではなく、疲労やコンディション・バランス能力といった内的要因も非常に大きな発生因子として考えられる。 **予防のツボ**

リハビリテーションにおいては、受傷部位の組織学的な改善だけではなく、これらの内的要因を分析して解決していかなければ再受傷から選手を守ることはできない。

リハビリテーションのポイント

肉ばなれの重傷度によって、競技復帰までの経過は異なる。肉ばなれの重傷度の分類についてMRI画像を元に奥脇は下記のように分類している[2]。
Ⅰ型：筋腱移行部に出血所見のみが認められる出血型
Ⅱ型：筋腱移行部、とくに腱膜の損傷が明らかな腱膜損傷型
Ⅲ型：筋腱付着部損傷型

Ⅰ型においては、数日から2週程度の期間で復帰できるのに対して、Ⅱ型の場合は1〜3カ月程度、Ⅲ型では4〜6カ月以上の期間を有する症例も少なくない。ただし、いずれの状態においても、まずはさまざまな二次的損傷を防ぎ、患部の組織修復のための環境を整え、可動域や柔軟性や筋力といった生理的な機能の回復を目指し、競技専門トレーニングが可能となるような基礎体力をつけ、最終的に競技に必要な運動機能を獲得していくといった順序に変わりはない。目先の復帰に気をとられこれらのステージの段階を飛び越して進んでしまうと、リハビリテーションの課程の中で再受傷してしまうことも考えられる。 **復帰のツボ**

肉ばなれのリハビリテーションにおいてのステージ分けについて著者は次のように考えている[3]。それぞれのステージにおける経過日数は、上記の重症度分類によっても異なるし、また受傷部分や受傷までの経過（過去の受傷の有無や他の外傷歴など）によっても異なる。画像診断と臨床症状と臨床テスト、および運動機能などから総合的に判断していく以外に明確な時期設定は残念ながらできない。

●急性期

急性期は文字通り、受傷直後の状態であり患部の再出血を防止し、周囲の二次損傷を最低限に食い止めなければならない、いわゆる応急処置のステージである。この期間に行わなければならないのは確実なRICE処置である。とくにⅡ型以上の損傷では大きな血腫に発

展し異所性骨化に移行してしまうケースもみられるので注意を要する。著者の経験では受傷翌日の時点で，ハムストリングの場合SLRが疼痛などの制限で45°以下，大腿四頭筋の場合は腹臥位膝屈曲で90°以下の場合は画像診断で血腫を確認した方がよいと考える。

Ⅱ型以上の受傷の場合，血腫が広範囲に及ぶことがあるために確実な圧迫と冷却が必要である。Ⅰ型の受傷の場合でも確実なRICE処置が早期の競技復帰のためには必要である。広範囲を安全に長時間冷却可能なアイシングシステムが市販されている。

● 炎症コントロール期

この時期は，受傷部分周囲の炎症をコントロールしながら組織の修復を促し，生理学的な機能を再獲得していく準備の時期である。アイスバスなどを利用し患部を冷却した状態で可動域を獲得していくクライオキネティクスは有効な手段であるが，Ⅰ型では比較的早期から可能であるのに対し，Ⅱ型以上の受傷では組織的な状態と本人のストレッチ感などを総合的に判断して慎重に行っていく必要がある。また超音波治療は周囲組織の血行改善や，患部自体の瘢痕化防止のために有効であるが，周波数やパルス幅や強度などを状態に合わせて調整して行う必要がある。低出力の超音波やレーザー，エンダモロジーがコラーゲン組織の再生に有効であるという報告もみられる。

また，ハムストリングスや大腿直筋といった長さのある筋においては受傷部位の遠位部に硬さや違和感を訴えるケースも少なくない。血流状態の変化や筋膜での運動障害が起きている可能性もある。著者らの施設では筋・筋膜に対するモビリゼーションの手段として吸引とローラーによるエンダモロジーを用いて受傷箇所だけではなく筋ユニットとしての機能低下の防止を図っている（図1）。

● 身体機能回復期

この時期は，筋の柔軟性や関節としての可動域，筋力といった身体が本来持つ生理的な機能を回復させていく時期である。受傷組織が力学的に他動伸張に耐えられると判断されれば，積極的なストレッチを開始する。

また，熱感や炎症症状が治まっているのであればホットパックやバイブラバスなどの温熱療法を行う。高濃度人工炭酸泉への入浴は筋血流の改善と筋柔軟性の獲得に効果があり，有効な温熱治療手段である。

柔軟性の獲得は，選手自身がしっかりと痛みを感じてその伸張の度合いをコントロールしていくことが大切である。ストレッチバンドやStraining 75といった簡単なストレッチグッズの応用は選手自身が伸張の程度を調整しやすく，また代償動作も起こりにくいために非常に有効な手段である。（図2）

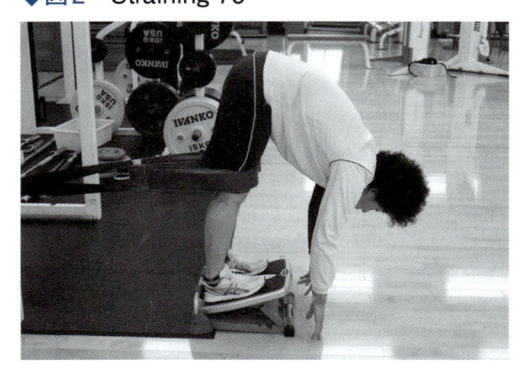

筋力の回復のためのトレーニングについては，伸張痛が治まった状態で痛みを常にモニターしながら慎重に行っていく。一般的には肉ばなれは羽状筋において起こりやすく，羽状筋は筋短縮位においては羽状角が大きくなってしまうために筋の収縮効率が低下してしまう特徴がある。同じトレーニング強度であっても筋短縮位での筋収縮は筋線維レベルにとっては非常にストレスがかかってしまう。また筋の伸張位では結合組織自体に張力が加わりやすく，また遠心性の伸張のストレスも筋組織に加わりやすい。肉ばなれ後のリハビリテーションとしては，筋長が中間位のポジションでの出力制限下での等尺性収縮トレーニングや可動域を制限した等張性収縮トレーニングから開始していくべきである。そこから全可動域での等張性収縮トレーニ

◆図1　エンダモロジー
受傷筋ユニット全体の柔軟性の回復や，受傷組織の線維芽細胞の活性化に有効と考えられている。

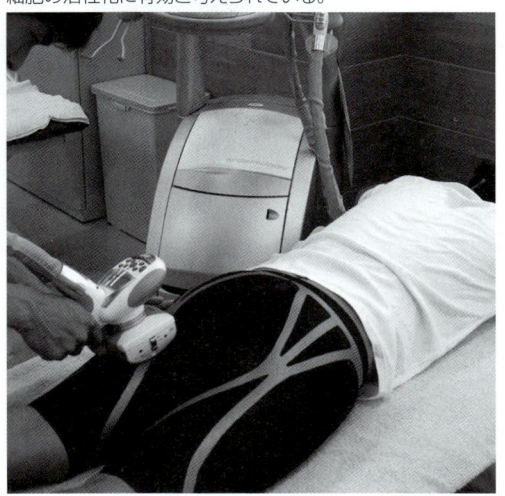

◆図2　Straining 75

◆図3　筋力回復のためのトレーニング

ハムストリングスのトレーニングでは，レッグカールのような膝屈曲のものよりもグルート，ブリッジ，デッドリフトのような股関節伸展運動の方が，大殿筋のような共動筋の補助も受けられリスクも少ない。

レッグカールでは，プローンよりも坐位のレッグカールの方が筋短縮の度合いが少なく筋収縮効率も高い。

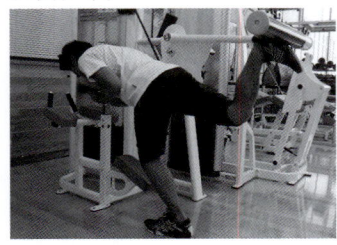

a：プローンレッグカール。

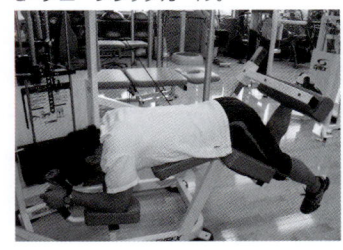

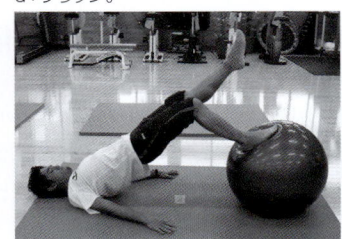

b：シーテッドレッグカール。

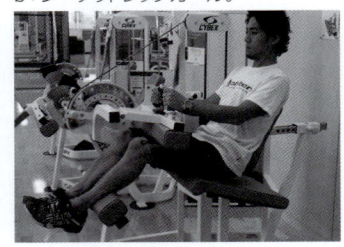

c：グルート。

d：ブリッジ。

e：デッドリフト。

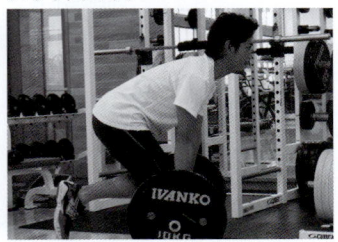

◆図4　バランストレーニング

いずれのトレーニングにおいても，骨盤の傾斜や大腿骨の回旋が起こらないようにコントロールして行う。

a：片脚ダンベルTバランス。

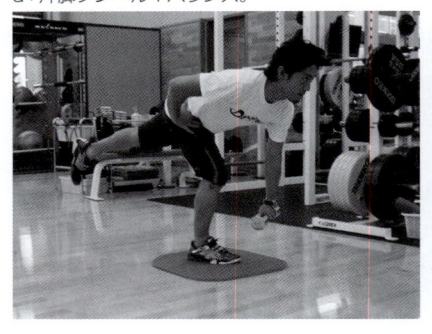

b：片脚ダンベルデッドリフト。

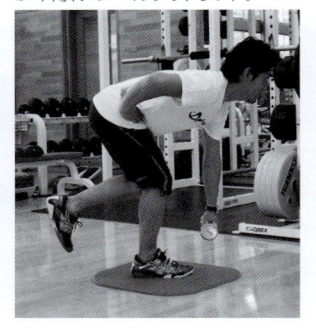

c：ランジバランス。

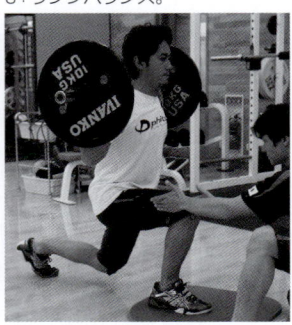

ング，等速性収縮トレーニングと移行していく。

　また，単関節をねらったマシントレーニングの場合は患部の筋に直接的ストレスも加わりやすい。スクワットやブリッジ系のトレーニングなど共動筋も使える種目や複合関節にまたがる運動種目から開始した方が再受傷のリスクは少ない（図3）。

　肉ばなれ受傷時のビデオ映像や著者のリハビリテーションでの経験からではあるが，ハムストリングスの肉ばなれを起こした選手は片脚立位時の大腿骨および骨盤のコントロールが不良な選手が多い印象を受ける。片脚立位時の骨盤の外方偏位や対側回旋に伴い，大腿骨は相対的に内旋傾向になりやすい。また骨盤が内方偏位または同側回旋が起こった場合にはそれに伴い大腿骨は相対的に外旋傾向をとりやすくなる。このような大腿骨回旋コントロール不全の状態での着地やストップ動作では，内側あるいは外側のハムストリングスに遠心性の伸張が加わりやすくなる。患部だけのトレーニングではなく，股関節・体幹機能も考慮したトレーニングを平行して行っていくことが重要である（図4）。

● 運動機能回復期

　専門的トレーニングに移行する前に，しっかりとしたアライメントコントロールと持久的な能力をしっかりと獲得している必要がある。

　ランニングに入る前に，しっかりとした片脚立位でのアライメントコントロールができているかを確認してから，ジョギングを開始する。とくに水平方向の回旋を伴うマルアライメントは徹底して改善してからランニングを行う。

　また競技動作に入る前に，遠心性収縮の要素を伴ったトレーニングも導入し，筋出力とアライメントコントロールが十分なことを確認する。ロシアンハムストリングが遠心性収縮訓練の代表としてとらえられてい

るが，ハムストリングスでは股関節の遠心性収縮に着目して前方支柱につかまった状態での反動を用いた片脚スクワットや，大腿直筋ではストップ動作を意識したBOXランジなど荷重時での遠心性収縮の要素が含まれているトレーニング種目を重点的に行っていく必要がある（図5）。

一般的に肉ばなれはフィットネスレベルが低く，疲労している状態でなりやすい。十分な筋出力・持久力を獲得してから競技特異性トレーニングに移行していく必要がある。

● 機能・特異性回復期

この時期はサッカーの競技復帰へ向けて専門的なトレーニングを行っていく時期である。サッカーに必要なフィジカルの要素を分析してそれぞれに十分な能力を有していることを確認してから，サッカーのトレーニングへの完全復帰や試合への参加を許可する。

とくに，ハムストリングスでは加速動作や体幹前傾位での着地動作，大腿四頭筋ではターン時の減速やストップ動作やキック動作が再受傷のリスクが高い動作になる。サッカー競技特異的トレーニングでは，とくにこれらの動作を段階的に慎重に進めていく必要がある。

表1にサッカー競技復帰に必要なフィジカル動作の要素について記載する。肉ばなれからサッカー競技への復帰は，患部の運動学的機能の回復といった必要条件のクリアは大前提であるが，フィジカルの能力の回復といった十分条件をクリアしていくことが大切なのはいうまでもない。

全身を診るリハビリテーション

肉ばなれの機械的要素としては，筋に加わる外力が筋収縮力を上回った結果，筋が収縮しつつも引き伸ばされてしまういわゆる遠心性収縮が大きな原因である。

サッカーにおけるハムストリングの肉ばなれでは，股関節伸展に対する外力，すなわち屈曲力が外力の要素であるが，これと同時に股関節に加わる回旋力についても考慮する必要がある。片脚立位でとくに立脚足と逆側に体幹が回旋してしまうようなケースでは，股関節には外旋外力が同時に加わるために内側ハムストリングへの負担が増加する。またknee-in肢位になるような，大腿骨の内旋を伴うケースでは，外旋筋でもある外側ハムストリングへの負担が増加する。

また，骨盤が過剰に前傾していればハムストリングの負担が大きくなり，過剰に後傾していれば大腿直筋

◆図5 遠心性収縮トレーニング

a, b：ハムストリングスの遠心性収縮トレーニング（つかまり片脚スクワット）。

遊脚足のポジションと，体幹のポジションによって，立脚側ハムストリングスに加わる負担は変わってくる。組織の修復具合や時期などを総合的に判断してスクワットでのポジションや上下方向の切り返しスピードを決めていく。

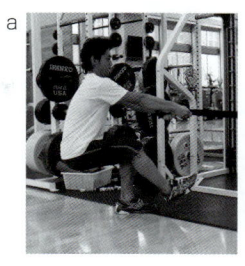

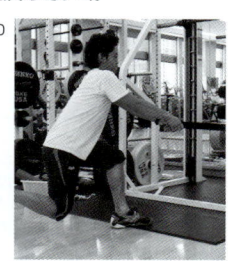

a　　　　　　　　　　　b

c, d：大腿四頭筋の遠心性収縮トレーニング。

BOXランジ着地，ウエイト量や踏み込みの距離，BOXの高さや落下スピードなどをコントロールして実施する。

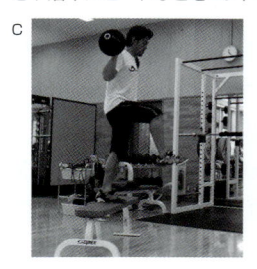

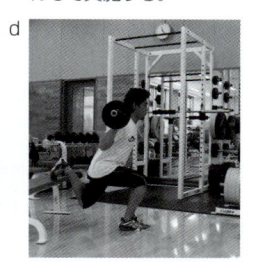

c　　　　　　　　　　　d

◆表1　サッカーに必要なフィジカルの要素

1．瞬発的運動能力	・素早く動き出す ・高く飛ぶ ・急に止まる，方向転換 ・強いコンタクト ・キック
2．呼吸循環系能力	・有酸素運動能力 ・耐乳酸性（間欠的持久力）
3．アジリティ	・ステップワーク ・スピード ・バランスとリカバリー ・反応時間 ・コーディネーション

（文献4より）

への負担が増加する。

患部だけでなく，片脚バランスやプレーの際の姿勢など，全身的な評価が非常に重要である。

文献

1) （財）日本サッカー協会スポーツ医学委員会：選手と指導者のためのサッカー医学，金原出版，2005．
2) 奥脇　透：肉離れの発生要因と治癒予測．Sports medicine, 88：6-14, 2007．
3) 山本晃永，松田直樹：サッカー小中高生のためのメディカルサポート，ベースボールマガジン社，2008．
4) 山本晃永：サッカー小中高生のためのフィジカルトレーニング，ベースボールマガジン社，2005．

サッカーにおける股関節インピンジメントの診断と治療

内田宗志

股関節インピンジメント（femoroacetabular impingement；FAI）とは？

アスリートの股関節痛のほとんどの原因が関節内病変であることが最近の臨床研究で解明されてきている。その関節内病変のなかでも，大腿骨寛骨臼インピンジメント（以下，FAI）は，関節唇損傷を伴い，股関節痛を引き起こす病態として注目をあびるようになってきている。

FAIは，大腿骨骨頭から頚部のオフセットのCAM impingement（CAMはオランダ語で出っぱりの意味），寛骨臼蓋の骨棘や形態異常によるPincer impingement（Pincerはフランス語ではさまるの意味）からなり，両者が合併していることが多い。これらがインピンジすることにより，次第に臼蓋縁に付着している関節唇損傷をきたし，さらに軟骨損傷が惹起され，股関節痛の原因となると考えられている（図1）。

診断

●問診

まず詳細な病歴を聴取することが重要である。とくにスポーツ選手の運動制限としては，ランニング，ジャンプ，捻り，キック動作，スタートとストップ動作での疼痛増悪が主な症状である。

●視診・触診

・視診

診察は患者が診察室に入ってくるところから始める。症状が強い場合には，Trenderenburg跛行を呈することが多い。

・触診

圧痛部位を調べ，可動域を測定し，患健側の差が認められるか否かを確認する。疼痛部位はscapula三角からときに大転子にかけて放散する疼痛を認める。圧痛部位は，大半の症例では腸腰筋腱の股関節レベルに認められる。

●画像診断

・単純X線

仰臥位正面およびクロステーブル軸写にて，PincerならびにCAMの評価を行う。Central Edge（以下，

◆図1 femoroacetabular impingement

正常　　Pincer
CAM　　混合型

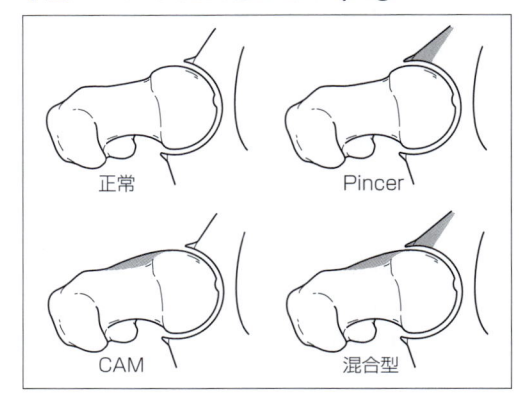

◆図2 単純X線像

a：protrusion acetabuli。　b：cross over sign。

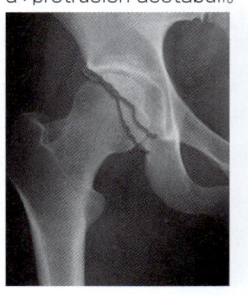

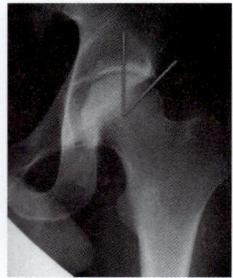

c：prominent posterior wall sign。　d：Os acetabuli。

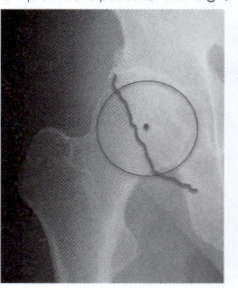

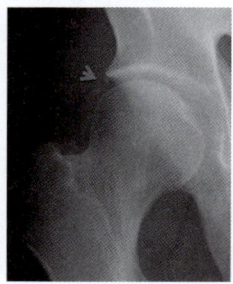

◆図3 CAMに特徴的な所見
a：ピストルグリップ変形。

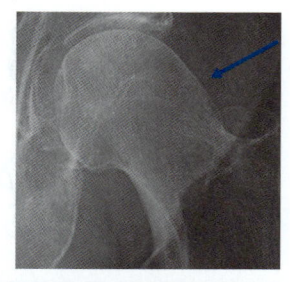

b：α角。

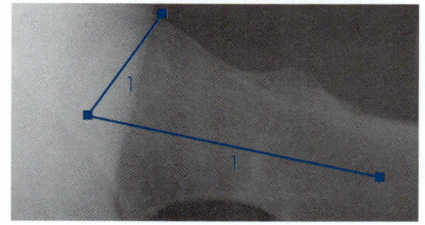

◆図4 MRI

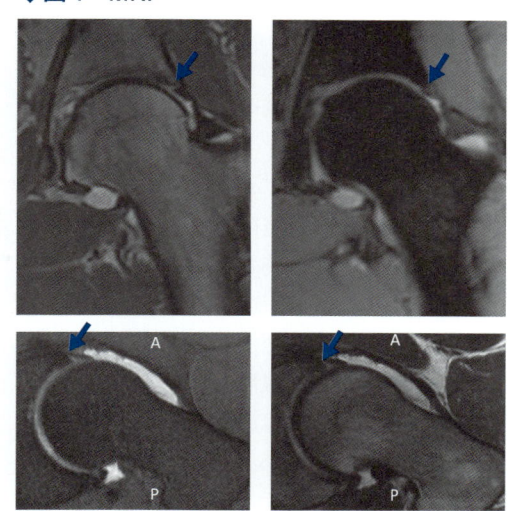

◆図5 FABERテスト
a：健側。

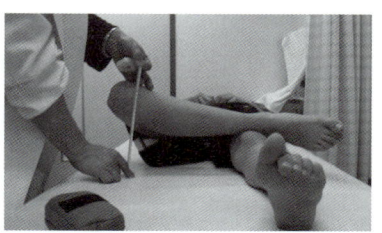

b：患側。

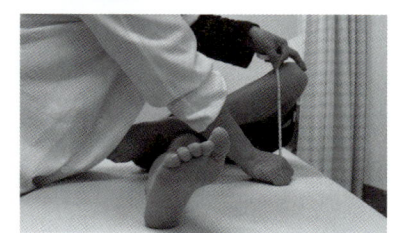

CE）角を測定して，臼蓋形成不全の有無，cross over sign（図2a）で臼蓋の後捻を確認，クロステーブル軸写では，α角（正常値＜50°）を測定し，CAM impingementの有無を確認する。

①Pincerに特徴的な所見

cross over sign：臼蓋の前壁と後壁の辺縁のラインがクロスしてみえる。仰臥位正面で評価し，臼蓋の後捻を疑う（図5a）。

臼蓋縁の突出（protrusion acetabuli）：臼蓋縁が突出し，CE角40°以上であればPincerを疑う（図2b）。

後壁サイン（prominent posterior wall sign）：臼蓋の後壁の辺縁のラインが突出しているため，後壁のラインの辺縁が大腿骨骨頭の円の中心より外側に位置してみえる（図2c）。

acetabuli：関節唇の一部石灰化（図2d）。これがあればPincerが示唆される。

②CAMに特徴的な所見

ピストルグリップ変形（図3a）：α角＞50°の変形である。クロステーブル側面にてα角を測定し，CAMの有無を確認する（図3b）。

・MRI

関節唇損傷の評価は，単純MRIよりMR arthrogram（以下，MRA）はより正確である。MRA撮影の条件は，T2脂肪抑制，T1脂肪抑制の冠状断，正中から10°傾けた斜位矢状断，大腿骨頸部に平行な斜位横断である。関節唇損傷および軟骨解離（cartiage delamination）があれば造影剤の流入を認める（図4）。

● 徒手検査

・FABERテスト（flexion-abduction-external rotationテスト）

患者を仰臥位に寝かせて股関節を外旋，屈曲，外転させ，診察台から膝までの距離を測定する。左右差があり疼痛が誘発されれば陽性である（図5）。

・anterior impingementテスト

股関節90°屈曲，膝90°屈曲で検者が股関節方向へ大腿骨を圧迫しながら，股関節を最大内旋する。そのときにクリックや疼痛が誘発されれば陽性である（図6）。

・posterior impingementテスト

健側の股関節を屈曲した状態で，患側の股関節を90°屈曲，外旋外転させる。クリックや疼痛が誘発されれば陽性である。

● 治療方針

鼠径部痛の原因は，関節内と関節外に大きく分類される。身体所見および画像所見から，関節外と診断さ

れる場合には，基本的に保存療法が第1選択となる（図7）。

関節内の場合も，保存療法で6週間以上効果がない症例は，股関節鏡視下手術の適応となる。

・保存療法

MRAにて関節唇損傷がはっきりしない症例，損傷があっても日常生活には支障のない，消炎鎮痛薬を内服しながら競技が可能である症例などが対象となる。

非ステロイド系消炎鎮痛薬（NSAIDs），理学療法，物理療法などによる保存療法を行う。理学療法では理学療法士の管理のもと，股関節周囲の筋緊張をほぐし，腸腰筋，股関節外転，内転筋筋力強化を行う。局所麻酔薬を含んだステロイドあるいはヒアルロン酸の関節内注射が一時的に有効であることが多い。platelet rich plasma（多血小板血漿）の注射も有効である。

・手術療法

保存療法に抵抗し，スポーツ競技能力が低下し回復が期待されなければ，手術を考慮する。著者らが行っている股関節鏡視下手術を紹介する。

手術は，鏡視下での関節内評価，rim trimming，関節唇の再縫合，CAM osteochondroplastyからなる。

ポータルは前外側ポータル（anterolateral portal）と中前方ポータル（mid-anterior portal）を作製する（図3a）。前外側ポータルは大転子先端から一横指近位一横指前方とする。股関節鏡は70°斜視鏡を用いる。

まず牽引を行いcentral compartment，すなわち関節内の鏡視下手術を行う。関節唇を臼蓋から，ビーバーナイフもしくはエレバトリウムを用いて臼蓋唇を剥離し，臼蓋縁（rim）を露出する。臼蓋縁のトリミングを行った後，吸収アンカーを臼蓋縁に2〜4個挿入し，関節唇を再縫着する（図3b, c）。次に牽引をゆるめて，peripheral compartmentの処置を行う。

CAM impingementが存在した場合は突出した骨軟骨

◆図6　anterior impingementテスト

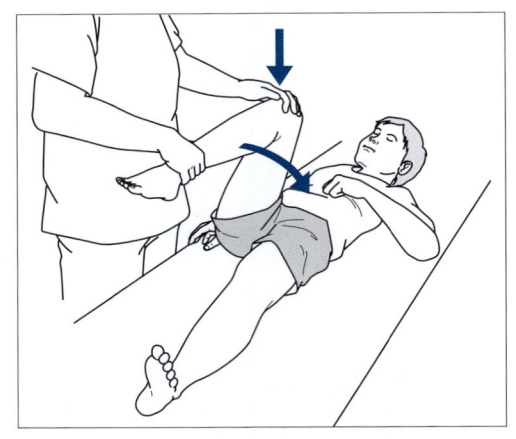

◆図7　鼠径部痛の治療アルゴリズム

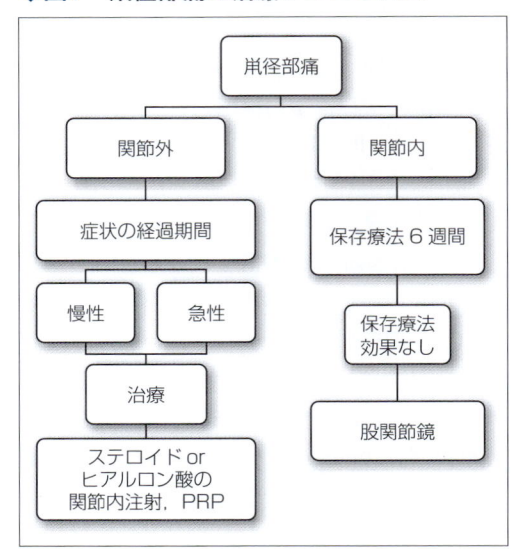

をアブレーダーバーで削り，骨軟骨形成（osteochondplasty）を行う（図3d）。股関節鏡視下手術は侵襲が少なく，有用な治療アプローチとして期待される。

ケースレポート1

【症例】
22歳，男性。医学生，陸上部（長距離），トライアスロン部，左股関節痛，既往歴特記なし。

【現病歴】
自転車ロードレース（160km）に出場。その時，自転車ごと左に3回転倒（自転車のペダルに足がついたまま）した。レースは完走したが股関節痛が出現した。3日後より左股関節痛が増悪し，歩行困難となった。

約2週間後には歩行時の疼痛は軽減したが，ランニングするとすぐに股関節痛のため走れなくなる。以後，歩行は可能だがランニングが出来ない状況が続いた。精査し，手術目的で入院となる。

【初診時所見】
左股関節scapula三角に運動時痛を認めた。圧痛はなく，左右差は表1の通りであった。anterior impingement陽性，posterior impingement陰性で，FABERでは右側20cm左側26cmと左右差6cmで疼痛が誘発された。

◆表1 股関節可動域

可動域	右	左
屈曲：	120°	110° 疼痛＋
外転：	50°	20° 疼痛＋
内転：	20°	20°
内旋：	30°	30°
外旋：	45°	45°

◆図8 単純X線像（仰臥位・正面）

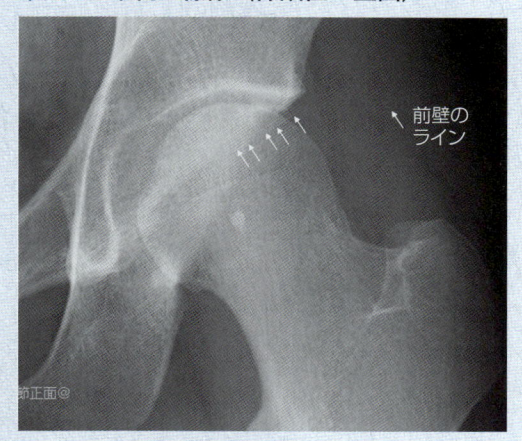

前壁のライン

cross over sign

◆図9 単純X線像（仰臥位・cross table running）

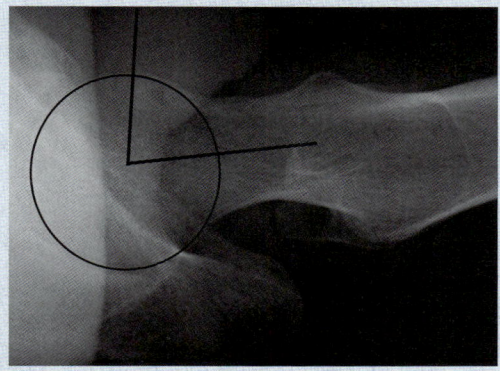

alpha angle (normal：<50)

◆図10 MRA
冠状断

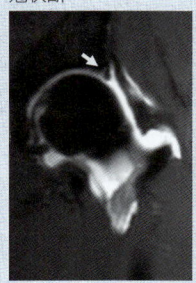

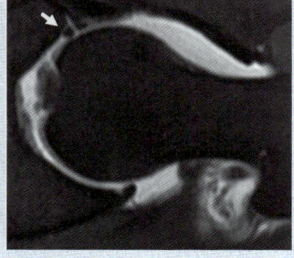

coronal　　　oblique axial

◆図11 股関節鏡所見
関節唇損傷

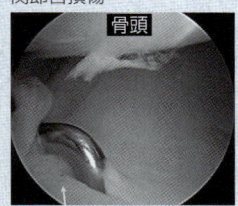

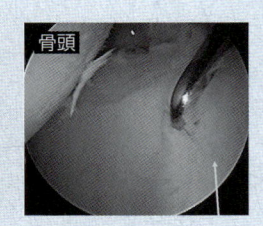

骨頭　　　骨頭

軟骨解離（cartilage delamination）

◆図12 股関節鏡所見
ビーバーナイフにて関節唇を剥離し臼蓋を露出。

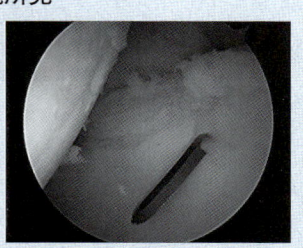

rim trimming。

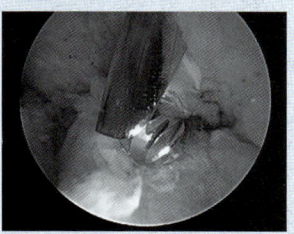

Panalok loopを挿入。

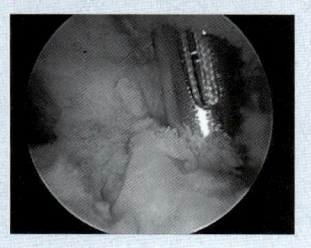

【画像所見】
・単純X線像
　仰臥位正面ではcross over signが認められた（図8）。明らかな臼蓋形成不全は認められなかった。クロステーブル側面では，α角が80°とCAMが示唆された（図9）。
・MRA
　MRAでは冠状断および斜位横断（大腿骨頚部に並行）上方および前方の関節唇に造影剤の流入が認められた。また臼蓋縁との連続性がない部分が認められ，関節唇損傷が示唆された（図10）。
【手術所見】
　NSAIDsおよび体幹筋力トレーニングなどの保存療法でも改善せず，初診から3カ月後に股関節鏡視下手術を施行した。

◆図13 股関節鏡所見
縫合後
関節唇の安定性を確認。

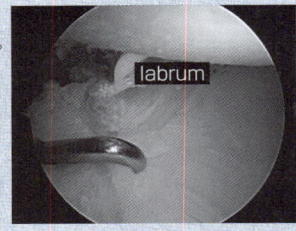

◆図14 股関節鏡所見
CAM lesion。

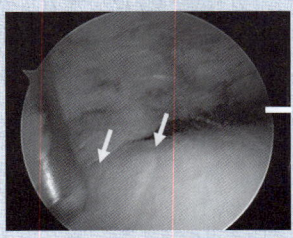

osteochondralplasty。

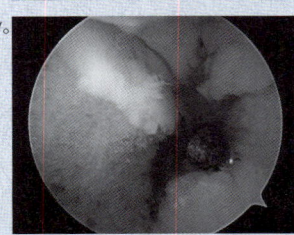

◆図15 単純X線像
術前　　　　　術後

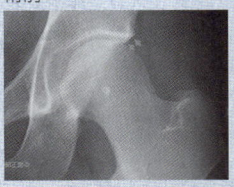

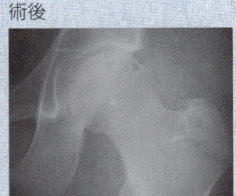

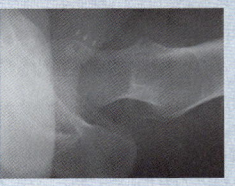

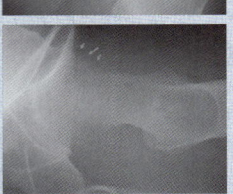

◆図16 MR
縫合した関節唇の状態（術後6カ月）。

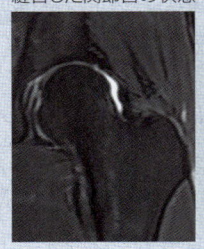

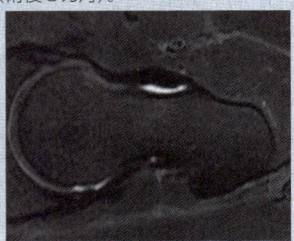

　全身麻酔および硬膜外麻酔管理下に牽引を行い central compartment関節内の処置を行った。関節鏡所見では股関節臼蓋のおよそ10時から2時までの股関節唇上方の部分に損傷が，隣接する軟骨にソフトニングが認められ，軟骨解離delaminationが示唆された（図11）。関節唇を臼蓋縁から切離して，臼蓋縁のトリミングを行った後（図12），吸収アンカーを用いて縫合した（図13）。

　次に牽引をゆるめてperipheral compartment関節包内関節外処置を行った。CAMが認められ，osteochondroplastyを施行した（図14）。

　術前後のX線像を示す。術前認められたcross over signは消失し，CAMも消腿していることが確認される（図15）。

▶経過
・術後2カ月
　ジョギングを開始。
・術後3カ月
　ランニングを開始。
・術後4カ月
　競技復帰。フルマラソンを完走する。
・術後6カ月
　術後6カ月の3テスラMR画像を示す（図16）。冠状断および斜位横断で，縫合した関節唇は骨との完全な連続性を認め，治癒されていることが示唆された。

ケースレポート2（成長期例）

【症例】
　15歳，男子。野球選手，投手，右投げ右打ち，右股関節痛。

【現病歴】
　秋頃より投球フォームを変更した後，右股関節痛出現。同日バッターでフルスイングしたときに疼痛増悪，近医受診，精査加療目的で当科紹介受診した。
　第4，5腰椎疲労骨折，腰椎椎間板ヘルニアの既往があり2歳時に左鼡径ヘルニア手術を受けている。野球は6歳から行っている。喘息（-）であった。

【初診時所見】
　左右差は表2の通りである。anterior impingementは右側で陽性，posterior impingementは両側で陰性であった。modified Harris hip scoreは64点であった。

【画像所見】
・単純X線像

◆表2 股関節可動域

可動域	右	左
屈曲：	100°	130°
外転：	40°	45°
内転：	30°	30°
内旋：	40°	40°
外旋：	30°	60°
FABER	22cm	15cm

◆図17 単純X線像（正面）

◆図18 単純X線像（cross table）

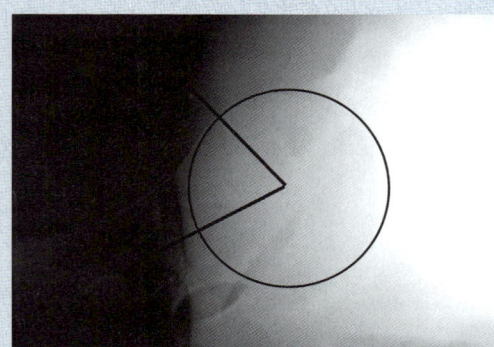

alpha angle 73

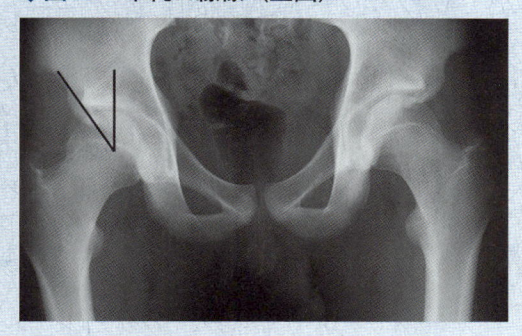

◆図19 3D-CT

CAM lesion。

◆図20 MR arthogram

alpha angle 73

labral tear

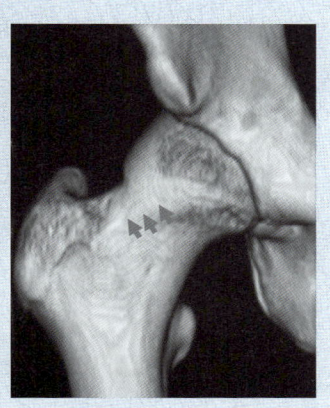

◆図21 手術所見

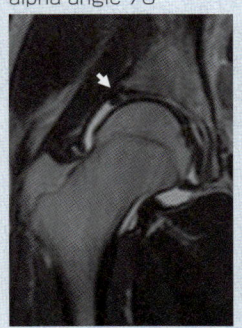

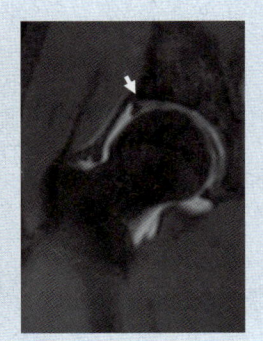

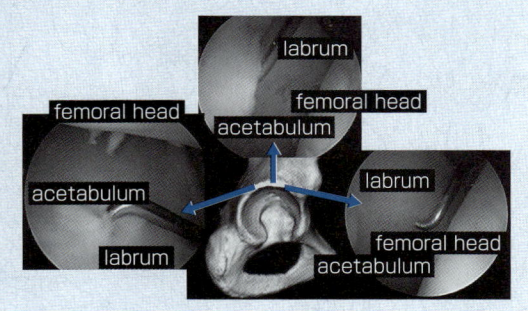

labral tear（11時〜1時）

仰臥位正面では，cross over signが認められPincer impingementが示唆された．CE角は34°で明らかな臼蓋形成不全は認められなかった（図17）．クロステーブル側面ではα角が73°であること（図18），3D-CTで大腿骨骨頭部から頸部のオフセット部に突出が認められたこと（図19）よりCAMが示唆された．

・MRA

MRAでは冠状断および斜位横断（大腿骨頸部に並行）上方および前方の関節唇に造影剤の流入が認められ，股関節唇損傷が示唆された（図20）．

【診断】

保存療法を開始して1カ月経過したが改善する傾向がまったくないため，また高校入学を3カ月後に控えており高校入学後も野球部に入部して即戦力として期待されているため手術を施行した．

【手術所見】

全身麻酔および硬膜外麻酔管理下にまず牽引を行い，central compartment関節内の処置を行った．関節鏡所見では股関節臼蓋のおよそ11時から1時までの股関節唇上方の部分に損傷が，隣接する軟骨にソフトニングが認められ，delaminationが示唆された（図21）．関節唇を臼蓋縁から切離して，臼蓋縁のトリミングを行った後，吸収アンカーを用いて縫合した（図22, 23）．

次に牽引をゆるめてperipheral compartment関節包内

関節外処置を行った。CAMが認められ、osteochondroplastyを施行した（図24）。

術前後のX線像を示す。術前認められたcross over signは消失し、CAMも消退していることが確認される（図25）。

> 経過

- 術後2カ月

    ジョギングを開始。

- 術後3カ月

    ランニングを開始。

- 術後4カ月

    投球練習を開始した。術後4カ月でのMRを示す。冠状断および斜位横断で、縫合した関節唇は骨との完全な連続性を認め、治癒されていることが示唆された（図26）。

    ところが急激にランニングを開始したため、復帰後1週間で、患側の脛骨疲労骨折を生じたが、治癒後復帰した。

> 解説

成長期ではリハビリテーションの強度や復帰後の現場とのコミュニケーションが必要であると反省させられた症例であった。

◆図22　手術所見
アブレーダーバー
rim　labrum

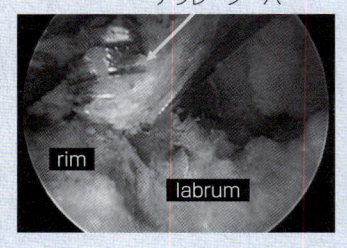

◆図23　手術所見 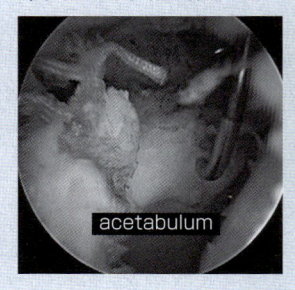 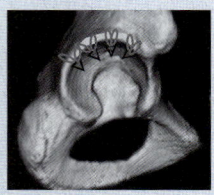
acetabulum
10時〜2時にPanalok suture anchor4本、strong suture8本。

◆図24　手術所見
骨頭側　頚部側　CAM
osteochondralplasty

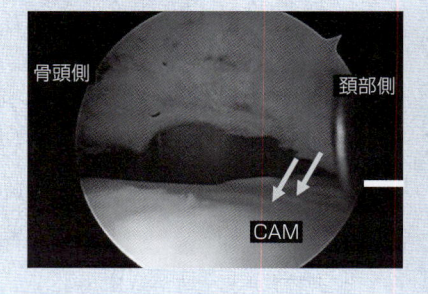

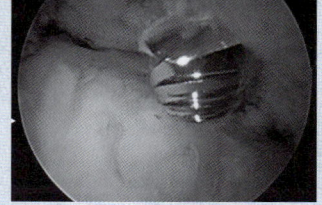

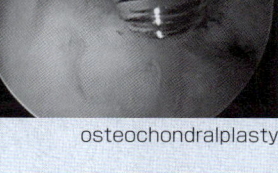

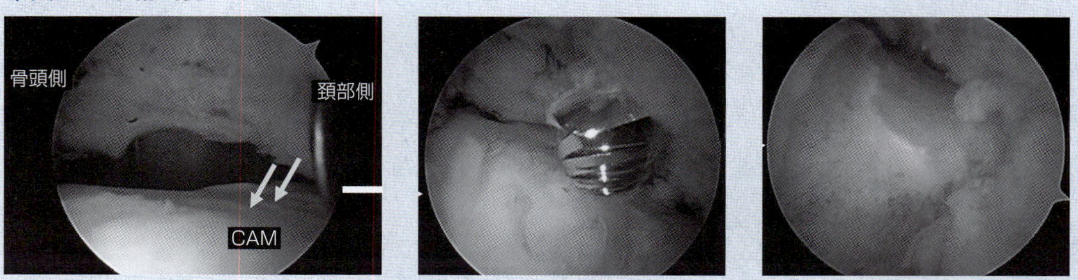

◆図25　X線像
単純X線正面像（術前）。　単純X線正面像（術後）。
CAM部分　Pincer部分

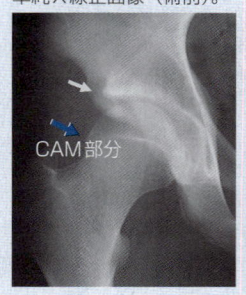

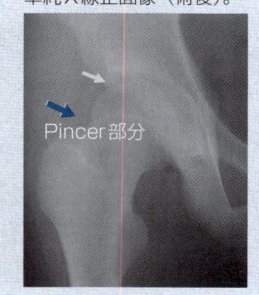

◆図26　MR
修復された関節唇の状態（術後4カ月）。

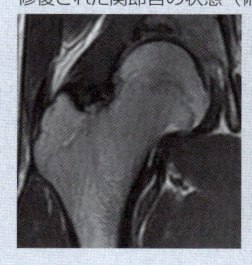

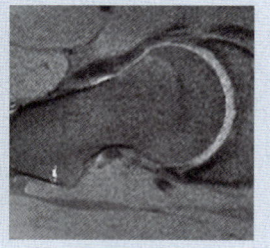

再発予防と今後の課題

股関節インピンジメントを引き起こす骨形態異常（Pincer, CAM）の原因はいまだ明らかではない。FAIが好発するサッカー、ラグビー、アイスホッケー、アメリカンフットボールなどの激しいスポーツに参加する競技者は、参加前にX線写真と身体所見などを用いてpreseasonal screeningを行う必要がある。

X線で骨形態異常が認められた場合、ピラティス、コアトレーニングを含めたトレーニングを用いると、予防につながると考える。今後さらなる研究が必要である。

サッカー

サッカーにおける股関節インピンジメントのリハビリテーション

宮城健次

リハビリテーションのポイント

メディカルリハビリテーションで理学療法士が対象とする有痛性股関節疾患は，X線像上の異常が確認される臼蓋形成不全や変形性股関節症が多い。その中で近年，関節鏡の普及やCT，MRI，造影など画像診断の進歩により，股関節痛の初期症状は関節唇損傷が原因であることが確認されてきている[1,2]。一方，欧米では関節唇損傷はfemoro acetabular impingement（FAI）に合併するのが主とされ，日本と海外との現状の違いが報告されている[2]。このような報告の違いは，生活様式の違いと生活習慣や運動習慣に関係の深い骨形態の違いにあると考えられ，日本の生活様式が欧米化してきていることからも今後FAIの報告は増えてくると予想される。このような背景から股関節インピンジメントが股関節痛，とくに関節唇損傷の原因となる現象として注目されている。いずれも骨形態の異常，個体差に起因する症状であるが，臨床では「どう動いたら痛いか」，「どう動いたら痛くないか」を確認し理学療法を行っている。ここでは臨床での股関節痛，とくに関節唇損傷に対する保存療法のポイントを中心に述べる。

●問診

症状に対する時間的経過や現状の把握，痛みを誘発する動き，原因となった動きや出来事など細かく問診する。とくに症状が出るのが初めてなのか，以前にもあったか，つまり症状を繰り返しいるのかどうかが重要である。繰り返している場合，骨形態の異常，不利が考えられるが，症状が治まる時期があることは保存療法を行う上で重要である。それは骨形態に問題があっても，症状が治まる身体環境を維持することが重要かつ治療目標となるからである。

●骨形態の把握

股関節の骨形態は進化の過程や発達学的にも生活様式や生活習慣，スポーツ歴などに影響を受け，X線正面像からもその個人差，個体（左右）差が確認される。

◆図1 荷重位股関節回旋ストレステスト
各肢位での疼痛誘発，不安定感を確認する。疼痛誘発肢位と誘発されない肢位を把握し歩行動作へ反映させる。

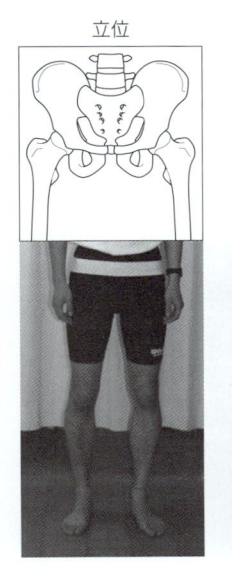

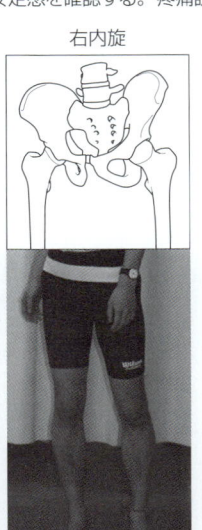

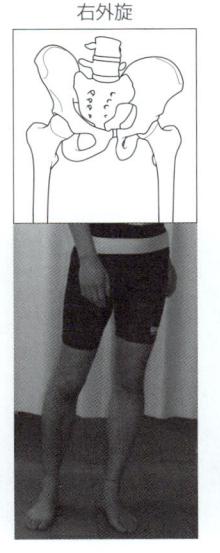

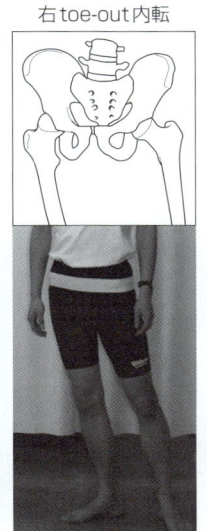

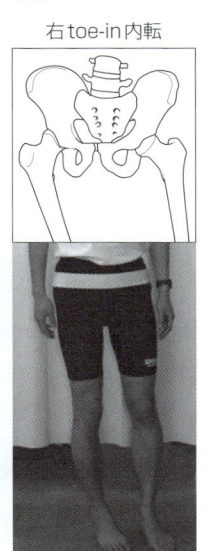

立位　　右内旋　　右外旋　　右toe-out内転　　右toe-in内転

X線像より確認されるCE角，Sharp角，AHIなどの情報は重要である。われわれはその他，体表から確認しうる情報として，左右ASISの幅，大腿骨前捻角観測値としてRyder法（Caraigテスト），下腿の捻れとして果部捻転角を確認する。これらの情報はX線がみられない状況で臼蓋形成不全の有無を予測するのにも有用である[3]。

●疼痛評価

疼痛評価は安静時痛，運動時痛（自ら疼痛誘発が可能か否か），夜間痛の有無を問診で聴取する。一般的に行われる評価としてPatrick sign，labral sign（股関節屈曲，内転，内旋位で軸圧をかけることによる疼痛誘発）での疼痛の有無やDrehman sign（屈曲するに従って外旋していく）を確認する。本兆候はとくに股関節唇の前内方に損傷がある際，屈曲することにより大腿骨頚部と前内側関節唇がインピンジすることにより疼痛が生じるため自然と外旋すると思われる[4]。それらの評価に加え，われわれは股関節が密閉された強固な関節であるという特徴をふまえ，下肢全体を長軸方向へ引っ張ることにより介達的に股関節を牽引し症状の有無を確認している。関節構成体，とくに関節唇に損傷のある時，激痛や不安定感を訴えることが多い。また，荷重位での疼痛誘発テストとして，荷重位股関節回旋ストレステスト（以下，Sテスト）を行う（図1）[5]。このテストで確認された疼痛誘発，不安定肢位を歩行や疼痛が誘発される動作へ反映させる。重要なのは誘発される肢位と誘発されない肢位があることである。

●姿勢と歩行

股関節痛を主訴とする症例の姿勢や歩行を診るポイントとして，骨盤の位置と下肢の関係に注目する必要がある。同じ立位でもわずかな姿勢の違いで股関節は屈曲－伸展，内転－外転，内旋－外旋位を呈していることがある。歩行動作は左右交互に行う循環運動で両下肢，両股関節は互いに影響し合っている。とくに歩幅の違いから股関節がどのようなストレスを受けているか推察することが多い。このように日常生活で繰り返される姿勢や歩行動作で疼痛のある股関節に不利な状況がないか確認する。

ケースレポート1

【症例】
　38歳，男性。

【主訴】
　左股関節痛。3年前からときどき症状を感じている。以前は運動した後痛かったが，安静により痛みは消失していた。1カ月前から特因なく症状が強くなり，最近はなかなか症状が治まらない。日常生活でも痛みを感じるようになった。椅子坐位やしゃがみ込みでの前方に痛み，運動後の鼠径部痛，胡坐は長時間できない。

【スポーツ歴】
　サッカー（中学から），野球，ゴルフ，マラソン。最近はゴルフ，マラソンが主。週2～3回トレーニングをしている。今は練習もできない状態。

【形態把握】
　右／左で示す。CE角 18/15°，Sharp角 42/48°，AHI 67.7/63.3％（図2）。Ryder法（27.1/24.4），果部捻転（17.1/13.0）（図3）。

【疼痛評価】
　安静時痛はときどきあり，運動時痛は深屈曲と荷重時痛，夜間痛は激しい運動後はあり。以下右／左で示す。Patrick sign（－／±），labral sign（±／＋），Drehman sign（－／＋）。深屈曲は抵抗をかけた自動運動で股関節

◆図2　X線像による形態把握

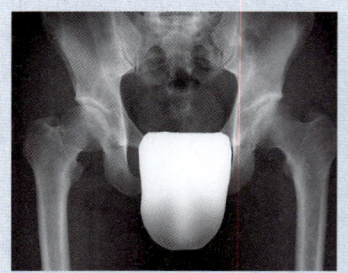

CE角：右18.0°／左15.0°
Sharp角：右42.0°／左48.0°
AHI：右67.7％／左63.3％

◆図3　体表からの形態把握

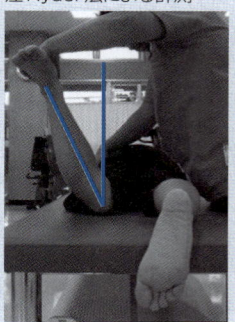

左Ryder法による計測　　左果部捻転　　左右ASISの幅

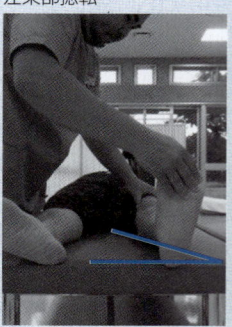

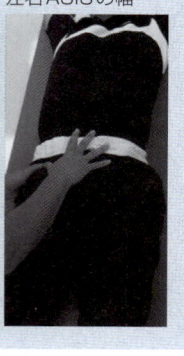

◆図4　疼痛評価

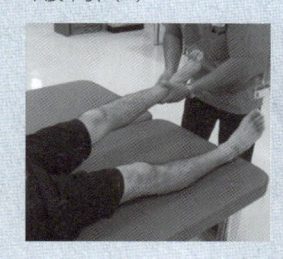

下肢牽引（±）　　股関節深屈曲／内転／内旋　　　　　toe-out（＋）　toe-in（－）
　　　　　　　　他動（＋）　　　　自動（－）

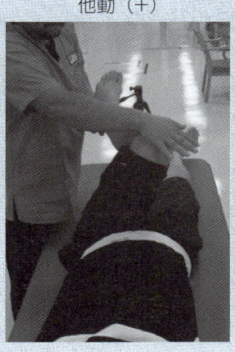

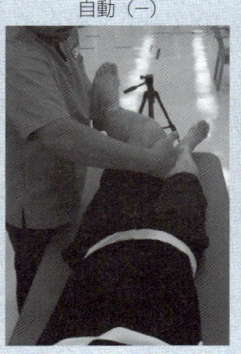

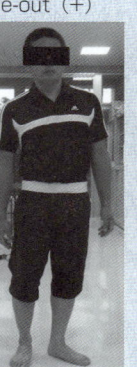

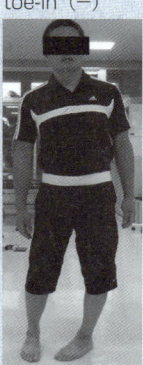

◆図5　姿勢と歩行

骨盤前方位　右回旋位　歩行時左踏み出し

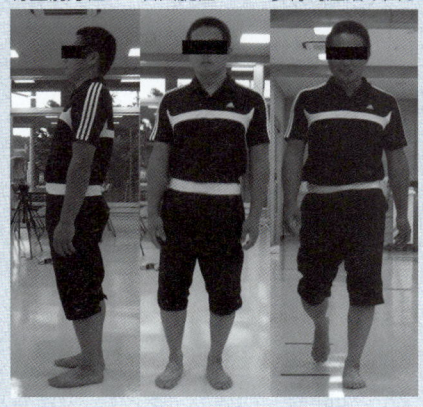

◆図6　股関節後方柔軟性と屈曲自動運動訓練

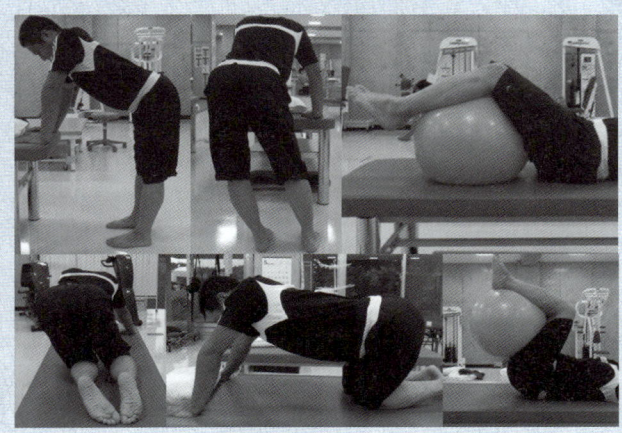

屈曲，内転，内旋運動すると疼痛は軽減する．下肢牽引での疼痛誘発はないが左に違和感を感じる．Sテストでは左toe-outで疼痛（＋），toe-inは（－）であった（図4）．骨盤の前傾を促し，Sテストを行うと左toe-outの疼痛は軽減する．

【症例姿勢と歩行】

　立位姿勢矢状面で骨盤が前方位，水平面で右回旋位となっている．歩行は左足を前方に踏み出す，つまり右の歩幅が左より大きい歩行となっている（図5）．

経過

　治療目標は，荷重位での股関節屈曲位保持能力と動作での股関節外旋，内転，伸展が強調されないように動くこととなる．非荷重位での股関節自動屈曲能力を強化していく．しかし筋収縮の前に股関節後方柔軟性の確保を行う．はじめは立位 on hands の状態からはじめ，四つ這い位での深屈曲へと進めていく（図6）．後方のストレッチ感の前に臼蓋前上方へのストレスによる症状が出る場合は行わないようにする．その場合，徒手的に股関節後方ストレッチと関節離開手技を行う（図7）．四つ這い位と自動運動での深屈曲が十分行えるようになると荷重位での疼痛の確認を行う．

　本症例の場合，訓練後の疼痛消失を認め，症例にもごくわずかな動き方の違いでの疼痛症状であることが理解された．しかし，骨形態の不利や関節唇損傷が治ったのではないことを十分理解してもらうことが重要である．あくまで訓練後の変化は症状の出ない動きで局所のストレスを避けている状態である．このような状態を維持していくのも普段の歩行や立位姿勢，動き方であり持続されない場合には，歩容改善を目的とした訓練や無意識下での歩行コントロールとして足底板などが有用となる．

解説

　両臼蓋形成不全に伴う股関節関節唇損傷と深屈曲での股関節インピンジメントの症状を呈する症例である．3年前から症状が出ているが，それ以前は問題なく運動ができていた．骨形態は成長の止まる時期から大きく変化しないものと予想される．形態の不利は以前から有していたものである．つまり，形態の不利は有するも症状がない，スポーツ活動も行えていた身体環境を目標とするが，今回，関節

唇損傷も疑われるため，選択的な運動方法指導を行う．「どう動いたら痛いのか」は深屈曲と開排，荷重位ではtoe-out（股関節外旋位からの内転での荷重）に対し，「どう動いたら痛くないか」は非荷重位の深屈曲は自動運動で，荷重位のtoe-outはtoe-inや骨盤前傾を促すことで疼痛を軽減，もしくは回避できることが確認できる．

◆図7　股関節屈曲時臼蓋前上方ストレスと後方離開

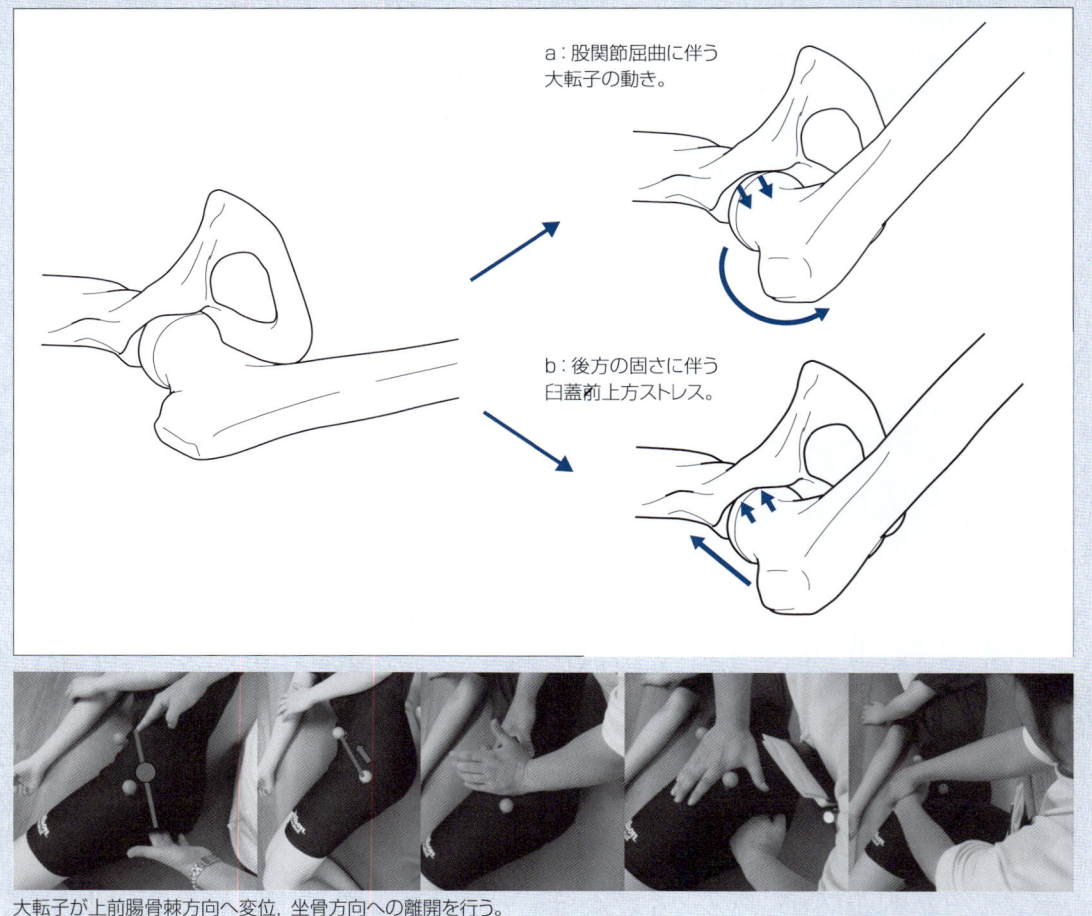

a：股関節屈曲に伴う大転子の動き．

b：後方の固さに伴う臼蓋前上方ストレス．

大転子が上前腸骨棘方向へ変位，坐骨方向への離開を行う．

全身を診るリハビリテーション

　スポーツ障害の関節唇損傷は徐々に損傷が進んでいく慢性例が多いとされ，股関節の微小な形態異常（Cam type, Pincer type），不安定性などが基礎にあると考えられている[2]．このように股関節に骨形態異常を有し，スポーツ活動を継続するためには，動きが局所的にならないような運動連鎖，全身的補償，代償動作が重要となってくる．例えば左股関節外旋の動きは足部の回内や膝の外旋，体幹の回旋で，股関節の伸展は体幹の伸展や回旋，内転は足部内反，膝内反，骨盤の下制で補償できるものと考える．われわれはスポーツ選手のメディカルチェックの経験やサッカーチームトレーナーの声としてlabral signやDrehman signを有するがFAIが原因で戦線離脱した選手を経験していない．今後，診断の普及や生活様式の変化に伴う障害像の変化により急増してくる可能性はあるが，保存療法のポイントは同じと考える．

（予防のツボ）

文献

1) 野口康男，中島康晴，ほか：亜脱臼股関節症の自然経過．整形外科，45(8)：804-808，1994．
2) 山本泰宏，戸野塚紘，ほか：股関節関節唇損傷の現状．整・災外，51：377-383，2008．
3) 宮城健次，永井　聡，ほか：大腿骨前捻角観測値の臨床応用への可能性（第2報）．日本股関節学会，2006．
4) 扇谷浩文：股関節鏡による関節唇損傷の診断と治療．整・災外，51：415-426，2008．
5) 入谷　誠，宮城健次：変形性股関節症．理学療法ハンドブック第3巻，協同医書出版社，2010．p253-277．

TOPICS
Jones骨折のリハビリテーション

園部俊晴，遠藤康平

●Jones骨折の発生機序

　Jones骨折は，第5中足骨近位骨幹部に発生し，外傷による発症はきわめて少なく，その大半は疲労骨折である。前駆症状を伴わずに発症する例もあるが，この場合でもX線上では仮骨形成や吸収像がみられ，単純に外傷のみで発症したのではないと判断することができる。

　Jones骨折の発生機序は，前足部荷重での力学的特性が関与している。Jones骨折の発生は，直接的な第5中足骨基部（近位骨幹部や結節部）への荷重位ストレスが原因ではない（図1a）。前足部外側荷重時に第5中足骨遠位端を支点とする介達的な伸延力（弯曲負荷）が原因であると考えられる（図1b）。この力学的要因から，サッカー，バスケットボールなど前足部荷重でのステップ，ジャンプ，回旋動作が多いスポーツで発症しやすい。

◆図1　第5中足骨への荷重
a：第5中足骨基部への直接的な荷重。　　b：第5中足骨遠位端への荷重。

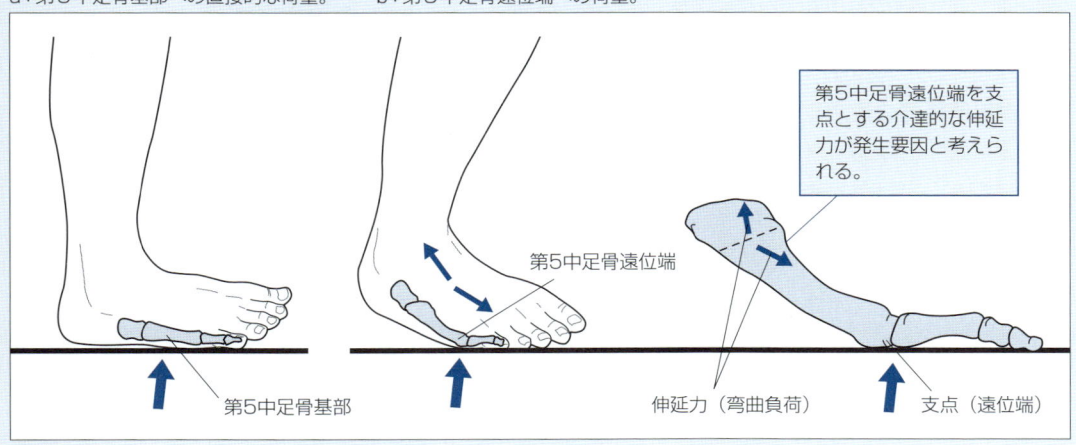

◆図2　推進期の前足部外側加重に対するテーピング
a：後足部外反誘導。　　　　　　　　　　b：第1列底屈誘導。

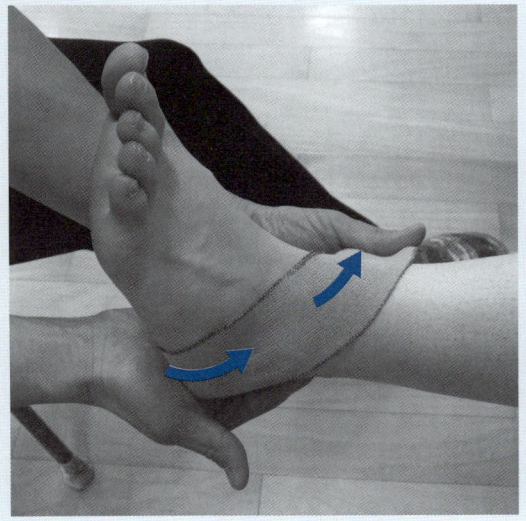

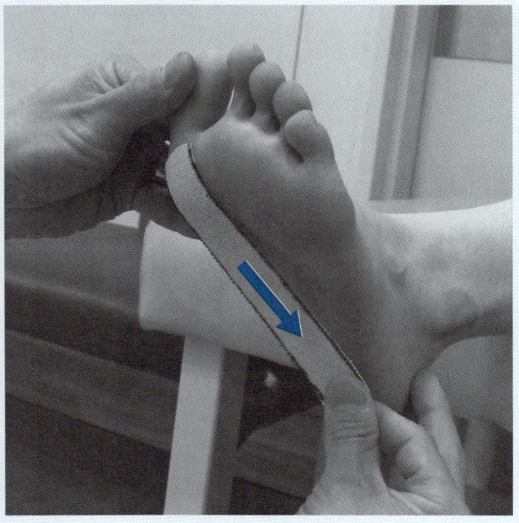

● **Jones骨折の治療方針**

本疾患は，力学的および解剖学的な特性から遷延治癒や偽関節に移行しやすく，難治性であることが広く知られている。

このため，スポーツ復帰を望む場合，基本的には手術療法が適応となることが現在の一般的認識となっている。手術療法は，近年，より確実な固定性が得られることから多くの施設でスクリュー固定が施行されている。

● **Jones骨折のリハビリテーション**

本疾患では，スポーツ復帰後の再骨折が比較的多く，再骨折を防止することがきわめて重要である。このために，著者らは第5中足骨遠位端への荷重を減じるため必ずテーピング，足底板などを施行し，スポーツ復帰後の再骨折の予防を図っている[1]。

具体的方法は，症例によってさまざまであるが，テーピングによる後足部外反誘導および第1列底屈誘導は，推進期に起こる過度な前足部外側荷重を改善させるのに有効なことが多い（図2）。

● **足底板使用時の注意点**

とくに足底板では注意点がある。本疾患では患部にかかる荷重でなく，第5中足骨遠位端への荷重を回避することが重要である（図3）。

このため，足底全体を内側に傾斜させること（外側楔状板）や，ヒールを高く上げることは，基本的には行ってはならない。また，足関節背屈・外反可動域訓練および腓骨筋の筋力訓練は，前足部内側荷重を促す作用があり，動作学習も含め重要視している。スポーツ復帰の時期まではもちろんのこと，復帰後も継続して行うように指導している。

◆**図3 足底板による後足部外反誘導**

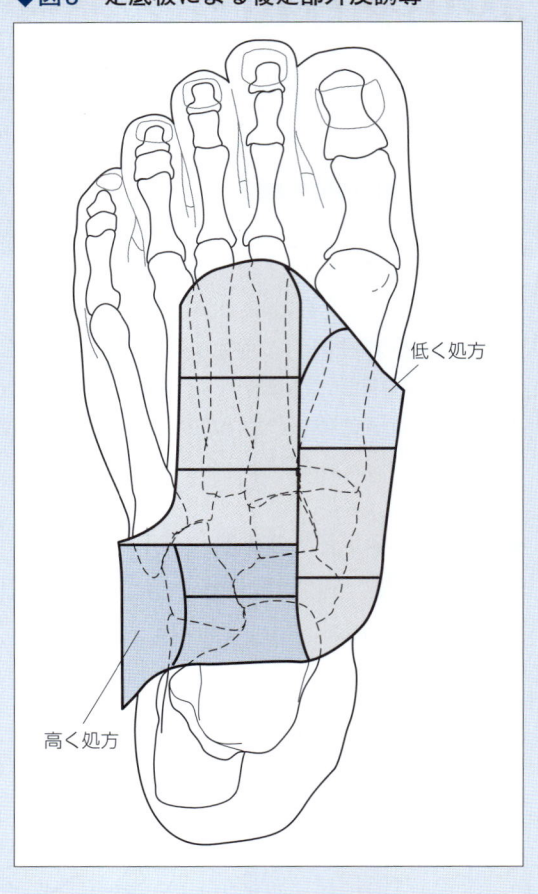

低く処方
高く処方

文献

1) 園部俊晴，ほか：ジョーンズ骨折に対する術後のリハビリテーション．スポーツ外傷・障害に対する術後のリハビリテーション，内山英司・岩噌弘志（監修），運動と医学の出版社，2010，p278-292．

種目別 スポーツ整形外科の診断・治療

ラグビー・アメリカンフットボール

ラグビー・アメリカンフットボール

ラグビーフットボールの外傷・障害（疫学）

望月智之

　ラグビーフットボールは，代表的なコリジョン・コンタクトスポーツであり，外傷・障害発生頻度が高いと認識されている。ここでは，社会人ラグビーチームの外傷・障害発生頻度を報告するとともに，海外における過去の報告をまとめて紹介したい。

社会人ラグビーフットボールチームでの外傷・障害発生件数

　社会人ラグビーフットボールチーム（2002年度：東日本社会人リーグ，2003年度ラグビートップリーグに所属。部員数約40名）の2002，2003年度の外傷・障害発生件数をまとめると，図1，2のようになる。発生部位では大腿部，膝関節，足関節に外傷が多く認められた。障害種別では捻挫，打撲，肉ばなれが多く認められた。手術を必要とした症例は2002年が肩鎖関節脱臼，前十字靱帯損傷，母指CM関節粉砕骨折，中手骨骨折が1例ずつであり，2003年では前十字靱帯損傷が2例，鎖骨骨折と第5指基節骨骨折を1例ずつであった。

◆図1　ある社会人ラグビーチームの外傷発生件数

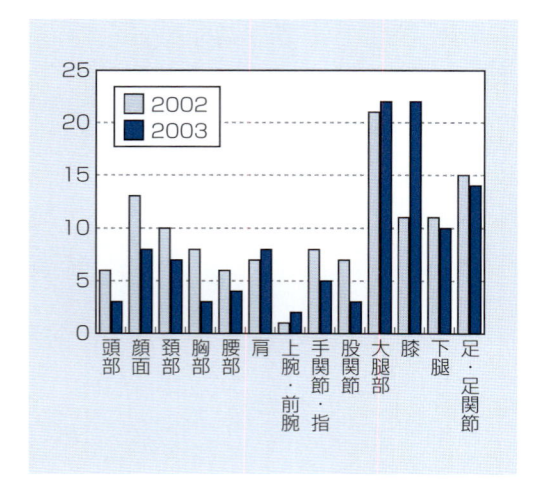

◆図2　ある社会人ラグビーチームの障害発生件数

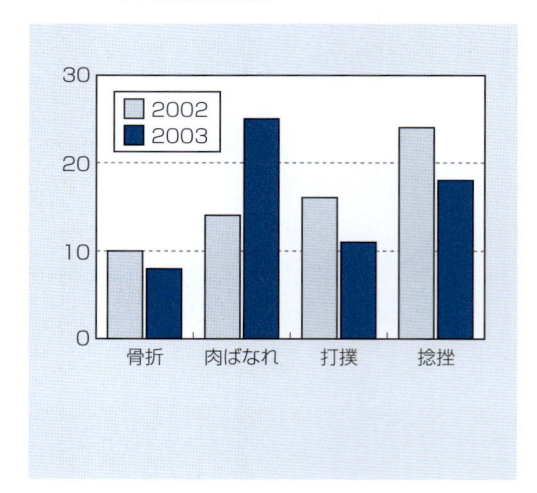

過去の報告のまとめ

　ラグビーフットボールにおける外傷・障害調査をまとめた代表的な研究を表1にまとめた[1〜4]。すべてが前向きコホート研究である。以下にさまざまな要因と外傷・障害発生の頻度と特徴をまとめる。

●プレー環境（試合・練習）

　すべての調査において，試合における外傷・障害が練習中の外傷・障害よりも有意に多いと報告されており，Garrawayらは外傷・障害の84％は試合中に発生していると報告している[5]。1000時間当たりの外傷・障害発生件数においても，試合における発生件数が練習中の発生件数の8〜40倍の値を示している[1〜3]。

◆表1 ラグビーにおける代表的な外傷・障害調査

	所属	対象(人数)		環境	外傷・障害発生件数(/1000時間)	脳震盪発生件数(/1000時間)	発生部位(全体)	外傷・障害の種類	受傷機転	外傷・障害の多いポジション
Lee (1996)	エジンバラの学生チーム (11〜19歳)	1705		試合	87	10.6	①上肢 ②肩・肘	—	①タックルして40% ②タックルされて24% ③ラック13%	—
	スコットランドシニアラグビークラブ	1169		試合	367	17.1	①膝 ②肩 ③体幹	—	①タックルされて28% ②タックルして21% ③ラック15%	—
Bird (1998)	ニュージーランドクラブチーム	345	男 258	試合	109	4.5	①下肢42.5% ②上肢24.0% ③頭部・顔面18.0% ④体幹7.7% ⑤頚部6.6%	①捻挫46.7% ②打撲23.9% ③切創8.8% ④骨折5.7% ⑤脳震4.5% ⑥脱臼3.7%	①タックル40% ②ラック17% ③モール12%	プロップ, ロック スクラムハーフ スタンドオフ
			女 87	試合	61					
			男 258	練習	13	0.9	①下肢58.4% ②上肢21.3% ③体幹7.9% ④頭部・顔面7.1% ⑤頚部2.6%	①捻挫76.1% ②打撲10.7% ③切創2.6% ④骨折2.6% ⑤脳震0.9% ⑥脱臼0.9%	—	
			女 87	練習	6					
Brooks (2005)	イギリスプレミアリーグ	546	FW 300	試合	92	4.0	①大腿 ②膝 ③肩 ④足関節 ⑤下腿	①関節・靱帯損傷 ②筋腱損傷 ③中枢・末梢神経損傷 ④骨折	①モール・ラック ②タックルされて ③タックルして ④スクラム	フッカー プロップ (3番)
			BK 246	試合	91	4.9	①大腿 ②膝 ③足関節 ④肩 ⑤下腿	①筋腱損傷 ②関節・靱帯損傷 ③中枢・末梢神経損傷 ④骨折	①タックルされて ②タックルして ③走っていて ④モール・ラック	スタンドオフ, アウトサイドセンター
		502	FW 277	練習	2.1	0.01	①大腿 ②足関節 ③腰椎 ④下腿 ⑤膝	①筋腱損傷 ②関節・靱帯損傷 ③骨折 ④中枢・末梢神経損傷	①走っていて ②タックルをされて ③ウェイトトレーニング	—
			BK 225	練習	1.8	0.02	①大腿 ②下腿 ③足関節 ④膝 ④腰椎	①筋腱損傷 ②関節・靱帯損傷 ③骨折 ④中枢・末梢神経損傷	①走っていて ②タックルされて ③当たって	—

● 年齢との関係

Garrawayらは20〜24歳の選手は16歳以下の選手の約5倍の頻度で外傷・障害が発生していたと報告した[5]。Leeらは学生のラグビーチーム(11〜19歳)においては，年齢が上がるにつれ外傷・障害の発生頻度が増加する傾向があると報告し，年少の選手ではお互いに体が小さく筋力が少ないことが外傷・障害の頻度が少ない原因であると考察している[4]。

● 発生部位

過去の報告では，下肢，上肢，体幹の順番に発生頻度が高い傾向がある。下肢の中では大腿部と膝に，上肢のなかでは肩に発生頻度が高い。Brooksらの報告によると，フォワードおよびバックスにおいても大腿部の打撲と肉ばな

れが最も発生頻度が高く，2番目に膝の捻挫・靭帯損傷が高い。そして3番目にはフォワードでは肩関節の外傷・障害が多く，バックスでは足関節の靭帯損傷が多い[2]。

ラグビーで多いとされる脳震盪において,試合中は1000時間当たり4～17件，練習中では0.01～0.9件と報告されている。それは全外傷・障害の1/20から1/8にあたる[1~4]。

●男女差

Birdらは女性よりも男性に外傷・障害発生頻度が高かったと報告している。その理由として，女子ラグビーは男子ラグビーよりも，相手と接触する力が小さく，頻度が少ないことをあげている[1]。

●受傷機転

過去の報告ではタックル（する・される）の際の外傷・障害発生頻度が高い傾向を認める。Brooksらは試合中ではフォワードはモール・ラック，バックスはタックルでの発生頻度が高く，練習中では，ともに走っているときの発生頻度が高いと報告している[2]。

●ポジションによる違い

Garrawayらはポジションによる外傷の発生頻度に有意差はないと報告している[5]。Leeらは頭頚部の外傷・障害の多くはフォワードに発生し，肩関節脱臼を含めた上肢の外傷・障害の多くはバックスに発生していたと報告している[4]。同様にBirdらもバックスに比べてフォワードに頭頚部の外傷が多いと報告している[1]。ポジション別にみるとClarkらはフッカー，ウィング，フルバック[6]，Birdらはロック，プロップ，ウィング，フルバック[1]，Brooksらはフッカー，プロップ（3番），スタンドオフ，アウトサイドセンター[2]に外傷・障害発生頻度が高かったと報告している。

まとめ

ラグビーにおける外傷・障害の特徴をまとめると以下のようになる。①試合において大半が発生している。②下肢の外傷・障害（打撲・捻挫・肉ばなれ）が多い。③頭頚部における外傷・障害はフォワードに多く発生し，上肢の外傷・障害はバックスに多く発生する傾向がある。④外傷・障害の多くはタックル（する・される）の際に発生している。

文献

1) Bird Y, et al：The New Zealand Rugby Injury and Performance Project：V. Epidemiology of a season of rugby injury. Br J Sports Med, 32（4）：319-325, 1998.
2) Brooks J, Fuller C, Kemp S, et al：Epidemiology of injuries in English professional rugby union：part 1 match injuries. Br J Sports Med, 39（10）：757-766, 2005.
3) Brooks J, Fuller C, Kemp S, et al：Epidemiology of injuries in English professional rugby union：part 2 training injuries. Br J Sports Med, 39（10）：767-775, 2005.
4) Lee AJ, Garraway WM：Epidemiological comparison of injuries in school and senior club rugby. Br J Sports Med, 30（3）：213-217, 1996.
5) Garraway W, Macleod D：Epidemiology of rugby football injuries. Lancet, 345（8963）：1485-1487, 1995.
6) Clark D, Roux C, et al：A prospective study of the incidence and nature of injuries to adult rugby players. S Afr Med J, 77（11）：559, 1990.

ラグビー・アメリカンフットボール

アメリカンフットボールの外傷・障害（疫学）

藤谷博人

わが国のアメリカンフットボールにおける外傷・障害

わが国のアメリカンフットボールは，社会人，大学，高校を中心に活動しており，総競技人口は約18,000人（2005年）とされている[1]。この競技は激しい衝突（collision）のスポーツであり，外傷・障害の発生は高率である。これらの外傷・障害は，全身の各部位に発生し，またその重症度は比較的高いことが多く，頭・頸部についてはときに生命にかかわる事故発生をみることもある[2]。

ここでは，わが国のアメリカンフットボールにおける外傷および障害について，それらの特徴を解説する。

アメリカンフットボールの外傷

近年わが国においても，アメリカンフットボールの外傷に関する研究報告は多くみられるが，ここでは過去の大規模な疫学調査のデータから，それらの発生状況を検証する。

●試合時における外傷

国内におけるこれまでの最も規模の大きい外傷の疫学調査として，関東学生アメリカンフットボール連盟（以下，関東学連）による関東地区の大学の13年間の調査報告がある[3]。これは，1991～2003年の公式戦において，ゲームドクター制度のもと，試合中の外傷（審判がタイムアウトを取り，一時的に選手が退場した外傷）を分析したもので，以下その内容を示す。

●外傷総数および1試合の平均外傷件数

この13年間の調査対象試合は1,952試合であり，全外傷件数は2,567件で，1試合平均1.32件発生した。図1は13年間の平均外傷件数の推移であるが，全期間を通じて常に1試合に1件以上の発生が認められている。

●外傷名

外傷名は，膝関節靱帯損傷および足関節靱帯損傷がそれぞれ415件，408件とほぼ同数でありこの両者が顕著に多く，以下，脳振盪，頸椎捻挫・Burner症候群，肩関節脱臼となっていた（図2）。

脳振盪は，ヘルメット同士の激しい衝突，あるいは視界外からの不意なヒットなどで発生しやすく，近年米国では多くのプロ選手が引退に追い込まれ，大きな社会問題となっている。わが国ではpost-traumatic encephalopathy（パンチドランカー）などの重大な後遺症[4]に対する危機意識は十分とはいえず，安全対策上の今後の大きな課題である。

この競技に特徴的な外傷としてBurner症候群がある。これはヘルメットでのコンタクト時，頸椎の過度の側屈（＋後屈）による，同側神経根の椎間孔でのインピンジメント，または反対側の腕神経叢のストレッチにて生じる，頸部から上肢にかけての灼熱痛，および一過性の運動麻痺とされている[5]。

●身体部位

身体部位では，膝関節が481件，足関節が442件でこの両者で全体の1/3以上を占めており，以下，肩・鎖骨，頭部，頸部と続いていた（図3）。

膝関節，足関節に多い要因として，アメリカンフットボールにおけるブロック，タックルは，相手を倒そうと，一般に相手の下半身，下肢に多くなること，また密集の中のプレーでは下肢に多方向からの予測外の外力が加わること，などが考えられる。

◆図1　1試合平均外傷件数の年次推移（1991～2003年）

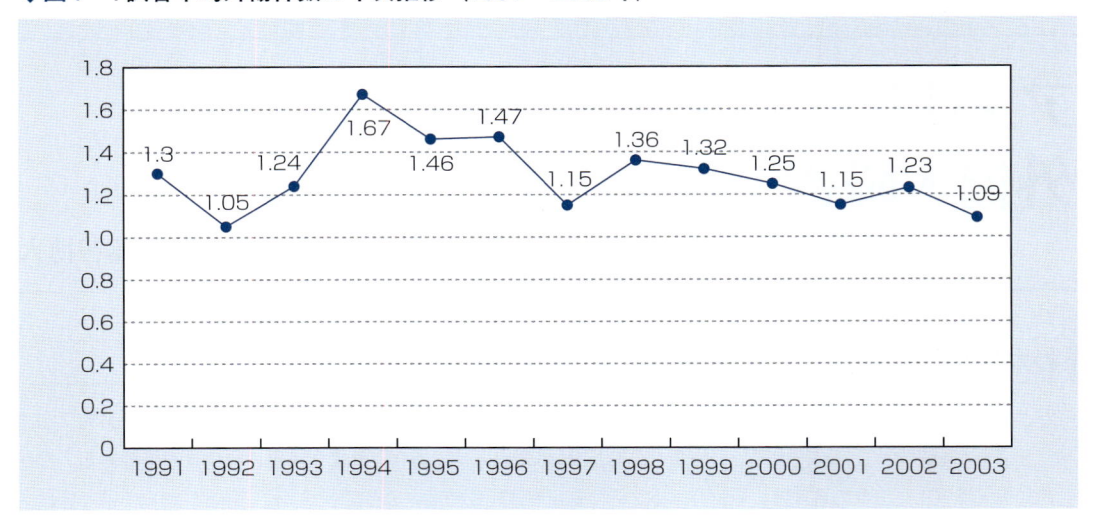

年	1991	1992	1993	1994	1995	1996	1997	1998	1999	2000	2001	2002	2003
件数	1.3	1.05	1.24	1.67	1.46	1.47	1.15	1.36	1.32	1.25	1.15	1.23	1.09

◆図2　外傷名（1991～2003年）

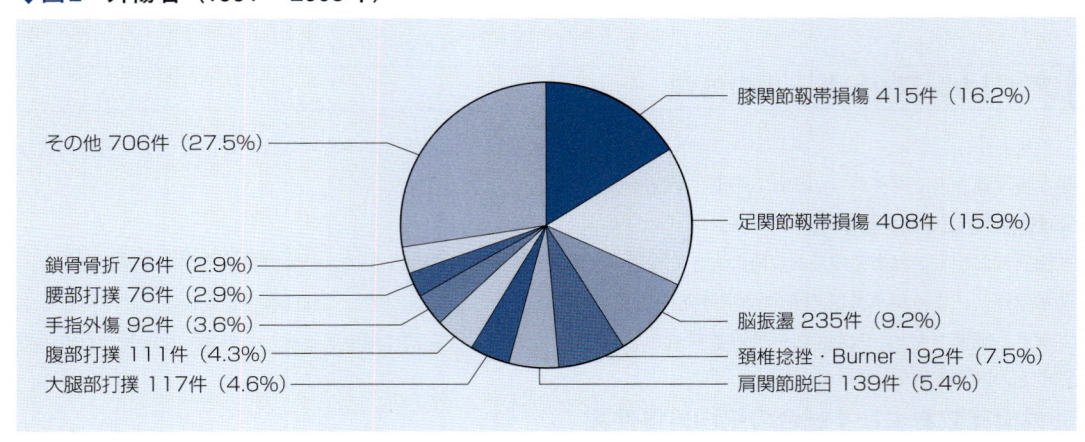

- 膝関節靱帯損傷 415件（16.2%）
- 足関節靱帯損傷 408件（15.9%）
- 脳振盪 235件（9.2%）
- 頚椎捻挫・Burner 192件（7.5%）
- 肩関節脱臼 139件（5.4%）
- 大腿部打撲 117件（4.6%）
- 腹部打撲 111件（4.3%）
- 手指外傷 92件（3.6%）
- 腰部打撲 76件（2.9%）
- 鎖骨骨折 76件（2.9%）
- その他 706件（27.5%）

◆図3　身体部位（1991～2003年）

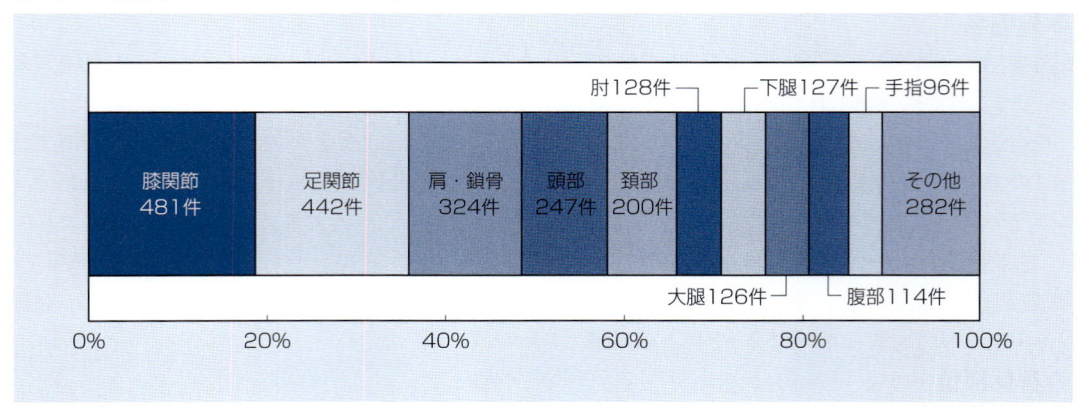

- 膝関節 481件
- 足関節 442件
- 肩・鎖骨 324件
- 頭部 247件
- 頚部 200件
- 肘 128件
- 大腿 126件
- 下腿 127件
- 腹部 114件
- 手指 96件
- その他 282件

● ポジション

　アメリカンフットボールは，他競技に比べ各ポジションの独立性が高いことが特徴である．外傷発生件数は，ディフェンスライン（DL）が448件と最多であったが（表1），チームにおける各ポジションの人数構成を考えると，発生率としてはランニングバック（RB）が最も高率と思われた．

重症頭部外傷

　アメリカンフットボールでは，以前から死亡例を含む重症外傷事故をみることがあり，現場においてはこの予防こそが最重要課題となっている．
　わが国における重症外傷事故に関する最も長期的な疫学調査として，前述の関東学連による，競技復帰不能となった重症頭部外傷の発生状況を分析した報告がある[2]．ここではこれらのデータにその後の関東学連の資料[6]を加え，わが国のアメリカンフットボールにおける重症頭部外傷の特徴について解説する．

● 事故件数

　重症頭部外傷事故は1991～2007年の17年間で20件（うち死亡3件）の報告があった．図4は重症頭部外傷事故の年次推移であるが，初期には事故発生が若干みられたものの，2004年以降は認められていない．

● 外傷名

　外傷名は，急性硬膜下血腫（ASDH）14件，ASDH＋外傷性くも膜下出血（TSH）3件，ASDH＋TSH＋頭蓋骨骨折1件，TSH1件，脳挫傷1件，であり，ASDHが圧倒的に多く20件中18件（90％）に認められた．これは，ヘルメットへの衝撃で脳に回転加速度が加わり，架橋静脈が牽引損傷されて出血するものである[7]．

● 発生月

　発生月は，夏合宿の時期である8月が10件と全体の半分を占めていた（図5）．夏合宿に多い要因として，暑熱環境下での連日の長時間の練習，全学年が寝食をともにする団体生活，などの特殊環境により，心身の疲労蓄積によるコンディション不良が考えられた．

● 練習・合宿・試合別

　練習，合宿，試合別では，練習中9件，合宿中9件，試合中2件であったが，それぞれの日数当たりの発生率を考えると，合宿が最も高率であると思われた．

● 学年

　学年別では1年生が8件，2年生が7件で，下級生に多く集中しており，死亡事故3件についてもすべて1，2年生であった．4年生における発生はみられなかった（図6）．重症頭部外傷は技術的にも体力的にも未熟な下級生にリスクが高いと考えられた．

● ポジション

　ポジションでは，RBが6件と最も多く，ワイドレシーバー（WR），ディフェンスバック（DB）が各々3件であった（表2）．RBとWRは，ボールキャリアの際に毎回守備側からタックルされるポジションであり発生率が高いと思われた．またDBは距離をおいてタックルするケースが多く，他の守備のポジションと比べ，物理的な衝突エネルギーがより強大であることが要因と考えられた．

アメリカンフットボールの障害

　慢性の障害については外傷とは異なり，大規模な疫学調査はみられない．しかしながら，頻回の衝突がその要因と考えられる頸椎の障害は，アメリカンフットボールに特徴的であり多くの先行研究がみられる．
　著者は，某大学チームの58名に対して，頸椎X線およびMRIを施行し，その結果，頸椎アライメント変化が43.1％，骨棘形成が63.8％，椎間板の輝度低下が63.8％，そしてherniationまたはbuldingによる頸椎神経根，脊髄への圧迫が31.0％に認められた[8]．また一方，アメリカンフットボール引退後10年以上経過した選手（24名）の頸椎X線所見に関する報告では，椎間孔の狭小化が70.8％に，脊柱管狭窄が54.2％に認められ，健常者（24名）におけるそ

◆表1　試合時の外傷（ポジション）

オフェンス	
オフェンスライン	353
タイトエンド	89
クォーターバック	122
ランニングバック	363
ワイドレシーバー	199
リターナー	37
キッカー	12

ディフェンス	
ディフェンスライン	448
ラインバッカー	395
ディフェンスバック	358
パンター	1

（件）

＊不詳　190

◆表2　重症頭部外傷事故（ポジション）

ランニングバック	6
ディフェンスバック	3
ワイドレシーバー	3
クォーターバック	1（死亡1）
オフェンスライン	1（死亡1）
タイトエンド	1
ラインバッカー	1
不詳	4（死亡1）

（件）

◆図4　重症頭部外傷事故の年次推移（1991〜2007年）

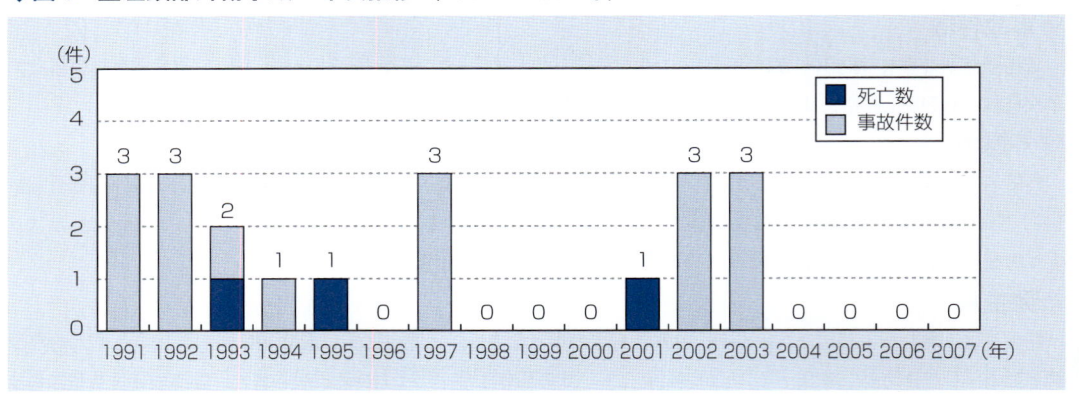

◆図5　重症頭部外傷事故の発生月（1991〜2007年）

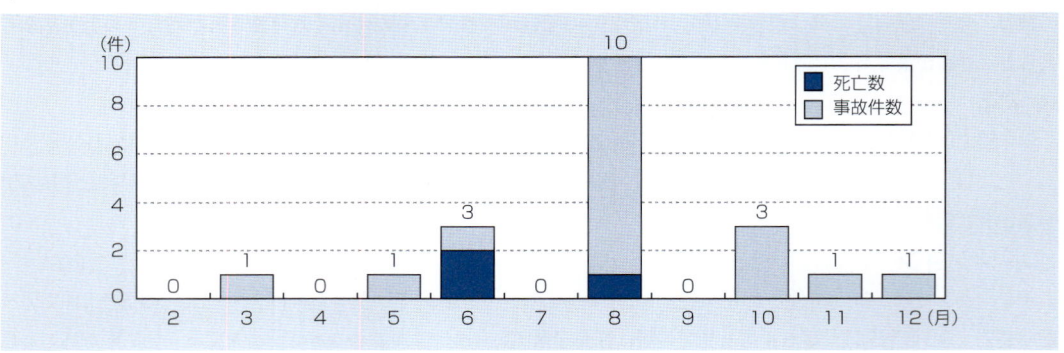

◆図6　重症頭部外傷事故の学年（1991〜2007年）

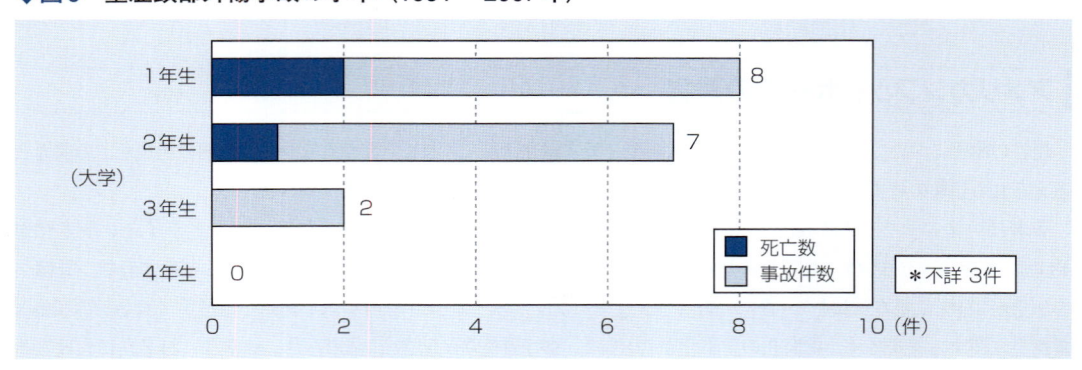

＊不詳 3件

◆図7　頚椎症

47歳。外科医，競技引退後22年。

a：C5/6における右椎間孔の狭小化を認める（矢印）。
b：前弯消失と，C5/6の椎間腔の狭小化および同部の骨棘形成を認める（矢印）。
c：C3/4における左椎間孔の狭小化を認める（矢印）。

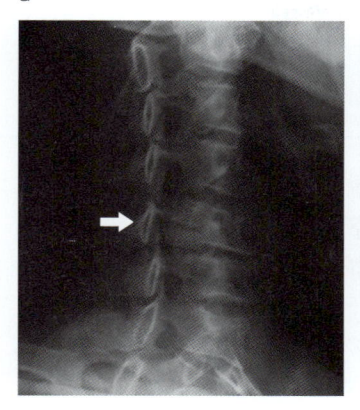

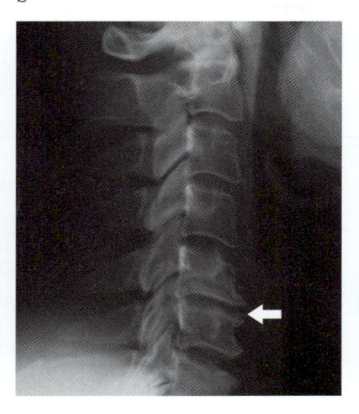

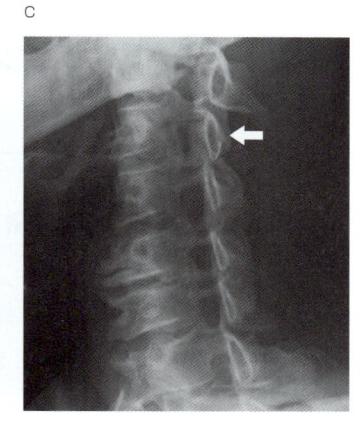

a　　　　　　　　　　　　b　　　　　　　　　　　　c

れらの出現率（33.3%および20.8%）に比べ有意に多く観察された[9]。

これらのことから，アメリカンフットボール選手には，頚椎症（図7）あるいは頚椎椎間板ヘルニア（図8），などの頚椎障害の発生頻度は高いものと考えられた。

◆図8　頚椎椎間板ヘルニア

1年生。ラインバッカー。夏合宿中，タックリングの練習にて激しい頚部痛，嘔吐，右上肢の灼熱感，しびれ，が出現し入院。MRIにてC3/4，4/5のヘルニアが認められた（矢印）。12月まで症状が残存。翌年選手を引退しマネージャーに転向。

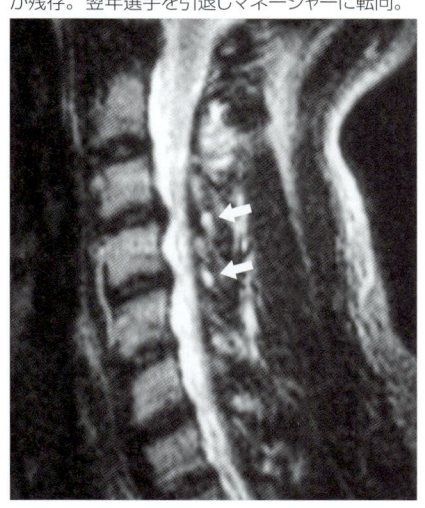

文献

1) 藤谷博人：学生アメリカンフットボールに対するメディカルサポート．整スポ会誌，28：276-283, 2009.
2) 藤谷博人，中嶋寛之，ほか：関東大学アメリカンフットボール秋季公式戦における過去13年間の重症頭部外傷事故の検討―近年の傾向とその対策―．整スポ会誌，26：257-262, 2007.
3) 藤谷博人，中嶋寛之，ほか：関東大学アメリカンフットボール秋季公式戦における過去13年間の外傷―近年の傾向とその対策―．整スポ会誌，25：263-268, 2006.
4) 川又達朗，片山容一：脳振盪を繰り返すとどうなるのか―いつ復帰できるか―．臨床スポーツ医学，19：637-643, 2002.
5) Kelly JD, Aliquo D, et al：Association of Burners with cervical canal and foraminal stenosis. Am J Sports Med, 28：214-217, 2000.
6) 藤谷博人：過去の重症頭頚部外傷事故．第1回JAFAアメリカンフットボールコンベンション（東日本地区），2009.
7) 田口芳雄，山下弘一，ほか：アメリカンフットボールにおける重症頭部外傷の予防に関する私見．臨床スポーツ医学，13：1295-1299, 1996.
8) 藤谷博人：頚椎慢性障害―アメリカンフットボール選手の頚椎変化―．MB Orthop, 9：9-17, 1996.
9) 藤谷博人，加藤晴康，ほか：アメリカンフットボール経験者の頚椎所見―引退後10年以上経過した選手と健常者の比較―．整スポ会誌，26：381-388, 2007.

ラグビー・アメリカンフットボールにおける頭部外傷の診断

川又達朗，片山容一

スポーツ頭部外傷の特徴

ラグビー，アメリカンフットボール（以下，アメフト）に代表されるコンタクトスポーツによって生じる頭部外傷の特徴は，

・脳震盪が多い。しかも繰り返して起こしやすい。
・重症例の多くが急性硬膜下血腫であり，脳挫傷を伴わない架橋静脈からの出血である。

以上の2点に集約される[1]。

●脳震盪

脳震盪は，頭部に外力が加わることにより起こる，意識障害，記名力障害を中心とした一過性の脳機能障害をいう。一度きりの脳震盪では，神経症状は可逆性であり，完全に外傷前の状態に回復する。

意識障害の程度はさまざまある。脳震盪というと一時的に意識がなくなるというイメージが強いが，実際には意識消失がないものが多く，とくにスポーツによる脳震盪では90％以上で意識消失はない。意識消失がない場合でも，意識内容の変容が起こる。集中力の低下，記名力低下による失見当識，反応時間の遅延，興奮，感情鈍磨などである。2004年にプラハで行われた第2回国際スポーツ脳振盪学会では，以下の項目が脳振盪の特徴として解説されている[2]。

・頭部への直接外力に加えて，頭部へ伝播する顔面，頸部，あるいは身体のどの部分に対する外力でも生じることがある。
・典型的な脳振盪では，受傷直後に神経機能が障害され，短時間のうちに回復する。
・神経病理学的変化（器質的脳損傷）を生じている可能性は否定できないが，急性期の臨床症状は可逆的であり，機能的な障害を反映している。
・意識消失を伴う場合，伴わない場合など，種々の重症度があるが，臨床症状，認知機能障害は時間とともに改善する。ただし症状が遷延する例が，少数例ではあるが存在する。
・通常，画像診断では異常を示さない。

●急性硬膜下血腫

急性硬膜下血腫は，頭部への外力により脳表の血管が破綻し，硬膜下に血腫を形成した状態をいう。脳挫傷を伴い挫傷脳の表面の血管が出血源であるタイプと，脳挫傷は伴わず架橋静脈が断裂し出血する2つのタイプがある。交通事故では前者が多いが，スポーツ頭部外傷では，架橋静脈から出血する後者のタイプがほとんどである。重症例では急速に昏睡状態に陥り死亡率は50％に達する。

頭部外傷の発生頻度

●脳震盪の発生頻度

脳震盪の発生頻度は，アメフトにおいて詳細に検討されている。米国の報告によると，1980年代の前半では，脳震盪の年間発生率は約20％（100人の選手が1年間競技をした場合，20回の脳震盪を起こす）であったが，ルール改正などさまざまな予防対策の結果，1990年代後半には，5％前後まで減少している（図1）[3]。ただしこれらの数字は，retrospectiveな検討によるものであり，現場の状況をみると，頻度はもう少し高いのではないかという印象を受ける。88選手に行ったprospective studyでは，脳震盪の発生率は14％であったという報告がある[3]。

わが国のチームでの年間発生率は10〜25％である[1]。米国に比較すると高率であるが，日本は練習日数が多いことが一因になっているものと思われる。20％を大きく超える場合は，練習方法の見直しなどの改善策が必要である。

ラグビーによる脳震盪発生率については，学生チームでは4〜14％，社会人チームでは3〜23％であると報告されており[5]，アメフトと大きな差はない。ヘッドギアの装着が頭部外傷の予防に有効であるとの意見もあるが，前向き調査を行ったところ有意差はなかっ

たという報告もあり，結論は出ていない．

●急性硬膜下血腫の発生頻度

アメフトにおける死亡事故の8割以上は，急性硬膜下血腫が原因である．死亡事故の年間発生率は，日本では10万競技人口当たり，1980年代は6.5人であったのが，種々の予防対策の結果，現在約2人まで減少している[6]．米国は0.3〜0.7人であるので，それでもかなり高率である．

ラグビーによる重症頭部外傷の疫学については報告が少ない．わが国では，1989〜2007年までの19年の間に，83例の重症頭部外傷が起きたと報告されている[7]．57％が急性硬膜下血腫であり，36％は脳挫傷・脳内出血であった．

アメフトではほとんど起きない脳挫傷・脳内出血がある程度の比率で起こることが，ラグビーの特徴である．ヘルメット装着の有無がその差異の原因であると推測される．83例中23例が死亡している．10万競技人口当たりの年間重症頭部外傷発生率は約3人，死亡事故発生率は1人弱である．

●他のスポーツでの頭部外傷

ラグビー，アメフト以外で，重症頭部外傷，急性硬膜下血腫が起こりやすいスポーツは，プロボクシング，スノーボード，そして柔道である．これらでは競技団体主導の組織的な予防対策が必要である．柔道では，本格的競技者では重症頭部外傷はほとんど起こらないのに対し，中・高校生の初心者が重篤な状態に陥りやすいようである．柔道による頭部外傷に関しては情報が少ない．

脳震盪が起こりやすいスポーツ環境では，重症頭部外傷も起こりやすいことが知られている[1,8]．図1は，米国のアメフトにおける死亡事故数（多くが急性硬膜下血腫による）と脳震盪発生率の年次推移を表している．両者は平行して推移しており，**脳震盪を減らす努力が，重症頭部外傷の予防につながることを示唆している**[1]．

脳震盪，急性硬膜下血腫は，初心者に多く，5月と8月，とくに夏合宿中に多い．これらはアメフト，ラグビーに共通した特徴であり，予防対策を行う際に留意すべき点のひとつである．

頭部外傷の評価・診断

スポーツ頭部外傷，脳震盪の評価・診断は，スポーツの現場で行われる評価と，医療機関で行われる診断の2つに大別される．

意識障害が改善せず悪化する場合は，重症頭部外傷であると考え，ただちに救急病院へ搬送する．練習場，試合会場に近い脳神経外科がある救急病院を事前にリストアップしておくとよい．

●フィールドでの評価

フィールドにおける脳震盪の評価法は，国際スポーツ脳震盪学会（International Conference on Concussion in Sport）で標準化が進められている．同学会は，2001年に第1回，2008年に第3回が開かれ，スポーツ

図1　米国におけるアメリカンフットボールによる年間死亡数の年次推移と脳震盪の年間発生率の推移
両者は並行して減少していることがわかる．脳震盪が起こりやすいスポーツ環境は重症頭部外傷も起こりやすいこと，脳震盪を予防する取り組みは，死亡事故（その多くは急性硬膜下血腫が原因）の減少につながることを示している．

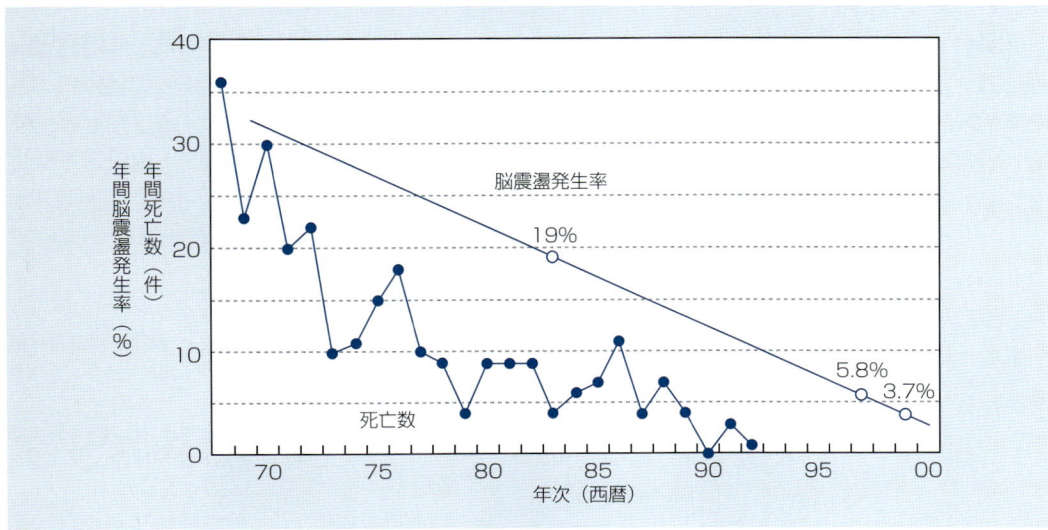

脳震盪の取り扱いについての学会の同意事項が論文として報告されている[2,9,10]。これによると頭部外傷を負った選手は，一般的な救急処置・評価を受けた後，SCAT2（Sports Concussion Assessment Tool 2）あるいはそれに類似した方法で頭部外傷の評価を受けるべきであるとされている[10]。

SCAT2は，
①脳震盪の症状の程度（22項目：7段階）
②意識消失，バランス障害の有無
③グラスゴー・コーマ・スケール（意識障害の程度）
④マドックス質問テスト
⑤SAC（Standardized Assessment of Concussion）による認知機能テスト
⑥バランステスト（両足立ち，片足立ち，継ぎ足立ち）
⑦協調運動テスト（指鼻テスト）
⑧遅延再生テスト（記憶力の評価）

の8項目を点数化し，経時的に観察することによって，脳震盪の重症度の時間的推移を評価しようとするものである。

SCAT2はSCAT初版に比較すると，評価項目が多岐に渡っており，個人的には，実際の現場で行うには少々煩雑すぎるように感じられるが，現在考えられている脳震盪の評価・診断法の標準的な概念を理解するのに参考になるので一度目を通しておくとよい。

SCAT2は個々の競技が持つ特殊性については考慮していないため，今後は各競技の実情に合うように改編していく作業が必要になると考えられており，必ずこれに従わなくてはいけない取り決めというわけではない。SCAT2の項目の中でとくに有用と思われる項目を抜粋し，表1に示す。

●医療機関での診断

医療機関を受診する軽症スポーツ頭部外傷例は，受傷時に意識消失があった症例や，受傷後，頭痛や認知機能障害などの症状が長く続いている症例が多い。そういった場合，臨床的には脳震盪と考えられても軽症の急性硬膜下血腫のことがある。

とくに，今まで経験したことがないような頭痛が数日以上にわたって続いている選手を診た時には，急性硬膜下血腫の可能性を念頭に置いて診察をすべきである。頭部CTに加えて必要に応じてMRIを撮り，診断を確定する。

頭部外傷の治療方針

●手術療法

意識障害を伴う重症のスポーツ頭部外傷は，交通事故などによる重症頭部外傷と同様の手順で診断，治療が行われる。

頭部CTを撮り急性硬膜下血腫があれば手術を考慮する。意識障害を伴わない軽症の急性硬膜下血腫は保存的に治療されることもある。治療の結果，無症状になったとしても，一度頭蓋内に出血した選手は引退させるべきである。復帰すると再出血をきたし，致命的になることがある。

●復帰の判断

脳震盪と診断された場合は，特別な治療は必要ないことが多い。症状は速やかに消失することがほとんどである。その場合，いつ競技へ復帰するかを的確に判断しなくてはならない。早過ぎる復帰は，新たなけがの原因になる可能性がある。

復帰への最低条件は症状がなくなっていることである。脳震盪の多くは，受傷当日あるいは翌日に自覚症状はなくなる。自覚的には無症状になっていても，詳しい認知機能テストを行ってみると，認知機能の障害が残存している場合があるが，1～2日で過半数，1週間以内に90％以上が正常に復帰する[3]。したがって理想的には1週間程度の時間をかけて，段階的に競技に復帰することが望ましい。国際スポーツ脳震盪学会の指針では，エアロバイクなどによる有酸素運動から始めて，少しずつ負荷を高めていき，無症状であることを確認しながら，フルコンタクトの練習へと段階を進めていくことを推奨している[10]。

もっとも難しい判断は，同日同ゲームへの復帰である。国際スポーツ脳震盪学会は原則的には同日の復帰を認めていないが，コンタクトスポーツでは実際には行われてきたことであり，国際スポーツ脳震盪学会の指針を完全に遵守することは現時点では困難である[6]。ただしその場合でも，数分で症状が消失し，ゲームドクターが復帰を認めた初回の脳震盪に限るべきであろう。

文献
1) 川又達朗，片山容一：スポーツと脳振盪：脳振盪は何故予防しなくてはいけないのか．脳神経外科ジャーナル，18：666-673, 2009.
2) 谷　諭，川又達朗，ほか：スポーツにおける脳振盪国際会議の同意声明の要約．神経外傷，29：62-67, 2006.
3) 川又達朗，片山容一：スポーツにおける頭部外傷　脳

表1 SCAT2の抜粋

◇マドックス質問テスト
『これからいくつか質問をします。注意深く聞いて、質問に答えて下さい。』
	誤答	正答
今日の試合会場は、どこですか？	0	1
今は、前半ですか？後半ですか？	0	1
最後に得点を挙げたのは誰（あるいはどちらのチーム）？	0	1
先週（あるいは最も最近）の試合の対戦相手は？	0	1
先週（あるいは最も最近）の試合は勝ちましたか？	0	1

マドックス・スコア（上記5項目の和）＝　　点

◇Standardized Assessment of Concussion (SAC) テスト

1. 見当識

	誤答	正答
今日は何月？	0	1
今日は何日？	0	1
今日は何曜日？	0	1
今日は何年？	0	1
今は何時頃？	0	1（±1時間は正答）

見当識スコア（上記5項目の和）＝　　点

2. 短期記憶

トライアル1『これから記憶のテストをします。複数の単語を読み上げますので、覚えて下さい。私が読み終わったら、それらの単語を言って下さい。順番は前後してもかまいません。』
トライアル2＆3『同じ単語をもう1度読み上げます。覚えておいて、私が読み終わったら、それらの単語を言って下さい。順番は前後してもかまいません。』
トライアル1、2のスコアにかかわらず、3回のトライアルを行う。単語は1秒間に1個の速さで読み上げる。正答1個につき、1点を与え、3回のトライアルの合計点を記録する。トライアル2、3を行うことを事前には教えないこと。

Trial	1 誤	1 正	2 誤	2 正	3 誤	3 正	別の組み合わせ	
ねこ	0	1	0	1	0	1	電話	サクラ
りんご	0	1	0	1	0	1	イヌ	飛行機
電車	0	1	0	1	0	1	ナイフ	たぬき
鉛筆	0	1	0	1	0	1	自転車	バナナ
まんが	0	1	0	1	0	1	みかん	テレビ
合計								

短期記憶スコア（上記5項目の和）＝　　点
（単語はオリジナルのものから、日本でよく用いるものに変更）

3. 集中力

a）数列逆唱
『これからいくつかの数字を言いますので、それを逆の順番で言ってみて下さい。例えば、7-1-9でしたら、9-1-7になります。』
正答したら1ケタ多い次の数列に進む。誤答の場合は、もう一度同じ問題を繰り返す。正答した場合には1点を与える。2回とも誤答した場合は、そこでテストを打ち切る。数字は1秒に1つずつ読み上げる。

	誤	正	別の数列	
4-9-3	0	1	6-2-9	5-2-6
3-8-1-4	0	1	3-2-7-9	1-7-9-5
6-2-9-7-1	0	1	1-5-2-8-6	3-8-5-2-7
7-1-8-4-6-2	0	1	5-3-9-1-4-8	8-3-1-9-6-4

b）曜日の逆唱
『曜日を逆から言ってみて下さい。日曜日から始めましょう。』
正答した場合は1点を与える。

	誤答	正答
日ー土ー金ー木ー水ー火ー月	0	1

（オリジナルでは、月（英語）の逆唱を用いている）

集中力スコア（数列・曜日逆唱5項目の総和）＝　　点

4. 遅延再生

『少し前に行ったテストで、いくつかの単語を繰り返して言ってもらいましたが、覚えていますか？覚えているだけ言ってみて下さい。順番は前後してもかまいません。』
正確に再生できた単語に丸をつける。1つにつき1点を与える。

単語のリスト	別の組み合わせ	
ねこ	電話	サクラ
りんご	イヌ	飛行機
電車	ナイフ	たぬき
鉛筆	自転車	バナナ
まんが	みかん	テレビ

遅延再生スコア　＝　　点（最高5点）

振盪、各種外傷とその初期診断・対応と復帰のガイドライン．臨床スポーツ医学，25（4）：331-338, 2008.

4) Guskiewicz KM, Mihalik JP, et al：Measurement of head impacts in collegiate football players：relationship between head impact biomechanics and acute clinical outcome after concussion. Neurosurgery, 61：1244-1252, 2007.

5) Shuttleworth-Edwards AB, Noakes TD, et al：The comparative incidence of reported concussions presenting for follow-up management in South African Rugby Union. Clin J Sport Med, 18：403-409, 2008.

6) 川又達朗，片山容一：脳震盪とは―脳震盪をめぐるスポーツ現場での対策．臨床スポーツ医学，27：253-261, 2010.

7) 諫山和男：各スポーツでの頭部外傷の現状と対策：ラグビー．臨床スポーツ医学，25：361-368, 2008.

8) 川又達朗，片山容一：脳振盪を繰り返すとどうなるのか―いつ復帰できるか―．臨床スポーツ医学，19：637-643, 2002.

9) Aubry M, Cantu R, et al：Summary and agreement statement of the 1st International Symposium on Concussion in Sport, Vienna 2001. Clin J Sport Med, 12：6-11, 2002., Br J Sports Med, 36：6-10, 2002.

10) 野中雄一郎，谷　諭：スポーツにおける脳震盪―第3回スポーツにおける脳震盪に関する国際会議―解説と翻訳の抜粋．臨床スポーツ医学，27：263-274, 2010.

ラグビー・アメリカンフットボール

ラグビーにおける頚髄損傷の診断

山田睦雄，原田　繁

ラグビーでの頚髄損傷とは？

　ラグビーフットボール（以下，ラグビー）は，いわゆるCollision Sportsであり，発生する外傷・障害も多岐に及んでいる。その中でも頚髄損傷は，急性硬膜下出血と並んで生命予後に影響を及ぼし，四肢麻痺などの後遺症を残す重症外傷である。

●発生頻度と原因

　近年ラグビーにおける頚髄損傷は，統計や画像解析による結果が諸外国より報告されるようになり，発症原因の分析も進んできている[1,2]。2008年にInternational Rugby Board（以下，IRB）がまとめた統計では，受傷件数は選手10万人あたり1.0～1.6人で，レベルとしてはC5レベルのものが多いと報告されている。

　またQuarrieらの過去の統計では，原因となるプレーはスクラムが最も多く，次いでタックル，密集（ラック・モール）での順であると報告している[3]。ポジションではフォワード（以下，FW）の選手に多く発生しており，なかでもスクラムを最前列で組むフロントローの選手に高頻度であると報告している[3]。

●近年の受傷傾向

　しかし，近年の競技規則の改訂や選手の大型化により，受傷原因となるプレーは，コンタクト時に大きなエネルギーが発生するタックルが，スクラムよりも増加する傾向にある[4,5]。わが国の頚髄損傷の発生頻度も近年スクラムよりもタックルによるものが高くなってきており，また徐々にではあるがラック（密集でボールが地面に落ちている状態）による発生頻度も高くなってきている。

　ここでは頚髄損傷の原因となるプレーのうち，リスクの高いスクラムとタックル，ラックでの主な発生メカニズムについて述べ，グラウンドレベルの対処法と，治療法について述べる。

スクラムでの受傷のメカニズム

●受傷シーンとポジション

　Quarrieらはスクラムによる頚髄損傷は，スクラムを組む瞬間のいわゆる"Engage"場面で最も多く発生し（47.1％），次いでスクラムが崩れた"Collapse"の状態が45.9％，そしてスクラムの第1列がスクラムを組んだまま上に持ち上げられ，頚部が過屈曲の状態になる"Popping"による受傷が4.7％であったと報告している[3]（図1）。

　スクラムでは，ほとんどが第1列目の相手と接触するフロントローの選手に起きており，その中でも両側の上肢を使用して両側のプロップと組むフッカーは一番リスクが高いポジションである[3]。スクラムでの頚髄損傷の原因の多くは，軸圧負荷または過屈曲によるものである（さらに回旋ストレスが加わる場合も含む）。スクラムを組む"Engage"の瞬間に約8kNもの力が発揮される[6]。約2kNの荷重で成人の頭蓋骨が破壊されることを考慮すると，スクラムの組み間違えは重大な事故につながることは容易に想像できる。

●スクラムでの受傷原因

　スクラムによる事故は，多くの場合正しいスクラムの姿勢がとれていないことに起因する。腰の高い「お辞儀」をするような状態でスクラムを組めば，スクラムが前進した際にハムストリングスがすでに伸ばされているために股関節の屈曲が不可能になり，足を前方へ踏みだすことが不可能になり，頭部から地面に向かって落ちていく形になる（図2）。その結果"collapse"や，下方から上方へ突き上げられてpoppingするリスクは非常に高くなる。

　また頭部が下がったままでは相手に対する視野確保が困難となり頭頂部からぶつかり，頚椎に軸圧がかかる状態や，強くインパクトされ頚部が過屈曲の状態になるリスクも高くなる。

タックルでの受傷のメカニズム

靱帯損傷や脱臼などの外傷は，タックルに関連するものが最も多く[7]，頭部外傷や頸髄損傷などの重症事故の頻度も近年では最も多い．タックルによる頸髄損傷はタックルする側（以下，TA）とタックルを受けた側（以下，BC）の両方に発生し，その発生頻度には大きな差はなく，メカニズムには特徴がある[3,9,10]．

●ボールキャリヤーの受傷メカニズム

BC側の発症メカニズムは，競技規則を無視した反則タックルが原因になっていることが多い．空中にジャンプしてボールをキャッチしている最中に，TAがBCの下肢にタックルをし，BCがTAとコンタクトしている部位が回転中心となり，BCがプロペラの羽根が回るように回転して頭から転落し受傷するいわゆる「スコップタックル」は非常に危険である（図3a）．その他，タックルの際に相手を一旦持ち上げてから，BCの頭を地面に突き刺すようにするスピアタックル（図3b）や，BCの頸部にTAがプロレスのラリアートのようにタックルすることも競技規則上厳しく取り締まられている．

最近ではTAがBCの頸部に上肢を巻きつけた後にBCの下肢をTAが足払いして倒すJUDOタックル（図3c）による事故の発生も報告されており，IRBは厳しく取り締まるようにレフリーに呼び掛けている．

●タックラーの受傷メカニズム

TA側は，フロントタックル（BCの正面から入るタックル）やサイドタックル（BCの前斜め方向〜側面からはいるタックル）で受傷することが多い．TAの受傷メカニズムは，頭部が下がった状態でターゲットから視線を逸らして，BCに自身の肩からではなく頭部（頭頂部，後頭部，側頭部）から先にコンタクトし，頸部を過屈曲（さらに回旋）され発症する場合と，ア

◆図1　スクラムでの受傷

a：engage．
スクラムを組んだ瞬間に発生．

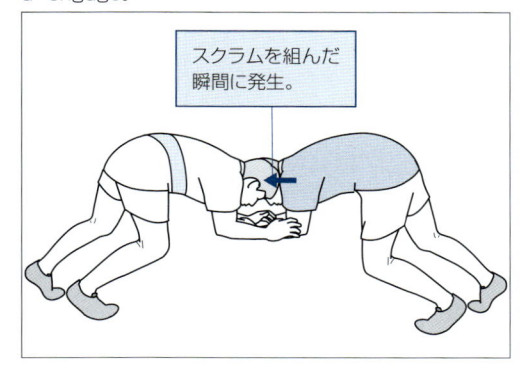

b：collapse．
スクラムが崩れた瞬間に発生．

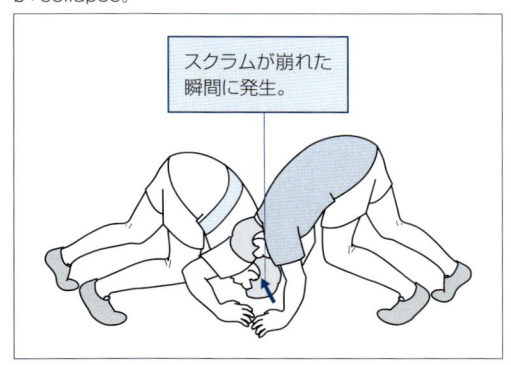

c：popping．
スクラムを組んだまま上に持ち上げられ頸部が過屈曲となり発生．

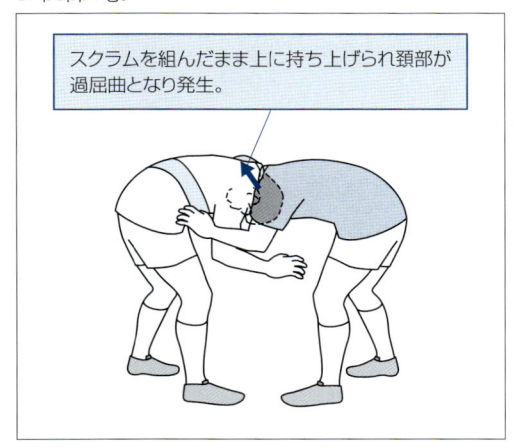

◆図2　不良姿勢（いわゆる腰高）の危険性

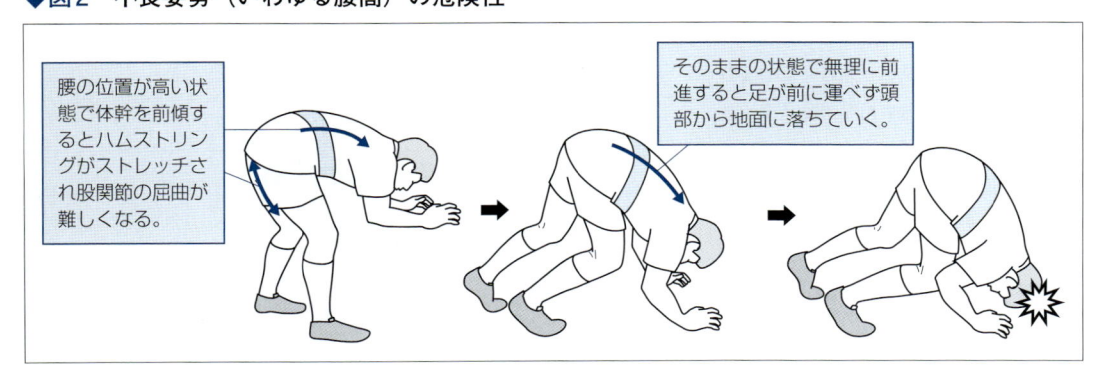

腰の位置が高い状態で体幹を前傾するとハムストリングがストレッチされ股関節の屈曲が難しくなる．

そのままの状態で無理に前進すると足が前に運べず頭部から地面に落ちていく．

◆図3 ボールキャリヤーの受傷

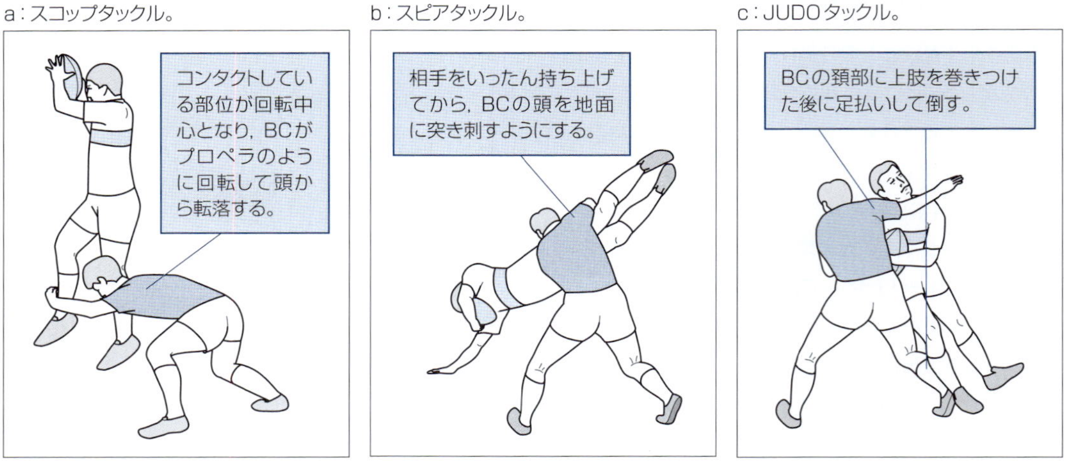

a：スコップタックル。
コンタクトしている部位が回転中心となり，BCがプロペラのように回転して頭から転落する。

b：スピアタックル。
相手をいったん持ち上げてから，BCの頭を地面に突き刺すようにする。

c：JUDOタックル。
BCの頸部に上肢を巻きつけた後に足払いして倒す。

◆図4 危険なタックルの例

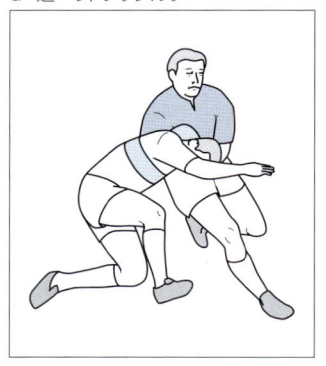

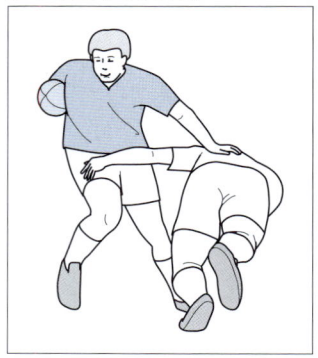

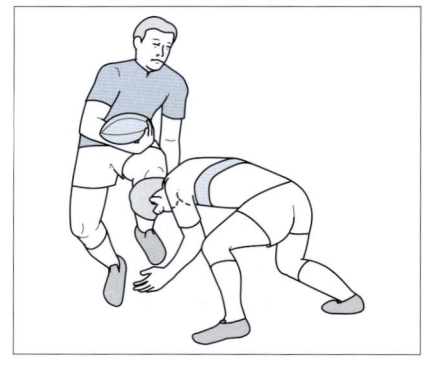

a：逆ヘッドタックル。
b：ダイビングタックル。
c：頸部を屈曲し頭部から突っ込んだタックル。

メリカンフットボールのスピアタックルのように，頭頂部からBCに突っ込み，軸圧ストレスがかかり発症する場合が多い（図4c）[9,10]。

実際の練習や試合場面では，ダブルタックルによるもの（TAが2人でBCを倒すタックル）やダイビングタックル（図4a），逆ヘッドタックル（図4b），ヘッドダウンタックル（図4c），BCの急な方向の切り返しに対してTAがついていけず頭部をBCの体にぶつけてしまうタックルなどによるものが多い[8〜10]。

これらのタックルによる受傷原因の根底には，TAがコンタクト前に視線を逸らしてしまうという重要な問題がある。その結果相手の動きを正確に捕えることができず危険を回避できていないためにTAの頚髄損傷が発症してしまうことが多い[9,10]。

ラックでの受傷のメカニズム

ラグビーでは，密集の状態で地面にあるボールを奪い合うことを，「ラック」とよぶ。過去の文献ではスクラムやタックルに比べてラックでは頚髄損傷の受傷率は少なかったが，ここ数年ラックによる発症件数はタックル並みに増える傾向にある[13]。ここで主な受傷状況を3つ示す。

・BCが密集の中で頭が下がり頸部を屈曲した状態で地面に頭から衝突したとき（回旋ストレスが加わるものも含む）
・密集の中の一番下にいる選手の頚部が屈曲した状態のまま，人に乗られたとき
・密集に頭から突っ込んでいったとき

現場の対応と診断

●現場での診断手順

頚髄損傷には頚椎損傷や脳挫傷，硬膜下出血などの頭部外傷の合併がしばしばみられるので慎重な対応が求められる。

◆図5　頚髄損傷発症時の対応

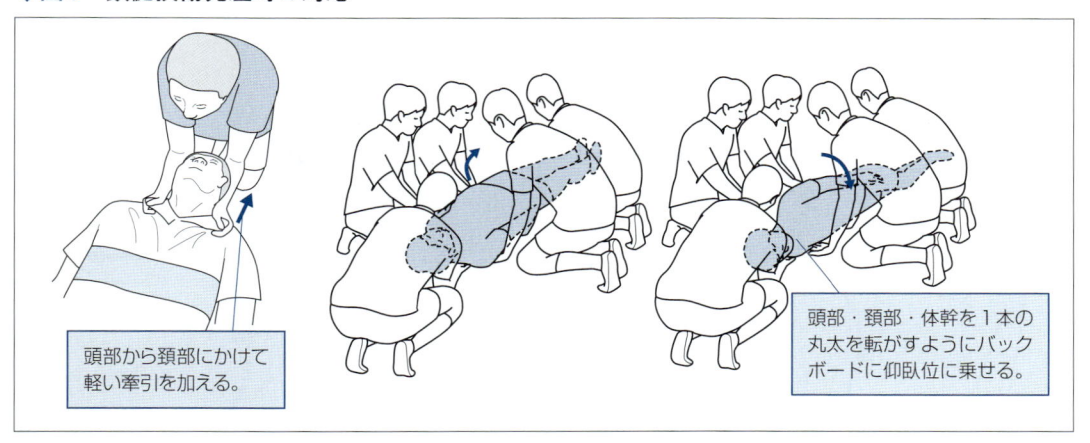

頭部から頚部にかけて軽い牽引を加える。

頭部・頚部・体幹を1本の丸太を転がすようにバックボードに仰臥位に乗せる。

・バイタルサインのチェックと搬送

　最初のバイタルサイン，意識レベルのチェックが終わるまでは選手を発見したままの状態で体を動かさないようにする。最初に口腔内のマウスガードを外してからバイタルサインを確認し，異常がある場合は現場にいる医師を含めた4〜5名で，選手の体を頭部から頚部にかけて軽い牽引をくわえながら，頭部・頚部・体幹をまるで1本の丸太を転がすようにして（log roll）バックボードに仰臥位に乗せて，CPRが行えるようにする（図5）。

・選手の意識がある場合の対応

　選手に意識がある場合は，素早く四肢・体幹の知覚障害および運動障害を調べる。頚髄損傷が疑われる場合は医師を中心に介助者全員で慎重にlog rollを行いバックボードへ移乗する。バックボードに仰臥位に乗せた後に，もし選手がヘッドギアを身につけていた場合は，頚部を固定して別の人がヘッドギアを外すようにする。頭部を頭部固定器具（なければ砂嚢や衣類・タオルなどを丸めて頭部を両側から動かないように固めてテーピングなど）で固定し，体幹もバックボードに固定する。固定後に再度バイタルサインを確認し，移乗から固定の間に変化がなかったことを確認することを忘れてはならない。

・呼吸不全がある場合の対応

　頚髄損傷では肋間筋麻痺による腹式呼吸が認められず，上位頚髄損傷時には横隔膜神経が麻痺して麻痺性呼吸不全となるので人工呼吸を開始しなければならないことがある。またspinal shockに伴う低血圧・除脈が認められた場合は，直ちに静脈確保して昇圧する必要がある。バイタルサインが安定していて，頭部から体幹がバックボードにしっかり固定されていることを確認したうえで専門医療機関へ搬送する。

・脊髄振盪と復帰の判断

　ラグビーの現場では脊髄振盪がときどき認められることがある。脊髄振盪とは受傷時四肢麻痺が認められ，24時間以内にほとんどの頚髄損傷様症状（四肢麻痺や異常感覚）が改善し，MRI画像にて脊髄に圧迫病変がなく，脊髄内にintensityの変化のないものをいう。脊髄振盪は，現場において頚髄損傷との鑑別は不可能であるから頚髄損傷と同様の対応を行うことを勧める。

　片側上肢のみに痛みや痺れそして筋力低下を認めるBurner症候群の場合は，5分以内に症状の回復が認められればプレーを継続してもよい。

医療機関での診断手順

●問診

　受傷機転を細かく聴取することは，損傷形態を大まかに理解するうえで重要である。また，受傷後から来院までの間に麻痺が進行しているのか改善しているのかを確認することも重要である。

●身体所見

・全身状態の確認

　バイタルサインのチェックを行い，血圧，脈拍，呼吸数を確認する。頚髄損傷では交感神経の遮断による血圧低下と除脈が起こることがある。肋間筋麻痺による呼吸障害を伴う場合は酸素投与が必要である。また上位頚髄損傷による呼吸障害が認められる場合は，気管内挿管または気管切開を行う必要がある。その他には他の部位に損傷がないかを確認する必要がある。

・神経学的所見

　急性期の頚髄損傷は，脊髄ショックをきたしており

◆図6 屈曲・回旋ストレスによる頚髄損傷

a：ヘッドダウンタックル時の過屈曲。

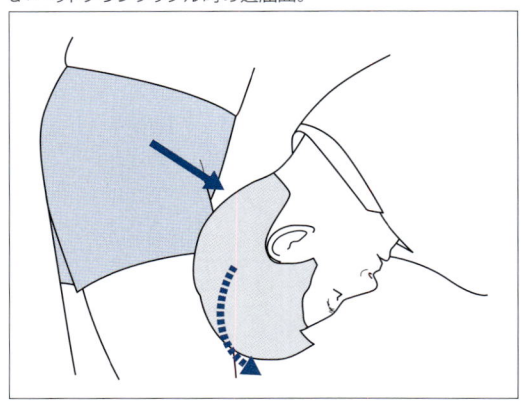

b：逆ヘッドタックル時の屈曲・回旋。

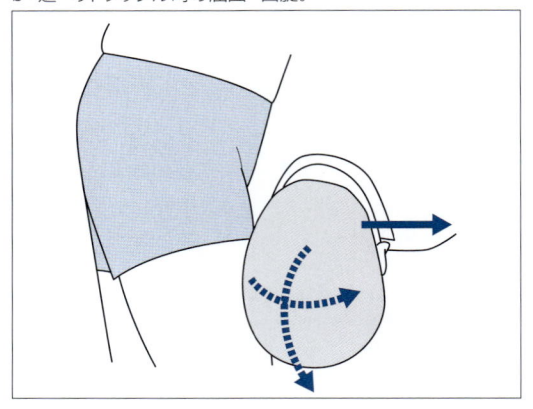

c：C5/6脱臼時のイメージ。

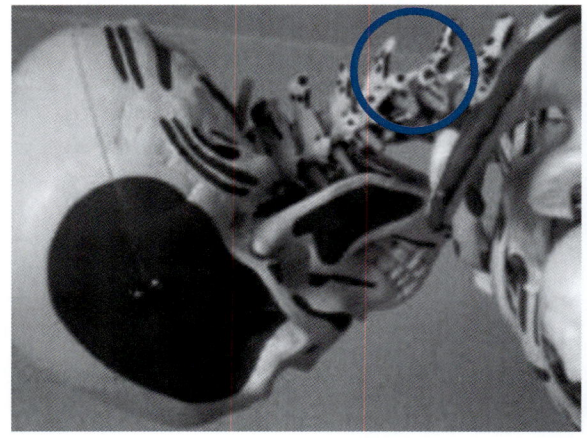

d：椎間関節脱臼のイメージ。

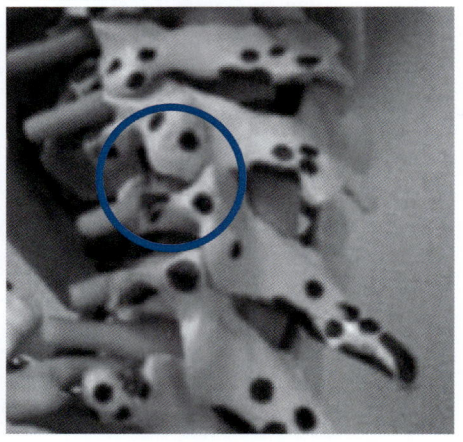

◆図7 タックル時の椎体骨折が原因で発症した頚髄損傷

a：X線像。

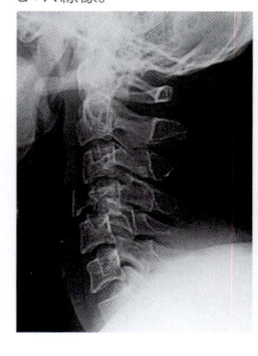

b：MRI T2強調像。

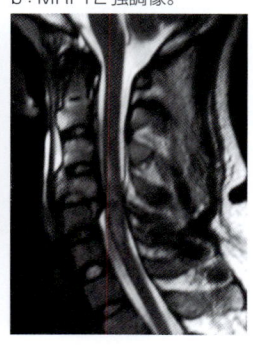

弛緩性麻痺を呈している。上・下肢の自動運動を行わせ大まかな高位診断を行い，徒手筋力テストによる細かな診断を行っていく。

　知覚については皮膚の知覚髄節をもとに診断を進めていく。受傷直後より肛門周囲の感覚が残っていれば不全麻痺であり予後はよいことが多い。完全麻痺の場合は運動・知覚脱出域が左右対称であるのに対して，不全麻痺の場合は左右非対称の場合が多い。

　反射の確認も重要である。急性期の脊髄ショックの時期に肛門周囲の知覚の脱失と肛門括約筋の随意収縮消失に加えて，肛門括約筋反射や球海綿体反射が存在する場合は完全麻痺であり，麻痺の回復は望めない。

　頚髄損傷の病態は初診時より変化するため，主治医は経時的に所見を確認する必要がある。

● 画像診断

・単純X線撮影

　前後と側面の2方向は必ず撮影する。可能であれば斜位像も撮影する。上位頚椎の損傷の異常が疑われる場合は開口位前後像を撮影する。側面像は下位頚椎が肩の陰影に重なり不明瞭になるため，一方の上肢を挙上させるswimmer's viewか両上肢を下方へ牽引して撮影する。

・CT撮影

　単純X線で明らかにならない骨折やそれに伴う骨片の脊柱管内への突出の程度の確認する際に行う。また椎関関節脱臼や回旋変形についても確認することが

できる。

・MRI撮影

頚髄損傷の損傷部位の確認に有用である。急性期においては麻痺の予後予測には有用である（T2強調像低信号は予後不良）。

ラグビーでの頚髄損傷の治療方針

頚髄損傷の損傷高位や程度などにもよるが，脱臼や椎体骨折を合併している場合は手術療法が，非骨傷性頚髄損傷には保存療法が選択されることが一般的である[11]。

ラグビーでの頚髄損傷は屈曲・回旋ストレスにより椎体が前方へ転位する前方脱臼により発症するものと（図6），頚部軽度屈曲位での頭頂部から軸圧により椎体骨折を生じ，椎体が脊柱管内に転位することにより発症するものが多い（図7）。

●手術療法

手術術式は，おおまかには前方脱臼に対しては後方から椎関節を整復し棘突起ワイヤリングと骨移植などにより固定する方法が，椎体骨折に対しては，後方固定と前方骨折椎体亜全摘後固定，または骨折椎体亜全摘と前方固定をする方法が主に行われている。

●保存療法

中・高年のラグビー選手では非骨傷性頚髄損傷が多く，過伸展外力による中心性脊髄損傷（最終的に上肢麻痺は強いが歩行可能となることが多い）が多い。これらの症例には保存療法が適応されることが多いが，受傷前からの頚椎症や靱帯骨化症による圧迫病変を考慮して，椎弓形成術をのちに行うこともある。

ラグビーでの頚髄損傷の予防と今後

ラグビーにおける頚髄損傷の受傷起点と現場での対応と治療について大まかに述べた。

ラグビーでの頚髄損傷に対して，一番重要なのは予防であると考える[8〜10]。医師は現場の指導者やトレーナーに頚髄損傷の原因となる危険なプレーを，安全対策の観点から行わせないよう指導し，同時に彼らにそれらについての正確な知識を選手にも提供することの重要性を伝えるべきである[9]。

しかし安全対策の面だけを強調しても現場の指導者は行動に移すことは少ない。著者らは安全対策上有効な姿勢や技術が結果として高いパフォーマンスにつながることを，研究データなどを利用して現場指導者に「High performance = Safety」という Key Message を掲げて頚髄損傷の予防を啓蒙している[8,9,12]。また同時に選手が頚髄損傷となった場合，現場での対応は選手の予後を左右することもあるので，その場での対処法を身につけさせることと，事故発症時スムーズな行動をとれるようにいわゆる危機管理マニュアルの作成を指導することも重要である。

わが国のラグビー選手のなかに頚髄不全損傷から復帰をした選手も少数であるが存在している。頚髄不全損傷から回復した選手の復帰ガイドラインについては，現在各国のラグビーをみても統一されたものがなく，復帰への判断は選手と担当医師にゆだねられているのが現状である。

予防だけではなく，治療後の対応も含めてラグビーにおける頚髄損傷については，解決しなければならない課題がまだ多く残っている。

文献

1) Garraway WM, et al：Factors influencing tackle injuries in rugby union football. Br J Sports Med, 33：37-41, 1999.
2) Quarrie KL, et al：Changes in player characteristics and match activities in Bledisloe Cup rugby union from 1972 to 2004. J Sports Med, 25：895-903, 2007.
3) Quarrie KL, et al：Rugby Union Injuries to the Cervical Spine and Spinal Cord. Sports Med, 32：633-653, 2002.
4) MJ Shelly, et al：Spinal injury in Irish rugby（A TEN-YEAR REVIEW）. J Bone Joint Surg, 88-B：771-775, 2006.
5) Fuller CW, et al：Spinal Injuries in Professional Rugby Football. Clin J Sport Med（Sports Medicine Journal Club）, 17：515, 2007.
6) Milburn PD, et al：The Kinetics of rugby union scrummaging. J Sports Sci, 8：47-60, 1990.
7) John HM, et al：Recent Trend in Rugby Union Injuries. Clin Sports Med, 27：51-73, 2008.
8) 山田睦雄，ほか：タックルによる頭頚部外傷発生の予防対策．脊椎脊髄，17(12)：1137-1144, 2004.
9) 山田睦雄：予防としてのスポーツ医学スポーツ外傷・障害とその予防・再発予防−第2章「頚髄損傷／発症メカニズムとその予防・再発予防．文光堂，2008, p52-62.
10) 山田睦雄：ラグビーの頚髄損傷について．臨床スポーツ医学，26：1026-1033, 2009.
11) 植田尊善：頚髄損傷．MB Orthop, 14：23-36, 2001.
12) 山田睦雄，ほか：ラグビーにおける Shrug-motion の効果について．流通経済大学紀要，：131-138, 2005.
13) Silver JR, et al：The impact of 21st century on rugby injuries. Spinal Cord, 40：552-559, 2002.
14) （財）日本ラグビーフットボール協会：ラグビー外傷・障害ハンドブック，1999, p16-17.

ラグビー・アメリカンフットボール

アメリカンフットボールにおける頸部損傷の診断

阿部 均

アメリカンフットボールでの頸部損傷とは？

アメリカンフットボール（以下，アメフト）は，頸部での外傷発生率が高いコンタクトスポーツ[1,2]である。頸椎捻挫，Burner症候群（頸部神経根損傷）が主にみられるが，重大事故である頸椎脱臼骨折による頸髄損傷のための四肢麻痺の後遺症を残すことがあり，その予防は重要である。これらに対して，的確な診断を行い，早期復帰を目指した治療とリハビリテーションは勿論であるが，競技特性を知り，頸椎のメディカルチェックを行い，予防する必要がある。

疫学

1986〜1998年の間に当院のスポーツクリニックを受診したアメフト選手の頸部外傷統計[1]をみると，受診者総数の8,052人のうち頸部外傷（表1）は8.6%の690人であった。これは，スポーツ安全協会の外傷統計における頻度が約1%であるのに対して，著明に高かった。このうち，頸椎捻挫，Burner症候群が頸部外傷の90%以上を占めていた。

疾患別にみると，頸椎捻挫が316人，Burner症候群も316人，合わせて632人で頸部損傷例中91.6%を両疾患で占めた。さらに，重度外傷と考えられる頸椎骨折が7人（1.0%），一過性四肢麻痺8人（1.2%），頸腕神経叢損傷1人（0.1%），であった。

関東大学アメフト連盟で1991〜2003年に行われた公式戦1952試合における外傷報告[2]では，2,567例の登録があった。これは，1試合平均1.32例の報告であり，頸部外傷は200例，7.8%を占め，このうち頸椎捻挫とBerner症候群が96.0%を占めた。

一方，日本ラグビー協会の1980〜1988年の間に登録された頸髄損傷94例のほとんどが頸椎脱臼骨折を伴う四肢麻痺であった。試合での受傷が多く，受傷高位はC4，C5に，季節は8月に多かった。タックル，スクラムでの受傷が多く，受傷選手の約60%が高校生であった。

アメリカンフットボールと受傷メカニズム

●頸部重大事故の受傷メカニズム

頸椎脱臼骨折による頸髄損傷は，頭を下げ頸椎が前弯消失直線状となった際に，強い軸圧外力により，骨性部分が破綻して起こる（図1）。具体的には，タックルをするときに起こり，後遺症を残す場合が多く，頸部外傷としては最悪のものである。

◆表1 北里研究所病院スポーツクリニックにおける新患登録（1986〜1998年）

項目	アメフト	ラグビー	両種目合計
新患登録数	8,052	6,481	14,533
頸部外傷数	690	316	1,006
頸椎捻挫	316	187	503
Burner症候群	316	98	414
頸椎骨折	7	9	16
一過性四肢麻痺	8	3	11
頸腕神経叢麻痺	1	5	6

◆図1 頸椎脱臼骨折の起こるメカニズム
頭を下げ頸椎がストレートのときに起こりやすい。

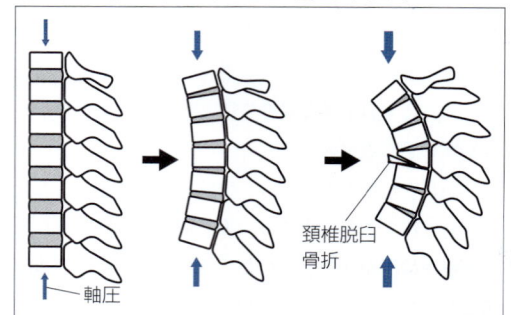

また，骨傷は明らかではないが，受傷直後に四肢麻痺を呈し，数分後から少しずつ下肢から動き始める一過性四肢麻痺をみることがある。これは，スポーツにおける急性中心性頸髄損傷と理解される。1990年にTorg[3]は，これらを一過性四肢麻痺（transient quadriplegia）として報告し，頸部脊柱管狭窄のある例に起こりやすいとした。

●頸椎捻挫，Burner症候群の受傷メカニズム

頸椎捻挫は，頸部の固有の可動域を超えて外力が加わり，頭頸部が過度に振られたときに，軟部組織や末梢神経組織を中心に損傷が起こる。

Burner症候群は頸部が過度に側方に傾き，インピンジかストレッチされた側の神経根や頸神経叢を中心に損傷がおこる。それぞれピンチ型とストレッチ型として広義のBurner症候群と考えるのが最近の傾向である。

症状や受傷メカニズムからみると，両疾患の差は明確でなく，神経症状がより明らかで持続することがBurner症候群の特徴といえる。受傷メカニズムも似ており，両疾患を分けて論じることに意味があるのか疑問なところ[4]である。

頸部損傷の診断・検査

頸部の軟部組織の外傷性炎症による疼痛，腫脹や可動域制限が中心であるが，それぞれの部位からの末梢神経症状や脊髄症状がみられる。具体的には，頸部痛，腫脹，可動域制限，筋力低下や知覚異常などの上肢の神経症状，場合により一過性四肢麻痺がみられる。診察や検査については，一般と同じである。

◆図2　環椎骨折（Jefferson's fracture）
大学アメフト選手，ディフェンシブラインマン。頭からタックルして受傷した。外固定安静後，骨癒合し，プレーに復帰した。

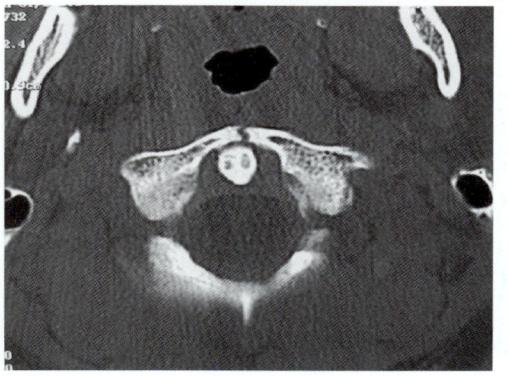

●上位頸椎の診断・検査

上位頸椎では，環椎骨折（Jefferson's fracture）（図2），環軸関節脱臼，環軸関節回旋固定，軸椎骨折（Hangman's fracture）（図3），歯突起骨折などがみられる。この部位では脊柱管が広いため，神経症状や頸髄症状が起こりにくいが，疼痛が持続することが多く，見逃してはいけない。X線では開口位の撮影やCT，MRIの撮像を必要とする。

●中・下位頸椎の診断・検査

中・下位頸椎では頸椎骨折や頸椎脱臼骨折がみられ，四肢麻痺を伴うことがある。一過性四肢麻痺もときとしてみられる。頸部椎間板ヘルニアは少ないが，神経症状が軽快しない場合はこれを疑い，検査は一般と同じである。

頸椎骨折としては，頸椎椎体骨折，棘突起骨折などがみられる。

●救急処置[5]

グラウンドに倒れたまま，動かさずに声を掛けるのが原則である。意識がなければ頭部外傷を疑い，意識はあるものの四肢が動かなければ頸髄損傷を疑い，いずれの場合も速やかに救急車を要請する。

意識があり，四肢も動かせる場合は，自力で動けるかを試みる。安静とさせ，プレーを中止するか，復帰をするかの判断は現場の医師が行う。

◆図3　軸椎骨折（Hangman's fracture）
大学アメフト選手，ディフェンシブバック。頭からタックルして受傷した。外固定安静後，骨癒合し，プレーに復帰した。
a：X線像。 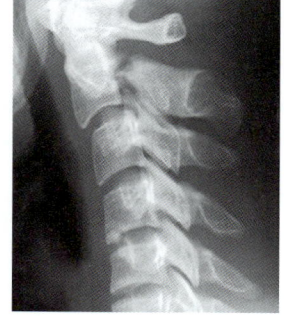
b：CT像。

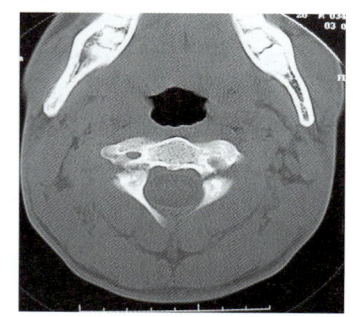

治療方針

診断と重症度が確定したら，治療は一般の場合と同じである。

●保存療法
受傷部位の固定や投薬などの保存療法が中心となる。

●手術療法
要すれば，除圧や椎体固定などの手術となることがある。

リハビリテーションと復帰

復帰のツボ リハビリテーション[6]は急性期の炎症による症状が軽快したら，早期に開始する。まず，可動域訓練を開始し，筋力訓練はisometricから開始してisotonicを少しずつ加え，ともに静的な訓練のみとする。プレー復帰の場合は，少しずつ動的な訓練を加え，PNFなども可能であれば行う。現場のトレーナーと連携をとることが望ましい。

頸部損傷の安全対策

コンタクトの際の安全対策は，頸部の前弯を保つ技術と頸部筋力を獲得することである。筋力はバランスが大切であり，月村[7]は屈筋よりも伸筋の方が10％ほど，強い方が頸椎前弯を保てるとした。

アメフトは科学的な面を多く取り入れて進化してきたスポーツであり，医学的なバックアップを多大に受けて重大事故を減らしてきた。当院では，1988年からメディカルチェック[8]を行い，医学的な面からのアドバイスを行っており，選手が自分自身で自分を守るための医学的な知識と自分の体の特徴から予想される外傷を教える必要がある。

米国では，1976年にアメフトで年間100件以上起こっていた頸髄損傷を分析し，スピアリングタックル（図4）を行ったプレー技術も体力も未熟な高校生が受傷していることを報告し，このタックルを反則行為として禁止した。翌年から頸髄損傷は半減し，以後さらに減少し，医療側の提言をスポーツの現場が受け入れて，大きな成果を出した好例である。

アメフト協会は医師を含めたメディカルソサエティーを発足させ，ゲームドクターの確保，安全対策マニュアルの作成配布，学術研究会の開催によるスタッフと医療側の交流などを積極的に行っている。当院ではメディカルチェックを行い，医学的な側面からサポートを行っている。

当院における頸部メディカルチェックの紹介と結果

アメフト，ラグビーなどの種目においてはメディカルチェックを行う必要がある。当院の頸部のメディカルチェック[4]を紹介する。

●頸部メディカルチェックの検査項目と読影項目

・頸部単純X線6方向撮影

側面像でのアライメント，Pavlov's ratio[9]（図5）による脊柱管狭窄，椎間板変性（不安定性，狭小化），癒合椎，Os odontoideum，Arnold Chiari変形，ほか。

◆図4 スピアリングタックル
頸椎の前弯が失われて直線上になったまま頭頂部から当たるため，強い軸圧がかかり頸椎脱臼骨折を含む頸部の損傷が起きやすいといわれている。危険なため1976年に反則となり，四肢麻痺は激減した。医療側の意見が取り入れられた好例である。

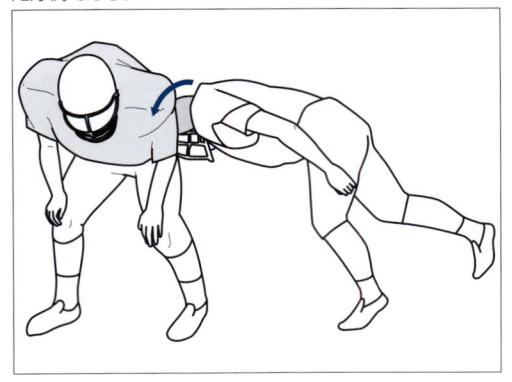

◆図5 Pavlov's ratio
a/bが0.8以下を脊柱管狭窄とした。

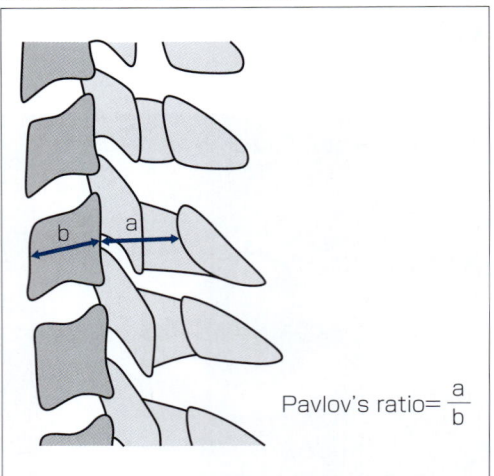

$$\text{Pavlov's ratio} = \frac{a}{b}$$

・頚部MRI撮像

　脊柱管狭窄，脊髄の脊柱管に対する占拠率，椎間板変性，椎間板後方膨隆，頚髄変性（図6），脊髄空洞，ほか．

・頚部筋力計測（マイクロFETによる）

　屈曲筋力，伸展筋力，屈伸比，左右側屈，左右屈比．

● 頚部メディカルチェックの結果

　頚部X線の結果は，頚椎アライメント異常61.5％，Pavlov's ratioが0.8以下と定義した脊柱管狭窄3.5％，癒合椎1.4％であった．頚部MRIでは，脊柱管狭窄が3.3％，軽度椎間板変性が7.4％，軽度椎間板後方膨隆が0.7％，脊髄空洞を含む頚髄変性が0.6％にみられた．

● メディカルチェックの選手とチームへのフィードバック

　頚部外傷が発生する解剖学的危険因子は，頚髄変性，脊柱管狭窄，癒合椎などである．著者とTorgは，脊柱管狭窄と脊柱管を狭窄させる因子の問題を提唱した．最近では，頚椎固定術を施行した例でも，プレーを許可する傾向にあるため，慎重な経過観察が必要である．

　頚髄変性，Os odontoideumの選手ではプレーを中止とした．さらに，頚椎アライメント異常例などに対し，注意を行い，結果を本人とチームにフィードバックをしている．最近は，個人情報に注意をしている．

・医学的，解剖学的に頚部に重大事故を起こしやすい選手が存在するため，チームとしてこれらの選手を把握する．

・重大事故を防ぐ方法は，医学的に安全なプレー方法の習得と相手に勝てるだけの頚周辺筋力の獲得である．

・頚部の事故が発生した際には，救急対処方法マニュアルに従い速やかに処置する．また緊急で搬送できる医療機関を調べておく．

アメリカンフットボールでの頚部損傷の予防と今後

　頭頚部の外傷からの早期復帰と重大事故予防は関係者の悲願である．医療チームが安全対策を推進する場合は，スポーツ現場と密接に関わり，現場に積極的に参加する必要がある．

　とくに頚部は重大事故が発生する部位であり，1人たりとも重大事故を出してはならない．頚部においては，画像診断から頚髄変性，脊髄空洞，頚部脊柱管狭窄，頚部椎間板ヘルニア，頚部椎間板不安定性などが危険因子[10]として予想可能であり，選手とチームへの十分なフィードバックを行うことは，医学的に安全なプレーを行う動機づけになると考えられる．

　重大事故を予防する方法は医学的に安全なコンタクトプレーの習得と相手に勝てるだけの筋力を獲得することである．選手が安全にプレーし，さらに競技レベルも上がることを願っている．

◆図6　頚髄変性

a：X線所見にて脊柱管狭窄（Pavlov's ratio 0.6）を認める．

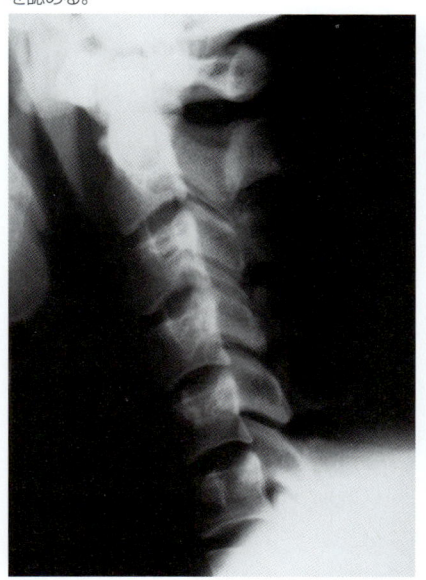

b：CT像．最終学年時のメディカルチェックで頚髄変性を認め，四肢への電撃痛もあったため，プレーを中止した．

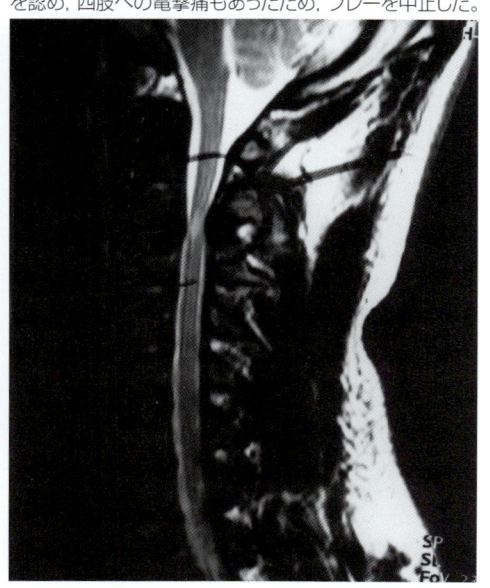

文献

1) 阿部　均：スポーツ外傷・障害の治療最前線　2.頚部の外傷・障害．スポーツ医学実践ナビ，武藤芳照編，日本医事新報社，東京，2009, p.195-203.
2) 藤谷博人，阿部　均，ほか：関東大学アメリカンフットボールにおける過去13年間の重症頭部外傷の検討―近年の傾向とその対策―．整スポ会誌，26(2)：257-262, 2007.
3) Torg JS：Cervical spinal stenosis with cord neurapraxia and transient quadriplegia. Clin Sports Med, 9：279-296, 1990.
4) 阿部　均：バーナー症候群，発症メカニズムとその予防，再発予防．予防としてのスポーツ医学，福林　徹編，文光堂，臨床スポーツ医学臨時増刊号，2008, p63-69.
5) 阿部　均：スポーツ外傷，障害と基本的な初期対応　各論2：種目別にみたスポーツ外傷，障害の特徴と救急診療のポイント　フィールドスポーツ．救急医学，31(6)：691-696, 2007.
6) 阿部　均，月村泰規：頚椎捻挫．スポーツ外傷・障害の理学診断．理学療法ガイド，黒田善雄編，文光堂，2001, p299-306.
7) 月村泰規，阿部　均，ほか：アメリカンフットボールとラグビー選手の頚椎X線所見と頚部筋力の関連―経時的変化―．整スポ会誌，22(2)：10-16, 2002.
8) 阿部　均：スポーツ選手に対するメディカルチェックとその意義．関節外科，28(12)：1431-1436, 2009.
9) Pavlov H, Torg JS, et al：Cervical spinal stenosis：Determination with vertebral body ratio method. Radiology, 164：771-775, 1987.
10) 阿部　均：コンタクトスポーツにおける頭頚部外傷，アメリカンフットボール：メディカルチェックと医学的な危険因子．脊椎脊髄，17(12)：1121-1128, 2004.

ラグビー・アメリカンフットボール

ラグビー・アメリカンフットボールにおける腰部の外傷・障害の診断

近藤総一

ラグビー・アメリカンフットボールでの腰部外傷・障害とは？

ラグビー・アメリカンフットボール（以下，アメフト）はコンタクトスポーツであり，外傷が多い。それらのほとんどはタックル，モール，ラック，スクラムのアタックやディフェンスなどのコンタクトプレー中に発生するが，腰椎椎間板に対して長軸方向の軸圧が繰り返し少しずつ加わることでの障害も発生する。その際に腹腔内圧を十分に発揮することで，椎間板に負荷の軽減ができる。腹圧は横隔膜，腹壁の筋（腹斜筋，腹横筋）骨盤底筋などにより腹腔内圧を上昇させる（図8b）。腰椎アライメントが直線状だと体幹筋が働きやすく，腹部の押さえがよく効いている（図7b）。

しかし，後弯による前屈姿勢（頭が下がり背中が丸まった姿勢）や前弯（反り返り姿勢）では十分なパフォーマンスが出せず，かつ，前屈時における長軸方向を主体とした軸圧に前屈力が加わることで椎間板が潰れたり，後屈時に椎間孔が狭窄するようになる。これにより椎間板が狭小化して機能不全をきたし腰痛，殿部痛，下肢痛などの疼痛が発生する（図1）。したがって，ラグビーではプロップ，フッカー，ロックがスクラムアタック時に，また，アメフトではディフェンスのタックル時に腰を前屈にした際，発生しやすい（図7）。

ここではコンタクトスポーツにおいて発生しやすい

予防のツボ

◆図1　motor segmentの機能不全（脊椎由来の疼痛の原因）

a：正常の椎間板。motor segment（脊椎機能単位；太線部分）の部分が脊椎の動きの基本単位である。

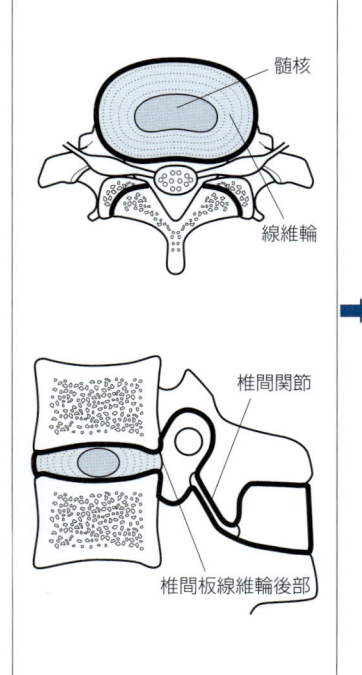

b：椎間板障害。椎間板狭小化に伴いmotor segmentの機能不全が生じ，椎間板突出や椎間不安定性を引き起こして知覚神経を刺激し，腰部局所の疼痛や坐骨神経痛を発生させる。

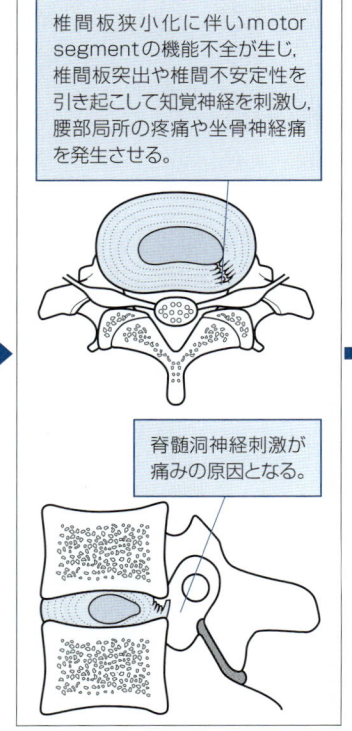

脊髄洞神経刺激が痛みの原因となる。

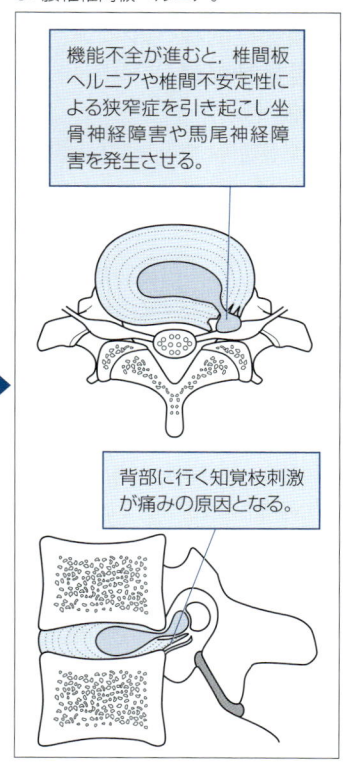

c：腰椎椎間板ヘルニア。機能不全が進むと，椎間板ヘルニアや椎間不安定性による狭窄症を引き起こし坐骨神経障害や馬尾神経障害を発生させる。

背部に行く知覚枝刺激が痛みの原因となる。

（髄核，線維輪，椎間関節，椎間板線維輪後部）

外傷・障害を取りあげ，原因と症状について説明を加える。

原因と症状

●腰部椎間板障害

・原因

繰り返される小外傷による椎間板障害，あるいは，強い外力による外傷性椎間板障害によって，motor segment（図1a下；太線部分）の機能不全，破綻が起こり腰痛が発生する（図1）。

・症状

運動後の腰痛が主体である。

●腰部椎間板終板障害

・原因

成長期の椎間板には軟骨終板があり，その発育過程で損傷・障害が加わり軟骨に形態的変化を生じた状態である。長軸方向の圧迫力による前方型，中央型（Schmorl結節），靱帯付着部の牽引引力による後方型がある。

・症状

前方，中央型は運動後に腰痛が発生する。後方型は解離を起こすと強い坐骨神経痛が発生するため手術を要することがある。腰椎椎間板ヘルニアと同様の治療である。

●腰部椎間板ヘルニア，神経根障害による坐骨神経痛

・原因

椎間板髄核の脱出および椎間板狭小化に伴う椎間孔狭窄も加わって神経根圧迫をきたす（図1c）。

・症状

運動中，および，運動後の腰痛を呈する。急性期は，腰椎不撓性，姿勢異常（図2a），坐骨神経痛が発生する（図2b）。

●分離症

・原因

腰椎を後屈，あるいは，回旋を繰り返すと生じる関節突起間部の疲労骨折である（図4）。

・症状

急性期よりは分離後に繰り返し後屈回旋が加わって刺激が加わると腰痛を訴えるようになる（図4）。椎間板障害が加わってすべりが生じても腰痛を訴える。腰痛が中心であり，伸展時に誘発される。ときに，分離部で刺激されて坐骨神経痛が出現するが膝上までの

しびれ感があり，腰椎可動域制限も強くない。

●腰部脊柱管狭窄症

・原因

成長期が終わり，20歳から30歳ぐらいの熟練者ぐらいの年齢になると，繰り返す小さな外力による椎間板狭小化による椎間板の膨隆・変性，ヘルニア突出とそれに伴う椎間関節の変形性関節症により発生し，脊柱管が狭窄する。

・症状

動的因子が加わると神経根を圧迫し慢性に続く鈍痛，

◆図2　腰椎椎間板ヘルニアに対する坐骨神経刺激誘発テスト

a：腰部不撓性。疼痛に対する逃避性の姿勢である。

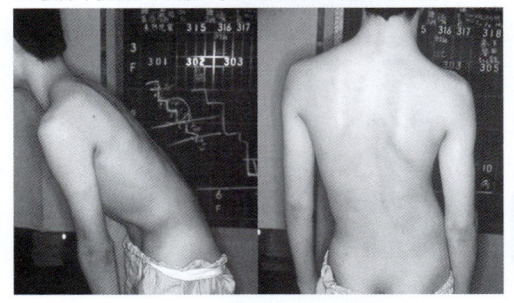

b：下肢伸展挙上テスト（SLRテスト）。陽性を呈する。

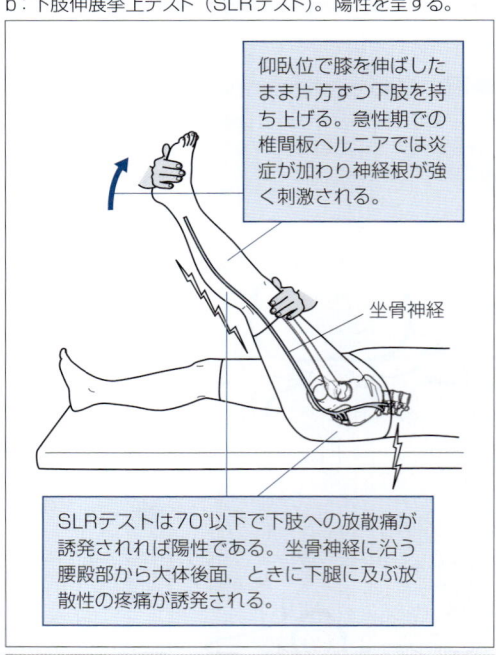

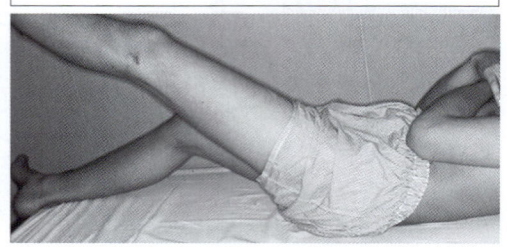

仰臥位で膝を伸ばしたまま片方ずつ下肢を持ち上げる。急性期での椎間板ヘルニアでは炎症が加わり神経根が強く刺激される。

坐骨神経

SLRテストは70°以下で下肢への放散痛が誘発されれば陽性である。坐骨神経に沿う腰殿部から大体後面，ときに下腿に及ぶ放散性の疼痛が誘発される。

動作時の激痛が発生したり，馬尾神経圧迫による両側下肢のしびれ，ときには，頻尿などの膀胱機能障害が発生する。

●外傷（横突起骨折，背部筋の肉ばなれ，筋性・筋筋膜性腰痛症）

・原因

付着筋の著しい収縮・牽引による介達外力で発生する。

・症状

明らかな受傷機転があり，受傷後2〜3週間は動作開始時に激痛が生じる。

診断

●問診・視診・触診

・問診

受傷機転について詳細に聞くことが大切である。1回の外力・動作で起こった外傷なのか，明らかな外力，外傷がなく徐々に生じてきたのか，慢性的に繰り返し起こっている障害なのかを聞く。受傷後，急激な腰痛は腰椎前屈にて誘発されれば椎間板障害，後屈にて誘発されれば分離症や椎間関節障害が疑われる。受傷機転を聞き出すことが問診においてのポイントといえる。

ラグビー，アメリカンフットボール選手ならではの問診内容は，ポジション特性がある。ラグビーのスクラム1列目や2列目（プロップ，フッカー）のように腰椎椎間板に長軸方向の圧迫力が加わるポジションに椎間板終板障害や椎間板ヘルニアが多い。タックル時には，腰椎後弯の姿勢でプレイすると椎体後部靱帯付着部に牽引力が加わり後方型終板障害（隅角解離）やヘルニアが発生しやすい。したがって，受傷時の前弯，中間，後弯などの腰椎アライメント，および，1回の外傷でやったのか，明らかな外傷がなくても同じプレイを繰り返して起きた障害なのかを十分に聞く。

・視診

発赤，腫脹，疼痛による逃避性側弯（図2a）をみる。腰椎椎間板ヘルニアの急性期では逃避性側弯，前屈時痛，および，神経根を圧迫していると下肢痛が出現する（図2b）。

・触診

圧痛部位の確認，動作時痛の部位を確認する。腰椎椎間板ヘルニアによる腰痛，下肢痛がある場合，背側から見て疼痛性の逃避性側弯（図2a）を認める。神経学的所見は筋力低下，知覚，反射はチェックしておく。

●徒手検査・可動域検査

・腰椎椎間板ヘルニア

神経根障害は下肢伸展挙上テストで診断できる（図2b）。障害高位診断は筋力低下，知覚鈍麻，反射の低下により可能であるが，確定には画像診断が必要であ

◆図3　腰椎椎間板ヘルニアのMR像

24歳，男性，社会人ラグビートップリーグ。右プロップ。強い右下腿外側部痛が出現した。

a：矢状断像ではL2/3椎間とL3/4椎間の椎間腔狭小化があり，L4/5椎間には正中に大きく突出したヘルニア塊を認めた。

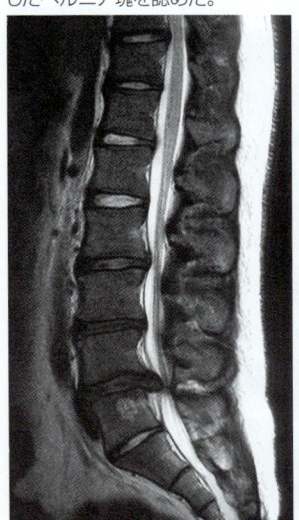

b：MRミエロ像にてL4/5椎間に脊柱管像，および，神経根嚢像の欠損が認められた。

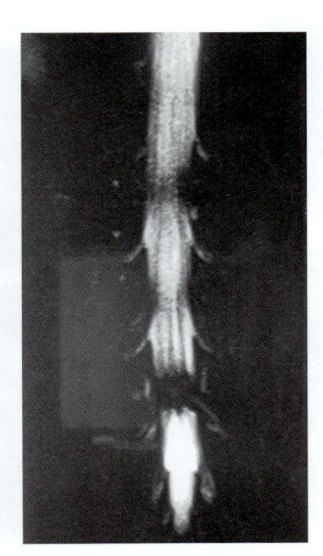

c：T2WI横断像では右L5神経根，硬膜管の圧迫像が認められた。

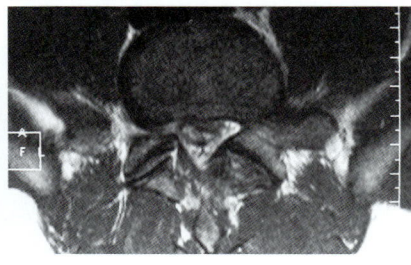

d：T1WI横断像では右L5神経根，硬膜管の圧迫像が認められた。

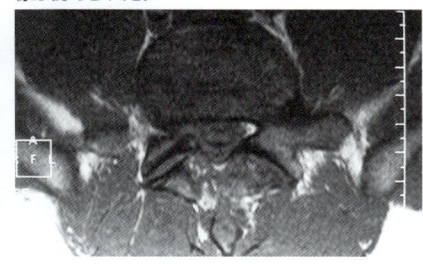

る。

- **分離症**

後屈時痛，とくに回旋時痛を伴う。椎間関節付近に圧痛があるが，とくに，棘突起を左右に指で押すと痛みが誘発される。

- **腰部脊柱管狭窄症**

馬尾神経障害は間欠性跛行とそれに伴う両側下肢のしびれや脱力感が生じる。神経根障害は動作時の限局した下肢痛である。

● 画像診断

- **単純X線**

腰痛，下肢痛を主訴にすれば，ルーチンに単純X線を撮影する。一般的には正面，側面中間位の2方向，動作時痛があれば前屈位，後屈位を加えた4方向，分離症が疑われれば両側斜位を加えた6方向とする。

- **MRI撮像**

椎間板ヘルニア（図3），椎間板終板障害，分離症など確定診断できる。椎間板ヘルニアではMRミエロ像（図3b）を撮影するとヘルニア局在の確定に有用である。外側ヘルニアの診断に注意を要し見落とさないようにすべきである。分離症では，早期，進行期，末期のステージ分類が可能である。

- **CT撮影**

分離症は，関節突起間撮影像（図5a）がわかりやすく，形態的に早期・進行期，終末期のステージ分類が可能で治療方針に役立つ（図5b〜e）。

◆図4　腰椎分離症の発生機序

a：成長期において腰椎関節突起間に腰椎後屈回旋が加わって発生する疲労骨折である。

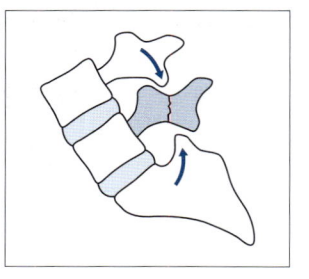

b：軽度前方すべりが生じる。

椎間板障害がなければすべりは進行しない。

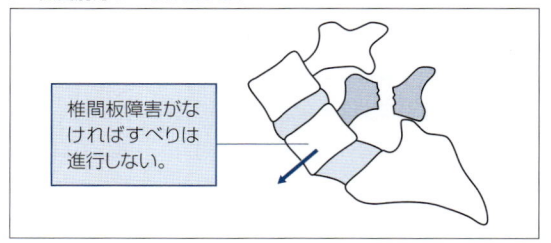

◆図5　腰椎分離症

a：CT撮影は関節突起間部がわかるように関節突起に沿って撮影する（関節突起間撮影法）。

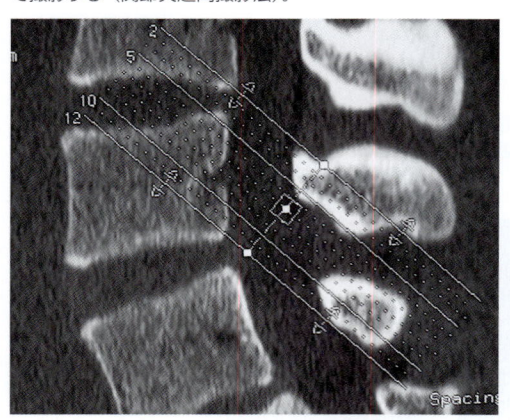

b：CT像のreconstruction矢状断像にて分離部が確認できる。

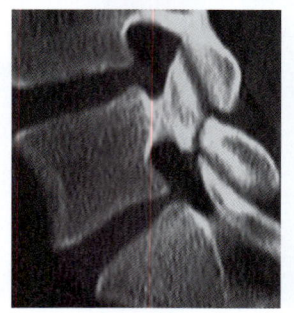

c：16歳，ラグビー選手。ロック。片側進行期分離症例である。

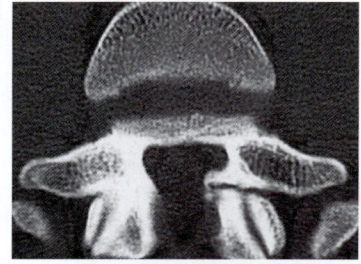

d：早期分離症。骨癒合が期待できるため，腰椎固定用の軟性装具か硬性装具を用いてスポーツ制限を行う装具療法を行う。

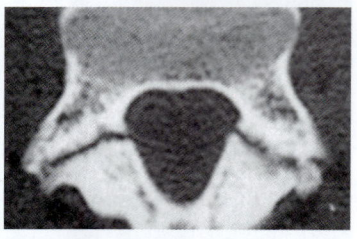

e：末期分離症。骨癒合は期待できないため，疼痛時のみ腰椎伸展制限の軟性装具を着用させスポーツを継続させる。

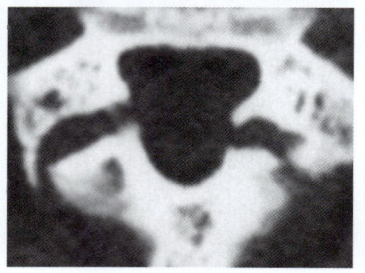

●成長期の障害

成長期障害は，スポーツ活動によって起因して，繰り返される小さな外傷や機械的刺激が，成長期の発育する脊椎椎体や軟骨に障害をきたす。したがって練習，プレイのやり過ぎは禁物であり，使い過ぎによる障害が発生すれば疼痛が知らせてくれるので練習量を減らすことから始めるとよい（RICE：Rest, Icing, Compression, Elevation 処置）。

> **成長期障害**
> ①成長期の椎間板には軟骨終板があり，長軸方向の圧迫力と牽引力による反復した機械的刺激による軟骨終板の形態的変化を生じた椎間板終板傷害（従来はScheuermann病，Schmorl結節，隅角解離などとよばれた病態）
> ②反復した機械的刺激による関節突起間部の疲労骨折といわれる分離症
> の2種がある。

治療方針

基本的には選手生命を脅かす治療法は第1選択としない。「原因と症状」に記した6つの外傷・障害に分けて説明する。

●腰部椎間板障害・腰部椎間板終板障害・腰部椎間板ヘルニア

・保存療法

基本的には急性期（約3週間）は保存療法を行う。急性期は，炎症による疼痛が主体なので安静を中心とし（図6a），身体全体の安静，固定用のダーメンコルセット（腹側，背側は板ばね）による局所の安静（図6b），練習量を減らした腰部への負荷の軽減による安静の順に経過を見ながら復帰させていく。普段から，腹圧を入れながら（図8b）プレイをする習慣を身につけるとよい。もちろん等尺性の腹筋運動をさせる。 【復帰のツボ】

・手術療法

急性期を過ぎても強い疼痛，競技に支障のある坐骨神経痛，神経学的に膝伸展，足関節背屈底屈制が改善しない場合は，スポーツ活動への支障が大きいため手術療法を選択する。手術は最小侵襲でヘルニア摘出する。その際，過去に数回の既往があれば，線維輪の脱出もあり，突出ヘルニアのみなく椎間板内にある遊離した髄核，線維輪は切除する。この際，正中後方のヘルニアを十分に摘出しないと腰痛が残るので注意を要する。

固定術を要する場合には，復帰までに長期を要するため選手生命が絶たれる可能性を十分に説明する。

●分離症

亀裂型と偽関節型とで治療が異なる。

・亀裂型

亀裂型（早期から進行期）と診断されたものは，骨 【復帰のツボ】

◆図6　腰椎外傷・障害の応急処置，予防法

a：応急処置は，まず安静であり楽な格好で横になる。次に腰椎バンドやさらしで腰椎（motor segment）の固定を行う。

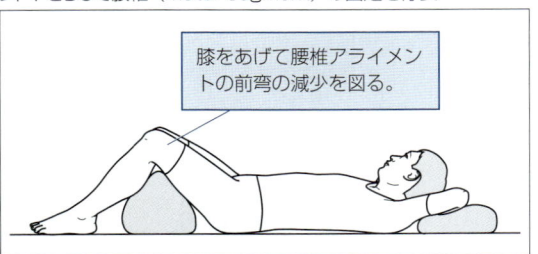

> 膝をあげて腰椎アライメントの前弯の減少を図る。

b：腰椎軟性装具。石膏で型取りをし，腹部バンドで補強する。長軸方向には背側には板ばねを用いるが，腹側には固定用には板ばね，進展制限用には螺旋ばねを用いて競技活動への制限を最小にする。

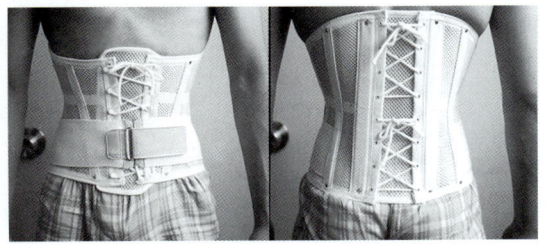

c：腰椎軟性装具の役割。

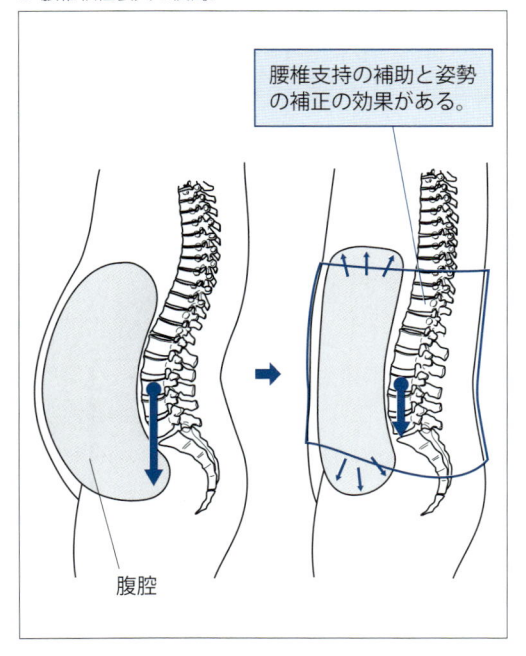

> 腰椎支持の補助と姿勢の補正の効果がある。

腹腔

◆図7　腰椎姿勢による椎間板内圧の相違

a：前屈位では腹側が強い陽圧，背側が陰圧になり，椎間板線維輪線維の断裂をきたし，椎間板障害やヘルニア発生につながる。

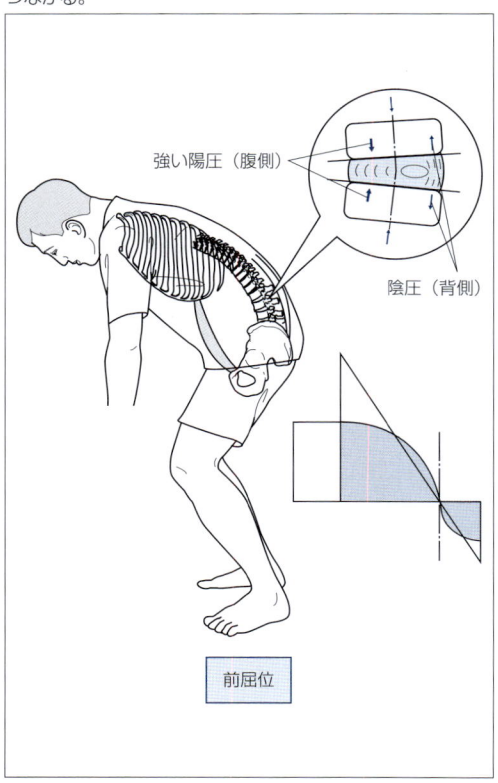

b：膝関節を屈曲し腰を落とし，腹圧を加えることで第12胸椎から第1腰椎で50％，第5腰椎から第1仙骨で30％の負荷の軽減がみられる。

強い陽圧（腹側）

陰圧（背側）

前屈位

椎間板内圧が腹側と背側で対称的かつ平均的に加わるため，前屈位より椎間板損傷が起こりにくい。

腹圧を加えることで腰仙椎の負荷が軽減する。

膝関節を屈曲し腰を落とした姿勢

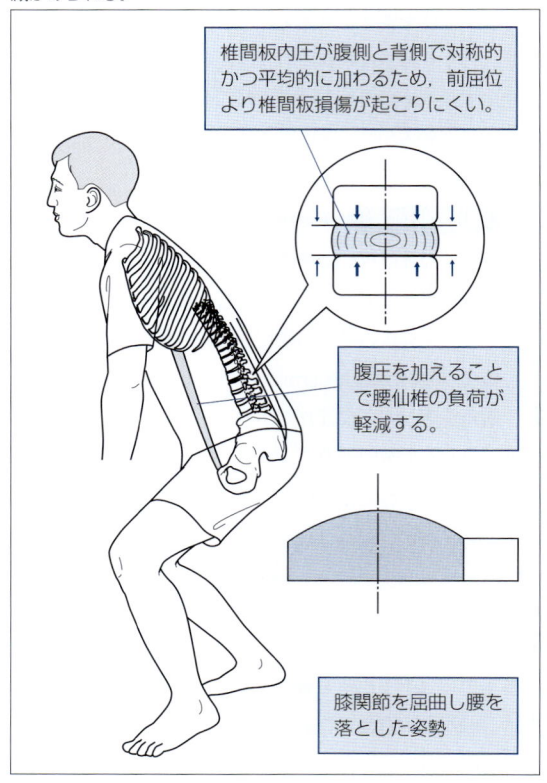

◆図8　胸腔・腹腔内圧の脊柱保護作用

a：腹腔内圧を上昇させないと腰椎椎間板への長軸方向への負担が大きく椎間板が狭小化しやすい。

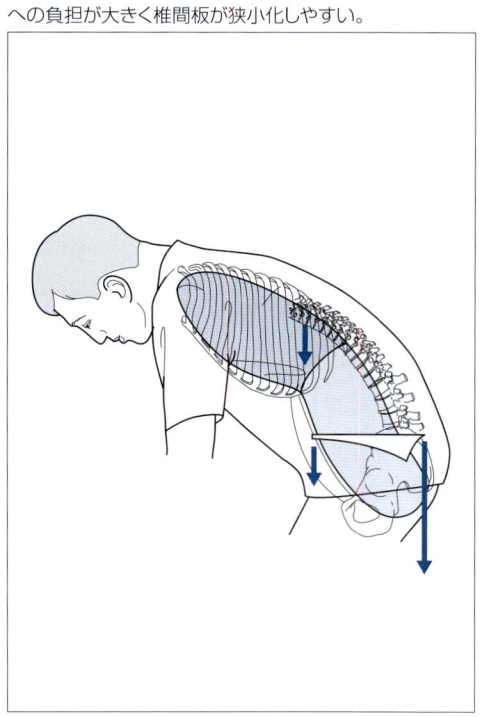

b：胸腔・腹腔内圧の脊柱保護作用による予防法。スポーツ選手の腰椎椎間板を守る安定化訓練として重要であり，指導するとよい。

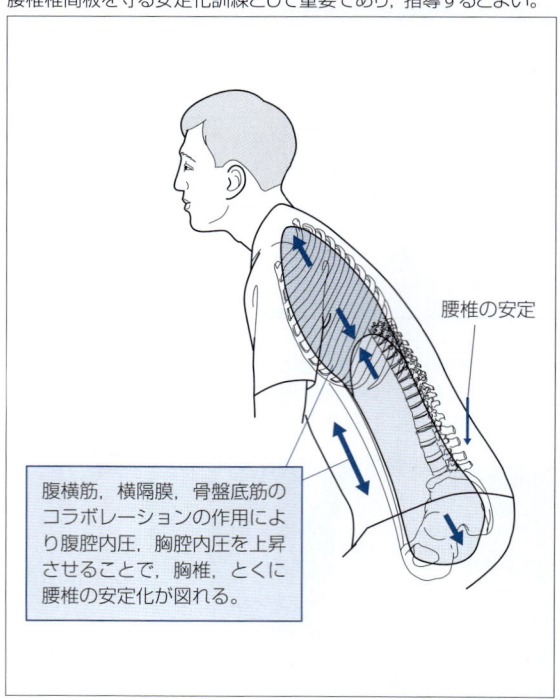

腰椎の安定

腹横筋，横隔膜，骨盤底筋のコラボレーションの作用により腹腔内圧，胸腔内圧を上昇させることで，胸椎，とくに腰椎の安定化が図れる。

癒合する可能性があるため，3カ月間スポーツ活動・体育を休ませて，固定用のダーメンコルセット（腹側，背側は板ばね），硬性コルセットで局所を外固定して分離部の骨癒合を図る．

・偽関節型

偽関節型（末期）では分離部の刺激による後屈時痛，椎間板障害による前屈時の動作時痛によってスポーツ活動が抑制される．**復帰のツボ**　分離部の骨癒合は期待できないため，基本的にはスポーツ活動を継続させる．

腰痛発生時には腰椎前屈はあまり制限しない後屈制限用のダーメンコルセット（図6b）を装着させる．このコルセットは背側は通常の板ばねであるが，腹側には螺旋ばねを用いており，腰痛を軽減させスポーツ活動の継続が容易になる（図6c）．**予防のツボ**　普段から，等尺性の腹筋運動をさせ腹圧を入れながら（図8a）プレイをする習慣を身につけるとよい．

●腰部脊柱管狭窄症

復帰のツボ　後屈制限が大切になる．後屈制限用のダーメンコルセット（腹側は螺旋ばね）を装着させると腰痛が軽くなりスポーツ活動の継続が容易になる．分離症と同様に，**予防のツボ**　普段から腹圧を入れながらプレイをする習慣を身につけるとよい．もちろん等尺性の腹筋運動をさせる．

●外傷（横突起骨折，背部筋の肉ばなれ）

急性期の治療は，炎症による疼痛が主体なので安静を中心にした保存療法となる．**復帰のツボ**　安静は，身体全体の安静，腰椎バンド装着による局所の安静，練習量を減らした腰部への不可の軽減による安静の順に経過を見ていく．ほとんどの症例で2～3週間で復帰可能である．

ラグビー，アメリカンフットボールにおける腰部の外傷・障害の予防と今後

予防法（図7, 8）を習得することが大切なことはいうまでもない．また，正しい技術指導は安全かつより効果的なパフォーマンスを発揮することにつながり，ひいては，外傷・障害の予防につながる．

文献

1) 近藤総一，高澤晴夫，ほか：成長期のスポーツ障害としての脊椎分離症．整スポ会誌，7：297-300, 1988.
2) 長谷川敬和，近藤総一：腰椎分離症のスポーツ復帰－特に成長期例の保存療法について－．整スポ会誌，15：78-84, 1996.
3) Fujii K, et al：Union of defects in the pars interarticularis of the lumbar spine in children and adolescents. J Bone Joint Surg, 86-B：225-231, 2004.
4) 西良浩一，酒井紀典：成長期スポーツ選手の装具を考える－医師の立場から発育期分離症に対する装具療法－．臨床スポーツ医学，25：759-765, 2008.
5) 加藤真介，井形高明：－特集－腰痛と肩こり，腰痛，若年者の腰痛－発育期における腰部障害－．臨床と研究，71：41-45, 1994.
6) 加藤真介，井形高明，ほか：II腰痛の臨床－原因と診断，発育期におけるスポーツと腰痛－腰椎分離症と終板障害の病態と治療－．脊椎脊髄，13：496-506, 2000.
7) 村瀬昌明，井形高明：成長期腰椎後方部終板障害と椎間板ヘルニア．MB Orthop, 93' 増刊：81-85, 1993.
8) Schmorl G, Junghanns H：The Human Spine in Health and Disease, Besemann EF(ed), Grune & Stratton, New York, 1971.
9) Frank H. Netter, 鐙　邦芳訳：チバガイギー医学図譜集＜筋骨格編第2部＞日本語版，先天性および発育性疾患，腰痛，リウマチ性疾患，関節置換術．丸善，東京，1994.

ラグビー・アメリカンフットボール

ラグビー・アメリカンフットボールにおける頚部障害のリハビリテーション

松田孝幸

　ラグビー・アメリカンフットボール（以下，コンタクトスポーツ）は，激しいコンタクトプレーによる外傷の発生頻度が多い。中でも頭頚部の外傷は生命にかかわる，あるいは重篤な後遺症を残す場合があり，何よりも「予防すること」が重要な課題である。したがって「頚部障害のリハビリテーション」は，「頚部外傷の予防プログラム」として，選手自身には「理解と実践」を，コーチやメディカルスタッフには「現場での確認」を促さなければならない。

頚部障害とは？

●受傷機転

　頚部障害の受傷機転は，コンタクト時に頭部や顔面に直接外力が加わって発生する場合と，体幹部に急激かつ大きな外力が加わることにより頭頚部に慣性的変位が起こり発生する場合がある（表1）。変位の方向によって屈曲損傷，伸展損傷，側屈損傷に大別され，それに回旋が伴いより複雑なストレスが頚部の各組織に加わりさまざまな症状を呈する（図1, 表2）。

　いずれにしろ，重く不安定な頭部と大きな体幹をつないでいる頚部の脆弱な構造を補うための筋力強化と各種コンタクトにおける安全かつ効率よいスキルの習熟が重要である。

　受傷機転と損傷部位の関係は，2つあるいは3つの頚椎を最小の機能ユニットとして説明すると選手にもわかりやすい。例えばユニットを矢状面で二分した場合，屈曲動作でユニット全方の組織は圧縮，ユニット

◆表1　頭頚部重症事故につながる要因

①選手個人に起因する事項
・頚部，上半身の筋力や柔軟性の不足 ・頚椎の形状や脊椎管の広さなどの身体的特徴 　（メディカルチェックの重要性） ・全身的な体力（スタミナ）不足 ・一時的な体調不良時・オーバーワーク ・技術の未熟さ（恐怖感などのメンタル面も含む） ・その他

②選手個人以外に起因する事項
・グランドの硬さや状態 ・天候などの環境的背景 ・防具やコンタクトバックなどの用具 ・明らかな体格や実力差などのミスマッチ ・集中力を欠くような練習内容，状況 ・その他

◆図1　さまざまな外力ストレスの模式図

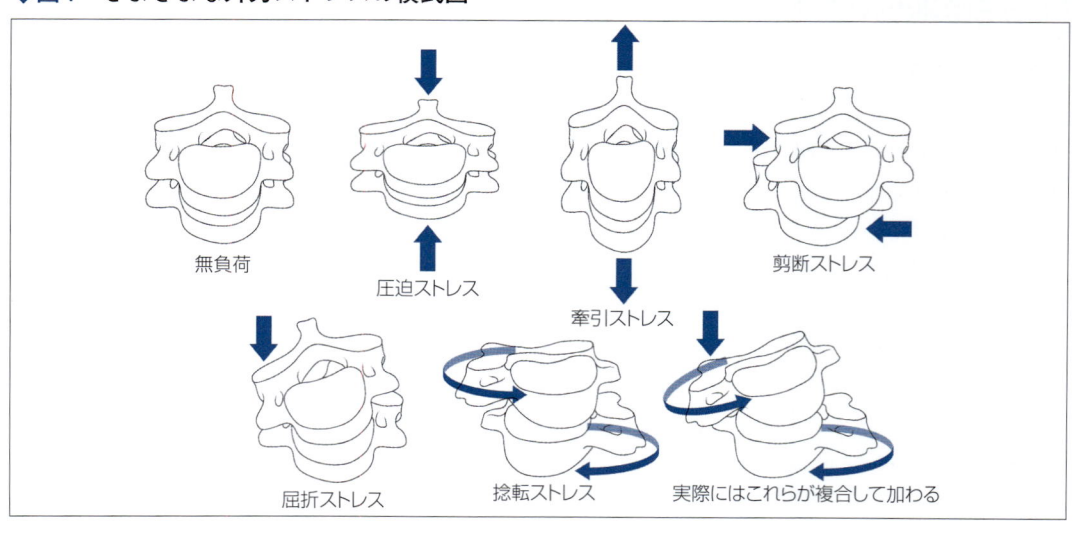

無負荷　　圧迫ストレス　　牽引ストレス　　剪断ストレス

屈折ストレス　　捻転ストレス　　実際にはこれらが複合して加わる

◆表2　頚部損傷の分類

● 頚椎損傷
　環椎後頭関節脱臼
　外傷性環軸椎脱臼（横靱帯損傷）
　環椎骨折（Jefferson骨折）
　歯突起骨折・先天性歯突起分離
　軸椎関節突起間骨折（Hangman骨折）
　頚椎脱臼・脱臼骨折
　頚椎椎体圧迫骨折・粉砕骨折
　椎弓骨折・関節突起骨折・棘突起骨折

● 頚髄損傷
　全損傷（完全麻痺）
　不全損傷（不全麻痺・中心性頚髄損傷）
　急性中心性頚髄損傷（一過性四肢麻痺）

● 頚部神経損傷
　腕神経叢損傷・神経根引抜き損傷
　Burner症候群

● その他の組織損傷
　頚椎椎間板ヘルニア・椎間板症
　頚椎捻挫

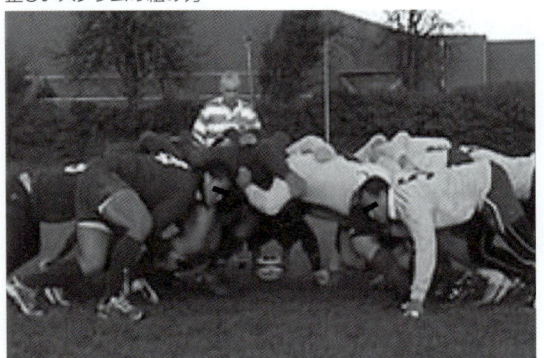

◆図2　機能ユニットの損傷例
　　　（屈曲損傷の場合）

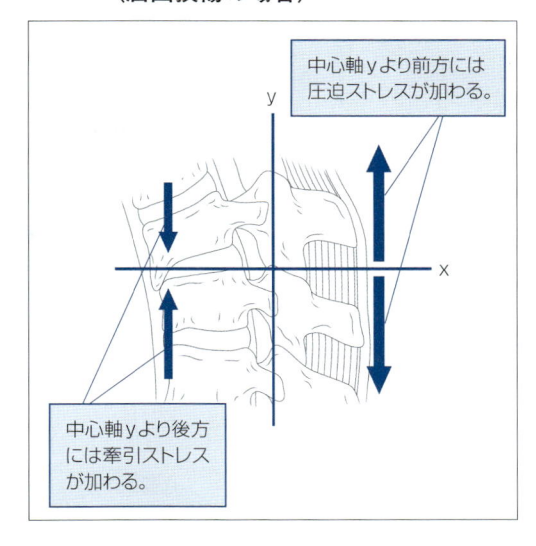

中心軸yより前方には圧迫ストレスが加わる。

中心軸yより後方には牽引ストレスが加わる。

◆図3　ハイタックル
急激な頚部の伸展を起こし非常に危険なプレーである。

◆図4　頚部軽度屈曲位

屈曲30°付近で頚椎は直列し、軸圧による骨損傷が起こりやすくなる。

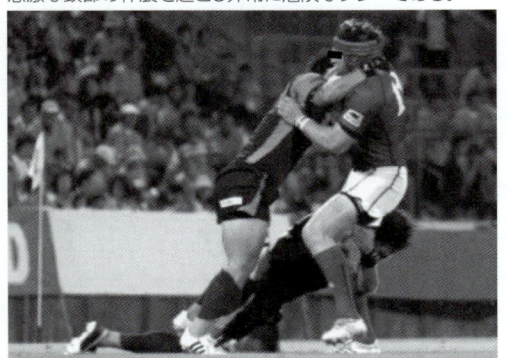

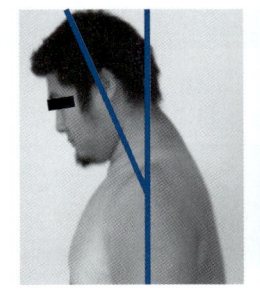

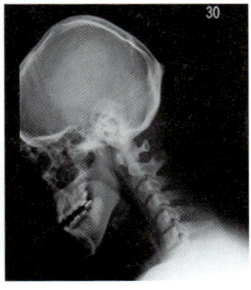

◆図5　頭の下がった危険なスクラムの組み方

正しいスクラムの組み方

頭の下がった危険な組み方

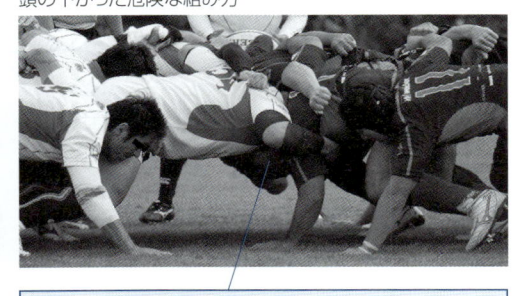

向かって右側前列の選手の頭部が下がっており、スクラムが崩れた場合、頭頂部から地面に落ちる危険性がある。

ラグビー・アメリカンフットボール

◆図6 メディカルチェックによる確認例

①脊柱管狭窄症
　…頸髄損傷時判明

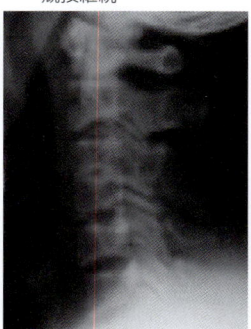

②癒合椎
　…競技継続

③環軸椎不安定症
　…ポジション変更

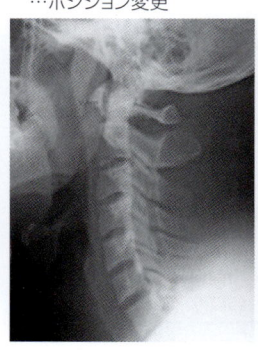

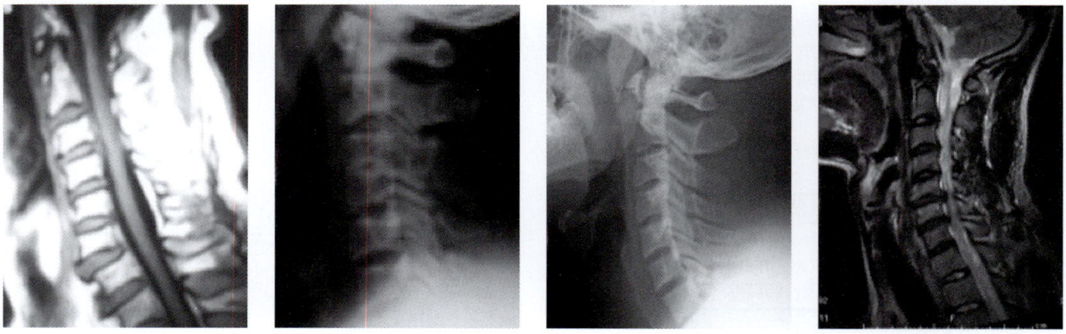

④頸椎椎間板ヘルニア
　…引退

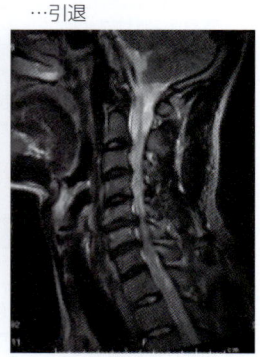

◆図7 左右回旋軸の変位

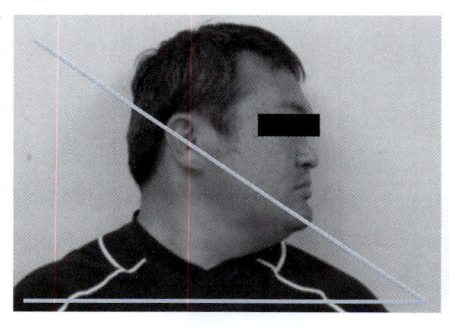

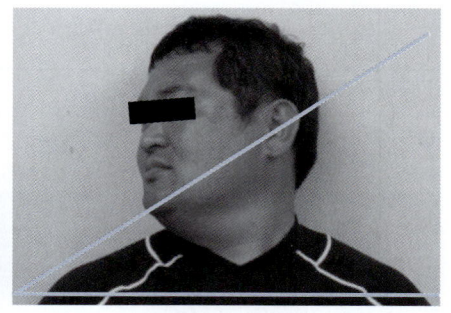

元社会人ラグビープロップ選手。頸椎椎間板ヘルニアにより右回旋制限があるため回旋軸が変異し，頭部は後屈かつ左屈しながら回旋している。

◆表3 頸椎の各ユニット間の可動域と主な制限要素

	可動域			
	屈曲	伸展	回旋	側屈
環椎後頭関節	5	10	ごく少量	5
主な制限要素	後頸靱帯	骨性衝突	環椎後頭靱帯	関節包靱帯
環軸関節	5	10	40〜50	ごく少量（3）
主な制限要素	蓋膜	翼状靱帯	翼状靱帯	翼状靱帯
各椎間関節（2〜7）の合計	35	70	45	40
主な制限要素	棘上靱帯	前縦靱帯	椎間関節関節包	椎間関節
合計	135		片側80〜	片側45〜

後方は伸張ストレスが加わる。伸展動作ではその逆となる（図2）。

● タックル

以前は顔面へのタックルなどで頸椎が過伸展して起こる上位頸椎損傷（歯突起骨折，Hangman骨折など）がもっとも危険な受傷機転とされていたが（図3），アメリカンフットボールでヘルメットを過信しすぎ，頭部から突き刺さるようなタックル（spearing tackle）を行う選手に上・中位頸椎損傷が頻発したことから，頸部が軽度屈曲位し頸椎が直列化した状態で頭頂部からの軸圧が直接頸椎に加わることが非常に危険であると判明し，1976年のルール改正にてこうしたタックルが禁止となった。現在，ラグビーにおいても頭を下げた状態（頸部軽度屈曲位）（図4）でのコンタクトプレーは危険なプレーとして技術面・ルール面からの指導・啓発活動が積極的に行われている（図5）。

● 頸部損傷による症状

頸部損傷による症状は，部位と損傷の程度によりさまざまであり重症度も異なる。もっとも重篤な「脊髄損傷」や「神経根引き抜き損傷」による神経麻痺は完全な症状回復が望めず競技復帰はきわめて困難である。もっとも頻発する「頸椎捻挫」は，痛みによる一定方向への頸椎の運動障害を訴えるが，代償運動などでカバーし練習や試合を継続していることが多い。しかし

◆図8　各種筋力強化
a：初期に行うアイソメトリックトレーニング．左：セルフ　右：パートナー

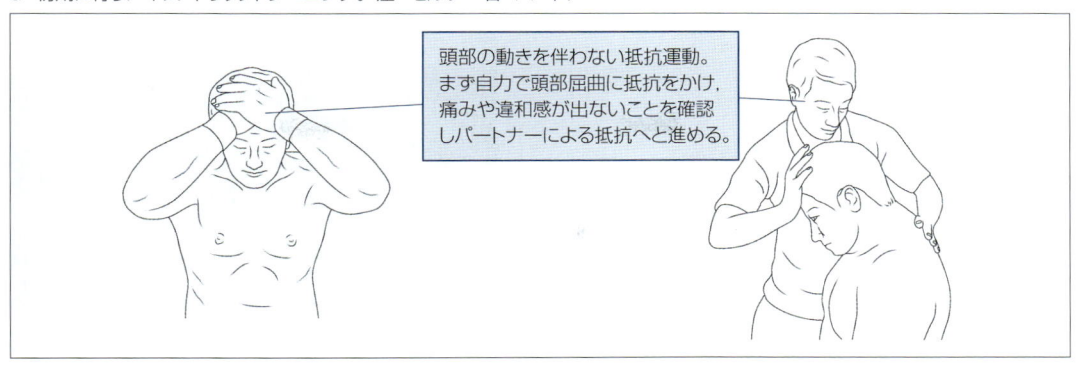

頭部の動きを伴わない抵抗運動．
まず自力で頭部屈曲に抵抗をかけ，
痛みや違和感が出ないことを確認
しパートナーによる抵抗へと進める．

b：パートナーによるコンセントリック徒手抵抗トレーニング．

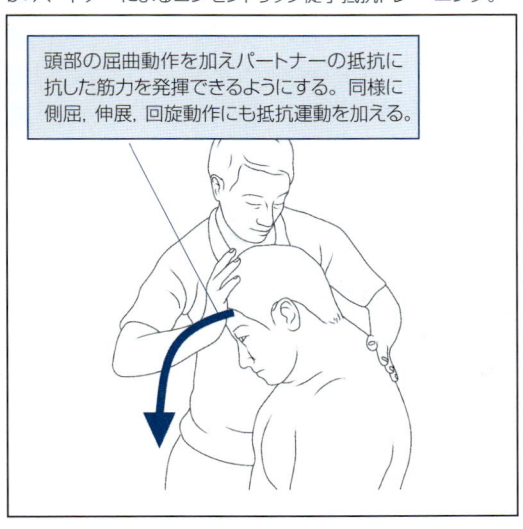

頭部の屈曲動作を加えパートナーの抵抗に
抗した筋力を発揮できるようにする．同様に
側屈，伸展，回旋動作にも抵抗運動を加える．

c：腹筋とのコラボレーション．

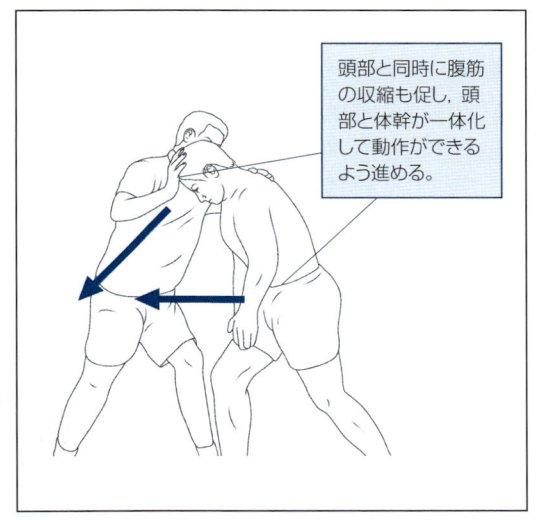

頭部と同時に腹筋
の収縮も促し，頭
部と体幹が一体化
して動作ができる
よう進める．

d：筋収縮交代トレーニング（屈曲と伸展）．

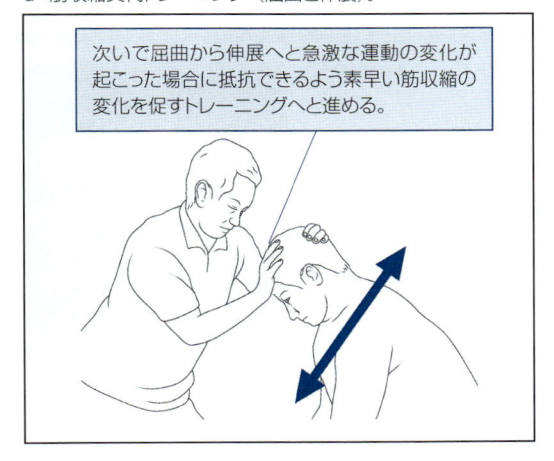

次いで屈曲から伸展へと急激な運動の変化が
起こった場合に抵抗できるよう素早い筋収縮の
変化を促すトレーニングへと進める．

e：競技に応じた筋力発揮トレーニング．

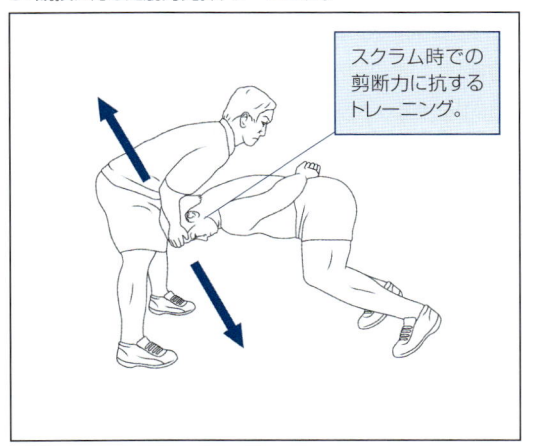

スクラム時での
剪断力に抗する
トレーニング．

小さな損傷を繰り返すうちに，椎間板などの組織に不可逆的な変性をきたし，ひいては選手生命を脅かすばかりか日常生活にも支障をきたすことにもなりかねない．また，頚椎の奇形や脊椎管狭窄症などの基礎疾患がある場合は，比較的軽度の外力でも重大な外傷につながることも考えられるのでコンタクトスポーツを行う選手は必ずメディカルチェックを受けるべきである（図6）．

リハビリテーションのポイント

障害の原因疾患を追及し，問題となった頚部への外

部ストレスを軽減するための具体的なプログラムを立案し実行する。

● 評価項目

・神経症状の有無および程度
・疼痛の有無および程度
　（自発痛・運動時痛・再現テスト）
　（しびれ・違和感・こり，はり感など）
・関節可動域制限の有無
　（可動最終域における代償運動）
・筋力低下の有無および程度
　（徒手検査・動作筋力・強調筋力）

● プログラムの主な内容

・頚部可動域の回復

[復帰のツボ] 頚部は人体中最も可動範囲の大きい部位であるため，最終域での可動制限が見落とされやすい。最終域の可動制限は損傷器官の損傷程度と修復状態を示唆されるものであり代償運動を見落とさないよう注意深く観察しなければならない（図7）。急性期を過ぎ周囲筋のスパズムや痛みが消失したら各ユニットの可動性をモビライゼーションで改善し，最終的に筋および軟部組織のストレッチを行う（表3）。

・筋力強化

[復帰のツボ] 頚部全方向のみならず上肢筋群において求心性，遠心性収縮，同時収縮，ならびに筋収縮の速やかな交代反応，体幹筋との協調稼働まで競技レベルの外力を想定し十分トレーニングする（図8）。また，胸鎖乳突筋のように，頭頚の位置により屈筋としても伸筋としても作用する筋があり，姿勢と作用機序を考慮した動作を習得させなければならない。

・スキルの習熟

[予防のツボ] タックルやスクラムなどの基本姿勢（図9），ゲームの流れの中でのコンタクトスキルなどで，危険要素や修正能力のトレーニングは予防的観点からも必須である。とくに少年期における安全で効率よい技術の習得が重要であり，コーチと連携し現場での理解と実践を確認する。

◆図9　正しいタックル
正しいタックル（右）と相手と自分の体に首が挟まった危険な状態，いわゆる逆ヘッドタックル）

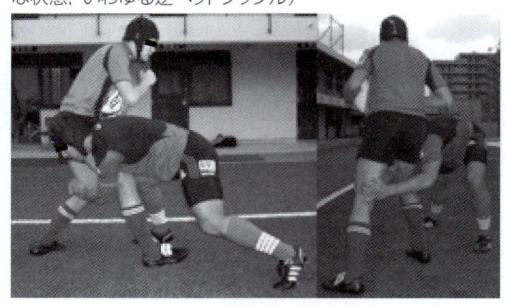

ケースレポート1

【症例】
17歳，高校ラグビー選手。183cm，110kg。ポジションはプロップ。

【現病歴】
小学校からラグビーを始め，スクラムの強さと走力を併せ持つパワープレーヤーとして高校1年生からレギュラーに抜擢されていた。大型選手であるが関節は柔らかく，ルーズショルダーも指摘されていた。高校生から本格的なコンタクトが開始されるなか，スキルが身に着く前から激しい練習やハイレベルの試合に出場することが多くなり，タックルやスクラムでBurner症候群や頚椎捻挫を繰り返すようになってきた。

【画像所見】
3年生になり，右肩に筋力低下が見られMRIにて第5・6頚椎椎間板ヘルニアが確認された（図10）。

【経過】
・0～3週
主力選手であり大きな大会も控えていたがコンタクトプレーは全面禁止し，頚肩部周囲筋のスパズム軽減，筋再教育及び強化のリハビリテーションを開始，同時にコンタクト時の姿勢や頚部，肩甲帯の使い方などのボディーコントロールを改善した。

・4週
比較的頚部へのストレスが少ないロックへのポジション変更を行い競技復帰した。現在も症状はなく大学第一線でプレーしているが，頚部の定期的な健診は続けている。

◆図10　MRI所見

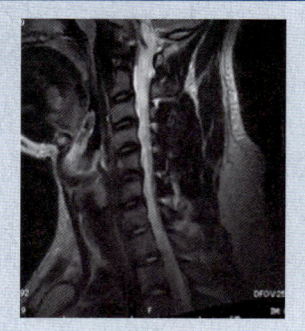

ケースレポート2（難治例）

【症例】
30歳（引退時）。元トップリーグ選手。180cm, 120kg。

【症状】
高校生からラグビーを始め，11年間頸部に大きな外傷はなかった。29歳時，トップリーグの終盤首から右肩に違和感があったが疲れと思いプレーを継続していた。スクラム練習時バランスを崩し頭部を強打した翌朝から頸部の運動時痛が激しくなり右上肢にしびれ感が出現，次第に筋力低下が進み，運転や通常勤務にも支障をきたすようになった。

【画像所見】
MRIにて第7・8頸椎椎間板ヘルニアが確認された。翌年春選手を引退した。

解説
2症例とも同様な症状を呈する頸椎椎間板ヘルニアであるが，ケースレポート1はルーズショルダーによる腕神経叢損傷も考えられた。症状発生から医学的コントロールができたことと，選手自身がこれからのラグビー人生に向け積極的にリハビリテーションに励むモチベーションの高さによって比較的短時間で症状回復が見られたが，ケースレポート2は症状発現時の予後予想，現時点での社会的障害，年齢的限界感などを総括し引退という最終手段を選択した。現役時代には1度も頸部の検査を行っておらず，症状が出現した時点では医学的フォローの説得性が選手自身にもチームにも受け入れられなかった。

全身を診るリハビリテーション

●コンタクトスポーツによる頸部損傷の予防対策

コンタクトスポーツにおける頸部障害は，重傷事故に直結する要素を含んでいることを念頭に置き，現在の症状を確認するとともに障害の原因を追及し，治療計画及び競技復帰プログラム作成に加え，再発防止対策を考えなければならない。タックルやブロックはコンタクト競技において最も危険で勇気のいるプレーであるが，選手は「命がけでこの醍醐味を楽しんでいる」といっても過言ではない。他競技同様，コンタクトスポーツでもハイレベルの内容の低年齢化は進んでおり，メディカルチェックや重傷事故対策の啓発活動は選手を取り巻くすべての環境において急務かつ必要不可欠と考える。

ラグビー・アメリカンフットボール

ラグビー・アメリカンフットボールにおける肩鎖関節脱臼の診断と保存療法

高澤祐治, 山本和宏

診断

●問診

　コンタクトスポーツにおける肩鎖関節脱臼は, タックルなどの際に肩の頂点が相手と衝突した時に発生する, すなわち上下方や前方からの外力によって発生する場合と, 転倒した際に肩から落ち肩峰を地面や床面に強打するような側方からの外力によって発生する可能性があり[1], 以下のポイントで受傷機転を聴取する。

- タックルなどの際に, 相手との接触で受傷したのか
- 転倒の際に肩を直接地面に打ちつけたのか（直達外力）
- 転倒の際に手または肘を着いたのか（介達外力）

●視診・触診

　急性期では, 肩鎖関節部に腫脹, 疼痛があり, 圧痛もある。高度の肩鎖関節脱臼では鎖骨外側端が上方へ転位し, 外見上は肩鎖関節部の突出がみられる。脱臼の程度にもよるが, 急性期を過ぎれば疼痛, 腫脹, 機能障害などの症状は軽快し, 肩鎖関節部の突出という美容上の問題のみが残存するケースが多い。

●画像診断

　肩鎖関節の脱臼は単純X線検査にて明らかとなる。治療方針を決定する上では, 関節の損傷程度を分類することが必要であり, Tossyの分類[2]（GradeⅠ：捻挫, GradeⅡ：亜脱臼, GradeⅢ：脱臼）や, Rockwoodの分類（TypeⅠ〜Ⅵ）[3]が用いられる。

◆図1　piano key sign

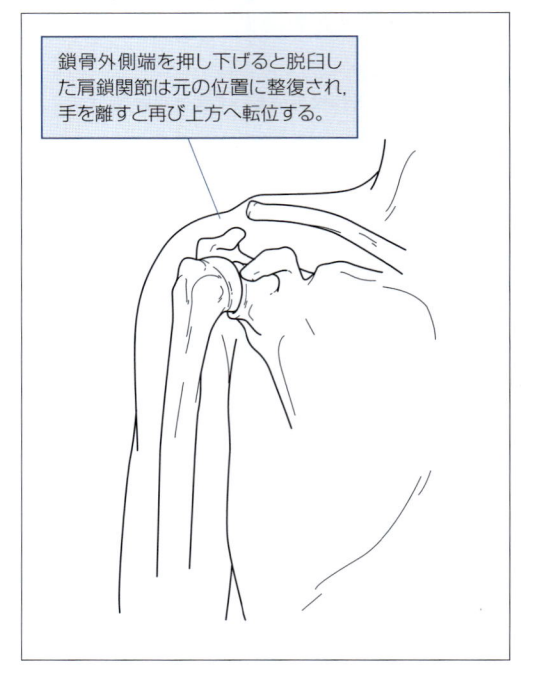

鎖骨外側端を押し下げると脱臼した肩鎖関節は元の位置に整復され, 手を離すと再び上方へ転位する。

●徒手検査

　鎖骨外側端を押し下げると脱臼した肩鎖関節は元の位置に整復され, 手を離すと再び上方へ転位するpiano key sign（図1）がある。

●治療方針

　肩鎖関節完全脱臼に対しては, 近年, 保存療法と手術療法の臨床成績に有意差はないということがエビデンスとして報告されている[4〜6]。

ケースレポート1

【症例】
　25歳, 男性。社会人ラグビー選手, ポジションはフルバック。

【現病歴】
　タックルされた際に転倒し, 左肩を地面に強打して受傷。

【初診時所見】
　局所の安静, アイシング, 除痛を目的とした三角巾固定と非ステロイド性消炎鎮痛薬（NSAIDs）の投与を行った。

【画像所見】
　X線検査にて肩鎖関節の脱臼を認め, Rockwood分類

Type Ⅲの肩鎖関節脱臼と診断した（図2, 3）。保存療法を選択した。

経過

・術直後

受傷翌日から三角巾固定のまま，振り子運動を開始した。受傷後5日目には軽動作時の除痛が得られたので，三角巾を除去，可動域・筋力訓練を開始した。また，フィットネスレベルを低下させないために，痛みのない範囲でエアロバイク，ランニングなどの有酸素運動を開始した。

復帰のツボ 筋力訓練は，肩甲骨を安定化させるために，スイスボールなどを用いて前鋸筋をターゲットにしたリハビリテーションを行った（図4）。**復帰のツボ** その後，肩関節周囲と体幹，骨盤帯との協調運動の回復を促すため，アームウォーク訓練などを行った（図5）。

・受傷後14日

受傷後14日でパス動作が可能となり，コンタクトプレー以外の練習復帰を許可した。コンタクトプレーは，ボクシング，起き上がり動作，ハンドダミーでのコンタクト練習などから除々に行った。

・受傷後28日

受傷後28日で完全復帰となった。復帰時には局所への直接的衝撃による疼痛の軽減を目的として，肩鎖関節部への穴あきパッドとテーピングを使用した。

◆図4　スイスボールを使った筋力訓練

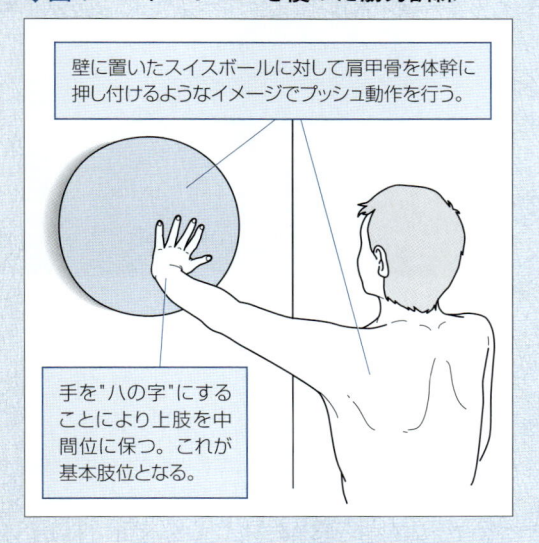

壁に置いたスイスボールに対して肩甲骨を体幹に押し付けるようなイメージでプッシュ動作を行う。

手を"ハの字"にすることにより上肢を中間位に保つ。これが基本肢位となる。

◆図2　受傷直後の外観

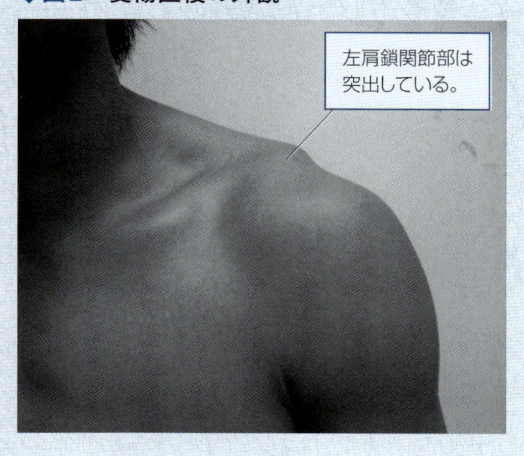

左肩鎖関節部は突出している。

◆図3　受傷時単純X線像

鎖骨外側端は上方へ転位しておりRockwood分類Type Ⅲの肩鎖関節脱臼と診断した。

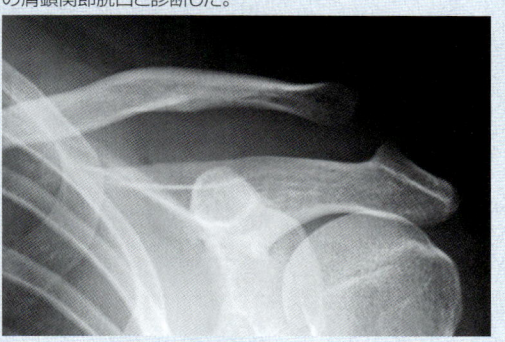

◆図5　スイスボールを使った筋力訓練

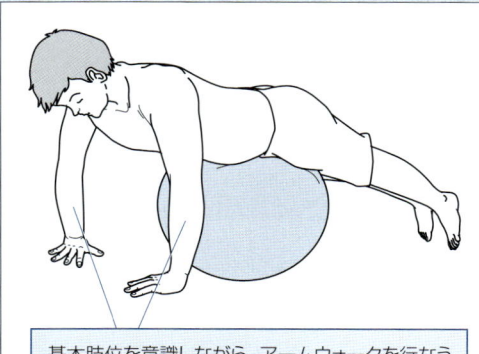

基本肢位を意識しながら，アームウォークを行なうことによって体幹や骨盤帯筋群との協調運動の回復を促す。

ラグビー・アメリカンフットボール

再発予防と今後の課題

たとえプレーに復帰した後も，治療は終わりではない．肩鎖関節脱臼により肩甲骨の安定性がなくなると，ベンチプレスやインクライン，プッシュアップなどの筋力訓練の際に，力が入りにくいという愁訴が残ることがある．前述した筋力訓練を継続して行うことが重要である．

予防のツボ

肩甲骨の不安定性が改善されないままプレーを続けると，タックル時に肩甲骨が外転・挙上し，上腕骨頭は求心位を保てない．この姿勢でタックルを繰り返すと疼痛の残存や再発をきたすことがある（図6）．体幹と肩甲骨が一体化するよう意識させ，よい姿勢でコンタクトできるような技術指導も重要である．

予防のツボ

◆図6 タックル時の姿勢
a：悪い例．

頸椎屈曲位，円背で，さらに肩甲骨が外転・挙上した状態では，上腕骨頭は求心位を保てない．この状態でタックルに入ると肩鎖関節への負荷が増大する．

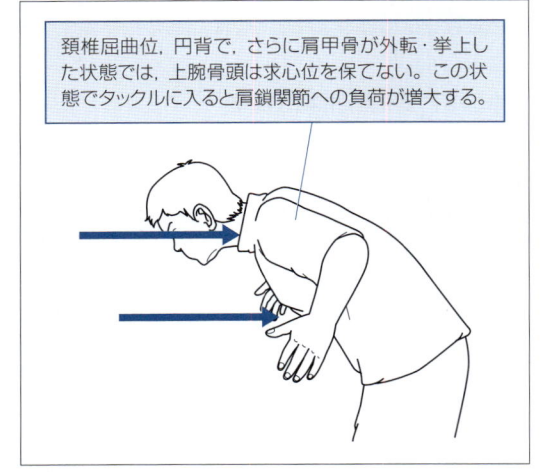

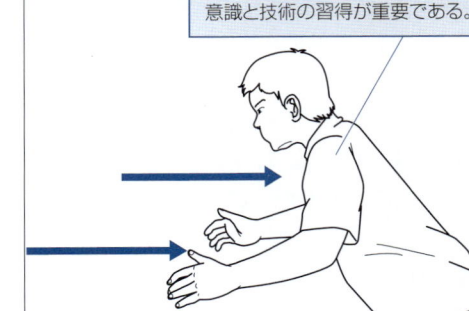

b：よい例．

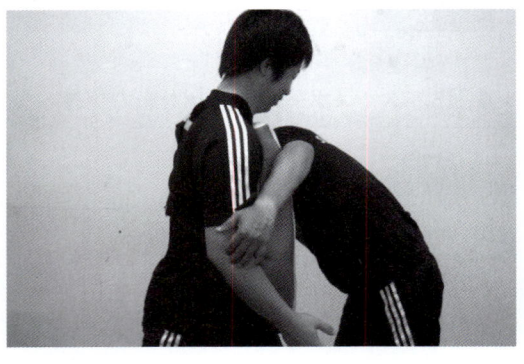

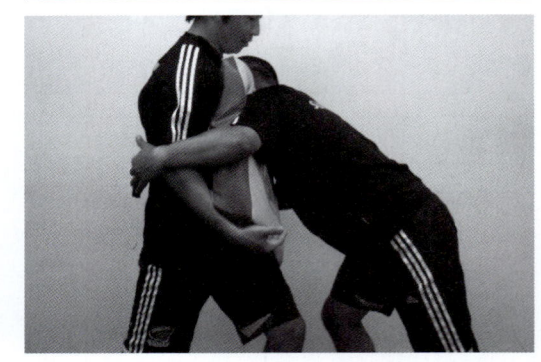

体幹と肩甲骨を一体化させるような意識と技術の習得が重要である．

文献

1) 高澤祐治，吉方一悟，ほか：コンタクトスポーツにおける肩鎖関節完全脱臼—保存療法からの復帰—．整・災外，48(8)：945-950, 2005.
2) Tossy JD, Mead NC, et al：Acromiocravicular separation：Useful and practical classification for treatment. Clin Orthop, 28：111-119, 1963.
3) Rockwood CA：Fractures in Adults, 2nded, Lippincott, Philadelphia, 1984, p860-910.
4) Phillips AM, Smart C, et al：Acromioclavicular (AC) dislocation：conservative or surgical therapy. Clin Orthop, 353：10-17, 1998.
5) Bathis H, Tingart M, et al：Conservative or surgical therapy of acromioclavicular joint injury—what is reliable? A systemic analysis of the literature using "evidence-based medicine" criteria. Chirurg, 71：1082-1089, 2000.
6) 高澤祐治，黒澤 尚：整形外科治療におけるエビデンス 各種治療法のレビューと私の治療法 肩鎖関節脱臼の治療 保存療法と観血的治療の比較．整・災外，49(5)：443-450, 2006.

ラグビー・アメリカンフットボール

ラグビー・アメリカンフットボールにおける肩鎖関節脱臼後（保存療法）のリハビリテーション

小林寛和，濱野武彦

■ リハビリテーションのポイント

肩鎖関節脱臼は，ラグビーやアメリカンフットボールなどコンタクトスポーツで発生頻度が高い。肩上部への直達外力，または介達外力により，肩甲骨の下方回旋が強制されて肩鎖靱帯，関節包，烏口鎖骨靱帯が損傷されることが原因とされる[1]。

● 受傷機転

リハビリテーションを進行する上で，まず受傷機転を明らかにしておく。ラグビーにおける受傷機転の代表例は，タックル時に肩が相手と接触して，肩甲骨が強く下制されてのものがある[2]。また，転倒時に肩外側部を地面に強打して（図1①），あるいは密集で側臥位で他者にのしかかられて発生するものがある（図1②）。このように側方からの外力によっての発生では，上肢が内転位となった状態で肩峰を強打することで，肩甲骨に対する回旋方向への負荷が大きくなり，より重症度が高くなる[3]。

受傷後には，患部の観察により，鎖骨遠位端が肩峰より上方に転位していることがわかる。鎖骨遠位端を下方に押し下げると整復されるが，手を離すと再び上方に転位してしまう。これはpiano key signとよばれ，肩鎖関節脱臼後によくみられる現象である。肩関節外転運動時，150°以上で患部の痛みを訴えることが特徴的で，これはhigh arcテストとよばれる。

● 評価

リハビリテーションにあたっての評価では，図2に示すような代償運動にも注意をしておく。関節可動域測定では，肩甲上腕関節リズムも観察しておく。肩甲骨が挙上・前傾する，いわゆる「肩すくめ」がよくみられる。水平内転運動では肩甲帯が屈曲され，肩峰が内側方向へ偏位するため痛みが誘発されやすい。

徒手筋力検査では，患部の固定などにより肩腱板が機能低下をきたしている場合，肩関節外転時にいわゆる「肩すくめ」や，内旋・水平外転運動による代償がみられることが多い[4]。これらの運動が習慣化されると，タックル時に肩鎖関節を中心として局所で相手選手とコンタクトすることとなり，痛みや再発の原因となる。

◆図1　ラグビーにおける受傷機転の代表例

①転倒の際に肩外側を強打することにより，肩甲骨の下制が強制される。

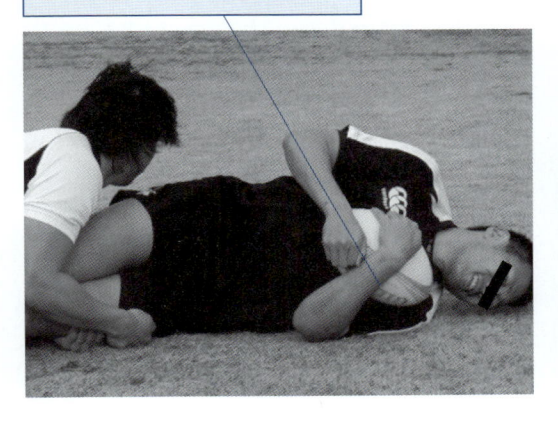

②密集で他者にのしかかられると，肩甲帯が過屈曲した状態では，より強い負荷が加わってしまう。

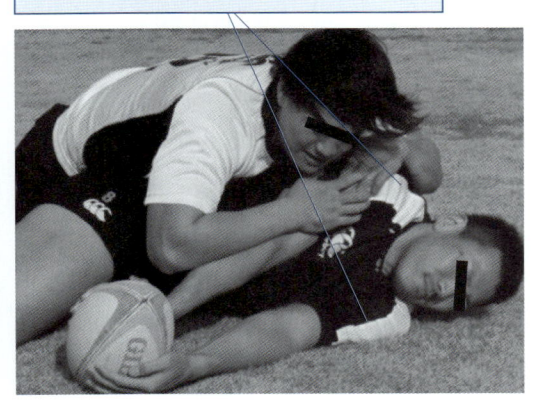

◆図2 肩関節運動でよくみられる代償運動

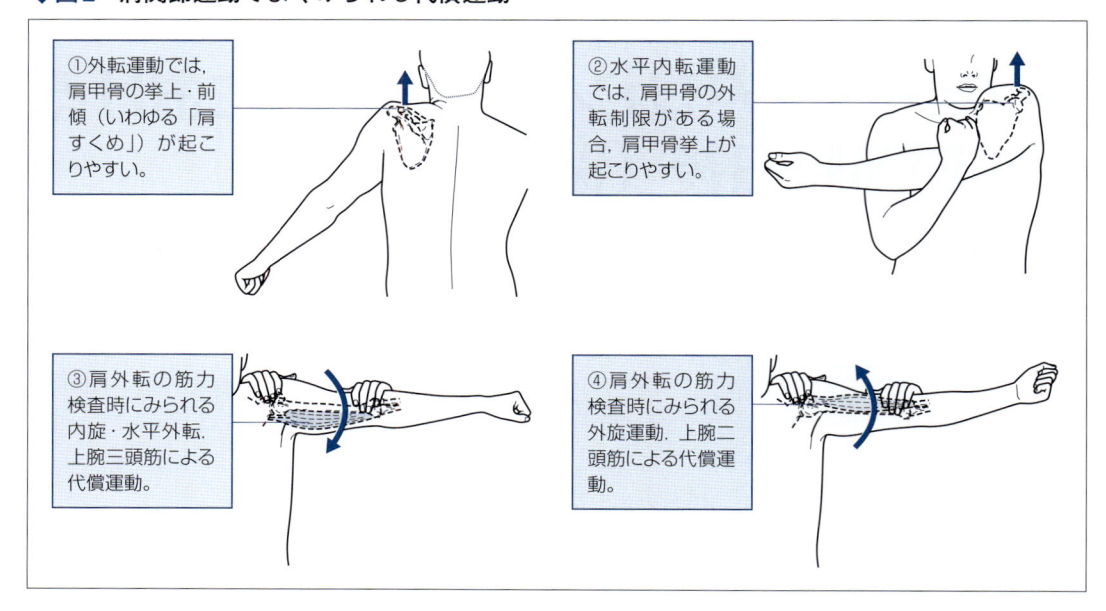

①外転運動では，肩甲骨の挙上・前傾（いわゆる「肩すくめ」）が起こりやすい。

②水平内転運動では，肩甲骨の外転制限がある場合，肩甲骨挙上が起こりやすい。

③肩外転の筋力検査時にみられる内旋・水平外転．上腕三頭筋による代償運動。

④肩外転の筋力検査時にみられる外旋運動．上腕二頭筋による代償運動。

ケースレポート1

【症例】
24歳，男性。ラグビー選手（トップリーグチーム所属）。ポジションはセンター。

【現病歴】
ラグビーのゲーム中に，相手からタックルを受け転倒。受け身がとれず地面に左肩を強打。さらに相手選手が倒れ込み，地面への圧迫を強めてしまう。

【所見】
直後には左肩に激痛あり。鎖骨遠位端が上方に転移。

【初診】
救急で医療機関を受診しX線撮影。左肩鎖関節脱臼の診断。装具固定。

経過（一般的なリハビリテーションの経過）

・急性期
急性期はRICES処置を基本とし，患部の固定は痛みの軽減を目的に行う[5]。固定方法は肩鎖関節部でテープが交差するように，上腕部から肩上部にかけてスリング様にテーピングを施すか，三角巾を使用する。僧帽筋上部線維の筋緊張は肩甲帯の挙上につながり，肩関節運動に代償をきたしやすくなる。早期より注意をして，改善しておく。棘上筋や棘下筋など肩腱板に対しては筋萎縮を最小限とするため，電気刺激による筋収縮を促しておく。三角筋や大胸筋は，可能な範囲でisometric exerciseを実施しておく。

・急性期以降
固定除去後，早期より関節可動域回復エクササイズを開始する。初期には自動介助運動で屈曲，外転方向へ実施する。痛みに応じて自動運動を開始していく。この際には，図2に示すような代償運動を呈さないようにする。

自動運動が可能となったら腱板，肩関節周囲筋のエクササイズを開始する。外転エクササイズは上腕近位に抵抗を加える。運動範囲は徐々に拡大していくが，初期には外転90°以下で実施し，「肩すくめ」に注意する。内旋・外旋チューブエクササイズは下垂位より開始し，外転可動域が獲得された後，90°外転位でも実施しておく。肩甲骨の安定性に関わる菱形筋などの肩甲骨内転筋群や前鋸筋のエクササイズも実施しておく。肩甲骨内転運動は，僧帽筋上部線維の過剰な収縮に注意する。前鋸筋エクササイズは，屈曲可動域が90°以上獲得された後，仰臥位にて1～2kgのダンベルを用いて肩甲骨を上方回旋させて実施する。

全運動方向の関節可動域が獲得され，腱板機能が改善されたら，エクササイズマシンなどを使用した高負荷のエクササイズを開始する。ランニングは腕振りによる痛みを誘発しないようにジョギングより開始し，痛みに応じてスピードを漸増していく。

・競技復帰に備えて
関節可動域および筋力の回復がなされたら，スポーツ動作エクササイズを導入していく。とくに転倒時の身体操作や，タックル動作は再発の可能性があり慎重に導入する。

タックルを受けて側方に転倒する際には，下肢外側面から体幹側面にかけての広い面で接地するようにする。とくに

ボールを保持している際には手をつくことができないため，肩からの接地とならないようにする。

タックル動作では，上肢を肩甲骨面よりも前方に位置させる。肩甲骨が外転・挙上・前傾位で，肘が肩甲骨面よりも後方に位置していると，相手とのコンタクト面が狭くなり，肩鎖関節への直達外力が加わりやすくなる。

難治例のリハビリテーション

重症例では，肩腱板損傷を伴うものもある[6]。このような例では，関節可動域および筋力の獲得に難渋する。棘上筋の機能不全がみられる場合，外転初期に三角筋や僧帽筋上部線維が過剰に収縮することで「肩すくめ」が習慣化されやすい。このような場合には，外転初期での棘上筋の収縮を促すため0〜30°の範囲でチューブエクササイズを十分に実施した後に，関節可動域回復エクササイズを開始する。同様に棘下筋，小円筋，肩甲下筋についても下垂位でのエクササイズを十分に実施しておく。

エクササイズマシンなどを使用した高負荷のエクササイズは，好ましい肩甲上腕リズムが獲得された後に，軽負荷から実施していき，代償運動が習慣化されないように注意する。

全身を診るリハビリテーション

コンタクトプレーの際，いわゆる「重心が高い姿勢」であると，転倒時に肩から接地しやすい。したがって，**復帰のツボ** コンタクトの局面では，膝・股関節を十分に屈曲して，低い姿勢をとることで再発予防を心がける。このような再発予防の視点からも，リハビリテーション初期から下肢エクササイズを意識しておくことも大切である。復帰直前のフィールドエクササイズとして，持久的負荷を加えても，転倒時に低い姿勢で，安全な受け身をとることができるかを確認しておく。

予防のツボ タックル動作は，姿勢やアライメント，筋力，動作スキルなどの要素により構築される。これらに問題がある場合は，他の外傷予防の目的を含めてフォームの修正と並行して改善しておく必要がある[7]。

文献

1) Cailliet R：肩鎖関節損傷．肩の痛み，医歯薬出版，1997, p153-157.
2) 佐々木良介：肩鎖関節脱臼．スポーツ外傷・障害の理学診断・理学療法ガイド，文光堂，2003, p223-227.
3) 高澤祐治，高澤俊治，ほか：コンタクトスポーツにおける肩鎖関節完全脱臼-保存療法からの競技復帰-．整・災外，48：945-950, 2005.
4) 小林寛和，伊藤秀幸：スポーツ現場で遭遇する肩急性外傷とその対応．実践MOOK・理学療法プラクティス 肩関節運動機能障害，文光堂，2009, p175-182.
5) 高澤祐治，黒澤 尚：肩鎖関節脱臼の治療-保存療法と観血的治療の比較-．整・災外，49：443-450, 2006.
6) 信原克哉：肩鎖関節脱臼．肩-その機能と臨床，医学書院，2001, p332-346.
7) 小林寛和：ラグビー選手の外傷とその理学療法．PTジャーナル，30：159-167, 1996.

ラグビー・アメリカンフットボール

ラグビー・アメリカンフットボールにおける肩鎖関節脱臼の診断と手術療法

小松田辰郎, 佐藤克巳

コンタクトスポーツにおける肩鎖関節脱臼とは？

　肩鎖関節脱臼は，主にラグビー，アメリカンフットボールなどのコンタクトスポーツ外傷で生じる発生頻度の高い上肢障害である．その治療には受傷前のスポーツレベルへの復帰を考慮した，総合的な治療が求められる．

　治療法の決定にはスポーツ特性やポジションなどを考慮する必要があるが，同時に治療時期の選択も大切な要因となる．急性期の手術療法に適した時期を逸すると，肩鎖関節の脱臼が残存し，肩甲骨が体幹との支持性を失うことにより鈍い肩痛が持続する陳旧例となることがある．強い肩の機能を必要とするコンタクトスポーツ選手では，上肢機能をより早期にかつ最大限に回復できる治療が求められ，手術による解剖学的整復が求められることが多い．

診断

●問診

　肩鎖関節脱臼はコンタクトスポーツ，交通外傷，労働災害などにおいて，肩への直達外力によって発生する場合がほとんどである．そのため，受傷機転と臨床症状から診断を予想することは比較的容易である．しかし肩甲帯全体に強い外力が加わっているため，鎖骨遠位端骨折，肩甲骨骨折，肩関節脱臼・亜脱臼，腱板損傷などの合併損傷を常に念頭に置く必要がある．

◆図1　肩鎖関節脱臼の分類

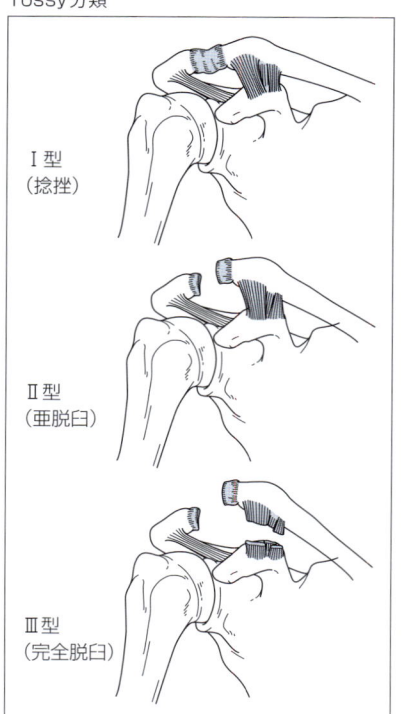

Tossy分類
Ⅰ型（捻挫）
Ⅱ型（亜脱臼）
Ⅲ型（完全脱臼）

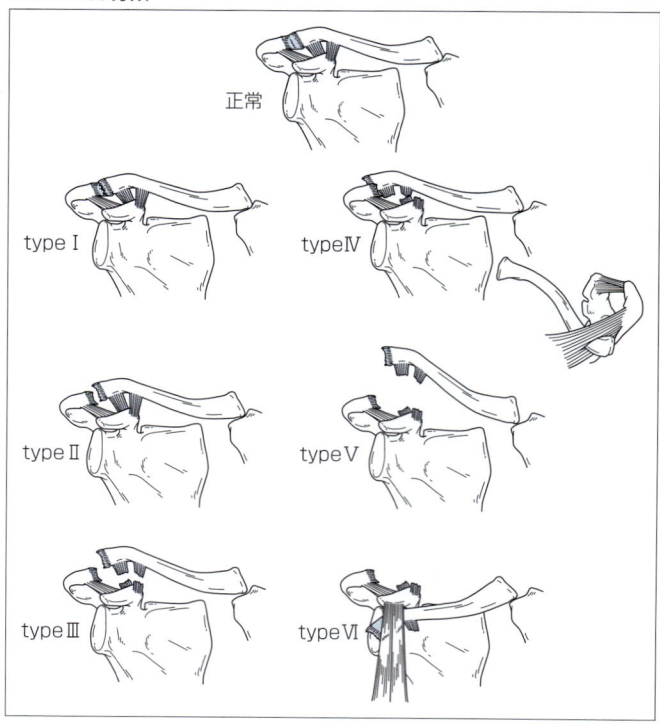

Rockwood分類
正常
typeⅠ　typeⅣ
typeⅡ　typeⅤ
typeⅢ　typeⅥ

● 視診・触診

　肩鎖関節脱臼では，肩鎖靱帯，菱形靱帯，円錐靱帯が損傷する．靱帯損傷の程度に応じて分類したTossy分類[1]や関節周囲に付着する筋の損傷も加味したRockwood分類[2]が脱臼の分類法として一般的に用いられている（図1）．関節を構成する組織の損傷状態によって臨床症状が異なるため，脱臼分類に応じた治療が求められる．

　Tossy分類gradeⅠでは肩鎖関節に軽度の腫脹と圧痛を認めるが，関節の転位がないため変形はみられない．肩鎖関節の圧痛が診断に有効である．GradeⅡはいわゆる亜脱臼の状態であり，肩峰が尾側に転位しているために鎖骨遠位端が隆起してみえる．肩鎖関節部の疼痛と圧痛が著明である．GradeⅢはいわゆる完全脱臼の状態であり，肩峰がさらに転位しているために鎖骨遠位端が膨隆し，階段状の変形を呈する（図2）．肩鎖靱帯に加え烏口鎖骨靱帯（菱形靱帯，円錐靱帯）の損傷が強く，両部位の疼痛と圧痛が著明である．靱帯損傷が高度なために，他動的に上肢を頭側に突き上げると肩鎖関節の不安定性を強く感じられる．

　慢性期（陳旧例）では，肩鎖関節の関節症性変化を生じている症例が多い．Tossy分類gradeⅡの陳旧例では鎖骨遠位端や肩峰の関節面に骨棘形成を生じ，関節部が膨隆している症例がみられる．肩鎖関節の不安定性が残存している症例では関節円板の損傷を合併することが多く，水平内転動作で関節面に疼痛が誘発される．Tossy分類 gradeⅢの陳旧例では肩峰の下方転位による階段状変形が遺残している．肩鎖関節は脱臼位のままであるが，上肢機能は改善している症例が多い．脱臼により上肢の骨性連結が断たれ，肩甲帯が慢性的に下方に牽引されている．そのために，後頸部から上肢全体にかけての易疲労感を生じたり，胸郭出口症候群（TOS）様の上肢症状を呈する症例もみられる．

● 画像診断

　単純X線撮影で肩鎖関節脱臼の診断は可能であるが，両側の肩鎖関節を撮影し比較検討することで診断が確実となる．とくに gradeⅠ，Ⅱの損傷では転位が少ないために両側比較は診断の一助となる．損傷の程度を診断するには，ストレス撮影が有効である．立位にて上肢下垂位で両手関節部に5kgの重錘を負荷し撮影を行うことで，転位が明らかとなる症例も多い（図3）．

　肩鎖関節脱臼は，頭尾方向への転位のみならず，前後方向への転位も同時に生じていることを理解する必要がある．X線撮影で肩鎖関節の転位を評価するには，

◆図2　肩鎖関節の階段状変形（右肩：矢印）

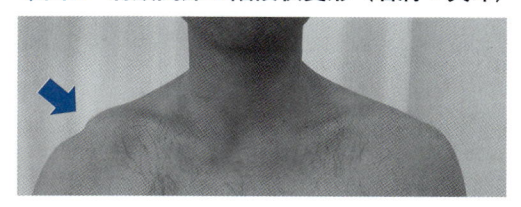

◆図3　X線ストレス撮影（5kg下垂）

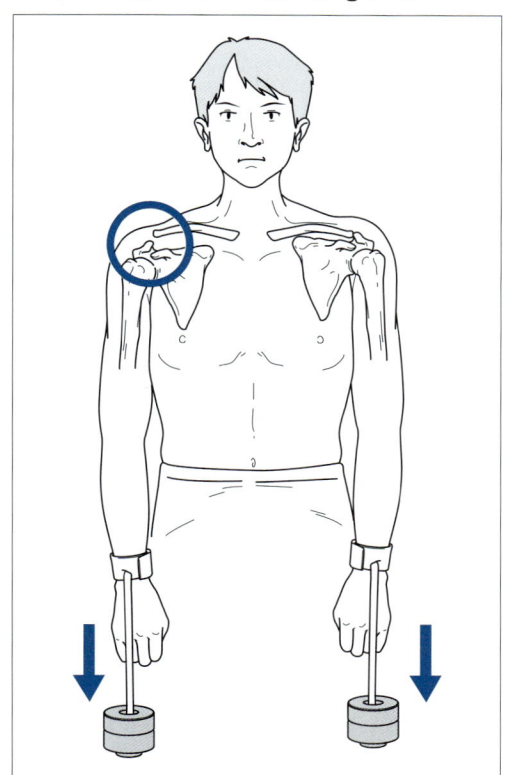

◆図4　徒手検査

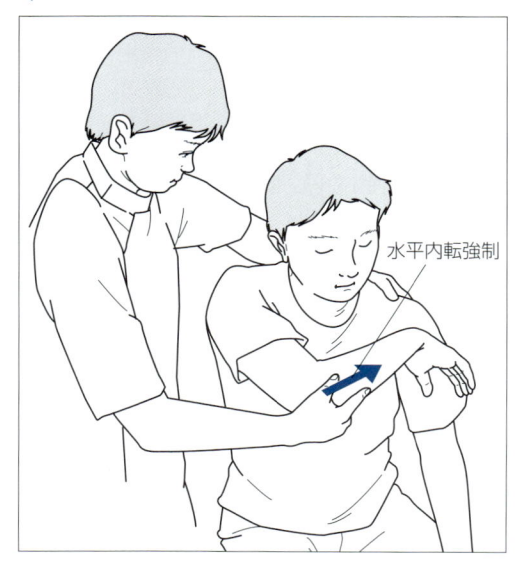

水平内転強制

前後像と軸写像を組み合わせることで可能であるが，3D-CT像ではより容易に三次元的位置異常を理解することができる。

● 徒手検査

新鮮例では肩関節のあらゆる方向への他動運動にて肩鎖関節に疼痛が助長される。一方，陳旧例では水平内転動作で肩鎖関節に軸圧負荷をかけると，同部での疼痛を訴える症例が多く，診断に有効な徒手検査である（図4）。Ⅲ型の症例では，鎖骨外側端を上方より圧迫すると跳動する，いわゆるpiano-key signが特徴的である。

● 治療方針

・手術適応

新鮮肩鎖関節脱臼の治療法は，損傷程度により異なる。Tossy分類gradeⅠとⅡ，またはRockwood分類typeⅠとⅡは保存療法を，Rockwood分類TypeⅣ，Ⅴ，Ⅵは手術療法を選択することが一般的であるが，Tossy分類gradeⅢ，Rockwood分類typeⅢに対する治療法の選択についてはいまだ議論の分かれるところである。

早期からのリハビリテーションを行う保存療法が，スポーツ復帰率の面で手術療法に劣らぬ成績であったとする報告もみられるが[3]，投球動作を要するスポーツや，コンタクトスポーツでは受傷前の活動レベルまで復帰できなかったという報告もみられる[4]。また，重労働者や頭上作業者では，肩甲帯部の易疲労感を訴える症例が多いことから，早期からの手術療法を推奨する報告もみられる[5]。

このようにⅢ型に対する治療選択は苦慮するが，著者らは解剖学的整復をめざして，投球動作やコンタクトスポーツを行うスポーツ選手，重労働者を手術適応と考えている。

・術式選択

肩鎖関節は可動性のある蝶番関節で5〜8°の回旋可動域があり，関節の安定化には肩鎖靱帯と，菱形靱帯，円錐靱帯よりなる烏口鎖骨靱帯が大きく関与している。中でも円錐靱帯が前方，上方への安定化に最も貢献すると報告されている[6]。そのため，肩鎖関節の可動性を犠牲にせずに，靱帯修復・再建ができる術式こそが最も理にかなった修復法であると考えられる。

新鮮例に対する術式は多数報告されている（図5）。手術療法にはPhemister変法[7]のように，損傷した烏口鎖骨靱帯と肩鎖靱帯の一時的修復を期待する術式と，烏口肩峰靱帯を利用するNeviaser法，Weaver法，大

◆図5 術中所見（ケースレポート1）

a：テトロンテープを烏口突起にかける。

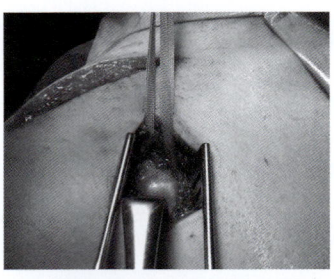

b：テトロンテープの一端を鎖骨の烏口鎖骨靱帯付着部に通す。

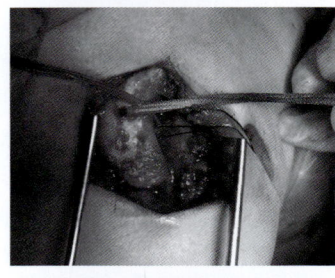

c：テトロンテープを鎖骨前面で締結し，烏口鎖骨靱帯を縫合する。

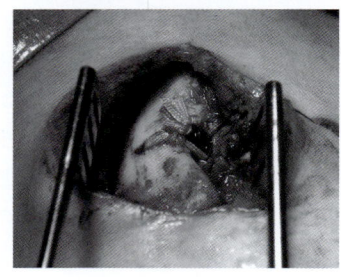

◆図6 テトロンテープ

幅3mm，長さ50cm。

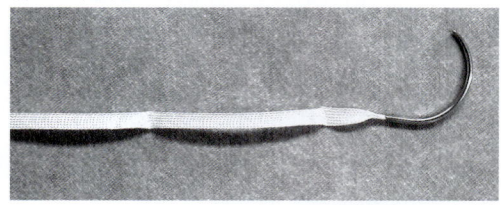

（文献9より転載）

腿筋膜を利用するHenry法，烏口突起を移行するDewar法[8]など正常組織を利用して補強する術式がある。正常組織を犠牲にすることについては，意見が分かれる。金属性固定材料を用いる術式にはBosworth法やWolter clavicle plateを用いた方法がある。これらは術後初期から強固な固定性が得られるという利点があるが，肩鎖関節の運動を制限し鎖骨の回旋運動を不能とする。

著者らは従来より，肩鎖関節の解剖学的整復と保持，烏口鎖骨靱帯の機能回復を目的として，人工材料（テトロンテープ，図6）による烏口鎖骨靱帯の補強と再建術（テトロンテープ法[9,10]）を施行してきた。本術式は，烏口鎖骨靱帯の修復に主眼を置き，整復保持の

強度を維持するためにテトロンテープを烏口鎖骨靱帯の補強材料として用いる術式である．本術式においてテトロンテープは円錐靱帯と同様に，垂直方向への抵抗として働く．本術式の優れている点は，肩鎖関節の動きを許容しながら残存している正常な自家組織を犠牲にすることなく烏口鎖骨靱帯の修復が可能なことである．さらに後療法が比較的早く，早期の社会復帰が可能であることも利点としてあげられる．

一方，陳旧例で肩甲帯の易疲労感，肩鎖関節部の運動時痛，変形などを訴える症例に対しては，Dynamic stabilizer法であるDewar法やWeaver-Dunn法，Static stabilizer法であるCadenat法，人工靱帯補強術などが施行されている．

ケースレポート1

【症例】
17歳，男子．高校2年生，ラグビー部，ポジションはプロップ．新鮮肩鎖関節脱臼．

【現病歴】
ラグビーの試合中に相手と接触し転倒，左肩外側を地面に強打して受傷した．直後から左肩痛が出現し挙上困難となり当院を初診した．

【初診時所見】
初診時，左肩痛を訴え可動域制限が著明であった．上肢に麻痺はないが，肩鎖関節脱臼を示唆する特徴的な所見である肩鎖関節部の階段状変形，piano-key signなどがみられ，肩鎖関節部と烏口鎖骨靱帯部に圧痛を認めた．

【画像所見】
診断を確定するためにX線撮影を行った．X線所見では肩峰が尾側に転位しており，肩鎖関節完全脱臼であるTossy分類gradeⅢと診断した．鎖骨遠位端骨折，肩甲骨骨折などの合併損傷は認められなかった（図7）．

【診断】
Tossy分類gradeⅢでは，保存療法（積極的リハビリテーション）と手術療法の選択に苦慮する．ラグビーをはじめコンタクトスポーツ選手において，保存療法では受傷前の活動レベルまで復帰できなかったという報告がみられることから，解剖学的修復が得られる手術療法を選択した．症例は高校2年生であり，高校時代の選手期間が長く残っていることも手術を選択した一要因である．

【手術所見】
本症例ではテトロンテープ法の適応と判断し，同術式による治療を行った．肩峰から鎖骨遠位端へいたる横皮切＋烏口突起上約3cmの縦皮切を用いた2つの皮切にて進入する．肩鎖関節および烏口鎖骨靱帯の損傷状態をよく観察し，損傷した関節円板は切除する．

まず幅3mm，長さ50cmの鈍針付き子宮用テトロンテープをconjoined tendonの下をくぐらせ，烏口突起にかける（図5a）．次に鎖骨の烏口鎖骨靱帯付着部に骨孔を開けテープの一端を通す．断裂した烏口鎖骨靱帯に可及的に縫合糸をかけ，肩鎖関節の脱臼を整復し，2mm径のK-wire 1本で肩鎖関節を固定する（図7）．次いで，テトロンテープを鎖骨前面で弛まないように確実に締結する（図5b, c）．

最後に烏口鎖骨靱帯にかけた糸を縫合し，肩鎖関節包および靱帯を縫合する．創閉鎖時，三角筋と僧帽筋をやや重ね合わせるようにしっかりと縫合する．

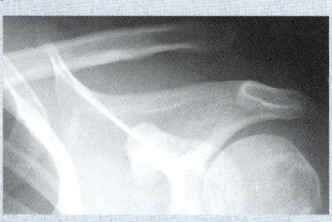

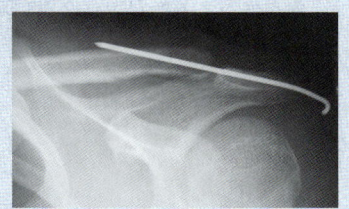

経過
・術後6週

術後6週間は肩装具を装着し術部の局所安静を保ったが，リハビリテーションは手術翌日より開始した．肘関節以遠の自動運動は術後早期より制限なく行いCRPSの予防をはかった．K-wireを抜去するまでの術後6週間，肩甲体部においては腱板，三角筋を中心に等尺性運動を行い，可動域訓練は屈曲・外転を60°までに制限して肩鎖関節部への負荷を避けた．

・術後3カ月

可動域制限は改善し，ノンコンタクトプレーを開始した．

・術後6カ月

筋力が術前同等に回復し，ラグビーの実践に復帰した．術後再発なくプレーを継続した．

◆図7　X線所見
術前
術後

ケースレポート 2

【症例】
18歳，男性。大学1年生，ラグビー部，ポジションはロック。陳旧性肩鎖関節脱臼。

【現病歴】
ラグビーの試合中に転倒し左肩外側を強打して受傷，直後から左肩痛が出現し挙上困難となった。他医整形外科で肩鎖関節脱臼Tossy分類grade IIIと診断され，保存療法が選択された。左肩痛と可動域制限が軽減しラグビーに復帰していたが，受傷後1年ほどで，左肩甲体部〜左上肢の疼痛，しびれを自覚し当院を初診した。

【初診時所見】
初診時，左肩甲体部〜左上肢の疼痛と重苦感，しびれを訴え，水平内転動作で肩鎖関節部に疼痛が誘発された。可動域は対側比で水平内転20°，外転30°の制限を認めた。上肢に麻痺はないがRoosテスト陽性でErb点に圧痛を認めた。視診上は肩鎖関節部の変形，piano-key signなどがみられ，肩鎖関節部に圧痛を認めた。

【画像所見】
診断を確定するためにX線撮影を行った。X線所見では肩峰が下方転位しており，陳旧性肩鎖関節完全脱臼と診断した（図8）。また，上肢の疼痛，しびれを自覚しているため電気生理学的検査を施行した。TOS負荷を行うと左全指の脈波は低下し，TOSと診断した。鎖骨遠位端骨折，肩甲骨骨折などの合併損傷は認められなかった。

【診断】
臨床所見と電気生理学的検査より，TOSを示唆する所見に矛盾せず，陳旧性肩鎖関節脱臼のために肩甲骨の下方転位が生じ，TOS症状が二次的に出現したと診断した。受傷後1年経過しているが，運動時は勿論のこと日常生活上も不自由度が高いため手術療法による治療を選択した。

【手術所見】
陳旧性肩鎖関節脱臼に対し，当院ではDewar変法による加療を行ってきた。本症例でもDewar変法の適応と判断し，同術式による治療を行った（図8）。

本術式では鎖骨遠位端切除を行うことで，疼痛の主因と思われる鎖骨遠位端と肩峰との機械的刺激が解消されると同時に，肩甲骨の下方転移が改善するために，TOS症状の改善が期待できる理にかなった術式と考えられる。

経過
・術直後

術直後より肩甲体部〜上肢の筋力増強，可動域訓練を継続した。

◆図8　初回手術
Dewar変法。

術前　　　　　　　　　術後

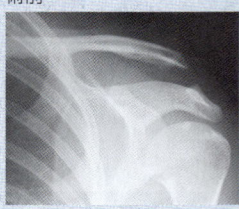

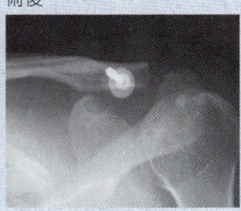

◆図9　再手術 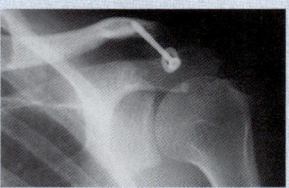
a：再受傷により，固定した烏口突起とスクリューが脱転。

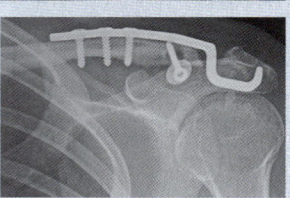

b：肩鎖関節プレート固定＋Dewar変法。

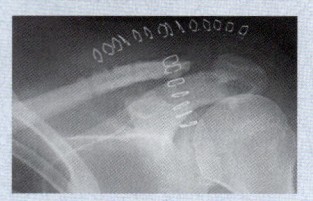

c：プレートとスクリュー抜去した。肩鎖関節のアライメントは良好である。

・術後3カ月

ノンコンタクトプレーを開始。

・術後6カ月

ラグビー実践練習への復帰を許可する予定であった。しかし，自己判断で術後5カ月に試合出場し転倒，患側を地面に強打して再受傷した。疼痛のために左肩挙上困難となり受診した。

X線上で烏口突起を固定したスクリューの脱転と肩甲骨の下方転位を認めた。ラグビー復帰を目標に再手術を希望した。再手術（図9）では烏口突起の骨癒合が再度確実に得られるように，①鎖骨-肩峰間をフックプレートで固定，②烏口突起を鎖骨に固定するスクリュー径を大きなものに変更，の2点に注意した。

再手術後6カ月で骨癒合を得たためプレートとスクリューを抜去した（図9c）。肩甲骨の下方転位が改善し，ラグビー試合への復帰も可能となった。

> **解説**
> コンタクトスポーツにおいては，再受傷の可能性も考慮し，復帰時期については本人，家族に対して十分なインフォームド・コンセントを行う必要がある。

再発予防と今後の課題

再発予防において最も大切なことは，選手に対する予防教育である。受傷原因を選手が正確に理解できるように，医師は脱臼発症のメカニズムを教える必要がある。その上でスポーツスキルの向上が得られれば再発率はより低下する。ケースレポート2のようにスポーツ復帰の時期を含めた後療法を誤ることは再発の危険性を高める。復帰を急ぐあまりに後療法スケジュールを早めるのは危険であり，外力が大きいコンタクトスポーツでは，とくに後療法について慎重になる必要がある。

本人はもちろんのこと，チームや家族にもこれら予防に関する知識を共有認識してもらえる環境を構築することが今後の課題である。

文献

1) Tossy JD, et al：Acromioclavicular separation；Useful and practical classification for treatment. Clin Orthop, 28：111-119, 1963.
2) Rockwood CA, et al：Disorders of the acromioclavicular joint. The Shoulder, WB Saunders, 1990, p413-476.
3) Tibone J, et al：Strength testing after third degree acromioclavicular dislocations. Am J Sports Med, 20：328-331, 1992.
4) Wojtys EM, et al：Conservative treatment of grade III acromioclavicular dislocations. Clin Orthop, 268：112-119, 1991.
5) Larsen E, et al：Treatment of acute acromioclavicular dislocation；three different methods of prospective studies. Acta Orthop Berg, 53：480-484, 1987.
6) Fukuda K, et al：Biomechanical study of the ligamentous system of the acromioclavicular joint. J Bone Joint Surg, 68-A：434-440, 1986.
7) Phemister DB, et al：The treatment of dislocation of acromioclavicular joint by open reduction and threaded-wire fixation. J Bone Joint Surg, 24：166-168, 1942.
8) Dewar FP, et al：The treatment of chronic acromioclavicular dislocation. J Bone Joint Surg, 47-B：32-35, 1965.
9) 小松田辰郎，ほか：テトロンテープを用いた烏口鎖骨靭帯再建術による新鮮肩鎖関節脱臼の治療成績．肩関節，27：507-511, 2003.
10) 小松田辰郎，ほか：人工材料による烏口鎖骨靭帯再建．整・災外，48：937-943, 2005.

ラグビー・アメリカンフットボール

ラグビー・アメリカンフットボールにおける外傷性肩関節脱臼の診断と治療

菅谷啓之

外傷性肩関節脱臼とは？

外傷性肩関節脱臼は，肩関節挙上位や外旋位にて肩関節が生理的な限界を超える外力を受け，肩甲上腕関節の静的安定化機構である関節上腕靱帯の破綻や肩甲骨関節窩の骨折をきたすことにより起こる。多くは前方脱臼であり後方脱臼はまれである。10歳代や20歳代で初回脱臼を受傷すると，スポーツ活動のみならず軽微な外力や日常生活でも脱臼または脱臼不安感を繰り返す反復性脱臼に移行しやすい。

診断

●問診

脱臼や亜脱臼の既往，競技中の特定の肢位での不安感・脱力・疼痛などを聴取する。

●視診・触診

脱臼していれば明らかな変形がみられるが，整復位では正常と変わりない。

●画像診断

・単純X線

通常の下垂位前後像（内旋位，外旋位）およびwestpoint法を撮影するが，westpoint法の代わりに著者らの用いている新撮影法（Bernageau変法）が関節窩前方の骨病変をよく描出できる（図1）[1,2]。骨頭のHill-Sachs病変は下垂位内旋位で描出される。

・3D-CT

本症の骨病変の描出には不可欠な検査である[3]。関節窩の骨形態によりある程度病態も予測できる（図2）[2〜4]。

◆図1 肩関節新撮影法（Bernageau変法）

a：患者を側臥位のリラックス位とし，腋窩のカセッテに向けてX線を入射させると関節窩前方部がよく描出される。

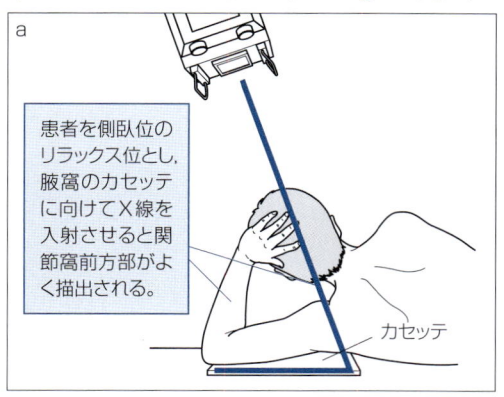

b：骨形態正常例。矢印は関節窩前方部を示す。

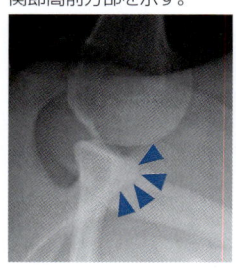

c：骨性Bankart例。矢印は関節窩前方部を示す。

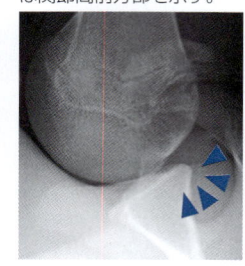

◆図2 骨性Bankart例（左肩）の3D-CT所見

a：正面像。　b：前下方像。

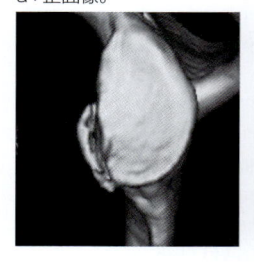

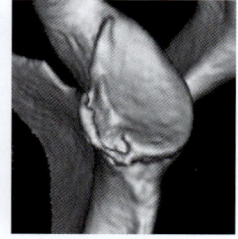

（文献5より）

◆図3 図2と同一症例のMRA像

a：Bankart病変（○印）が明らかである。

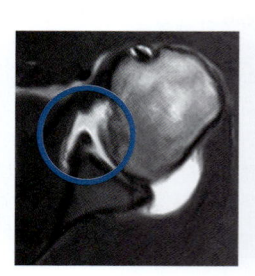

b：ABER位（外転外旋位）ではBankart病変だけでなく，骨頭の前方偏移とIGHLの弛緩がみられる（矢印）。

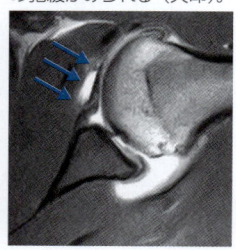

（文献5より）

・MRA

確定診断は関節鏡でなされるものの，Bankart病変や関節包断裂の有無など，軟部組織病変の評価に有効である（図3, 4）[5]。

● 徒手検査

・apprehensionテスト

患肢を外転外旋位とすることで不安感の有無と程度をみる検査である。著者らは，臥位で，下垂位，30°，60°，90°，120°，150°外転位での外旋時および最大屈曲時の不安感をみている。また90°外転時の内旋により後方不安定性および不安感の有無も同時に調べる[2]。

● 治療方針

根治のためには手術が必要である。最近では直視下手術にかわり鏡視下手術が主流になりつつある。

◆図4　図2, 3と同一症例の関節鏡所見
a：後方鏡視。
b：前方鏡視。

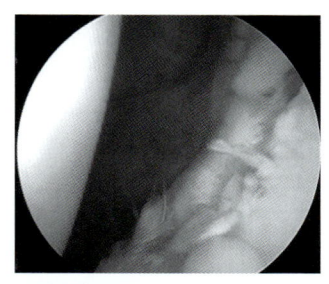

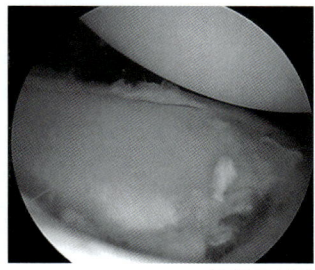

（文献5より）

ケースレポート 1

【症例】
27歳，男性。ラグビートップリーグ選手，日本代表。ポジションはウイング。

【現病歴】
高校2年時にタックルで左肩を初回脱臼の後，20回程度脱臼を繰り返していた。ウイング日本代表メンバーとして活躍するも，左肩不安定感が強く完治を希望して受診した。右肩関節にも脱臼歴があり，大学時代に直視下手術を受けており軽度の可動域制限があるため，左肩に関しては鏡視下手術を希望して来院した。

【初診時所見】
ラグビー自体の競技は可能であったが，左肩外転外旋位での不安定感のためプレーに支障をきたしていた。apprehensionテストは60～120°外転時の外旋で脱臼不安感を訴えた。

【画像所見】
X線上，軽度の変形性関節症性変化を認めた。3D-CTでは，関節窩の骨片（骨性Bankart病変）と上腕骨頭後上方部の陥凹（Hill-Suchs病変）を認めたが，関節窩の骨欠損はほとんどなかった。また，関節窩・上腕骨頭ともに，わずかな関節症性変化を認めた（図5）。
MRAでは，前方関節唇の剥離（Bankart病変）を疑わせる所見があるものの，確定診断には至らない（図6）。

【診断】
病歴，身体所見，および画像所見より手術適応であり，関節鏡視下に骨性Bankart修復に加え，補強措置として腱板疎部縫合を予定した[6, 7]。

◆図5　3D-CT所見
a：関節窩正面像。
b：関節窩前下方像。
c：上腕骨頭後方部。

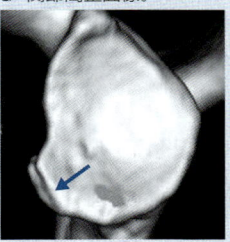

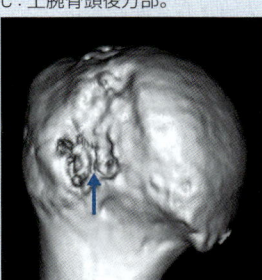

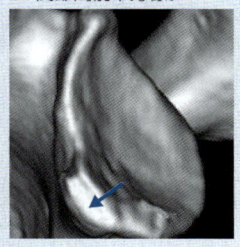

関節窩前下方部に小骨片を伴う骨性Bankart病変がみられる（矢印）。また，上腕骨頭後上方部に陥凹（Hill-Suchs病変）がみられる（青矢印）。

◆図6　MRA所見（水平断）
Bankart病変と思われる前方関節唇の剥離様組織がある（矢印）。また，Hill-Suchs病変も確認できる（太矢印）。
a：関節窩9時半のスライス。b：関節窩9時半のスライス。

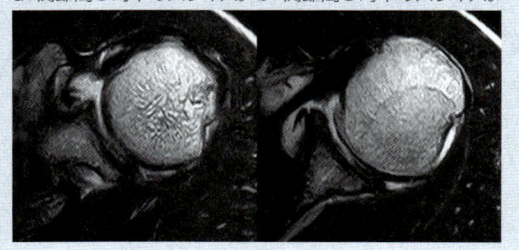

【手術所見】

関節鏡後方鏡視にて関節窩の関節症性変化（軟骨の磨耗と変性および骨の変形）が認められ，同時にBankart病変も認められた．通常通り鏡視下Bankart法を行い下関節上腕靱帯（IGHL）の弛緩を是正し，さらに補強処置として腱板疎部縫合を追加した（図7）．

経過 [8,9]

・術直後

3週の外固定を基本とし，この間等尺性筋力訓練と肩甲帯や胸郭に対するエクササイズを行った．この間は単純な他動的関節可動域訓練を行うのではなく，むしろ体幹や胸郭・肩甲帯のエクササイズに加え，上腕骨頭が関節窩への求心位が取れるよう腱板筋群の促通と，周囲筋のスパズム除去を目的とした徒手療法を中心とする理学療法を行うことで，自然な関節可動域の回復を待つ．

・術後3カ月まで

この期間は，組織学的治癒に重要な時期で，この間には修復部に過剰なストレスがかかり続けると6カ月以降での修復部の破綻につながる．修復部に急激な強い負荷がかからないように注意するが，そうでないエクササイズやリハビリテーションはむしろ積極的に行う．

・術後3カ月以降

修復部に負荷のかかるトレーニングを許可すると同時に，肩甲上腕関節だけでなく肩甲胸郭関節の可動性が向上す

◆図7 症例1の関節鏡所見
（H：上腕骨頭，G：関節窩）

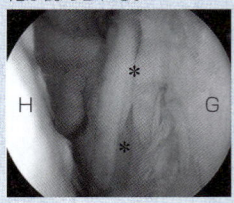

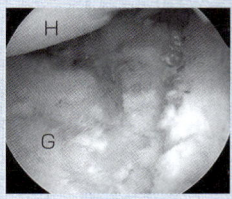

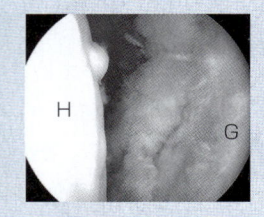

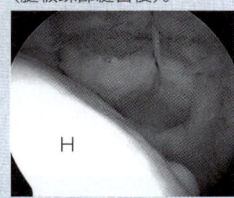

a：後方鏡視像．Bankart病変（＊印）と関節症性変化が認められる．
b：同じくBankart修復後．
c：Bankart修復後の前方鏡視像．
d：腱板疎部後方鏡視像（腱板疎部縫合後）．

るように理学療法士が積極的に介入していく．

・競技復帰の目安

全身機能の改善と恐怖心の克服には個人差があるため，復帰時期は選手個々あるいはスポーツ種目によっても異なる．3カ月以降で肩関節自体に負荷のかかるトレーニングの開始，6カ月で原則スポーツ復帰可能とし，術後12カ月までには競技レベルに完全復帰できる．

ケースレポート2（難治例）

【症例】

18歳，男子．高校ラグビー部所属，ポジションはフォワード，関節包断裂例．

【現病歴】

高校3年の5月，ラグビー試合中に相手選手に右上肢を持っていかれて水平過外転となり亜脱臼した．その後同年11月にも同様に脱臼し，手術希望で来院した．

【初診時所見】

ラグビー自体の競技は可能であったが，左肩外転外旋位での不安定感のためプレーに支障をきたしていた．apprehensionテストは，60〜120°外転時の外旋で脱臼不安感を訴えた．

【画像所見】

X線上，関節症性変化はなく，3D-CTにて，関節窩の磨耗と上腕骨頭後上方部の陥凹（Hill-Suchs病変）を認めた（図8）．

MRAでは，前方関節唇の剥離（Bankart病変）と関

◆図8 3D-CT所見

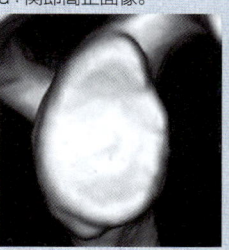

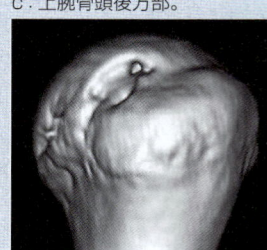

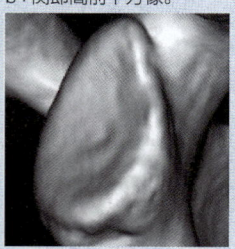

a：関節窩正面像．
b：関節窩前下方像．
c：上腕骨頭後方部．

関節窩前下方部に磨耗による骨欠損がみられる（矢印）．また，上腕骨頭後上方部に陥凹（Hill-Suchs病変）がみられる（青矢印）．

◆図9　MRA所見
前方関節包が弛緩したような断裂したような不整像がみられる（＊印）。また，ABER像ではHill-Suchs病変も確認でき（矢印），上腕骨頭がやや前方にシフトしているのがわかる。
a：水平断。　　　　　b：ABER（外転外旋）位。

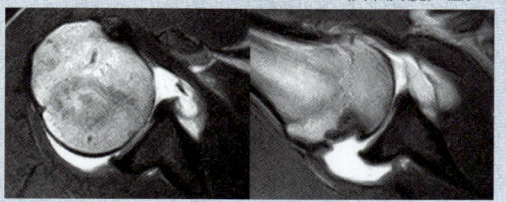

◆図10　関節鏡所見（H：上腕骨頭，G：関節窩）
a：後方鏡視像。関節包断裂（＊印）が認められる。 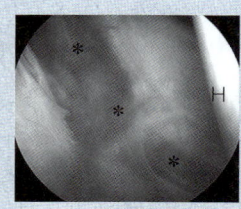
b：前方鏡視像。Bankart病変と関節包断裂（＊印）が認められる。 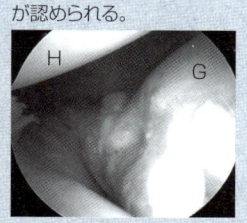
c：後方鏡視像。関節包断裂修復後。 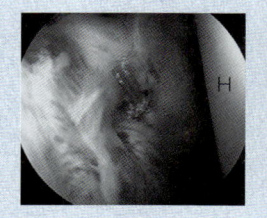
d：前方鏡視像。関節包断裂修復に引き続いてBankart修復も施行し，IGHLの緊張がよく保たれている。

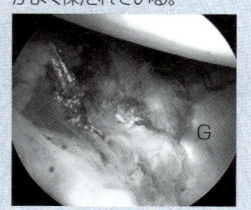

節包断裂を疑わせる所見があった（図9）。

【診断】
病歴，身体所見，および画像所見より手術適応であり，関節鏡視下手術を予定した。

【手術所見】
鏡視所見で関節包断裂が存在したため，まず関節包の修復を行った後にBankart修復を行い，下関節上腕靱帯（IGHL）の再緊張を獲得した（図8）。また補強処置として最大外旋位での腱板疎部縫合を追加した。

経過
術後は順調に経過し，3カ月から軽いコンタクト練習および筋力強化を開始，6カ月より通常のラグビー練習に復帰した。
術後8カ月では完全復帰となったが，大学進学後の術後1年3カ月にてモールでつぶされて再脱臼した。

解説
再脱臼の原因として，本人のスキルの問題もあるが，病態としての関節包断裂による関節包の脆弱性が考えられた。実際，再受傷後のMRIでは関節包断裂を疑わせる所見であった。

再発予防と今後の課題

ラグビー選手における本症は，スポーツ完全復帰のためには原則手術療法を要する。鏡視下手術の場合には，術前および術中の病態診断に基づいた適切な術式選択と補強措置が不可欠である。すなわち，IGHL（下関節上腕靱帯）の緊張をしっかりかけることと腱板疎部縫合を加えることがポイントである。

予防のツボ　術後は，リスク管理の行き届いた後療法とアスレティックリハビリテーションを経てスポーツ復帰に至るが，高校生以下ではタックルなどのスキル習得も再受傷を防ぐために重要なファクターとなる。

参考文献

1) Bernageau J : Imaging of the shoulder in orthopedic pathology. Rev Prat, French, 40：983-992, 1990.
2) Sugaya H : Chapter 14, Instability with Bone Loss. In Ryu R. and Angelo R. eds, AANA (Arthroscopy Association of North America) Advanced Shoulder Arthroscopy. Elsevier, Philadelphia, PA, USA, 2010.
3) Sugaya H, Moriishi J, et al. Glenoid rim morphology in recurrent anterior glenohumeral instability. J Bone Joint Surg, 85-A：878-884, 2003.
4) Sugaya H, Moriishi J, Kanisawa I, et al. Arthroscopic Osseous Bankart Repair for Chronic Recurrent Traumatic Anterior Glenohumeral Instability. J Bone Joint Surg, 87-A：1752-1760, 2005.
5) 菅谷啓之：反復性肩関節前方不安定症に対する関節鏡．関節外科，27（4月増刊号）：33-38, 2008.
6) 菅谷啓之，萩原嘉廣：ラグビーおよびアメリカンフットボール選手における外傷性肩関節前方不安定症－鏡視下手術とスポーツ復帰－．臨床スポーツ医学，25：731-737, 2008.
7) 高橋憲正，菅谷啓之，松木圭介，ほか：反復性肩関節前方不安定症に対する鏡視下手術－補強手術としての鏡視下腱板疎部縫合術の有用性－．関節鏡，30：57-60, 2005.
8) 高村　隆，菅谷啓之：肩関節不安定症における術後筋力トレーニング．臨床スポーツ医学，23（2）：121-127, 2006.
9) 菅谷啓之，高村　隆：鏡視下手術における肩関節術後理学療法の進めかた．整・災外，48：573-583, 2005.
10) 山田睦雄：コンタクトアスリートにおける外傷性肩関節前方不安定症：ラグビー選手のタックルと外傷性不安定症について－正しいスキルとアスレティック・リハビリテーション－．臨床スポーツ医学，25：709-718, 2008.

ラグビー・アメリカンフットボール

鏡視下Bankart術後のラグビー選手に対するリハビリテーション

高村 隆，中山貴文

リハビリテーションのポイント

ラグビーは，ボールを確保するためにスクラムやラインアウトといったセットプレーや，ラック，モール，タックルなどのコンタクトプレーでボールの争奪を繰り返すコリジョンスポーツである．そのため，外傷の多いスポーツであり，肩関節においても脱臼，亜脱臼，腱板断裂など多くの傷害が報告されている．激しいコンタクトプレーが主であるため，復帰に際しては，メディカルリハビリテーションのみならず，段階的なアスレティックリハビリテーションが重要になる（図1）．

競技復帰に重要な評価のひとつに筋力があるが，通

◆図1 リハビリテーションプロトコール

	期間	エクササイズ	練習・その他
メディカルリハビリテーション期	装具固定期（0〜2週）	muscle spasm軽減，患部のクーリング，gripエクササイズ 電気療法，肩・肘のROMエクササイズ	炎症コントロール
	装具除去期（2〜3週）	肩甲帯・胸郭・骨盤エクササイズ 有酸素運動，腱板エクササイズ	患部外トレーニング（core stability exercise）
	中期（3週〜3カ月） 後期（3〜5カ月）	ROMエクササイズ，筋促通エクササイズ，筋力トレーニング バイオフィードバックトレーニング 肩甲胸郭関節トレーニング 肩関節協調性トレーニング 上肢CKCトレーニング 肩甲胸郭関節と体幹の協調性トレーニング ＊3カ月以降はアスリハ準備期とし，トレーニング強度を段階的に上げていく ＊3カ月までは過剰に肩へ負担のかかる動作禁止	2カ月〜 ・ジョギング許可 3カ月〜 ・パスやランニングパス許可（タッチフットやグリッド練習など） ＊スクラムハーフパス，ラインアウトのスローイングは4カ月以降から徐々に開始 ・斜め腕立て（壁），上肢引きつけ動作（綱引き動作）開始 ・基本姿勢づくり（スクラムやタックル姿勢をバルーンなどで） 4カ月〜 ・平地腕立て伏せ，上肢引きつけ（パック・バインド），上肢リーチング動作獲得→タックルスキルを徐々に導入 FWユニット（制限つき練習） スクラム：マシーンなどの基本練習に限定 ラインアウト：キャッチング（ジャンプなし），リフト（メディシンボールなど） BKユニット（制限つき練習） バックスライン練習（コンタクトなし） アタックライン，ディフェンスライン練習
アスレティックリハビリテーション期	アスリハ期 5カ月〜	肩甲胸郭関節と体幹との協調性を高める（とくに僧帽筋中部，下部，広背筋強化）	5カ月〜 ・タックルやあたりなどコンタクト練習許可（ダミーなどから） FWユニット（制限つき練習） スクラム：マシーンで複数（対人は不可） ラインアウト：キャッチング（ジャンプあり），リフト（対人練習） BKユニット（制限つき練習） バックスライン練習（ホールド） アタックライン，ディフェンスライン練習
	6カ月	ラグビー練習を段階的に進めていき徐々に練習を増やしていく	6カ月〜 ・対人タックル練習へ移行（正しいタックルスキル獲得後） FWユニット（制限なし練習） ラインアウト・スクラム モール・ラック BKユニット（制限なし練習） バックスライン練習（コンタクトあり） アタックライン，ディフェンスライン練習，モール・ラック練習
	7カ月	不足している機能に対して再評価・再プログラム作成	7カ月〜 ・アタック＆ディフェンスなどゲーム形式練習参加 　→問題なければ制限なしチーム練習参加許可
	10カ月 12カ月		10カ月前後　・競技完全復帰時期

常のMMT，脱臼肢位での筋力測定や等速性マシーンによる筋力測定だけではなく，激しいコンタクトプレーを想定した，パック・バインディングポジションでの肩筋力や体幹筋力評価は練習・試合復帰の指標となる（図2～4）。

◆図2　タックルポジションにおける体幹筋力評価

a：基本姿勢。　　b：十分な例。 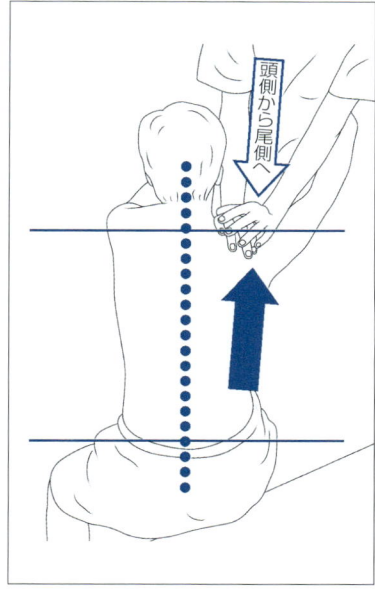　　c：不十分な例。

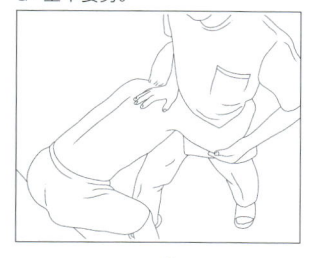

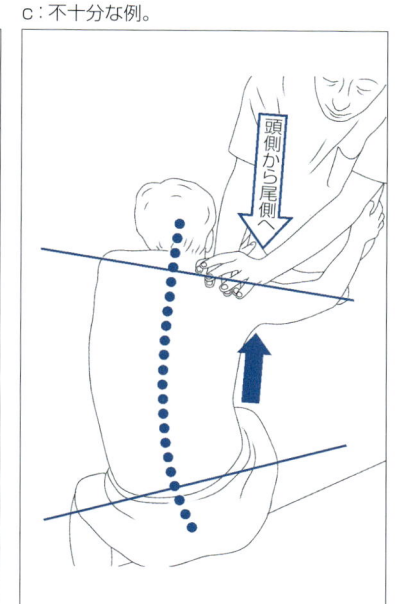

検者の抵抗方向
選手の抵抗方向

選手はaの通りタックルの基本姿勢をとる。両手で選手の肩甲帯を把持し，矢印の通り頭側から尾側へ徒手抵抗をかける。bは体幹筋力が十分な例であるが，cは徒手抵抗に負けて脊柱が側屈し体幹筋力が不十分な例である。

◆図3　タックルポジション（パック）の肘屈曲・肩水平内転筋力評価

a：タックルポジションの基本的なパック 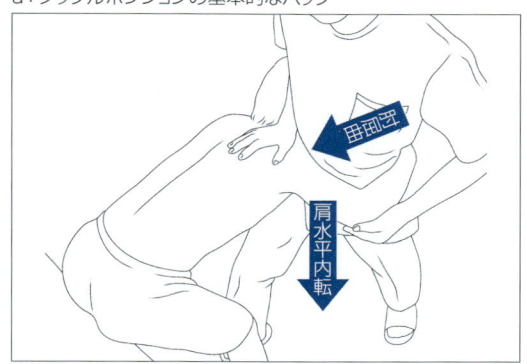
b：肘屈曲筋力 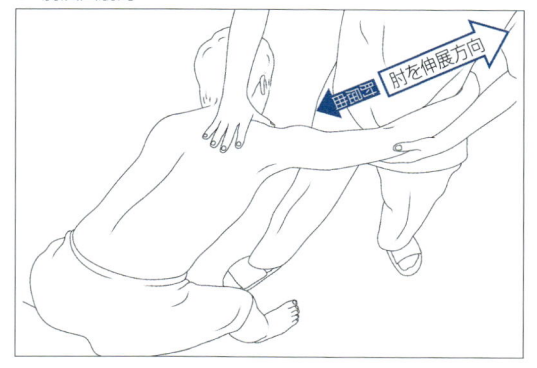
c：肩水平内転筋力

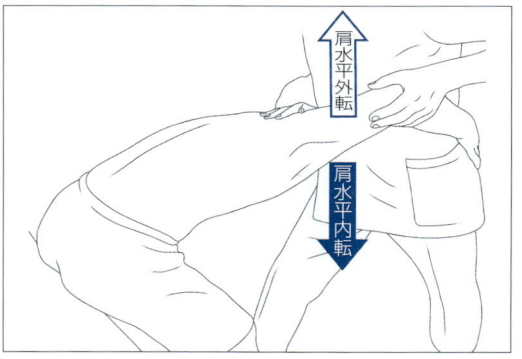

検者の抵抗方向　　選手の抵抗方向

選手がタックルポジションでパックする際の上肢筋力評価の方法である。aは基本的なパック時の上肢の力を入れる運動方向である。肘屈曲と肩水平内転の筋力評価を行う。bは選手の肘屈曲力が，検者の肘伸展力に負けて肘が伸展強制されパックが不十分な例である。cは選手の肩水平内転筋力が不十分なため，肩が水平外転強制されている例である。

◆図4　タックルポジションでの肩脱臼肢位における筋力評価

a：肩外旋抵抗テスト　　　b：肩水平外転抵抗テスト　　　c：肩外旋＋水平外転抵抗テスト

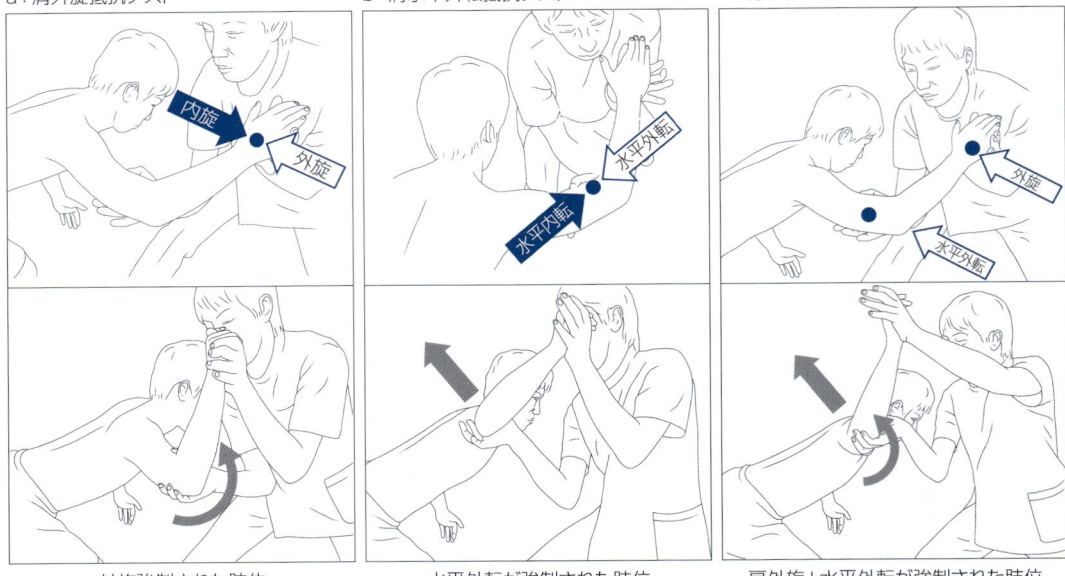

外旋強制された肢位　　　水平外転が強制された肢位　　　肩外旋＋水平外転が強制された肢位

→ 選手の抵抗方向　　→ 検者の抵抗方向　　脱臼肢位での内旋筋力，水平内転筋力をタックルポジションにて筋力を検査する。

ケースレポート1

【症例】
ラグビーフットボール選手。トップリーグ所属，ポジションはウイング・フルバック。

【症状】
大学1年時にタックルで左肩を初回脱臼，大学3年時にタックルで右肩を初回脱臼，以後両肩とも脱臼を繰り返し反復性肩関節脱臼に至った。

【画像所見】
初診時MRI所見では，両肩の下関節上腕靱帯のルーズニングとSLAPがみられ，3D-CTでは骨性Bankart病変，Hill-Sachs病変がみられ，鏡視下Bankart法による手術適応となった。

【治療】
まず左肩から手術し6週間後に右肩の手術を施行した。

経過
当院では，術後5カ月までの期間をメディカルリハビリテーション期（初期・中期・後期），5カ月以降をアスレティックリハビリテーション期としている[1]。

・術後3週

術後翌日より理学療法を開始し，外転装具除去となる術後3週間の初期は，装具装着時の肩甲骨アライメントを重視し徹底した疼痛コントロールを行い，装具固定中より胸郭・肩甲帯・骨盤の不良肢位矯正エクササイズと上腕骨頭の関節窩への求心位を意識して肩関節内外旋の等尺性訓練など腱板筋群の促通を行った。

・術後4週～3カ月

装具除去から術後3カ月までの中期は，不良姿勢や過剰な筋緊張による疼痛を改善し可動域，筋機能を高めることを目的に進める。しかし，この時期からチーム所在地が遠方のためリハビリテーションはチームトレーナーと進め，月に1度の診察で当院受診する際にリハビリフォローを実施した。自主訓練として骨盤・脊柱運動や肩甲骨運動，筋機能訓練では，アウターマッスルが優位にならないように肩甲骨での代償動作に注意した机上での無負荷内外旋運動などから段階的にチューブなどを利用した腱板エクササイズに移行した。また肩関節複合体の機能改善目的とし，ストレッチポールや，座位でのリーチング動作，CKC exercises（Cat & dogなど）を指導し，マッサージ，モビライゼーションなど徒手的アプローチをチームトレーナーに依頼した。その結果，術前の挙上125°P／160°P（Pはpain），下垂位外旋30°／30°，外転位外旋90°／80°Pから，術後3カ月で挙上160°／150°P，下垂位外旋40°／25°P　外転位外旋80°／60°Pと改善を認めた。なお術後3カ月までは局所の組織学的治癒に重要な時期と考えているため，上肢の

急激な動作や，荷重動作，ぶら下がり運動などは控えさせた。

・術後3〜5カ月

後期は，アスレティックリハビリテーションへの準備としての肩関節可動域および筋力・筋協調性の獲得，肩関節複合体としての機能向上を目的に，腱板エクササイズは可動域の改善に伴い挙上位で行い，またローイングなどチューブやケーブルなどを利用したOKC exercisesも実施した。この時期から，肩関節に対して段階的な負荷を許可しチームでの上肢と体幹の筋力強化トレーニングも開始した。

・術後5カ月〜

競技復帰に向けて体幹と肩甲胸郭関節の安定性と協調性の獲得，肩甲骨と体幹の回旋・安定性の獲得，体幹を安定させ肩甲骨と肩甲上腕関節の連動性を目的とするエクササイズなどアスレティックリハビリテーションを段階的に進めた。術後約5カ月の時点で肩甲帯のタイトネスは残存していたが，胸郭・肩甲帯機能が改善しており，医師よりタックル動作などコンタクト練習が許可された。

・術後6カ月

挙上170°/165°P，下垂外旋60°/40°P　外転外旋90°/80°Pと可動域の改善は認められたが，術後3カ月ごろから続いていた左肩痛の悪化がみられた。通常のチームトレーニングや練習後に左肩周囲筋のタイトネスが強く左肩の違和感によりパフォーマンスが上がらないとの訴えが出てきた。この時期は，チームでのウエイトトレーニングや，コンタクトなどチーム練習への復帰などが重なっており，肩甲帯周囲のアウターマッスルの筋緊張の高い状態が著明に見られた。対策として，チームに戻った後のストレッチや，リハビリエクササイズなどセルフプログラムやケア法の指導を行い，またチームトレーナーと情報交換と連絡をとり合いながら選手のフォローアップを行った。

・術後8カ月

挙上170°/170°，下垂外旋60°/60°，外転外旋90°/80°と左肩痛はほぼ鎮静化し，競技完全復帰を果たした。

ケースレポート2（難治例）

【症例】

ラグビーフットボール選手。トップリーグ所属，ポジションはウイング。

【症状，治療】

高校2年時にタックルで左肩の初回脱臼を経験し，以後約20回脱臼を繰り返していたため，鏡視下Bankart法による手術となった。また右肩関節も脱臼既往があり，大学生の時に他院で手術していた。

経過

本症例もケースレポート1と同様にチーム所在地が遠方のため，リハビリテーションはチームトレーナーと進め，月に1度の診察で当院受診する際にリハビリフォローを実施した。

・術後初期

術後初期から腱板機能および肩甲胸郭関節機能不全により，頚部から肩甲帯にかけて筋の過緊張がみられアウターマッスル優位の動作がみられた。そのため徒手治療で患部に対する筋のリラクゼーションを促し，腱板筋群や肩甲骨周囲筋に対する筋再教育訓練など実施した。またセルフトレーニングにおいても，アウターマッスルの代償が入らないような腱板エクササイズを実施するように指導した。

・術後3カ月

挙上175°/125°P，下垂外旋25°/10°P，外転外旋60°/60°Pと患側の疼痛が強くアウターマッスル優位の動作は同様にみられた。その後，関節可動域は健側に対して制限はあるが腱板機能は徐々に改善傾向であったため，徐々に上肢荷重位でのエクササイズも追加していった。しかし，術後3カ月以降は肩甲胸郭関節機能不全が著しく，とくに肩関節挙上時の肩甲骨による代償運動が強く，肩甲骨の胸郭上での固定機能低下がみられた。

・術後6カ月

挙上175°/150°P，下垂外旋位30°/20°P，外転外旋位60°/60°Pで，可動域は改善傾向にあったが術後半年間まで左肩痛は残存していた。そのため，チームではできる限り，筋スパズムに対して積極的に徒手治療やストレッチなど実施してもらい，アウターマッスル優位な動作に注意したインナーマッスル強化，肩甲骨固定機能の向上や肩甲帯と体幹の協調性を促すトレーニングを中心にトレーニングを継続した。その結果，徐々に肩甲帯固定機能も改善してきたため，術後5カ月ごろからコンタクト練習を開始した。

・術後8カ月

挙上175°/170°，下垂外旋位30°/30°，外転外旋位70°/70°と可動域もほぼ改善し競技完全復帰となった。しかし，この時期においても，肩甲胸郭関節機能不全により肩甲帯柔軟性低下（HFT，CATの陽性）と肩甲骨の胸郭上での固定機能低下は完全に改善していなかった。激しいコンタクトプレーが特徴であるラグビーは，そのプレーに耐えうる全身の筋力強化は必須である。症例も術後早期からアウターマッスル強化のためウエイトトレーニングを実施して

いた．その結果，インナーマッスルとアウターマッスルの協調性獲得ができず，術後長期間にわたり肩関節痛に難渋した症例であった．

解説

ラグビーという競技特性は考慮に入れながらも，肩関節の機能改善に見合ったウエイトトレーニング種目と負荷選択が重要であると考える．ポイントとして，軽度外転位で抵抗をかけて等尺性収縮させた状態で肩甲骨の安定性が得られた後にアウターマッスルの積極的なトレーニングを開始するとよい．骨頭の求心位が得られていない状態でのパワートレーニングはかえって機能改善を遅らせてしまう．また，復帰に向けて挙上位での腱板エクササイズやスピードトレーニングを取り入れることも重要である．

ラグビーにおける再脱臼予防を考慮した競技復帰のためのリハビリテーション

当院[3]における，2004～2008年の5年間で鏡視下Bankart法を施行したラグビー選手は40例（社会人17例，大学生13例13肩，高校生10例）であった．初回脱臼受傷機転はタックルが53.5%で最多であり，また術後再脱臼は2例，術後再受傷は1例であり，この3例中2例はタックルで受傷していた．また3例すべてが競技経験年数の短い高校生であり，タックルスキルの未熟さが問題と考える．**リハビリテーションにおける再脱臼予防のひとつとして競技復帰を踏まえたアスレティックリハビリテーション期のタックルスキルの確認・指導が重要と考える．** タックルスキルに対する取り組みは，ニュージーランドラグビー協会が2001年より実施している傷害予防プログラム「Rugby Smart」や山田[4]らが具体的なタックル指導やチェックポイントを示している．スキル指導に関しては，術後アスレティックリハビリテーション期に，**正しいタックル動作の確認や，タックルスキル指導など，タックルスキルに対しての介入が重要である．** また，**傷害予防には正しい技術獲得が重要であるという患者教育や啓発活動を行い，チーム練習でも正しいタックルスキルを身につける練習を指導する必要である．**

以上より，競技経験年数が長くスキルが高いと思われる大学生以上の選手に対する鏡視下手術は完全復帰率も高く有効であるが，**競技経験年数が短くスキルの低いと思われる高校生などは，アスレティックリハビリテーションに加え，タックルスキル指導の介入が術後リハビリテーションにおいて重要と考える．**

文献

1) 高村 隆，ほか：肩関節不安定症におけるアスレティックリハビリテーションの実際．福林 徹編，実践すぐに役立つ アスレティックリハビリテーションマニュアル，第1版，全日本病院出版会，東京，2006，p31-39．
2) 菅谷啓之，ほか：コンタクトアスリートにおける外傷性肩関節前方不安定症 ラグビーおよびアメリカンフットボール選手における外傷性肩関節前方不安定症－鏡視下手術とスポーツ復帰－．臨床スポーツ医学，25：731-737，2008．
3) 中山貴文，高村 隆，ほか：ラグビー選手に対する鏡視下バンカート修復術後のスポーツ復帰について．千葉スポーツ医学研究会雑誌，7：17-22，2010．
4) 山田睦雄：コンタクトアスリートにおける外傷性肩関節前方不安定症 ラグビー選手のタックルと外傷性肩関節前方不安定症について －正しいスキルとアスレティック・リハビリテーション－．臨床スポーツ医学，25：709-718，2008．

ラグビー・アメリカンフットボール

ラグビー・アメリカンフットボールにおける外傷性肩関節脱臼（open Bristow）の診断と治療

山崎哲也

外傷性肩関節脱臼とは？

外傷性肩関節前方不安定症の主病態は，肩関節前方支持機構である下関節上腕靱帯・関節唇複合体（IGHL-LC）の破綻である．多くは関節窩縁にて関節唇が剥離するBankart病変であるが，関節上腕靱帯実質の断裂や上腕骨側での剥離であるHumeral avulsion of the glenohumeral ligament（HAGL）病変なども少なくない．著者ら[1]が手術したラグビー選手49例54肩の関節鏡視による診断では，Bankart病変が48肩，関節上腕靱帯実質の断裂が2肩，HAGL病変が4肩であった．またBankart病変のうち29肩（65.9%）が骨性Bankart病変であった．

診断

問診

現病歴にてほぼ診断がつく場合が多いが，亜脱臼の場合，訴えが疼痛のみの場合もあり注意を要する（脱臼・亜脱臼の区別は，自己整復の可否にて定義するのが一般的で，自己整復不能が脱臼，自己または自然整復可能を亜脱臼としている）．その際いわゆるdead armの症状すなわち瞬間的なずれを感じ，強い疼痛が生じる状態や整復感があったかなどを確認する．

脱臼・亜脱臼が，明らかな外傷機転により生じた場合，初回すなわち不安定症の発生した時期を特定するのは容易であるが，日常生活動作などの軽微な外力あるいは外傷機転に乏しい場合は非外傷性不安定症との鑑別が必要である．また初回受傷時の肩関節肢位および外力の大きさ・方向も可能な限り聴取する．

視診・触診

脱臼した状態で来院された場合は，肩関節の変形すなわち肩の丸い輪郭が消失して肩峰が突出し，三角筋の膨隆の代わりに陥凹が認められる．来院時，既に整復され最終脱臼・亜脱臼より相当時間経過している場合は，関節拘縮の有無に加え，肩甲上腕リズムや肩甲骨位置の左右差などによる肩甲胸郭関節機能の評価を行う．また外傷性肩関節不安定症の中にも，多方向性の関節不安定症を有する症例も存在するため，健側肩関節の動揺性や全身関節弛緩性の有無をCarterの5項目にて評価する．

画像診断

・X線

単純X線では前後像，肩甲骨Y像，軸射像に加え，下方ストレスおよびゼロポジションでの正面像を両側撮影する．単純X線像にてHill-Sachs病変や骨性Bankart病変の有無はある程度評価可能であり，また機能撮影像により関節動揺性に伴う多方向不安定症の

◆図1　上腕骨頭を除去した3D-CT
a：広範な骨性Bankart病変．

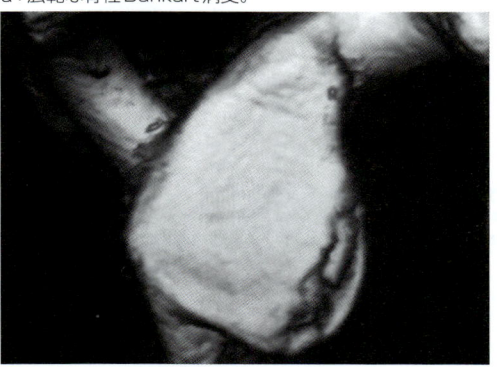

b：関節窩前下縁の磨耗．

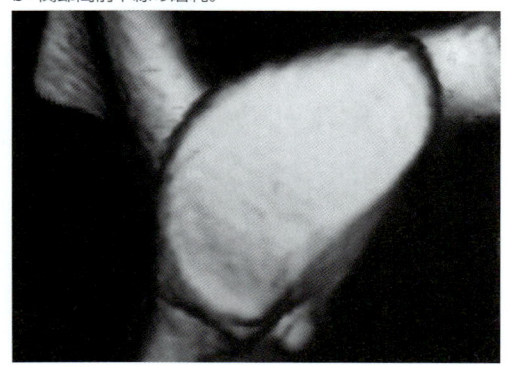

◆図2　単純MRIによるBankart病変

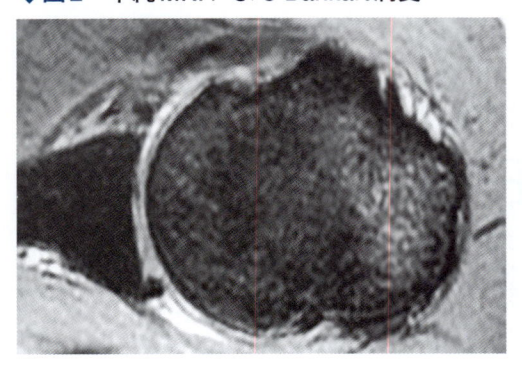

◆図3　単純MRIによるHAGL病変

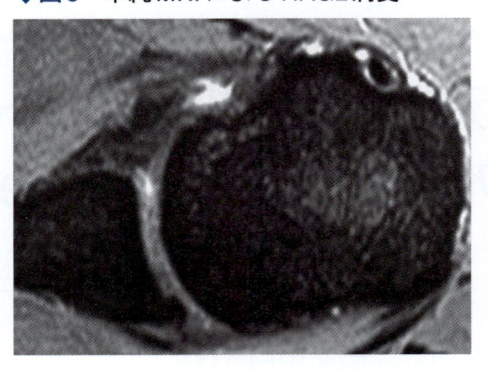

鑑別に有用である。

・CT

　最近では，ヘリカルCTによる上腕骨頭を除去した三次元投影（3D-CT）像で，より詳細な骨性Bankart病変の評価や，磨耗・圧迫骨折といった関節窩の骨形態異常の描出が可能となってきている（図1）[2]。

・MRI

　単純MRIにて，Bankart病変の位置，程度を評価し（図2），合併する軟部組織損傷すなわち腱板断裂や上方関節唇損傷（SLAP病変）などの検索も同時に行う。HAGL病変も単純MRIにて評価可能であるが（図3），関節造影MRI（MRA）および肩関節外転外旋位MRAなどが，より精度の高い描出やIGHLの質的評価に有用とされている。

● 徒手検査

　可動域測定，筋力評価に引き続き，肩甲上腕関節の動揺性の有無をload and shiftテストおよびsulcusテストにて確認し，上腕骨頭の転位の方向および程度を評価する。前方不安定性には，anterior apprehensionテスト，fulcrumテスト，relocationテストなどを用い調査する。

　anterior apprehensionテストにおいては，90°より肩関節外転角度を小さくして外旋させ，45°以下の外転位でも陽性な場合は，上方関節唇損傷の合併[3]やHAGL病変などBankart病変以外の前方関節構成体の破綻を有する場合があり[4]，有用な情報を得ることができる。

● 治療方針

　一般的に脱臼・亜脱臼が反復し不安定感を訴えている場合，保存療法にて根治させるのは不可能であり手術療法を原則としている。しかし学生やシーズンスポーツなどで，スポーツ活動の早期再開を希望する場合は，脱臼肢位の回避を意図したスキルトレーニングやテーピング・装具装着なども考慮している。

ケースレポート1

【症例】
　20歳，男性。大学ラグビー選手。

【現病歴】
　16歳時に初回脱臼後，脱臼，亜脱臼を繰り返している反復性症例であった。

【初診時所見】
　最終エピソードより相当期間経過していたため肩関節の拘縮はなかった。また下方を含めた多方向性の関節動揺性はなく，前方，一方向性のみの不安定性を認めた。患側の肩甲骨は，下方回旋・下制しており肩甲胸郭関節機能の低下が存在した。

【画像所見】
　単純X線に加え，ヘリカルCTおよびMRIを行った。ヘ

◆図4　3D-CTによる骨性Bankart病変

リカルCTによる上腕骨頭を除去した3D-CT像にて骨性Bankart病変を認め（図4），MRIにても同部位での関節

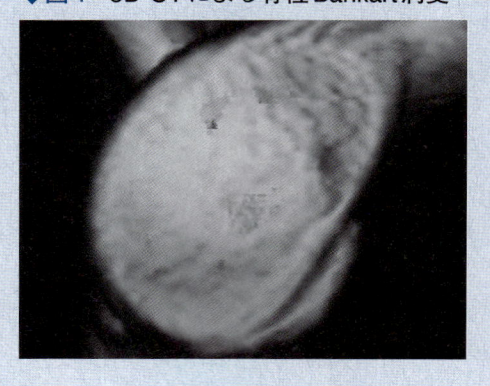

唇の不整およびIGHL-LCの破綻を生じていた（図5）。

【診断】

骨性Bankart病変を生じている反復性脱臼例であり手術療法を選択した。

【手術所見】

肩関節鏡視にてBankart病変およびHill-Sachs損傷を評価後，変位癒着した関節唇や小骨片を，ラスプやRF機器を用いて関節窩縁や肩甲骨頸部より剥離し，IGHL-LCのモビライゼーションを鏡視下に行った。その後，前方皮膚切開によるBristow変法を施行した。

著者らの行っているBristow変法は，烏口突起と共同筋腱によるIGHL-LCの再建[5]を意図しており，烏口突起は，共同筋腱を関節窩縁に強固に接着させる骨性アンカーの役割で，共同筋腱付着部の外側腱性部分をIGHL-LCの関節窩側に模造させ，静的な安定化機構としての効果を期待している。

本術式の最も重要な点は，烏口突起骨片の設置方法であり，また手術の成否はその骨性癒合に掛かっている。そのため，関節窩および肩甲骨頸部を十分展開し，サージエアトームを利用した適切な骨片設置位置の確保と骨癒合向上への母床の作製が必要である。

経過

・術後3週

3週間下垂内旋位での装具固定を行った。固定期間中，疼痛による過剰筋緊張の正常化と肩甲胸郭関節および体幹を含めた他の部位のコンディショニング調整を術後早期より開始した。

装具除去後，関節可動域訓練を開始したが，筋力訓練はセラバンドによる腱板機能訓練より行い，移植骨の癒合状況を確認しながら段階的に運動強度を上げていった。また肩関節以外の下肢および体幹機能にも配慮し後療法を展開した。

・術後3～4カ月

コンタクト動作は，術後3カ月に撮像するヘリカルCTによる任意断面変換（MPR）と3D-CT像にて骨癒合が確認されてから許可した（図6）。その際，脱臼肢位を強制するタックル姿勢の回避など動作指導も行った。

競技復帰に関しては，肩関節周囲の筋力改善および全身的パフォーマンスの回復を考慮し，現場のトレーナーやコーチと相談し決定した。術後4カ月で公式戦に復帰した。

・術後1年5カ月

術後1年5カ月でのJSS Shoulder Instability Score, JSS Shoulder Sports Scoreはともに満点で，（亜）脱臼の再発は生じていない。また下垂位および90°外転位での外旋可動域患健差は，それぞれ6°，4°であった。

◆図5 単純MRI

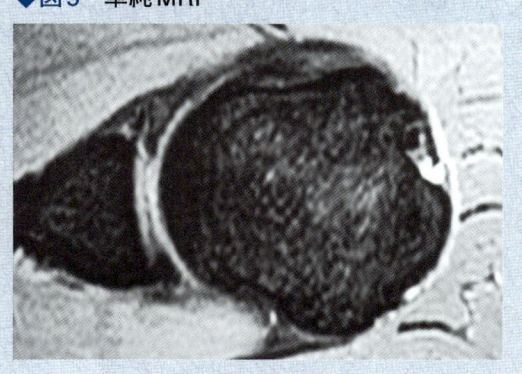

◆図6 ヘリカルCTによるMPRと3D-CT像にて骨癒合を確認

a：MPR。

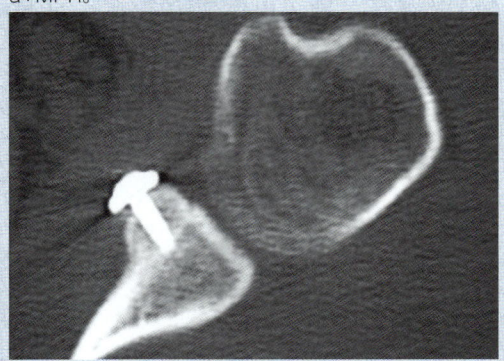

b：3D-CT。

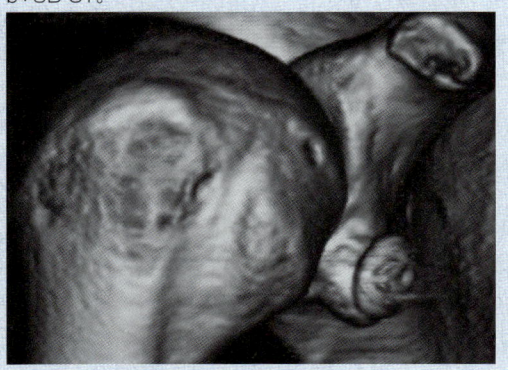

ケースレポート2（難治例）

【症例】
19歳，男性．大学ラグビー選手．

【現病歴】
初診1年ほど前の高校時代に反復性肩関節脱臼に対し他医にてBristowおよびBankart法の合併手術を受け，その後烏口突起骨片の骨癒合が得られず再（亜）脱臼を生じ，当科紹介受診した．

【初診時所見】
軽度の肩関節拘縮を認め，最大屈曲および外旋にて肩関節前方部に疼痛が出現した．anterior apprehensionテストは強陽性で，軽度ではあるがsulcus signも認めた．

【画像所見】
単純X線像にて烏口突起骨片の変位および使用した螺子の肩甲骨からの逸脱を認めた（図7）．ヘリカルCTによる3D-CT像にても同様の所見であった（図8）．

【診断】
Bristow法における烏口突起骨片の癒合不全であり，制動効果低下による（亜）脱臼の再発と偽関節あるいは螺子の刺激に伴う疼痛と診断した．烏口突起骨片は残存しており，また共同腱の牽引による下方転位も軽度なため再接合術可能と判断した．

【手術所見】
肩甲下筋腱を線維方向に切開し，烏口突起骨片および螺子を検索した．骨片はある程度の大きさを有し，付着する共同腱もしっかりしていたため再接合術の適応と判断した．関節包を横切後，肩甲骨臼蓋前面を展開し，前述した方法に準じ移植母床を作成した．接合方法は，骨片の再転位を予防するため螺子2本の使用と，suture anchorを骨片の内外側に挿入し共同腱に縫着させた（図9）．

【経過】
Bristow変法術後のスケジュールに準じ後療法を進め，術後5.5カ月で公式戦へ復帰した．

【解説】
本症例にようにBristow法後の癒合不全例では，各々の症例により術式を考慮する必要があり，残存した烏口突起骨片が小さい場合は，腸骨より骨移植を行い（図10），その骨片に共同腱を再縫着させることにより"IGHLの再建"を図っている．また骨片の転位に伴い共同腱の緊張が強い場合は，骨片周囲の癒着および共同腱を遠位方向へ愛護的に剝離することにより対処可能と考える．

◆図7 烏口突起骨片の変位と螺子の逸脱（単純X線像）

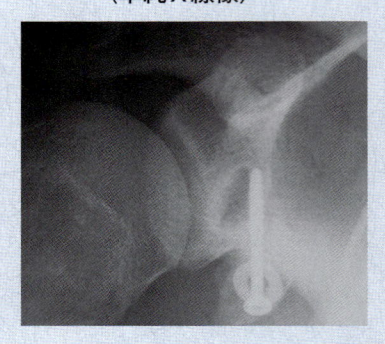

◆図8 烏口突起骨片の変位と螺子の逸脱（3D-CT像）

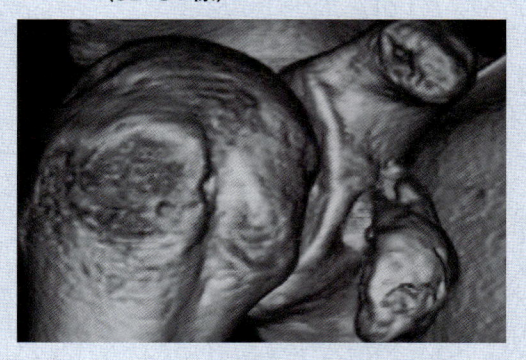

◆図9 烏口突起再接合術後の3D-CT像

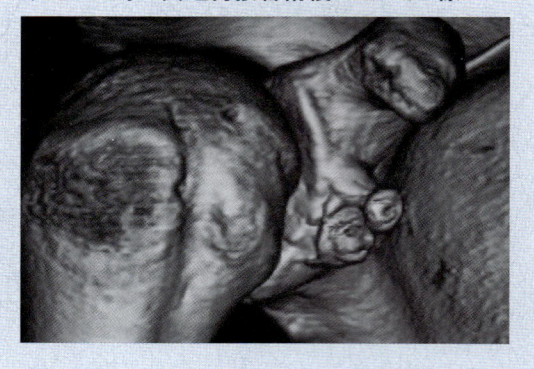

◆図10 肩甲骨臼蓋前面への腸骨骨移植

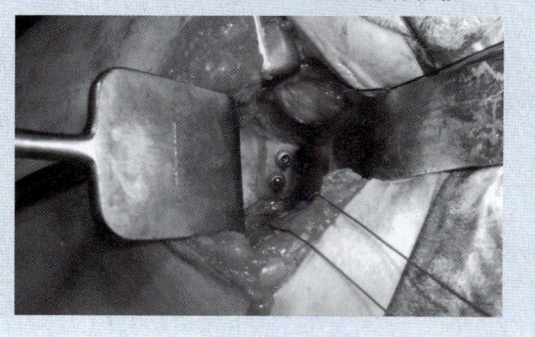

再発予防と今後の課題

復帰のツボ 再発予防には，競技復帰に際して肩関節周囲の筋力改善および全身的パフォーマンスの回復を評価し，脱臼肢位の回避を意図したスキルトレーニングなどが重要である。またコンタクトへの心理的不安によるパフォーマンスの低下がみられることも多いため，スポーツ心理学および運動学習理論によるアプローチも必要となる場合がある。

文献

1) 大関信武，山崎哲也，ほか：ラグビー選手における外傷性肩関節前方不安定症－関節内視鏡所見とBristow変法の手術成績－．肩関節，33：641-644, 2009.
2) 菅谷啓之，土屋明弘，ほか：反復性肩関節前方不安定症における関節窩骨形態の評価．肩関節，25：453-457, 2001.
3) 鈴木一秀，筒井廣明，ほか：anterior apprehension test陽性例におけるanterior capsulolabral complexの検討．肩関節，24：213-216, 2000.
4) 福島 直，米田 稔，ほか：上腕骨頭側での関節上腕靱帯断裂（Lateral Capsular Tear）による肩関節反復性前方脱臼．肩関節，21：607-613, 1997.
5) 山崎哲也，大関信武，ほか：コンタクトアスリートにおける外傷性肩関節前方不安定症 Bristow変法について．臨床スポーツ医学，25：719-724, 2008.

ラグビー・アメリカンフットボール

ラグビー・アメリカンフットボールにおけるjersey finger injuryの診断と治療

月村泰規

jersey finger injuryとは?

深指屈筋腱（FDP）の末節骨付着部からの断裂は比較的まれな外傷であるが，その多くは，アメリカンフットボール（AF）やラグビー（RB）などのコンタクトスポーツにおいて発生する[1~5]。本外傷は，相手選手のジャージを指で捕まえた際に，屈曲していたDIP関節が急に伸展を強制されて発生することから，jersey finger損傷としてよく知られている。

受傷直後の現場ではしばしば指の捻挫として見過ごされることがあり，受傷機転から本外傷の存在を念頭に置き，慎重な診察を行う必要がある。

診断

●問診

本外傷は，AFやRBなどのコンタクトスポーツ選手がタックルに際して相手選手のジャージをつかんで引っ張った際に，屈曲していたDIP関節が急速に強力な力で伸展されて発生する。損傷の内容はFDPの末節骨からの引き抜き損傷，末節骨の剥離骨折から，末節骨DIP関節面に及ぶ骨折まで，同様の受傷機転で発生するため，この受傷機転を聞き取ることが大切である。

同様の外力で，FDPの断裂がその停止部に多いことはMcMasterの実験でも証明されている[1]。さらに，受傷後から損傷指のDIP関節自動屈曲が不能であることが確認されれば，本外傷を十分に疑うべきである。

●視診・触診

75%は環指に，次いで小指に発生する[2~7]ので，環小指の末節掌側の腫脹は診断の助けとなる。さらに受傷翌日にはみられるDIP関節掌側部皮下出血は診断的価値が高い（図1）。

触診では末節掌側の圧痛を診る。断裂して退縮したFDPの断端の触知や，末節骨付着部とFDP断端間の空虚があれば本症を示唆する。

●画像診断

・X線

末節骨の剥離骨折があれば確認できるが，PIP関節含めFDP断端が近位へ退縮している場合の小さな剥離骨片を見逃さないように注意する（図2）。

・MRI

断裂腱の断端の退縮位置とgapを正確に把握できる。

・超音波

超音波も断裂腱の断端の退縮位置とgapを把握できるが，MRIより技術的に難しい。

●徒手検査

DIP関節自動屈曲不能で，かつPIP関節自動屈曲可能である（図3）。

◆図1　末節掌側の皮下出血

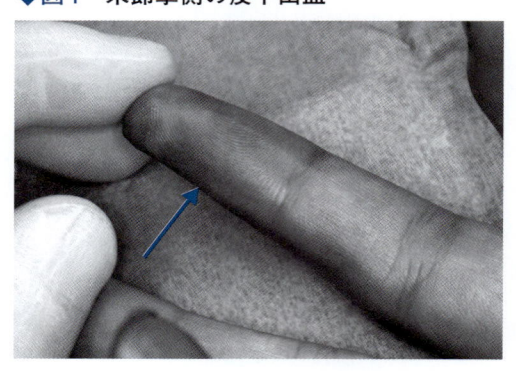

◆図2　jersey finger損傷　Type Ⅳ
本単純X線では末節骨掌側の剥離骨片とDIP関節の亜脱臼により本損傷と診断しやすいが，PIP関節掌側の剥離骨片のみ（Type Ⅲ）の場合もある。

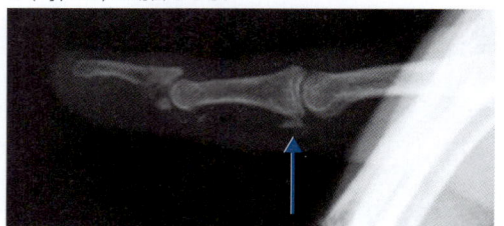

● 治療方針

Leddy & Packer分類[3)]が臨床に沿っていて，最も使用されている。

・Type I

FDPが手掌まで引き抜けた損傷であるため，vincula longa & brevisが損傷している。すなわちFDPへの血行が断たれており，FDPの壊死と恒久的な拘縮を避けるため，7日以内に腱を修復しなければならない。

・Type II

FDPがPIP関節まで退縮しており，腱断端への血行はvincula longaにより維持されている。腱の血流が保たれているので，受傷後2カ月程度までの修復が可能とされるが，FDPのfibrosisを生じて屈曲が制限される危険性があるため，骨片の有無にかかわらず7日以内の修復が勧められる。FDPの剥離骨折はしばしばtype IIで認められ，骨片はA4 pulleyに引っかかっているため，PIP関節より中枢へは引き抜けない。

・Type III

◆図3 環指DIP関節自動屈曲不能

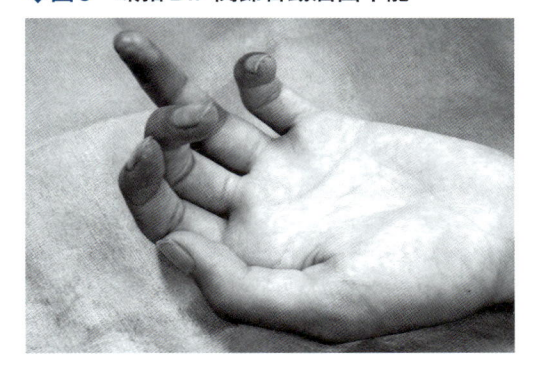

しばしば関節面にかかる大きな骨片を有し，A4 pulleyが骨片の短縮を防いでいる。腱の短縮を避けるため，2週間以内の修復がすすめられている。

・Type IV

Type III損傷のうち，FDPが剥離骨片より剥離しているもので，まれではあるが腱の血行が破綻しており，1週間以内に修復しなければならない。

ケースレポート1

【症例】

20歳，男性。関東大学アメリカンフットボール1部選手，ポジションはディフェンスバック。

【現病歴】

練習中，ボールキャリアーの相手ランニングバックを止めようとしたが，カッティングを切られて交わされそうになったので，相手選手のジャージをつかんだが，そのまま走られて振り払われ左環指を受傷した。

【初診時所見】

受傷翌日に初診した。左環指DIP関節から末節骨掌側の疼痛を訴える。局所は同部の腫脹と皮下出血があった。圧痛はむしろPIP関節にあり，退縮したFDP断端と思われる断端を触知する。DIP関節自動屈曲不能，PIP関節自動屈曲可能であった。

【画像所見】

単純X線側面像に異常所見は認めなかった。

【診断】

Leddy & Packer分類 Type IIと考えられる。長期間のDIP伸展位持続はDIP関節拘縮に，長期間のFDPの退縮はFDPの壊死につながるため，良好な治療成績を得るためには1週間以内の修復術を必要とする。

【手術所見】

左環指掌側DIP関節を頂点とするジグザグ皮切で展開

◆図4 断裂FDPの退縮

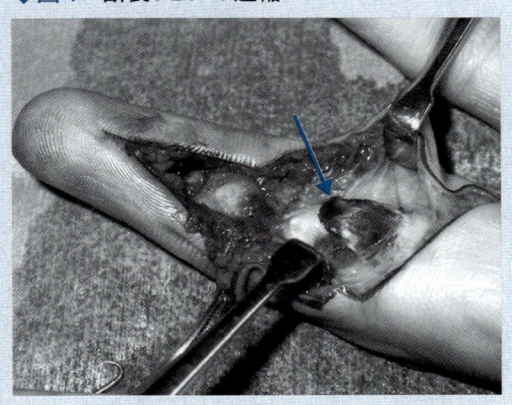

◆図5 FDP pull-out固定後

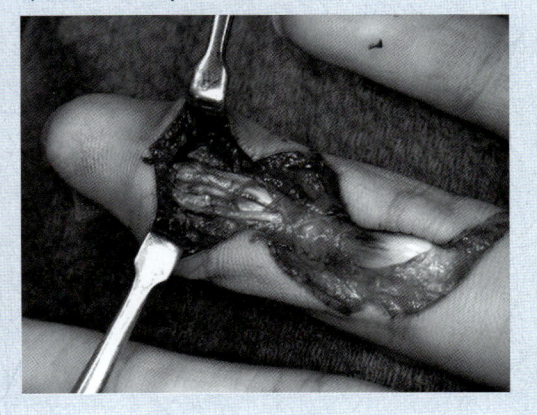

する．同部にFDP断端がないので，PIP関節の展開までジグザグ皮切を延長して，同部に手FDP断端を固定した（図4）．

腱断端はすでに瘢痕形成で断端が丸まっているため，最小限尖刃で正常腱断端を新鮮化した．Milking操作を行い，FDPをA4 pulleyをくぐらせてpull-out法にて背側皮膚外へbuttonを用いて締結固定した（図5）．

経過
・術直後

皮膚縫合後，患指はKlinert法に準じてDIP関節，PIP関節屈曲位とし，術翌日から拘縮予防に軽度の自動伸展訓練を行った（図6）．

・術後2週

抜糸し，Klinert法のまま自動屈曲運動も開始した．この時点で，患指以外の筋トレおよびジョギングは許可したが，**不用意なpower gripは，FDPの再剥離を生じる危険性のある時期なので，選手には十分な注意を喚起する必要がある．**（復帰のツボ）

・術後5週

Klinert gipsを除去し，自動および自動補助屈伸運動を開始した．リハビリテーションの時間以外は環指とともにバディテーピング固定としADLでの使用を許可した．

・術後6週

問題のないことを確認したうえでpull-out wireを除去した．wire抜去後の創部が落ち着いたら，加速走・ダッシュ・ジグザグ走行などの走行系トレーニングの制限は解除した．

・術後8週

ADL上のバディテーピングも除去した．DIP関節，PIP関節，MP関節とも可動域はfullで，把握動作も可能となったため，把握運動，握力強化訓練を行い，徐々に腕立て伏せ，さらにベンチプレスなどの手の使用強度の高い運動を許可した．

・術後3カ月

コンタクトプレーを開始するが，まずはプレー中は環指とのバディテーピングとし，ジャージを捕まえることを禁止した．十分プレーの質が発揮できる状態を確認の上，ジャージをつかむことを許可し，試合復帰を許可した．この時点で，小指

◆図6　Klinert法

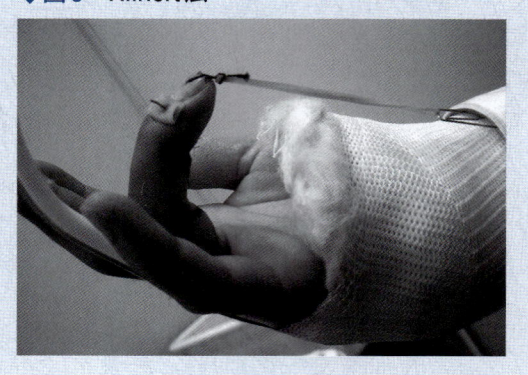

正常可動域を獲得し，握力も健側比85%まで回復した．

解説

スポーツ復帰までの治療のポイントは，
① コンタクトスポーツ選手がジャージをつかんでの受傷
② 損傷直後に本外傷を念頭に置いたDIP関節自動屈曲不能，PIP関節自動屈曲可能の確認
③ 術翌日の末節掌側の皮下出血
④ スポーツ復帰へ指機能温存のための早期手術（可能な限り1週間以内）
⑤ X線中心とした損傷型ごとの治療法の選択
⑥ Leddy & Packer分類TypeⅠ&Ⅱでは，Klinert法による術後早期愛護的運動訓練
⑦ Leddy & Packer分類Ⅲ&Ⅳでは，関節面に及ぶ剥離骨片観血的整復固定術後の外固定2週間以内後の運動訓練
⑧ pull-out wire抜去のタイミングは6〜8週
⑨ コンタクトスポーツ復帰は3カ月以後
である．

しかし，Leddy & Packer分類TypeⅠでは，FDPが掌側まで退縮したための腱の短縮が残存し，DIP関節の伸展制限を残す例があり，成績が悪いとする報告が多い[3, 6]．

この場合，一般の成績を考えれば，腱移行術や腱前進術の適応も考えられる．しかし，腱の強度やスポーツ復帰までの期間を考慮すると，投球動作など繊細な指の動きが要求されるスポーツ以外はその適応を考慮する必要がある．

ケースレポート2（難治例）

【症例】
17歳，男子．

【現病歴】
ラグビーの試合中，タックルした際に相手選手のジャージに右環指が引っかかって受傷した．

【初診時所見】
受傷翌日に初診した．右環指DIP関節から末節骨掌側の疼痛を訴える．局所は同部の腫脹と皮下出血あり．DIP関節自動屈曲不能，PIP関節自動屈曲可能であった．

◆図7 jersey finger損傷
（Leddy & Packer分類 Type Ⅲ）

骨片はA4 pulleyで止まっている。

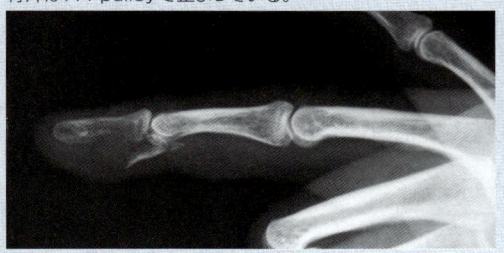

◆図8 Leddy & Packer分類 Type Ⅲ，術後単純Ｘ線

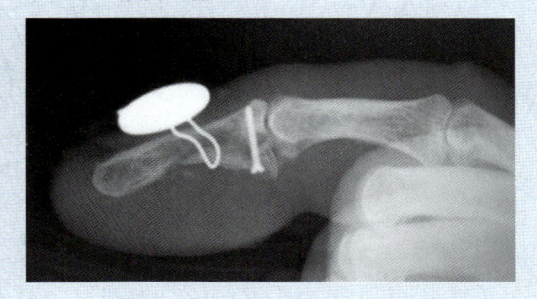

【画像所見】
単純X線側面像にて大きな末節骨剥離骨片があり，粉砕骨折である（図7）。

【診断】
Leddy & Packer分類 Type Ⅲと考えられる。長期間のFDPの退縮はFDPの壊死につながるため，良好な治療成績を得るためには1週間以内の手術療法を必要とする。

【手術所見】
FDP付骨片はpull-out法に準じでsurgical wireで背側皮膚外でbuttonを用いて固定した。FDP付着のない関節面を含む骨片は著しく大きいため，骨片を裸子で固定した（図8）。

●経過
術後は関節内骨片であり，腱の退縮はほとんどないため，2週間の外固定を行った後，自動他動可動域訓練及び自動把握訓練を行った。
術後2週で抜糸し，以後走行系トレーニングは許可した。リハビリテーション以外は中指とのバディテーピングとした。術後DIP関節屈曲は70°で屈曲制限を残し，power gripは健側よりやや弱い。

●解説
Leddy & Packer分類 Type ⅢおよびⅣは関節面に及ぶ骨片を有するため，術後の可動域をより回復するためには，FDPの強固な固定のみでなく，関節内骨片を可及的解剖学的整復固定することが重要である。

再発予防と今後の展望

腱付着部の強度をトレーニングで改善することはできないと考えられている。このため，地面に立ったまま相手選手のジャージを指でつかまえること自体が本外傷を発生する危険性が高い。相手選手のジャージを指でつかまえる際には，肘を曲げて脇を引き締め，自分の身体は引きずられながら相手選手に引き寄せられることで指の過伸展強制を避けるプレー方法が安全と考えられ，肩関節前方脱臼を予防するのと同様のコンタクトの仕方である。

予防のツボ

FDP皮下断裂と剥離骨折の受傷機転の違いが解明できれば，より具体的な予防方法（プレースタイル）が提示できると考えられ，今後の課題である。

文献

1) McMaster PE : Tendon and muscle ruptures. Clinical and experimental studies on the causes and location of subcutaneous ruptures. J Bone Joint Surg, 15 : 705-722, 1933.
2) Boyes JH, Wilson JN, et al : Flexor-tendon ruptures in the forearm and hand. J Bone Joint Surg, 42-A : 637-646, 1960.
3) Leddy JP, Packer JW : A avulsion of the profundus tendon insertion in athletes. J Hand Surg, 2 : 66-69, 1977.
4) Reef TC : A avulsion of the flexor digitorum profundus : an athletic injury. Am J Sports Med, 5 : 281-285, 1977.
5) 前田敬三, 若山日名夫 : 患指屈筋腱皮下断裂についての考察. 臨整外, 12 : 1094-1097, 1977.
6) 池上博泰, 堀内行雄, ほか : スポーツによる屈筋腱皮下断裂. 日手会誌, 16 : 391-397, 1999.
7) Manske PR, Lesker PA : Avulsion of the ring finger flexor digitorum profundus tendon : an experimental study. Hand, 10 : 52-55, 1978.

ラグビー・アメリカンフットボール

ラグビー・アメリカンフットボールにおける膝前十字靱帯断裂の診断と治療（STG再建）

高澤祐治，山本和宏

診断

●問診

膝前十字靱帯損傷は，疾走中の急激な停止や方向転換，ジャンプの着地，相手との衝突などで膝関節に異常な回旋力が加わって損傷されることが多く，そのほとんどは受傷機転の問診で診断できる。受傷時に「ブツッ」という断裂音（pop）や，膝が外れた感じがするという脱臼感を訴えることもある。

急性期を過ぎると腫脹や疼痛は軽減し，日常生活動作での不自由は少なくなるが，スポーツ動作中にはステップやストップ，ジャンプ動作などで膝関節の不安定感や膝崩れ（giving way）を訴える。

●視診・触診

急性期は膝関節の腫脹とともに膝蓋跳動がみられ，関節可動域は制限される。

●画像検査

・単純X線

大腿骨外側顆部の陥没様変化（lateral notch sign）がみられることがある。また，脛骨外側の剥離骨折（Segond骨折）を合併することもある。

・MRI

骨・軟骨や半月板などの合併損傷の存在の確認に有用な検査である。急性期においては，大腿骨外顆に骨挫傷様変化（bone bruise）がみられることが多い。

●徒手検査

問診とともに重要な診断ツールとなるのが徒手検査である。以下の徒手検査により，大腿骨に対する脛骨の前方への不安定性および回旋方向への不安定性を評価する。いずれのテストも，力が入らないよう十分に患肢の緊張をとること，必ず健側との比較をすることが重要である。

・前方引き出しテスト

膝関節を90°に屈曲し，大腿骨に対する脛骨の前方への動揺性を評価する。急性期には腫脹や可動域制限のため手技そのものが不確実なものとなり，診断的な精度は高いとはいえない。

・Lachmanテスト

膝関節軽度屈曲位で行う。一方の手で大腿を外側から把持し，もう一方の手で脛骨を内側から把持，大腿部をしっかりと固定した状態で，脛骨を前方へ引き出すテストである。前方への移動量と引き出し最終段階での堅い抵抗感（end point）の有無で評価する。体格の大きい選手の場合は，大腿部の下に枕を置いたり（図1a），踵部をベッドの脇に少し落としたり（図1b）することによって，大腿部の固定と筋の弛緩を得ることができる。

・Nテスト

患肢の長軸方向に軸圧を加えながら，膝関節に外反・内旋ストレスをかけ屈曲から伸展させてゆくと，

◆図1　Lachmanテストの工夫
a：枕 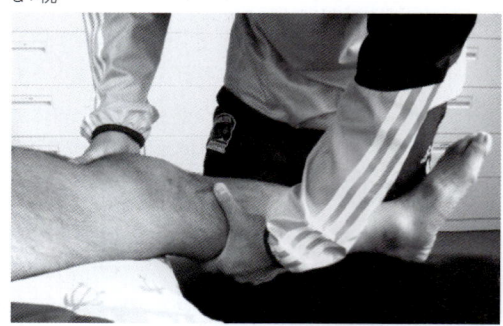
b：ベッド端

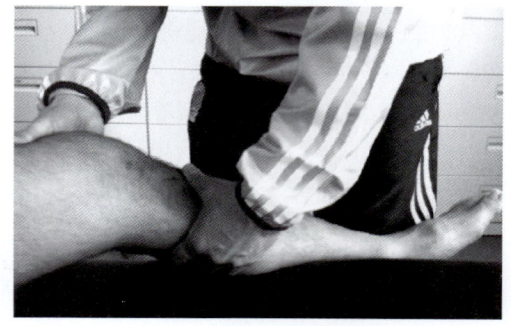

伸展位付近で脛骨外顆が前方に亜脱臼を生じる。反対にpivot shiftテストでは屈曲位で整復される。いずれのテストもACL機能不全に伴う回旋方向への不安定性をみるテストである。

ケースレポート1

【症例】
26歳，男性。ラグビートップリーグ選手。ポジションはウィング。

【現病歴】
ボールを持って疾走中，左脚で大きく踏み込み右側へ切りかえそうとステップを踏んだ際に"ブチッ"という音（pop）とともに膝が外れた感じがあり転倒。プレー続行不能となり退場した。

【初診時所見】
グラウンドサイドへ運び出し，徒手検査を行う。Lachmanテストにて膝関節の前方不安定性およびend pointの消失を認めたため，ACL損傷を疑いRICE処置を行った。

【画像初見】
受傷翌日MRI検査を施行，前十字靱帯の描出は不明瞭であり，大腿骨外顆に骨挫傷変化（bone bruise）を認めた。

【診断】
ACL損傷と診断。今後もトップレベルプレーヤーとしての競技活動を希望していることから，手術療法（再建手術）を予定した。

【手術所見】
手術は遺残靱帯（remnant）が残っていたため，遺残靱帯を温存し半腱様筋腱を多重折りにした1束再建術[1)]を行った。

経過

リハビリテーションは以下のステージに分け，段階的に行った。

・Stage 0：pre operative stage（受傷～手術まで）
外傷後の腫脹・疼痛の軽減を目的としたRICE処置
SLR訓練，セッティングなどの等尺性筋力訓練
可動域訓練
受傷肢位の確認と，危険肢位の予防

・Stage 1：Acute treatment stage（手術直後～4週まで）
目標：日常生活動作を再獲得する。

①抗炎症処置など
松葉杖は離せるようになったらいつでも離してよい。
腫れ止めのため，患肢は常に弾性ストッキングを装着し，できるだけ患肢挙上に心がける。
訓練後はアイシングを30分間以上行う。

②可動域（曲げ伸ばしの角度範囲）
自分で可動域訓練を行う。
4週末時点での目標可動域は10°以下～100°以上120°まで。

③筋力訓練（1回に1セット以上，1日2回，毎日）
立ち上がり訓練（1セット20回繰り返し）。
3方向訓練（脚上げ，横上げ，ボール）（1セット20回繰り返し）。
足首に重り（1kg～）をつける（1セット20回繰り返し）。

◆図2　ハーフスクワット（HlfSq）訓練
1回に1セット以上，1セットは20回繰り返しで行う。肩幅に足を開いて立ち，両手に重り（両手で2kg～）を持つ。殿部を下に降ろすようにして膝を曲げていく。十分に膝を曲げる。その際，殿部が踵より後ろに出ないようにする。膝と股関節を伸ばして元の姿勢に戻る。

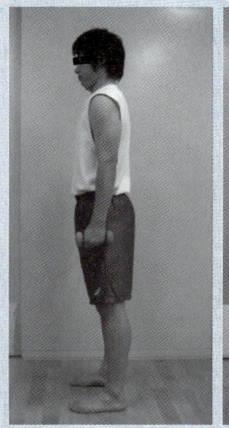

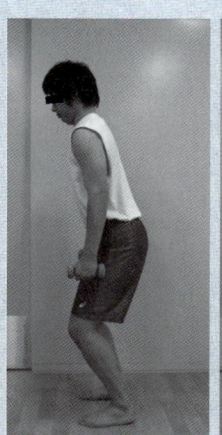

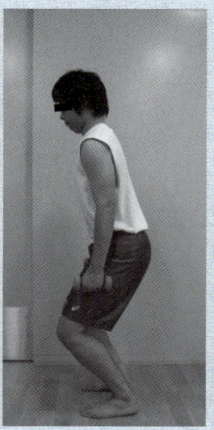

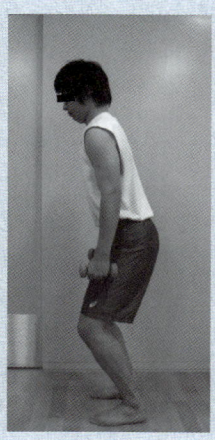

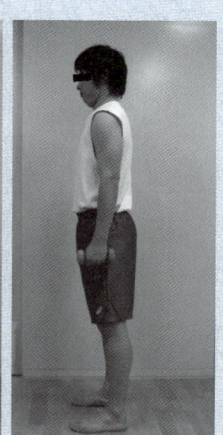

ハーフスクワット（HlfSq）訓練（1回に1セット以上）（図2）．
両手に重り（両手で2Kg〜）を持つ（1セット20回繰り返し）．
セラバンド（TB）訓練（1セット10回繰り返し）
レッグエクステンション（LExt）（角度は90°→45°止まりとする）．
レッグカール（LCrl）（角度制限はない．曲げる角度は90°以上とする）．
LExtとLCrlは患肢と健肢にセラバンドをかけて行う．
④その他
腹筋や上肢訓練は可能な限り行う．

・Stage 2：Remodeling stage（術後4週〜12週まで）
Stage 2-a（4〜8週）
①歩行トレーニング（直線⇒カーブ⇒前後歩行）
②開放運動連鎖（Open Kinetic Chain）トレーニング
③エアロバイク
Stage 2-b（8〜12週）
①ジョギング
②固有受容器トレーニング（proprioceptive training）：閉眼片脚立位，バランスディスク，トランポリンなど
③ジムトレーニング：レッグエクステンション，レッグカールなど

・Stage 3：Reconditioning stage（12〜24週）
①ランニング（直線ラン⇒加速・減速⇒ストップ動作⇒方向転換動作）
②アジリティトレーニング（ラダー，ハードルなど）
③プライオメトリクス（スクワットジャンプ，ボックスジャンプ，ランジジャンプなど）
④ボールパス，キャッチ，キック動作（止まった状態⇒動きながら）
・16週以降〜
①コンタクトドリル：タックルシールド⇒対人⇒アジリティー
②タックルドリル：タックルダミー⇒対人（1対1）⇒アジリティー
③コンタクトフィットネス
術後20週のある1日のリハビリメニュー例を示す（表1）．
・Stage 4：Integration stage（6カ月以降）
①ノンコンタクト部分合流⇒コンタクト含むチーム合流
②試合復帰（約8カ月）

◆表1　ACL再建術後リハビリテーションメニュー（術後20週）

患部強化	
1leg hip bridge（ball）	20×3
leg extension & leg curl（マシン）	20×3
四股姿勢＋バンザイsquat	50×2
四股＋すり足歩行	10m×5
split squat（ball）	20×3
1leg good morning	20×3
片足立ち（matt）+ball catch	20×2
コアスタビライゼーション	
パンピング	100回
ツイスト	20×3
チョッピング（PNF）	左右10×3
ダルマ（前後，左右，手放し）	10×3
V字（上肢サポート）	20×3
グラウンドリハビリメニュー	
jogging	5分
ペース走：50m×10（45秒サイクル）×3 set	
ラダー	5種目×6
ミニハードル	3種目×6
T字（3種目）	4本
zigzag（40m）	6本
シャトル（前後10m）	4往復×3
walk lunge	1周
コンタクトプログラム	
tackle（tackle dummy） mirror dril（tackle）10m×10m（square） contact fitness	

再発予防と今後の課題

予防のツボ

受傷から手術までの期間に受傷肢位を確認し，危険肢位とならないよう，手術前から教育することが重要である．

競技復帰後の反対側受傷例の報告も散見されることから[2]，競技復帰後も再受傷を含むACL損傷の予防を目的として，患部トレーニングを行った．

文献

1) 金　勝乾，ほか：前十字靱帯損傷に対する薄筋腱単独による再建術—短期成績について．膝，29：87-89，2004．
2) Kozanek M, et al：The contralateral knee joint in cruciate ligament deficiency. Am J Sports Med, 36(11)：2151-2157, 2008.

ラグビー・アメリカンフットボール

ラグビー・アメリカンフットボールにおける膝前十字靱帯断裂の診断と治療（BTB再建）

史野　根生

診断

●問診・視診・触診

・新鮮例または初回受傷

以下の点に留意して聴取する。

①スポーツの種類（バスケットボール，器械体操など）
②受傷時の肢位（伸展位付近が多い）
③膝のくずれ方（外反する形が多い）
④Pop音（大半の例で『音』を聞いている）
⑤脱臼感（『はずれた』との表現をとる）
⑥虚脱状態（直後はほぼ全例が脱力のためスポーツ不能に陥るが，骨挫傷，関節軟骨，半月板損傷などを合併している例ほど虚脱強度で，歩行不能になる例ことが多い）
⑦受傷後12時間以内に生じる関節腫脹（関節血腫であり約90％で陽性である）

・陳旧例

膝くずれを訴えて来院することが多いが，時に合併した半月板損傷のための引っ掛かり感，反復嵌頓，または嵌頓状態のまま来院することもまれでない。

●画像診断

MRIが有用である。損傷靱帯そのものの評価に役立つばかりか，半月板，軟骨下骨損傷などの合併損傷の評価にも有用性が高く，前十字靱帯損傷膝の総合的評価に必須である（図1）。

●徒手検査（不安定性/亜脱臼誘発テスト）

Lachmanテスト（図2），Nテスト（英語圏ではjerkテスト），pivot shiftテストなどがある。これらの徒手テストを行う際には，生理的な関節の弛みや個人差に留意しつつ，健側と比較しながら行う。また，患者が亜脱臼による恐怖感から，大腿部筋肉にて防御反応を示し，偽陰性を呈しがちであることに注意する。Lachmanテストは，他のテストに比べて患者の亜脱臼誘発恐怖感が小さく，新鮮例においても偽陰性を呈することが少なく診断的価値が高い。

なお，関節腫脹を認めれば，関節穿刺により血性水腫を排液する。これにより関節包の緊張がとれ筋緊張も低下するので，徒手不安定性テストが施行しやすくなる。

●治療方針

・初診時の対応と検査

関節腫脹の有無を確認し，腫脹があれば関節穿刺により廃液する。これにより関節包の緊張がとれ筋緊張

◆図1　受傷後7日で撮影したMRI像（T1強調像）

a：矢状断。
前十字靱帯（矢印）は近位70％が高輝度となり走行が水平化している。

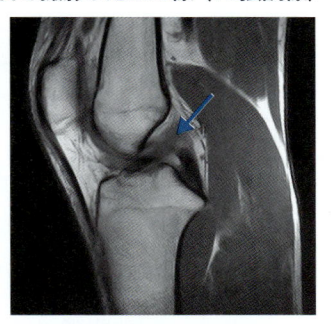

b：前額断。
内側側副靱帯は正常である。

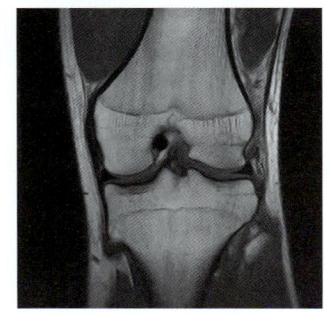

◆図2　Lachmanテスト

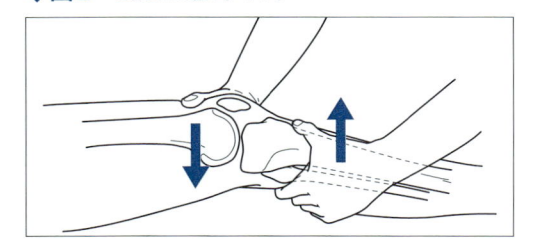

も低下するので，徒手不安定性テストが施行しやすくなる．なお，急性期には，疼痛に伴い筋緊張も強いので，Nテスト，pivot shiftテストは施行しないようにしている．内・外反ストレステストなども軽く行う．

関節穿刺による廃液により疼痛が軽減され，可動域制限/拘縮も改善しやすくなり，術前可動域訓練（他動的伸展を中心とした）が容易となる．なお，内側側副靱帯損傷合併時には屈曲拘縮が生じやすく，他動的伸展/可動域訓練はとくに大切である．

MRIを撮影施行し，主として半月板の合併損傷を診断する．

・治療方針の決定

複雑な形態を呈する半月板損傷合併がみられない場合，可動域の正常化を待って受傷後3〜6週にて再建術を施行する．横断裂など複雑な形態の断裂/治癒困難と考えられる半月板損傷の場合，受傷後3週以内に再建術と半月縫合術を施行する．

陳旧例で転位半月板のため長期にわたりロッキング/伸展制限が持続した場合は，半月板の整復または縫合術のみ早期に行い，その後1〜2カ月後に再建術（＋半月板縫合術）を行う．

再建材料選択としては，疼痛閾値の低い女性患者には半腱様筋腱を用い，疼痛閾値の高い男性スポーツ選手に対しては膝蓋腱を用いることを原則とする．また，MRI横断スライスで判定できる半腱様筋腱低形成なども参考にする．[1]

復帰のツボ

ケースレポート1

【症例】
17歳，男性．アメリカンフットボール選手．

【現病歴】
受傷後2日目に来院した．

【初診時所見】
腫脹があり，関節穿刺により血性水腫を廃液した．Lachmanテストは陽性であった．

【画像所見】
MRI撮影により，前十字靱帯断裂を認めたが，早急に修復術を必要とするような複雑な形態を呈する半月板損傷はみられなかった．

【診断】
軽度の伸展・屈曲拘縮を認めたため，術前の可動域訓練（他動的伸展を中心とした）を施行後，受傷後6週間で，再建術を施行した（図3）．

【手術所見】
コンタクトスポーツへの復帰をめざす，疼痛閾値の高い患

◆図3　術中鏡視像

a：実質部で断裂した前十字靱帯．

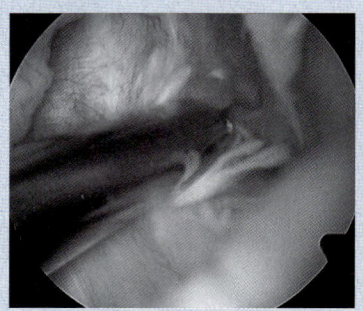

b：外側半月中節横断裂（矢印）．

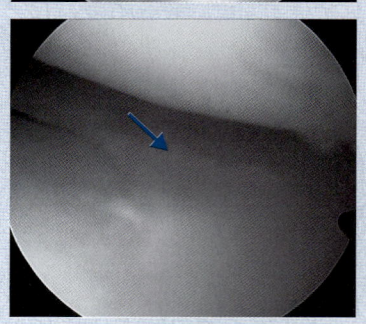

◆図4　手術所見

a：再建前十字靱帯鏡視像（屈曲位）

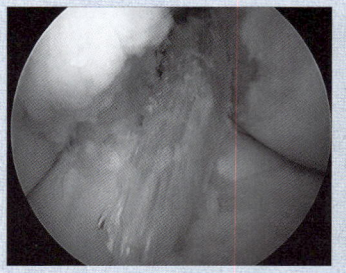

b：再建前十字靱帯鏡視像（伸展位）再建前十字靱帯のインピンジメントは認めない．

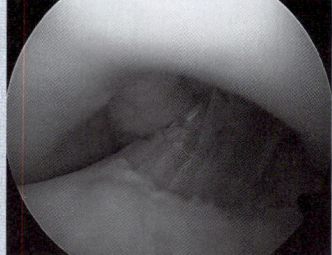

c：術後側面X線像
大腿骨側固定は6×20ミリのinterference screw，脛骨側はDSP＋螺子にて行った．なお初期張力は15°屈曲位で15Nとした．

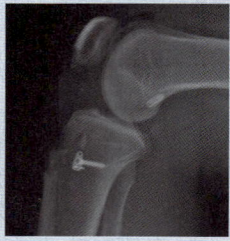

者であったので，10mm幅自家膝蓋腱を用いた解剖学的長方形骨孔前十字靱帯再建術を施行した（図4）[2]。同時に外側半月中節の小断裂に対して部分切除術を併せて行った．

経過

後療法としては，1週間のブレースによる外固定後，可動域訓練を行い，4週間で全荷重許可した．この時期にCT撮影を行い，移植腱骨片の大腿骨孔前壁への良好な骨癒合を確認した（図5）[3]．

3カ月でランニング開始し，6カ月でフットボール部活動に復帰した．

◆図5　術後24日の大腿骨CT像

a：3D-CT像．
移植腱骨片（矢印）は骨孔前壁に密着している．骨孔開口部はResident's ridge後方に位置している．
IFS：骨片固定に使用したinterference screw

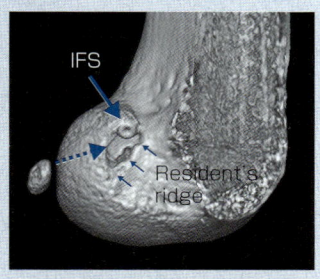

b：MPR像（骨孔前壁および骨幹端後方皮質骨面に垂直な横断スライス）．
移植腱骨片（矢印）は骨孔前壁とほぼ癒合している．

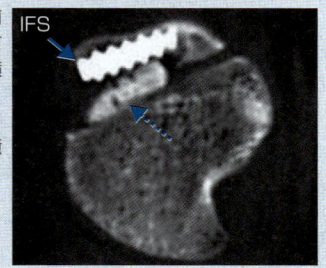

再発予防と今後の課題

本術式を中心とした治療は，受傷した元のスポーツへの復帰を高い確率で可能にする方法の1つである．しかしながら，現状では元のスポーツへの復帰後2年以内に数％の症例が再受傷をきたす．

再受傷の発生やその後の合併症の危険を減らすには，以下の対処法が考えられる．

①バランスのよい筋力回復：とくにハムストリング筋，体幹筋群などを強化する．②移植腱のサイズを常に10mm幅とするのでなく，体格の大小により最適化する．③十分な移植腱の治癒，成熟まで復帰させない．④再受傷により不安定膝となった状態でプレーを続行すると，半月板，関節軟骨に損傷，変性をきたす．二次性関節症に移行する危険性をトレーナーに周知徹底させ，再受傷をきたした場合，直ちに受診させるよう指導する．

文献

1) Hamada M, Shino K, Mitsuoka T, et al：Cross-sectional area measurement of the semitendinosus tendon for anterior cruciate ligament reconstruction. Arthroscopy 14：696-701, 1998.
2) Shino K, Nakata K, Horibe S, et al：Rectangular tunnel double-bundle anterior cruciate ligament reconstruction with bone_patellar tendon_bone graft to mimic natural fiber arrangement. Arthroscopy, 24：1178-1183, 2008.
3) Shino K, Suzuki T, Iwahashi T, et al：The resident's ridge as an arthroscopic landmark for anatomical femoral tunnel drilling in ACL reconstruction. Knee Surg Sports Traumatol Arthosc, 18：1164-1168, 2010.

TOPICS

ラグビー・アメリカンフットボールにおけるBTBとSTGのリハビリテーション

佐藤睦美，前　達雄

　膝前十字靱帯（anterior cruciate ligament；ACL）の再建には骨付き膝蓋腱（bone-tendon-bone graft；BTB）や半腱様筋腱および薄筋腱（semitendinosus and gracilis tendon graft；STG）が用いられることが多い。術後リハビリテーションにおいては，再建靱帯の保護に加え，腱採取部に過負荷が加わらないような配慮を要する。以下，術後経過期間ごとに留意するポイントを述べる。

●保護期（術直後～術後5週）

　可及的に炎症症状の鎮静化を図り，膝関節前面の軟部組織の柔軟性の維持・改善のために，膝蓋大腿関節および関節鏡刺入部痕を含めた術創部付近の皮下組織のモビリティの早期獲得に努める。大腿四頭筋への低周波電気刺激は，筋再教育だけではなくモビライゼーションとしての作用も期待できる。BTBを用いた再建術では，膝蓋腱への侵襲により膝蓋大腿関節や膝前面の軟部組織のモビリティが低下しやすいため，とくに重点的にアプローチをする必要がある。加えて，体幹や股関節周囲などの患部外トレーニングを実施し，活動量の減少による筋力低下を予防する。

　固定除去後は，再建靱帯への過負荷に留意しながら関節可動域の速やかな獲得と柔軟性の改善に努める。

●保護トレーニング期（術後5週～3カ月）

　筋力強化トレーニングでは，再建靱帯への負荷に十分注意する必要がある。また，STGを用いた再建では，この時期に腱採取部に過度な負荷が加わると癒着部が剥離し強い疼痛や腫脹を生じるため，軽負荷での求心性収縮によるトレーニングから開始し，段階的に負荷を加える。一方，BTBを用いた場合，膝伸筋トレーニング時に腱採取部や膝蓋骨周囲の疼痛を生じることが多い。BTBによる再建症例の膝伸筋トレーニングは，局所症状の増悪を認めなければ積極的に負荷を上げていく。

　筋力強化に加え，姿勢コントロールの再学習として，スクラムやタックルの動作姿勢に近似した姿勢でのスクワット動作（図1）を推奨する。この姿勢は，下腿を大きく前傾させるため，脛骨高原が前傾して膝には後方剪断力が働き，さらに重心位置が前にあるために下肢の支持にハムストリングスが寄与する割合が高まることから，膝に前方剪断力が生じにくい安全なトレーニングである[1]。また，壁に手掌や前腕などの支点を置き，身体を傾斜させた姿勢でのスクワット動作（図2）を，接触プレー中の身体重心のコントロールを学習する初期段階として実施する[2]。

◆図1　壁に支点をおいたスクワットトレーニング

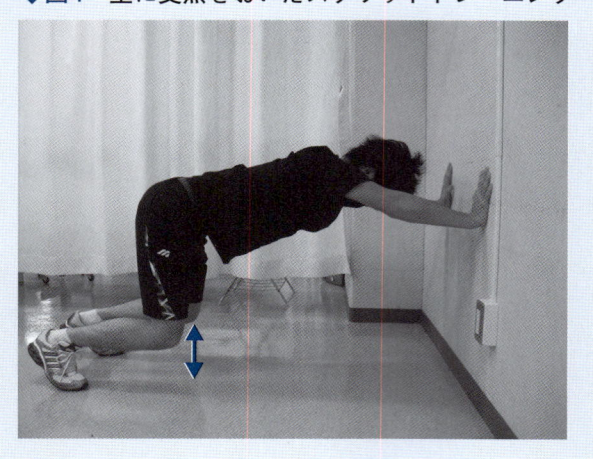

◆図2　傾斜姿勢でのスクワット

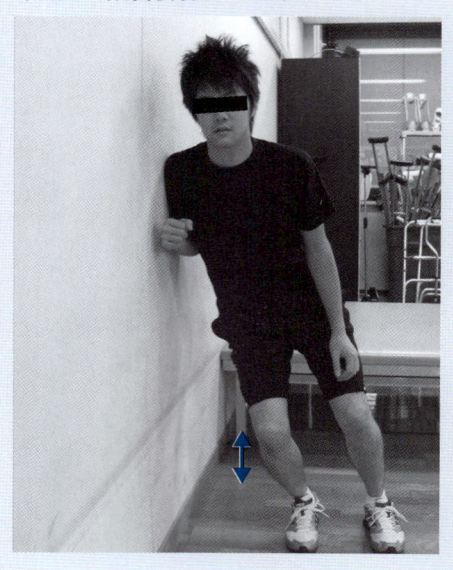

●積極的トレーニング期（術後3〜6カ月）

　高負荷の遠心性収縮トレーニングを段階的に導入する．STGによる再建症例についても，ノルディックハムストリングのような遠心性収縮のトレーニングをこの時期より開始する．

　ライン，フォワードの選手においては，荷重トレーニングでの負荷量を積極的に増大していく．スポーツ動作トレーニングでは，カッティングやターンなどの方向転換動作も低速から高速へと徐々に難度を上げ，膝に外反や回旋のストレスが集中しないよう十分に習熟させる．

●競技復帰期（術後6カ月以降）

　次の動作を予測して自己でコントロールしやすい内容から，練習に段階的に復帰する．相手に合わせるディフェンスやフェイントなどの練習は復帰前の最終段階の練習とする．競技復帰に際しては，膝の安定性に加え，筋力，安全なフォームの獲得なども指標とする．

文献

1) 椎木孝幸，松尾高行，ほか：ACL再建術後のスクラム姿勢によるトレーニング．スポーツ傷害，11：15-18, 2006.
2) 小柳磨毅，中江徳彦，ほか：【アスリートの前十字靱帯損傷　再建術後のリハビリテーション最前線】標準的リハビリテーション．臨床スポーツ医学，26：771-781, 2009.

ACL再建術における BPTBとSTGのスポーツ復帰の違い

八木正義, 吉矢晋一

●再建材料としてのBPTBとSTG

ACL再建術に使用される自家組織としては，骨付き膝蓋腱（bone-patellar tendon-bone；BPTB）もしくは内側ハムストリング腱（semitendinosus & Gracilis tendon；STG）が一般的である．BPTBの特徴としては，bone-tendon-boneの形状で採取できるため

- interference fixation screwを用いて術後早期より強固な固定が可能である[1]，
- 移植腱両端の骨が骨孔壁と骨対骨で早期に癒合しうる，

などの利点がある．一方，STGは正常ACLに近い形状の生理的な再建術を目指した解剖学的ACL再建術に使用しやすいこともあり，近年STGを移植腱として使用する頻度が増加している．

●臨床成績の比較と問題点

BPTBとSTGとを用いた再建術の臨床成績を比較した研究は数多くあるが，膝関節の安定性や合併症などに大きな差はないとする報告が多い[2]．しかし，BPTBを使用した再建術では，

- ひざまずき時の疼痛（kneeling pain），・伸展筋力低下，・可動域制限，

などの問題点が報告されており，一方，STGを用いた再建術では，

- 不安定性の残存，・屈曲筋力の低下（とくに深屈曲での筋力低下），・再断裂率がやや高い，

などの問題が指摘されている．

著者らの経験では，BPTB・STG使用群間の比較で，スポーツ復帰率には差はみられなかった．しかし術後1年以内の再断裂に関する中山らの行った調査[3]では，STGを用いた再建術111例のうち6例（5%）に再断裂が生じており，一方BPTBを使用した再建術では120例中2例（1.6%）例に再断裂が生じており，STG使用群の再断裂が高い傾向にあった．またSTGを使用した場合にはとくに術後6～8カ月以内の早期に再断裂しており，慎重なスポーツ復帰の計画を選手だけでなくチーム関係者に徹底する必要がある．一方，BPTB例ではSTG例に比べて臨床上問題となるkneeling painをきたすことがあり，注意を要する．Matsumotoら[2]のBPTB（25例）とSTG（20例）を用いた再建術の術後5年以上の調査では，KT-1000を用いた患健差には有意差はみられなかった（BPTB群：平均1.2mm，STG群：平均1.4mm）．しかしkneeling painに関しては，中等度以上の疼痛を訴えた症例はSTG群ではなかったが（疼痛なし：65%，軽度：35%），BPTB群では20%（疼痛なし：52%，軽度：28%，中～高度：20%）に中等度以上のkneeling painを認めた．このような術後の膝前面の痛みは，stiffnessを伴い，筋力・膝機能回復の妨げとなることがある．

●コンタクトスポーツでのACL再建術

アメリカンフットボールやラグビーなどのコンタクト競技では，より強度が高いBPTBを移植腱として選択することが多く，米国アメリカンフットボール（NFL）での調査では31チーム中30チーム（97%）でBPTBが移植腱の第1選択とされており[4]，近年，BPTBを用いた解剖学的ACL再建術による良好な臨床結果が報告されており[5]，コンタクト競技におけるACL再建術にはBPTBが選択される頻度が多くなると予想されるが，それぞれの移植腱の特徴を理解してスポーツ復帰プログラムを計画することが求められる．

文献

1) Kurosaka M, Yoshiya S, Andrish JT：Am J Sports Med, 15：225-229, 1987.
2) Matsumoto A, Yoshiya S, Muratsu H, et al：Am J Sports Med, 34：213-219, 2006.
3) 中山 寛, 山口 基, 吉矢晋一, ほか：前十字靱帯再建術後のスポーツ復帰－BTBとハムストリング腱使用例の比較－スポーツ傷害, 12, 39-42, 2007.
4) Bradley JP, Klimkiewicz JJ, Rytel MJ, et al：Arthroscopy, 18：502-509, 2002.
5) Shino K, Nakata K, Nakamura N, et al：Arthroscopy, 21：1402, 2005.

ラグビー・アメリカンフットボール

ラグビー・アメリカンフットボールにおける複合膝靱帯損傷の診断と治療

高橋成夫

複合靱帯損傷とは？

複合靱帯損傷は膝関節脱臼もしくは亜脱臼を引き起こすような大きな外力を伴う転倒事故，交通事故やコンタクトスポーツによって十字靱帯を含む少なくとも2つ以上の構成体が破綻した時に起きる。

それぞれの損傷の治療法は，新鮮例と陳旧例で異なる。とくに関節脱臼を伴う重度複合靱帯損傷では，神経血管損傷，骨折，膝以外の合併損傷の有無により，膝靱帯以外の合併損傷の治療が優先される。個々の靱帯損傷が新鮮例の場合，保存療法か手術療法か，手術療法ならどの靱帯をどのタイミングで，修復するのか再建するのか，また陳旧例の場合，どんな適応でどの方法で手術をするのか，いまだに一定した結論は得られていない。

ここでは著者が行ってきたⅢ度の内外側支持機構損傷を含む前後十字靱帯損傷の治療経験を通して，その治療を述べたい。

診断

●問診

・受傷機転を聞く―どんなスポーツで，どのようにけがをしたか―

①膝関節屈曲位での受傷

スポーツでの膝後十字靱帯（PCL）損傷は，足関節を底屈し膝を屈曲させた状態で膝から落ち，後方への強大な力が脛骨結節に加わる場合に起こることが多い。サッカーのキーパー，柔道，アメリカンフットボールで加速度が加わった状態で膝から落ちるスポーツで多くみられる（図1）。Fowlerら[1]は膝の過屈曲のみでの単独PCL損傷を報告している（図2）。膝の過屈曲ではPCLは過緊張を強いられ，そこにさらに脛骨後方への力が加わると断裂しやすいと報告している。

②膝関節過伸展位での受傷―複合靱帯損傷を起こしやすい―

過伸展損傷では，膝前十字靱帯（ACL）の断裂に続き後方関節包やPCLが断裂する。過伸展に内外反の力が加わると側副靱帯損傷，脛骨近位内側面に後方

◆図1　PCL損傷の一般的な受傷形態

足関節を底屈し，膝を屈曲させた状態で膝から落ち，後方への力が脛骨結節に加わる。

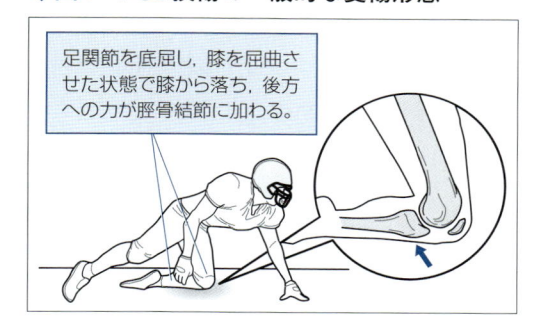

◆図2　PCL損傷の特殊な受傷形態

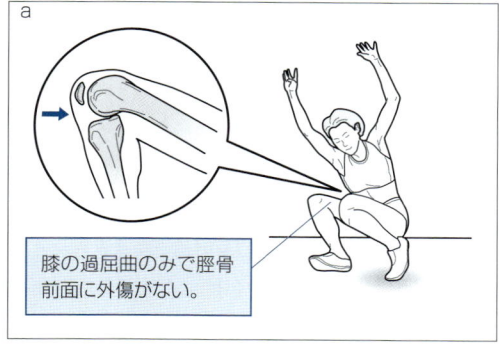

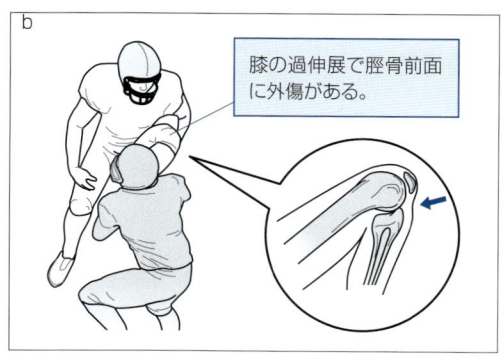

a
膝の過屈曲のみで脛骨前面に外傷がない。

b
膝の過伸展で脛骨前面に外傷がある。

への力がかかると，内反過伸展となり，膝外側支持機構（PLS）損傷を起こす。ラグビー，アメリカンフットボール，柔道やサッカーなどのコンタクトスポーツに多い。

・症状を聞く

PCL単独損傷の症状は比較的軽い。症状が強ければ，複合靱帯損傷を疑う。

①急性期から亜急性期

PCL単独損傷では，膝後方の痛みがあり，膝軽度屈曲位で歩行している。膝関節血症の程度は軽い。全体的に症状は軽症である。これらの症状の程度が強ければ，複合靱帯損傷を疑う必要がある。

②慢性期

膝後方の痛みだけでなく，膝蓋大腿関節部の痛みが加わる。正座やしゃがみ込みからの立ち上がり動作や階段昇降などで，後方不安定感を訴える。スポーツ動作では，ACL損傷ほど不安定感で困らないが，切り返し，ストップ，ジャンプなどの動作でスムーズな動作が障害されることがある。

● 視診・触診

以下の点に留意して確認を取る。

・急性期で脛骨結節付近に打撲による皮膚損傷を診る。これは膝屈曲位損傷を想起させる。
・関節血症は軽〜中等度の障害で発生する。ACL損傷より軽症である。PCLはACLと違い豊富な滑膜組織に覆われており，脛骨側付着部の一部は関節外組織である。このPCLの解剖学的特徴が関節内に出血しにくい一因となっている。
・膝はたいてい軽度屈曲位をとっており，脛骨に後方ストレスを加えると膝窩部に激痛を感じる。
・膝を屈曲させると，脛骨が対側に比べ落ち込む（sagging sign）。
・大腿四頭筋の萎縮をみる。陳旧例でよくみられる。
・歩容を診る。PLS損傷を合併する患者の中で膝のthrustを合併する患者では，膝軽度屈曲，足部内旋で歩容となる[2]。

● 画像診断

・X線

正面の撮影より，脛骨プラトー骨折，Gerdy結節剥離骨折，腓骨頭骨折，側面の撮影よりPCL付着部の脛骨剥離骨折，骨軟骨骨折，膝蓋骨軸射や膝屈曲立位撮影（Rosenberg撮影）により陳旧性PCL損傷での変形性変化の程度を調べることができる。

ストレス撮影では後方不安定性の程度を客観的に調

◆図3　gravity sag view

a：健側。

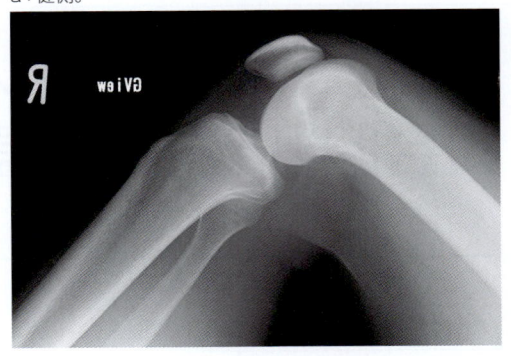

b：患側。患健側差より後方不安定性の程度を簡便に確認できる。

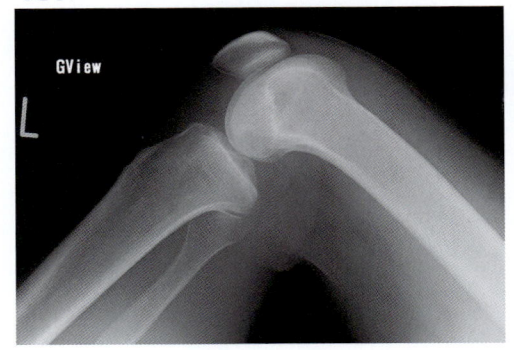

◆図4　Telos SEによる後方ストレス検査

a：健側。
b：患側。患健側差よりストレス下での後方不安定性の程度を確認できる。

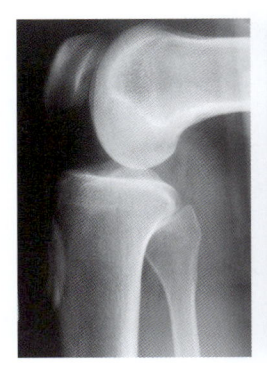

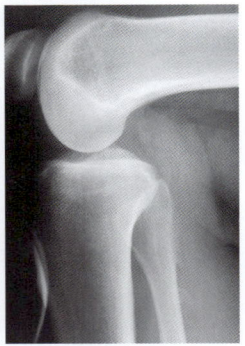

べることができる。診断だけでなく治療選択，術前後の評価に有用である。

①gravity sag view（図3）[4]

膝屈曲90°，股関節屈曲45°で両膝の側面像を撮影する。脛骨の落ち込みの程度を簡便かつ定量的に計測できる。

②Telos SEによる検査（図4）

イメージ下で膝関節屈曲90°の肢位で，15kp（144N）の押し圧力をかけ，患健側差を測定する。新

鮮例での使用は避ける。

③内・外反ストレス撮影（図5）

　膝関節屈曲20°の肢位（KT-1000の台を使用）でイメージ下に最大徒手で内・外反し，関節裂隙の開大度を患健側差で測定する。新鮮例では強制的なストレスは避ける。

・MRI

　矢状面でのPCL撮影は参考になる。断裂部の特定は困難なことが多いが，靱帯実質の太さや輝度変化である程度損傷の状態を診断できる（図6）。PCL以外のACL，MCL，LCL，PMS，PLS，軟骨，半月板，骨髄の状態を精査でき，必須の検査である。

● 徒手検査

　仰臥位で膝伸展位での検査から始め，その後膝屈曲位，さらに腹臥位での検査と続き，すべての靱帯の弛みの程度を見逃さないように常に一定した一連の検査を心掛ける。Lackmanテストは PCL 損傷では後方に亜脱臼していることもあり，陽性になることもある。左右の膝を比べ，ACL損傷と間違えないように留意する。

・膝伸展位での検査

①内・外反ストレステスト

　膝完全伸展位と膝屈曲30°で内・外反のストレスを加える。完全伸展位と30°ともに陽性であれば，外反ではMCLや後内側支持機構（PMS），内反ではLCLやPLS損傷を疑う。30°のみの陽性であれば，側副靱帯損傷が主体と考える。

②reverse pivot shiftテスト

　仰臥位，膝屈曲90°を保持する。その後下腿外旋位で膝を伸展していく。PLS損傷があれば，膝屈曲20～30°のあたりで後方に亜脱臼していた脛骨顆が整復される。

③外旋反張テスト（external rotation recurvatumテスト）

　患者の下肢を脱力させ，検者は患者の第1趾を把持して膝を伸展したまま持ち上げる。この際，PLS損傷があれば，下腿が外旋し膝が反張する。

・膝屈曲位での検査

①脛骨後方落ち込み徴候（posterior sag sign, sagging sign）

　PCL損傷は膝屈曲位で後方移動が大きくなるため，最も汎用される検査である。仰臥位，膝関節屈曲90°，股関節屈曲45°で大腿四頭筋の力を抜き，リラックスした状態で両膝の膝蓋骨と脛骨結節の位置を観察する（図7）。脛骨結節が膝蓋骨より後方に偏位していれば徴候陽性である。対側が正常の膝であれば，脛骨結節の高さで診断は容易になる。

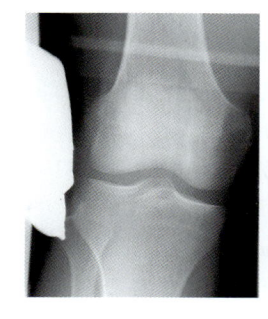

◆図5　内外反ストレス撮影
a：健側。　　　　　　b：患側。関節隙隙の開大度を比べる。

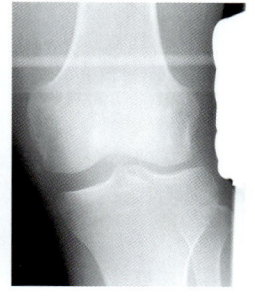

◆図6　MRI検査
a：後方ストレス患健差6mmの症例。　　b：後方ストレス患健差12mmの症例。

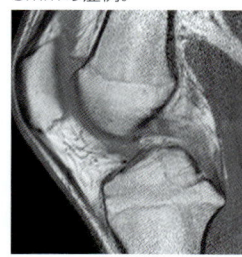

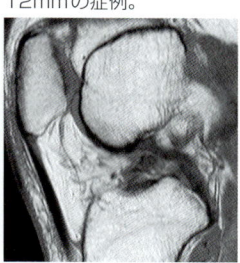

◆図7　脛骨後方落ち込み徴候
両膝の膝蓋骨と脛骨結節の位置を観察する。

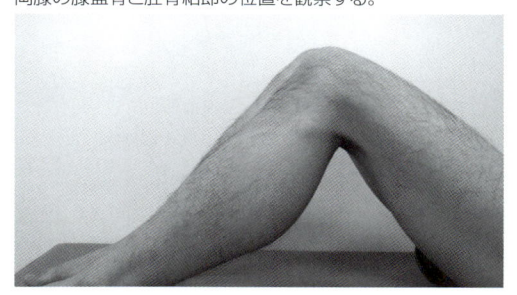

◆図8　後方引き出しテスト
検者の指で大腿骨と脛骨の位置関係を確認している。

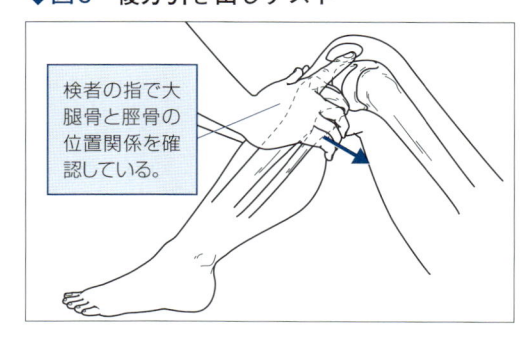

　新鮮例で下肢に力が入るとこのsignは陽性になりにくいため，四頭筋の力を十分弛めるように指示する必要がある。

②後方引き出しテスト（posterior drawer test）

仰臥位，膝屈曲90°で中間位を保つ．足部を固定し，脛骨近位に後方引き出しを加える．PCL損傷程度をみる簡便な方法である．内側脛骨顆と内側大腿骨顆の間に検者の指を置き，段差の程度を評価する（図8）．上述のX線検査を参考にすればより確実に診断できる．

正常の膝は，内側脛骨顆が内側大腿骨顆に比べ1cm前方に触れる．この段差の程度で，PCL損傷は3つのGradeに分類される[3]．Grade Ⅰは段差が減少（後方移動距離の患健差0〜5mm），Ⅱは段差なし（5〜10mm），Ⅲは内側脛骨顆が内側大腿骨顆に比べ後方に触れる（10mm<）（図9）．Grade ⅢはPLS損傷を合併している可能性がある．このテストを下腿内旋位と外旋位で行い，段差の程度の増減により，PMSおよびPLSの損傷の診断補助となる．

③quadriceps activeテスト

仰臥位，膝屈曲60°で保持する．検者が足部を保持し患者に膝を伸展させ，四頭筋を収縮させるように指示する（図10）．PCL損傷があれば，後方に亜脱臼していた脛骨が前方に移動するのが動的に確認できる．診察室で軽症のPCL損傷の診断補助になる．

・仰臥位と腹臥位での検査

①ダイアルテスト（tibial external rotationテスト，dialテスト）

仰臥位もしくは腹臥位で，両膝関節を屈曲30°と90°にして検査する（図11）．両下腿を外旋し，患側の足部内縁が健側に比べ10°以上外旋していれば陽性である．屈曲30°でのみ陽性ならPLS損傷，30°と90°ともに陽性なら，PLSとPCL合併損傷であることを示す．

◆図9　PCL損傷分類

損傷により，NormalからGradeⅠ〜Ⅲと4つに分類される．
GradeⅠ　段差減少
GradeⅡ　段差なし
GradeⅢ　脛骨が大腿骨に比べ後方に触れる

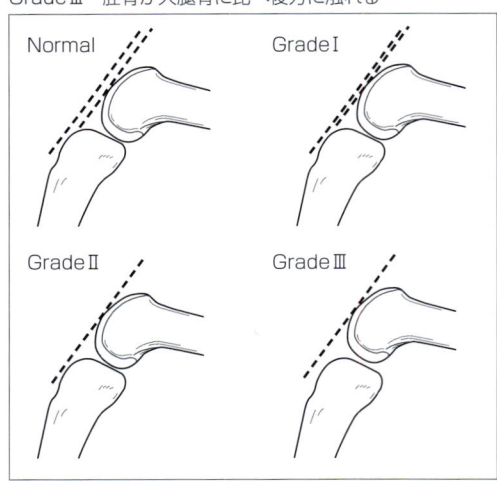

◆図10　quadriceps activeテスト

a：大腿四頭筋収縮前．

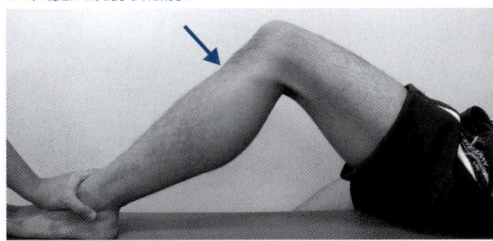

b：大腿四頭筋収縮後．

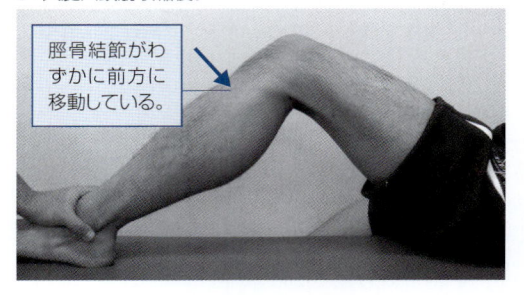

脛骨結節がわずかに前方に移動している．

◆図11　ダイアルテスト

a：膝屈曲30°．

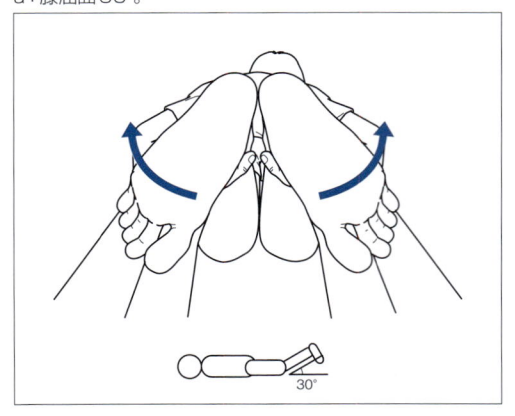

b：膝屈曲90°．左右差を比べる．

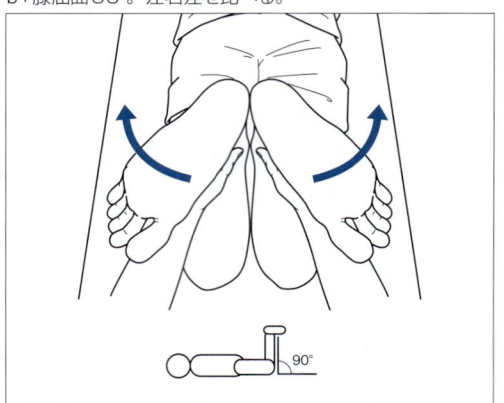

●治療方針
・手術適応
①前後十字靱帯損傷の手術適応

　KT-1000を利用し膝屈曲20°および70°の肢位で前後方向合計移動量を測定し，どちらの肢位の角度でも患健側差6mm以上であることが最低条件である。膝伸展位付近の弛みは，PCL不全の弛みが関与していることもあり，KT-1000の値だけでなくMRIや徒手検査を加えて総合的にACLの弛みの程度をチェックする必要がある。PCLではTelosSEを利用し膝屈曲90°の肢位で，イメージ下に144Nの後方ストレスをかけ患健側差10mm以上を再建術の適応の目安としている。

　PCL再建術の適応に迷う場合には，階段昇降時の不安定感の程度や，脛骨前方ストレス下（saggingを除去した状態）での膝自動運動による膝蓋大腿関節部痛の改善の有無は適応決定の一助となる。ただしPCL再建術では深屈曲を必要とするスポーツ選手（柔道，レスリング，相撲）やしゃがみこみを必要とする労働従事者には，術後膝屈曲角度が悪くなる場合があることを事前に説明する必要がある。年齢の適応はなく，高齢でも行う場合がある。

②Ⅲ度の新鮮内・外側支持機構損傷の適応

　受傷後早期に手術をせず，陳旧性になってからの手術は，急性期に行う一期的もしくは二期的手術に比べ，術後の客観的評価が低いと報告されている[3]。受傷後早期に何らかの手術的介入が必要な症例があることを示している。著者の適応は膝関節固定肢位でのX線とMRIで判断する。X線で整復位を保持できないとわかった症例は，手術療法の絶対適応である。これは重度の内・外側支持機構損傷の存在や整復を阻害している介在物がある可能性を示している。脱臼位のまま固定すれば，将来可動域障害や不定愁訴を残す。整復位が保持できていても，MRI像で内側側副靱帯（MCL）浅層の前縦走線維が脛骨側で剥離していたり，MCL深層が断裂し半月板が脱臼していたり，半月板を支える半月関節包靱帯が大腿骨側，脛骨側ともに断裂している場合は手術の適応となる[9]。外側支持機構のⅢ度損傷は，後外側支持機構の再建術が確立されていない現在，積極的な修復術を選択する報告が多く[10]，著者もそれに賛同している。その際，後外側関節包，大腿二頭筋腱，腸脛靱帯，膝窩筋腱，外側側副靱帯（LCL）やpopliteofibular ligamentの同定と縫合のため，膝後外側部の解剖を熟知する必要がある[11]。

③MCL浅層およびLCL実質断裂の対応

　一次縫合術のみを行うか，補強術や再建術まで追加するかどうか議論のあるところである。MCL浅層は膜性靱帯であり，無理に一次縫合すると関節包との癒着が加わり拘縮を誘発しやすい[12]。またLCLの実質断裂では，一次縫合だけに頼ると術後固定期間が長くなり，その成績は再建術より悪いと報告されている[13]。したがって初回手術での侵襲を考慮すると，著者の対応は，実質断裂であれば，一次縫合は行わず，内外側支持機構の解剖学的縫合と一緒に一次再建術を同時に行うことを基本にしている。ただし，術後2週前後に非観血的授動術を想定しておく必要がある。

④陳旧性損傷の対応

　内・外側支持機構の評価は，膝屈曲20°でイメージ下に内・外反ストレスをかけて行う。患健側差3mm以上が再建術の最低条件である。また麻酔下での膝伸展位での不安定感の有無や半月板辺縁部の鏡視所見は適応決定の参考になる。ACL・PCL損傷の再建術の適応は前述の通りである。適応を満たせば，すべての靱帯を一期的に同時再建することを基本にしている。

・どの順番で靱帯を治すか

　新鮮重度複合靱帯損傷では，どの靱帯をどの順番でいつ治療するかが問題となる。ACLとPCLを含む複合靱帯損傷では，早期に前後十字靱帯の同時再建と内外側の支持機構の一次縫合を一期的に行うことを勧める報告もあるが，鏡視下に行っても授動術の頻度は9～14%である[5,6]。関節切開に比べれば，臨床成績は向上しているが，拘縮膝を作る可能性がある。2000年に入ってからは二期的に手術を行う報告が大勢を占めている。

　二期的手術は急性期に一期的に行う手術より，可動域や主観的評価が良好であると報告されている[7]。二期的手術には，

①膝の軸となるPCLを急性期もしくは亜急性期に再建後日ACLを含む側副靱帯を治療する方法[8]
②内・外側支持機構の治療を優先し後日ACLとPCLを同時再建する方法[9,10]

がある。どちらの方法が良好であるか現時点では判断できない。当院は第2の方法を選択している。症例数は少ないが，授動術を追加することなく，他の報告と比べても遜色のない臨床成績を得ている[11]。

・手術時期

　Ⅲ度の新鮮内・外側支持機構損傷の手術時期は全身

状態や患部の腫脹が落ち着いた受傷後5〜10日目程度が妥当である。遅くとも3週までには行うのが一般的であるが[12]，経験上2週間以上経過すると患部の癒着により種々の構成体の同定が難しくなる。新鮮ACL・PCL損傷の手術時期は骨片付きの場合を除き側副靱帯の治療を優先し，膝の可動域が改善する少なくとも4週以降と考えている。

可動域の獲得が大事であり，場合により3カ月以上待たなければならないことがある。

ケースレポート1

【症例】
18歳，男性。ラグビー選手。ACL, PCL, MCLの重度複合靱帯損傷症例。

【現病歴】
ラグビーでボールを持って走行中，前方からタックルされた際に相手の肩が膝の前外側に当たり，膝を過伸展，外反を強制させた。コンタクトスポーツであり伸展位のPCL損傷であることから，複合靱帯損傷の典型例である。ギプス固定された状態で受傷後2日目に紹介された。

【初診時所見】
膝全体の強度の腫脹を認めた。受傷機転からも膝脱臼を誘発した可能性あり，膝の動揺性はかなり強いことを想定した。まず神経血管系の異常の有無を観察し，足部や足関節の動き，足背動脈や後脛骨動脈の触知によりそれらが無いことを確認した。動揺性が強く，ストレステストは禁忌であった。

RICE（Rest, Icing, Compression, Elevation）療法が初診対応の基本である。ギプスシャーレ固定とアイシングを行い，早期の手術対処のため，入院させ，下肢挙上し安静にさせた。

【画像所見】
X線で骨折がないことを確認した。徒手検査ができない段階ではMRIは必須である。MRIの所見ではACLとPCLは大腿骨側で断裂していた（図12a）。内側半月板は脛骨半月側で断裂し，半月自身は関節外に脱臼していた（図12b）。このことから内側支持機構は大きく破綻していることを示していた。

【診断】
神経血管系の損傷や骨折を認めず，内側半月板脱臼を伴った内側支持機構の破綻と前後十字靱帯断裂を認めた症例である。上記の治療方針に沿い，内側半月板の処置を含む内側支持機構の手術を受傷後1週間前後で行い，前後十字靱帯の治療は膝の可動域が改善してから行うことにした。

【手術所見】
受傷後6日目に内側支持機構の手術と関節鏡検査を行った。関節鏡検査では，前後十字靱帯は大腿骨近くで断裂していた。内側半月板は半月脛骨靱帯が断裂し，関節内から関節外を確認できた（図13）。鏡視下の縫合を断念し，約15cmの縦皮切にて内側支持機構の縫合を行った。半月脛骨靱帯を含む関節包およびMCL深層の処置を行った。MCL浅層は中央で切れており，過度な緊張を避けた端々縫合を行った。

26日間の入院で全荷重，自動可動域訓練可能の状態で退院。可動域が改善した受傷後4カ月の時点で，ACLは骨付き膝蓋腱，PCLはハムストリングで同時再建した（図14）。術前Lysholm knee scoreは71点，可動域の患健差は伸展0°，屈曲2°，PCL損傷はGrade Ⅲ，KT

◆図12 ACL・PCL・MCL損傷例のMRI
a：ACLとPCLは大腿骨側で断裂している。
b：内側支持機構は大きく破綻し，内側半月板は関節外に脱臼していた。

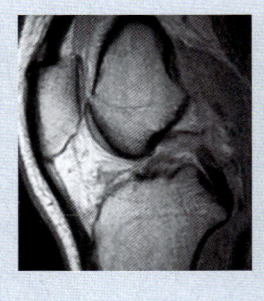

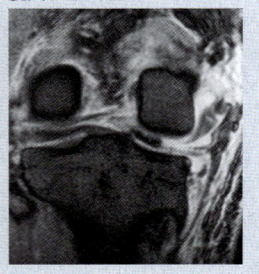

◆図13 ACL・PCL・MCL損傷例の初回鏡視所見
内側支持機構は半月脛骨側で断裂している。

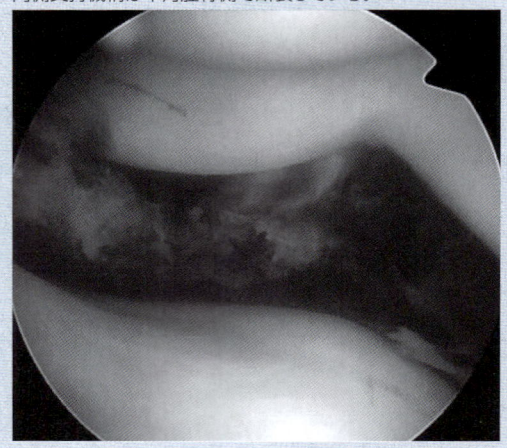

1000総前後動揺性の患健差は20°で14.5mm, 70°で13.5mmであった。

> 経過

重度複合靱帯損傷ではあるが, 高校生活の間に再度ラグビーに復帰することを目的にしていた患者である。屈曲拘縮のない安定した膝にする治療を目指した。1回目の内側支持機構の治療では, 術後の固定を1週間までとし, 早期のROM獲得を目指した。荷重は伸展位で術後1週目より行い, 早期に全荷重にした。

ACL・PCL同時再建後の後療法は, 術後3カ月間PCL用九労装具装着し, 術後5カ月よりテーピングしながらジョグを開始した。術後10カ月でラグビーへの復帰を果たした。

術後20カ月抜釘時, Lysholm Knee Score 94点, KT1000総前後動揺性は20°で患健差0.5mm, 70°で患健差2mm, 可動域の患健差は伸展0°, 屈曲10°, 外反

◆図14　ACL・PCL再建術後のX線像
a：正面像。　　　　b：側面像。

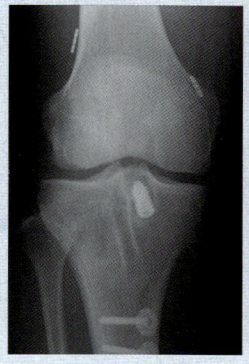

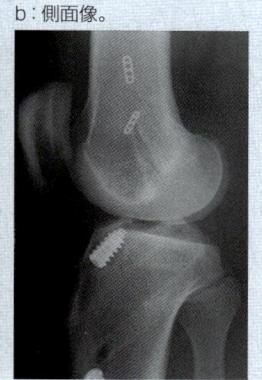

動揺性の患健差は3mmであった。

> 解説

重度複合靱帯損傷でありながら, 再建後スポーツ復帰できた症例である。

ケースレポート2（難治例）

【症例】
47歳, 男性。

【現病歴】
仕事中, 2mのところから転落受傷。PCL, MCLの複合靱帯損傷で保存療法とされた症例である。膝不安定感のため軟性装具を常時装着していたが, 受傷後3年目より膝痛増大し当院に紹介された。

【初診時所見】
膝全体に軽度の腫脹を認めた。平地歩行や階段での痛みがあり, 可動域伸展患健差は伸展9°, 屈曲11°であった。Lysholm knee scoreは44点であった。PCL損傷はGradeⅡ, 外反動揺性はⅢ度損傷であった。

【画像所見】
X線像では大腿骨が脛骨に比べ9mm内側にずれており, 亜脱臼の状態であった（図15）。ストレステストでは後方は患健差7mm, 外反ストレスは患健差6mmであった。

荷重位X線像では内側の関節裂隙が開大していた。MRIの所見ではACLは連続性を認めるものの大腿骨側はやや不明瞭, PCLは全体的に細くelongationの状態であった。

【診断】
ACL軽度損傷, PCL中等度損傷, MCLとPMSは完全断裂と判断した。

【手術所見】
膝の亜脱臼を整復する操作は困難と考え, 外反動揺

◆図15　X線像
大腿骨は脛骨に比べ内側に9mmずれている。

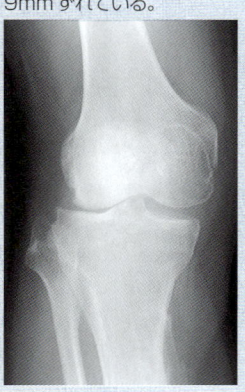

◆図16　術後前後の外反ストレス撮影
a：健側。　　b：術前。　　c：術後27カ月。膝は亜脱臼のままだが, 外反動揺性は改善している。

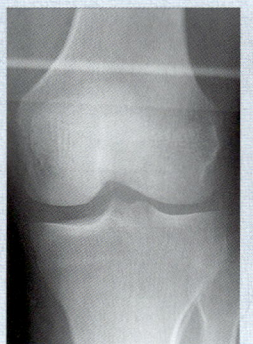

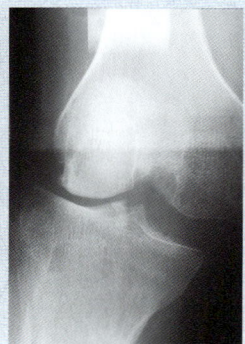

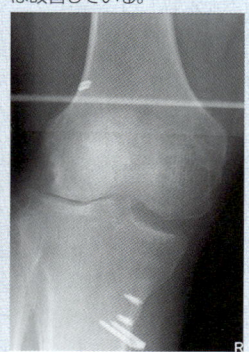

のあるMCLの再建のみ行った。

経過

術後固定せず，早期のROM獲得を目指し，術後2週で全荷重とした。

術後27カ月時，Lysholm knee scoreは66点，可動域患健差伸展0°，屈曲5°，後方動揺性は患健差7mm，外反動揺性は患健差0mmであった（図16）。膝は亜脱臼のままで，歩行痛は持続している。

解説

受傷時膝が亜脱臼したまま放置された症例である。慢性期に不安定感の強い靱帯を再建しても膝の亜脱臼を整復する治療はない。このことからも膝の早期観血的治療の必要性を示唆する症例である。

再発予防と今後の課題

再発予防は，第1に選手自身が受傷機転を理解し危険な姿勢や行為を回避すること，第2に膝の動揺性を認める場合は，医療機関と連携し手術の可否を決めることである。今後の課題は，まだ議論のある新鮮重度複合靱帯損傷に対する治療の体系化と陳旧例での後外側支持機構の手技の確立である。

文献

1) Fowler PJ, Messieh SS：Isolated posterior cruciate ligament injuries. Am J Sports Med, 15：553-557, 1987.
2) Miller MD, Cooper DE, et al：Posterior cruciate ligament：Current concepts. Instr Course Lect, 51：347-351, 2002.
3) Petrie RS, Harner CD：Evaluation and management of the posterior cruciate injured knee. Oper Tech Sports Med, 7：93-103, 1999.
4) Shino K, Mitsuoka T, et al：The gravity sag view：a simple radiographic technique to show posterior laxity of the knee. Arthroscopy, 16：670-672, 2000.
5) Mariani PP, Margheritini F, et al：One-stage arthroscopically assisted anterior and posterior cruciate ligament reconstruction. Arthroscopy, 17(7)：700-707, 2001.
6) Harner CD, Waltrip TM, et al：Surgical management of knee dislocations. J Bone Joint Surg, 86-A(2)：262-273, 2004.
7) Mook WR, Miller MD, et al：Multiple-ligament knee injuries：a systematic review of the timing of operative intervention and postoperative rehabilitation. J Bone Joint Surg, 91-A(12)：2946-2957, 2009.
8) Ohkoshi Y, Nagasaki S, et al：Two-stage reconstruction with autografts for knee dislocations. Clin Orthop Relat Res, 398：169-175, 2002.
9) Bin SI, Nam TS：Surgical outcome of 2-stage management of multiple knee ligament injuries after knee dislocation. Arthroscopy, 23(10)：1066-1072, 2007.
10) Fanelli GC, Orcutt DR, et al：The multiple-ligament injured knee：evaluation, treatment, and results. Arthroscopy, 21(4)：471-486, 2005.
11) 高橋成夫：膝複合靱帯損傷の治療法の選択と問題点．すぐに役立つ膝靱帯損傷 診断・治療マニュアル，宗田 大編，全日本病院出版会，2006, p207-214.
12) Levy BA, Dajani KA, et al：Decision making in the multiligament-injured knee：an evidence-based systematic review. Arthroscopy, 25(4)：430-438, 2009.

ラグビー・アメリカンフットボール

ラグビー・アメリカンフットボールにおける膝内側側副靱帯損傷の診断と治療

吉矢晋一，中山　寛，山口　基

膝内側側副靱帯損傷とは？

　ラグビー，アメリカンフットボールにおける膝外傷のなかで，内側側副靱帯（以下，MCL）損傷は最も頻度の高いものの1つである．十字靱帯損傷と比べて圧痛などの所見が明らかであり，徒手テストと合わせれば本損傷の診断そのものは急性例においても，それほど困難ではない．ただ合併損傷の存在を見落とすことがあり，注意を要する．

診断

●問診

　受傷機転はまず，タックルやブロックなどによる膝外側からの直達外力があげられる（図1）．ジャンプ着地やストップ，ターン動作でのいわゆる"knee-in"による非接触外傷もある．受傷時にブチッという音が聞こえた，という場合は，Ⅱ度以上の損傷や十字靱帯損傷合併の可能性を考える．

●視診・触診

　膝外傷診断の基本的事項であるが，健側との比較が重要である．診察ベッドは壁に付けず，左右両側から評価できるような設定にする．腫脹がある場合は膝蓋跳動などの所見に基づき関節内の血液や関節液の貯留か，関節外の軟部組織の腫脹かの鑑別を行う．関節内に貯留液があれば穿刺を行い，その量と性状を評価する．MCL単独損傷では貯留液は通常ないか，あっても少量である．

　触診は，MCLの走行に沿って評価する．損傷部位に応じた圧痛が存在する．

●画像診断

・X線

　X線検査で認められるような裂離骨折を伴う損傷はまれである．

・MRI

　MCL損傷の診断そのものはMRIの助けはなくても可能である．治療は損傷部位や程度にかかわらず，保存療法が原則となる．したがって臨床上単独損傷と診断されたケースでは，急性期のMRI検査の施行は治療上必須のものではない．

　MRI検査においては，MCLの損傷部位や合併損傷（十字靱帯，半月板，骨軟骨損傷）の評価が可能となる（図2）．MCLの損傷レベル（付着部か実質損傷かなど）は予後や経過予測に有用である[1]．急性期に，膝蓋骨脱臼がMCL損傷と誤られることがある（後述のケースレポート参照）．この場合，MRI横断像が鑑別に有用である[2]．

●徒手検査

　診断においては徒手的に外反ストレスを加えた際の内側関節裂隙の開大を評価する．外反ストレステストでは最大伸展位と20°程度の軽度屈曲位で評価を行う．被検者を仰臥位とし，下腿・足を前腕と腰の間で支え，両手指で関節裂隙を触知しつつ，その開大の程度を評価する（図3）．受傷後早期の筋緊張の存在下でも内側関節裂隙の開大は通常，評価可能である．

　診断上の注意点は，合併損傷を見落とさないようにすることである．MCL損傷は受傷部の痛みが強く，

◆図1　膝外側からの直達外力
コンタクト時の直達外力による外反ストレスは代表的な受傷機転の1つである．

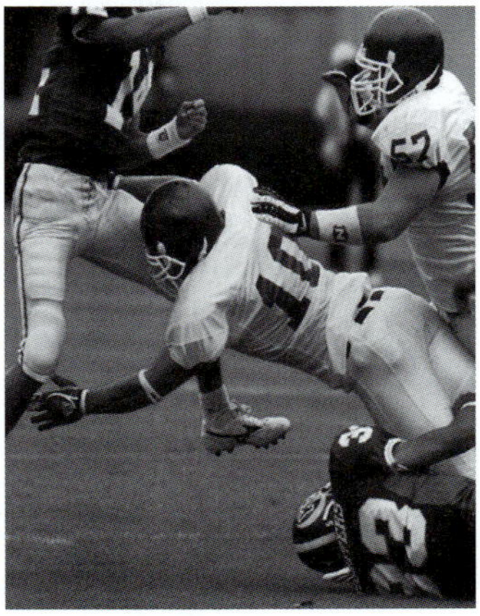

◆図2 新鮮内側側副靱帯損傷例におけるMRI T2強調冠状断像　断裂部を矢印で示す。
a：近位付着部損傷。
b：実質部損傷。

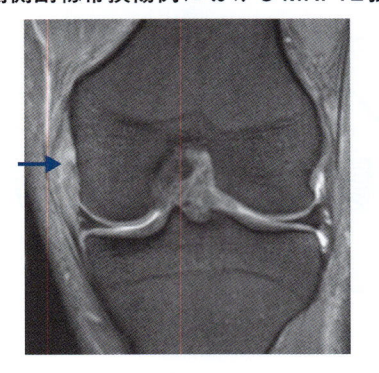

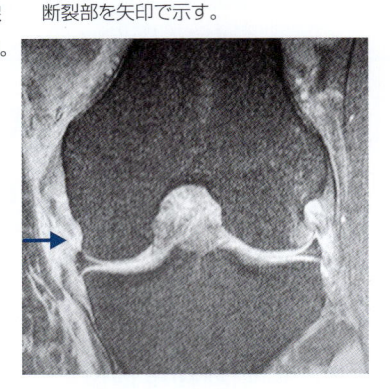

診断が比較的容易であるため，十字靱帯や半月板の合併損傷が隠されていることがある。関節内の多量の出血がある時は前十字靱帯（ACL），著明な不安定性を認めれば十字靱帯，外反ストレスで外側の痛みの訴えがあれば外側半月板損傷の合併に注意を要する。

治療方針

MCL単独損傷の場合，損傷部位，程度を問わず保存療法を行うことが一般的アプローチである[3]。脛骨側付着部での3度損傷例で断裂端が鵞足表層に転位したり，関節内に陥入した形になっている例や，付着部の裂離骨折例では，新鮮期での手術療法を選択する場合もある。

MCL機能不全による内側不安定性が残存した例でも，単独損傷では大半の例で，筋力訓練やスポーツ時の装具使用といった保存療法で対処可能である。ただラグビーやアメリカンフットボールなど直接のコンタクトをうける機会の多いスポーツ選手などでは，外反ストレスに対するapprehensionが問題となる場合がある。そのような例でMCL再建術の適応が考慮されるが，その大半は十字靱帯の合併損傷を有し，十字靱帯の再建も併せ行う例である[5]。

◆図3　徒手検査（外反ストレステスト）
徒手検査（外反ストレステスト）は，最大伸展位と軽度屈曲位で評価を行う。

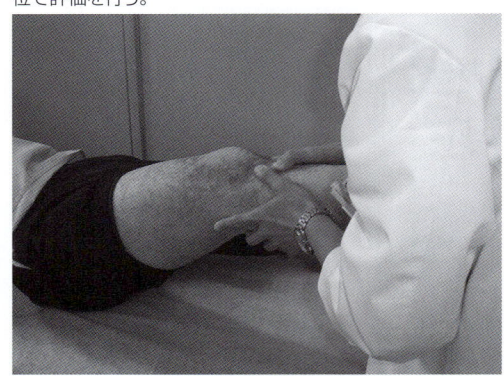

ケースレポート1

【症例】
20歳，男性。大学アメリカンフットボール部，ポジションはディフェンスライン。

【現病歴】
練習中，他の選手に膝外側からのられる形で外反ストレスが加わり受傷した。

【初診時所見】
関節内の貯留液はなし。MCLの遠位部に圧痛を認めた。外反ストレス下で明らかな不安定性を認め，MCL実質部の2度損傷と診断した。

【画像所見】
X線検査上は異常なし。損傷レベルと合併損傷の検索を目的としてMRI検査を行った。

【保存療法所見】
原則通りhinge付き装具を用いた保存療法を選択した。

経過

・～1週
疼痛が強く腫脹もあり，明らかな不安定性も認めたため，当初の1週間は装具固定を行い，松葉杖の使用を勧めた。荷重は直後から可能な範囲で許可した。また，上肢や健側下肢の筋力トレーニングを積極的に行わせた。

・1週後
1週後からhinge付き装具を用いて可動域訓練（自動運動）と痛みの程度に応じた筋力訓練を開始した。

・2週後
受傷後2週の時点では，可動域はほぼ回復していた。

ウエイトを用いた訓練，スクワットなども開始した。

・4週後

受傷後4週時点でジョギング開始が可能となっていた。MCL実質〜遠位付着部の圧痛は残存していたが，外反ストレス下の不安定性は改善傾向にあった。

・6週後

受傷後6週の時点でランニングのスピードアップが可能になっていた。筋力について，Biodexを用いた等速性筋力の評価を行った（表1）。ハムストリングに力を入れた際の関節後内方の痛みのため，屈筋筋力の回復が遅れていた。

受傷後8週で復帰が可能となっていたが，膝関節後内側の痛みが残存しており，踏み込みや前後の動きでの支障を訴えていた。痛みが残存したため，屈筋筋力の回復不良が遷延した（表1）。

関節内側の疼痛は，その後も1〜2カ月間残っていた。最終的に元のレベルでのプレーが可能となったが，軽度の内側不安定性は残存した。

解説

練習復帰当初は装具，テーピングの使用を行い，患部の保護を行った（図4）。

アメリカンフットボール，とくにラインの選手において，装具の使用によりMCL損傷予防効果が認められた，という報告もある[4]。

◆図4 復帰当初のテーピング

直達外力の機会が多いポジションのアメリカンフットボール選手では，スポーツ復帰の早期には装具とテーピングの併用を行うこともある（ラグビーの試合ではルール上，支柱やサポート付きの装具使用は禁止されている）。

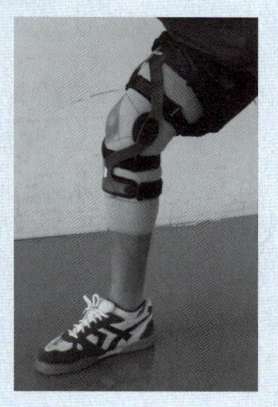

◆表1　MCL単独損傷症例の受傷後の筋力評価

	伸筋最大トルク 患健比（60°/sec）	伸筋最大トルク 患健比（240°/sec）	屈筋最大トルク 患健比（60°/sec）	屈筋最大トルク 患健比（240°/sec）
受傷後6週	88%	95%	63%	75%
受傷後8週	92%	96%	64%	62%

ケースレポート2

【症例】

21歳，男性。大学アメリカンフットボール部，ポジションはオフェンスライン。

【現病歴】

試合中に膝外側からの直達外力で受傷，骨のずれた感があった。

【初診時所見】

試合現場の初期診断では膝関節内側の痛みの訴えがあった。痛みや筋緊張のため，診察評価は困難であった。徐々に関節内の腫脹が出現し，ACL/MCL合併損傷かと考え，RICE処置を指示した。

【画像所見】

翌日画像評価を行うと，膝蓋骨軸射像で膝蓋骨内縁の裂離骨片，MRI横断像で膝蓋骨の外方偏位，膝蓋骨と大腿骨外顆外縁の骨挫傷を認め，膝蓋骨脱臼と診断した（図5）。

◆図5　画像所見

試合当日はMCL/ACL損傷が疑われたが，翌日の画像検査で膝蓋骨脱臼であることが明らかとなった。

a：膝蓋骨軸射像（30°屈曲位）で，膝蓋骨内縁に裂離骨片（矢印）が存在する。

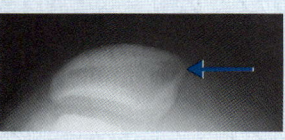

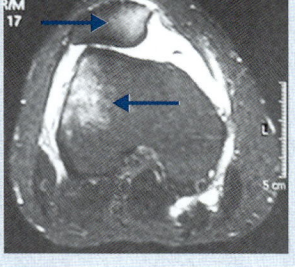

b：MRI T2強調横断像で，脱臼に伴う骨挫傷（矢印）を認める。

【診断】

膝蓋骨脱臼は大半が直後に自然整復されるので脱臼の確認ができない。さらに外反位での受傷機転や大腿骨内側上顆付近の圧痛など，MCL損傷と臨床像が共通すると

ころがある．受傷時の膝蓋骨脱臼感の訴え，多量の関節内出血，膝蓋骨軸射像，MRI横断像などが鑑別の要点である．

【保存療法所見】

初回膝蓋骨脱臼であり，脱臼素因も高度ではない，と思われたため保存的治療（1週間の固定の後，膝蓋骨偏位防止用装具を用いて早期からの運動を開始）を行った．

▶解説

MCL損傷の診断自体は，受傷機転や診察所見などから，一般に比較的容易である．ただ膝蓋骨脱臼のなかに初期診断の難しいケースがあり，本損傷がときにMCL損傷と診断されることがある．

ケースレポート3（難治例）

【症例】

41歳，男性．ラグビーレフェリー．

【現病歴】

ラグビー試合のレフェリーをしていて，他の選手に膝外側から乗られ，外反ストレスにて受傷．

【初診時所見】

ACL/MCL合併損傷であり，著明な内側不安定性が存在した．

【画像所見】

MRI上MCLは大腿骨側付着部での損傷であった（図6）．

【保存療法所見】

従来の治療方針に基づき，hinge付き装具使用下に，可動域回復を図り，急性期症状の軽減後ACL（またはACL/MCL）再建術を予定した．

▶経過

膝内側の痛みとそれに伴う可動域回復の遅延が続いたため，通院リハビリテーションでの他動的可動域回復訓練を受傷後2週より行った．膝関節内側の疼痛，腫脹が続き，受傷後6週間の時点でも膝屈曲は110°程度であった．一方，内側不安定性は改善傾向を示した．

ACL再建術を行える程度の可動域，膝関節機能が回復するまで，2カ月半余を要した．

◆図6 受傷後2日でのMRI T2強調冠状断像
ACL/MCL合併損傷例．受傷部位を矢印で示す．

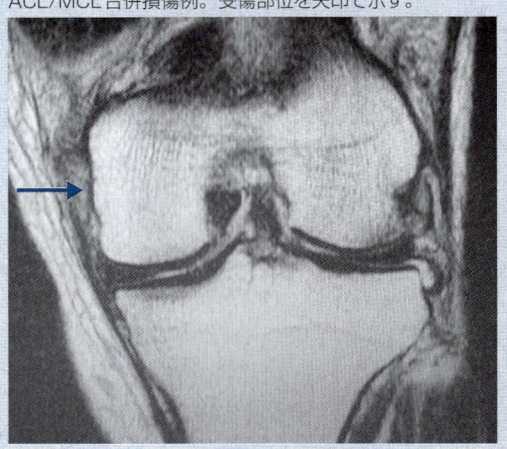

再発予防と今後の課題

MCL単独損傷は一般に予後のよい損傷と考えられており，早期運動開始を含む保存療法で不安定性は経時的に改善する．ただ，治癒過程でいまだ修復組織の十分な強度が回復していない時期に再受傷をきたすと，不安定性の残存につながる．受傷後2～3カ月以内の早期の復帰に際しては，装具やテーピングにより，修復組織の保護につとめることが望ましい．

今後の課題としては，新鮮損傷時に手術を行った方がよいと思われる損傷タイプについての検討，損傷部の痛みが長期にわたって残存し筋力・機能回復が遷延するケースへのリハビリテーションプログラム，などがあげられる．

文献

1) Nakamura N, Horibe S, et al：Acute grade III medial collateral ligament injury of the knee associated with anterior cruciate ligament tear. The usefulness of magnetic resonance imaging in determining a treatment regimen. Am J Sports Med, 31：261-267, 2003.
2) Kirsch MD, Fitzgerald SW, et al：Transient lateral patellar dislocation：diagnosis with MR images. Am J Roentgenol, 161：109-113, 1993.
3) Indelicato PA：Non-operative treatment of complete tears of the medial collateral ligament of the knee. J Bone Joint Surg, 65-A：323-326, 1983.
4) Najibi S, Albright JP：The use of knee braces, part 1：Prophylactic knee braces in contact sports. Am J Sports Med, 33：602-611, 2005.
5) Yoshiya S, Kuroda R, et al：Medial collateral ligament reconstruction using autogenous hamstring tendons. Technique and results in initial cases. Am J Sports Med, 33：1380-1385, 2005.

ラグビー・アメリカンフットボール

ラグビー・アメリカンフットボールにおける膝内側側副靱帯損傷のリハビリテーション

小林寛和，濱野武彦

リハビリテーションのポイント

●問診・聴取項目

膝内側側副靱帯（以下，MCL）損傷は，ラグビーやアメリカンフットボールなどのコンタクトスポーツで発生頻度が高い[1,2]。

リハビリテーションの実施にあたっては，まず受傷機転を明らかにしておく。受傷機転の代表例として，図1のような膝外側部へタックルを受けて，あるいは足部が地面に固定された状態で膝外側部から他者に乗られてのものがある。いわゆる knee-in & toe-out の肢位では，MCLに伸張ストレスが加わり損傷することが多い。その際，膝が伸展位に近いほどMCLは伸張されるため，重症度は高くなりやすい。同様の受傷機転で膝前十字靱帯損傷や半月板損傷，大腿骨外顆軟骨損傷を合併することもある。

対象者の主訴として，動作時に痛みや不安定感があげられる際には，その位相も明らかにしておく。歩行時には，立脚相での膝関節内側部の痛みや膝が内側方向へずれる感じ，遊脚相での下肢を後方から前方に振り出す際に下腿が外側方向にずれる感じを訴えることが多い。

その他，POP音の有無，受傷後の処置やプレイ継続の可否，また初回受傷であるか，既往歴があるかを聴取しておく。既往歴を有する際には，関節不安定性が残存しているものもあり，リハビリテーションの進行に影響を及ぼすことがある。

●検査・測定項目

膝関節の状態を確認する各種の検査・測定としては次のようなものがある。

・膝動揺性・不安定性

外反不安定性，前内側回旋不安定性の程度を徒手検査により把握しておく。

・筋力・筋萎縮

徒手筋力検査では代償運動に注意する（図2）。競技復帰の判断基準としてBIODEXなどの等速性筋力測定機器の結果を用いると客観化しやすい。大腿周径を経時的に測定しておくと，筋萎縮や回復の程度が把握できる。

・関節可動域

測定時には，最終伸展域や最終屈曲域でMCLに痛みを訴えることが多い。伸展では最終伸展域で腓腹筋

◆図1 ラグビーにおける受傷機転

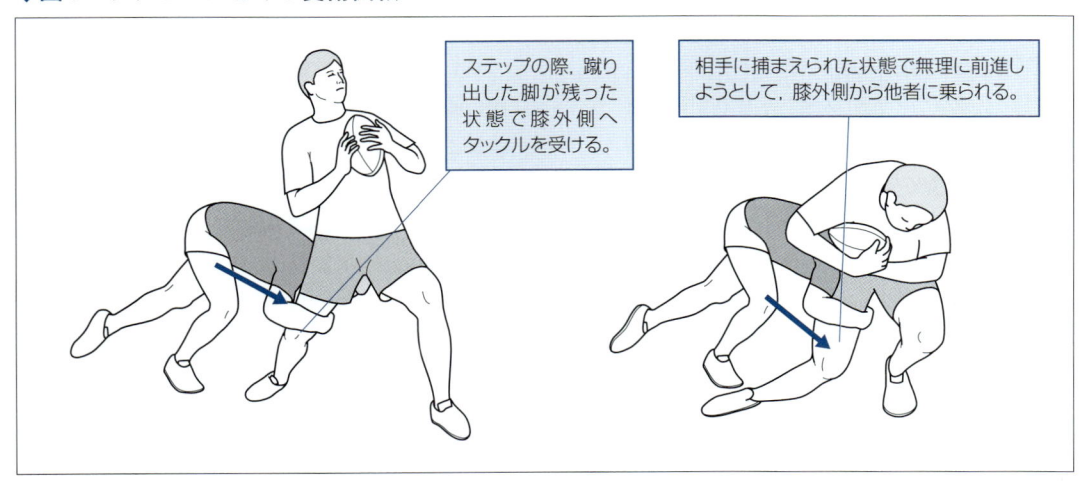

ステップの際，蹴り出した脚が残った状態で膝外側へタックルを受ける。

相手に捕まえられた状態で無理に前進しようとして，膝外側から他者に乗られる。

◆図2 徒手筋力検査でみられる股関節内旋・下腿外旋による代償運動

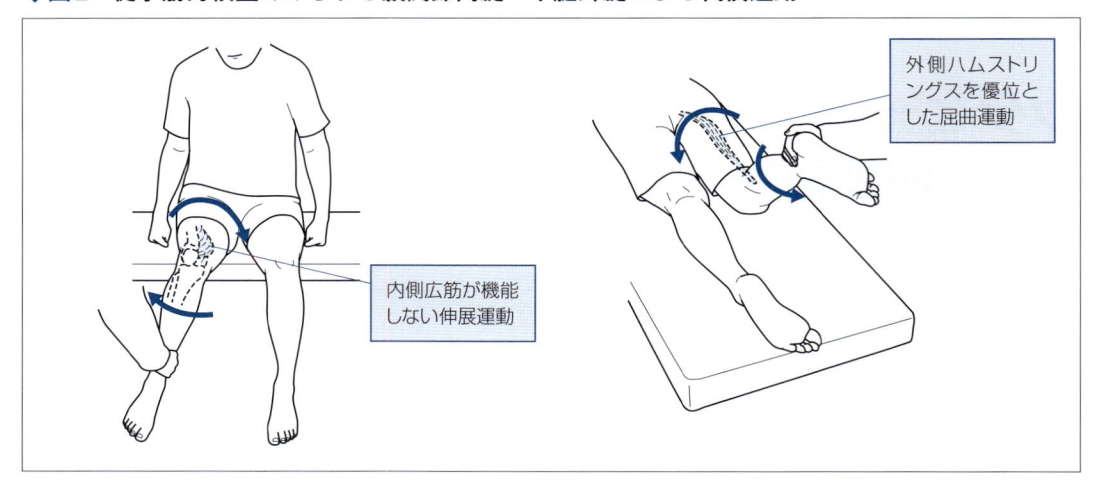

外側ハムストリングスを優位とした屈曲運動

内側広筋が機能しない伸展運動

やハムストリングスの伸張痛，屈曲では最終屈曲域で内側広筋の伸張痛を訴えることもあり，可動域のみでなく制限因子も限局しておく。

・その他

股関節周囲筋の筋力低下や足部アーチの機能低下は，膝関節に影響を及ぼすため[3]，初期よりその回復を意識しておく。

ケースレポート1

【症例】

24歳，男性。ラグビー選手（トップリーグチーム所属）。ポジションはウィング。

【現病歴】

ラグビーのゲーム中に，オフェンスプレイで相手をかわすためにステップを切ろうとした際に，左膝外側にタックルを受ける。左下肢に全荷重の状態で左膝外反，下腿外旋が強制される。左膝内側に痛みあり，プレー続行不可。

【所見】

左膝内側（大腿骨内顆内側）に強い圧痛。膝外反ストレスで内側不安定性あり。

【初診】

救急で医療機関を受診し左膝内側側副靱帯損傷の診断。装具固定，松葉杖を使用して免荷歩行。

経過 （一般的なリハビリテーションの経過）

・急性期

炎症症状の軽減のために，物理療法を施行する。患部の固定期間中であっても，大腿四頭筋の筋萎縮を最小限にするため，電気刺激を用いてのエクササイズを実施する。とくに，動的な内側支持機構である内側広筋は筋萎縮をきたしやすいため注意しておく。

・急性期以降

関節可動域回復エクササイズでは，自動運動を主として愛護的に可動域を拡大していく。屈曲可動域が90°以上になれば，チューブなどを使用して運動範囲を制限したレッグエクステンションを開始する。内側広筋の収縮が不十分であれば，下腿近位にも抵抗を加える二重チューブエクササイズ[4]が有効である。レッグカールも開始するが，外側ハムストリングス優位の運動では下腿外旋位となり，その後の動作エクササイズでも下腿外旋位が習慣化されてしまう。スポーツ動作時にも，knee-in & toe-outを呈しやすくなるため注意する。

バイクを使用したエクササイズは，屈曲120°以上の可動域の獲得を目安に開始する。この際にも膝外反や下腿外旋に注意する。

膝不安定性の軽減，関節可動域，筋力の回復に応じて，荷重位でのエクササイズを開始する。スクワットは，母趾球荷重とし，knee-in & toe-outに注意させる。

ペダリング動作やスクワットは，足関節・膝関節・股関節の複合関節運動であり，下肢関節の協調性獲得にも有効である。

ランニングの前段階としてKnee Bent Walking[4]を実施し，前額面では立脚相でのneutral positionを，矢状面で

は，踵から接地しつま先で蹴りだすheel-toe patternを習得させる。

・競技復帰に備えて

受傷機転に陥る危険性を最小限とするために，スポーツ動作エクササイズを反復する。**コンタクトを受ける可能性が高い局面では，膝・股関節を屈曲し，また両下肢の荷重分担を速やかにして，荷重側下肢へのコンタクト外力によるストレスを最小限にすることを意識させる。**〔復帰のツボ〕

危険なコンタクトの局面を想定した動作エクササイズも実施しておく。スピードに乗ったランニングからの減速では，膝・股関節を十分に屈曲し，荷重分担を速やかにしてストライドを狭くする。転倒時には両下肢をそろえて膝・股関節屈曲位とする。

相手をかわす際のカッティングでは，図3のように歩幅を狭く左右の踏み替えを速くし，荷重分担を速やかにした細かなステップが行えるようにしておく。

このような動作エクササイズ[5]の反復により，危険な動的アライメントを呈さない状況が持続できるようにしておく。

密集状態では，コンタクトを受ける方向やタイミングがわかりづらい。**密集での局面では，膝屈曲位，股関節外転・外旋位を常に意識し，保持できるようにしておく。**〔復帰のツボ〕

◆図3　ステップでの注意点

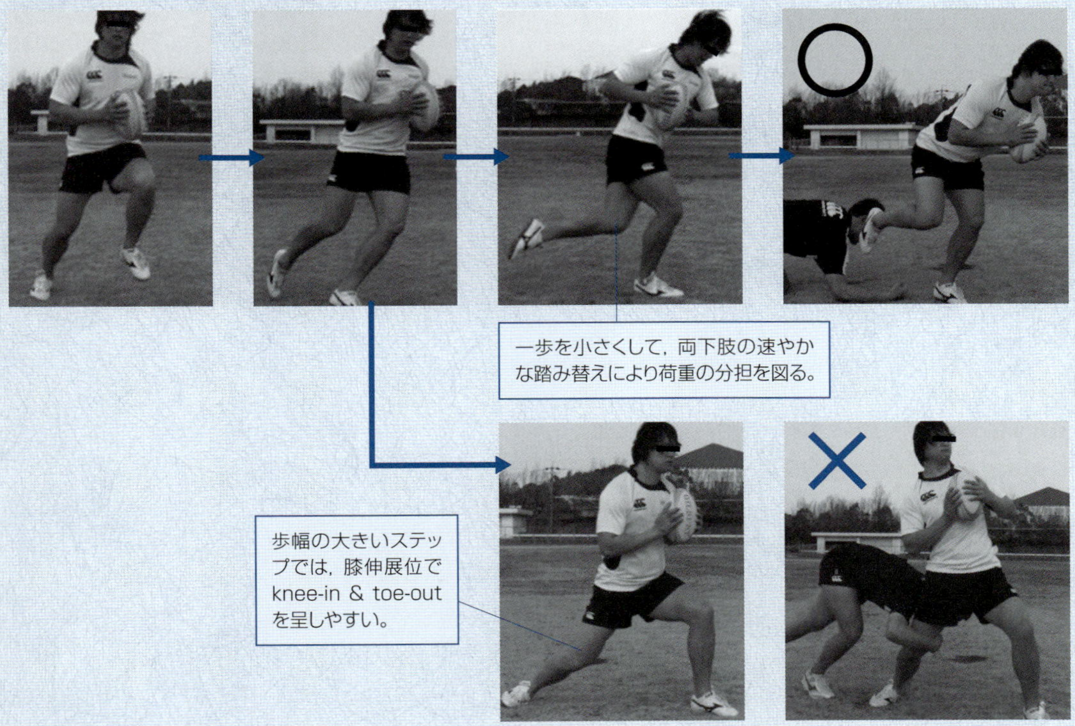

一歩を小さくして，両下肢の速やかな踏み替えにより荷重の分担を図る。

歩幅の大きいステップでは，膝伸展位でknee-in & toe-outを呈しやすい。

難治例のリハビリテーション

関節可動域の回復に難渋する例がある。伸展制限が残存する例は，内側広筋の萎縮が改善されないことが多い。それにより膝伸展運動時に膝蓋骨の外方偏位が誘発されやすく，十分な管理を施さないと，エクササイズによって膝蓋大腿関節の症状を呈してしまうこともある。

外側ハムストリングスの短縮があると，膝伸展時に下腿外旋が誘導されやすくなる。これによりMCLへの伸張ストレスが増大してしまう。

下腿三頭筋の短縮は，荷重位でのエクササイズにおける下腿前傾の制限因子ともなる。

陳旧例などで確認される膝関節不安定性の残存は，動作時の不安定感の訴えにつながりやすい。内側広筋や内側ハムストリングスの機能獲得とともに，テーピングや足底挿板の併用が必要になる。

全身を診るリハビリテーション

円滑なスポーツ復帰と再発予防のために，動的アライメントとしてknee-in & toe-outを呈さないことがポ

イントとなる。knee-in & toe-outの現象に関係する機能的要因には、患部へのリハビリテーションの進行と並行して、その改善につとめておく。代表的な例をあげておく。

　足部内側縦アーチの扁平化により、大腿骨に対して下腿は外旋位を呈しやすくなり、膝は外反位となりやすくなってしまう。股関節外転筋群の機能低下は、股関節から下行性に運動連鎖を引き起こし、knee-in & toe-outにつながりやすい。

予防のツボ
外傷予防の目的も含めて、コンタクトを受ける危険性の高い局面では、膝屈曲位を保持することが重要である。コンタクトを受ける際には、膝・股関節を屈曲した、いわゆる低い姿勢で、股関節を外転・外旋位にして外力に「耐える」のか、あるいは細かなステップで外力を「逃がす」のかを判断し、速やかに実践するスキルも要する（図4）。

文献

1) 黒澤　尚：アメリカンフットボールにおける膝外傷－その実態と予防策－．臨床スポーツ医学，12：21-26，1995．
2) 小林寛和，濱野武彦：ラグビーフットボール選手の体力特性．理学療法，22：314-324，2005．
3) 浦辺幸夫：下肢の各関節の連関を考慮した外傷の発生機序についての運動学的分析．理学療法学，21：532-536，1994．
4) 川野哲英：下肢における基本的な動作に必要なファンクショナル・エクササイズ．ファンクショナル・エクササイズ，ブックハウスHD，2004，p205-207．
5) 小林寛和：ラグビー選手の下肢外傷発生機転に注目したエクササイズ．Sportsmedicine，33：12-17，2002．

◆図4　「耐える」と「逃がす」の習得・使い分け
a：耐える
股関節を外転・外旋位にして外力に抵抗する。

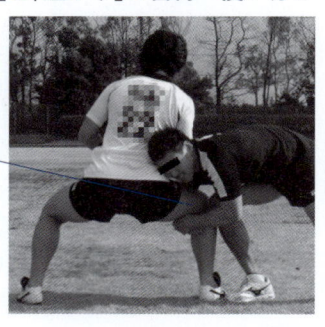

b：逃がす
細かなステップを用いて危険肢位を回避する。

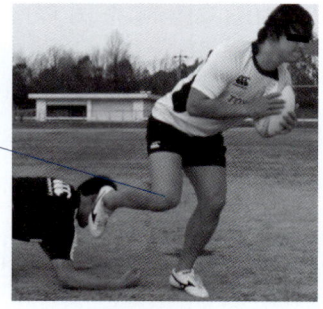

膝内側側副靱帯損傷に対する高気圧酸素治療

柳下和慶

●高気圧酸素治療とは？

　高気圧酸素治療（Hyperbaric Oxygen Therapy；HBO）は，チャンバー内を2.0～2.8気圧とし100%酸素を吸入することで，血液の液体成分である血漿内に溶ける溶解型酸素を通常の約15～20倍とし，主に末梢循環不全組織の低酸素環境を改善することで薬理作用を発揮する治療法である．複数同時に治療可能な第二種治療装置では空気にて加圧し酸素マスクにて酸素を摂取し，1人用の第一種治療装置では100%酸素にて加圧することが多い．

　いわゆる「加圧カプセル」は，空気で1.3気圧程度まで加圧することが多いようだが，溶解型酸素は約1.5倍，全体酸素運搬量の増加は3%にも満たず，世界的な標準的「治療」であるHBOとは異なる，単なる「健康器具」のカテゴリーであることは理解しなければならない．

●HBOでの腫脹軽減効果

　HBOでは血漿内酸素分圧を上昇することで末梢での動脈血管収縮を生じることもあり，外傷急性期での腫脹を早期に軽減する．重症軟部組織外傷であるコンパートメント症候群は保険適応疾患である．

　著者らの報告では，急性足関節捻挫例では1回のHBOにて平均26cm^{3}の足関節腫脹の軽減を認め，膝MCL損傷例でも自覚的評価であるVisual Analog Scaleにて，歩行時痛，小走り時痛などの疼痛の減少を認めている．

●膝内側側副靱帯損傷に対する高気圧酸素治療

　膝内側側副靱帯（以下，MCL）損傷は頻発するスポーツ外傷であり，重度の3度損傷以外は保存的に治療される．ラグビーではプレースタイルにもよるが，サッカーでのインサイドキックのようなキック動作は少なく，バスケットボールやサッカーに比較して内・外反のステップやピボット動作は少ないことから，伸展屈曲時の痛みが軽減すれば競技復帰が可能な例は少なくない．

　損傷MCL組織の修復過程において安定性が十分に再修復しなくても，早期に腫脹と疼痛が軽減すれば，ラグビーにおける早期競技復帰は可能な場合もあり，HBOは有用な治療法と考えられる．

●HBOでのラグビー競技復帰

　著者らの検討では，ラグビートップリーグの膝MCL2度損傷例における試合形式の競技復帰時期は，HBO群（n=15, HBO平均4.2回）で31.3±10.7日，非HBO群（n=16）で42.6±15.5日で，約27%の治療期間短縮を認めている．

　圧力は2.0～2.8気圧として，最大圧にて60～90分，計90～120分の治療となる．受傷早期からの治療が好ましく，当院では1日1回，計5日間の急性期での治療を原則としている．靱帯損傷ではHBOにて瘢痕組織の形成が促進するとの報告もあり，回数の調整や追加治療時期など，今後の検討が必要である．

●高気圧酸素治療の実際と，治療費

　現在のところ，膝MCL損傷等の靱帯損傷に対するHBOは保険適応外であり，自由診療とする施設が多く，施設間により治療費が異なる．しかしながら，2010年4月の診療報酬改定により，「コンパートメント症候群又は圧挫創症候群」が保険対象に認定され，重症軟部組織外傷に対する治療の可能性が広まった．

ラグビー・アメリカンフットボール

ラグビー・アメリカンフットボールにおける足関節・足部の靱帯損傷の診断と治療

杉本和也

ラグビー・アメリカンフットボールでの足関節・足部靱帯損傷とは？

　バスケットボール，バレーボールなどでは足部捻挫の多くが内がえし捻挫であるが，ラグビー，アメリカンフットボールでは外がえし捻挫が少なくない。

　外がえし捻挫では三角靱帯損傷や脛腓靱帯損傷が生じる。三角靱帯は外側靱帯と比較して強靱である[4]がゆえに，損傷時の重症感が強い。また，しばしばLisfranc靱帯損傷がみられる[2]。

診断

●問診

　痛みの部位に加えて，受傷時に足関節が底屈か背屈か，内がえしか外がえしか，また，直達外直を受けたか否かを聴く。また，痛くても患肢で荷重できるか否かも重要である[6,8]。

●視診・触診

・内がえし系捻挫の場合（図1）

　外果および周辺の腫脹部位，圧痛部位を確認する。外果自体に圧痛がある場合は，外果骨折を疑う。

①外果の前方で足関節面より近位の圧痛：前脛腓靱帯損傷

②外果の前方で距骨の位置の圧痛：前距腓靱帯損傷（外側靱帯損傷）

③外果の前方で足根洞の位置に圧痛：距骨下関節の靱帯損傷

④外果より2横指前下方に圧痛：二分靱帯損傷

・外がえし系捻挫の場合

　内果を中心に腫脹部位，圧痛部位を確認する。また，<u>三角靱帯損傷には脛腓靱帯損傷を合併することがあるので，外果の前上方の圧痛についても必ず，確認する。</u> 【復帰のツボ】

①内果周囲の腫脹と圧痛：三角靱帯損傷

◆図1　足関節・足部捻挫の主な診断の流れ

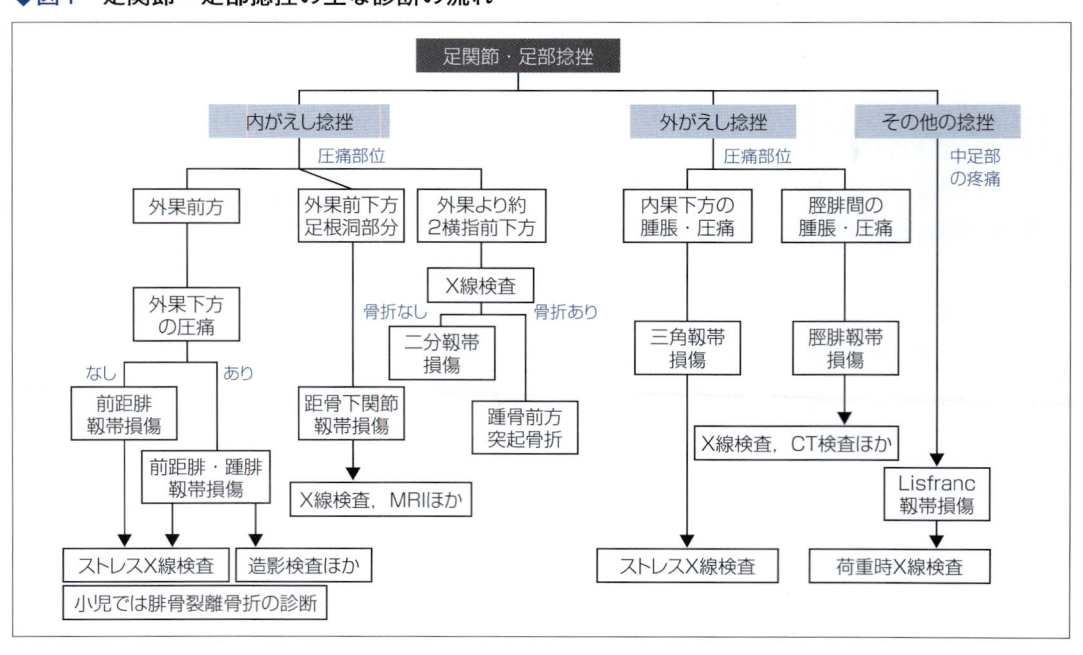

②外果上前方の腫脹と圧痛：脛腓靱帯損傷
・底屈捻挫
①足関節前方の腫脹と圧痛：足関節包の損傷
②中足部の腫脹や圧痛：Lisfranc靱帯損傷
・背屈捻挫
足関節外側上方の腫脹と圧痛：脛腓靱帯損傷

●画像診断

・X線撮影

①足関節2方向撮影（正面，側面）

　直達外力の多いコンタクトスポーツでは，骨折との鑑別が重要である．骨折との鑑別において原則，撮影する．また，脛腓靱帯損傷等を疑う場合は左右差が重要であり，健側も撮影して比較する．

②足部2方向撮影（正面，斜位）

　外側踵立方靱帯の裂離骨折や踵骨前方突起骨折の診断に有用である．

③足部荷重時2方向撮影（正面，側面）

　Lisfranc靱帯損傷では荷重時にのみ第1・2中足骨間の開大がみられることが多い．疼痛が強く，荷重できないこともある．

④足関節ストレス撮影（図2）

　足関節内がえし捻挫では，内がえしストレス撮影，前方引き出しストレス撮影を行う．また，外がえし捻挫では外がえしストレスX撮影を行う．いずれも両側に行って比較する．

⑤原口法（小児外果撮影法）（図3）

　ラグビーでは小学生を対象としたラグビースクールが盛んである．小児では，足関節外側靱帯損傷において外果裂離骨折が多い．この部位は通常の足関節2方向撮影では描出されないことが多い．原口法は裂離骨折部を診断するのに有用である[1]．裂離骨折を認めれば，苦痛を伴うストレスX線検査を小児に実施しなくてもよい．

・X線CT撮影

　裂離骨折の診断に威力を発揮する．通常のX線撮影にてはっきりしないが，臨床上疑わしいときに行う．

・MRI撮影

　靱帯損傷の診断に有用ではあるが，足部においては靱帯損傷自体の診断より，合併する骨挫傷や骨軟骨損傷，腱損傷などの診断目的で行われる．

・超音波（エコー）検査

　靱帯損傷の診断が可能である．前距腓靱帯は描出しやすいが，踵腓靱帯はやや描出しにくい．損傷の診断は可能であるが，これに伴う不安定性の程度を評価することができない．

・造影検査

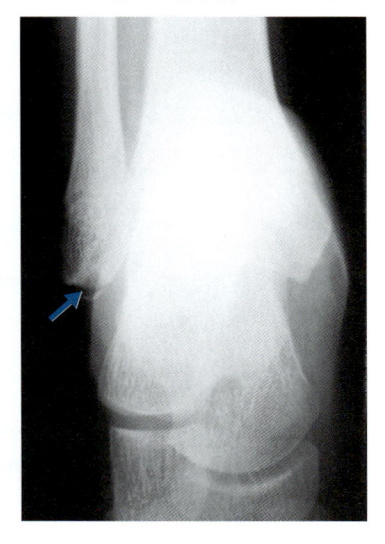

　踵腓靱帯損傷の診断に距骨下関節造影や腓骨筋腱鞘造影が有用である．侵襲的検査で，必要時のみ行うべきであるが，診断精度は高い（図4）[5]．

●徒手検査

・足関節前方引き出し検査

　右足の検査の場合，右手で下腿を足関節上方で把持し，左手で踵を包むように持ち，下腿に対して足部を前方へ押し出すように左手で踵を引く（図5）．このとき左手の親指を外果前方部に当てておくと距骨が外果より前方に移動する感触がつかみやすい．距骨が前

◆図2　ストレスX線検査
a：内反ストレス．　　b：前方引き出しストレス．

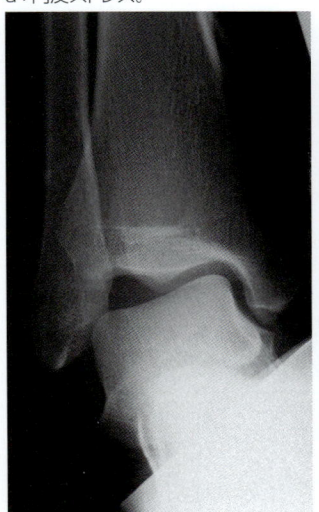

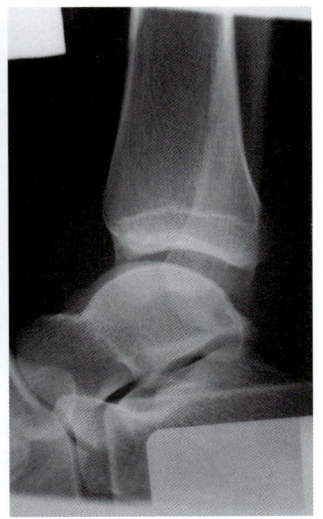

◆図3　原口法による外果裂離骨折（矢印）の描出像

◆図4　距骨下関節造影
a：前距腓靱帯単独損傷例。
b：前距腓・踵腓靱帯複合損傷例。

◆図5　徒手前方引き出し検査手技

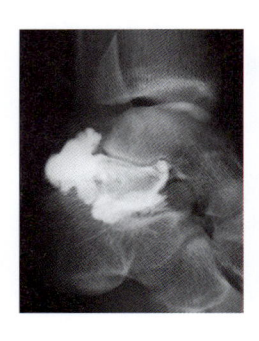

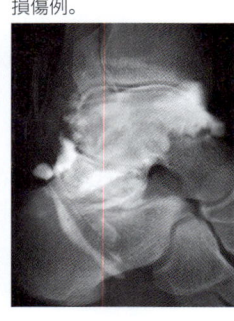

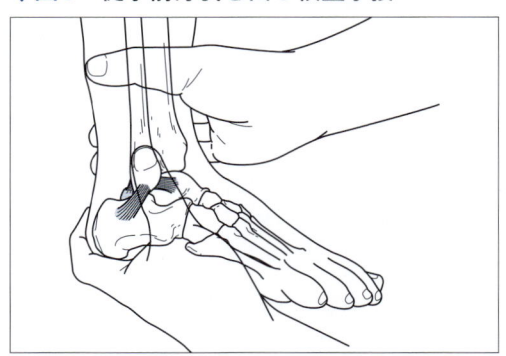

方へ移動するようであれば，前方引き出し陽性として前距腓靱帯損傷を疑う。

・足関節背屈検査

　足関節を背屈させることで，脛腓間が開大するため，脛腓靱帯損傷があると疼痛を誘発できる。

・中足部把持検査

　Lisfranc関節部で足部を握り，内外側から圧迫するようにする。Lisfranc靱帯で同部位に出血があると疼痛を誘発できる。

●治療方針

・スポーツ現場での対応

　スポーツ現場で画像診断を行うことはできないが，問診，視診，触診，徒手検査，あるいは受傷状況の目撃によって，おおよその診断を行うことは可能である。これに応じて初期治療を行う。

①固定

　シーネやシャーレによる固定を行う（図6）。外側靱帯損傷などではU字型ギプスシャーレで固定し，荷重させることができる。足関節の腫脹が激しいものや，足部の捻挫では下腿後面から足尖までのギプスシャーレもしくはシーネ固定を行う。

②アイシング（冷却）

　受傷部のアイシングを行う。氷嚢が便利であるが，ビニール袋とブロックアイスでも役に立つ。

③圧迫

　固定やアイシングの際に伸縮性の包帯を用いるため，これによって圧迫することができる。固定やアイシングが用意できない場合，包帯のみによる軽度圧迫を行う。

・病院・医院での治療

　画像により診断を確定し，治療方針を決定する。靱帯損傷と手術適応については**表1**を参照。

　足関節外側靱帯損傷では前距腓靱帯・踵腓靱帯に損

◆図6　初期固定法
a：底側ギプスシャーレ。
b：U字シャーレ。

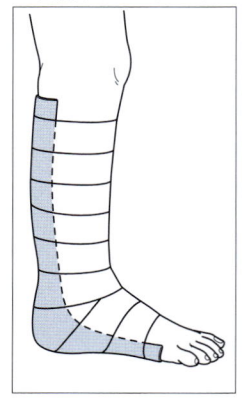

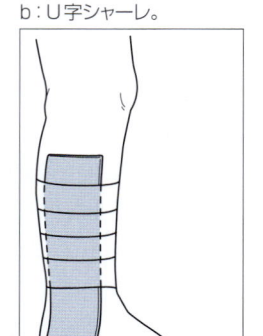

◆表1　足関節・足部の主な靱帯損傷と手術適応

損傷靱帯	手術適応
足関節外側靱帯損傷	
前距腓靱帯損傷	×
前距腓・踵腓靱帯損傷	×
前後距腓・踵腓靱帯損傷	○
三角靱帯損傷	
不全損傷	×
全損傷	○
脛腓靱帯損傷合併	○
果部骨折合併	○
脛腓靱帯損傷	
不全損傷	×
三角靱帯損傷合併	○
果部骨折合併*	○
二分靱帯損傷	
靱帯損傷のみ	×
踵骨前方突起骨折	△
Lisfranc靱帯損傷	
離開2mm未満	×
離開2〜5mm	△
離開5mm以上	○

×：適応なし，△：相対的適応，○：適応
*：S-E type 2では保存療法も可能

傷があっても後距腓靱帯に損傷がなければ保存療法が選択される。ただし，前距腓・踵腓靱帯複合損傷では愁訴が残りやすい[3]。三角靱帯損傷や脛腓靱帯損傷では果部骨折を合併する場合は基本的に手術適応と考える。果部骨折を伴わない場合も，三角靱帯・脛腓靱帯複合損傷例は手術を考慮する[7]。Lisfranc靱帯損傷では離開が2mm以上の場合に手術を考慮する[2]。

ケースレポート 1

【症例】
20歳，男性。大学生，三角靱帯損傷・脛腓靱帯損傷合併例。

【現病歴】
ラグビーの試合中に下腿部に外側からタックルを受けて受傷。受傷直後から足関節全体に疼痛が出現し，荷重歩行不能となった。

【初診時所見】
受傷翌日に当院を受診した。足関節全体に著しく腫脹し，足関節での内外果側ともに圧痛を認めた。スパイクシューズを使用した状況で下腿の外側からタックルを受けており，外がえし損傷が疑われた。

【画像所見】
両足関節について2方向撮影を行った。

【診断】
患肢において脛腓間の開大，足関節内果関節裂隙の開大を認めた。明らかな開大により三角靱帯・脛腓靱帯損傷と診断した（図7）。これに基づき，ストレスX線検査は省略した。三角靱帯・脛腓靱帯ともに完全断裂と判断し手術を行った。

【手術所見】
脛腓靱帯は直接の縫合は行わず，脛腓間のステープルによる固定とした（図8）。三角靱帯は直視下に縫合した。

経過

・術直後～術後4週
術後4週間，膝下ギプス固定を行った。ギプス固定中，術後2週間で1/3荷重，3週間で1/2荷重を許可した。

・術後6週
ギプス除去後はブレースに変更しROM訓練を開始，術後6週間で全荷重を許可した。

・術後10～12週
ジョギングは術後10週から許可し，12週でステープルの抜去を行った。

・術後17週
術後17週で完全に復帰し，大学ラグビーのトップレベルで活躍した。

解説

脛腓間の整復固定では，螺子固定が整復に優れているが，荷重前に抜去する必要がある。ステープルは整復力には劣るが，早期から部分荷重が開始できる。脛腓間の離開の程度や受傷時期（競技シーズンとの兼ね合い）で選択するのもよい。

◆図7　三角靱帯・脛腓靱帯損傷例
a：患側。　　　　b：健側。

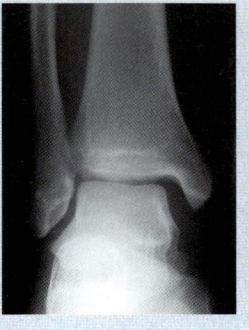

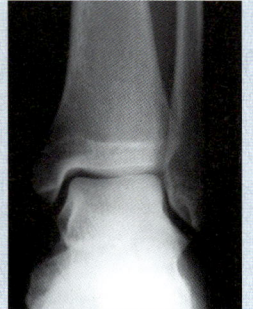

◆図8　術後X線像
三角靱帯縫合，脛腓間固定後。

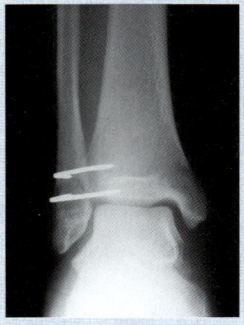

ケースレポート 2

【症例】

19歳，男性。大学生，Lisfranc靱帯損傷例。

【現病歴】

ラグビー練習中に足趾部分を接地し，踵を上げて下腿を前傾した状態で他の選手に踵に乗りかかられ，受傷。

【初診時所見】

受傷翌日に当院を受診した。足は全体に腫脹し，Lisfranc関節内側に圧痛を認めた。受傷機転から，足部に長軸方向の軸圧がかかって受傷したと判断，Lisfranc靱帯損傷を疑った。

【画像所見】

両足について2方向撮影を行った。疼痛により荷重下の撮影はできなかった。

【診断】

Lisfranc関節において第1・2中足骨間，第1（内側）楔状・第1中足骨間の配列に乱れがありLisfranc靱帯損傷および楔状・第1中足骨間の亜脱臼と診断した（図9a）。徒手整復後ピンニングあるいは螺子固定を企図した。

【手術所見】

麻酔下に徒手整復を試みるも成功せず，切開による直視下整復，内固定術を行った（図9b）。

経過

・術後3週

術後3週間，膝下ギプス固定を行った。

・術後6～12週

術後6週間より足底挿板使用下に1/3荷重，8週間で1/2荷重を許可，10週で抜釘し，全荷重を許可した。ジョギングは術後12週から許可した。

・術後5カ月

疼痛が残存し，X線像では整復の一部喪失が認められた。

・術後6カ月

練習に復帰を果たしたが，納得のいくプレーができず，サポーティングスタッフに転向した。

解説

Lisfranc関節部の外傷は激しい疼痛が特徴である。Lisfranc靱帯のみの損傷では競技復帰は難しくないが，骨折と不安定性を伴うものでは復帰が容易ではない。

◆図9 Lisfranc関節亜脱臼例
a：受傷時。　　　　　　b：観血的整復術後。

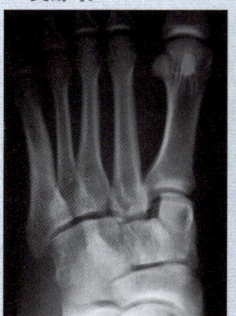

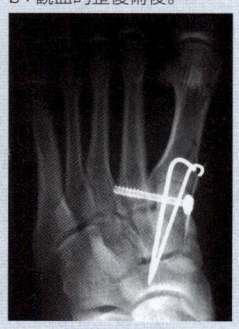

再発予防と今後の課題

最近，人工芝の普及によりラグビーにおける下肢の靱帯損傷が多くなっているように思われる。人工芝の歴史がやや長いアメリカンフットボールやサッカーでは，競技場のサーフェイスに応じたシューズの着用などが行われつつある。ラグビーについてはまだこの点について十分には配慮されていない。サーフェイスに応じたシューズの着用は重要と考える。

文献

1) Haraguchi N, Kato F, Hayashi H：New radiographic projections for avulsion fractures of the lateral malleolus. J Bone Joint Surg, 80-B(4)：684-688, 1998.
2) Nunley JA, Vertullo CJ：Classification, investigation, and management of midfoot sprains：Lisfranc injuries in the athlete. Am J Sports Med, 30：871-878, 2002.
3) Samoto N, Sugimoto K, Takaoka T, et al：Comparative results of conservative treatments for isolated anterior talofibular ligament (ATFL) injury and injury to both the ATFL and calcaneofibular ligament of the ankle as assessed by subtalar arthrography. J Orthop Sci, 12(1)：49-54, 2007.
4) Sarrafian SK：Anatomy of the foot and ankle, 2nd ed, 1993, p37-112.
5) Sugimoto K, Samoto N, Tanaka Y, et al：Subtalar Arthrography in Acute Injuries of the Calcaneofibular Ligament. J. Bone Joint Surg, 80-B：785-790, 1998.
6) 杉本和也：下肢のスポーツ外傷・障害．公認アスレティックトレーナー専門科目テキスト③スポーツ外傷・障害の基礎知識，河野一郎，福林　徹監修，日本体育協会，東京，初版，2007, p130-156.
7) 杉本和也：新鮮三角靱帯の保存療法と手術療法．OS NOW Instruction No.8スポーツによる膝・足関節靱帯損傷の治療，メジカルビュー社，東京，2008, p155-160.
8) 高倉義典，杉本和也：靱帯損傷．図説足の臨床，高倉義典，北田　力編，メジカルビュー社，東京，第2版，1998, p218-240.

ラグビー・アメリカンフットボール

ラグビー・アメリカンフットボールにおける足関節外側靱帯損傷のリハビリテーション

木田貴英

リハビリテーションのポイント

●受傷機転と痛みの状況の聴取

初めに，受傷機転と痛みの状況はなるべく詳細に聴取すべきである．外側の痛みであっても外反強制によって受傷していることがあり，この場合はリハビリテーションを進めていく上でのリスク管理の方法に大きく影響する．また，損傷頻度が高いといわれている前距腓靱帯，踵腓靱帯を中心に触診しながら圧痛部位を特定していくのが有効である．損傷部位が特定されてきたら，どのような関節運動によって痛みが出現しているかを確認していく．外側靱帯が損傷されている場合は，内がえし方向で靱帯が伸張ストレスを受けて痛みの出現を推測することができる．しかし，背屈や外反ストレスによって痛みが発生する場合は前下脛腓靱帯結合の離開ストレスや腓骨外果と距骨滑車の関節面の圧縮ストレスによる痛みと推測される．このような痛みは本疾患に併発していることが多いため，注意深く観察が必要である．急性期の炎症症状が落ち着いたころになると，荷重位での痛みを確認することも有効な手段である．川野の提唱する下腿前傾テスト，スクワッティングテスト，振り向きテストの3つの検査手技は荷重位での下肢機能と痛みを観察することができるため，臨床上，非常に意義のあるものと考えている．

●関節可動域

関節可動域は，とくに背屈可動域の制限がスポーツ復帰の際に問題となることが多い．多くのスポーツでは下腿を前傾させた姿勢をとるが，ラグビーやアメフトの場合もステップ動作の踏み込みやスクラムを組むときに必要な関節可動域である．このときに背屈可動域に制限があると下腿前傾が不十分で，いわゆる"腰が高い"状態，つまり重心の位置が高くなる．この代償動作として，体幹を前傾させるとともに前方を見るために腰部を伸展させたときに腰痛が誘発されることがある（図1）．また，足関節背屈可動域制限がある

◆図1 "腰が高い"状態

下腿前傾が不足し，代償として体幹を前傾している．

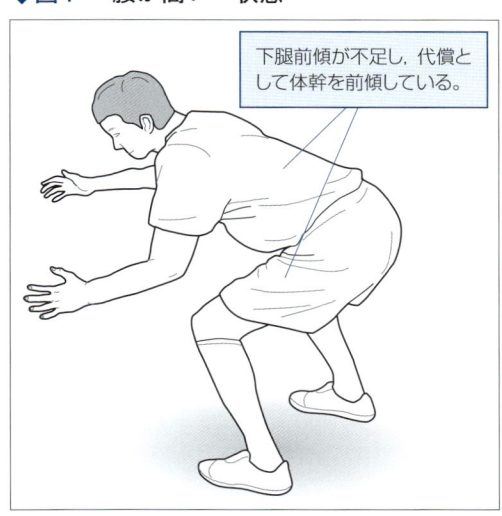

◆図2 knee-in & toe-out

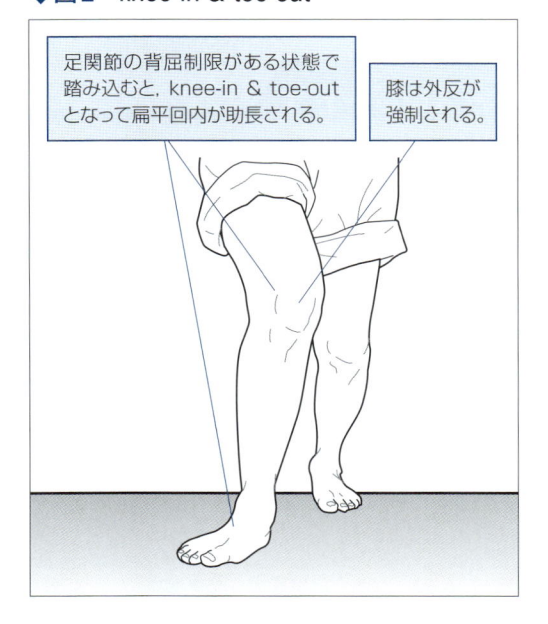

足関節の背屈制限がある状態で踏み込むと，knee-in & toe-outとなって扁平回内が助長される．

膝は外反が強制される．

にもかかわらず下腿前傾位を強制させると足部の扁平回内を助長して足部障害を誘発したり，関節連鎖によっていわゆる"knee-in & toe-out"の肢位となり膝に

◆図3　足趾の動きの確認
足趾の開排（左）とMP関節を使った屈曲（右）は，足趾の内在筋が使えていないとできない。

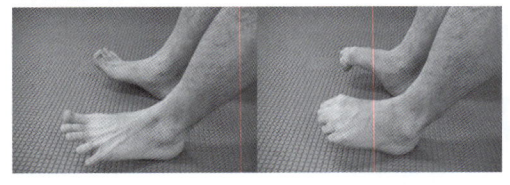

◆図4　ラグビーにおける足関節外側靱帯損傷の発生場面①
タックルを受けて側方へ押されたときに右足関節を内反強制。

二次的外傷をもたらす要因となりうる（図2）。

● 筋力

　筋力については，足部・足関節周囲筋が十分かどうか確認する必要はあるが，側方安定性に寄与する腓骨筋群と後脛骨筋が十分かどうか確認することはとくに重要である。また，足部内在筋群は遠心性収縮によって前足部荷重の際に衝撃を緩衝したり，足圧中心を支持基底面内に維持させるために重要であるため足趾の動きを確認しておくべきである（図3）。

● 動的アライメント

　荷重位での運動ができるようになってくると，徐々に実際の競技に合わせたエクササイズを取り入れていくが，このときに動的なアライメントの変化が安全で効率的であるかを確認していくべきである。ラグビーやアメフトでは，相手をかわすようなステップ動作などで股関節，膝関節，足関節の連動した運動が要求されるため，足関節が内反強制されうるリスクの高い動

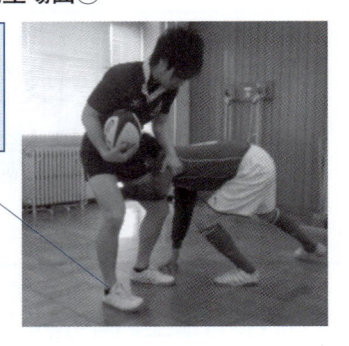

復帰のツボ

◆図5　ラグビーにおける足関節外側靱帯損傷の発生場面②
相手を交わそうとしてクロスオーバーステップしたときに，後ろ足である左足を内反強制。

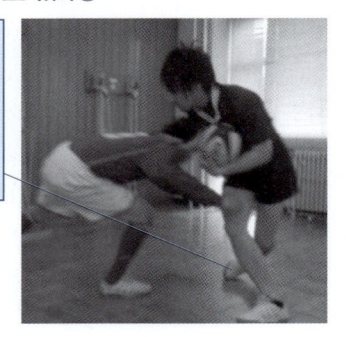

き（図4，5）が安全に遂行することができるかどうかをしっかりと確認すべきである。

ケースレポート1

【症例】
　社会人ラグビーチーム所属。ポジションはスタンドオフ，利き足は右足。

【受傷機転】
　受傷日は公式戦の開幕試合で，受傷機転は試合開始早々に相手をかわそうと左側にクロスオーバーでステップしたときに足関節が内反方向へ強制された（図5）。しばらく立ち上がれない状態であったが，試合中で興奮状態にある本人は強行出場することを訴えた。外観上，骨折が疑われるような変形は認められなかったが腓骨外果周囲に広範囲の腫脹を認めたため，すぐに退場させてアイシングを行った。チームの主将であった症例患者は途中退場したことに強く責任を感じて落ち込んでいたが，焦って無理をすることよりも完治させて全力プレーができるようになることがチームにとっても長期的に考えて大事であることを納得させた。痛みが落ち着いたら，外果周囲の腫脹を軽減させるためにパッドで圧迫しつつ，テーピングで痛みの出現する関節の動きを制動した。

【経過】
・急性期
　同日に病院で検査をした結果，骨傷は認められなかったがⅡ度の足関節外側靱帯損傷であった。数日間のRICE処置が必要であったため，翌日から2日間の勤務は休暇を取らせた。幸い，出勤の前日には熱感が落ち着いて痛みなく松葉杖での部分荷重歩行が可能となっていることを確認できたが，患部のリスク管理を目的にテーピングの方法（図6）を指導して毎日自分で巻き換えるようにさせ，週1回程度こちらで症状を確認するようにした。びまん性の

◆図6　足部・足関節の内・外反制動を目的としたテーピングの方法

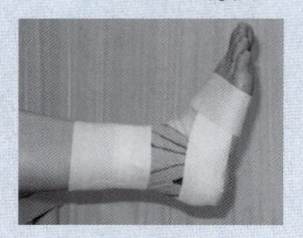

腫脹が残存していたので，入浴時に過度な底屈と内反をしないように注意しながら自動運動を開始して末梢循環を促すように指導した。腫脹が軽減したら，ストレッチボードを使って背屈可動域の改善を行わせた。筋力トレーニングについては，過度な底屈と内反をしないように注意しながら底屈と背屈運動に対してゴムの抵抗を利用して行った。腓骨筋群と後脛骨筋に対する筋力トレーニングも痛みの状態を確認しながら徐々に開始した（図7）。足趾筋群については，タオルギャザー（図8）を行わせた。

・回復期

急性期症状が落ち着いてきたら，荷重位での運動療法を取り入れていった。この時もリスクをしっかりと管理するために，内反と過度な底屈をしないようにテーピングや補装具などを使用した。荷重位での運動療法としては，まずスクワットを行わせた。このときに注意させたこととしては，下腿を十分に前傾させつつ股関節，膝関節をバランスよく屈曲させて足部の荷重位置を前足部に意識させることである（図9）。このように意識させることで各関節の伸展筋群とヒラメ筋の遠心性収縮が行われつつ，下肢関節全体の協調性を高めていくことができる。

解説

本症例の場合はポジションがバックスであるため，徐々にステップ動作を取り入れていった。まずは基本的なサイドステップ，クロスオーバーステップ（図10）を行わせて動的なアライメントが安全かつ合理的な関節運動の中で変化しているか確認しつつ反復させた。サイドステップでは移動側の足が接地する際，クロスオーバーステップでは足を交差した時の後ろ足が内反捻挫を発生しやすいので十分に習熟させた。なお，一般的なクロスオーバーステップはピボットターンで方向転換動作を行うが，ラグビーのようなスパイクを履く種目では踏み換え動作を使う。**徐々に慣れてきたら接触プレーをしない条件の下で，ボールを持ったオフェンスプレーから始めた。ディフェンスは相手の動きに合わせなければならないため，順序としては後から行わせた方がよいと考えている**。また，スタンドオフはボールを蹴るプレーも多いが，今回は患側が軸足となる時は問題なくプレーできた。しかし，左足で蹴らなければならない場面もあるため，痛みが落ち着いていることを確認しつつ軟部組織の強度が十分に回復するまで靱帯にストレスが強く加わらないようにテーピングで保護をして少しずつ蹴る練習を行わせた。対人プレーがある程度可能となった時点で，コンタクトプレーを含めた実際の練習に少しずつ合流させた。

◆図7 腓骨筋群と後脛骨筋のトレーニング

腓骨筋群に対するトレーニング。　　後脛骨筋に対するトレーニング。

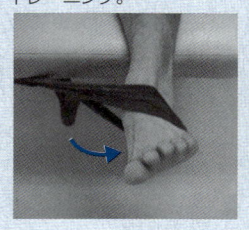

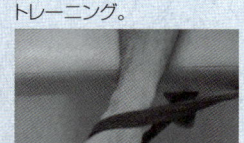

図8 タオルギャザー

足部内在筋の機能を促通するために，足趾の開排とMP関節を使った屈曲を意識して行わせた。

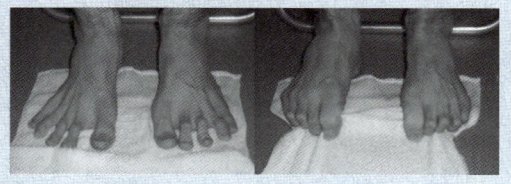

図9 スクワット

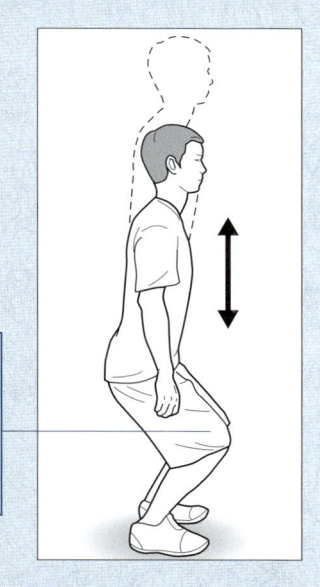

下腿を十分に前傾させつつ股関節，膝関節をバランスよく屈曲させて足部の荷重位置を前足部に意識させた。

図10 サイドステップとクロスオーバーステップ

サイドステップ。　　クロスオーバーステップ。

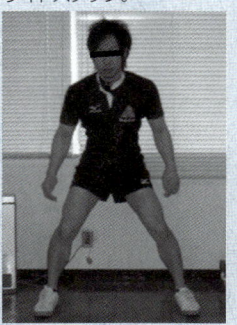

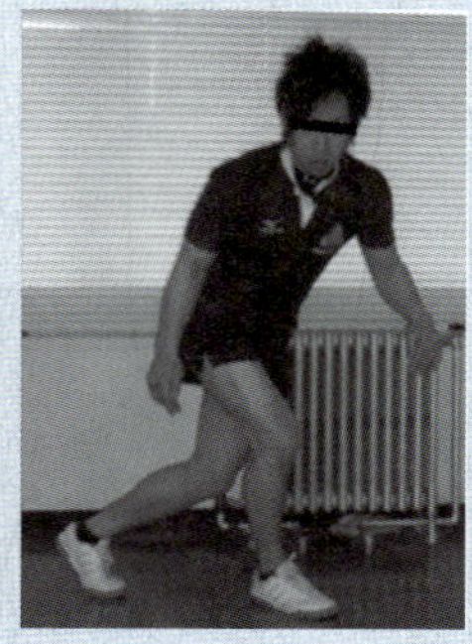

ケースレポート2（難治例）

【症例】
　大学ラグビー部所属。ポジションはロック。

【受傷機転】
　スクラムが崩れた時に足関節を内反強制して受傷。

経過
　前述と同様の経過をたどっていったが、前下脛腓靱帯結合に合併損傷があったために足関節背屈時の痛みが改善せず、荷重位での運動が開始できる時期になっても踏み込み動作ができずに難渋していた。背屈運動をさせるときに脛腓間が離開される力が働くため、テーピングを用いて保護していたが十分に改善しなかった。原因としては、足部の扁平回内が強いために距腿関節の不適合によって脛腓間を離開する力が加わっていることが推測された。足底板を作製してアーチをサポートしたところ、痛みが軽減して練習に復帰することができた。

全身を診るリハビリテーション

　足関節外側靱帯損傷の受傷機転としては足関節の内反強制であり、前額面上の運動が主体となる。したがって、足関節以外の部位では股関節内・外転および体幹側屈運動が大きく影響を及ぼす。股関節外転筋力および体幹筋強化を目的としたエクササイズを写真に示す（図11～13）。また、コンタクトプレーをともなうスポーツでは、タックルされたりタックルに行ってかわされたりしたときに受傷することが多い。**予防のツボ** "当たり負けしない強い体"を作るとともに、"かわす技術"や"うまく受け身を取るような技術"を身につけることも重要であると考えている。

文献
1) 宮下浩二, 小林寛和：足関節捻挫の処置とアスレティックリハビリテーション．実践すぐに役立つアスレティックリハビリテーションマニュアル，全日本病院出版会，2006, p170-177.
2) 木田貴英, 山中正紀：足関節捻挫の理学療法のための検査・測定のポイントとその実際．理学療法，21：164-169, 2004.
3) 高倉義典：9. 足関節．新版　スポーツ外傷・障害の理学診断・理学療法ガイド，臨床スポーツ医学編集委員会編，文光堂，2003, p64-68.
4) 川野哲英：ファンクショナル・テーピング，ブックハウスHD，1988.
5) 川野哲英：ファンクショナル・エクササイズ，ブックハウスHD，2004.
6) 木田貴英：F.外傷ごとのリスク管理に基づいたリハビリテーションプログラムと実践―下肢―．足関節捻挫へのアスレティックリハビリテーション．公認アスレティックトレーナー専門科目テキスト7　アスレティックリハビリテーション，財団法人　日本体育協会，2007, p179-187.

◆図11　股関節外転筋トレーニング
自重を使った方法。

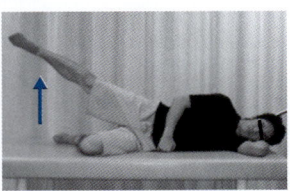

ゴムチューブを使った方法。

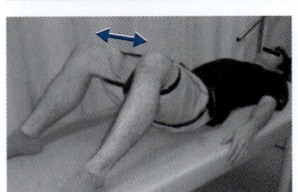

◆図12　股関節内転筋トレーニング
クッションを押しつぶしている（クッションは両大腿の間）。

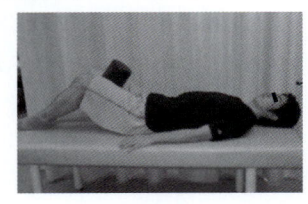

◆図13　シットアップ
腹筋群のトレーニング。

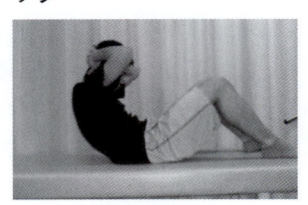

種目別 | スポーツ整形外科の診断・治療

柔道・相撲

柔道・相撲

柔道の外傷・障害（疫学）

米田 實，林 克彦

柔道の歴史とけが

柔道はもともと相手を殺傷する武術の中の柔術から発展・変化したスポーツであり，投技，固技，現在は肘だけに限定されているが関節技など技の種類に異質なものが包含されており，それに応じてけがの種類も多様である。

疫学

柔道の外傷・障害についての疫学的な調査は著者の渉猟した中では行われておらず，著者が行った大学柔道男子選手598名を対象にした調査[1]（図1）と，当院での約2年間の女子柔道選手の外傷・障害部位[2]（図2）を頻度順に提示する。

●肩甲帯・膝の外傷・障害

男女ともに肩甲帯や膝に外傷・障害が多く，とくに女性では膝の損傷が多いことが特徴であると思われ，これは他の多くのスポーツでの外傷・障害の性差と一致する。

外傷の統計はほとんど残っていないが，柔術から柔道，そして国際スポーツとしての"JUDO"への変遷につれて，より安全な練習と試合が行われるように，試合審判規定の再検討・変更がなされてきている。有名な話としては，かつて全日本柔道選手権大会で9連覇した山下泰裕選手が，同大会決勝戦でその後ほとんどの試合で禁止技となった「蟹狭」で足関節外果骨折を起こして以来の論議がある。現在「蟹狭」は本大会をはじめとするごく一部の国内大会のみで使用が許可されているが，危険性と柔道の醍醐味との間での異なった価値観のせめぎ合いであった。また成長期の試合規定には少年規定として中学生以下には危険な技[3]を禁止するルール（両膝を畳についての投技の禁止など）も盛り込まれている[4]。

●肘の外傷・障害

男女とも肩甲帯・膝に次いで多いのが肘の外傷・障害である。肘の障害が選手引退の主因であったという報告も多

◆図1　大学男子受傷部位とその頻度

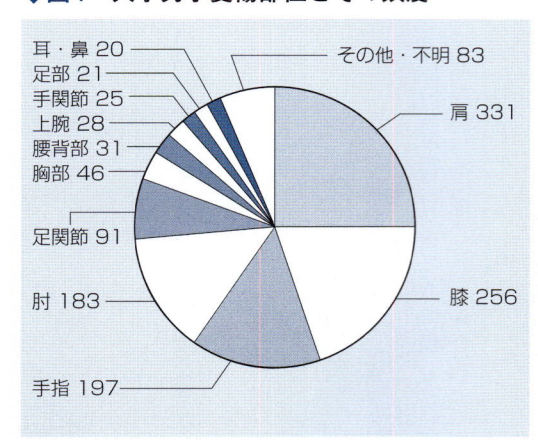

耳・鼻 20
足部 21
手関節 25
上腕 28
腰背部 31
胸部 46
足関節 91
肘 183
手指 197
膝 256
肩 331
その他・不明 83

◆図2　女子柔道による外傷・障害の部位

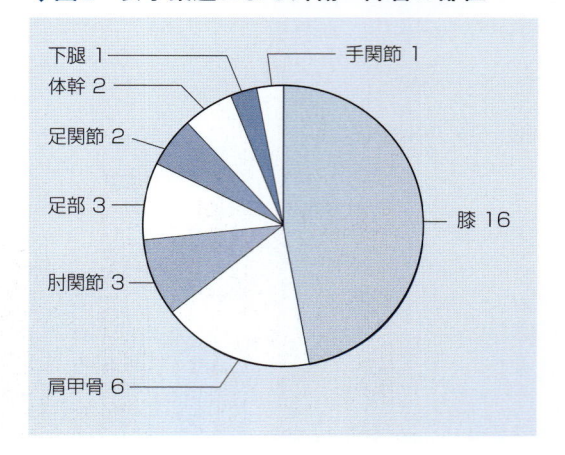

下腿 1
体幹 2
足関節 2
足部 3
肘関節 3
肩甲骨 6
膝 16
手関節 1

く，とくに肘には少年野球肘と同様の注意が喚起されている[5, 6]。

また，柔道による頭頸部外傷による死亡例や頚髄損傷などの重度外傷も，実数は不明であるが連続的に発生している[7～9]。

系統的な疫学的な調査が柔道の外傷と障害では行われていないので，ここでは，外傷・障害の発生後全国大会レベル以上の大会に比較的早期に復帰して結果を残した自験例[10]をいくつか提示することで，本書のテーマに沿って柔道選手の復帰を考える参考にしていただければ幸甚である。

症例

● 症例 1
17歳，女子。柔道歴8年，高校柔道部（中学3年時に全国大会個人戦3位レベル）。
左膝前十字靱帯・内側半月板損傷。前十字靱帯再建術・半月板縫合術施行後，約10カ月で地区ジュニア大会優勝。

● 症例 2（図3）
14歳，男子。柔道歴8年，中学柔道部（全国大会上位レベル）。
左脛骨近位端裂離骨折。骨接合術施行後，約4カ月半で全国大会団体戦優勝。

● 症例 3（図4）
28歳，男性。柔道歴17年，警察官（全国大会出場レベル）。
左肘変形性関節症。関節授動術施行後，約4カ月で柔道復帰（術後2年で全国大会出場）。

● 症例 4（図5）
16歳，男子。柔道歴10年，高校柔道部（中学3年時に全国大会個人戦3位レベル）。
左肘外傷性脱臼・左肘外側側副靱帯損傷。脱臼整復術・靱帯縫合術施行後，約3カ月で県大会個人戦優勝。

◆図3　左脛骨近位端裂離骨折（症例2）

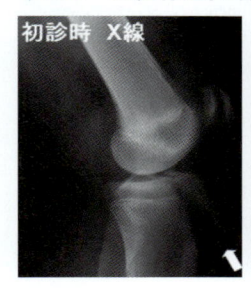

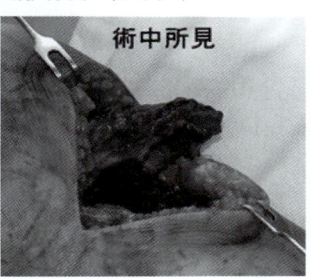

初診後	柔道復帰コース
4週	フットタッチ，ROM開始（屈曲60°制限）
6週	全荷重開始，ROM開始（制限なし）
8週	ジョギング開始，大外刈の打ち込み開始
9週	打ち込み（制限無し），投げ込み・寝技開始
12週	徐々に乱取り練習開始
14週	柔道完全復帰（重量級との乱取りも含む）
19週	全国大会（団体）優勝

◆図4　左肘変形性関節症（症例3）

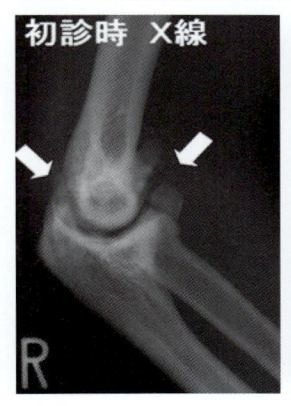

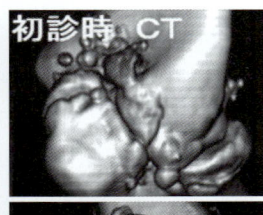

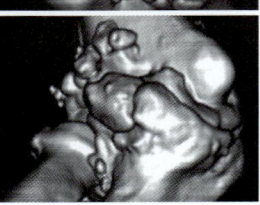

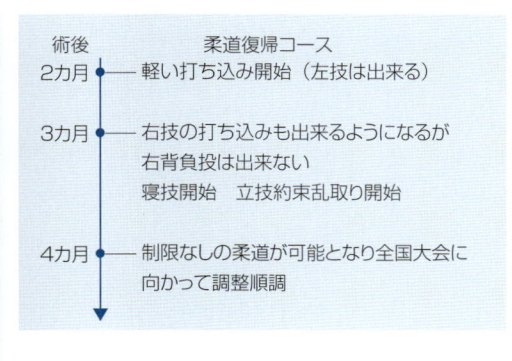

術後	柔道復帰コース
2カ月	軽い打ち込み開始（左技は出来る）
3カ月	右技の打ち込みも出来るようになるが右背負投は出来ない　寝技開始　立技約束乱取り開始
4カ月	制限なしの柔道が可能となり全国大会に向かって調整順調

◆図5　左肘外傷性脱臼・外側側副靱帯損傷（症例4）

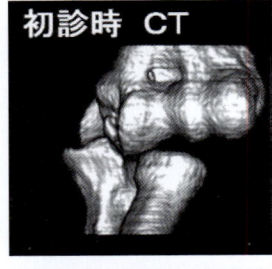

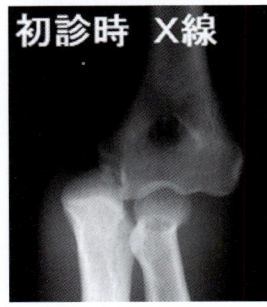

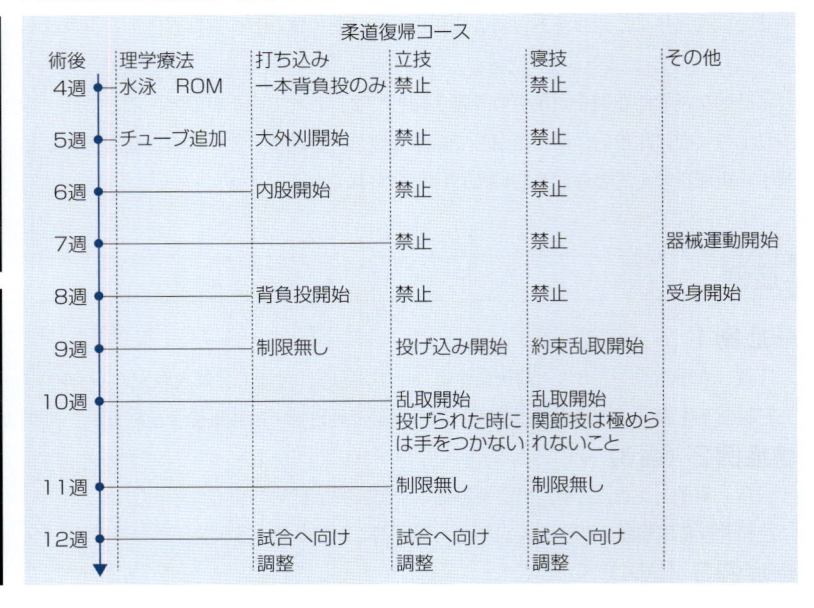

初診時 CT

初診時 X線

術後	理学療法	打ち込み	立技	寝技	その他
			柔道復帰コース		
4週	水泳　ROM	一本背負投のみ	禁止	禁止	
5週	チューブ追加	大外刈開始	禁止	禁止	
6週		内股開始	禁止	禁止	
7週			禁止	禁止	器械運動開始
8週		背負投開始	禁止	禁止	受身開始
9週		制限無し	投げ込み開始	約束乱取開始	
10週			乱取開始 投げられた時には手をつかない	乱取開始 関節技は極められないこと	
11週			制限無し	制限無し	
12週			試合へ向け調整	試合へ向け調整	試合へ向け調整

●症例5

24歳，男性。柔道歴18年，大学助手（世界選手権大会優勝レベル）。

　左膝内側側副靱帯Ⅱ度損傷，左腓骨神経麻痺。アイスパックの圧迫により麻痺性尖足となるが，10日後に国際大会優勝。

文献

1) 米田　實，矢崎　進，ほか：大学柔道部一流選手の外傷歴．東海スポーツ傷害研究会記録集，3：41-45, 1986.
2) 米田　實，福山陽子，ほか：女子柔道の外傷・障害．関節外科，25：220-224, 2006.
3) 林　克彦，米田　實：少年柔道における両膝を畳について施す技の危険性．第40回日本武道学会，2007.
4) 米田　實，長谷川　優：用具・ルールの変遷から見たスポーツ安全対策－柔道－．Japanese Journal of Sports Science, 11：308-311, 1992.
5) 米田　實：日本武道の肘障害—柔道の肘障害とその予防法を中心に．整・災外，32：1479-1482, 1989.
6) 紙谷　武，柏口新二，ほか：少年柔道選手における肘関節検診．日本臨床スポーツ医学会誌，17：142, 2009.
7) 米田　實：柔道－柔道による外傷・障害の実態とその予防に向けての考察－．体育の科学，38：207-212, 1988.
8) Miyazaki S：Severe Head and Neck injuries in Judo Practice. International Judo Medical Symposium, 2009.
9) 米田　實，藤田寛之，ほか：柔道選手の頸椎障害．東海スポーツ傷害研究会記録集，9：24-25, 1992.
10) 米田　實，福山陽子，ほか：競技継続が不可能となった外傷・障害から復帰した全国大会レベル以上の柔道選手11例．日本臨床スポーツ医学会，2008.

柔道・相撲

相撲の外傷・障害（疫学）

土屋正光

相撲の特徴と外傷・障害発生

相撲は国技といわれているが，最近大相撲には多くの外国人力士が入門し，とくに番付上位に日本人力士が少なくなり寂しいかぎりである。

相撲はまわし以外防具を使わない格闘技であるためその外傷・障害頻度は少なくない。ここでは当科でこれまでに診断・治療を行った大相撲力士の外傷・障害の部位別頻度，またその発症機転につき報告する。

疫学調査

1982～2009年に当科で診断・治療を行った大相撲力士のスポーツ障害1,425例5,094件を対象とした。幕内240件，十両161件，幕下733件，三段目1,126件，序二段1,961件，序の口873件である。年齢は平均20.8±4.0歳，経験年数4.2±3.7年，身長180.6±5.9cm，体重126.2±24.9kgである。

部位別頻度

障害の部位別頻度は，体幹1,341件（26.3%），上肢1,085件（21.3%），下肢2,610件（51.2%），その他58件（1.1%）である（図1）。

●体幹外傷・障害

頭部・頸部打撲捻挫7.2%，胸部打撲，背部挫傷3.9%，急性腰痛症1.4%，慢性腰痛症8.4%，腰椎椎間板ヘルニア3.7%である（図2）。

・頸部外傷・障害

頸椎捻挫が194件と最も多く，頸部神経根症いわゆるBurner症候群102例がこれに続く（図3）。骨折はJefferson骨折13件，歯状突起骨折1件と，立ち会い時の衝撃の強さがうかがわれる。

◆図1 大相撲力士のスポーツ外傷・障害

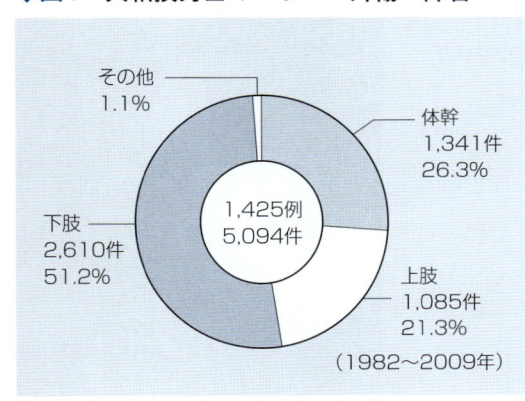

◆図2 体幹外傷・障害

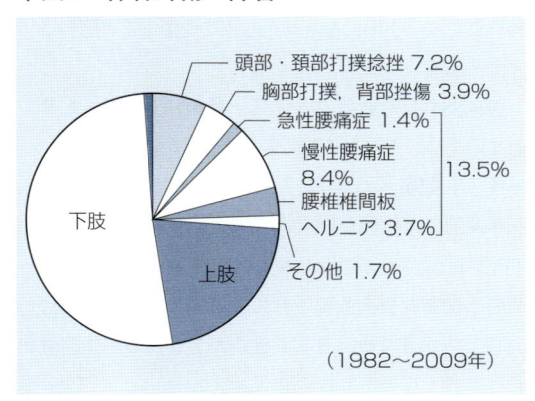

◆図3　頚部の主な外傷・障害件数

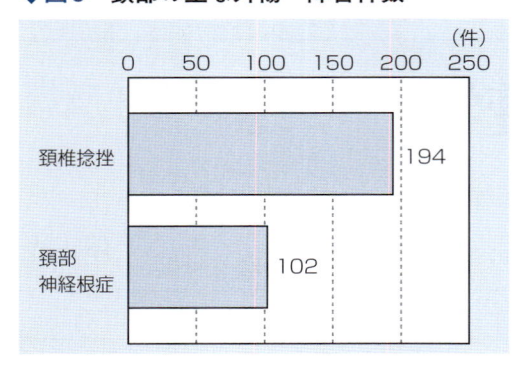

頚椎捻挫　194
頚部神経根症　102

◆図4　上肢外傷・障害

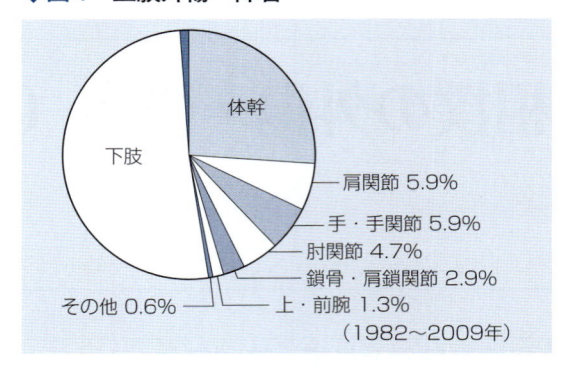

下肢／体幹／肩関節 5.9%／手・手関節 5.9%／肘関節 4.7%／鎖骨・肩鎖関節 2.9%／その他 0.6%／上・前腕 1.3%
（1982～2009年）

・腰部外傷・障害

　いわゆる腰痛症が最も多く，腰椎椎間板ヘルニア，急性腰痛症がこれに次ぐ。これら腰痛疾患は全体の13.5%を占める。腰椎分離症はこれらの中に含まれるが，腰椎分離症だけを取り出すと，121件（2.4%）にみられる。発症原因は投げを打ったり，投げられて起こるものと思われるが，稽古の積み重ねで起こるものが多い。

● 上肢外傷・障害

　肩関節5.9%，手・手関節5.9%，肘関節4.7%，鎖骨・肩鎖関節2.9%，上・前腕1.3%である（図4）。

・肩関節

　肩関節脱臼が89件と最も多い。外転・過伸展位を強制されて受傷する（図5）。反復性肩関節脱臼に移行するものもある。肩関節打撲58件，肩関節痛，腱板損傷がこれに続く（図6）。

・鎖骨・肩鎖関節

　肩鎖関節挫傷76件が最も多い。肩鎖関節脱臼38件，鎖骨骨折25件が続く（図6）。受傷機転は転倒して肩を打撲して発症する。

・肘関節

　肘関節捻挫が73件と最も多い。尺側側副靱帯損傷53件，変形性肘関節症が32件である（図6）。肘を極められたり，小手に振られたときに受傷する（図7）。

・上・前腕

　挫傷28件，骨折26件である。骨折は土俵から転落して手をついたときに起こることが多い。

・手・手関節

　手関節では捻挫が63件と最も多い。関節痛27件，TFCC損傷20件がこれに続く。突っ張りや立ち会いの時手関節背屈を強制されて受傷する。手の骨折は54件で中手骨骨折，舟状骨骨折が含まれる。指節骨骨折39件，捻挫がこれに続く。

◆図5　肩関節脱臼肢位

左力士。左肩関節外転・過伸展強制され受傷。

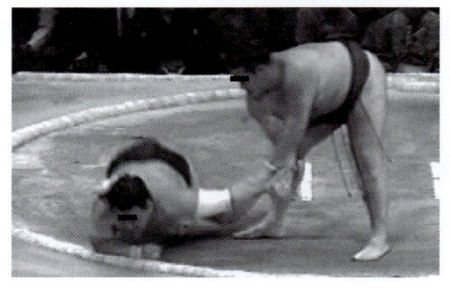

◆図6　上肢傷害

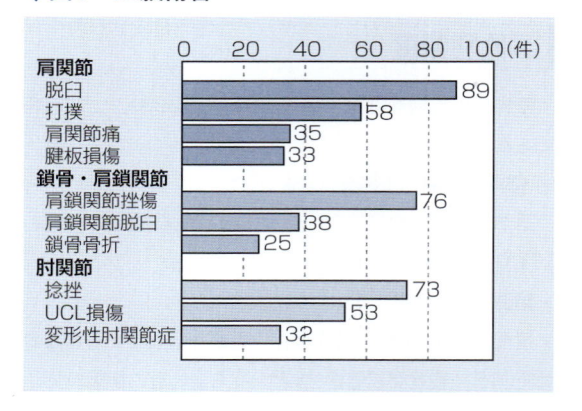

肩関節
　脱臼　89
　打撲　58
　肩関節痛　35
　腱板損傷　38
鎖骨・肩鎖関節
　肩鎖関節挫傷　76
　肩鎖関節脱臼　38
　鎖骨骨折　25
肘関節
　捻挫　73
　UCL損傷　53
　変形性肘関節症　32

◆図7　肘捻挫受傷肢位

左力士。右肘を極められ受傷。

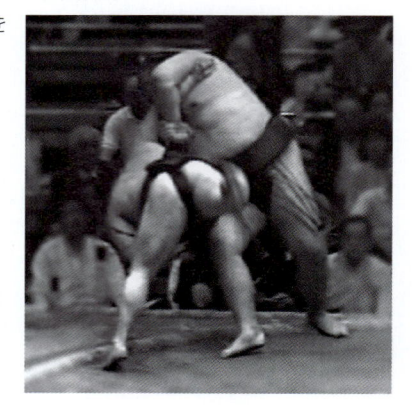

●下肢外傷・障害

膝半月板・靱帯損傷15.6%，膝捻挫5.4%，膝打撲1.9%，膝蓋骨脱臼1.6%，足関節8%，足7%，下腿蜂窩織炎4%である（図8）。

・膝関節

半月板・靱帯損傷の単独損傷659件中，外側半月板損傷が201件と最も多い。膝前十字靱帯（以下，ACL）損傷184件，内側側副靱帯（以下，MCL）損傷145件である。膝複合損傷は137件でACL損傷を伴うものが114件である（図9）。ACL損傷は土俵際で膝軽度屈曲外反，下腿外旋を強制されて受傷する（図10）。膝蓋骨脱臼は79件である。

・足関節

足関節捻挫が219件と最も多い。靱帯損傷56件，骨折（足関節脱臼骨折を含む）45件である（図9）。受傷機転は土俵上でACL損傷と同様の肢位，膝屈曲，膝外反，下腿外旋で足関節が外がえしを強制されて発症する（図11）。骨折のタイプはLauge-Hansen分類の回内外旋，回内外反型が多い。

・足部

足趾，中足骨骨折が109件と最も多い。足趾捻挫76件，踵骨挫傷43件，アキレス腱炎28件がこれに続く（図9）。足趾の捻挫は足趾が土俵にめり込んだり，俵に引っかかって受傷する。踵骨挫傷は土俵上でから足を踏んだり，土俵から落ちるときに受傷する。

・下腿蜂窩織炎，肉ばなれ

下腿蜂窩織炎は206件である。力士に特有な疾患で，下腿打撲によりできた血腫に毛囊炎や足底の傷から血行性に細菌感染を起こして発症するものと思われる。

肉ばなれは大腿屈筋に多く，受傷機転は膝伸展位で股関節屈曲を強制されて受傷する（図12）。

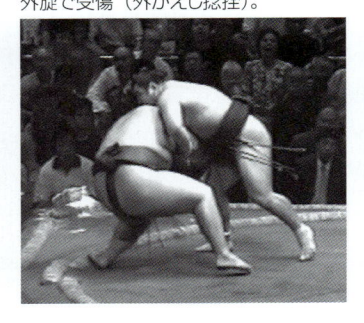

◆図8　下肢外傷・障害

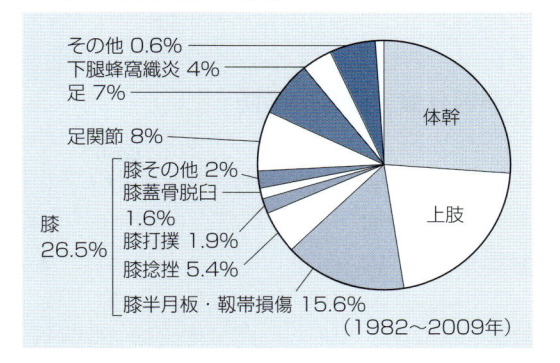

その他 0.6%
下腿蜂窩織炎 4%
足 7%
足関節 8%
膝 26.5%
　膝その他 2%
　膝蓋骨脱臼 1.6%
　膝打撲 1.9%
　膝捻挫 5.4%
　膝半月板・靱帯損傷 15.6%
体幹
上肢
（1982～2009年）

◆図9　下肢の主な外傷・障害件数

膝関節
LM　201
ACL　184
MCL　145
複合損傷　137
足関節
捻挫　219
靱帯損傷　56
骨折　45
足
足骨折　109
捻挫　76
踵骨挫傷　43
アキレス腱炎　28

◆図10　膝ACL損傷肢位
左力士。右膝軽度屈曲，外反，下腿外旋強制され受傷。

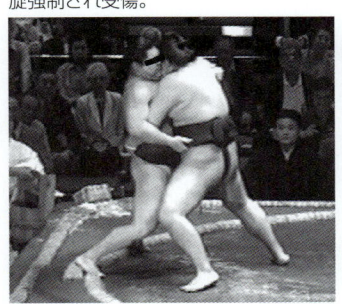

◆図11　足関節捻挫受傷肢位
左力士。左足関節膝屈曲，外反，下腿外旋で受傷（外がえし捻挫）。

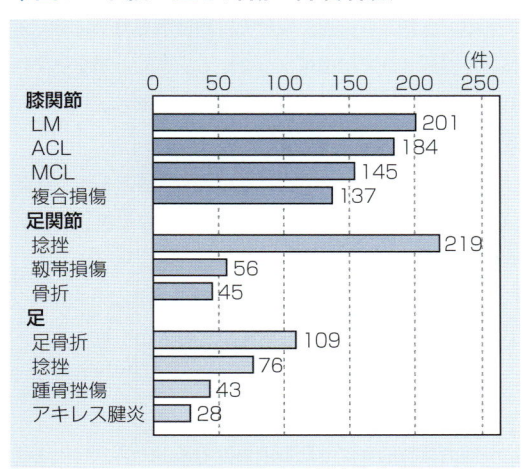

◆図12　大腿屈筋肉ばなれ
右力士。右大腿部肉ばなれ。

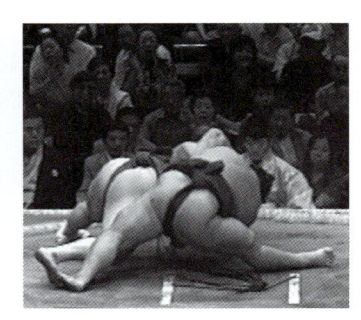

相撲の外傷・障害を防ぐ

相撲は激しい格闘技ゆえ外傷・障害の頻度は高い。これまで報告をしてきたように[1,2)]，力士の外傷・障害は過半

数が下肢外傷・障害であり，そのうち半数が膝の疾患である。

　本調査もほぼ同様の結果であるが，これまでは腰痛疾患が膝半月板・靱帯損傷より多かったが，本調査の結果では膝半月板・靱帯損傷が多くなり，力士にとって膝の疾患の予防が大変重要であることが示唆されている。

●頚部外傷・障害の予防

　相撲では立会いのとき頭から当たることがある。このとき頚部に加わる衝撃はBurner症候群に象徴される頚部外傷・障害を引き起こす。Jefferson骨折や歯状突起骨折もみられることより，当たるとき額の髪の生え際で当たる基本的な稽古や，当たるとき手を一緒に出し頚部への衝撃を減らすことおよび頚部筋力強化が必要である。

●腰痛の予防

　腰痛に関しては，肥満になると体重心が前方に移動し，これを支えるために腰椎に常に負荷がかかるようになる。対処するには腹筋・背筋を十分鍛え腰椎への負荷軽減を図る必要がある。

●肩・肘関節外傷・障害の予防

　肩関節は一度脱臼すると反復性脱臼に移行しやすく，脱臼後は初期の安静治療後，積極的な肩周囲筋力強化が必要である。肘関節の捻挫，変形性肘関節症も力士に多くみられる。さした肘を伸展位にしていれば容易にきめられ，過伸展を強制されて肘損傷につながる。さした腕を返す稽古では，さした腕の手背を相手の体につけると教えられるが，肘を軽度屈曲位に保持する稽古が大切である。

●膝外傷・障害の予防

　膝外傷・障害予防が力士にもっとも重要である。膝軽度屈曲・外反強制にならないようにするには，股関節の開排位維持がキーポイントである。このためには腰割りによる股関節周囲筋の筋力強化，とりわけ股関節外旋筋の強化が重要である。

　膝蓋骨脱臼も膝外反位での遠心性伸展により発症するので，ACL損傷予防の股関節周囲筋力強化により膝屈曲位で膝にゆとりを持たせ，膝外反位になるのを避けることが大切である。

　膝半月板損傷では外側半月板損傷が多い。これは酒井ら[3]が述べているように，力士の膝が外反位にあることが関与しているものと思われる。

　今回の報告は当院受診力士の障害統計であり，大谷ら[4]の報告した本場所外傷・障害統計にみられるように，手および上肢の外傷・障害は病院受診しないものもあると思われ，もう少し多いものと思われる。

調査結果

本調査結果を以下のようにまとめる。

- 大相撲力士のスポーツ外傷・障害の部位別頻度は，体幹1,341件（26.3％），上肢1,085件（21.3％），下肢2,610件（51.2％）である。
- 体幹外傷・障害は，頭部・頚部打撲捻挫7.2％，胸部打撲，背部挫傷3.9％，急性腰痛症1.4％，慢性腰痛症8.4％，腰椎椎間板ヘルニア3.7％である。
- 上肢外傷・障害は，肩関節5.9％，手・手関節5.9％，肘関節4.7％，鎖骨・肩鎖関節2.9％，上・前腕1.3％である。
- 下肢外傷・障害は，膝半月板・靱帯損傷15.6％，膝捻挫5.4％，膝打撲1.9％，膝蓋骨脱臼1.6％，足関節8％，足7％，下腿蜂窩織炎4％である。
- 大相撲力士にとって膝の疾患の予防が課題である。

文献

1) 土屋正光, 酒井　裕, ほか：相撲のスポーツ傷害. NEW MOOK　整形外科No.3, スポーツ傷害, 競技別スポーツ傷害, 金原出版, 1998, p275-287.
2) 土屋正光：力士の外傷・障害の現状　b.病院における力士の外傷・障害の検討. 臨床スポーツ医学, 16：133-137, 1999.
3) 酒井　裕ほか：大相撲力士の下肢アライメント. 日本整形外科スポーツ医学会雑誌, 14：97-102, 1994.
4) 大谷俊郎, 山田公雄：力士の外傷・障害の現状　a.場所中の相撲診療所受診力士の検討. 臨床スポーツ医学, 16：129-132, 1999.

TOPICS
柔道の技と外傷の関係

岡田　隆

●柔道における外傷発生頻度と発生箇所

　柔道は格闘技であるため外傷の発生頻度が高い[1]。著者は，競技レベルの高い大学柔道選手80名を対象に外傷調査を行った。その結果，総外傷数は142件であった。うち，膝関節が41件（28.9％）で最も多く，次いで肩関節28件（19.7％）であった（図1）。両者とも関節外傷だが，この2つは受傷機転が大きく異なることがわかった。

●受傷機転の違い

　肩関節外傷における受傷機転は，投げられたときに受傷したケースが全体の75％と多く，その中でも投技に対して受身を失敗したケースが81.5％と大半を占めていることが特徴といえる。
　一方，膝関節外傷の受傷機転はさまざまに分かれるが，立技では投げられる際に「無理な体勢を強いられた」，「不自然なかたちでもつれた」，「技を返された」ときに受傷したケースが多く，膝関節外傷全体の約半数（48.9％）を占めた。このように膝関節外傷は肩関節外傷とは異なり，投技をかけられたときに最後まで投げきられる前に受傷するケースが多いことが特徴といえる。また本調査でも先行研究[2]と同様に，柔道選手における膝関節外傷はACL損傷，MCL損傷，半月板損傷が多いことがわかった。

●投技から膝関節外傷を理解する

　このように柔道における膝関節外傷の多くは投技の途中で発生している。そのため投技の理解が膝関節外傷の受傷メカニズムを理解するのに役立つ。そこで，受傷頻度が高い膝関節外傷に着目し，受傷機転となりやすい投技とその受傷メカニズムについて解説する。なお，以下の投技は左組の場合である。

●大外刈（おおそとがり）

　相手の左横に右脚を踏み出して左脚を振り上げ，相手の左脚を刈って後方に倒す技。重心が左脚にある状態で，膝後外側より屈曲強制され後方へ倒される（図2a,b）。

・受傷機転（かけられて受傷）

　足部が畳に固定されていると膝屈曲外反ストレスが強くなって受傷する。さらに後方へ倒されるのをこらえようとすると膝への負荷は大きくなる。膝ACL損傷，MCL損傷などを受傷する（図2c）。

●大内刈（おおうちがり）

　相手の正面に踏み込み，相手の右膝後内側に左膝の裏を合わせて刈り倒す技（図3a）。

・受傷機転（かけて受傷）

　低い体勢で大内刈をかけたところに，膝の後外側に相手に乗られることで膝が屈曲外反ストレスを受けて受傷する。膝ACL損傷，MCL損傷などを受傷する（図3b）。

●小外刈（こそとがり）

　相手の右足部や足関節の後外側から，左足で前内方に向かって刈り倒す（図4a）。

・受傷機転（かけられて受傷）

　刈られる位置が下腿の遠位ではなく近位になると，膝関節が支点に近くなるため膝の外反ストレスが強くなる。膝MCL損傷などの受傷後に，関節不安定性が残存する場合などは症状を悪化させる可

◆図1　損傷部位の件数と割合

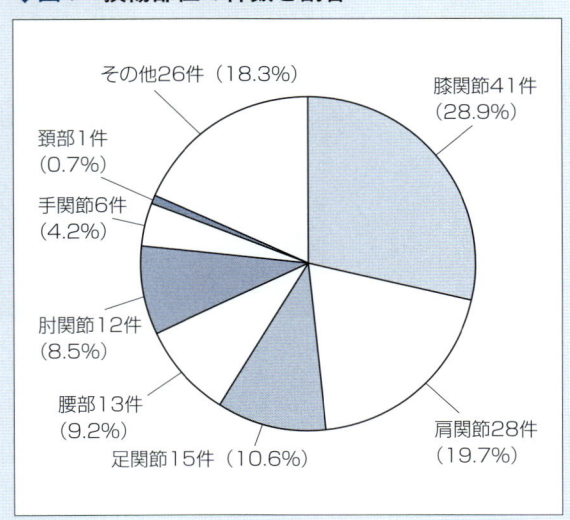

- その他26件（18.3％）
- 頸部1件（0.7％）
- 手関節6件（4.2％）
- 肘関節12件（8.5％）
- 腰部13件（9.2％）
- 足関節15件（10.6％）
- 肩関節28件（19.7％）
- 膝関節41件（28.9％）

◆図2　大外刈

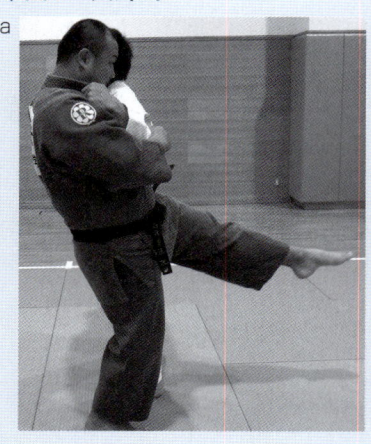

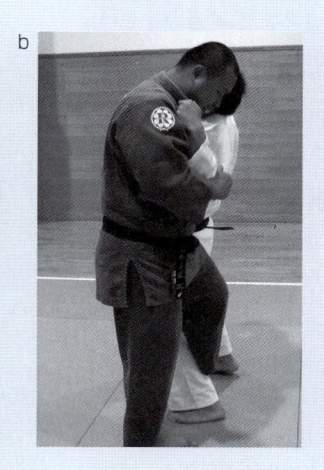

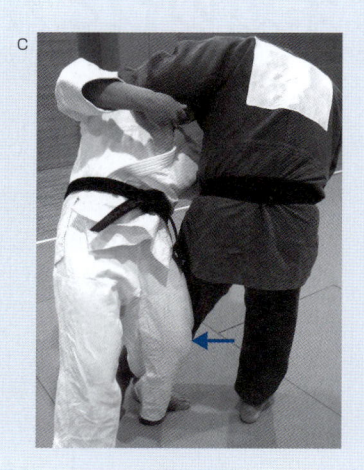

a　　　　　　　　　b　　　　　　　　　c

◆図3　大内刈

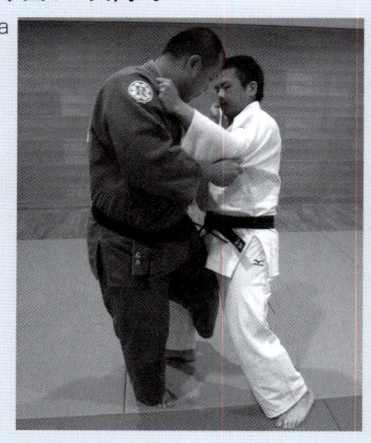

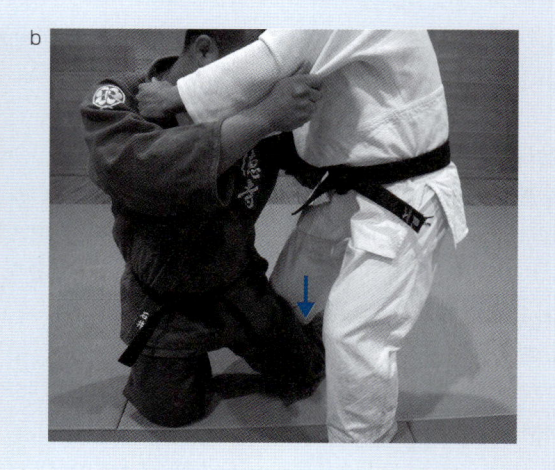

a　　　　　　　　　b

◆図4　小外刈

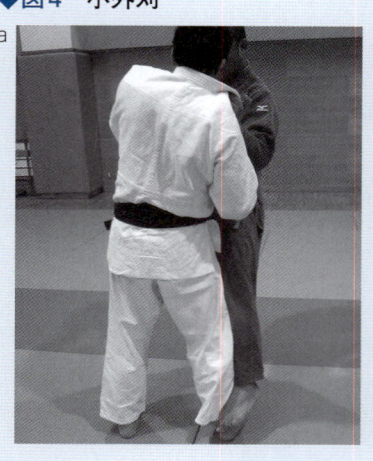

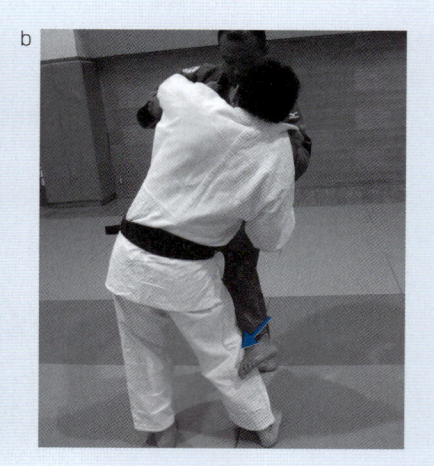

a　　　　　　　　　b

◆図5 捨身小内刈

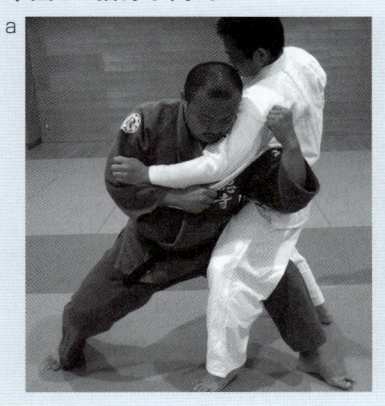

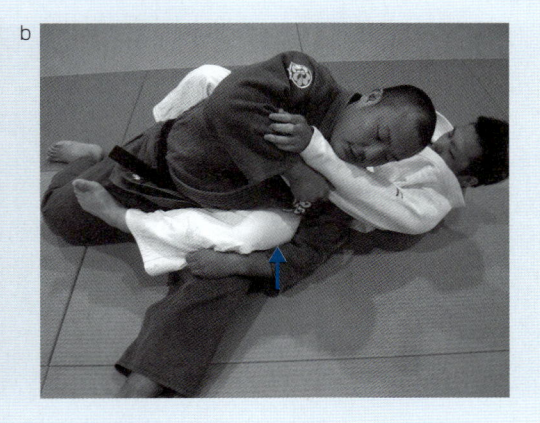

a　　　　　　　　　　b

◆図6 払腰

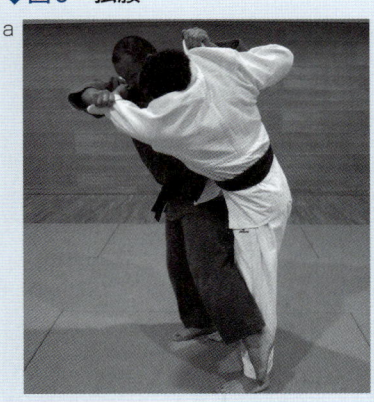

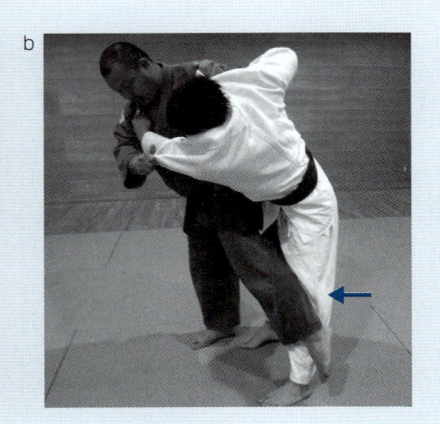

a　　　　　　　　　　b

能性がある（図4b）。

●捨身小内刈（すてみこうちがり）

　小内巻込（こうちまきこみ）とも呼ばれる。相手の脚の間に踏み込んで相手の左脚を抱え，左足で後方に向かって刈りながら同体となって倒れこむ（図5a,b）

・受傷機転（かけられて受傷）

　脚を抱え込まれて体重を預けられた際，膝が内反ストレスを受けて受傷する。膝LCL損傷などを受傷する。

●払腰（はらいごし）

　相手を左前方に引き出して左脚に重心を乗せ，その左脚を下から払い上げて投げる技（図6a）。

・受傷機転（かけられて受傷）

　足が畳に引っかかり払い上げることができず，膝が支点となることで伸展外反ストレスが強くなって受傷する。膝ACL損傷，MCL損傷などを受傷する（図6b）。

●内股返（うちまたがえし），払腰返（はらいごしがえし）

　内股や払腰に入られたときに踏ん張ることで，相手の軸足となっている右脚の後外方に重心を位置させ，その軸足を後外側から刈り倒す（図7a）。

・受傷機転（かけられて受傷）

　膝に近い位置を刈られることで膝が支点となり，外反ストレスが強くなって受傷する。膝ACL損傷，MCL損傷などを受傷する（図7b）。

●体落（たいおとし）

　相手を左前方に引き出しながら，相手左脚の前外方に左脚を出す。左脚と接する相手の膝付近を支点にして投げる

◆図7　内股返

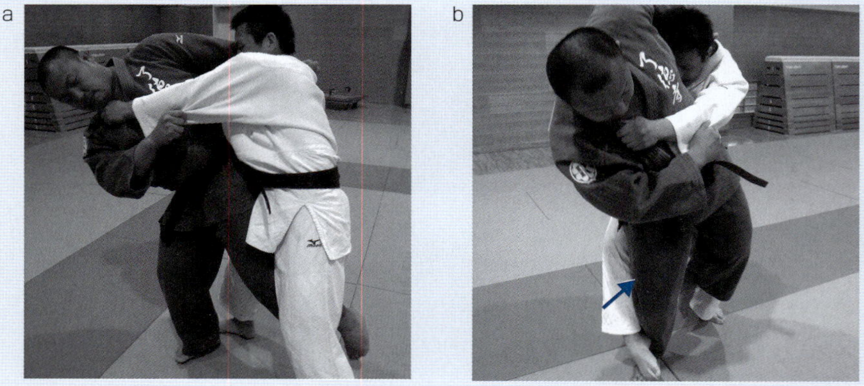

◆図8　体落

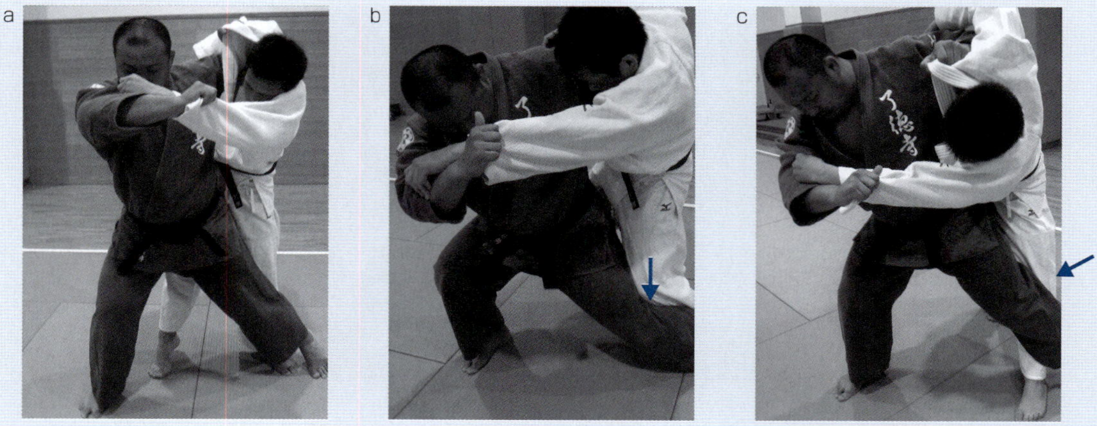

（図8a）。

- **・受傷機転（かけて受傷）**
 相手左脚の前外方に出した脚に相手が乗ることで，膝関節が外反強制されて受傷する．膝ACL損傷，MCL損傷などを受傷する（図8b）．
- **・受傷機転（かけられて受傷）**
 左足が畳に引っかかってしまうことで下腿が固定され，膝が外反強制されて受傷する．膝ACL損傷，MCL損傷などを受傷する（図8c）．

謝辞

　本原稿の執筆にあたってご指導いただいた，了徳寺学園柔道部　石井孝法コーチ，山田利彦監督，東京医科歯科大学大学院運動器外科学分野　八木茂典先生に感謝いたします．

文献
1) 宮崎誠司：柔道のスポーツ医学　健康管理から安全対策とルールまで　柔道選手における上肢の損傷と対策．臨床スポーツ医学，19：241-245, 2002.
2) 西村典子，中村　豊，ほか：スポーツ選手の傷害調査．東海大学スポーツ医科学雑誌，15：60-66, 2003.

TOPICS

相撲力士のJefferson骨折

清水禎則，立石智彦

●Jefferson骨折と相撲

相撲においては，立合いで相手に頭からぶつかることにより頚椎に強い衝撃が加わるため，頚椎の外傷・障害も少なくない[1]．Jefferson骨折は，直達外力が頭部から頚椎に垂直方向にかかった際，後頭顆と軸椎に環椎が圧迫され，環椎側塊に外側へ拡大する合力が生じて起こるとされる，環椎の破裂骨折である[2]．近年，相撲による受傷例の報告が散見される[3,4]．

●立合いでの受傷

相撲では立合いの基本姿勢として，顎を引いて目線は相手の顔に向けた頚椎軽度背屈位の姿勢で，髪の生え際で当たっていくが，偶発的に頭頂部から長軸方向の圧迫力がかかったときにJefferson骨折が起こりやすい．

●CT検査の有用性とタイミング

症状としては，後頭部または後頚部の疼痛であることが多く，神経症状を伴う例は少ない[4]．画像診断として，単純X線側面像でのADIの開大，開口位での側塊の外方転位が参考になるが，骨折線が確定できないことも多く，確定診断にはCTが有用である[4]（図1）．

このため，頭（とくに頭頂部）から当たった後に頚部の強い痛みを訴える力士には，できる限りCT検査を施行している．

●当科における治療経験と競技復帰

1999～2009年に当科にてJefferson骨折と診断された大相撲力士は13例である．治療は経過観察のみ（痛みに応じてカラー固定）が10例で，結果的に全例骨癒合は得られなかった．頚部痛の軽快とともに稽古を開始，頚部筋力強化を指示するとともに，頭から当たらないように指導した．競技復帰に関しては，骨折を契機に引退した1例を除き，全例受傷翌場所に出場できた．

また，2005年以降，新鮮例で本人の同意が得られた3例に対しては約3カ月間のハローベスト固定を行った（図2）．しかしながら，2例は十分な骨癒合が得られず，骨癒合が得られた1例も復帰5場所目に立合いで思い切りぶちかましたときに再骨折した．ハローベスト固定を行った症例は3～4場所の休場を要し，番付の大幅な降下は避けられなかった．

最終的に偽関節となっても相撲競技の継続は可能で，受傷後10年以上現役を続けた例もある[5]．立合いで頭から強く当たるのは控えるよう指導しているが，受傷後年月を経て後頚部の違和感が消失すれば，受傷前と同様に強く当たっても支障ないという力士もいる．頚部筋力の強い症例では十分に競技生活が維持できる可能性がある．

◆図1　Jefferson骨折受傷直後のCT像
a：前弓および後弓に骨折を認める．
b：3D-CT．

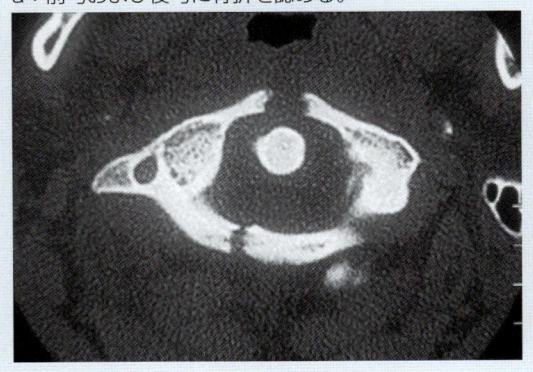

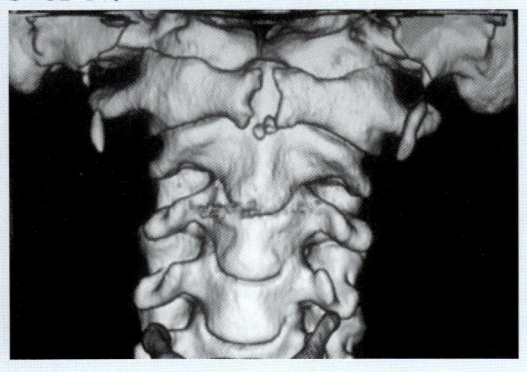

◆図2　ハローベスト装着時

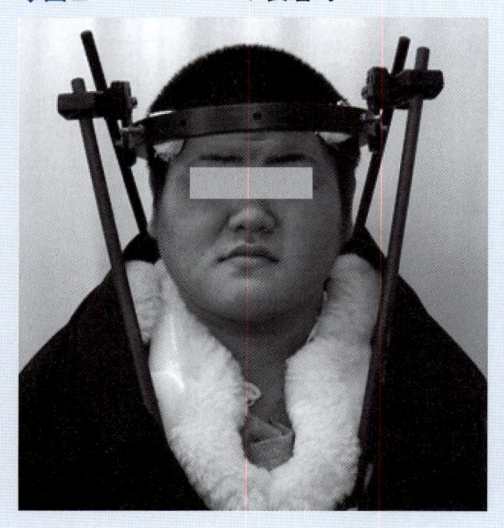

● **Jefferson骨折を見逃さない**

　立合いで生じた後頭部または後頸部痛では，Jefferson骨折を念頭に置く必要があり，確定診断にはCTが不可欠である。Jefferson骨折に限らず，頸椎・頸髄損傷の予防として，立合いの当たり方の指導，頸部筋力強化，頸椎外傷の啓蒙が重要である[1]。

文献
1) 清水禎則，立石智彦，ほか：大相撲力士における頸椎外傷・障害の検討．整スポ会誌，29：46-49, 2009.
2) Jefferson G：Fracture of atlas vertebra; Report of four cases and a review of those previously recorded. Br J Surg, 7：407-422, 1980.
3) 阿部健男，斉藤明義，ほか：相撲により受傷した環椎骨折の4例．臨床スポーツ医学，14：1297-1300, 1997.
4) 立石智彦，本杉直哉，ほか：大相撲力士におけるJefferson's Fractureの6例．整スポ会誌，25：231-235, 2005.
5) 立石智彦，清水禎則，ほか：大相撲力士におけるJefferson骨折の治療　―第2報―．整スポ会誌，29：113, 2009.

TOPICS
相撲力士の舟状骨骨折

多嶋佳孝

●相撲力士における手舟状骨骨折

2008年までに当科を受診した大相撲力士の上肢傷害は全体の約21％であった．部位別では，肩周囲は440件（42％），肘周囲は240件（23％），手関節・手指は297件（28％），上・前腕は65件（6％）であった．手関節・手指297件中，脱臼・骨折は110件であり，中でも手舟状骨骨折は，11件であった．

手舟状骨骨折と診断したのは10例11手で，新鮮例は6手，陳旧例は5手であった．

新鮮例6手中5手に内固定術を行い，陳旧例5手中4手に骨移植と内固定術を施行した．新鮮例では1～8週間，陳旧例では4～10週間の外固定を行った．

●治療結果と競技復帰

明らかな外傷歴があったのは8手で，そのうち6手が突っ張りであり，2手が転倒した際に手をついて受傷した．明らかな外傷歴がなかった3手は全例陳旧例であった．

新鮮例6手は骨癒合が得られず，全例偽関節となった（図1a）．陳旧例5手中2手で骨癒合が得られた（図1b）．

復帰までの期間は，1カ月が3手，2カ月が2手，3カ月が3手であり，3手は稽古をほとんど休まなかった．骨癒合が得られた2例は，問題なく復帰した．骨癒合が得られなかった9手中8手は軽度の痛みが残存しているが，相撲の継続は可能であり，ほぼ完全に復帰した．1手は痛みが悪化したため術後約9カ月で再手術を施行した．

●舟状骨骨折の発生原因

大相撲の上肢傷害で肩周囲は約42％であり，最も頻度が高かったが，その理由は，投げ技の際に手をつかずに肩から落ちることが多いためと考えている．そのため，舟状骨骨折についても転倒以外の突っ張り等が多くなったと推察している．

また，舟状骨の疲労骨折は，バドミントン，体操，クリケット，レーサーで報告されているが，自験例で明らかな外傷歴がない3手についても疲労骨折と考えている．

●新鮮例での偽関節の発生とその対応

新鮮例で全例が偽関節となった原因として，固定期間や復帰までの期間が短いことがあげられる．固定期間や復帰時期が短くなった理由の多くは，治療に対する理解が得られなかったことである．なかには，固定したギプスを自分で破壊して相撲をとっていた症例があった．今後，骨癒合率を向上させるには，復帰時期の検討や外固定期間の徹底などが必要である．

◆図1　舟状骨骨折例の治療成績

a：新鮮例．

固定期間	復帰時期	骨癒合	手術
1週	すぐ	−	なし
1週	すぐ	−	あり
3週	1カ月	−	あり
3週	2カ月	−	あり
6週	3カ月	−	あり
8週	2カ月	−	あり

b：陳旧例（手術例）．

固定期間	復帰時期	骨癒合
1週	1カ月	−
4週	1カ月	−
4週	3カ月	＋
10週	3カ月	＋

◆図2　代表症例

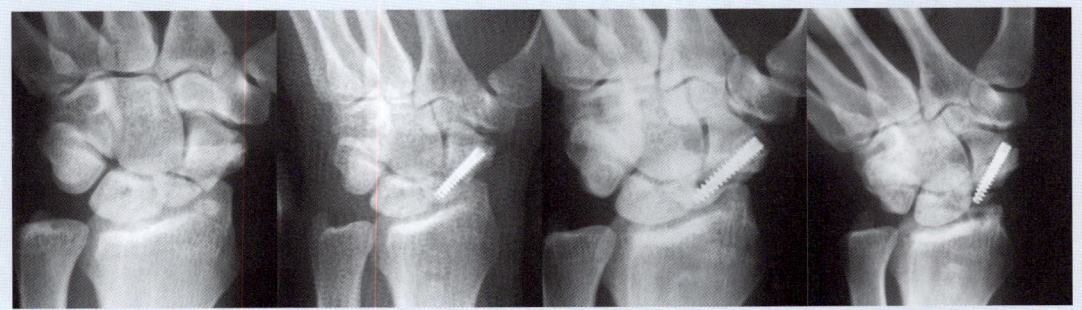

受傷時	術後	術後10カ月	術後2年2カ月
	外固定4週後に復帰。復帰場所は6勝1敗であった。	骨癒合は認めない。痛みはあるが休場せず、番付は幕下。	痛みはあるが、相撲は可能。

　しかし，実際には，新鮮例で骨癒合が得られなくてもとくに大きな支障はなく復帰している例がほとんどであり，大相撲力士の場合には，手術適応は慎重にすべきであろう．つまり，治療に対する理解が得られない場合や早期復帰の希望が強い場合には手術や長期間の外固定を行わずに復帰させ，偽関節になり相撲の継続に支障がある場合に手術を行うことも選択肢であると考えている（図2）．

● 陳旧例への対応

　陳旧例には骨移植＋内固定を行っているが，手術例4例中骨癒合が得られたのは2例であり，術式や内固定材料の工夫が必要である．

● 新しい治療法

　まだ経験はないが，新鮮例，陳旧例双方において内固定に加え，橈骨茎状突起部分切除を併用することを検討している．

柔道・相撲における鎖骨骨折の診断と保存療法

岩噌弘志

診断

●問診

病歴を聴取する。鎖骨骨折の受傷パターンは大きく2つに分かれる。1つ目は最もポピュラーなもので転倒または衝突により肩に外方より直達外力がかかった場合である。スポーツ時の損傷としては，柔道や相撲で投げられ肩から落ちた場合，ラグビーやアメリカンフットボールでボールを持つかキャッチ時にタックルを受け肩から転倒した場合，自転車競技で転倒して肩を強打した場合などが代表的である。つまり手に何か持っていて転倒した場合鎖骨骨折を起こしやすい。一方，手に何も持たず転倒した場合，防御反応で手を出すため上肢に軸圧がかかる。このような場合は鎖骨骨折を起こすことはまれで，肩関節周囲では腱板損傷等を起こしやすい。

2つ目の受傷パターンの頻度は少ないが，鎖骨中央部に前方より直接強い外力が加わった場合である。例えばアメリカンフットボールのタックルで相手のヘルメットが鎖骨部に直接当たったときなどである。

●視診・触診

鎖骨部は皮下組織が少ないため鎖骨骨折の診断は臨床所見より容易である。鎖骨骨折部に圧痛・腫脹を認める。変形を認めれば診断は確定したといってよい。

中央3分の1の骨折では，末梢骨片は上肢の重量に，中枢骨片は胸鎖乳突筋に引かれて頭側凸の変形が生じる。患者は上肢を内転内旋位で抱えるようにして受診し，肩幅の左右差がみられれば本症を疑う。

●画像診断

鎖骨遠位端の変形は肩鎖関節脱臼か鎖骨遠位端骨折かはX線の画像診断が必要である。まれな外傷として鎖骨近位端骨折または胸鎖関節脱臼があるが，これも確定診断にはX線とCTが必須である。

X線検査で診断が確定する。鎖骨中央3分の1の骨折では前後像1方向のみでも診断は可能であるが転位の方向と程度を把握するために斜位も必要である。また鎖骨遠位端骨折で転位が少ないものは前後像だけでは骨折を看過する場合があり，斜位を含めた2方向が必須である。

●徒手検査

神経血管損傷の確認が重要であることは他の骨折と同様であり，患者が痛がっても着衣を脱がせ骨折部の骨片の皮膚の突出の程度を確認しておく必要がある。また，ときとして肩から転倒した受傷機転から肋骨骨折を合併している場合があること念頭に置く必要がある。

●治療方針

・鎖骨遠位端骨折

遠位端骨折はNeerの分類が有用であり[1]，typeⅠの烏口鎖骨靱帯の損傷がなく結果として転位が小さいものは保存療法の適応である。typeⅡは烏口鎖骨靱帯が損傷し，転位が大きくなったものは手術適応である。またtypeⅢの肩鎖関節内骨折は初期治療は保存療法でよいが，将来的に変形性関節症のため鎖骨遠位端切除術の適応となる場合がある。

・鎖骨骨幹部（中央3分の1）骨折

①開放骨折，②神経血管損傷の合併，③骨折端が鋭利で皮膚を貫通する危険性が高い場合，④多発外傷の管理のため胸郭・肩甲体の早期安定性が要求される場合，は絶対的手術適応である。上記に当てはまらない大部分の鎖骨中央部骨折に関しては保存療法と手術療法の適応の目安が明確でなく施設・医師・成書ごとにガイドライン・治療性成績が異なるのが現状である[2〜6]。

比較的最近のガイドラインとして2007年アメリカ整形外科総会のシンポジウムで示されたものがある。これによれば，①100％の転位，②粉砕，③2cm以上の短縮，は手術適応である。しかしながら注釈がついており"手術には感染・神経血管損傷・内固定破損その他の合併症の可能性があり，主治医は患者に対して手術療法と保存療法の得失をよく説明し治療を決定す

るべき"とのことであり，明確なガイドラインは示されていない。

結局スポーツ選手の場合，転位の程度と本人の希望を考慮に入れて決定せざるをえない．著者は治療方針として，コンタクトスポーツ，とくにアメリカンフットボール・柔道・相撲・ラグビーなどの場合，骨折型から保存療法で骨癒合が得られる可能性が高いものは保存療法を第一選択としている．その理由は，上記の種目はコンタクトスポーツの中でも"heavy collision sports"とよばれ，鎖骨部に強大な外力がかかる頻度がほかのコンタクトスポーツ，例えばサッカー・バスケットボールなどに比べて圧倒的に多い．このようなスポーツでは手術療法を選択しても競技復帰を許可するに足る骨癒合を得るには一定の期間を要し，かつ競技復帰後も内固定具の端で再骨折する例があり（図1），抜釘を行った場合はその後は一定期間コンタクトを禁止する必要がある．

手術療法後の再骨折に関しては再手術の手技が容易でなく強固な固定が得られないことが多い．一方保存療法では，骨癒合には手術療法より長期を要するが，いったん骨癒合が得られれば上記の可能性を危惧する必要がないからである．

◆図1　内固定具の端での再骨折例
17歳，男子．ラグビー選手．鎖骨骨折に対してプレート固定術施行．復帰後1カ月で再度転倒，プレート端での再骨折受傷．

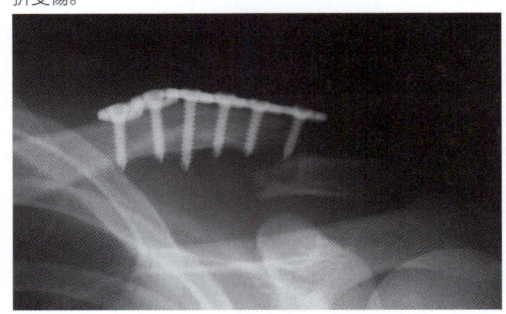

ケースレポート1

【症例】
28歳，男性．プロレスラー．

【現病歴】
プロレス練習中投げられ右肩をマットに強打して右鎖骨部痛が出現して当科受診した．

【初診時・画像所見】
X線（図2）で鎖骨中央部の骨折を認め第3骨片は存在するも転位も角状変形のみであり，本人も保存療法を希望したため鎖骨バンドによる保存療法を開始した．

【保存療法所見】
1カ月後のX線（図3）ではアライメントも良好であった．骨折部の安静時痛も軽快したため，下半身の軽いウエイトトレーニングおよびエアロバイクを許可した．上肢に関しては握力と手関節強化訓練のみ許可した．

● 経過

・受傷2カ月後
X線（図4）では仮骨形成がみられ，骨折部の圧痛および異常可動性も消失したため骨バンドを除去した．肩関

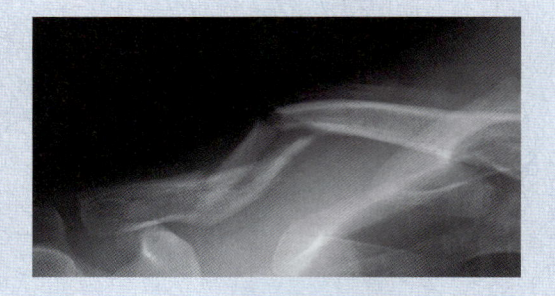

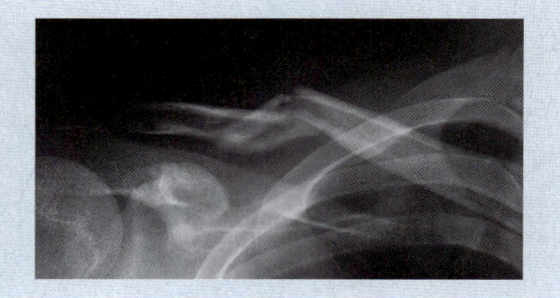

◆図2　初診時X線

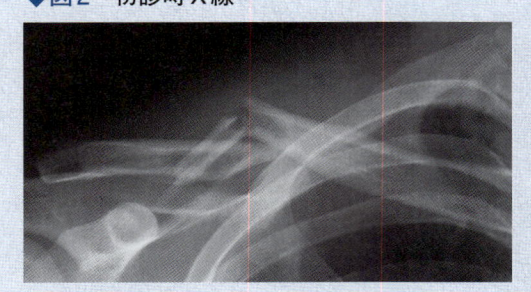

◆図3　1カ月後のX線

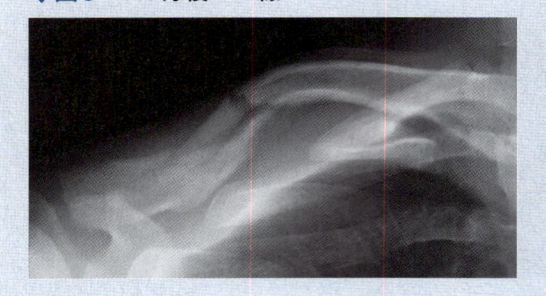

節の可動域訓練と腱板筋力強化および下半身の高負荷での筋力強化を許可した．体幹筋力強化とランニングに関しては鎖骨バンド着用下でのみ許可した．

・受傷後3カ月後

CT（図5）では骨折部の骨欠損はまだ存在するもbridging callusは良好なため上半身の筋力強化およびバーを担いでのスクワットトレーニングも許可し，ランニング時などの鎖骨バンド着用も不要とした．

・受傷後4カ月

CT（図6）でほぼ骨欠損は消失しているものの一部骨折線がまだ確認されたため，相手を選んでの軽いスパーリングのみ許可し，受傷側からの転倒等の不意の外力は避けるよう注意した．

・受傷後5カ月

CT（図7）で骨折線も消失しsolid unionが確認されたためスパーリングなどのコンタクトを許可した．実際に試合

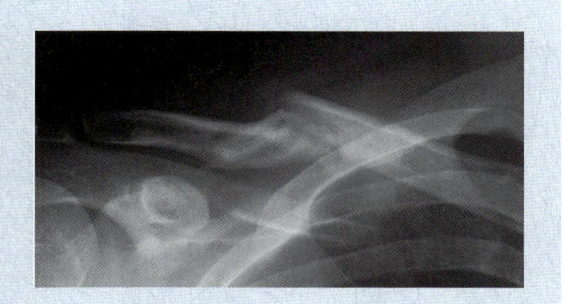

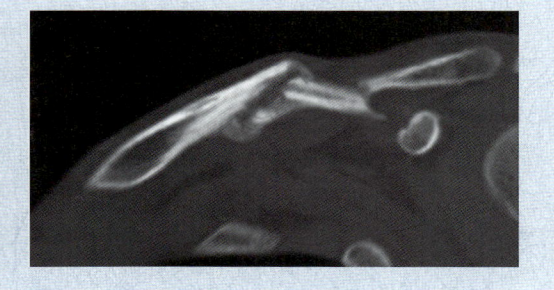

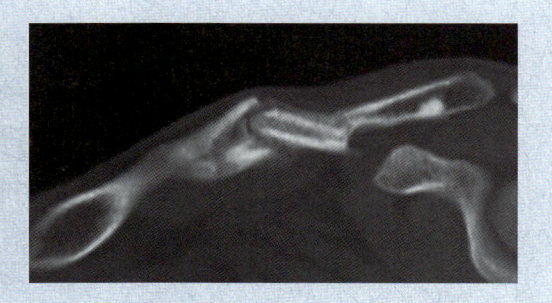

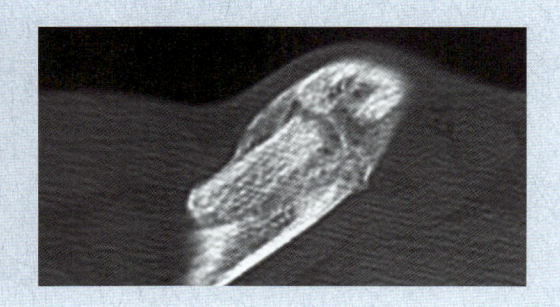

◆図4　2カ月後のX線

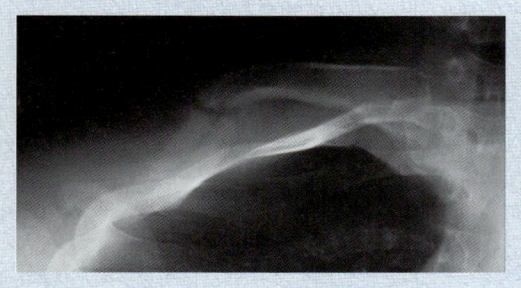

◆図5　3カ月後のCT

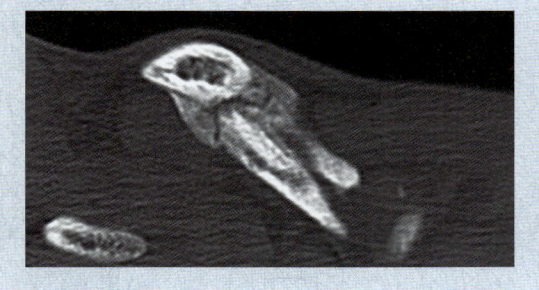

◆図6　4カ月後のCT

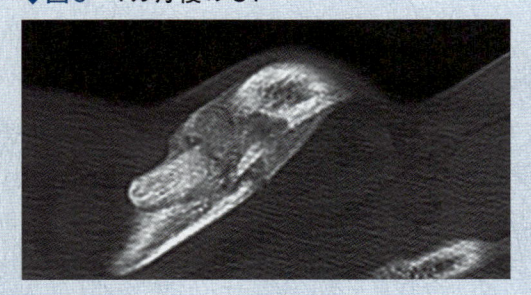

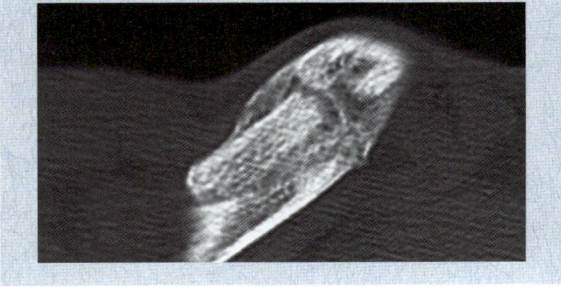

◆図7　5カ月後のCT

出場をしたのはそれから1カ月半後であった。コンタクト許可後の試合復帰に1カ月以上を要した理由は，①筋力低下，②肩関節可動域制限，③不安感であった。

> 解説

本症例は柔道・相撲ではないが格闘技系のコンタクトスポーツであり，受傷機転及び治療方針が同様であり，参考になる症例と考え，あえて掲載した。ケースレポート2・3も同様である。

ケースレポート2

【症例】
23歳，男性。アメリカンフットボール選手。

【現病歴】
アメリカンフットボールプレー中にボールキャッチして右肩から転倒し当科受診した。

【初診時・画像所見】
右鎖骨骨折を認めたが転位も少なく保存療法を選択した。

> 経過

・受傷後3カ月
単純CT（図8）で骨癒合は完全でないため筋力トレーニングとランニングのみ許可した。

・受傷後4カ月
CT（図9）ではほぼ骨癒合は得られているもののまだ一部骨欠損が存在したためダミーでのコンタクトのみ許可した。

・受傷後5カ月
CT（図10）でsolid unionが確認され競技復帰を許可した。

> 解説

本症例でみると骨癒合の判定には3D-CTより単純CTの方が有効であることがわかる。

◆図8 受傷後3カ月の単純CTと3D-CT

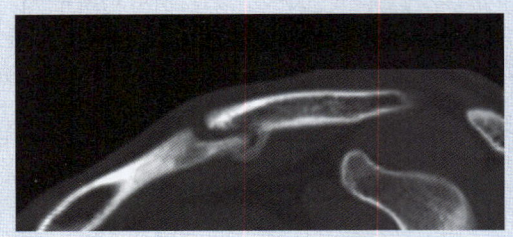

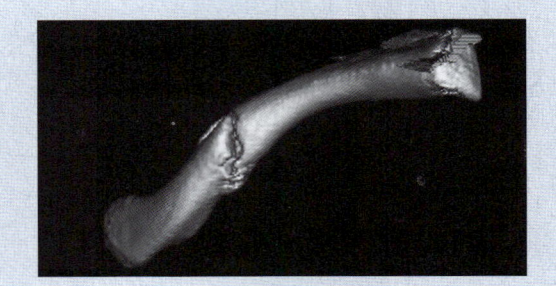

◆図9 受傷後4カ月での単純CTと3D-CT

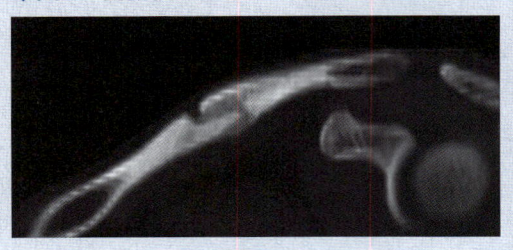

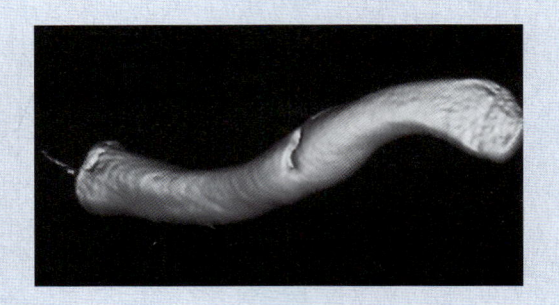

◆図10 受傷後5カ月での単純CTと3D-CT

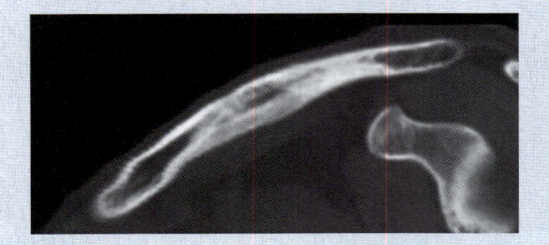

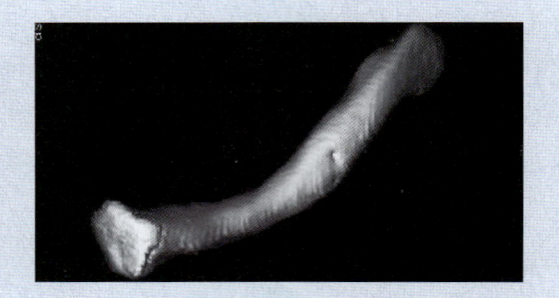

ケースレポート3（難治例）

【症例】
20歳，男性。アメリカンフットボール選手。

【現病歴】
プレー中に転倒して右鎖骨骨折受傷（図11），近医で保存療法を施行した。受傷後3カ月後のX線（図12）で骨癒合が得られたと判定されスポーツ復帰を許可された。同日転倒して再受傷した（図13）。

【初診時・画像所見】
再受傷翌日当科紹介受診し，CT（図14）にて遷延癒合再骨折と診断し手術施行した。

【手術所見】
内固定に骨移植を併用した（図15）。

経過
術後4カ月で骨癒合得られ，競技に復帰した。

解説
本症例から得られる教訓として以下の2点があげられる。

復帰のツボ
①単純X線での骨癒合判定は十分とはいえず，日常生活許可の判定には有用であるが，コンタクトスポーツなどの上肢に強度の負荷がかかる患者には，CTによる骨癒合判定が必要である[7]。この症例以後当科ではコンタクトスポーツの鎖骨骨折加療例に対しては骨癒合判定にCTを用いている。

予防のツボ
②スポーツ選手に関しては，筋力強化等を骨癒合程度に応じて可及的早めに行い骨癒合が確認された後も，いわゆるアスレチックリハビリテーションを行い競技特有のパフォーマンスが十分得られてから練習合流・試合復帰を許可するべきである。

◆図11 受傷時のX線（前医）

◆図12 受傷後3カ月

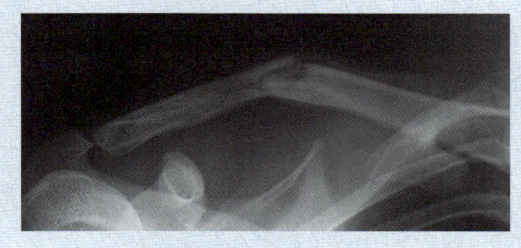

◆図13 図12の同日（再骨折）

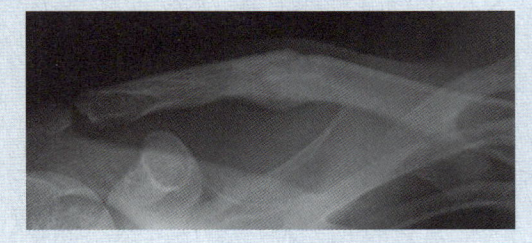

◆図14 再骨折時CT

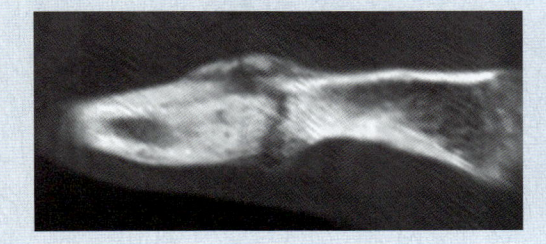

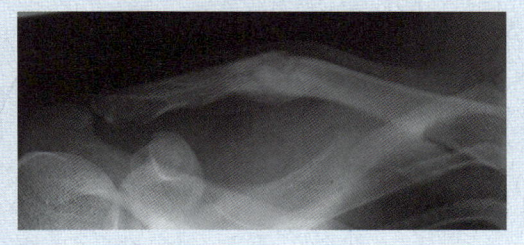

◆図15 観血整復内固定＋腸骨よりの骨移植

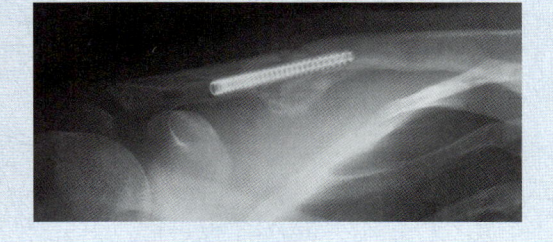

ケースレポート4

【症例】
35歳，男性。

【現病歴】
野球で捕球時に転倒後右肩痛出現し，近医受診した。X線にて鎖骨遠位端骨折 Neer typeIにて保存療法施行された（図16）。受傷後2カ月のX線で骨折部の転位はないものの仮骨形成もなかったが疼痛なく保存療法を継続していた（図17）。

【初診時・画像所見】
骨折部に骨癒合傾向がないため受傷後4カ月で当科紹

介。X線（図18）では骨折部に骨硬化像がみられ，同部に圧痛と運動時痛が確認され投球が困難であったため有痛性偽関節として手術適応とした。

経過
患者自身の都合により以降来院せず4カ月後（受傷後8カ月）に手術を希望し突然来院した。鎖骨遠位部にごく軽度の疼痛を認めるもX線では骨癒合が確認されたため手術を行わなかった（図19）。

解説
鎖骨骨折の保存療法を行う際には，教科書的典型的経過をたどる症例が大多数と考えられるが，ときに予想外の経過を取る例もあり，患者（スポーツ選手）と経過について頻回に検査・説明をしながら治療を行うことが肝要と考えられる。

本症例は野球中の受傷であるが，肩から転倒して受傷しており受傷機転が相撲・柔道と同様であり，かつ経過が成書とは異なる特異な経過をたどったものであり，参考になると考え提示した。

◆図16　受傷時X線（前医）

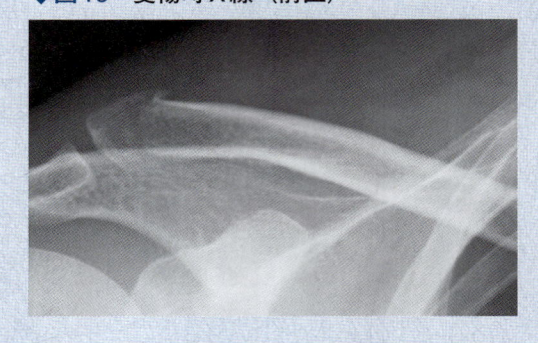

◆図17　受傷後2カ月のX線（前医）

◆図18　受傷後4カ月のX線（有痛性偽関節）

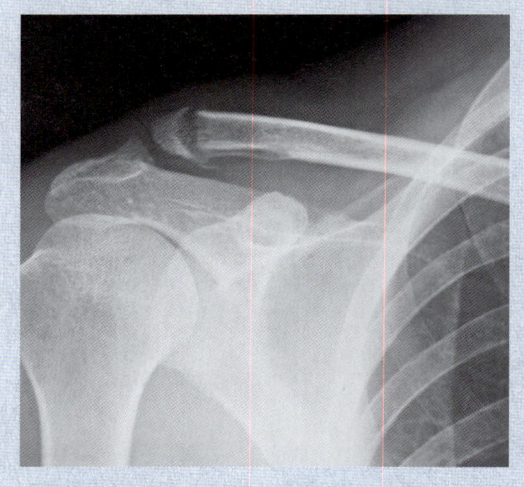

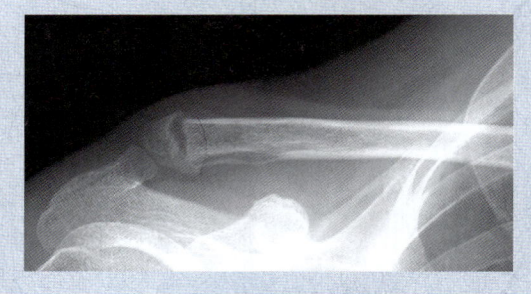

◆図19　受傷後8カ月のX線（骨癒合完成）

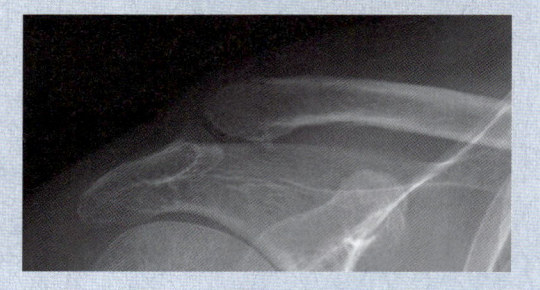

再発予防と今後の課題

再発予防に関しては，①完全な骨癒合完成の確認，②筋力・可動域およびスポーツパフォーマンスの回復を得てから復帰することが肝要である。今後の課題は，着脱が容易で着脱したままある程度トレーニングを行いやすい固定具の開発であると考える。

文献
1) Near CS Ⅱ：Fractures of the distal third of the clavicle. Clin Orthop, 58：43-50, 1968.
2) 蜂谷將史，井出野太一：鎖骨骨幹部骨折に対する保存療法．Orthopaedics, 20：1-7, 2007.
3) 岩田圭生，森原　徹，ほか：鎖骨中1/3骨折に対する保存療法の治療成績．肩関節，30：265-268, 2006.
4) 藤井幸治，兼松義二：鎖骨骨幹部骨折骨癒合不良例の検討．肩関節，27：549-553, 2003.
5) 高橋　新，安倍吉則：外傷治療のControversies　骨折　鎖骨骨折　鎖骨中1/3骨折に対する治療成績　保存療法と手術療法を比較して．別冊整形外科，37：6-10, 2000.
6) 福田公孝：鎖骨骨折と復帰条件　保存療法・手術療法の適応と復帰について．臨床スポーツ医学，13：361-367, 1996.
7) 岩噌弘志，内山英司，ほか：コンタクトスポーツに対する鎖骨骨折保存療法　競技復帰決定のためのCTの必要性．日本臨床スポーツ医学会誌，16：S199, 2008.

柔道・相撲

柔道・相撲における鎖骨骨折の診断と手術療法

内藤聖人

鎖骨骨折と手術

鎖骨骨折は整形外科医にとって，日常診療においてしばしば遭遇する骨折の1つであり，一般的に保存療法により加療されている[1]。しかし，著明な転位や短縮を認める症例では手術療法を選択することもある[2]。

年齢別では青壮年層に多くみられる。そのほとんどが外方からの介達外力によるものであり，上肢を伸展して倒れたり，肩を下にして転倒した場合に受傷することが多い。スポーツではラグビーなどのコンタクトスポーツや柔道・相撲，そして落車の多い自転車競技での受傷が多いといわれている[1]。

一方，交通事故などの高エネルギー外傷では直達外力により鎖骨骨折をきたす場合もあり，腕神経叢損傷を合併するものもあり注意が必要である。

本稿では，早期競技復帰を目指しているスポーツ競技選手における鎖骨骨折に対して，著者らの行っている治療について説明する。

診断

●問診

・受傷機転について詳しく聴取する

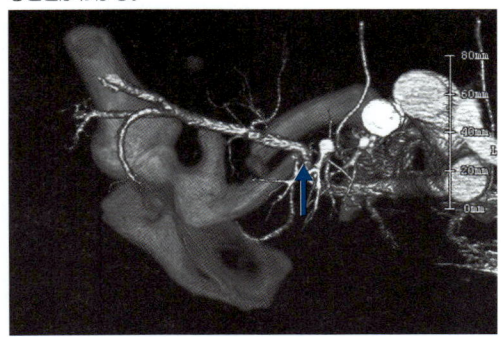

直達外力による受傷か，介達外力による受傷かなど大まかに判断する。

・スポーツ競技の特徴を理解したうえで受傷機転を想像・把握する

自転車競技選手を例にあげるなら（とくに競輪選手の場合），落車時にハンドルから手を離さないよう指導されているため，肩の介達外力により鎖骨骨折が発生しやすい，など。

●視診・触診

・肩甲帯の腫脹・変形の有無を確認する

まずは局所の視診・触診を行う。肩関節脱臼や肩鎖関節脱臼などを想定し，これらとの鑑別を行う。正確に局所所見を判断することにより，治療者側が望む画像検査（単純X線など）が可能となる。

・患者の呼吸状態を観察する

まれではあるが患側の気胸などの胸部損傷を合併することがあり，呼吸状態や皮下気腫に注意する必要がある。

・患側上肢の血流や神経症状の有無を確認する

直達外力による受傷の場合，高度の軟部組織損傷を合併することがある。この場合，鎖骨下動脈損傷や腕神経叢損傷を合併する可能性もあり，患側上肢の観察は非常に重要である。実際に転位した骨片が直接鎖骨下動脈を損傷した症例（図1）も存在する。このような症例では血管外科医などの協力の下，迅速に観血的整復を行う必要がある。

◆図1 転位骨片が鎖骨下動脈を圧迫した症例
a：単純X線では第3骨片を伴う，骨幹部骨折（矢印）を認める。

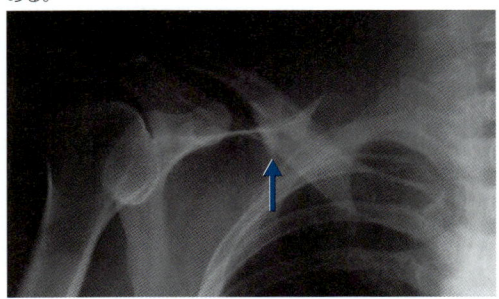

b：造影3D-CTでは，遠位骨片が鎖骨下動脈を圧迫していることがわかる。

◆図2 直達外力による鎖骨骨折の単純X線像
骨片の転位は認めない。

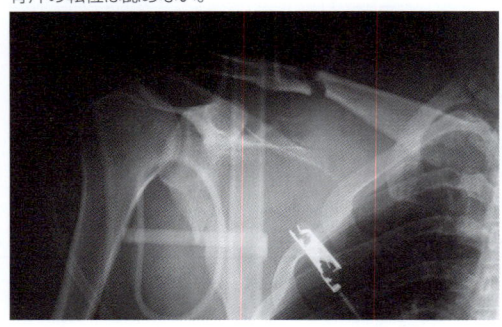

◆図3 鎖骨骨折の単純X線像
鎖骨骨折では，近位骨片は胸鎖乳突筋に引かれて上方へ転位し，遠位骨片は上肢の自重と三角筋の筋力によって下方に転位する。また，骨折部での短縮を生じる。

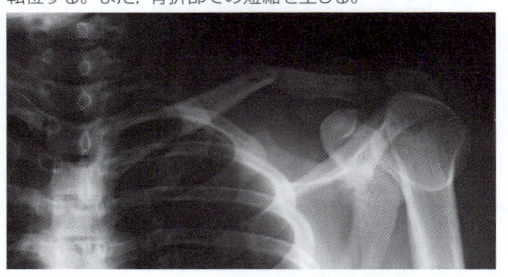

一方，直達外力による骨折の場合，骨片の上・下方転位と短縮は認めないことが多い（図2）。これは，重度の軟部組織損傷を意味すると考え，鎖骨下動脈や腕神経叢への合併損傷を念頭に診察・精査を行う必要がある。腕神経叢損傷の場合は引き抜き損傷を合併することが多い。

● 画像診断

・単純X線

前後方向のほか，肺尖位撮影を行って胸郭との関係をみる。通常の鎖骨骨幹部骨折の場合，近位骨片は胸鎖乳突筋に引かれて上方へ転位し，遠位骨片は上肢の自重と三角筋の筋力によって下方に転位する（図3）。さらに，骨折部で重なり合って短縮を生じる。

・CT

肋骨骨折を認める症例では気胸などの胸部損傷を合併することがある。患者の呼吸状態や外傷の大小に左右されるが，必要であれば胸部CTなどの精査を必要とする（図4）。

◆図4 胸部損傷を合併する症例
a：鎖骨骨折に合併した肋骨骨折を認める。

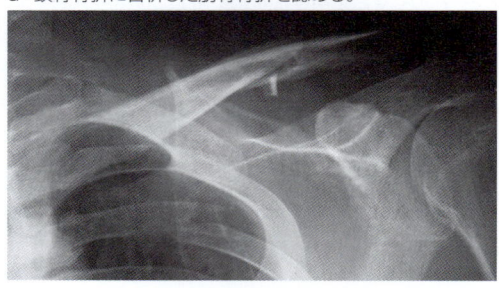

b：胸部CTでは気胸を認める。

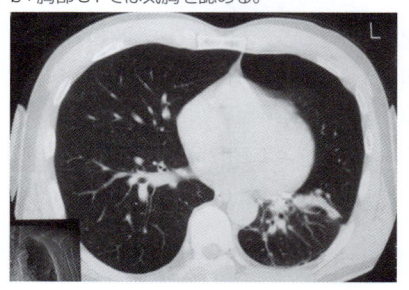

● 徒手検査

外来・救急外来において，無麻酔下で骨折部を直接触知することは激しい疼痛を伴うため困難である。しかしながら，鎖骨骨折に付随し発生しうる神経所見の有無を受傷側上肢において入念に評価する必要がある。

● 治療方針

本症例はクラビクルバンドなどの外固定による保存療法を行うことにより，十分骨癒合が得られる骨折であると考える。しかし，早期競技復帰を条件とするスポーツ選手に対しては，保存療法の適応はないと考える。そこで，著者らは受傷されたスポーツ競技者のブランクをできるだけ短くし，一刻も早くトレーニングを再開し，早期に競技復帰できることを望んでいるスポーツ競技者の鎖骨骨折に対して，積極的に観血的骨接合術を行っている。

鎖骨骨折に対して，さまざまな手術法が行われている。Kirschner鋼線（以下，K-wire）などによる髄内固定，スクリュー固定，そしてプレート固定があげられる。鎖骨は上肢最大挙上まで約30°の外転と約50°の外旋が生じる。鎖骨の回旋運動に関して，肩関節の外転角90°までは穏やかに外旋し，その後急激に40°外旋する[3]。このため，K-wireなどの髄内固定ではこの鎖骨の回旋力に弱いため，早期可動域訓練は骨癒合には不利に働くと考えられる。

一方，プレート固定法では力学的に，とくに回旋力に対して強く，早期可動域訓練，早期社会復帰が可能となる。スポーツ競技者の早期競技復帰を考えた場合，鎖骨の回旋力に耐えることができ，疼痛によるトレーニングへの支障をきたさないプレート固定法は有用であると考える[4]。

ケースレポート1

【症例】
21歳，男性。自転車競技選手。

【現病歴】
自転車競技練習中に落車受傷し，当院救急外来受診となる。来院時，意識清明で呼吸障害は認めなかった。

【初診時・画像所見】
左肩から落車したため，左肩外側には広範囲の擦過傷を認めた。疼痛が強く，三角巾固定を行っているにもかかわらず，健側手で患側上肢を支えた状態で来院した。鎖骨部中央部の変形を視診で確認し，単純X線検査にて左鎖骨骨幹部骨折と診断した（図5）。

【診断】
上記所見により左鎖骨骨幹部骨折と診断し，本症例に対してプレートを用いた骨接合術を予定した。

【手術所見】
手術は全身麻酔下，仰臥位で背部に枕を置き手術台から肩を浮かすようにした状態で行う。骨折部を中心に約10cmの皮切をおき，必要以上の軟部組織の剥離を避け骨に達する。骨折部を新鮮化させ，プレートを骨の上に当て骨折部より離して両端3本以上スクリューにて固定する（図6a）。
また，骨折部に第3骨片が存在する場合は，軟部組織の剥離を最小限に抑え，この第3骨片に周囲の軟部組織をつけたまま絹糸にて縫着することもある（図6b）。

経過

・術直後
術翌日より疼痛に応じて肩関節可動域訓練を開始する。このとき治療者側からの角度制限は行わない。

・術後2週〜4週
術後2週より自転車乗車を開始し，4週から実戦訓練復帰を許可した。なお，後療法は患者側に疼痛や不安がある場合は患者との話し合いで競技復帰時期を決定する必要がある。
スポーツ選手の場合，プレートなどの固定金属の抜釘は治療者側からは勧めない。しかし，術創部の違和感が残る例や抜釘を希望される例ではシーズンオフを利用し抜釘術を行うことを勧めている。

・術後8カ月
本症例は術後の経過は良好であり，骨癒合も得られた。プロ自転車競技選手として活動する前にプレート抜去を希望し，術後8カ月で抜釘を行ったが，再骨折は認めていない。

◆図5　画像所見
単純X線では左鎖骨骨幹部骨折を認めた。

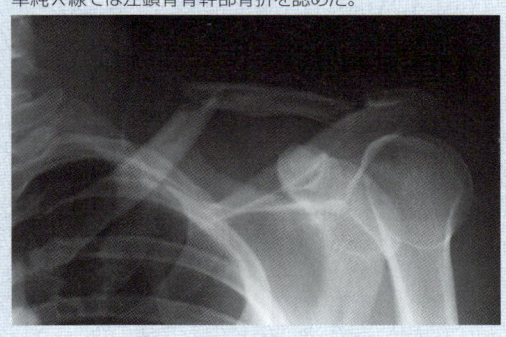

◆図6　治療の実際
a：プレートを用いた骨接合術を行った。

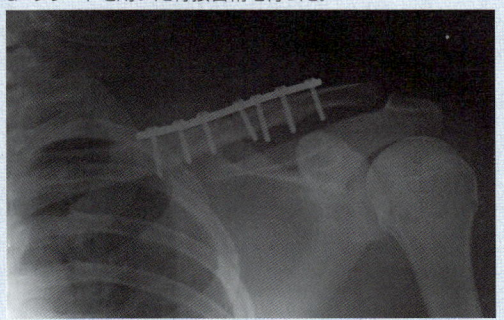

b：第3骨片に周囲の軟部組織をつけたまま絹糸にて縫着することもある。

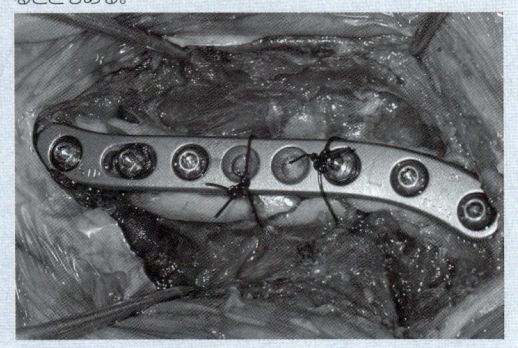

解説

本症例は自転車競技選手における鎖骨骨折であるが，柔道・相撲でも同様に鎖骨骨折は頻発する。とくに取り組みの際，相手のまわし・道着から手を離すことができず肩外側から転倒した場合，肩の介達外力により鎖骨骨折を発生しうる。
柔道・相撲の場合，上肢での荷重だけでなく，上肢荷重下での回旋動作も加わる。よって，これらスポーツ競技選手における鎖骨骨折の手術方法はK-wireなどの髄内固定よりもプレート固定が優先される。

ケースレポート2（難治例）

【症例】
22歳，男性。自転車競技選手。

【現病歴】
今回の受傷の2年前にスノーボードで転倒受傷し，左鎖骨を骨折した。近医でK-wire髄内釘固定を受けたが，術後は疼痛などなく，スポーツ活動に支障をきたすことはなかった。6カ月前から自転車競技を開始していた。

【初診時・画像所見】
自転車競技の練習中に落車受傷し，当院へ搬送された。左鎖骨部の変形を認めるが，疼痛はさほど強い様子はなかった。単純X線検査では左鎖骨骨幹部の肥厚性偽関節を認め，K-wireがこの偽関節部で変形していることがわかった（図7）。

【診断】
本症例は鎖骨骨幹部偽関節の再骨折である。スポーツ復帰を目指すには偽関節手術を選択するべきである。

肥厚性偽関節の場合，プレートによる圧迫によって，力学的に骨折部を安定化させることにより，線維軟骨の石灰化を促すことができ，偽関節部の骨性架橋と再造形が得られる。通常，骨移植は必要ではないが，デコルチケーションにより骨癒合が促進される可能性もある。架橋可能な骨組織を除去することとなり，肥厚性偽関節部は切除すべきではない。

【手術所見】
骨折部を鋭匙やK-wireを用いて，骨折部から肉眼的に出血を認めるまで偽関節部のデコルチケーションを行った。本症例では約3mmの骨欠損を認めた。このような症例では骨折部の圧着が可能なプレートを選択する必要があり，本症例ではLC-DCPプレート（Synthes社製）を用い，近・遠位両側から圧迫を加えた（図8）。

【経過】
骨折部に十分な圧迫を加えることができた固定では，術後後療法を遅らせる必要はない。本症例では前述した後療法にしたがい，競技復帰を果たしている。

【解説】
K-wireなどの髄内固定を行った場合，日常生活への復帰は問題ないが，上肢に負荷がかかるスポーツへの競技復帰にはやはり時間がかかる。単純X線において骨癒合を確認してから上肢回旋運動を許可する必要があると考える。実際，当院での治療成績を見ても，K-wireの髄内固定を行った症例では偽関節率は8.7％と高かった[5]。自転車競技・柔道そして相撲などの上肢荷重を必要とされる競技選手の場合，K-wireなどの髄内固定は術後の偽関節発生に注意する必要がある。

◆図7　偽関節例
単純X線で鎖骨骨幹部の肥厚性偽関節と，同部位でのK-wireの変形を認めた。

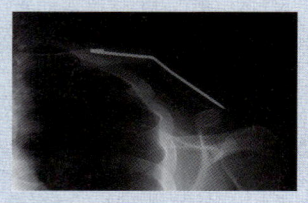

◆図8　偽関節例の治療
偽関節部のデコルチケーションを行いプレートによる圧迫固定を行った。

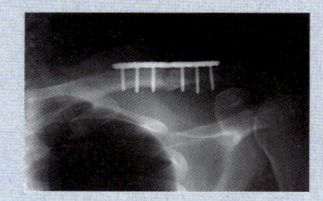

再発予防と今後の課題

鎖骨骨折の治療方法についてはいまだ多くの議論がある。著者らは，ブランクをできるだけ短くし，一刻も早くトレーニングを再開し，早期に競技復帰できることを望んでいるスポーツ競技者に対して積極的に手術療法を行っている。

鎖骨骨折のプレート固定は，上肢挙上時の回旋に強く，さらに競輪のような上肢での荷重を余儀なくされるスポーツへの早期復帰に有効な治療法である。それゆえ，野球などの上肢挙上運動を多く伴う種目への早期復帰にもこの治療法は適当であると考える。

文献

1) Jubel A, Andemahr J, et al：Elastic stable intramedullary nailing of midclavicular fractures in athletes. Br J Sports Med, 37：480-484, 2003.
2) The Canadian Orthopaedic Trauma Society：Nonoperative treatment compared with plate fixation of displaced midshaft clavicular fractures. J Bone Joint Surg, 89-A：1-10, 2007.
3) Hill JM, McGuire MH, et al：Closed treatment of displaced middle-third fractures of the clavicle gives poor results. J Bone Joint Surg, 79-B：537-539, 1997.
4) 内藤聖人, 小松 淳, ほか：スポーツ外傷による鎖骨骨折に対するプレート固定の治療経験. 整スポ会誌, 28：295-299, 2008.
5) 内藤聖人, 桐村憲吾, ほか：鎖骨骨折の手術療法－自転車競技選手の治療経験から－. 別冊整形外科, 58：62-66, 2010.

柔道・相撲における膝前十字靱帯損傷の診断と治療

朱　寧進, 宗田　大

診断

●問診

1回の外傷で受傷したのか，何度か繰り返し受傷したのかを聞く必要がある。繰り返し受傷した場合は軽度の複合靱帯損傷や半月板損傷を複雑に合併することも多くなる。また，受傷機転として「技」の理解が必要である。柔道選手では膝前十字靱帯（以下，ACL）損傷を受傷しても復帰可能な例もあるため，柔道中の具体的な不都合を把握する必要がある。

●視診・触診

柔道選手だからといって特別な診察法があるわけではなく，他のアスリートと同様に診察を行う。しかしながら柔道選手は接触損傷の場合が多く，他の靱帯の合併損傷があることを念頭において診察する必要がある。外傷の急性期には膝関節血腫が存在し，膝関節の腫脹が観察できる。

●画像検査

・X線

単純X線で，膝関節内骨折との鑑別が可能である。単純X線でSegond骨折（脛骨前外側関節包の剥離骨折）（図1）を認めればACL損傷の診断はほぼ確実である。

・MRI

ACL損傷，合併する他の靱帯損傷，半月板損傷にはMRI検査が有効である。

●徒手検査

・ACL損傷の診断テスト

通常のACL損傷で行われるLachmanテスト（図2），anterior drawerテスト（以下，ADT）により前方不安定性の評価を行う。ADTでは外旋や内旋を加えて行いそれぞれ前内側，後外側の弛緩性の有無を検査し，pivot shiftテスト（Nテスト）で回旋動揺性の評価を行う。またKT-1000による前方不安定性の定量的評価が有用であり，徒手最大にて患側が健側に対して4mm以上大きければACL損傷の診断はほぼ確実である。

・合併靱帯損傷の診断テスト

他の合併靱帯損傷の診断にはposterior drawerテスト，膝のsaggingで後十字靱帯の評価を，膝関節伸展位，屈曲30°での外反ストレステスト（図3），内側側副靱帯の評価を，膝関節伸展位，屈曲30°での内反ストレステスト（図3），屈曲30°，90°位で下腿を外旋させるdialテストで後外側支持機構の評価をすることができる。合併する半月板損傷の診断にはMcMurrayテストでクリック音，痛みの誘発を確認できることもある。

◆図1　Segond骨折

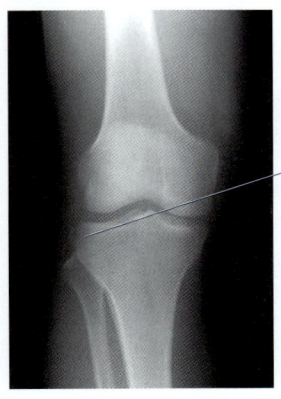

脛骨前外側関節包の剥離骨折であるSegond骨折を認める。

◆図2　Lachmanテスト

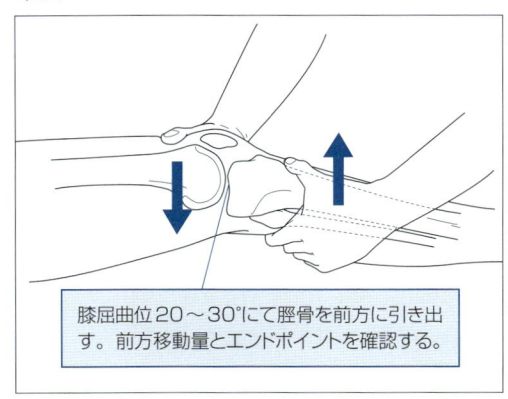

膝屈曲位20〜30°にて脛骨を前方に引き出す。前方移動量とエンドポイントを確認する。

◆図3　内・外反ストレステスト

膝伸展位，屈曲30°にて内・外反ストレスをかけて動揺性をチェックする。膝屈曲30°においては関節包が弛緩するため，内側側副靱帯，外側側副靱帯の損傷を特異的に判断可能である。

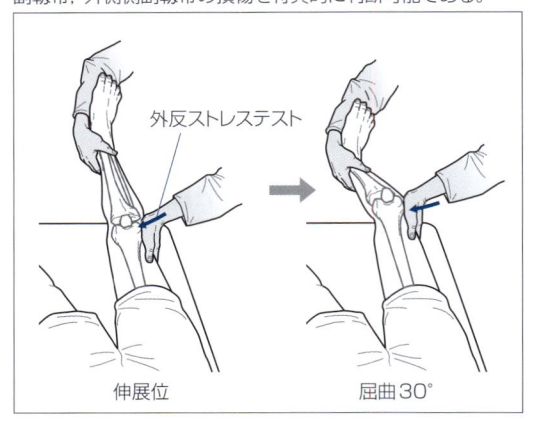

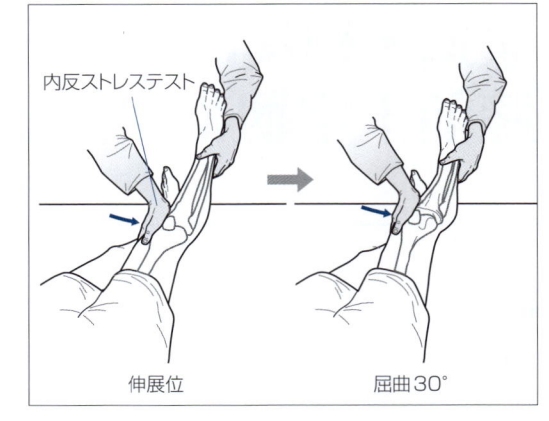

柔道選手では軽度の複合靱帯損傷を確実にとらえておくことが大切である。また伸展位での内反，外反の明らかな動揺性を認めれば，複合靱帯損傷の存在は明らかである。

● 治療方針

ACL損傷を代表とする膝構造体の損傷に対しては膝機能のみきわめが大切で，保存療法の限界を知り，受傷を繰り返して膝機能を悪化させないことが大切である。ときに大会に合わせた手術時期や後療法の設定を迫られることがある。手術療法の原則は軽度の損傷も放置しない徹底した再建である。とくに内反膝でない選手では内側不安定性は直接膝不安定感の遺残に結びつく。当科では半腱様筋腱を多重折りで用いたACL2重束再建術を施行している。柔道選手では内側の陳旧性Ⅲ度損傷を合併している例もまれではない。急性期での手術経験はなく，一般的には反対側から半腱様筋腱を採取し2重折にした再建術と吊り上げ修復術をACL再建と併用して施行している。

ケースレポート1

【症例】
　20歳，男性。大学柔道部員，66kg級，得意技は背負い投げ（右組み）。

【現病歴】
　乱取り中，双手刈りをされた際に右足が残り転倒し右膝外反位となり受傷した。受傷時にpop音を聴取した。受傷後右膝関節腫脹が出現した。医療機関を受診せず5日後に柔道を再開するも大外刈りを掛けられると右膝がはずれる感じが出現した。また歩行中も膝くずれを自覚した。

【初診時所見】
　受傷後2週間で右膝不安定感を主訴に当院を受診した。初診時右膝可動域2/150°，Lachmanテスト2+，anterior drawerテスト1+，pivot shiftテスト1+，不安感1+，内・外反不安定性認めず，KT-1000徒手最大右20mm，左8.5mm（患健差11.5mm），McMurrayテストは陰性であった。

【画像所見】
　右膝関節MRIにてACLの走行をはっきり認めず高輝度変化を認めた（図4）。

【診断】
　徒手検査上，右膝前方不安定性，回旋動揺性は明らかであり，右膝ACL損傷の診断となった。受傷後の柔道でも膝くずれを起こし，日常生活レベルでも膝くずれを生じたため，手術適応と判断した。

【手術所見】
　受傷より5週間後に右膝ACL再建術（4つ折り半腱様

◆図4　膝ACL損傷のMRI像（矢状断）
ACLの走行が確認できない。

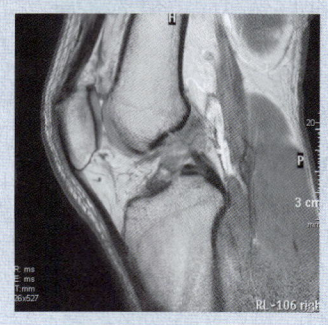

筋腱を使用した2重束再建術）を施行した．術中の関節鏡下所見で，内側半月板の中節から後節にかけての縦断裂を認め，不安定性を認めたため，縫合術（4針）を施行した．

経過

・術後4～6週

術後4週までニーブレース装着下にて松葉杖歩行とした．大腿四頭筋のセッティングが良好となったため，松葉杖は外したが，半月板縫合術を施行しており，術後6週までニーブレース装着下での歩行とした．以後スクワットを開始した．

・術後9週

右足でのつま先立ち，片脚スクワットが安定して施行可能となった．

・術後3カ月

Cybexにおける膝伸展筋力が健側比83％の回復を認めたため，ジョギングを開始とした．

・術後4カ月

右膝関節可動域は0/150°としゃがみこみができ，ジョギングも安定して可能となったため打ち込みを許可した．

・術後5カ月

膝伸展筋力が健側比100％まで回復し，全力の80％程度のスピードでジョギング，打ち込みも相手の動作に合わせて可能となったため，乱取りを許可した．

・術後6カ月

乱取りも安定して可能となったため術後6カ月で競技に復帰した．MRIで再建したACLを観察した（図5）．図6は術後6カ月時の右膝X線である．

・術後7カ月

試合に出場した．柔道のパフォーマンスは60％程度であった．パフォーマンスが上がらなかったのは，半月板縫合時に使用したインプラントが内側側副靱帯直上に腫瘤として触れ，圧痛があることによるものであった．

・術後1年

術後1年までに計5試合に出場した．術後1年時，右膝可動域3/150°，Lachmanテスト－，anterior drawerテスト－，pivot shiftテスト－，不安感－，内・外反不安定性認めず，KT-1000徒手最大右11mm，左9mm（患健差2mm）であった．柔道のパフォーマンスは70％と改善した．結局，内側側副靱帯の直上のインプラントの圧痛によりパフォーマンスが上がらず，術後1年1カ月後に抜釘，インプラント抜去を施行した．

・術後2年

柔道のパフォーマンスは95％と改善した．

◆図5　膝ACL再建後のMRI像（矢状断）

再建靱帯の走行が確認できる．

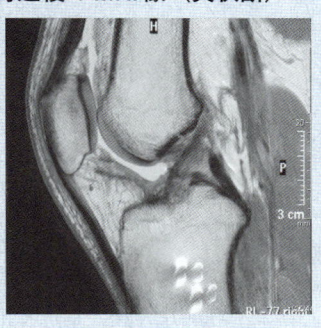

◆図6　膝ACL再建後の単純X線像

a：Rosenberg像．　　b：側面像．

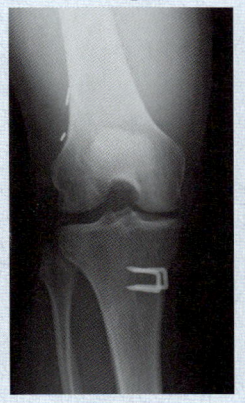

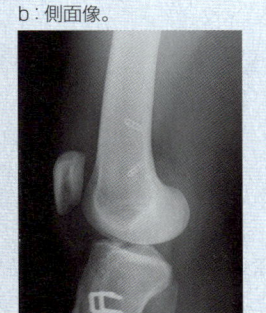

解説

後療法の早期段階は他のスポーツ種目と同様である．すなわち膝可動域訓練，荷重歩行訓練，筋力強化を中心に行う．膝可動域訓練については術後早期に苦労しないで屈曲角度がどんどん進む例では屈曲訓練を制限する．荷重歩行訓練についてはニーブレース装着下に両松葉杖を用いて1日20～30分の単位で部分荷重歩行から始める．術後膝関節の保護のためにニーブレース装着下の松葉杖歩行を術後1カ月は続け，大腿四頭筋のセッティングが十分可能になったらニーブレース，松葉杖を段階的に外していく．半月板損傷があり縫合術を施行した例ではニーブレースの装着を術後6週間まで続ける．屈曲位からの立ち上がり動作は意識して行い，術後3カ月は行わないようにする．大腿四頭筋のセッティングが十分可能になったら次にスクワットを中心としたclosed kinetic exerciseを施行する．術後3カ月以降で片足スクワットが安定して可能になった段階でジョギングを開始する．ジョギングが可能になったら，徐々に直線での走行のスピードを上げていく．全力の80％程度のスピードで走れるようになったら，応用的な動作を開始する．

柔道における応用動作の中心は打ち込み，乱取りである．

ジョギングが安定し，しゃがみこみ動作が十分にできるようになる術後3〜4カ月程度から打ち込みを開始する．自分のペースで進め，軽い相手から開始する．また必ず相手と申し合わせをして，不意の動作による再損傷を避けるように指導する．術後5カ月時点で全力の80％程度のジョギングが可能になれば，徐々に重い相手との打ち込みを許可し，打ち込みが安定して行えるようになった時点で徐々に相手の動作に対し受けることも慣れていく．相手の動作に対し慣れてきたら，乱取りを許可する．乱取りも始めのうちは相手と十分に申し合わせをすることが大切である．**試合復帰の前には乱取りを十分に行い，危ない動作や不安定感のある動作について繰り返し意識して十分に訓練をしておくことが大切となる．**　**復帰のツボ**

ケースレポート2（難治例）

【症例】
19歳，男性．大学柔道部員，66kg級．得意技は背負い投げ，内股．

【現病歴】
高校2年時に右膝内側側副靱帯損傷，3年時に左膝内側側副靱帯損傷の既往があるが保存的に加療し，100％のパフォーマンスでの復帰可能となった．

柔道の乱取り中，体落しをかけられた時に左膝がロックされそのまま無理やり投げられて受傷し，受傷時にpop音を自覚した．その後，打ち込み時，ランニング時にもminor giving wayが出現するため当院を紹介受診となった．

【初診時所見】
関節水腫なし，左膝可動域2/150°，Lachmanテスト2+, anterior drawerテスト2+, pivot shiftテスト2+, 不安感2+，内反動揺性は認めず，外反動揺性は膝伸展位で1+，屈曲30°で2+, KT-1000徒手最大右6mm，左13mm（患健差7mm）であった．

【画像所見】
MRIでACL損傷を認め，X線上，Telosによる軽度屈曲位での外反ストレステストで左内側関節裂隙の開大（図7）を認めた．

【診断】
左膝ACL損傷，内側側副靱帯損傷（Ⅲ度）と診断した．左膝ACL損傷に対する再建術，内側側副靱帯損傷に対する修復術の適応と判断した．

【手術所見】
受傷から2カ月後に左膝ACL再建術（4つ折り半腱様筋腱を使用した2重束再建術），内側側副靱帯のつりあげ修復術を施行した．内側側副靱帯を大腿骨付着部で切離し，内側側副靱帯前方から後斜走線維まで広範囲に5号非吸収糸を4針かけ，関節包全体を持ち上げるようにしてステイプルにて縫着した．

半月板については内側，外側半月板とも後節に縦断裂を認めたものの，不安定性を認めなかったため処置は行わなかった．

◆図7　外反ストレスX線像
a：右膝（健側）．

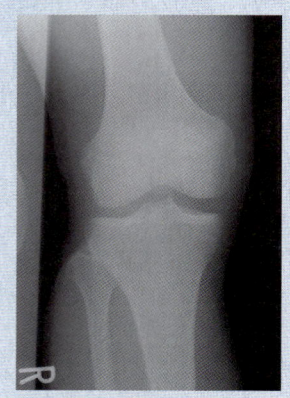

b：左膝（患側）．右膝より左膝のほうが内側関節裂隙の開大がみられ，左膝の内側側副靱帯損傷を示唆する．

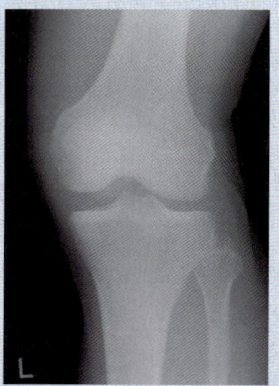

経過

・術直後
術後よりニーブレース固定，松葉杖歩行を施行した．

・術後1カ月
大腿四頭筋のセッティングが良好となったため，ニーブレース，松葉杖を外しての歩行を許可し，スクワットを開始した．

・術後3〜4カ月
片脚スクワットが安定して可能となったため，ジョギングを許可した．術後4カ月の時点でダッシュが可能となり，伸展筋力が健側比80％まで回復したため打ち込みを許可した．

・術後6カ月

KT-1000徒手最大右8mm，左9mm（患健差1mm）であり，左膝外反動揺性は膝伸展位で−，膝30°屈曲位で1+であった。伸展筋力が健側比90%まで回復，相手に合わせての乱取りも可能となったため，競技復帰を許可した。

・術後7〜9カ月

術後7カ月で柔道のパフォーマンスが受傷前の90%まで回復していたが，術後9カ月で乱取り中に左足が伸びたところに乗っかられ再受傷した。翌日当院受診し関節腫脹を認めたため穿刺したところ，35mLの純血性の関節液が引けた。KT-1000徒手最大右8mm，左11mm（患健差3mm）とACLの弛み，左膝外反動揺性は膝伸展位で1+，膝30°屈曲位で2+と外反動揺性の悪化を認めた。

・術後1年6カ月

筋力強化を中心とした保存的に加療を施行し徐々に改善を認め，術後1年6カ月時KT-1000徒手最大右7mm，左11mm（患健差4mm）とACLの弛みは認めるものの左膝外反動揺性は膝伸展位で−，膝30°屈曲位で1+と改善を認めた。左膝伸展筋力も健側比102%であり，柔道のパフォーマンスも受傷前の100%可能となった。その後，抜釘時にPL線維の弛緩と周囲組織の癒着を認めた。

・術後2年

KT-1000での前方制動性と外反動揺性はさらに改善していた。

解説

本例はACL損傷，内側側副靱帯損傷に対し，手術療法が施行され術後順調に経過していたが，術後9カ月時に接触損傷にて再受傷をきたしたケースである。再受傷によりACL，内側側副靱帯の弛みが出現したが，保存加療により改善がみられ復帰可能となった例である。

再発予防と今後の課題

柔道選手の膝ACL再建術後の特徴は，「再受傷」である。過去のアンケートによると，柔道選手のACL再建術例のうち種々の再損傷を起こした患者は45%に上った。したがって再受傷を起こさないように意識した教育や治療，訓練が必要である。

また，払い腰のような技は，膝前外側動揺を誘発するような動作であり，きわめて危険と考えられる。また技を返される受傷形態も多い。足技は十二分に練習し，かけることと返されることに対処する必要がある。またリハビリテーション期間中に上半身を鍛え，技を増やして柔道スタイルを幅広くすることが勧められる。

柔道・相撲における膝蓋骨外側不安定症の診断と再建術

立石智彦

膝蓋骨外側不安定症とは？

スポーツ選手の膝蓋骨外側不安定症は，前十字靱帯損傷などと比較して疾患頻度は少ない。若年期に初回脱臼を行うと膝蓋骨grooveの形成不全が起こり[1]再脱臼しやすい状態に陥り，不安感により強い踏み込みターンなどができずに競技レベルでの継続をあきらめてしまう症例も見受けられる。発症する年齢はそのほとんどが12～18歳であり，レクレーショナルレベルのことが多い[2]。初回脱臼で保存療法を選択した場合，50％以上に膝蓋大腿関節に痛みや不安感などの愁訴は残すものの，再脱臼率は15～44％といわれておりまずは試みてよいものと考える。

しかし，脱臼素因の少ない症例が外傷性に脱臼し，反復性に移行することがある。このような症例が手術のよい適応である。また，柔道・相撲の重量級の選手のアライメントは外反位のことが多く[3]，比較的高いレベルのスポーツレベルの選手がおり手術適応になることがある。当科では外側不安定症に対して，1998年より前にはElmslie-Trillat法を用いていたが，脱臼制動はされるもののapprehension signが残る症例があった。そこで1998年以降の制動効果の安定している内側膝蓋大腿靱帯（以下，MPFL）再建術を用いている。

診断

●問診

"膝が外れた"という主訴は，前十字靱帯不全・半月板ロッキングなどでも選手が訴えることがあるが，"お皿が外れた"と選手が話したときは，まず膝蓋骨外側不安定症があると考えてよい。亜脱臼のみで自然整復されている症例は，膝が"ゆるい"とか"抜けそうで怖い"と選手は表現する。

既往歴を聴取すると，膝内側側副靱帯損傷と診断されている症例も多く存在する。MPFLの損傷が大腿骨側で多く，この位置が内側側副靱帯の近位付着部と同じ位置であるためであり，圧痛の位置のみでどちらの損傷が主であるかを判断することは困難である。反復性脱臼（亜脱臼）の場合には，脱臼回数・その頻度を聴取し治療方針を決定する。

●視診・触診・徒手検査

・膝蓋骨脱臼急性期の場合

多くの場合は，現場で移動時に膝が伸ばされた瞬間に整復されていることが多い。まれに，救急搬送された場合に救急隊が屈曲位のままシーネ固定し脱臼位のまま診察することがある。膝蓋骨が外側に触知されるため診断は容易である。この場合には，骨折がないことを確認した上で，膝をゆっくり愛護的に伸展して整復する。膝蓋骨はpop音とともに，外側脱臼位置から大腿骨groove上に整復される。

受傷直後に血腫は少ないが数時間で関節内血腫が溜まる。整復されてからきた場合は，関節穿刺することは診断の手助けになると思われる。骨軟骨骨折を伴うこともあり脂肪滴が含まれていることもある。

・単独損傷の場合

MPFLの圧痛が大腿骨側か膝蓋骨側か（もしくは実質部）を圧痛で確認する。MPFLの損傷は大腿骨側であることが多いといわれているが[4]，脱臼整復時に膝蓋骨内側facetに骨挫傷・骨軟骨骨折があることも多く触診で断裂部位を検討することも困難である。整復後は，痛みが取れるまでニーブレース固定か，四頭筋に力が入る選手は早期から膝蓋骨外側に脱臼予防パッドの入った軟性装具を用いる。

MCL Ⅲ度損傷などの合併損傷のない限りギプス・シーネなどの外固定は行っていない。内側側副靱帯損傷の診断にて長期に（2～3週）外固定され紹介される症例も見られるが，できるだけ早期に診断し可動域訓練・筋力強化を行うのが復帰への第一歩である。

・急性期以外の場合

　素因の強い選手の場合は，膝蓋骨の外側への傾斜・変位が肉眼上見られる。陳旧性の場合は，圧痛などは参考にならずapprehension signの誘発が最も選手の不安を再現できる。

● 画像診断

・単純X線

　膝2方向＋軸射像30°・60°・90°を左右ともに撮影する（図1）[5,6]。

・ストレスX線

　45°外反・外旋位にて軸射像を撮影する（図2）[7]。

・CT

　回旋異常，膝蓋大腿関節障害の適合，骨軟骨片の評価を行う（図3）[4]。

・MRI

　膝蓋骨内縁の骨軟骨損傷，大腿骨外顆の骨挫傷の有無の評価を行う。MPFL断裂の損傷部位が画像で診断できれば最もよいが，現状の撮影では確実にこれを知るのは困難である。しかし，膝蓋骨（亜）脱臼時に大腿骨外顆（もしくは膝蓋骨内側縁）の骨挫傷がある場合は膝蓋骨脱臼があったと考えてよい。通常axialを撮影しない施設でも，saggital像/coronal像でも骨挫傷は診断できる（図4，T2脂肪抑制もしくはSTIR像）

● 治療方針

　膝蓋骨亜脱臼において手術適応のスタンダードはまだないと考える。理論的には，初回脱臼が若ければgrooveの低形成を招きやすいため，膝蓋大腿関節をよい環境に置きgrooveの低形成を防ぐことが望ましい。膝蓋骨初回脱臼の症例が反復性に移行する症例は40％前後との報告が多く，そのため基本的に当院では初回脱臼の症例には手術は行っていない。再脱臼を起こした場合にのみ，再建術について説明し患者同意が得られた症例のみが再建術の適応と考えている。

　膝蓋骨外側不安定症の症例は，若年層に多く高校生・大学生なども多く含まれる。当科の53例の手術時平均年齢は20.0歳であるが，40例（73％）が14～22歳である。術後復帰の目安は5～6カ月であるが，復帰時のパフォーマンスは自覚的には70％ほどであり，競技復帰を考えて部活引退後の手術や，学業を考えて夏休み・冬休みに手術を考えることも一考されたい。

復帰のツボ　柔道・相撲

ケースレポート1

【症例】
18歳，高校生（相撲）。182cm，144kg。

【既往症】
中学3年生時に，相撲で押し込まれて俵に足がかかって残したときに左膝蓋骨を脱臼した。近医受診察し整復，保

◆図1　単純X線像

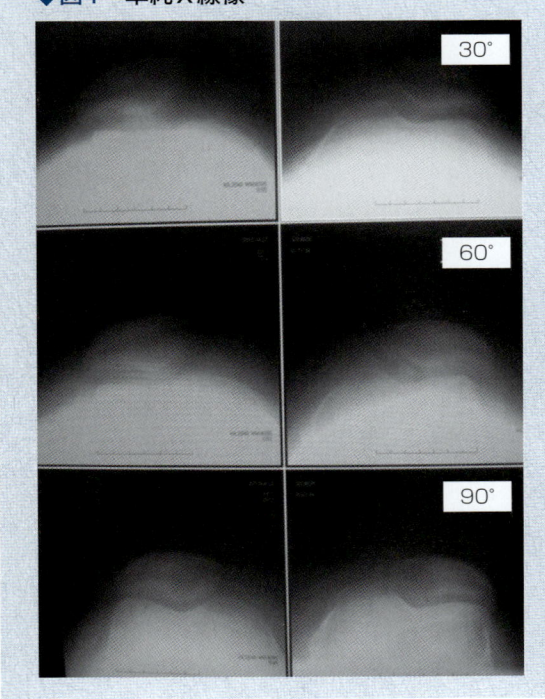

◆図2　ストレスX線像
45°外反・外旋位

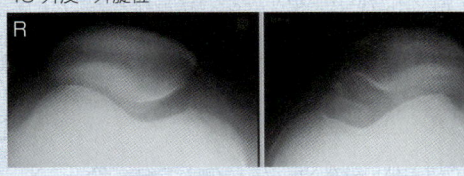

◆図3　CT像

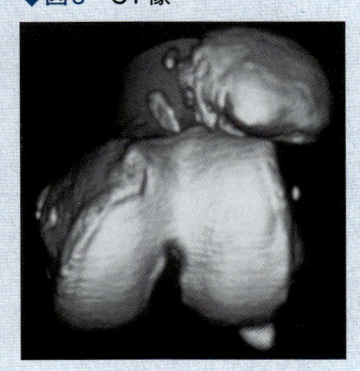

存療法（詳細不明）行い3カ月後に復帰。その後もときに左膝に抜けるような感じを訴えていたが、サポーターをして相撲を取っていた。その後も月に1度くらい左膝が外れてすぐに戻る感じあり。

【現病歴】
　相撲の取り組みで、投げをこらえようとして左膝を捻って膝崩れ。自然整復。

【初診時所見】
　当日初診し、穿刺30mL血性。apprehensionテスト左(++)。

【画像所見】
　単純X線にて膝蓋骨内側に多数の小骨片あり（図1）。MRIにて大腿骨顆部に骨挫傷あり（図4）。

【治療方針】
　45°外反外旋軸写像（ストレスX線）にて明らかな左右差があり亜脱臼位を認める。反復性になっており、筋力発揮も怖さのため低下（四頭筋筋力患健比70％）してきているため、高校卒業後に大相撲入門予定にて、高校引退後に脱臼制動の手術を行うことにした。

【手術所見】
　MPFL再建を行った。人工靭帯の症例では、再建靭帯の内側でのirritationなどの症状を招くこともあり、当科では自家腱を用いている。腱については、半腱様筋腱・薄筋腱・内転筋腱・大腿四頭筋腱などの報告がある。MPFLの長さはわが国では約59mmと報告されている。この両端の骨孔内の引き込み・縫い代を考えると太さ・長さが十分に取れる半腱様筋腱の2重折を用いている。

　腿骨側は内顆のMCL付着部と内転筋結節の間を目標に穴を空け、術中X線側面像にて確認する（図5）[8, 9]。著者らはEndoButton®を用いて固定している（図6）。

　膝蓋骨側は解剖学的に近似するように膝蓋骨近位1/3から中間広筋に向けて糸にて縫合している。術後、膝蓋骨の骨孔から骨折が起こる症例報告が散見しているため、われわれの施設では糸で縫合している（図7）。

　外側支帯切離術は、基本的には必要ではないと考えている。MPFLの手術の一番の目標は内側にsafety beltを作ることであり、過度に内側へ引っ張る必要はないと考えるからである。しかし、30°・60°・90°の軸射像にて、屈曲するに従ってshift /tiltともに大きくなるような症例では、外側のtightnessが強いと考え、lateral releaseを加えている。

経過

・術直後〜2カ月
　術翌日より可動域訓練開始、約2週で可動域120°になった。筋力訓練も術翌日から大腿四頭筋セッティングを開

◆図4　MRI像
大腿骨外顆の骨挫傷
　正面像　　　側面像

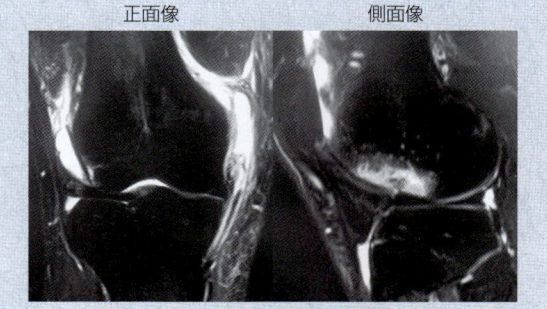

◆図5　大腿骨の位置の目安
術中isometryを重要視した大腿骨孔位置

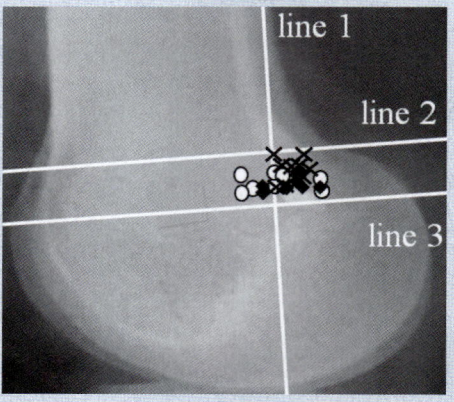

line 1
line 2
line 3

◆図6　術後X線像

○はEndoButton®を示す。

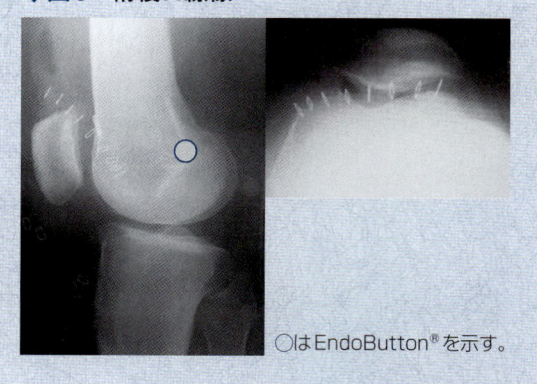

◆図7　膝蓋骨への縫着

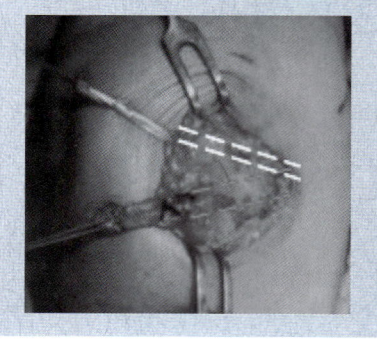

始し，SLR訓練にてextension lagが消失するに従って荷重を疼痛内にかけてゆく．術後2週にて，片松葉歩行にて退院した．

・術後2カ月以降

膝蓋骨サポーター（外側パッド入り）は術後2カ月間ADLにて用いている．2カ月にて筋力測定を行い，患健比を指標に2〜3カ月より四股，3か月以降にすり足から，筋力が患健比約80％に回復した5カ月以降に申し合い，術後7カ月にて相撲に復帰した．

ケースレポート2（難治例）

【症例】

19歳，女性．大学生，テニスを趣味としている．

【現病歴】

・右膝の既往

12歳時，バレーボール部の練習で階段を走っていて踏み外して受傷（膝関節が腫れたが放置），その後ときに膝が抜けるようになった（バレー部は退部）．以後，30回以上膝崩れあり．

・左膝の既往

15歳時，体育（バスケットボール）の授業で横からコンタクトを受け受傷，腫れたため近医受診．小さな骨折があるといわれたが保存療法を施行し，以後6回程度膝崩れあり．

◆図8　初診時X線像

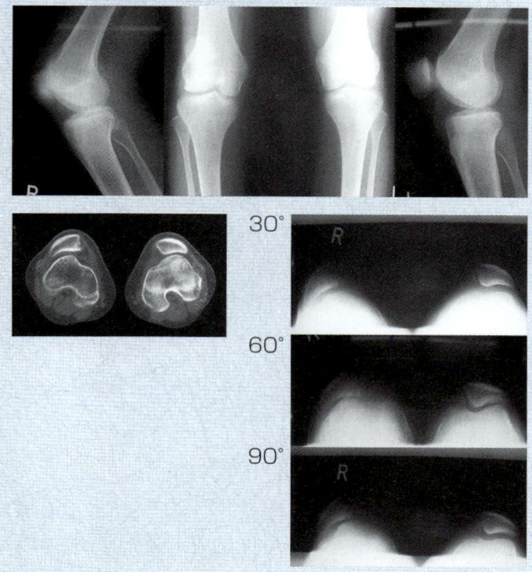

◆図9　ストレスX線像

45°外反・外旋位

右側（患側）　　　　左側（健側）
四頭筋収縮（－）　　　　　　　　　　　　四頭筋収縮（＋）

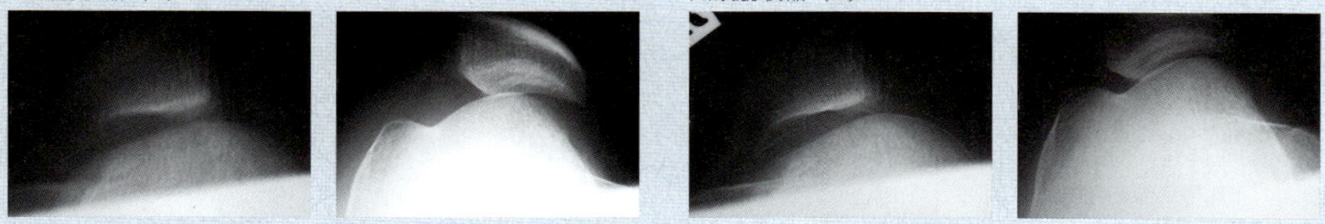

◆図10　手術所見

術後X線像　　　　　　　MPFL再建ルート 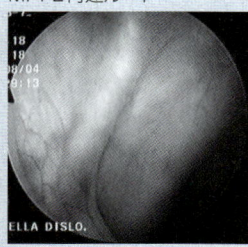　　術前軸写真

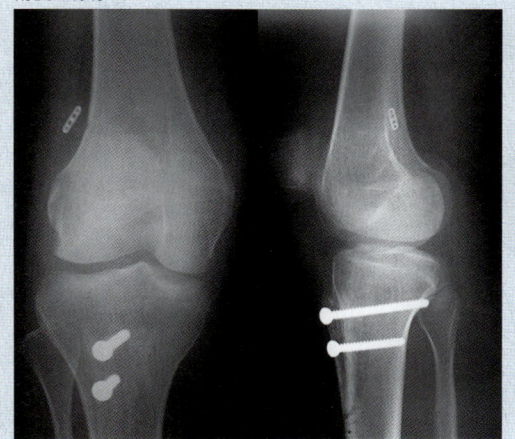

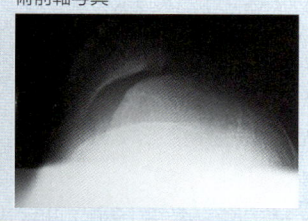

術後軸写真

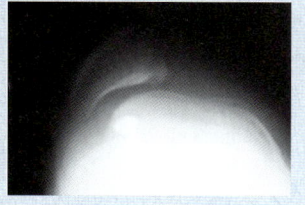

【初診時・画像所見】

初診時X線にて右膝の膝蓋大腿関節の低形成と膝屈曲に伴う脱臼を認め，習慣性脱臼と診断した（図8）。左は45°屈曲位外反・外旋位ストレスX線にて亜脱臼位となるが，大腿四頭筋に力を入れると整復位に戻る（図9）。保存療法でも十分機能回復は可能と考えた。

【診断】

本人も愁訴の強い右膝の手術を希望した。右は習慣性脱臼であり，アライメントの異常が強い症例であるため，Elmslie-Trillat法＋MPFL再建+lateral releaseを選択した。

【手術所見】

図10の通り，手術を行った。

■経過

MPFL単独再建と同様に，術翌日より可動域訓練開始，約3週で可動域100°になった。筋力訓練も術翌日から大腿四頭筋セッティングを開始したが，extension lagが約10°残ったまま術後3週にて，片松葉歩行にて退院した。

術前から筋力は左健側の60％ほどであったが，術後手術前レベルに戻るのに約15カ月を要した。テニスは術後約1年にて復帰した。

■解説

柔道・相撲の症例でも，習慣性脱臼のような不安定性素因の強い場合は，MPFL再建のみでは関節の適合性を獲得することは困難であると考える。まだ柔道・相撲の症例にElmslie-Trillat法＋MPFL再建をした症例はないが，重量級の選手はとくに外反膝などの素因を持っている場合が多く，慎重に術式を検討することが必要と考える。

膝蓋骨脱臼は女性に多く，筋力が術前から弱くなる症例も多い。また術後の痛みにより筋力回復が思わしくない症例にもときに遭遇する。術前に十分なリハビリテーション指導を行なうことも術後の成績に重要な要素だと感じさせられた症例であった。

再発予防と今後の課題

ケースレポート2の症例の右膝のように，12歳という骨の成熟していない時期に初回脱臼し再脱臼を繰り返している症例では大腿骨grooveの低形成が起きることがある。むやみに手術をするのは避けるべきであるが，保存療法に固執するのも治療困難例を作り出すriskを負っていることを念頭に置くべきであろう。

文献

1) Larsen E, et al：Conservative treatment of patellar dislocations. Clin Orthop, 171：131-136, 1982.
2) 井上雅裕：膝蓋骨亜脱臼の診断. MB Orthop, 6(3)：63-71, 1993.
3) 酒井　裕，ほか：大相撲力士の下肢アライメント. 整スポ誌, 14：97-102, 1994.
4) 佐粧孝久：膝蓋骨大腿関節傷害の画像診断. 関節外科, 25(11)：30-35, 2006.
5) 宗田　大，ほか．反復性膝蓋骨脱臼のX線学的分析. 東京膝関節学会誌, 8：197-203, 1987.
6) 長瀬　寅，ほか：膝蓋骨脱臼における膝蓋大腿関節の軸射像30°・60°・90°のX線学的検討. 膝, 33(1)：109-113, 2008.
7) 宮脇素子，ほか：反復性膝蓋骨脱臼・亜脱臼に対する保存療法. 日整会誌, 80：S302, 2006.
8) 立石智彦，ほか：術中X線を用いたMPFL再建ルートのisometry計測の検討. 膝, 30(1) 63-66, 2005.
9) Schottle PB, et. al：Radiographic Landmarks for Femoral Tunnel Placement in medial Patellofemoral Ligament Reconstruction. AJSM, 35(5)：801-804, 2007.

TOPICS

内側膝蓋大腿靱帯（MPFL）の解剖学

立石智彦，秋田恵一

●注目される内側膝蓋大腿靱帯

　反復性膝蓋骨脱臼の治療は近年，内側膝蓋大腿靱帯（medial patellofemoral ligament；MPFL）の解剖学的研究により，MPFLが膝蓋骨外方脱臼・亜脱臼に対するprimary restraintであることが報告され，MPFL修復術や再建法が報告されている。

　MPFLの解剖学的研究は，過去の報告ではMPFLの大腿骨側付着部はMCL（medial collateral ligament）と内転筋結節の間とする報告が多い[1~3]。またMPFL膝蓋骨側付着部は膝蓋骨側の近位2/3に広く付着しており，その近位線維束は内側広筋にも広く線維を伸ばしているとの報告[1,2]がされている。

●内側膝蓋大腿靱帯の解剖学
●大腿骨側付着部

　MPFL大腿骨側付着部はMCL付着部の後上方で内転筋結節とのほぼ中間に位置し，大腿骨付着部の中央をマーキングした位置の大腿骨前後径に対する割合は，平均値で後方より34.5%，遠位より47.8%であった（図1）。野村らの大腿骨前後径に対し前方より61%[4]よりやや後方であった。

●膝蓋骨側付着部

　MPFL膝蓋骨側付着部は，近位に向けて扇形に広がるように付着していた。近位束を確認するため内側広筋の筋線維を丁寧に除去していくと，その停止部は内側広筋だけでなく中間広筋にまで線維を伸ばしていた（図2, 3）。MPFLは内側広筋の深層筋膜に部分的に停止はしていたが，MPFLの主たる付着部は中間広筋であった。中間広筋は膝蓋骨に大腿直筋の深層にあり腱性部分の長い筋であり，

◆図1　解剖学的大腿骨側付着部

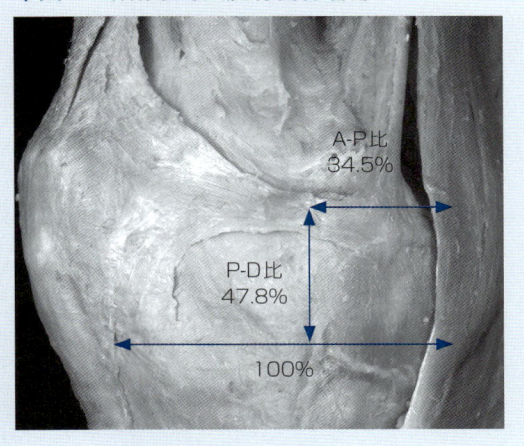

◆図2　膝蓋骨側付着部

◆図3　外側支帯を切離し関節内からみたところ

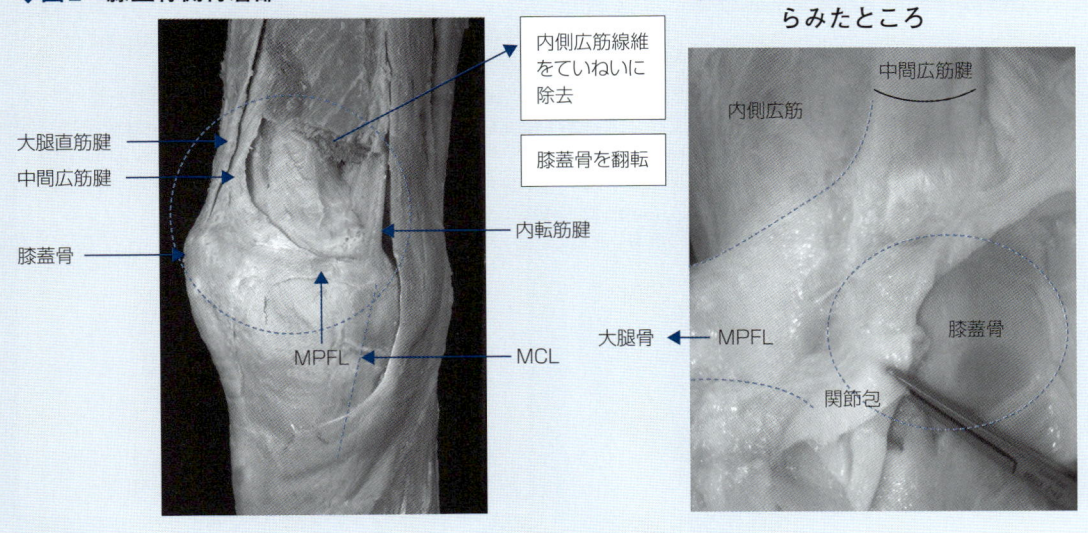

ここに強く固着していることにより膝蓋骨を強く制動していると考えられた。

そこで著者らは膝蓋骨側の固定には，2重折の腱を膝蓋骨上の骨膜のみならず中間広筋の腱性部にも広く縫着している[5]（図4）。

● 柔道・相撲で起こりうる複合損傷

柔道・相撲では，重量級選手で膝に相手に乗られて外反受傷するケースがあり，内側側副靱帯（MCL）Ⅲ度損傷とMPFLの複合損傷を起こすことがある。MCLとMPFLの大腿骨付着部は近く，同時に補強・再建することを推奨している（図5）。

◆図4　MPFLの再建

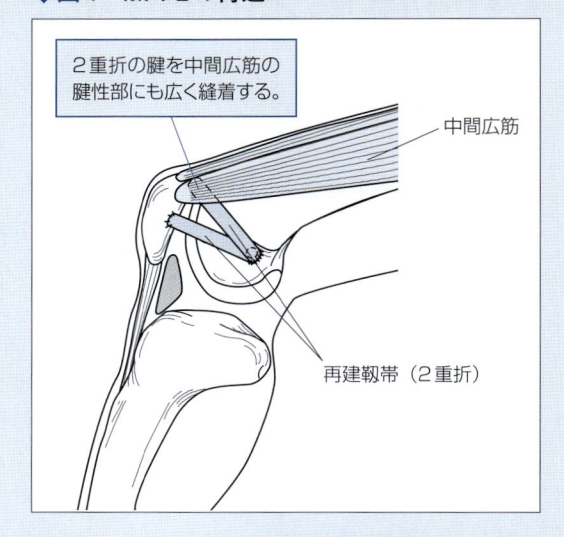

◆図5　MCL/MPFL同時再建術
a：同時再建術。 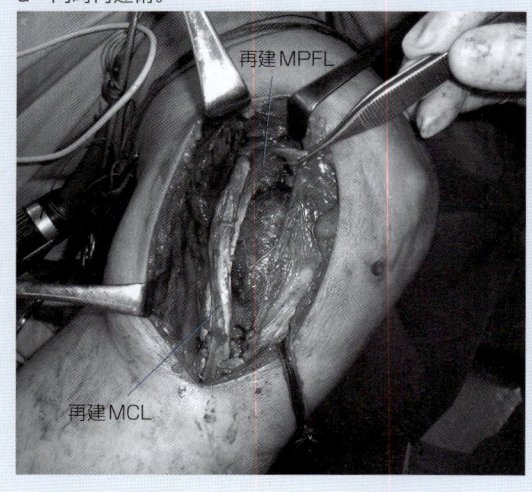
b：同時再建術に使用する再建靱帯。

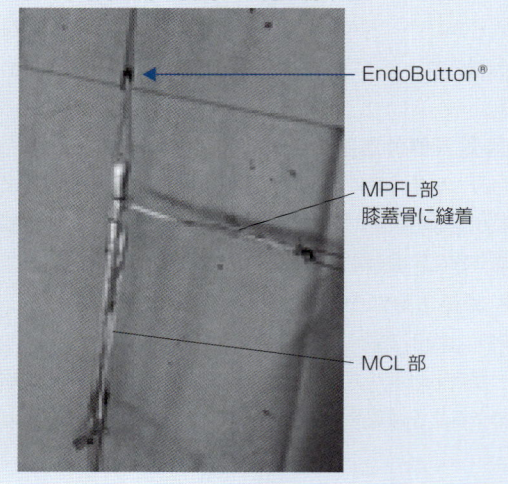

文献

1) Amis AA, et al：Anatomy and biomechanics of the patellofemoral ligament. The knee, 10：215-220, 2003.
2) Conlan T, et al：Evaluation of the medial soft tissue restraint of the extensor mechanism of the knee. J Bone Joint Surg, 75-A：682-693, 1993.
3) Desio SM, et al：Soft tissue Restraints to lateral patellar Translation in the human knee. Am J Sports Med, 59-65, 1998.
4) Nomura E, et al：Anatomical analysis of the medial patellofemoral ligament of the knee, especially the femoral attachment. Knee Surg Sports Traumatol Arthrosc, 13：510-515, 2005.
5) 立石智彦，ほか：内側膝蓋大腿靱帯の新しい解剖学的知見．膝，33：11-14, 2008.

TOPICS

膝蓋骨脱臼の解析

鳥塚之嘉，山田裕三

●膝蓋骨脱臼の素因

膝蓋骨脱臼は，脱臼素因の存在下に外力が加わり膝蓋骨が外側へ脱臼する外傷である．その病態は内側膝蓋大腿靱帯（MPFL）を中心とする内側支持機構の破綻であり，その修復・再建により良好な治療成績が期待できる．

しかしながら，MPFL再建術を行っても脱臼素因は残存しており，脱臼しやすい状態には変わりはない．一方，患者の持つ脱臼素因はさまざまでその程度にも幅があるため，脛骨粗面移行術などにより1つの脱臼素因を除けても，すべてを正常化することは不可能である．加えて，脱臼するまでは問題なく使用していた関節の適合を一瞬で変えてしまうことによる関節症の発生は新たな問題となる．これらを解決するためには，個々の患者によって異なる脱臼素因の組み合わせや程度を正確に評価して治療に反映させる必要がある．

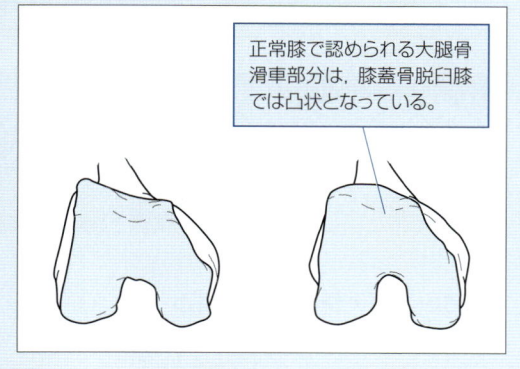

●膝蓋大腿関節の正確な評価

現在のところ，複雑な形状を持つ膝蓋大腿関節は，単純X線撮影，CT，MRIによる平面への投影像や断面像で評価しているが，これでは脱臼素因の種類や程度を正確に理解することには限界がある．単純X線撮影では，投影される膝蓋骨と大腿骨滑車の輪郭部分が同一平面上にはなく，膝蓋骨の位置を基準としたCTやMRIなどの断面での評価では，潜在的に膝蓋骨高位が存在する膝蓋骨脱臼膝においては，大腿骨滑車の評価位置が正常膝とは異なってしまうため，両者を比較しての正確な評価は難しい．

しかしながら，近年ではMRIデータをコンピュータで解析し，画像を再構築することで，軟骨を含めた膝蓋大腿関節の形態や膝蓋骨の動態を視覚的，立体的にかつ詳細に評価することが可能になってきた．これにより膝蓋骨脱臼

◆図1 大腿骨コンピュータモデル
a：正常膝．　　　　　　b：膝蓋骨脱臼膝．

正常膝で認められる大腿骨滑車部分は，膝蓋骨脱臼膝では凸状となっている．

◆図2 膝蓋大腿関節の関節軟骨の近位方向への存在範囲
a：正常膝．　　　　b：膝蓋骨脱臼膝．

最も近位の関節軟骨を含む平面

関節軟骨の存在範囲をみると，膝蓋骨脱臼膝ではこの角度（色矢印）が大きくなりより近位へ広がっている．

transepicondylar axisを含み顆間窩最頂点を含む平面

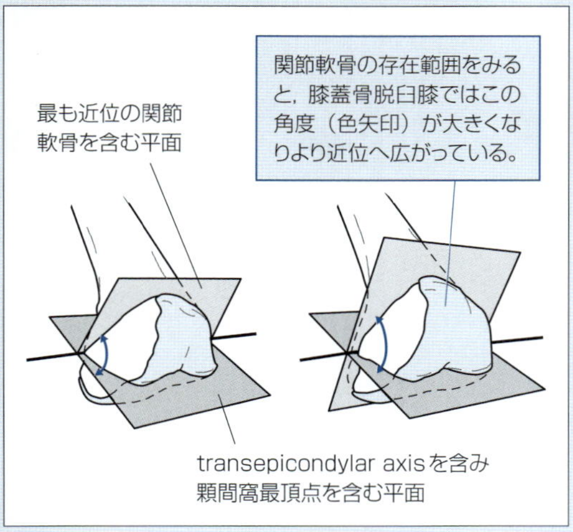

◆図3 膝蓋大腿関節の関節軟骨の外側方向への存在範囲
a：正常膝．　　　　b：膝蓋骨脱臼膝．

transepicondylar axisを含む断面を作成し，外上顆を原点として関節軟骨の存在範囲をみている．膝蓋骨脱臼膝ではより外上顆に近いところから関節軟骨が存在している．

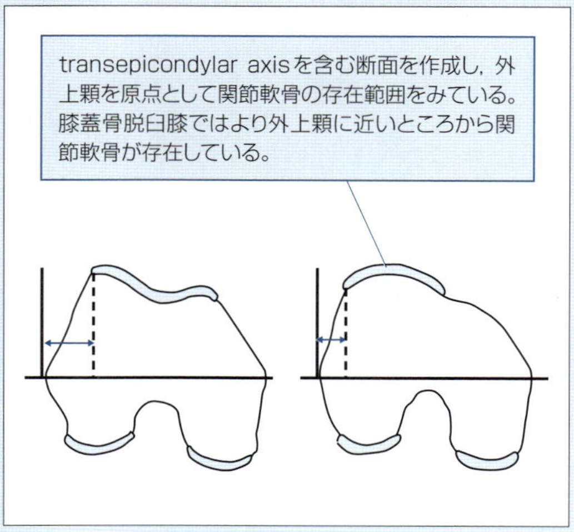

◆図4　膝蓋骨脱臼膝における膝蓋骨の動態

膝蓋骨脱臼膝と診断されたもののなかでも，トラッキングはまったく異なる。関節の適合性については，個々の状態に応じた膝蓋大腿関節の適合性を有しているようにみえる。

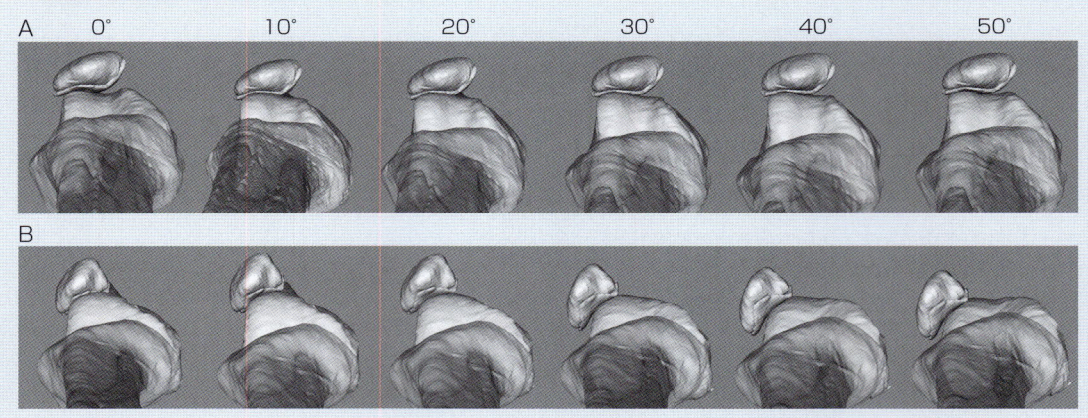

A　0°　　　10°　　　20°　　　30°　　　40°　　　50°

B

◆図5　膝蓋大腿関節の接触面

手術療法を必要とした膝蓋骨脱臼膝の接触面は外顆上を動くのに対し，保存療法が有効であったものは比較的正常と似たパターンをとっている。

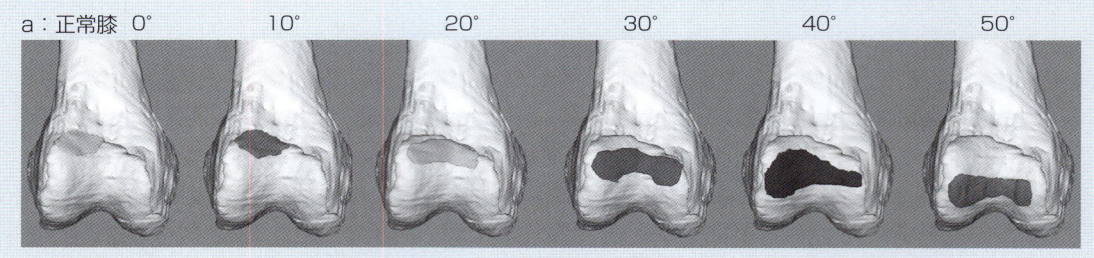

a：正常膝　0°　　　10°　　　20°　　　30°　　　40°　　　50°

b：膝蓋骨脱臼膝（保存療法有効例）。

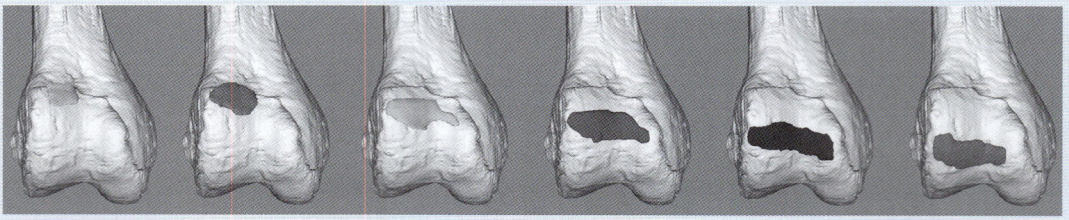

c：膝蓋骨脱臼膝。

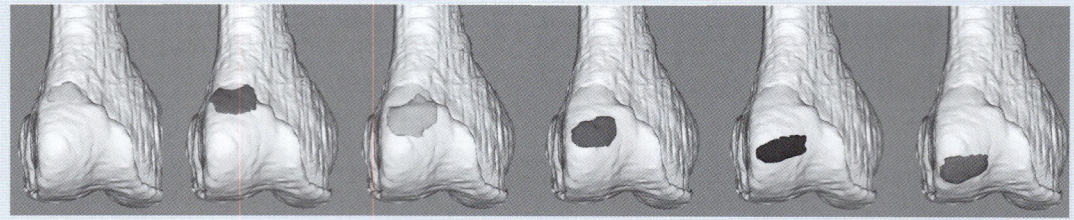

（文献2より改変して使用）

膝の特徴の理解が格段にしやすくなってきている。

●コンピュータ解析による膝蓋大腿関節の形態

　膝蓋大腿関節の形態であるが，膝蓋骨脱臼膝では①大腿骨滑車は凸状となっている範囲が広く（図1），②近位と外側へ関節軟骨がより広く存在する（図2, 3）という特徴がある。この凸状の滑車の形態は膝蓋骨の不安定性に関与していると思われる。また，より近位，外側へ広がる関節軟骨は，膝蓋骨高位や外側偏位に対応したものと考えられる。次に，膝蓋骨の動態である。膝蓋骨の外方偏位と外方傾斜がほんのわずかなものから，外顆関節面上をトラッキングするものまでその動態は実に多様である。

　一方で，個々の状態に応じた膝蓋大腿関節の適合性を合わせて有しているようにみえる（図4）。接触面に注目すると，膝蓋骨脱臼膝の中にも，正常と似た接触パターンをとるものもある。このような症例では，保存療法が有効であったことから，手術適応を判断する1つの基準として使用できるかもしれない（図5）。

●膝蓋骨脱臼解析の今後

　上で述べたものは，いままで認識しにくかった膝蓋骨脱臼膝の特徴と考えられる。今後は，脱臼素因を一律に矯正するのではなく，各個人が持つ膝蓋大腿関節の形態や動態の特徴を正確に評価したうえで，何をどの程度処置すべきか，あるいは処置せずにおくべきかを考えることが重要になってくるであろう。

文献

1) Yamada Y, Toritsuka Y, Horibe S, et al：*In vivo* movement analysis of the patella using a three-dimensional computer model. J Bone Joint Surg, 89-B：752-760, 2007.
2) Yamada Y, Toritsuka Y, Yoshikawa H, et al：Morphological analysis of the femoral trochlea in patients with recurrent dislocation of the patella using three-dimensional computer models. J Bone Joint Surg, 89-B：746-751, 2007.

種目別 | スポーツ整形外科の診断・治療

スキー・スノーボード

スキー・スノーボード

スキーの外傷・障害（疫学）

星田隆彦，栗山節郎

スキーと外傷・障害

ひとくちにスキーといっても多様な形態があるが，ここでは最も一般的なレクリエーションとしてのアルペンスキーによる外傷，障害の傾向について報告する。最近は整備されたゲレンデを滑るだけでなく，スノーパークとよばれるジャンプ台やハーフパイプが設置された所を飛んだり，トリックをしたりするフリースタイルが若者を中心に人気があり，専用に開発されたビンディング開放装置のないファンスキーなどが使用されている。このような多様化に伴いスキー外傷の疫学的傾向も変化すると考えられる。

全国スキー安全協議会は毎年全国のスキー場に依頼してシーズン中2月の1カ月間のスキー場での外傷の発生傾向を調査している。スキー場での外傷はスノーボード外傷と混在しており，調査内容によっては明確に区別されていないためこれらを対比して紹介する。

本稿では2008/2009シーズンのデータを紹介するが，年度別の詳細は同協議会のホームページ（www.safety-snow.com）から閲覧可能である。

受傷率（図1）

全国44箇所のスキー場の1カ月間の総受傷者数は計3,780人であった。スキーリフト，ゴンドラなどの総輸送人員数に対する受傷者数の割合はスキーが0.0077％（100万人に対して77人）に対してスノーボードは0.0149％で2倍近く高率である。

性別（図2）

各種目ともに受傷者数の男女比は男性の方が多いが，男女の母数が不明なため受傷率の性差は不明である。

年齢（図3）

通常のスキーは各年齢層に受傷者数の偏りは少ないが，ファンスキーやスノーボードでは比較的若年層に多い。各年齢層の嗜好が伺える。

受傷の部位と種類（図4, 5）

スキー外傷は膝を中心とした下肢外傷が多く，その内容は前十字靱帯損傷を含む膝関節の捻挫が圧倒的多数を占めている。肩関節の脱臼や下腿骨折も多いが，顔面，頭部の切挫創や打撲も多い。

◆図1　スキー受傷率とスノーボード受傷率の推移

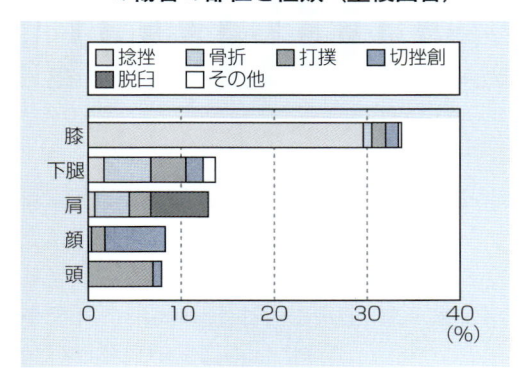

◆図2　性別

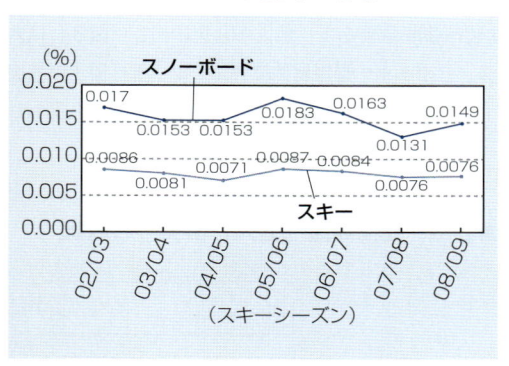

◆図3　年齢

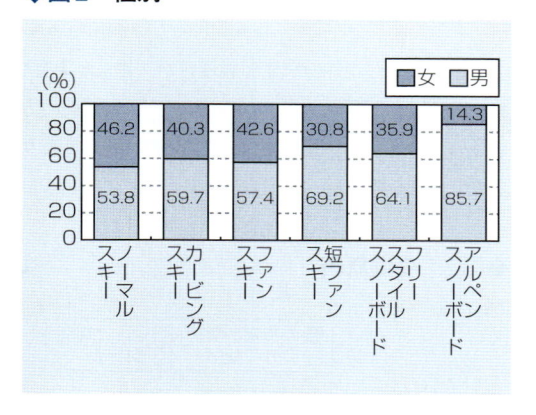

◆図4　カービングスキーの傷害の部位（重複回答）

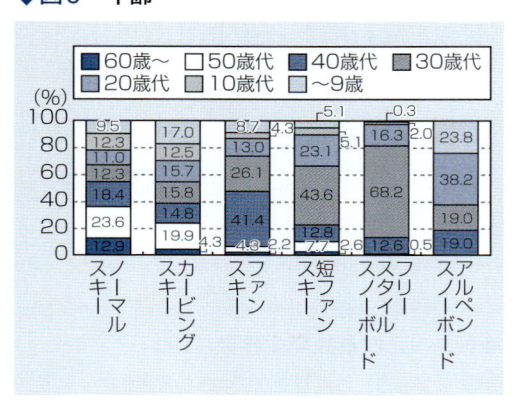

◆図5　カービングスキーにおける「自己転倒」の傷害の部位と種類（重複回答）

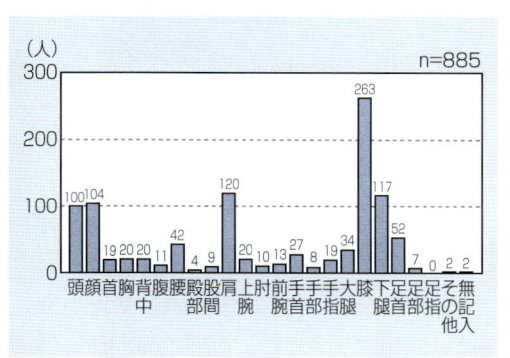

◆図6　ヘルメットの着用の有無

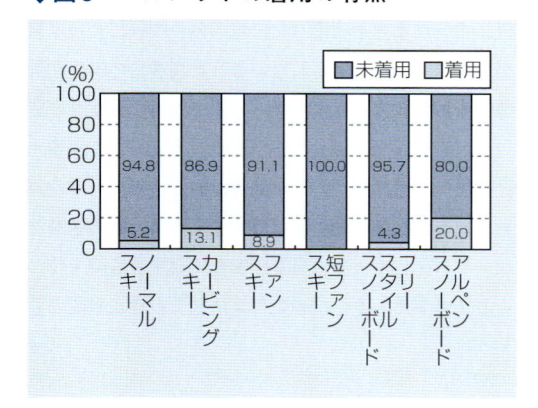

ヘルメットの着用状況（図6）

　近年は競技志向，技術志向の高いスキーヤーを中心にヘルメットの着用率も増えてきたが，それでもせいぜい10％程度である．頭部，顔面の外傷は最低でもゴーグルや帽子を着用することである程度予防できるので，積極的装着を勧める．

受傷原因（図7）

　自分で転倒した外傷が80％程度だが，他人と衝突した外傷も10〜20％程度ある。他人と衝突の内容（図8）はスキーヤー同士の衝突よりスノーボーダーとの衝突の方が多く，スノーボーダーは圧倒的にスノーボーダー同士の衝突が多い。スノーボードはスキーと滑走の様態が異なり，同じゲレンデに混在すると接触事故を起こしやすいと思われるので注意を要する。

◆図7　受傷原因

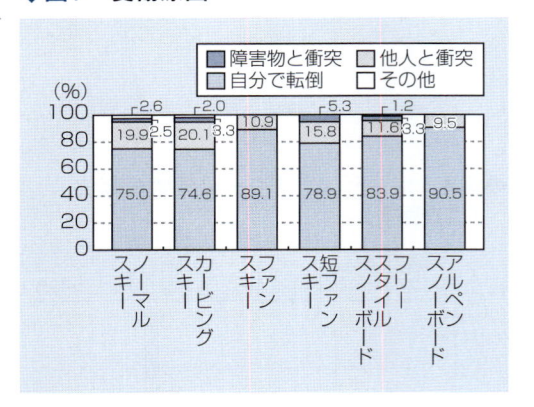

◆図8　受傷原因「他人と衝突」の内訳

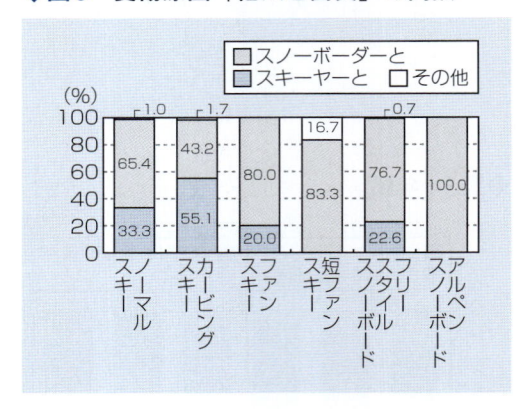

死亡事故発生件数（図9）

　2008/2009シーズンはスキー場において12件の死亡事故が発生しており，過去10年では最も少ない発生件数だが，レクリエーションスポーツでの事故としては決して少ないとはいえない。

　スキーは重力を利用した位置エネルギーによって自己の筋力だけでは得られないような高速での滑走が可能で，それによって得られるスピード感や爽快感が魅力だが，一歩間違えば交通事故に匹敵するhigh energy traumaが生じる可能性がある。スキー場やパトロールの安全対策や環境整備と同時に個々のスキーヤーやスノーボーダー自身が安全に対する意識を持つことが大事で，そのための啓蒙活動や教育が重要と考える。

◆図9　死亡事故発生件数

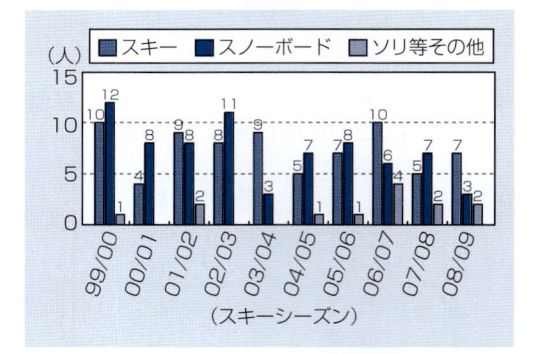

スキー・スノーボード

スノーボードの外傷・障害（疫学）

小川寛恭，鷲見浩志，鷲見靖彦，清水克時

スノーボードと外傷・障害

スノーボードは1990年代に急激に普及し，現在ではスキーと並び若者のウインタースポーツとして定着している。

スノーボードは両足を1つの板に固定する特有の滑走スタイルであることから，スキーが下肢の外傷が多いのに対してスノーボードは上肢・頭部顔面の外傷が多いことが特徴である。著者らの関連施設では岐阜県奥美濃エリアのスキー場で受傷したスノーボード外傷患者の多くを受け入れており，1988年以降，スノーボード外傷患者の診察時に患者自身が記入するアンケート調査を行い報告してきた[1〜4]。

本稿では，これらのデータに基づきスノーボード外傷・障害の疫学について説明する。

発生件数

スノーボード外傷の発生件数は，1994〜1995年に急増してスキー外傷の発生件数を大きく上回るようになり，ここ数年間は横ばいである（図1）。この外傷件数の増加はスノーボーダー人口の急激な増加，ジャンプ台・ハーフパイプ・スノーパークなどの普及，外傷を伴いやすいジャンプなどを行うスノーボーダーの増加が原因であると考えられる。

スノーボーダーの受傷率は約1.2人/1000人でスキーヤーの約0.6人/1000人の約2倍である。

◆図1　スノーボード外傷件数の推移

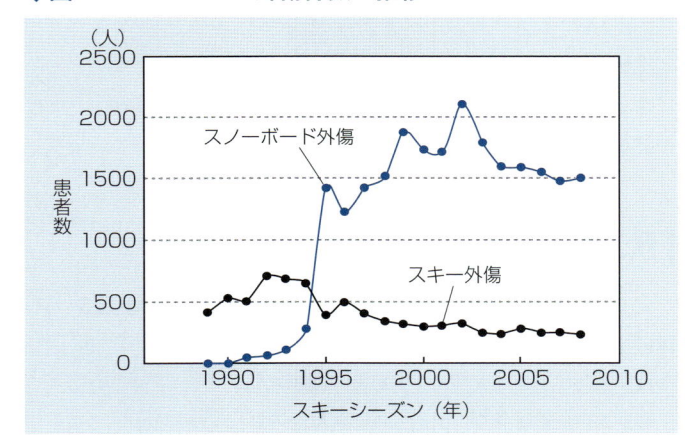

性差・年齢差

スノーボーダーの男女比が約7.5：2.5（2010年度）であるのに対し，外傷者男女比は約7.0：3.0であり女性は男性に比べて受傷率がやや高い傾向にある。

年齢別に見ると受傷者は男女ともに20歳代を中心に10〜30歳代が大部分を占める（図2a）。受傷部位を男女で比較すると，男性は頭部顔面・体幹部外傷の割合が高いのに対し，女性は四肢外傷の割合が高い（図2b）。

外傷の種類

●部位別・レベル別にみる外傷

1988/1989〜2008/2009シーズンにおけるスノーボード外傷の内訳を表1に示す。

◆図2　スノーボード外傷の男女間での比較
a：年齢ごとの割合　　　　　　　　　　　　　b：外傷部位ごとの割合

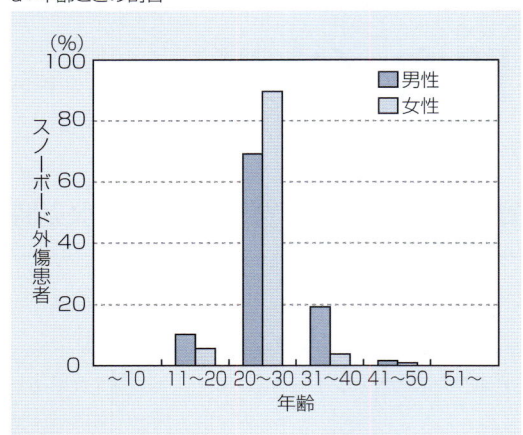

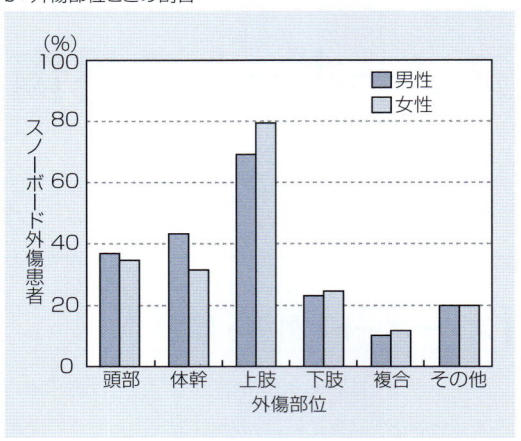

部位別では，上肢外傷が41.81％と最も多く，体幹20.86％，頭部顔面19.08％，下肢12.60％と続く。
また，スノーボーダーのレベルによっても外傷の種類も異なり，初級者は頭部顔面外傷・上肢外傷が多く体幹部外傷は少ないが，上級者になるにつれ頭部顔面外傷・上肢外傷は減少する一方，体幹部外傷が増える[2]。

●重傷度・頻度の高い外傷
重症度・頻度から注意すべき外傷は，橈骨骨折（16.64％），頭部外傷（9.56％），鎖骨骨折（4.99％），上腕骨骨折（4.11％），脊椎骨折（3.60％），肩関節脱臼（3.46％），肘関節脱臼（2.28％）などがあり，頻度が低いものの致命的になりうる外傷として胸部外傷（肺挫傷・血胸・気胸，0.18％），腹部外傷（肝・脾・腎損傷，0.54％），脊髄損傷（0.21％）があげられる。

●特有の外傷
スノーボード特有の外傷として仙骨骨折[1]，距骨外側突起骨折[5]などがあり，これらは診察で見落とされやすいため注意を要する。

発生原因

発生原因は外傷の種類により異なるが，全外傷の原因の中では転倒が最多で約50％，次いでジャンプの失敗，人との衝突で大部分を占める（図3）。

頻度の高い橈骨骨折・頭部外傷の典型的受傷状況は逆エッジでの転倒であり，この際に地面に手を着くと橈骨骨折・肩関節脱臼・肘関節脱臼などを[4,6,7]，バックサイド側に転倒して手を着かないと頭部外傷を受傷しやすい。

重症度の高い頭部外傷・脊髄損傷・骨盤骨折は比較的外傷エネルギーの高いジャンプの失敗・高スピードでの衝突で受傷しやすい[1,3,8]。また，技術の高い上級のスノーボーダーはトリッキーなジャンプやエアーメイキングなどに挑戦して重症外傷・多発外傷を受傷するケースが多い[2]。

◆図3　スノーボード外傷の発生原因の割合

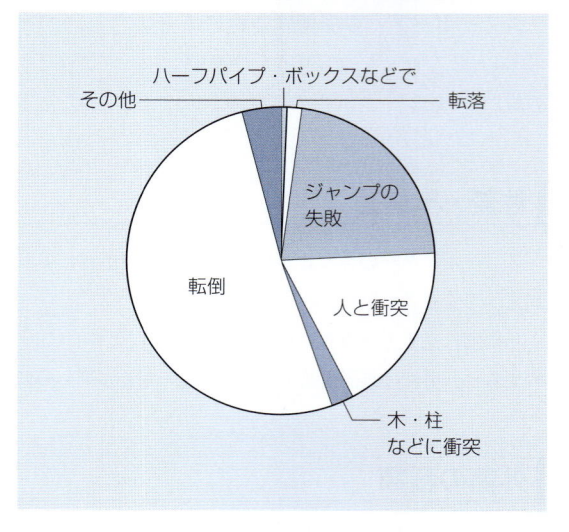

◆表1　1988/1989～2008/2009 スノーボード外傷（22,482例）の内訳

部位	種類	詳細部位	%	n
頭部顔面			19.08	4290
	頭部外傷	単純型	3.06	689
		脳振盪型	6.14	1381
		脳挫傷・頭蓋内出血型	0.36	80
		合計	9.56	2150
	骨折		0.69	156
	頭部外傷＋顔面骨折		0.23	52
	打撲		0.77	174
	切挫創		6.23	1401
	その他		1.59	357
体幹部			20.86	4689
	胸部外傷		0.18	41
	腹部外傷		0.54	121
	脊髄損傷		0.21	48
	骨折	鎖骨	4.99	1122
		脊椎	3.60	809
		その他	2.11	475
	脱臼		2.08	468
	切挫創		0.60	136
	打撲		5.44	1222
	捻挫		0.73	165
	その他		0.36	82
上肢			41.81	9399
	骨折	橈骨	16.64	3740
		上腕骨	4.11	924
		その他	2.69	604
	脱臼	肩関節	3.46	777
		肘関節	2.28	512
		その他	0.88	198
	脱臼骨折		1.19	268
	切挫創		1.82	409
	打撲		5.10	1147
	捻挫		3.61	812
	その他		0.04	8
下肢			12.60	2832
	骨折	大腿骨	0.35	79
		下腿骨	1.65	370
		その他	0.76	171
	脱臼		0.34	77
	脱臼骨折		0.01	3
	切挫創		4.82	1083
	打撲		1.33	299
	捻挫		3.02	678
	その他		0.32	72
その他			5.66	1272

スノーボード外傷を防ぐ

　スノーボード外傷に対する対策は予防に尽きる．スノーボーダーがスノーボード外傷を十分理解して予防に努めることやスノーボード施設の外傷への対策が必要である．

　プロテクターは予防対策の1つであるがその装着率は低く，とくに初級者で低い[2]．今後，スノーボードをより楽しく安全なものにするには，初級者のうちからのプロテクター[9]の装着を促進し，受傷原因の大部分を占める転倒とジャンプの安全で正しい方法をスノーボードスクールなどで普及させることなどが必要であると思われる．

文献

1) Ogawa H, Sumi H, et al：Pelvic fractures resulting from snowboarding. Am J Sports Med, 38：538-542, 2010.
2) Ogawa H, Sumi H, et al：Skill level-specific differences in snowboarding-related injuries. Am J Sports Med, 38：532-537, 2010.
3) Wakahara K, Matsumoto K, et al：Traumatic spinal cord injuries from snowboarding. Am J Sports Med, 34：1670-1674, 2006.
4) Matsumoto K, Sumi H, et al：Wrist fractures from snowboarding: a prospective study for 3 seasons from 1998 to 2001. Clin J Sport Med, 14：64-71, 2004.
5) Valderrabano V, Perren T, et al：Snowboarder's talus fracture：treatment outcome of 20 cases after 3.5 years. Am J Sports Med, 33：871-880, 2005.
6) Idzikowski JR, Janes PC, et al：Upper extremity snowboarding injuries. Ten-year results from the Colorado snowboard injury survey. Am J Sports Med, 28：825-832, 2000.
7) Takagi M, Sasaki K, et al：Fracture and dislocation of snowboarder's elbow. J Trauma, 47：77-81, 1999.
8) Harris JB：Snowboard head injury：prospective study in Chino, Nagano. J Trauma, 47：1161-1162, 1999.
9) Hagel B, Pless IB, et al：The effect of wrist guard use on upper-extremity injuries in snowboarders. Am J Epidemiol, 162：149-156, 2005.

TOPICS

滑走動作（転倒）のバイオメカニクス

石毛勇介

●滑走動作

　スキーやスノーボードにおいて，滑走動作（滑るという動作）はその本質ともいえる動作である。そもそもスキー板やボードは雪面との摩擦が少なくなるように作られている。移動のためには摩擦が小さい方が有利だからである。

　ここで改めていうまでもなく，滑走動作は重力による落下運動による移動である。滑走動作は移動のための手段としてヒトが自らの筋活動によって推進力を得るということではなく，重力が推進力の主な役割を果たすという点において，他のスポーツとは異なった特性を持っている。

●滑走動作のメカニズム

　まず，滑走動作の基本となる"滑る"について，スキーの直滑降を例に考えよう。図1は直滑降中にスキーヤーに作用する力を示したものである。スキーヤーは重力の斜面方向成分によって落下する（滑る）ことになる。空気抵抗や雪面との摩擦抵抗は滑ることを妨げる要素であるが，通常スキー場におけるゲレンデにおいては，重力の斜面方向成分がこれらの要素を上回り，斜面下向きに加速していくことになる（つまり，スキーヤーに作用するすべての力の合力が斜面下向きの成分を持つということ）。

　スキー板やスノーボードにワックスを塗るということは，摩擦抵抗を減らすことに他ならない。直滑降ではスキーヤーは重心の位置を変える（姿勢を変える）ことによって，空気抵抗の大きさや摩擦抵抗をコントロールしている。

●逆エッジ現象による転倒

　一方，スキーヤー，スノーボーダーの転倒に関しては，さまざまな状況を考えることができ（直滑降だけでなく，ターンやコブなどを含めて），また，それぞれの状況において複雑な要因が存在すると考えられる。ここでは，スノーボード初心者に多いとされ，しかも緩斜面での発生が多く，重篤な外傷・障害を引き起こすということで，近年社会的な問題となっている逆エッジ現象による転倒について触れることにする。

◆図1　斜面を直滑降するスキーヤーに作用する力

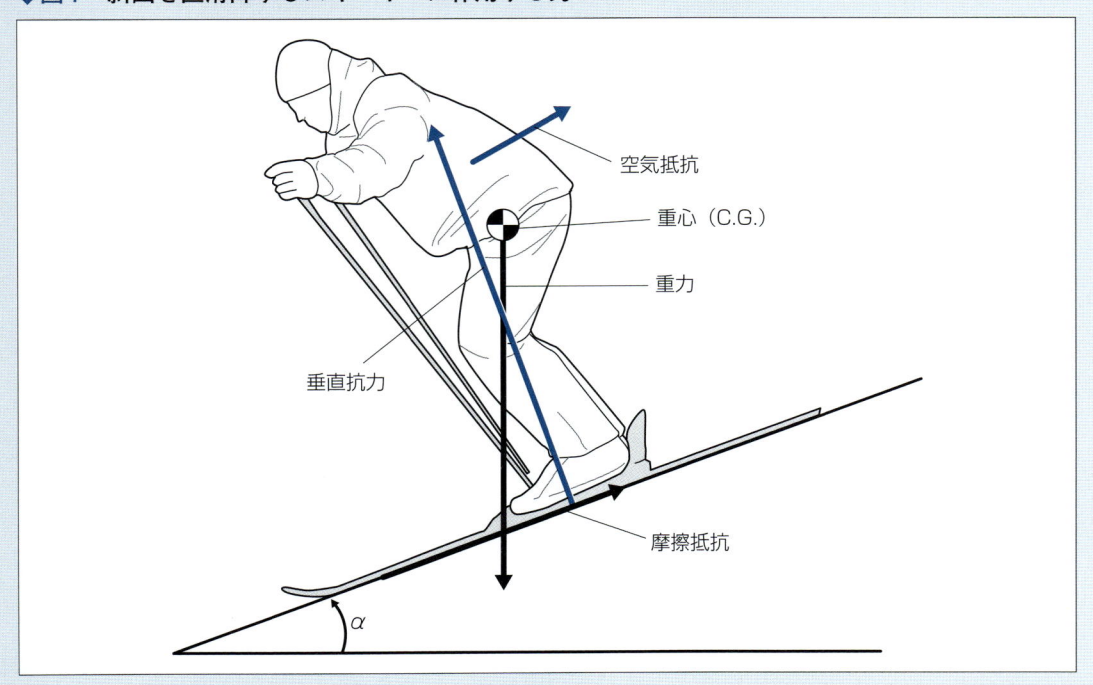

◆図2　滑走中のスノーボーダーに作用する力

簡単のため空気抵抗と摩擦抵抗は無視している。

a：通常の滑走

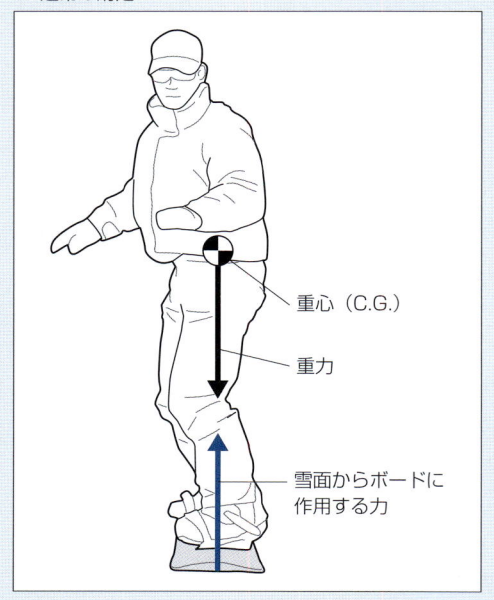

b：逆エッジ現象

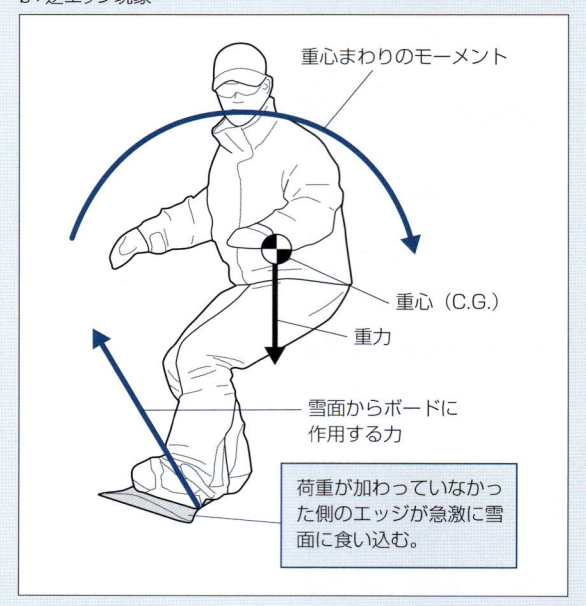

（図中ラベル：重心まわりのモーメント、重心（C.G.）、重力、雪面からボードに作用する力、荷重が加わっていなかった側のエッジが急激に雪面に食い込む。）

● 逆エッジ現象において作用する力

図2aは緩斜面を滑走中のスノーボーダーに作用する力を示したものである。滑走中に何らかの要因（雪の吹きだまりにボードをとられたり，操作を誤って踵寄りに加重してしまうなど）によって，それまでほとんど荷重が加わっていなかった側のエッジが急激に雪面に食い込むことによって，雪面からボードに作用する大きな力（反力）が生まれ，その力が重心位置を外れることによって，重心まわりに大きなモーメントが作用することになり（図2b），結果的にスノーボーダーは背側に大きな速度を持って倒れることになる。こうした現象を逆エッジ現象とよぶ。

● 逆エッジ現象に対する外傷予防

頭部を含めた上半身の外傷が生じる確率が高いために，その予防策（ヘルメットやプロテクターなど用具の開発を含む）が検討されている。また，こうした場合に低い姿勢をとるということは，重心まわりのモーメントにおける腕の長さ（モーメントアーム）を短くすることに相当するため，後方への転倒速度を小さくすることができる可能性があり，外傷予防の1つの手段と考えることができる。

スキー・スノーボード

スキーにおける膝前十字靱帯損傷の診断と治療

木村由佳, 石橋恭之, 津田英一

スキーにおける膝前十字靱帯損傷とは?

●スキーと靱帯損傷

スキーは冬期間の代表的スポーツの1つであり, わが国ではレクリエーションから競技レベルまで幅広い年齢層の人に楽しまれている。また, 競技種目ではアルペン, クロスカントリー, ジャンプ, フリースタイルなどがあり, それぞれで競技特性は異なる。これまでスキー外傷予防のためにスキーブーツやビンディングの解放機構などの改良が行われ, 下腿や足関節外傷の発生頻度は有意に減少した。しかしながら, 膝前十字靱帯(以下, ACL)損傷を含む膝靱帯損傷は増加している[1]。

近年は, カービングスキーの導入によるターンの高速化やフリースタイルでのより高度な技への挑戦なども, ACL損傷の発生頻度が増加した一因とされる[2,3]。アルペンスキーでのACL損傷発生頻度は30~70件/10万人/日とされ, 他の競技と比較しても高い発生率が報告されている[4]。また, スキーでは再受傷率が19%, 両側受傷率が30%と報告されており[5], スポーツ復帰上の問題点の1つである。ここでは, スキーによるACL損傷の受傷機転, 診断および治療に関して実際の症例をまじえて述べる。

●スキーにおけるACL損傷の受傷機転

スキーでのACL損傷はほとんどが転倒などの非接触型損傷である。聞き取り調査やビデオテープの解析から主に3つの受傷機転が報告されている[6,7]。

・外反外旋強制

外反外旋強制は, 一方のスキーの先端内側が雪面にひっかかり前方へ転倒した際に, スキーが外側に回転し膝関節が外反外旋強制されることによって生じる(図1a)。

・ブーツ誘発型前方引き出し

ブーツ誘発型前方引き出しは, 膝を伸展したままジ

◆図1 受傷機転

a:外反外旋強制。

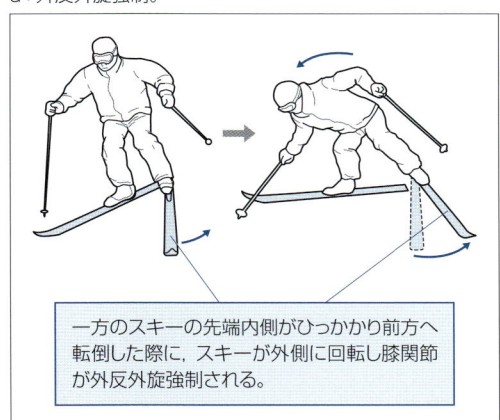

一方のスキーの先端内側がひっかかり前方へ転倒した際に, スキーが外側に回転し膝関節が外反外旋強制される。

b:ブーツ誘発型前方引き出し。

ジャンプから着地した際に後方へバランスを崩し, ブーツにより下腿が前方へ引き出される。

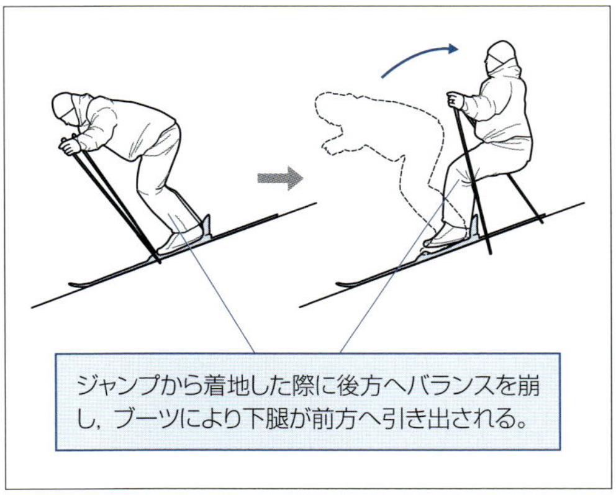

c:屈曲内旋強制。

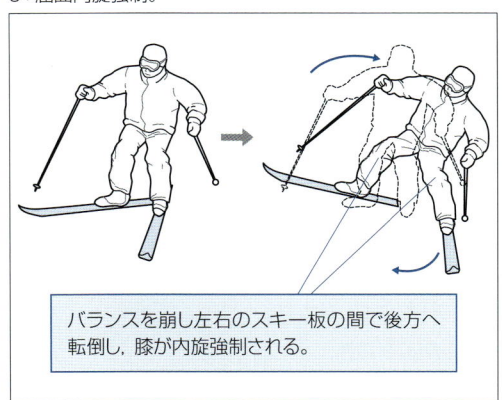

バランスを崩し左右のスキー板の間で後方へ転倒し, 膝が内旋強制される。

ャンプから着地した際に後方へバランスを崩し，ブーツにより下腿が前方へ引き出されることによって生じる（図1b）．フリースタイル選手の受傷機転に多くレクリエーションレベルではまれである．

・屈曲内旋強制

屈曲内旋強制は，最も頻度が高い受傷機転であり，バランスを崩し左右のスキー板の間で後方へ転倒し，谷スキーの膝が内旋強制されることによって生じる（図1c, 2）．"Phantom foot mechanism"ともよばれ，スキーの後方が雪面に引っかかり外側に持ち上がることにより，膝が屈曲した状態に内旋力が加わる．これらに加え，近年増加しているカービングスキーによる受傷では，ターン中にエッジがひっかかり体を回旋しながら前方へ転倒し受傷するケースが，女性スキーヤーを対象とした調査では最多であったと報告されている[3]．

スキーにおけるACL損傷は球技などの受傷機転とやや異なり，スキー板の影響から下腿の回旋が強く関わっているとされる．

診断

●問診

以下の点に留意して問診を行う．

- スポーツ歴，スキー歴，スポーツレベル（競技，レクリエーション）．
- 膝外傷歴．
- 受傷機転．ターンの方向，転倒した方向，ビンディングの解放，スキー板のひっかかり（ポールなど），接触など．
- 断裂音（pop音）の有無．
- 陳急性では膝くずれ（giving way）や膝の不安定感を聴取．

●視診・触診

以下の点に留意して診察を行う．

- 膝関節の腫脹，挫創などの傷や皮下出血．
- 関節液貯留（膝蓋跳動）．
- 圧痛点．
- 可動域（自動，他動）．
- 下肢アライメント．
- 筋萎縮．
- 膝蓋骨の位置，動き．
- 全身関節弛緩性．

◆図2　実際の受傷シーン

大回転競技中，左ターン後に右足が残されバランスを崩し後方に転倒，右膝が屈曲内旋となり受傷している．

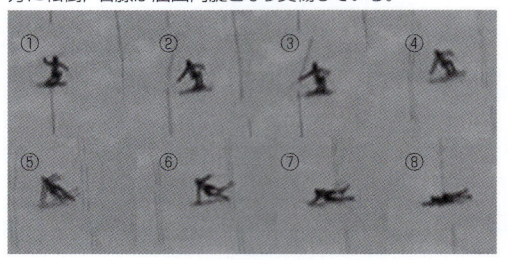

◆図3　前方引き出しテスト

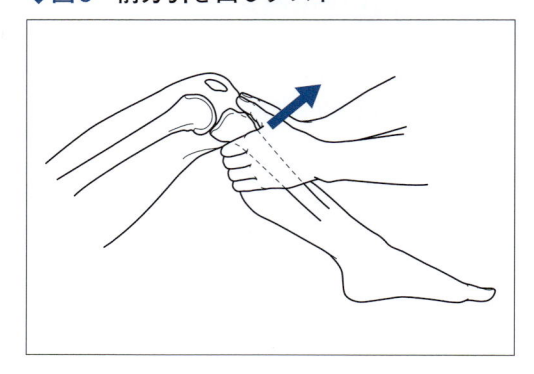

◆図4　Lachmanテスト

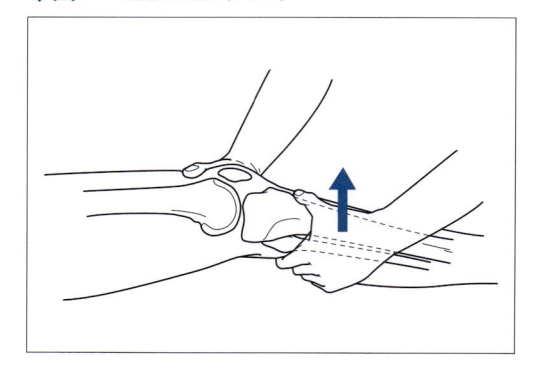

●画像診断

・単純X線

骨傷，とくに裂離骨折の有無を確認する．脛骨外側の関節包付着部の裂離骨折（Segond骨折）や腸脛靭帯付着部の裂離骨折を認める場合は，高率にACL損傷を合併している．

陳旧例では二次性の関節症性変化を評価する．

・MRI

急性期ではACL実質内の浮腫や出血のためsynovial reactionにより膨化し高輝度に描出される．大腿骨外顆および脛骨外側高原にはbone bruiseが高頻度に認められる．

陳旧例では後十字靱帯の弛緩や内側半月板後節部の損傷もACL損傷を疑わせる間接的所見として重要である。

●**徒手検査**

前方引き出しテスト（図3），Lachmanテスト（図4），pivot-shiftテスト（図5），arthrometer（KT-1000など）による脛骨前方移動量の測定，などを行う。

その他の合併靱帯損傷の確認として内外反ストレステスト，後方引き出しテストなどがある。

●**受傷者と競技レベル**

2002年1月～2009年12月に当科で初回ACL再建術を行った545例（男性268例，女子277例）のうち，スキーで受傷した症例は91例（男性42例，14～60歳，平均33.8歳，女性49例，12～52歳，平均22.7歳）で全体の16.7％を占めていた。そのうち，競技スキー選手は全体の57.1％を占め，全国大会出場レベルや指導者レベルなどのハイレベルな選手が33例（36.3％），地区大会レベルの選手が10例（12.1％），部活やサークルなどのレベルが8例（8.3％）であった（図6）。

●**術式と競技復帰**

ACL再建法は自家骨付き膝蓋腱（BTB）での再建が38例，自家ハムストリングスを用いた二重束再建（ST）が53例であった。競技レベルの選手では，93.9％がスキー競技に復帰していたが，とくに全国大会レベルや指導者レベルのハイレベル選手では全例スキー競技に復帰し，1年後には90％以上の選手が術前と同等またはそれ以上の成績であった。地区大会や部活レベルでは，進学などを機に競技変更した選手が3例（16.7％）いた。また，両側損傷例は4.4％（4例），再受傷例は5.5％（5例）で，全例が全国大会レベルの選手であった。

再受傷例の初回再建法はBTBが3例（7.9％），STが2例（3.8％）であり，BTB再建での受傷頻度が高かったが，これはハイレベルな選手がBTBを選択していることや，競技復帰後の高い活動度や活動時間との関連が考えられた。当科では2004年からナビゲーションシステムを用いた再建術を行っているが，ナビゲーションシステムの導入前後で競技復帰率，再受傷率に有意差を認めなかった。

◆図5　pivot-shiftテスト

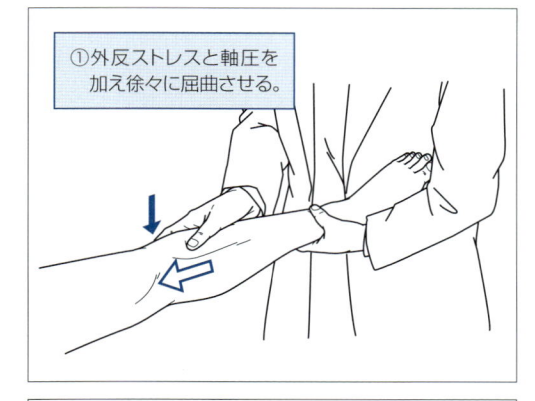

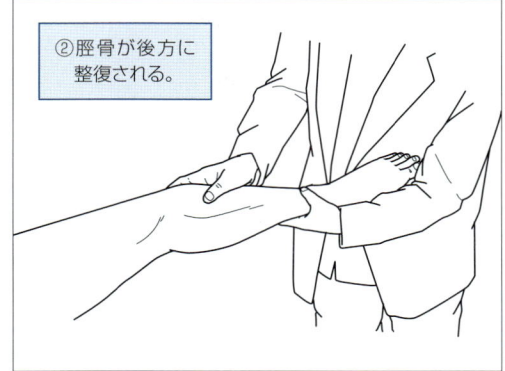

①外反ストレスと軸圧を加え徐々に屈曲させる。

②脛骨が後方に整復される。

◆図6　受傷者の競技レベル

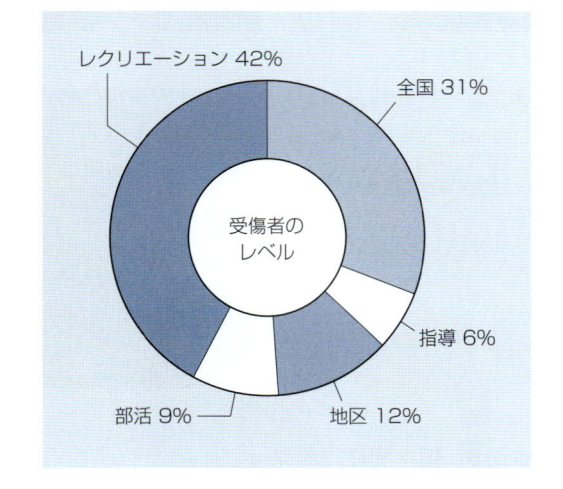

レクリエーション 42%
全国 31%
指導 6%
地区 12%
部活 9%

受傷者のレベル

ケースレポート 1

【症例】
13歳，女子。アルペンスキー全国大会上位レベル，主訴は両膝痛，既往歴・家族歴は特記なし。

【現病歴】
アルペンスキーの大回転競技中に，雪面の溝にカービングスキーをとられバランスを崩し，左膝を外反するように転倒し受傷した。受傷直後は滑走不能となったが，数日後より滑走可能となり練習を再開したところ，左膝受傷から4日後のポール練習中に右膝が抜けるような感覚となり転倒した。近医にて関節血腫を吸引した後に当科初診となった。

【初診時所見】
身長158cm，体重50kg。両膝の膝蓋跳動を認め，可動域は両側ともに伸展0°，屈曲110°と屈曲制限を認めた。Lachmanテスト，前方引き出しテスト，pivot-shiftテストはいずれも両側でⅢ度陽性であった。右膝の外側関節裂隙に圧痛を認め，McMurrayテストは右で陽性であった。内外反ストレステストは陰性であった。KT-1000による脛骨前方移動量は右14mm，左12mmであった。

【画像所見】
単純X線写真では明らかな骨傷を認めなかった（図7）。

◆図7　初診時単純X線像　明らかな骨傷を認めない。
a：右膝，側面像。　b：右膝，正面像。　c：左膝，正面像。　d：左膝，側面像。

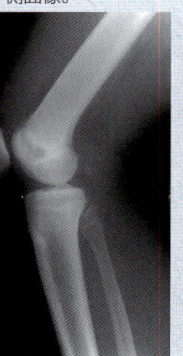

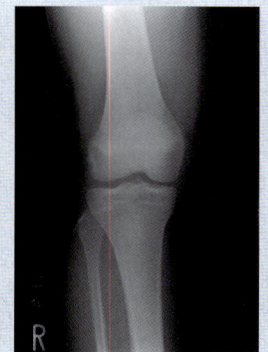

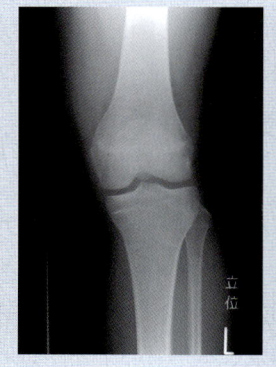

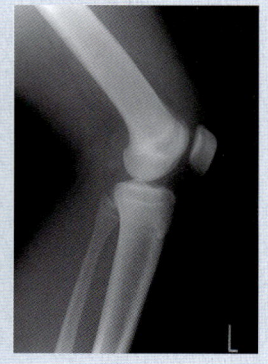

◆図8　初診時MRI
右膝（a），左膝（b）ともにT2*強調像でACLは全体に高信号を呈し連続性を認めない。

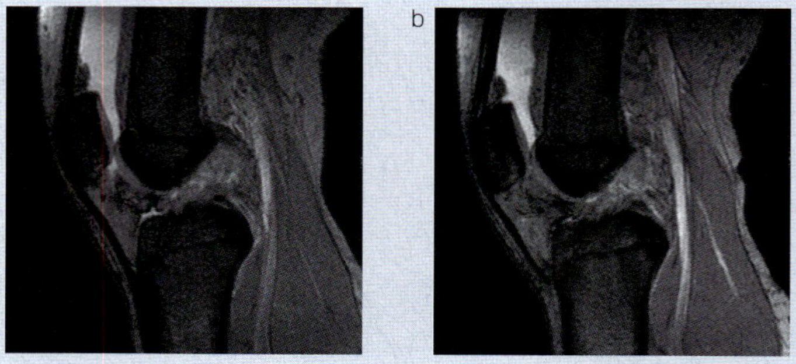

◆図9　術中関節鏡所見
右膝ACL（a），左膝ACL（b）は大腿骨側での断裂を認める。BTBによる右膝（c），左膝（d）の再建ACLを示す。

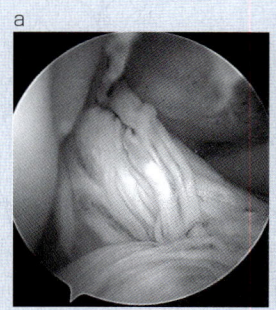

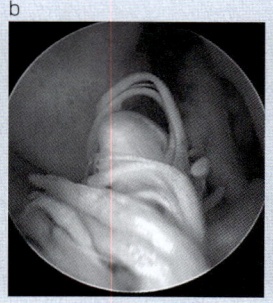

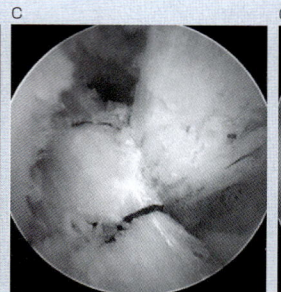

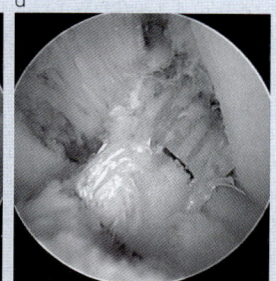

MRIではT2*強調像で両側のACLは全体に高信号を呈し連続性を認めなかった（図8）。両側大腿骨外顆には骨挫傷による輝度変化を認め，右膝では外側半月板後節に高輝度変化があり損傷が疑われた。MRI（T2*）による評価では脛骨側の骨端線は高輝度線が消失しており，骨格の成長はほぼ終了していると考えられた[8]。

【治療方針】
本例はハイレベルの競技選手であり，次シーズンまでの復帰を目指し受傷から3週間後に両側再建術を施行した。

【手術所見】
鏡視所見では両膝ともACLは大腿骨側での断裂であり（図9a, b），右膝外側半月板後節に縦断裂を認めた。ACLはナビゲーションシステムを用いてBTBによる両側同時再建を行った（図9c, d）。大腿骨孔は経脛骨的に大腿骨側のfoot printに骨孔を作製した。脛骨トンネルから大腿骨孔へと移植腱を導入し，膝伸展位でinterference screwを用いて固定を行った。

経過

・術直後
術翌日より可動域訓練，四頭筋訓練を行い，ACLブレース装着下に疼痛に合わせて荷重歩行を許可した。

・術後3カ月〜1年
術後3カ月でジョギングを許可，術後9カ月でスキーを再開し，術後1年時では受傷前レベルに復帰し地区大会で優勝した。

・術後2年
大回転競技中に後傾し右膝を捻り転倒した。LachmanテストⅡ度，前方引き出しテストⅠ度，pivot-shiftテストⅠ度と陽性であり，KT-1000による測定では右12mm，左7mmと左右差を認めた。MRIではT2強調像で再建靭帯の描出は不良で，T1強調像でも脛骨側線維をわずかに認めるのみであった。外側半月板の後節には高輝度変化を認め断裂が疑われた。右膝ACL再断裂の診断にて手術を施行した。
鏡視では，再建ACLは大腿骨側で断裂しており（図10a），自家ハムストリング腱（ST）による右膝ACL再々建術，右膝内側・外側半月板縫合術を施行した（図10b）。

・再々建術後6カ月
右膝再々建術後6カ月でスキー競技に復帰した。

・術後6年（再々建術後4年）
左膝ACL再建術後6年，右膝ACL再々建術後4年でLachmanテスト，前方引き出しテスト，pivot-shiftテストのいずれも両側とも陰性で安定性は良好であり，KT-1000による測定でも右9mm，左9mmと左右差を認めていない。スキー競技では海外遠征にも参加し，全国レベルの大会でも優勝するなど好成績をあげている。

解説

本症例は初診時に両側のACL損傷を認め，初回手術から2年後に右膝ACL再断裂を受傷し，複数回の手術を受けている。初回手術時には13歳と若年であったが，大腿骨側にわずかに骨端線の開存を認めるのみで成長はほぼ終了したと考え，またハイレベルの競技選手であることから両側BTBによる再建術を施行した。

◆図10 再受傷時関節鏡所見
a：再建ACLは大腿骨側での断裂を認める。

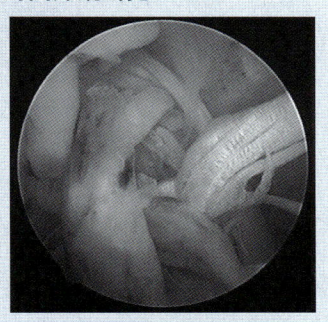

b：再々建後のACL。

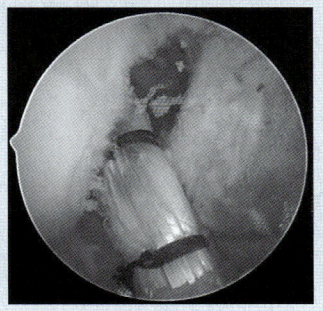

再発予防と今後の課題

競技スキー選手では，ACL不全のまま競技を継続すると軟骨損傷と半月板損傷が進行性に生じ，受傷前のレベルに回復できないとされ，従来より手術療法が勧められてきた。一般的にはスキー競技は大会開催期間が冬期間に限られるため，次シーズンでの競技復帰を目指して受傷後早期に再建を行うことが勧められる。単純X線写真にて骨端線開存が疑われる若年者においても，MRIにより骨端線の詳細な検討を行い[8]，むやみに保存療法を続けることなく早期のACL再建術を考慮すべきである。

再建法に関しては，当科ではジャンプ系のスポーツ選手ではSTを主に選択し，術後リハビリテーションを遵守できない症例や早期からの積極的なリハビリテーションを希望するハイレベルスポーツ選手にはBTBを勧めている．また，骨端線が残存している若年者や膝蓋腱採取に問題が生じる症例（Osgood-Shlatter病，膝蓋骨不安定症など）にはBTBは相対的禁忌としている．BTB，STのいずれを移植腱として用いても，術中のナビゲーションによる機能評価では再建膝の安定性に有意差はなく[10]，術後筋力の回復過程にも有意差は認めていない[11]．次シーズンでの復帰を強く希望するハイレベルスキー選手ではBTB再建を行うことが多い．

再受傷に関しては，ハイレベルな選手ほど練習時間が長く試合数も多く，より高度な滑走技術が要求されることが関連していると考えられる．Pujolら[5]はワールドレベルスキー選手の約10%が複数回のACL損傷により競技引退を余儀なくされていると報告している．ハイレベル選手のACL損傷，再受傷を予防することは，選手の競技寿命を伸ばし競技力を向上させる上でも重要と考えられる．スキーではブーツやビンディングなどの調整やビデオによる受傷メカニズムを学ぶといった教育的プログラムが，ACL損傷の発生頻度を減少させたと報告されており[6]，競技スキーをめざす選手ではより早期からそのような指導が行われるべきと考えられる．

予防のツボ

文献

1) Johnson RJ, Ettlinger CF, et al：Alpine skiing injuries: changes through the years. Clin Sports Med, 1：181-197, 1982.
2) Johnson RJ, Ettlinger CF, et al：Impact of super sidecut skis on the epidemiology of skiing injuries. Sportverletz Sportschaden, 11：150-152, 1997.
3) Ruedle G, Linorter I, et al：Distribution of injury mechanisms and related factors in ACL-injured female carving skiers. Knee Surg Sports Traumatol Arthrosc, 17：1393-1398, 2009.
4) Feagin JA Jr, Lambert KL, et al：Consideration of the anterior cruciate ligament injury in skiing. Clin Orthop Relat Res, 216：13-18, 1987.
5) Pujol N, Blanchi MPR, et al：The incidence of anterior cruciate ligament injuries among competitive alpine skiers. A 25-years intervention. Am J Sports Med, 35：1070-1074, 2007.
6) Ettlinger CF, Johnson RJ, et al：A method to help reduce the risk of serious knee sprains incurred in alpine skiing. Am J Sports Med, 23：531-537, 1995.
7) Elmqvist LG, Johnson RJ：Prevention of cruciate ligament injuries. In Feagin JA Jr, editor：The Crucial Ligament 2nd ed, New York, Churchill Livingstone, 1994, p495-505.
8) Sasaki T, Ishibashi Y, et al：MRI evaluation of growth plate closure rate and pattern in the normal knee joint. J Knee Surg, 15：72-76, 2002.
9) Higgins RW, Steadman JR：Anterior cruciate ligament repairs in world class alpine skiers. Am J Sports Med, 15：439-447, 1987.
10) Ishibashi Y, Tsuda E, et al：Intraoperative biomechanical evaluation of anatomic anterior cruciate ligament reconstruction using a navigation system：comparison of hamstring tendon and bone-patellar tendon-bone graft. Am J Sports Med, 36：1903-1912, 2008.
11) Tsuda E, Ishibashi Y, et al：Comparable results between lateralized single- and double-bundle ACL reconstructions. Clin Orthop Relat Res, 467：1042-1055, 2008.

スキー・スノーボード

スキーにおける膝前十字靱帯再建術後のリハビリテーション

寒川美奈

スキーは用具を用いて行う屋外スポーツであるため，用具や天候などの外的環境因子が傷害発生に関連する．近年，カービングスキーによるターンの高速化や，硬性スキーブーツ，ビンディングの非開放など，用具の発展に伴って，膝関節へストレスが集中し，スキーにおける前十字靱帯（以下，ACL）損傷は増加している[1,2]．

リハビリテーションのポイント

Ettlingerらは，ビデオ解析などによる検証を基に，スキーでのACL断裂好発肢位Phantom foot mechanism（表1）を提唱した．その危険肢位の紹介と対策を，シーズン前にスキーインストラクターやパトロール員に対して，ビデオなどを用いて紹介したところ[3]，ACLなど膝靱帯損傷の発生率が紹介前の62%まで低下した．したがってスキーによるACL断裂後のリハビリテーションでは，受傷時の肢位や状況を把握しておくことが，再発予防にもつながり大切であろう．

術前評価では，膝関節可動域（ROM）や等速性測定機器による膝関節伸展/屈曲筋力測定のほか，アライメント，片脚立位，スクワット姿勢などの画像を撮影し，術後回復の指標として用いる．とくにスキーでは，体幹前傾位での雪上滑走姿勢を保持するため，膝関節周囲筋のみならず，体幹筋及び体幹と下肢のつなぎ目である股関節筋力が必要とされる．したがって，徒手筋力テスト（MMT）やハンドヘルドダイナモメーターなどを用いて，個々の筋に対する客観的評価も重要である．

◆表1 スキーによるACL断裂好発肢位
　　　　—Phantom foot mechanism

- 片側の腕が後方に位置する
- 後方へバランスを崩す
- 膝より股関節の位置が低い
- 片側のスキーに荷重されていない
- 外足スキーテール（後方）の内側エッジに荷重されている
- 状態は外足方向に位置する

（文献3より）

膝前十字靱帯断裂再建術後リハビリテーションケースレポート

ACL再建術後のリハビリテーションでは，受傷から競技復帰までが長期間に及ぶため，段階的な到達目標を立てて進めていく．

ここでは，ACLを断裂したフリースタイルスキーモーグル選手に対する，再建術後のリハビリテーションを紹介する．リハビリテーションは，達成度に基づき基礎筋力充実期，基本動作充実期，応用動作充実期，スキー動作実践期の4期に分けて指導した[4]．

ケースレポート1

【症例】
18歳，男子．

【現病歴】
モーグル競技会の公式練習中，エアー（ジャンプ）着地時に体幹後傾位，膝外反外旋肢位で左ACLを断裂した（図1）．約3週後に解剖学的二重束前十字靱帯再建術（anatomical double-bundle ACL reconstruction）が施行された．

▶経過
- 基礎筋力充実期（術直後～術後1カ月）
この時期には，創傷部への消炎鎮痛治療のほか，可動域改善や，股関節筋（図2）および深部筋などの体幹筋を中心に強化した．

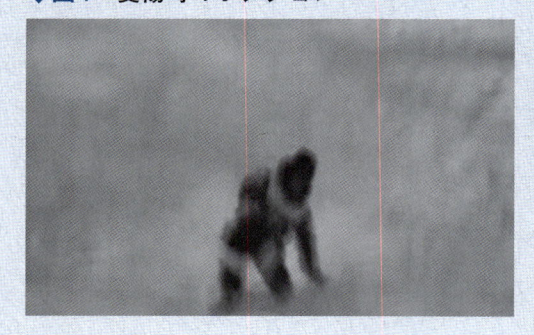

◆図1　受傷時のポジション
◆図2　股関節筋の強化 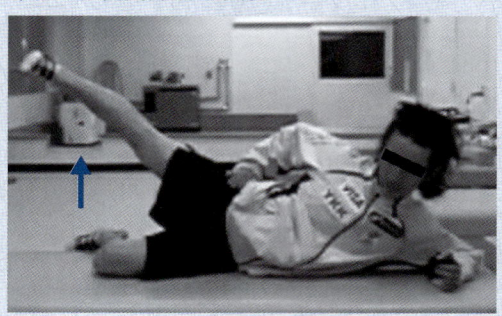
◆図3　ツイスティング 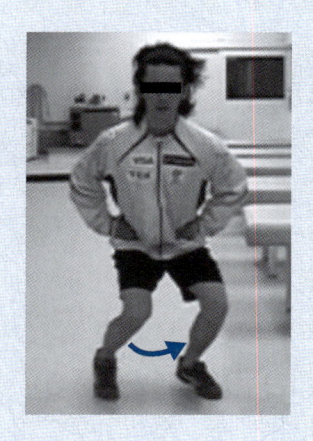
◆図4　ヒップローテーション
◆図5　チューブを用いたエクササイズ
◆図6　レッグランジ
◆図7　サイドランジ 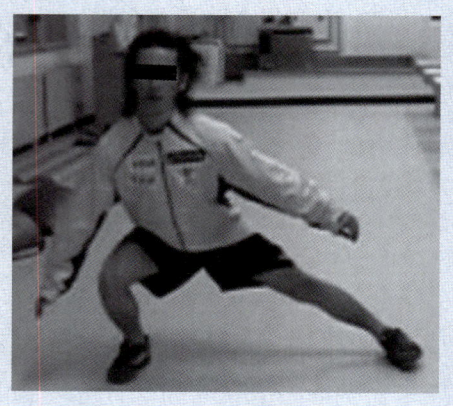

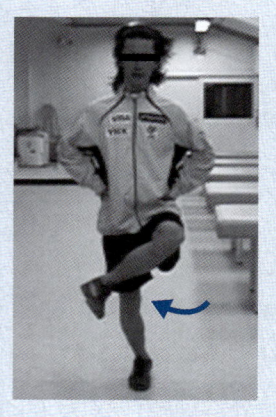

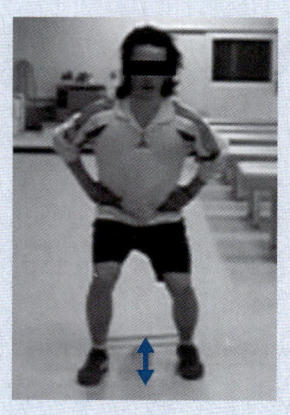

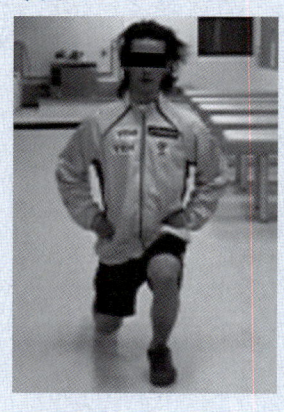

・基本動作充実期（術後1～2カ月）

　荷重位での運動が許可されたこの時期には，股関節の回旋を意識させることで膝関節への回旋ストレスを減らす運動を学習させた。ツイスティング（図3）は，体幹前傾位で踵を上げ，膝蓋骨中心と第2趾を同方向に保ちながら，母趾球を軸に股関節の内外旋を行う運動である。ヒップローテーション（図4）は，片脚立位，遊脚肢の股関節・膝関節90°屈曲位で股関節の内外旋を行う運動である。股関節のダイナミックストレッチングを兼ねたこの運動は，股関節の可動域改善及びバランス強化，筋力強化に有効である。チューブ歩行は，チューブを足部に巻き体幹前屈位で前後・左右に歩く運動で，股関節筋を中心とした下肢筋強化に用いた（図5）。レッグランジ（図6）は，前後，側方，斜め方向へと変化させながら，下肢筋およびバランス強化を目的に実施した。側方へのサイドランジでは，踏み出した方の膝が内外反しないように意識させた（図7）。

・応用動作充実期（術後2～6カ月）

　ここでは，今までの基本動作から競技特性を考慮しなが

ら運動を発展させた．モーグルは，高速でコブ斜面を滑り，途中2つのエアー（ジャンプ）を含む競技である．したがって，高速での安定した滑走姿勢を保持するため，プッシュアップ（図8）やトランクローテーション（図9）など引き続き体幹筋の強化を行った．この時期に開始となるジャンプエクササイズでは，膝と第2趾を同方向に保ちながら，体幹・下腿前傾位での踏み切り・着地を意識させた．負荷もその場，前後，左右，両脚から片脚へと変化させていき，ヘリコプターとよばれるモーグルのエアー技（360°回転）をイメージして徐々に回転角度を増加させた．その際，得意な方向ばかりではなく，反対方向へも行わせた．さらに速い切り換えやバランス，敏捷性の強化として，ジャンプの速度を変化させたり，スクワットと組み合わせたり，コーン（目標物）の間をタイム計測しながらサイドステップ（図10）させたりと，

復帰のツボ 通常のトレーニングプログラムに近づけた運動を増やしていくことで，復帰に対する動機づけにつながっていくように努めた．ACL再建術後には反応時間が遅延しやすいため[5]，図11のように滑走姿勢で構え，できるだけ速くステッピングさせたときのタイムや回数を計測することで，訓練と同時に回復指標として用いた．

・スキー動作実践期（術後9カ月以降）

この時期には，試合復帰へ向けて雪上でのトレーニングを開始した．寒冷環境下ではパフォーマンスが低下しやすく[6]，滑走前にはウォーミングアップを行ってから滑るよう指導した．また滑走中の体幹後傾姿勢は，大腿四頭筋の収縮を増大させ，ACLに対して伸張ストレスが加わる[7,8]ため，まずはコブのない整地されたコースで，体幹のポジションを確認させた．練習後には，膝への腫脹や熱感，疼痛予防のため，アイシングを行わせた．復帰後は，スキーの技術練習が中心となりがちだが，シーズン中の体力維持強化を兼ね，週1〜2回リハビリテーションの時間を確保するように勧めた．

また，ナショナルチーム選手で国際大会への復帰を目指していたため，同時期に受傷した選手との復帰時期の違いなどから精神的焦りも感じられたが，再受傷の危険性や現段階での回復度を本人に把握してもらうと同時に，コーチから本人へ長期的に期待している選手だといわれたこと，具体的な復帰試合を提示して時期を決めたことで安心したようだった．

◆図8　プッシュアップ

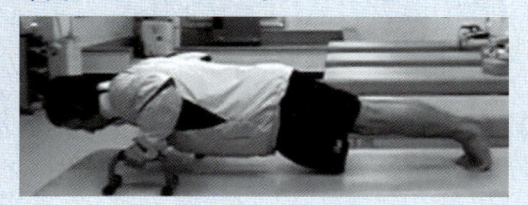

◆図9　トランクローテーション

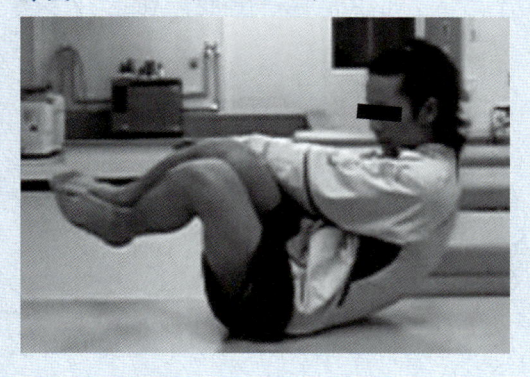

◆図10　サイドステップ

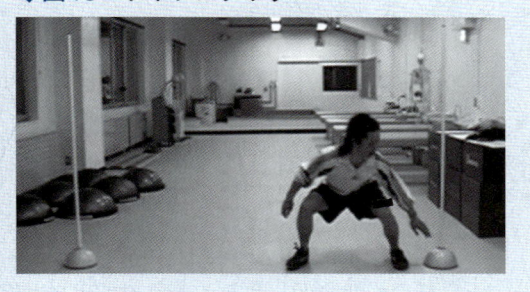

◆図11　敏捷性のエクササイズ

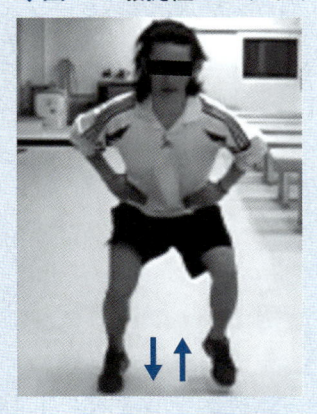

スキー・スノーボード

難治例のリハビリテーション

スキー競技ではとくにアルペンスキー，フリースタイルスキーでACL断裂が多く発生している[10,11]。中でもACLのみならず，他の靱帯や半月板，軟骨損傷などの合併を伴うこともある。

アルペンスキーレース（大回転）中にバランスを崩し，転倒を避け片足（外足）で滑走姿勢を立て直そうとしたとき，膝関節へ過度の外反外旋トルクが加わり，膝関節脱臼に伴うACL，後十字靱帯（PCL），内側側副靱帯（MCL），外側側副靱帯（LCL），内外側半月板断裂，腓骨神経を断裂した男子選手のリハビリテーションを経験した。ACL再建術およびMCL縫合術後，どの機能を優先して強化していくかということを選手や担当医と相談しながら，復帰をゴールにリハビリテーションを進めた。実際のプログラムでは，早期より拘縮予防のROM訓練や，体幹及び股関節筋強化およびバランスの強化を中心に，非損傷側の値を目標に実施した。腓骨神経麻痺による下垂足に対しては，シューホーンブレースをブーツ内に装着することで，2シーズン後に試合復帰した。

全身を診るリハビリテーション

スキーへの荷重量が変化すると，ターンや制動が起こる。スキーのテール（後部）部分がずれると，制動要素につながる。したがって，スキーへの復帰には固有感覚やバランス能力は大切で，術後早期より体重計の上で両脚立位保持や滑降（クローチング）姿勢，スクワットを行わせて，荷重量やアライメントをチェックする（図12）。とくにACLを損傷した選手は，膝外反肢位をとりやすく，患側下肢への荷重量が低下しがちである。

スキーというスポーツは，自然環境下で重力を利用し，雪面を滑走するため，天候や雪質など環境変化に合わせて滑りを変化させる必要がある。したがってバランスや敏捷性，筋力，持久力といった体力要素の獲得も，復帰には不可欠である[9]。また，種目により運動特性が大きく異なる。アルペンスキーや，モーグルなどのフリースタイルスキーではACLを中心とした膝靱帯損傷が多く発生している[10,11]が，無酸素性パワーと有酸素性持久力がともに要求される競技である一方，スキージャンプは，無酸素性パワーが大切であるため，これらの異なる競技特性を考慮した自転車エルゴメーターなどを用いたトレーニングの実施も，復帰に向けて必要であろう。

復帰のツボ

◆図12　荷重量のチェック

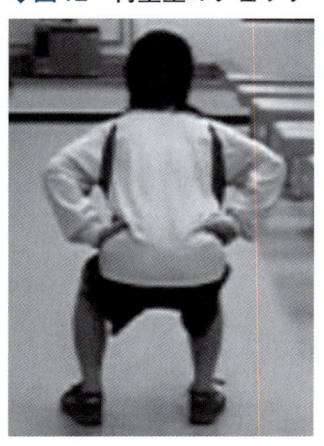

文献

1) Feagin JA, Lambert KL, et al：Consideration of the anterior cruciate ligament injury in skiing. Clin Orthop Relat Res, 216：13-18, 1987.
2) Natri A, Beynnon BD, et al：Alpine ski bindings and injuries. Current findings. Sports Med, 28：35-48, 1999.
3) Ettlinger CF, Johnson RJ, et al：A method to help reduce the risk of serious knee sprains in alpine skiing. Am J Sports Med, 23：531-537, 1995.
4) 片寄正樹，前田克史，ほか：スキーによる外傷とその理学療法．理学療法ジャーナル，30：177-186, 1996.
5) Nguyen T, Hau R, et al：Driving reaction time before and after anterior cruciate ligament reconstruction. Knee Surg Sports Traumatol Arthrosc, 8：226-230, 2000.
6) Koyanagi M, Shino K, et al：Effect of changes in skiing posture on the kinetics of the knee joint. Knee Surg Sports Traumatol Arthrosc, 14：88-93, 2006.
7) McConkey JP：Anterior cruciate ligament rupture in skiing. A new mechanism of injury. Am J Sports Med, 14：160-164, 1986.
8) Patton JF, Vogel JA：Effects of acute cold exposure on submaximal endurance performance. Med Sci Sports Exerc, 16：494-497, 1984.
9) 寒川美奈，山中正紀，ほか：スキー選手の体力特性．理学療法，22：300-304, 2005.
10) Heir S, Krosshaug T, et al：The prevalence of previous serious knee injuries in freestyle world championship skiers. Skiing Trauma and Safety, 14th volume, 2003, p149.
11) Flørenes TW, Bere T, et al：Injuries among male and female World Cup alpine skiers. Br J Sports Med, 43：973-978, 2009.

小児・成長期の
スポーツ外傷・障害
に対する指導と予防

小児

小児・成長期スポーツ外傷の指導と予防

福林　徹，永野康治

わが国における小児・成長期スポーツ外傷の現状

●二極化する小児・成長期スポーツ

小児・成長期におけるスポーツ活動をみると，日本においては二極化現象がみられている．つまり，スポーツ活動を実施する運動実施頻度の高い群と，逆に運動機会が少ない運動実施頻度の低い群である．小児・成長期スポーツ外傷を考えるうえではこれら両群が対象となる．

運動実施頻度の高い群では，より早期からスポーツ活動を実施し，ときとして過度，過量な練習，試合が課され，そのためスポーツ外傷が発症しやすい．一方，運動実施頻度の低い群では，現在問題視されている体力や運動能力の低下がみられる．こうした子供が学校体育や，進学に伴う部活動の開始による運動量の増加に身体が対応できず，結果としてスポーツ外傷が発症することがある．このような背景から，現在，医療関係者が小児・成長期のスポーツ外傷に対応することが多くなってきている．

●小児・成長期という特性を踏まえる

小児・成長期のスポーツ外傷は，その時点でのスポーツ活動が困難になるだけでなく，その後のスポーツ活動継続の断念や，加齢に伴う退行性変化がより進行する可能性もあることから，正しい知識を持って対応する必要がある．

そこで以下に総論として，小児・成長期スポーツ外傷について，復帰の際に考慮すべき小児・成長期スポーツ外傷の要因と，小児・成長期スポーツ外傷の予防，再発予防について述べたい．

復帰の際に考慮すべき，小児・成長期スポーツ外傷の要因

スポーツ外傷の要因は内的要因，外的要因に分類される[1]．また，内的要因は不可変であるもの，可変であるものに分けられる．小児・成長期において考えられる要因としては表1の内容がそれぞれあげられる．

こうした要因を考慮したうえで，スポーツ外傷から復帰すべきであり，とくに可変な内的要因については十分な対応の後に復帰することが望ましい．

内的要因：成長

●最大の考慮要因

小児・成長期のスポーツ外傷において，成長については最も考慮しなければならない要因である．骨の成長に伴い筋腱の柔軟性が低下し，また，骨端軟骨の強度低下が起こる．そのため，スポーツ外傷のリスクが大きくなる時期である．とくに筋の柔軟性低下は大腿直筋や腓腹筋などの二関節筋に多く起こり，Osgood-Schlatter病や骨端症の要因となることが多い．

また，成長に伴い体重，筋量が増加し，スポーツ動作のスピード，パワーが増加していく．そのため，関節，筋腱にかかる負荷も増大し，成長期前と比べ成長期後ではスポーツ外傷のリスクは大きい．とくに，後述する柔軟性や筋力，バランス能力などが伴わない場合，急激な成長に身体機能が追いつかず，外傷リスクがより大きくなるため注意が必要である．

◆表1　小児・成長期スポーツ外傷の要因

内的要因	
不可変	・成長（柔軟性低下，パワー・スピードの増加，個人差）
	・性別
可変	・身体機能（柔軟性，筋力，関節安定性バランス，コーディネーション）
外的要因	
	・指導者
	・環境
	・用具

●成長と個人差

成長は個人差が大きく、同じ暦年齢であっても体格、筋力などが大きく異なる場合が多々存在する。とくにコンタクトを伴うサッカー、バスケットボールなどの競技では体格の劣る選手がともに競技を行うことでリスクが大きくなるため考慮が必要となる。

内的要因：性別

外傷の部位によってはその発生に性別が影響している外傷もある。膝関節外傷はその代表例であり、高校生女子選手においてACL損傷などの膝関節外傷が男子選手に比較すると多く発生する[2]。とくにバスケットボールやサッカーといった、着地や切り返しを繰り返す競技にこうした傾向が強い。

これは二次性徴後、女性に顕著になる関節弛緩性、低い下肢筋力やバランス能力、動作スキル、ホルモンの影響が考えられている。とくに近年では女子に多い膝外反の大きい着地（図1）が膝外傷の増加につながっていると考えられている。

内的要因：身体機能

スポーツ外傷発生に関係する身体機能としては、体力、柔軟性、筋力、バランス能力、動作スキルがあげられる。スポーツ外傷復帰の際にはこれらの要素が十分に回復、改善した後に復帰を許可する必要がある。これらの身体機能は適切なリハビリテーションによって十分変化可能な内容である。

●柔軟性

柔軟性については前述したように成長期において低下しやすく、スポーツ外傷の要因となることから、リハビリテーション中にストレッチを積極的に行い十分な柔軟性を獲得するようにし、復帰後もウォーミングアップやクールダウンの中で十分なストレッチを行うことが必要である。

●バランス能力

バランス能力の低下も足関節捻挫のリスクとなりうるため、リハビリテーションの中で柔軟性、筋力とともに姿勢保持能力を評価、改善させる必要がある。

●動作スキル

動作スキルの不良例としては肘下がりの投球フォームがあげられる。肘下がりの投球フォームは、肘関節に外反力が作用し、内側型野球肘、さらには外側型野球肘が発症するリスクとなりうる。こうした投球フォームの不良には、その背景に十分な筋力や柔軟性が得られていない場合も多い。

また、前述した膝外反の大きい着地肢位も動作スキルの不良例である。膝外反の大きい動作はACL損傷だけなく、鵞足炎や膝蓋大腿関節症などの膝関節の慢性外傷の発症リスクでもあるため、より改善が求められる。着地肢位不良は中学生年代からすでに女子に多くみられており、小児・成長期年代にはその改善をめざした動作指導も重要である。

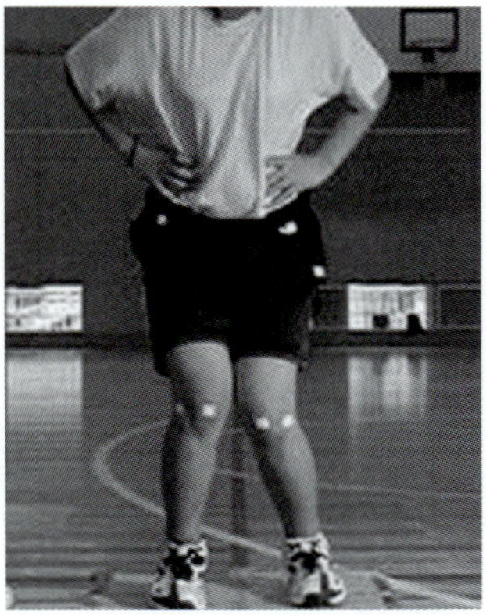

外的要因

外的要因としては、指導者、環境、用具などがあげられる。

●指導者

指導者は小児・成長期の選手にとって影響力が大きく、スポーツ外傷発症の有無も指導者に起因することが多い。ジュニア年代からの勝利至上主義に偏った過度の練習、試合はスポーツ外傷を引き起こす大きな要因である。

少年野球においては、限られた投手で短期間の大会を投げることも少なくなく、こうした過度な投球が外傷の要因となっている。外傷予防や将来にわたる競技生活を考えれば、投手の投球数制限や連投禁止を行うことが望ましい。指導者に対しても小児・成長期の身体的特徴を理解してもらうべく、医療関係者やトレーナーが働きかけ、将来にわたり後遺症が残る危険があることなどを説明する必要がある。

●環境，用具

環境、用具についても注意する必要がある。

◆図1　女子選手に多くみられる着地時の膝外反

◆表2　日本バスケットボール協会　ジュニア向け外傷予防プログラム

柔軟性	筋力	スキル	バランス	ジャンプ
腸腰筋・大腿直筋	スクワット	サイドステップ	片脚立ちドリブル	スクワットジャンプ
ハムストリングス	片脚スクワット	ツイスト	片脚立ちパス	サイドホップ
股割り歩き	ボール腹筋	各種ステップ	つま先タッチ	片脚着地
			バランス相撲	

　環境については校庭のサーフェスが土ではなく，近年では下肢に負担の大きいアスファルトや人工芝の場合もあり，スポーツ外傷の復帰の際にはより負担の小さいサーフェスから復帰することが望ましい．また，都市部では十分な広さを確保できず，回転半径の小さいトラックであることも少なくない．こうしたカーブのきついトラックで練習することで，左右の非対称性が増強され，スポーツ外傷が発症することもあるので注意する必要がある．

　用具については，急激に成長する中で体格に適合しない，大きすぎる，もしくは小さすぎる靴やプロテクターなどを用いていることがある．この点については保護者に理解を求め，その時点での体格に適合した用具を選択するよう指導していく必要がある．

小児・成長期スポーツ外傷の予防，再発予防

●予防（一次予防）

　小児・成長期におけるスポーツ外傷予防の取り組みの1つがメディカルチェックである．**メディカルチェックを行うことにより，スポーツ外傷リスクの高い子供をあらかじめ抽出し，予防策を講ずることが可能である．また，外傷を早期発見することにより，早期復帰，重症化の防止につながる．**〔予防のツボ〕

　メディカルチェックの内容としては，問診，疼痛有無，既往歴調査，関節可動域，整形外科的検査などに加え身長の伸び具合を経時的に調査することで成長段階を把握することもできる．また，超音波診断装置を用いて，野球肘やOsgood-Schlatter病のスクリーニングを行うこともある．こうしたメディカルチェックに加えて，筋力，持久力，瞬発力などのフィジカル能力チェックの実施も外傷予防に重要である．これらが不十分な子供に対しては，本格的な技術練習の前に補強トレーニングを行い，身体機能を高めた上で技術練習に取り組むことが望ましい．

　予防トレーニングとしてはさまざまな方法が提唱されている．多くは下肢，体幹対象のものであり，筋力や柔軟性，プライオメトリクス，アジリティ，バランス，動作スキルトレーニングが主である．サッカーにおいては国際サッカー連盟（FIFA）が外傷予防用のプログラム"The 11+"[3]を提唱している．

　わが国においては日本バスケットボール協会がジュニア向け外傷予防プログラムを推奨している．内容は表2のように柔軟性，筋力，スキル，バランス，ジャンプからなり，ウォーミングアップに組み込んで行う形となっている．このように競技特性に配慮した予防プログラムを行うことで外傷予防につながる．

●再発予防（二次予防）

　小児・成長期におけるスポーツ外傷の再発予防は，その後のスポーツ活動を安全に行うためにも適切に行われる必要がある．スポーツ外傷の既往を有する場合，その再発率は非既往者に比較して高い[4]．そのため，**再発予防のために十分なリハビリテーション，場合によってはスポーツ活動の休止が必要となり，**その間に前述した要因の十分な改善が求められる．〔予防のツボ〕

　関節可動域の制限は同部位の再発リスクを高めるだけでなく，筋萎縮や代償動作により対側や他部位の受傷にもつながる危険性を有している．また，復帰前には投球フォームや着地姿勢などにおいて身体に負荷の少ない動作スキルを習得し，その後復帰することが望ましい．そのため，**「休んで痛くなくなったら再開する」ではなく，医療機関の受診，もしくはトレーナーの指導を受け，外傷発生の要因を改善させた後にスポーツ復帰する**ことが再発予防に必要となる．〔予防のツボ〕

文献

1) Bahr R, Holme I：Risk factors for sports injuries-a methodological approach. Br J Sports Med, 37 (5)：384-392, 2003.
2) Powell JW, Barber-Foss KD：Sex-related injury patterns among selected high school sports. Am J Sports Med, 28 (3)：385-391, 2000.
3) Soligard T, et al：Comprehensive warm-up programme to prevent injuries in young female footballers：cluster randomised controlled trial. BMJ, 337：a2469, 2008.
4) Emery CA, et al：Evaluation of risk factors for injury in adolescent soccer：implementation and validation of an injury surveillance system. Am J Sports Med, 33 (12)：1882-1891, 2005.

小児

小児の肘・上腕・肩の外傷・障害（骨折ほか）

瀬川裕子，西須　孝

小児のスポーツ外傷・障害を急性と慢性で区別すると，急性の外傷・障害には骨折，骨端線障害，脱臼，靱帯断裂（捻挫），軟骨損傷，慢性の外傷・障害には疲労骨折，骨端症，骨端線の障害，筋・腱の慢性炎症などがあげられる。このうち，当科でよく経験する傷病を中心に述べる。

初期治療のポイント

● 手術の要否の判断が第一
後述する。

● RICE
スポーツ外傷の急性期には，成人同様，rest（安静），ice（氷冷），compression（圧迫），elevation（高挙）を行うが，小児ではアイシングで骨溶解を伴う凍傷（microgeodic disease）を引き起こすことがあるので注意を要する。

● NSAIDs
NSAIDsは，症状の経過を正確に把握するため，また骨折の治癒過程を遅延させないため，その使用は最低限にとどめるべきである。とくに疲労骨折では使用すべきでない。

急性の外傷・障害

● 上腕骨近位端骨折
小児の骨折の中では発生頻度は低いが，スポーツが原因であることが多い。初診時に腋窩神経麻痺の有無をチェックする。上腕骨頭，骨端核，外科頚の骨折を含め，小児における上腕骨の近位骨折は高いリモデリング能をもつ。11歳未満では転位の程度にかかわらず，わずかでも近位骨片と遠位骨片の接触があれば，徒手整復をせず保存療法で良好な骨癒合およびリモデリングが期待できる（図1）。11歳以降では，近位骨片と遠位骨片が50%以上接触し，かつ20°以内のangulationであれば，保存療法でよいとされている[1]。しかし，転位の大きい場合には将来的に上腕長差が生じることもある。当科ではまず垂直牽引を行い，仮骨が出現したらストッキネットベルポー固定を行っている。外反および外旋位になると機能障害が大きいため，注意を要する。転位の大きい場合は何らかの処置が必要になる。非観血的整復術を行う場合は，骨折部に軟部，主に上腕二頭筋腱がはさまっていることで整復困難な場合が多いため[2]，あらかじめ観血的整復術の準備をしておく必要がある。

● 上腕骨顆上骨折
初診時に神経・血管損傷を必ずチェックする。血管損傷については，骨折より遠位部での動脈拍動が触知できなくても手が温かければ骨折の整復のみで十分である一方で，動脈拍動が触知できず，かつ手が冷たい場合には，血管修復術を考慮する必要がある[3]。内・外反変形，回旋変形は自家矯正されないことに留意して治療法を選択する。また，本骨折の変形癒合によって内反肘が残存すると，再骨折する危険性が高い。保存療法は3〜4週間の垂直牽引後にストッキネットベルポー固定を2〜3週間行う。手術療法では，術後5〜6週ギプス固定を行っている。固定除去後は肘関節

◆図1　上腕骨近位端骨折（11歳，女子）
受傷時　　　　　受傷後1年

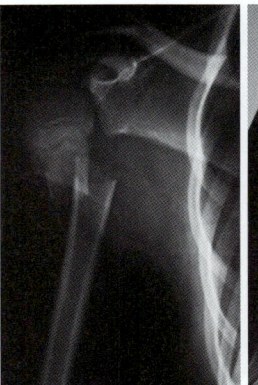

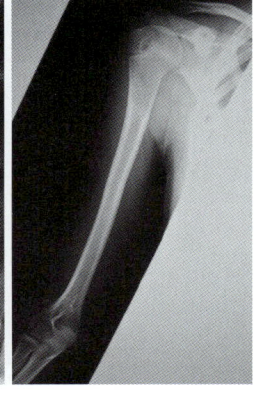

の自動運動を行う。他動的な可動域訓練は異所性骨化の危険性があるので当科では行っていない。

● 上腕骨外顆骨折

2mm以上の転位がある場合には手術を行っている。術後は5～6週間ギプス固定を行う。ギプス除去後は顆上骨折と同様に自動運動のみ行い，特別なリハビリテーションは行っていない。

● 上腕骨遠位骨端線離開（図2）

見逃されることの多い外傷である。受傷機転は上腕骨顆上骨折と同様である。肘関節脱臼，外顆骨折との鑑別が重要である。①上腕骨遠位骨端線離開ではX線上上腕骨と尺骨の位置関係が正常でないこと，②肘関節脱臼や外顆骨折では橈骨頭と上腕骨小頭との関係性が保たれないが，骨端線離開では正常に保たれていること，が鑑別のポイントである。しかし，外顆骨折でも骨折線が内側へ及ぶMilch typeⅡでは，骨端線損傷と同様に橈骨頭─小頭の関係が正常に保たれるため，鑑別には関節造影やMRIが必要となる。神経血管損傷の合併はまれである。保存療法では後遺症として内旋転位を伴う内反肘が生じることが多く，整復およびピンニングを行うことが望ましい[4]。

● 上腕骨内上顆骨折

当科では，Farsettiらの報告[5]を参考に，骨片が肘関節内に嵌頓している例や，尺骨神経の絞扼の疑われる例以外は，原則的に保存療法を行っている（肘屈曲90°で3～5週間のギプス固定）。多くの例で偽関節となるが，それが愁訴となることは少ない。しかし，活

◆図2　上腕骨遠位骨端線離開（4歳，男児）

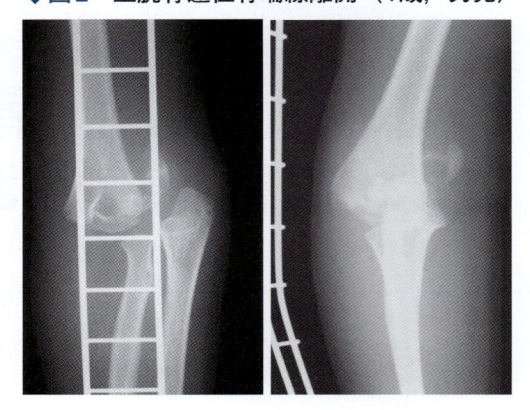

動性の高いスポーツ選手では，手術療法も考慮すべきと考えている。

● Monteggia骨折

見逃しの多い骨折である。本骨折を少しでも疑う場合，前腕骨全長のX線を撮影する。橈骨頭脱臼が見逃されやすいので，健側との比較，および正常肘関節側面像では肘屈曲がいかなる角度でも橈骨長軸の延長線上に上腕骨小頭の中心が存在すること[6]に留意してX線を確認することが重要である。尺骨の骨折が明らかでない場合でも，健側とmaximum ulna bowing（X線側面像で，尺骨の背側で肘頭と尺骨遠位骨幹端を結んだ直線と尺骨骨幹部の距離）[7]を比較し，可塑性変形の有無をチェックする。橈骨頭脱臼に伴い神経麻痺を生じることがあるので（橈骨神経，後骨間神経の麻痺が多い），初診時に神経麻痺の有無を必ずチェック

◆図3　橈骨頭脱臼（13歳，男子）
空手で受傷，受傷後4カ月で初診。

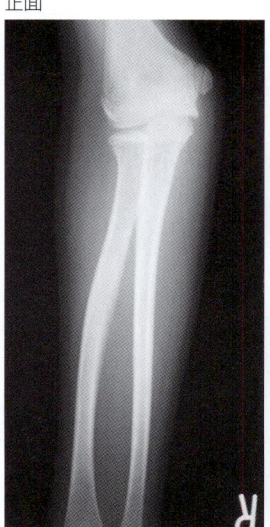

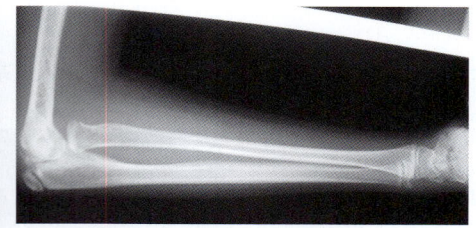

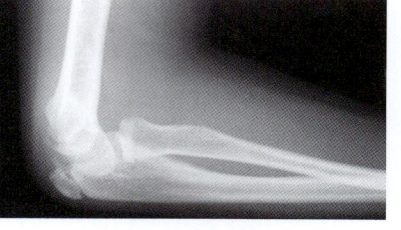

正面　　側面

回内位　　回外位

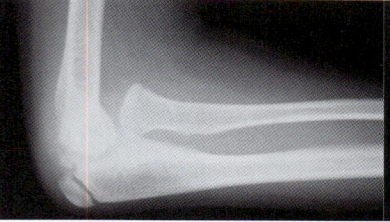

図4　尺骨矯正骨切り術＋創外固定

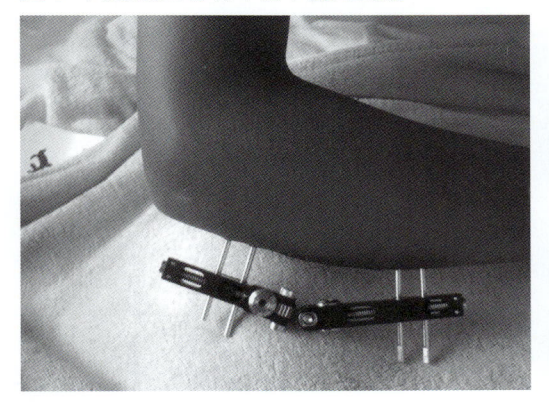

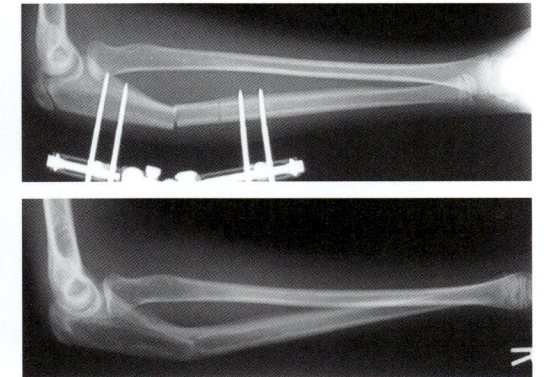

図5　Panner病（初診時，7歳，男児）
正面　　　　　tangential view　　　　側面

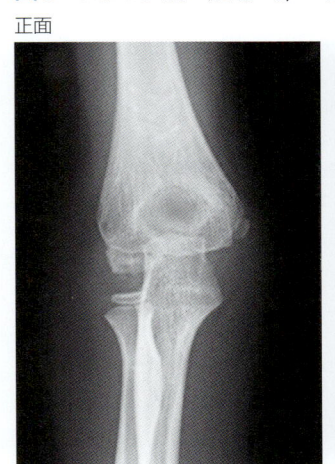

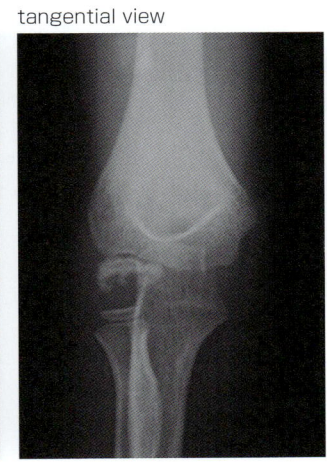

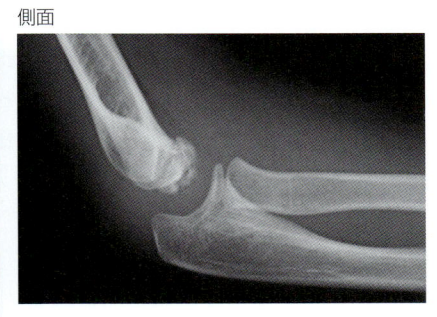

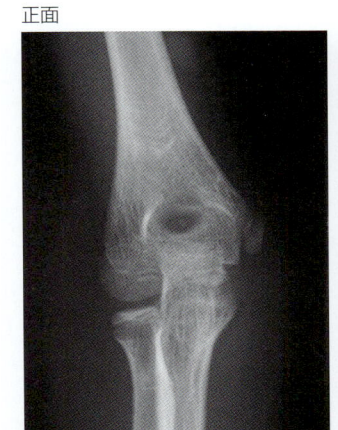

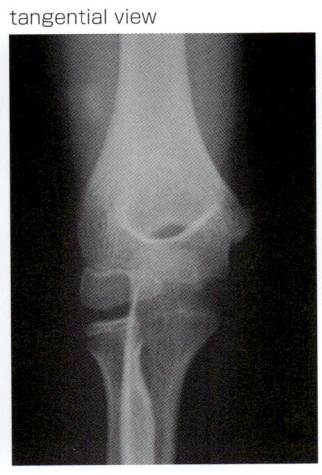

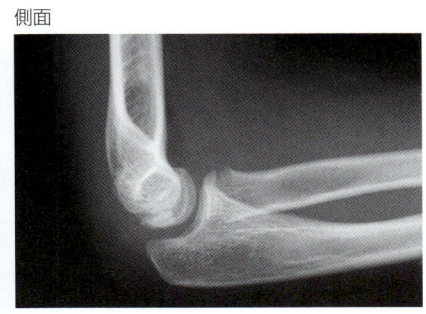

図6　最終経過観察時（10歳）
正面　　　　　tangential view　　　　側面

する．治療は全身麻酔下の徒手整復が基本である．尺骨骨折が整復されれば，橈骨頭脱臼が整復されることが多い．整復位が維持されない場合は，尺骨の内固定術や，橈骨頭の観血的整復が必要になる．術後は尺骨の骨癒合が得られるまでギプス固定を行う．

●橈骨頭脱臼（図3, 4）

肘頭や尺骨近位のoccult fractureを伴っていることが多いので，Monteggia骨折の亜型と考えられるが，急性期であれば，外来で無麻酔下に徒手整復可能なことが多い．陳旧例では手術が必要である．

慢性の外傷・障害

●疲労骨折

肘頭と上腕骨内上顆に多い．原因となるスポーツ活動の制限により改善がみられるが，早期復帰を希望する場合には手術を考慮する．野球選手では不適切な投球フォームや過剰な練習量が背景にあるため，復帰前に投球フォームの指導と適切な投球数を指導することが，再発防止のために重要である．

●Panner病（骨端症）（図5, 6）

10歳以下に多い．痛みと肘関節の屈曲拘縮を呈する．単純X線上，上腕骨小頭に不規則な透亮像と硬化像，橈骨頭の肥大を示す．自然治癒が期待できるが，X線上の改善がみられるまでは跳び箱，鉄棒，投球など，上肢に負荷の大きい運動を禁止する．離断性骨軟骨炎との鑑別がポイントであるが，初期にはX線での鑑別が難しい．原因となるスポーツ活動の欠如や発症年齢が低いことが診断の参考になる．Panner病では病巣の範囲が上腕骨小頭全体に及ぶことが多い．

誤診をさけるポイント

・痛いというところのX線を撮るのではなく，どこが悪いのかていねいに診察してからX線を撮る部位を決める．
・子供は思い出せばいつでも外傷歴がある．外傷歴（親の話）があっても，慢性疾患を含めて考える．
・X線は2方向以上撮る．
・1回の診察で診断を決め付けない．
・神経麻痺の有無について初診時にチェックする．

文献

1) Kwon Y, Sarwark JF : Fractures of the proximal humerus. In : Beaty JH, Kasser JR, eds. Rockwood and Wilkins' fractures in children. Philadelphia, Lippincott Williams & Wilkins, 2001, p741-751.
2) Bahrs C, Zipplies S, et al : Proximal humeral fractures in children and adolescents. J Pediatr Orthop, 29 : 238-242, 2009.
3) Choi PD, Melikian R, et al : Risk factors for vascular repair and compartment syndrome in the pulseless supracondylar humerus fracture in children. J Pediatr Orthop, 30 : 50-56, 2010.
4) Herring JA : Tranphyseal fractures. Tachdjian's Pediatric Orthopaedics, Philadelphia, Saunders, 2008, p2479-2486.
5) Farsetti P, Potenza V, et al : Long-term results of treatment of fractures of the medial humeral epicondyle in children. J Bone Joint Surg, 83-A : 1299-1305, 2001.
6) Smith FM : Children's elbow injuries. Clin Orthop Relat Res, 50 : 7-30, 1967.
7) Lincoln TL, Mubarak SJ : "Isolated" traumatic radial-head dislocation. J Pediatr Orthop, 14 : 454-457, 1994.

小児

小児の手・手関節の外傷・障害

土井一輝

手の障害を見逃さない

　小児・成長期における手・手関節のスポーツ外傷・障害は見逃されやすく，未治療のまま放置され，二次的にスポーツ能力の低下をきたし，レギュラー出場機会を失うことがまれではない。

　手は転倒時以外荷重がかからないため，手の障害が選手生命を完全に断ち切ることはないが，早期に正確な診断，適切な治療を行わないと，手だけでなくもっと中枢の肘，肩に負担がかかり，大きな障害を生むことになる。

小児の手の診断と指導者

　正確な診断には，スポーツ損傷メカニズムの聴取，注意深い診察，X線検査が必要である。小児の手指スポーツ外傷が試合中，練習中に起こった場合，コーチが整復，応急処置をして，また試合，練習に復帰させ，医師の診断，治療を受けるのは，実際の損傷後2～3カ月後のことが多く，既に損傷を受けた手指は，スポーツ活動復帰が困難なまでに，手指の疼痛，変形を残していることが少なくない。

これは，コーチフィンガーとよび，ある意味では，人為的障害である。小児期スポーツ選手の両親，指導者は注意しなければならない[1~3]。とくに指の捻挫は無視されがちで，関節近傍の骨折のため，永久的な関節拘縮，変形を残し，選手パフォーマンスの障害により，レギュラーから脱落する子供達は少なくない。手指の外傷も受傷直後に専門的診断・治療を受ければ，早期にスポーツ復帰が可能であることをまず強調したい。

> **復帰のツボ　小児**

手指損傷

●マレットフィンガー

　野球の捕手，内野手が被りやすい最も多い指の損傷である。ボールが伸ばした指先に当たり，第1関節（DIP関節：distal interphalangeal joint）を強制的に屈曲し，指を伸ばす腱や腱が着く末節骨の骨折を生じる（図1）。DIP関節は，腫脹し疼痛があり，屈曲位のままで伸展はできない。

　治療は，腱断裂のみや骨折を伴うが脱臼のない場合はスプリント固定を8～10週間行い，その後さらに6～8週間はDIP関節伸展位でのテーピングを行う。脱

◆図1　マレットフィンガー

末節骨
深指屈筋腱
DIP関節
総指伸筋腱
PIP関節
浅指屈筋腱

DIP関節を強制屈曲し末節骨の骨折を生じる。

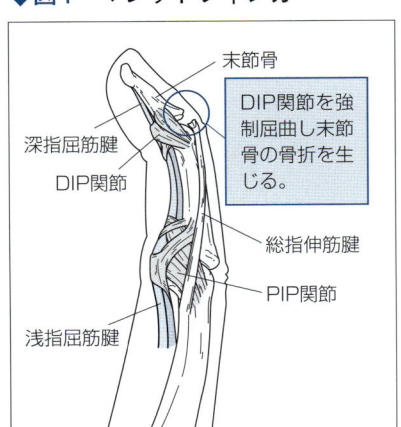

◆図2　ラグビージャージ損傷

深指屈筋腱は末節骨付着部から剥離しDIP関節の自動屈曲が不可能となる。

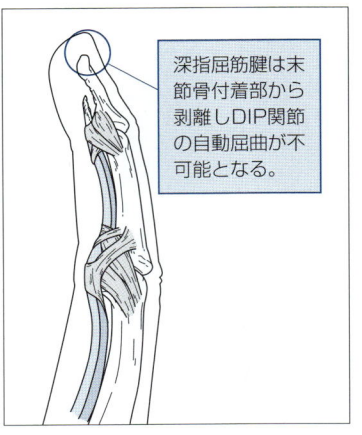

◆図3　脱臼骨折

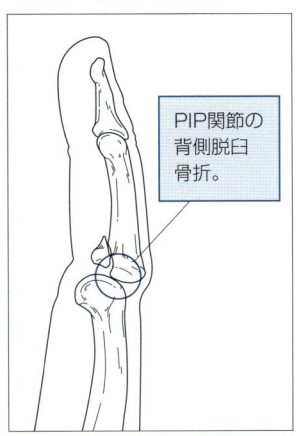

PIP関節の背側脱臼骨折。

臼を伴う骨折の場合は，手術が必要である。手術療法の場合は，鋼線の内固定を4週行い，さらにテーピングで4週固定を行う。

野球などのスポーツ復帰は，利き手の場合，背側スプリントで早期復帰が可能との報告もあるが，パフォーマンスが落ちることは避けられない。4～6週間は，球技は無理であり，テーピングをして復帰する。

マレットフィンガーの予防のために，野球，ソフトボールではシングルキャッチを推奨する。

●ラグビージャージ損傷（屈筋腱皮下断裂）

ラグビーでタックル時に相手選手のジャージを指で強く握った際に起こる深指屈筋腱の皮下断裂である。深指屈筋腱は末節骨付着部から剥離し，DIP関節の自動屈曲が不可能となる（図2）。早期に手術療法（縫合）が必要である。治療が遅れると腱縫合は不可能となり，腱移植術などの複雑な手術が必要となり，機能障害が避けられない。早期に腱縫合をした場合には，早期リハビリを行い，3カ月後には競技復帰可能であり，機能障害は軽度で済む。

PIP関節障害

第2関節（PIP関節：proximal interphalangeal joint）は，スポーツ外傷で損傷されやすい関節であり解剖学的に複雑な構造をしているため変形，拘縮を残しやすい関節である。PIP関節の伸展，屈曲拘縮を残すと野球パフォーマンスが大きく障害される。

●関節内骨折

小さい骨片を伴う関節内骨折の場合は，3週間のスプリント固定の後，4～6週間のテーピングを行う。

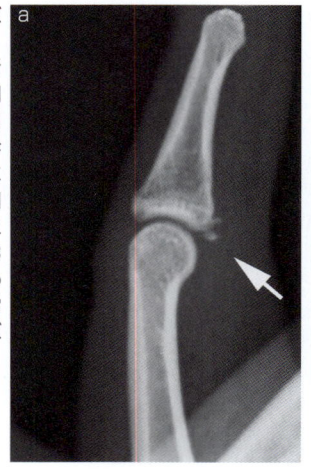

●脱臼骨折

野球の野手がボールを捕球しようと腕を伸ばしてダイビングキャッチをし，指を伸ばしたまま着地した時にPIP関節の背側脱臼骨折が起こる（図3）。現場では，指を引っ張り，PIP関節を屈曲位に保持する。

脱臼整復後，背側亜脱臼や関節内骨片の転位がなければ，PIP関節30°屈曲位背側伸展ブロックスプリントを装着し，早期より屈曲運動を行う。観血的整復術を必要とする場合もできるだけ早期より伸展ブロックスプリント装着下で運動練習を開始する。PIP関節を4週以上完全固定するとスポーツパフォーマンスの障害は避けられない。

●掌側板損傷

バレーボールのブロックなどで指掌側から衝撃が加わった時にPIP関節の過伸展脱臼が生じ，PIP掌側板損傷を起こす。中節骨基部掌側の骨片を伴うこともある。通常は，脱臼は自然整復されており，関節の不安定性はない。側副靱帯損傷がなく，中節骨掌側基部骨折がない場合とか骨折があっても骨片の転位が軽度であれば，過伸展予防スプリントのみで疼痛が軽快した段階でPIP関節早期屈曲伸運動を開始する（図4）。間違っても，3～4週間の完全固定を行ってはならない。

骨片の転位が大きい掌側板損傷は観血的整復固定術を行うが，この場合も術後早期から関節可動域訓練を開始する。受傷後4週目から，過伸展予防テーピングを装着し競技に復帰する。

●側副靱帯損傷

バレーボールのレシーブに頻発する損傷で，前述の掌側板損傷を伴っている場合は観血的治療により断裂した靱帯の修復が必要である。しかし多くのバレーボ

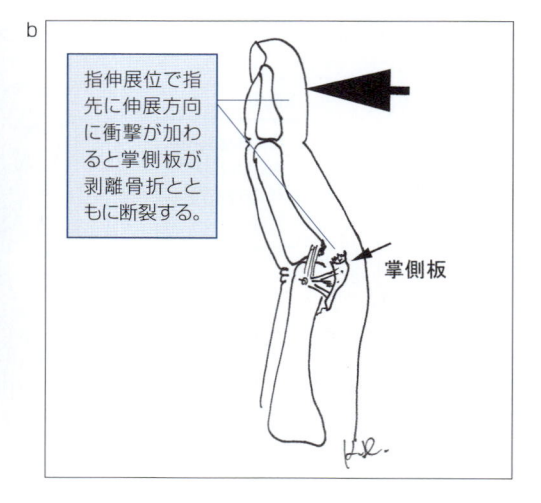

◆図4　手指PIP関節掌側板損傷

a：16歳，女子高校生。バレーボールのレシーブにて，左環指を捻挫。近医で骨折を指摘され，アルフェンス固定を受けて，受傷後1週目に当院紹介受診。当院初診時X線。中節骨掌側基部に骨片を認める（矢印）。外固定を除き，過伸展ブロックスプリントで指運動を許可。3カ月後X線で骨癒合を認める。左環指の可動域は正常に回復。テーピングをしてバレーボールに復帰許可。

指伸展位で指先に伸展方向に衝撃が加わると掌側板が剥離骨折とともに断裂する。

掌側板

ール選手は，受傷後もテーピングをして競技を続け，高度の変形を残し競技引退後に専門医を受診することが多い．この場合，骨切り術など難易度の高い手術となり，それでも関節可動域は正常に回復することはない．

掌側板損傷を伴わない側副靱帯損傷（図5）は，3週間のテーピング固定，3週間の動的スプリント（Capner splint）後，隣接指とのbuddy splint固定で競技復帰する．捻挫とは靱帯の不全損傷のことで，靱帯の完全断裂との鑑別は指の側方動揺性である．指先を持って，側方に力を加えて，健側の関節と20°以上変形すれば完全断裂である．受傷後2～3カ月して専門医受診しても，靱帯損傷は保存療法では治療不可能で，手術的縫合あるいは腱移植を必要とする．指捻挫と放置しないで早期に専門医を受診するを勧める．

●伸筋腱断裂

PIP関節部での伸筋腱断裂で，マレットフィンガーと同じ機転で生じる．PIP関節は屈曲し，伸筋腱バランスの関係でDIP関節は過伸展してくる（図6）．この変形はボタンホール変形とよばれる．新鮮例では，6～8週間のスプリント治療を行う．再発防止のためには，競技復帰時にさらに6週間のテーピングが必要である．2～3カ月も放置すると，関節の拘縮のため変形矯正は困難となる．

一般的にPIP関節損傷は最も重篤な障害を残しやすい．前述の5つの損傷がコーチフィンガーの代表疾患である．また，病院を受診しても担当医がスプリントなどで4週間以上の完全固定を指示した場合，受傷前のパフォーマンスは不可能なことが多い．この場合手外科専門医を受診し，早期運動練習の可能な治療法はないかセカンドオピニオンを求めるのが賢明である．

基節骨・中手骨骨折

基節骨・中手骨骨折は，野球ボールが直接当たったときや，スパイクされたときに起こりやすい．関節内骨折は観血的整復固定を必要とすることが多いが，骨幹部骨折は徒手整復とナックルスパイカーを装着し早期指関節運動を行う．骨癒合は6週程度で起こるが，球技などの復帰には3カ月以上の待機が必要である．早期復帰は再骨折の原因となるので焦りは禁物である．本骨幹部骨折は，回旋変形を起こした場合以外，観血手術の適応となることはまれである．

母指損傷

●Bennett骨折，Roland骨折

野球の捕手がファウルフライを取り損ねたとき，外野手がフライをダイビングキャッチしたとき，バレーボールのブロック時に母指に強い衝撃が加わったときに，母指中手骨基部に関節内骨折を起こす（図7）．代表的骨折型にはBennett骨折とRoland骨折がある．

前者は経皮的ピンニング，後者は観血的整復固定術を行う．術後，早期より関節可動域訓練を開始し隣接関節の拘縮を予防する．母指は投球動作には重要な指であり，完全復帰までには6カ月は必要である．それまでは握力および母指球筋の筋力維持の訓練を継続することが競技復活の鍵となる．

●ゲームキーパー母指

バレーボールの回転レシーブなどで手から着地した時に，母指MP関節が過外転を強いられ，MP関節尺側側副靱帯損傷を生じる[1]．母指第2関節（MP関節）の側方動揺性で診断する．健側との比較を行えば診断

◆図5　側副靱帯損傷

側副靱帯
靱帯の完全断裂との鑑別は指の側方動揺性である．

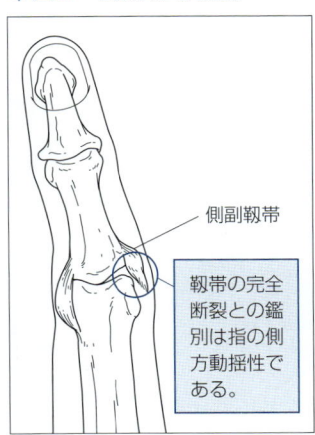

◆図6　伸筋腱断裂

伸筋腱断裂が起きるとPIP関節は屈曲しDIP関節は過伸展する．

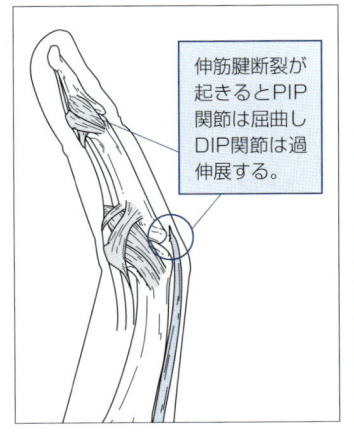

◆図7　母指中手骨基部骨折

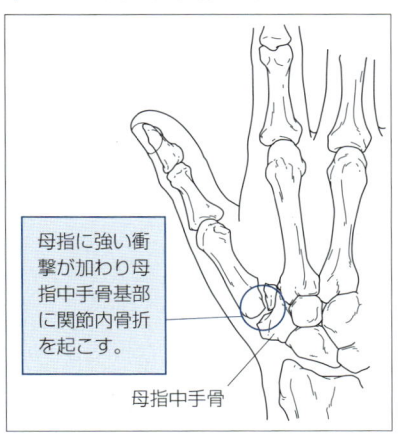

母指に強い衝撃が加わり母指中手骨基部に関節内骨折を起こす．

母指中手骨

◆図8 母指MP関節尺側側副靱帯損傷

17歳，男子．高校生．バレーボールのレシーブにて右母指を受傷．ストレスX線にて母指が橈側に30°以上変形する（矢印）．手術を行い靱帯を修復した．3カ月後にテーピングをしてバレーボールに復帰．

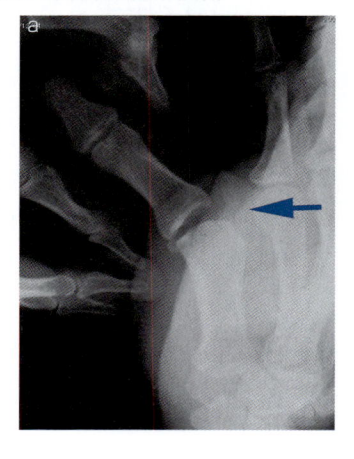

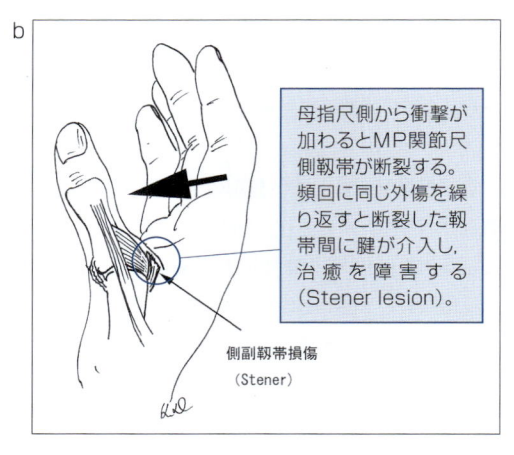

母指尺側から衝撃が加わるとMP関節尺側靱帯が断裂する．頻回に同じ外傷を繰り返すと断裂した靱帯間に腱が介入し，治癒を障害する（Stener lesion）．

側副靱帯損傷
（Stener）

は容易であるが，確定診断にはストレスX線撮影が必要である（図8）．

本靱帯損傷を放置すると母指と他指との間のボールの強い把持が困難になり，競技には大きな支障を残す．本損傷の多くはStener病変とよばれ，損傷靱帯の間に腱が介入して断裂靱帯の自然癒合を妨げるために手術療法が必要である．受傷後5～6週間のギプス固定後，母指外転予防のテーピングが4～6週必要である．

手関節

● 手根骨骨折

舟状骨骨折は小児・成長期においても，成人と同じく手根骨骨折の中で最も多い骨折である．成人の手根骨骨折は，手関節強制伸展位での荷重不可による損傷であるが，小児期の舟状骨骨折は舟状骨への直接衝撃による損傷が多く，骨折部位も舟状骨末梢3分の1の部の骨折が多いとされている．

しかし，成長期には中学・高校生のサッカー選手が競技中転倒して手をついて損傷する手関節伸展損傷が見られ，骨折部位は舟状骨中央3分の1に多い．骨折の転位が少ないことが多く，6～8週間のギプス固定で骨癒合が起こり，成人に起こりやすい偽関節，虚血性壊死は起こりにくい．

外国ではギプス固定のまま競技復帰が許されているが，日本では認められていない．ギプス固定期間を短縮し，早期競技復帰を希望するときは観血的内固定を行うこともあるが，骨癒合自体を早めるわけではないので，特殊な場合以外あまり勧められない（図9）．

● 橈骨遠位端骨端線離開

橈骨遠位端骨端線離開は，小児期骨折の2％，全骨端線損傷の約40％の頻度で発生する．

転倒した時に手関節を伸展位で手をつく，すべてのスポーツで発症する．最近はローラースケートなど高速での転倒事故が増加している．好発年齢は，男子13歳前後，女子10歳前後であり，男子に多く発生する．徒手整復は困難でないが，完全に整復できなくても8～10カ月後にはリモデリングにより修復され，関節機能障害を残さずに治癒することが多い．整復後3週程度で仮骨形成し，手関節の自動運動を開始する．

◆図9 舟状骨骨折

a：16歳，男子高校生．サッカー練習中，転倒受傷．右手舟状骨骨折（矢印）．ギプス固定による保存療法を勧めるも，1カ月後のインターハイに出場したいため，手術療法を希望．

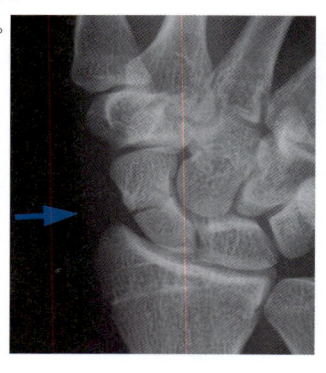

b：術後1カ月X線像．骨癒合は不明だが，ギプス除去し，テーピングをして試合に出場．試合中，転倒なく，再骨折もなく，骨癒合を獲得した（矢印）．

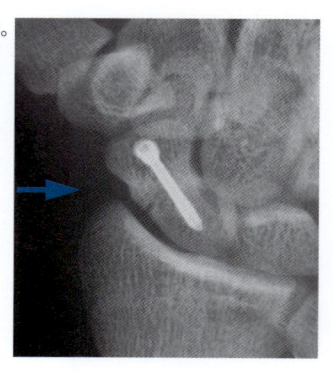

整復後の再転位はまれではないので，早期スポーツ復帰は慎重を要する．4～6カ月は，転倒の危険性のあるスポーツは禁止する．後遺症として，骨端線早期閉鎖による骨成長障害が4%程度発生する．

●体操選手手関節障害

成長期体操選手，とくに女子選手の10%にみられる橈骨遠位端骨端線慢性障害である[4]．体操選手は競技の特徴として上肢に荷重する動作が多く，成長期骨端線閉鎖前に過剰な練習をすることにより，骨端線成長異常と骨端線早期閉鎖をきたす．二次的に尺骨長が相対的に長くなり，手関節障害を起こしてくる．骨格成長速度の遅い女子選手に多くみられる．

初発症状は，手関節の軽い疼痛である．この時期に専門医を受診し，X線，MRI診断を行うと骨端線異常がみつかり，疼痛寛解するまで3～4週の体操競技の休部を行う．競技再開までは手関節屈筋の筋力強化を行い，競技復帰には手関節ガード装具を装着する．現在では，多くの選手がこの手関節ガード装具を着用して競技している．

文献

1) McCue FC, Schuett AM：Hand Injuries in Baseball, in Andrew JR, Zarins B, el at. ed., Injuries in Baseball. Lippincott=Raven Publishers, Philadelphia, 1998, p307-317.
2) McCue FC, Andrews JR, et al：The coach's finger. J Sports Med, 2：270, 1974.
3) Kahler D, McCue FC：Metacarpophalangeal and proximal interphalangeal joint injuries of the hand, including the thumb. Clin Sports Med, 11：57-76, 1992.
4) Graham TJ：Part III Carpal injuries in children. In Rockwood CA Jr, Wilkins KE, et al ed, Fractures in Children, 4th ed, Vol 3：Lippincott=Raven Publishers, Philadelphia, 1996, p425.

小児

理学療法士からみた小児・成長期の上肢スポーツ外傷・障害の治療

山口光國

当然のことながら，小児期，あるいは成長期の症例は，身体的だけではなく，精神的発達も成熟していないことを念頭に置き対応することが望ましい。また，身体的発達と精神的発達は相互に強く関わっており，単なる運動習熟による技術の向上や身体的機能の強化に固執するのではなく，あくまでも心と体の成長を基盤とした対応が重要となる。

身体的発達を考慮した対応

小児期・成長期は，骨，筋，靱帯など構造的にも成人と異なり未成熟の状態である。とくに，臨床上で問題となる成長軟骨が関わる症状は，以後の成長を考えると投球の制限，あるいは禁止期間を余儀なくされ，その期間は長期間に及ぶこともある。また，成長軟骨の問題は単なる機械的な負担だけではなく，成長過程に生じる一現象で，無痛でありながら構造的破綻がみられる無症候性の例も確認されており，治療において保存的，観血的のいずれが適切であるか，その基準について今なお議論がなされている。さらに，十分な投球禁止期間を設けたにもかかわらず，投球再開すると疼痛の軽減が得られていないことも多々あり，ガイドライン通りに進まない症例も多いのが実際であり，個別性，その場の状況に応じた臨機応変な対応が必要となる。

●成長にともなう身体機能の変化

小児期・成長期の身体は，成長により四肢長，関節間距離増加や，重心位置の上昇が生じ，それに伴い身体機能にも強く影響を及ぼす。そして同時に，身体的機能の問題は構造破綻に強く関わる因子ともなるなど，相互の関係はどちらも原因となり，どちらも結果となることを念頭におき対応することが望ましい。また成長期であるこの時期は，適度な刺激（負担）は，運動機能の向上を促すが，刺激が少なすぎれば運動機能向上を十分に得ることはできず，逆に強すぎる刺激は構造の破綻を招く恐れがある。さらに成長期はその能力の差が大きいため，画一的に運動負荷を決め付け実施させることは危険である。負荷基準はあくまでも基準として，与える負荷量が適切か否かは，課題運動遂行時のフォーム変化から判断することが望ましく，課題を与えるだけでなくどのような形態で実施するかを注意深く観察することが必要となる。

とくに，身長の増加は重心が上方に移動することとなり，それまでの身体活動と異なるため，非常に不安定な状態ともいえる。投球は，踏み込んだ足がわずか違うだけで，大きな違いが生じる。ピッチャーの場合，踏み込んだ足の位置に1.5°の差が生じただけで，他の身体運動が同じように遂行されると，手から離れたボールはホームベース上で40cm以上のずれが生じることになる（図1）。コントロールの問題は，スムーズな身体運動つながりを破綻させ，ときには障害を引き起こす重要な要因となることが多い。踏み込んだ足の位置のずれは，その多くが重力下での身体コントロールの問題があげられる。重力下でも身体運動のコントロールは，効率のよさを踏まえると筋力を単に鍛え，運動をコントロールさせるといった考えではなく，いかに意図したとおりに体を扱うかといった巧緻性，身体バランスを重視した運動が適切といえる。

難しい課題ではなく，その場のジャンプ（図2），あるいは2人でのタオルひき（図3）などのゲーム的な要素を取り入れ学習を促せるような配慮も重要である。

筋力強化に関しては，骨の成長，とくに成長軟骨が成熟するまでは，局所的にかかる負担は関節構造の破綻を招くこともあり十分な注意が必要である。原則としては，自分自身の身体の重さを用いたサーキットトレーニングを基本として，自分の体を自ら操りながら強化につながる運動が適切と考える。しかし，一定のパフォーマンスレベルのアップに伴い，明らかなフォームの崩れが認められ，その原因として筋力との関係が明らかな場合は，個別のトレーニングも必要となる

◆図1　シャドウピッチング時の接地角度変化と誤差

a：角度誤差

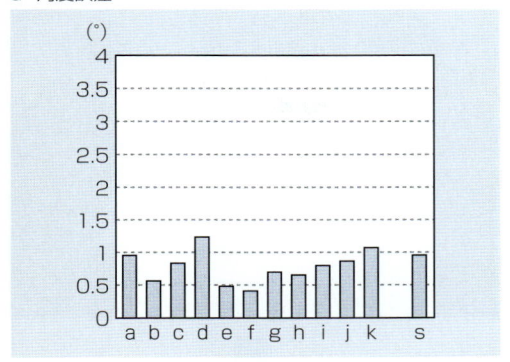

b：誤差

シャドウピッチング実施時の踏み込み足のずれ（平均）

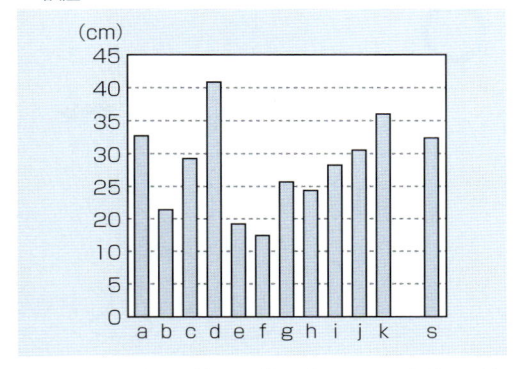

踏み込み足のずれ以外，同じ体の動きであった場合の計算上でのホームベース上ボール通過点のずれ

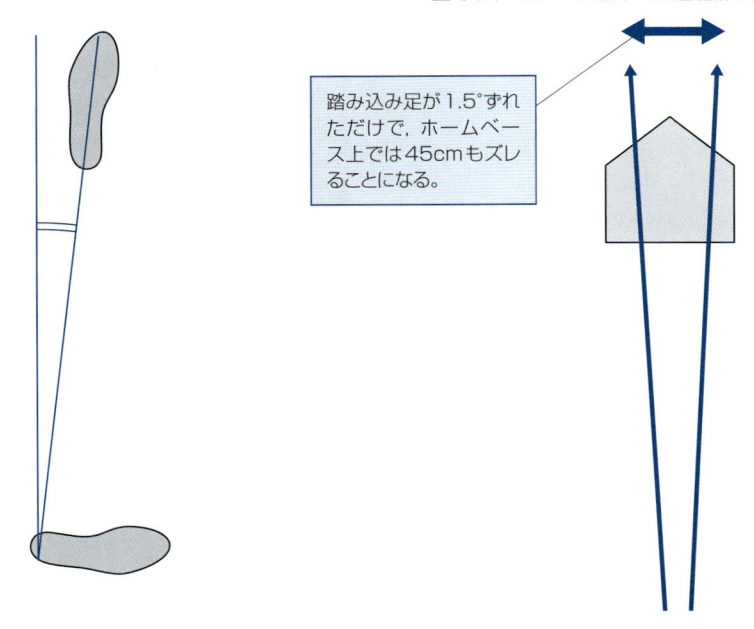

踏み込み足が1.5°ずれただけで，ホームベース上では45cmもズレることになる。

ことはいうまでもない。しかし，この際も，実施するトレーニングの形態に問題がないか，決めつけた負荷量や，回数ではなく，実際に行わせ適切な設定であるかどうか観察することが望ましい。

●**技術指導**

技術指導は，身体機能を守るうえでも重要となるが，小児期の場合は成人と異なり十分に配慮する必要がある。

まず，幼児期は目に映る動作を自分の動く方向に置き換えることが難しく，正面で構えると鏡に映したごとくに真似てしまう。そのため，動きを指導する場合には，子供と同方向に対して動作を行うことが肝要である。また，技術の習得は真似ることから始まり，とくに小児期の場合は，意識しなくとも知らないうちに，周りを手本として動きが同調され，運動を習熟してしまうことが多い。直接指導していなくとも，その姿が目に入るだけで運動に影響を与えていることを念頭に置き，指導者は自らの動作に意識する必要がある。運動の習熟には，本人が抱く運動イメージが深く関わり，好きな選手のプレー，情動を揺さぶるような，すばらしいプレーをみることは，技術力向上に非常に有用となることが多い。自分自身がプレーする，プレーさせることもよいが，すばらしいプレーをみるということも大切な事柄であることを認識し，積極的に観戦の機会をつくることが望ましい。

実際の投球練習では，「投げる動作」と「投球」とは別物と考え対応する必要がある。投げる動作は習熟された反射運動とされ，多くの関節が協調性を保ち運動が遂行される。しかし，投球は期待されるスピードで目的の場所にボールが到達することで投球動作の完

◆図2　その場ジャンプ

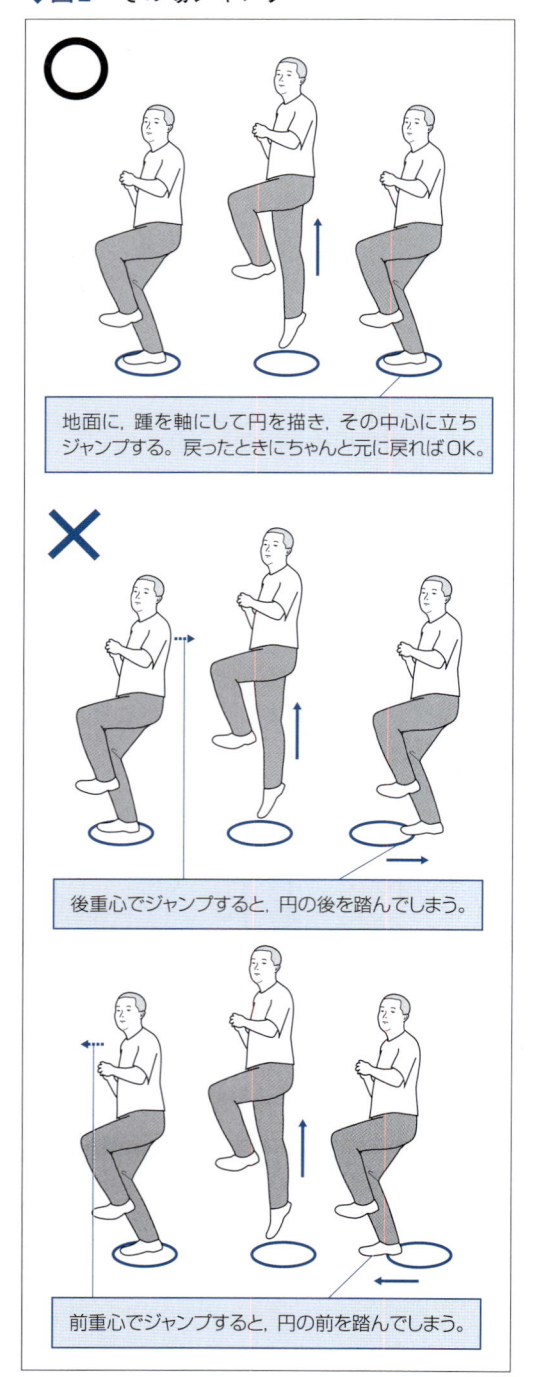

地面に，踵を軸にして円を描き，その中心に立ちジャンプする。戻ったときにちゃんと元に戻ればOK。

後重心でジャンプすると，円の後を踏んでしまう。

前重心でジャンプすると，円の前を踏んでしまう。

◆図3　つま先立ちでのタオルひき

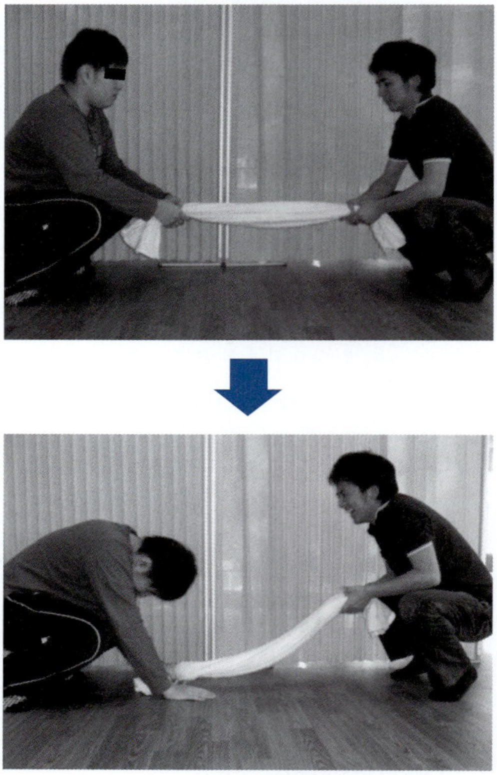

一手の再現性が最も不安定となる。不安定がゆえに，前腕一手の偏った使い方が学習されていることも多く，ときとして確認を促す意味でも，床，あるいは地面に目印を付け，肘関節から先だけのなめらかな動きによる，目印に向かってのボール投げ下ろしをさせることも有用である。

　偏った使い方が疑われる場合，目印に対し特定の方向へのずれを認め，このような場合は，目標点に対し常にずれが確認された方向への失投が多くなり，それを補正するため投げ方を知らず知らずのうちに変えてしまい，特定の関節への負担を招いていることがある。この確認動作によりずれが一定の方向に認められた場合，前腕運動の運動域の確認を行った後，練習として行わせることで，是正も可能となる。

　また，目標点に期待されるスピードを発揮するためには，全身の運動伝達のタイミングが非常に重要となる。しかし，期待されるスピードが得られない場合，得てして操作がしやすい上肢の機能だけに頼り投球する傾向が強く，肩，肘への負担を招く結果となることが多い。初心者，あるいは身体の成長が著しく，身体の意図的な操作がし難くなるこの時期は，しっかりと体重移動を確認した投球が重要であり，ただ投げるだ

結となる。投球動作は全身の運動により遂行されるものであり，関わる運動が複雑になればなるほど再現性が難しくなる。そのため，目的の場所への到達を意識しすぎると，局所の関節での運動となりやすく負担の集中による関節障害を招く危険が高くなる。また，逆に人間は前腕の動き，とくに回内・外の動きの自由度が大きいため，ボールを離す最後の効果器である前腕

◆図4　体重移動を考えた投球

体重移動を入れた膝立ち位の投球練習　　　　　　　　足部固定による立位での投球練習

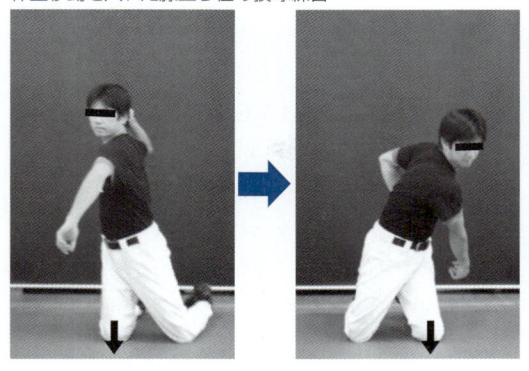

足部を前後に位置した状態からの練習

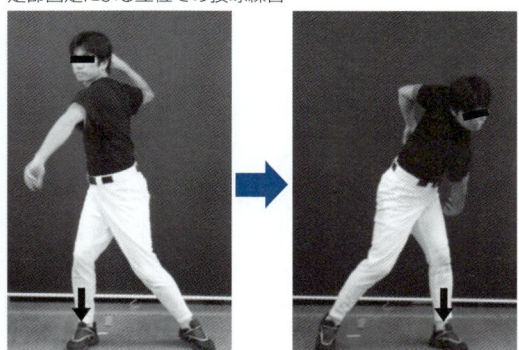

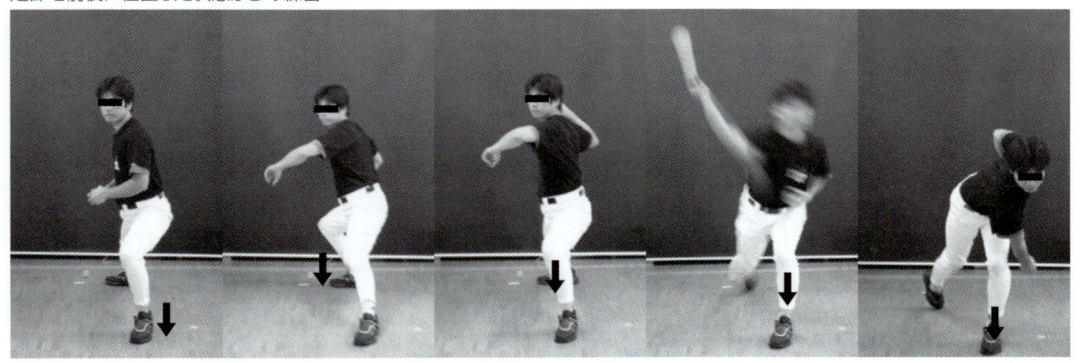

◆図5　耳近くにボールをつけたままのキャッチボール

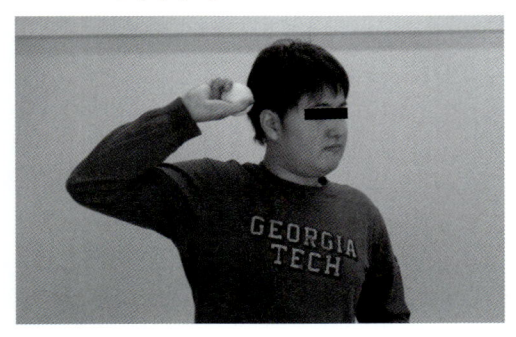

けではなく，図4のごとく段階を踏まえた投球を実施することが望ましい。また，けがなどで練習の参加が一定期間できなかった選手でも，これらの動作確認は非常に重要となる。

　小児・成長期は，言葉を身体化（具現化）することが難しく，関節運動を含め身体の一部分についての使い方を指示されると，ほかの身体機能の動きがおろそかとなり，結果として期待される身体運動にはほど遠い形態となることが多い。とくに上肢の動きは，最も自己コントロールがしやすいため，目的点到達，期待されるボールのスピードをすべて上肢に委ねる傾向が強い。このような傾向は，口頭指示ではなかなか改善しないため，ボールを自分の耳近辺に触れさせたまま投球させ，肘頭部が目的方向に向いた時点でボールを離すよう指示し，キャッチボールをさせるという指導法も紹介されている（図5）。当然のことながら，俗にいう「担ぎ投げ」といった滑らかな上肢の運動を阻害する傾向の投げ方となり，悪癖となるのではとも危惧されるが，負担を集中させやすい上肢の動きをタイミングよく使う経験になりやすく，さらに，習熟するとほかの身体運動を総動員しての投げ方となるため，力強い投球が可能となり，体感として，身体全体の運動を経験させることもできるなど，利点が多い。しかし，いずれかの部位の動きを制限させるということは，それだけで利点と不利点が混在することになる。指導する側が何を目的とするか明確にして用いなければ，不利点が習熟するなど逆に問題を作る結果となるため注意が必要である。

精神的発達を考慮した対応

　小児期・成長期は，重要な精神的発達の期間であり，この時期の家族との関係，指導者との関係，さらに同

じチームメイトとの関係は後の精神的成熟に向けて重要となる。また，障害予防の観点からも重要であり，この時期に形成された認知を含めた精神的発達は，以後の競技力にも多大な影響を及ぼすと考えられる。

精神的発達を考慮した対応のアウトラインは各書に紹介されているが，実際には子供一人一人がそれぞれ違いを持っており，成書に頼り決めつけた対応をするのではなく，あくまでも参考に留め，子供の反応をしっかりと受け止め，一人一人に適した対応を模索し，子供と常に対峙することが重要となる。

●構え

構え（姿勢）は意思の表れであり，姿勢保持が一定時間できない子供たちに社会的問題行動が多くみられるとの報告がある。構えの崩れは集中力の途切れとしてもみなされ，道具を用いる競技においてだけでなくあらゆる競技において，危機管理上問題となる。近年，身体的発達の未熟さも相まって，一定時間，同じ姿勢を保持できない子供たちが増えてきており，単なる体力的向上だけではなく，きちんとした姿勢を保つ，歩く，走るといった基本的動作をしっかりと行わせる必要性も十分認識しなければならない。

[予防のツボ] また，その指導においては，単に頭ごなしに怒るのではなく，さりげなく，正しい姿勢に導くよう，問題となる部分に軽く触れてあげ本人に気づくよう促すことが大切である。そして，前記のごとく子供たちは周りの影響を強く受け，近くにいる人の動作を知らないうちに真似ていることが多い。それゆえに周りが不適切な姿勢をとり，好ましくない形態での歩行は，子供たちの悪い見本となってしまうことがあることも重々承知しなくてはならない。しかし，四六時中姿勢や所作に気をつけなくてはならないということではなく，むしろ，リラックスしているときと，これから心を引き締めてという場との違いを，明確に示すことが重要となる。

また，よい姿勢とは力を入れた努力性の固めた姿勢ではなく，目的の動作がスムーズにできる準備状態であることを忘れてはならない。

●精神力向上を図るためには

近年，メンタルトレーニングという言葉をよく耳にする。その効果についても，多くの報告がなされメンタルトレーニングの重要性が認識されつつある。感情と運動との関係は古くより研究がなされ，感情と姿勢との関係は密接なつながりがあり，姿勢が感情の変化を招くこともあれば，感情が姿勢に表れるなど運動において感情のコントロールは非常に重要となる。

一見メンタルトレーニングとは，不適切な考え方をより適切な考え方に向けるための方法として受け取られがちであるが，基本としては，まず自分自身が今どのような状態にあるかを気付くということが大切となる。本来は130km/h台のボールを打ち返すことができる能力でありながら，心理的な影響で110km/h台のボールを打ち返すバッティングになってしまっていた場合，それに気づくことで，学んだ方法を活用することができる。また，いくら心を落ち着かせることが学んだ方法によりできたとしても，相手が140km/h台のボールを投げてきたら，それを打ち返すことはまずできない。一般的には，そのようなことから，まず，技術，体力優先にと考えがちである。

しかし，自分の能力をはるかに超えている選手は数多くいるものであり，肯定・否定ではなく，まずは客観的に認識することが重要となる。そのうえで，本来の実力が出ていないと認識した場合，学んだ方法を用い，もし，自分の実力以上と認識した場合は，それを踏まえ，どのような行動を取るべきか考えることが大切となる。

小児期，成長期においては，この自己評価，他者評価から，自分自身の選択すべき行動を考えさせる機会は，社会生活を踏まえたうえでも重要となり，理論的に場面設定から答えを導き出させるだけではなく，この自己評価，他者評価についてどう認識して，どのような考えを持ったか，話し合う機会を設けることが望ましい。

また，この自己の存在を認識するという，自己受容刺激の感受性の向上は，体の危険を察知するうえでも重要であり，競技，あるいは練習中の努力を超えた無謀な行為などを事前に察知する，あるいは，一流の選手がよく使う「今日の状態があまりよくなかったので，ていねいにボールを投げたのが結果としてあらわれました。」というコメントからもわかるように，体の状態は常に変化し，結果としてあらわれるボールの力強さ，コントロールに悲観し，無理やり力づくに対応しようとすることはしない。これらのことからも，まずは自身の状態を客観的に把握することが障害予防に関してもいかに重要かがうかがえる。

小児期・成長期は，この自己受容刺激の受容も未成熟の状態であり，指導者，家族が日々の変化に気をつけ，日々の変化に気づいていない場合は，他者からみた違いを伝えるなど，いつもと違う自分自身の状態に

気づけるようコミュニケーションを図ることが重要となる。

小児期・成長期における対応は，心理学的な見地からそれぞれのタイプ分類から，最適な指導法を選択することもあるが，変化が著しいこの時期は，当てはめによる画一的な対応を図るより，むしろ，簡単な質問票などを用い自分自身の性格検査などを自ら行わせ，人に指摘されるのではなく，自分でその傾向を認識させることも，以後の態度，集中力，精神的持久力への好影響をきたすことが多い。ただし，その結果に固執しすぎないよう注意することはいうまでもない。

この時期は，五感をしっかり使わせ，自己を受容させることが後の精神的能力，身体的能力の成長，そして危険察知など障害予防においても重要であることを認識し，自己認識を促す指導が重要となる。

●行動変容

競技をやむなく休んでいる状態は，小児期・成長期にとっては非常に不安であり，また，不満が募る。この時期は，ことの是非について自分の判断がなかなかできず，「指示に従う」「いいつけを守る」「我慢する」などの行動によって，人から認められるように努力することが多い。通常でも，自分の欲求を抑えていることが多いため，頭ごなしの競技休止は非常に心理的ダメージが大きいものとなってしまう。

復帰のツボ この時期の損傷は，身体的にも精神的にも，そして技術的にも未成熟であるがゆえに，時間的なアウトライン通りに進まないことが多く，競技休止期間の対応は繊細に扱わなくてはならない。

この時期は，知的にもまだ成長途中であり，知的理解を求めても無理となることが多い。

このような時期は，行動変容プログラムに準じ，条件を整え，情動的な刺激（ヘ〜，ドキッ，エッ，ホ〜，それで？）を用い，**復帰のツボ** 休んでいることがマイナスではなく，プラスになるという意識を芽生えさせ，自己効力感の維持と向上を図ることが望ましい。

この行動変容プログラムは，通常練習ですぐ飽きてしまう反復練習をどのように集中させていくかでも同様である。まず，準備段階（与えられた課題に対する心構え）を把握し，それぞれの段階ごとに対応し，準備段階アップを図り興味を持つよう引き込む。次に，正しい知識を持たせ，バリア要因の排除を図り，消極的な防衛体制を軟化させる。そして，恩恵の強化を図り積極性を上げ，さらに，変化に気づかせ自信を深めさせる（表1）。

◆表1　行動変容モデル（多理論統合モデル）

引き込み	・レディネス（準備状態）の見極め（ステージ：前熟考・熟考・準備・実行・維持）
↓	
正しい解釈	・変容の動機付け
↓	
防衛の弱化	・バリア要因の排除
↓	
恩恵の強化	・恩恵の具現化
↓	
自信の強化	・自己効力感の強化

準備状態
前熟考：無関心
熟考：
　関心はあるが
　やる気なし
準備：
　きっかけがあっ
　たらやる
実行：
　すでに
　始めている
維持：
　6カ月以上
　続けている

このような対応は，非常に有用ではあるが，コミュニケーションを密にとることが大切であり，「どう伝えるか」ではなく，常に「どう伝わっているか」を考慮し対応する必要がある。

文献

1) 山口光國編：投球障害のリハビリテーションとリコンディショニング，文光堂，2010.
2) 尾関有佳子，ほか：大学生の心理学ストレス過程の共分散構造分析．健康心理学研究，7：20-36, 1994.
3) 筒井廣明，山口光國：投球障害肩　こう診てこう治せ，メジカルビュー社，2004.
4) 竹中晃二監訳：高齢者の運動と行動変容，Book House HD, 2005.
5) 津田　彰編：現代のエスプリ「新しいストレスマネジメントの実際」，至文堂，2006.
6) 山口光國：野球人　牛島和彦の「偶然を必然に変える」投球術，社会評論社，2010.

小児

小児・成長期における腰椎分離症選手のスポーツ復帰

西良浩一，酒井紀典

復帰への指導

発育期のスポーツ選手の腰痛の主因が腰椎分離症である。腰痛を主訴にスポーツ外来を受診する。腰痛管理が復帰には重要である。分離症の腰痛はいまだ完全に明らかになっていないが，図1のように，2つの病態が考えられている[13]。外来受診時に，腰痛の病態を判断し，病態に応じた腰痛管理を行い，選手をフィールド復帰へと導く。

分離症の病期

腰痛治療を始めるためには，分離症の病期を知る必要がある。図2がCTの病期を示したものである[1,8]。初期では，明瞭な骨折線というより，長管骨の疲労骨折同様，骨吸収が部分的にみられる時期である。多くはparsに腹側から始まる[17]。進行期になると骨折線が全周性に及ぶ，いわゆる分離状態となる。完全骨折である。しかし，この時期では偽関節には至っていない。終末期はいわゆる偽関節である。

図3にMRI像を示す。分離症で必ず判断しなくてはいけない所見は，椎弓根の浮腫像である。T1：low，T2：high，STIR：very highとしてみられる[5]。STIRあるいはT2脂肪抑制が最も鋭敏に浮腫像を描出させ

◆図1 腰椎分離症における腰痛発現の病態
a：疲労骨折性。 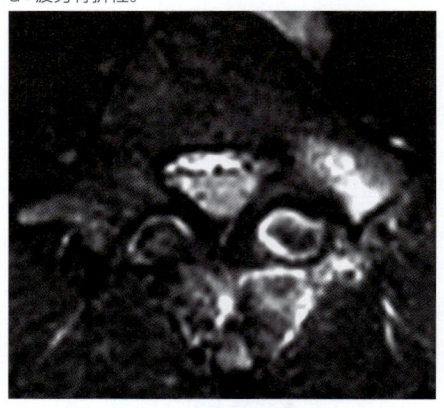
b：滑膜炎。

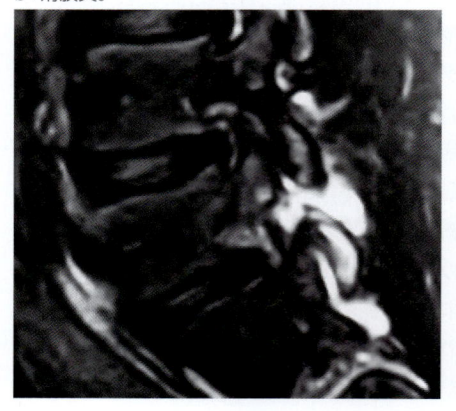

◆図2 CTにおける分離症の病期分類
a：初期。　b：進行期。　c：終末期。

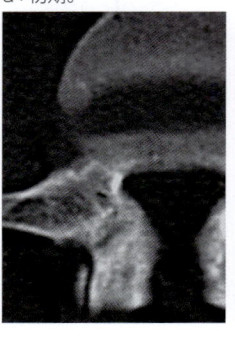

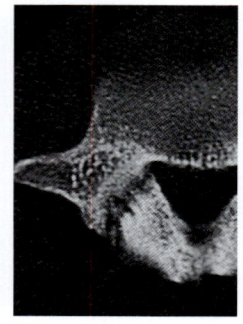

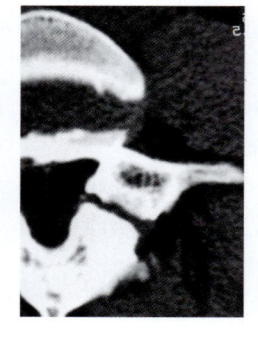

る（図4）。CTおよび椎弓根の浮腫像を組み合わせ，発育期の分離症を4つのサブタイプに分類し治療指針を決定する。

分離症が痛みを生ずるメカニズムは，長管骨の疲労骨折の痛み発生メカニズムを対比すると理解しやすい。初期から進行期では疲労骨折の痛みであり，終末期では偽関節の滑膜炎の痛みである。

保存療法選択の指針

バレーボールと分離症の項で詳細を記しているので参照していただきたい（p.188〜参照）。

図5が病期ごとにみた癒合率である[11]。初期分離ではほぼ全例が約3カ月で骨癒合するため，スポーツ休止と硬性体幹装具装着で骨癒合をめざす。進行期で椎弓根に浮腫が見られる病期でも，癒合率は64%と高い。しかし，癒合には平均半年を必要とするため，中学生・高校生のように活躍の時間に制限がある場合には骨癒合をめざす治療が困難となる。小学生では，この病期では骨癒合をめざしている。

進行期で椎弓根浮腫がみられない場合の癒合率はきわめて低く27%となる。この病期では基本は骨癒合をめざさないが，分離すべり症への進展が危惧される小学生[3]では骨癒合が望ましいので，可能性が少しでもある場合は，骨癒合をめざす治療をするべきである。

終末期は偽関節であり保存療法での骨癒合は望めない。腰痛に対する管理を行い，復帰を促す。この図5ができたことにより，患者，家族，監督，コーチとの相談が非常にやりやすくなった。とくに，中学生・高校生ではスポーツを休止し，治療に専念できる期間が限られている。癒合率・癒合期間を呈示することで，全員が納得した治療が行えるのである。

◆図3　初期分離で疲労骨折性腰痛を生じる代表的CTおよびMRI像

a：CT像。

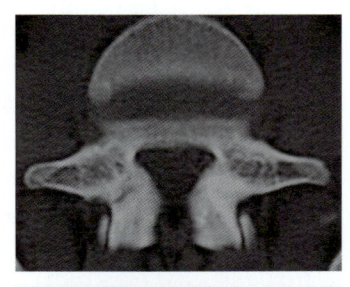

b：MRI T2像。椎弓根にmarrow edemaを認める。

◆図4　T2強調像と脂肪抑制像の対比

椎弓根の浮腫をみるためにはT2脂肪抑制像が至適である。

a：T2強調像。

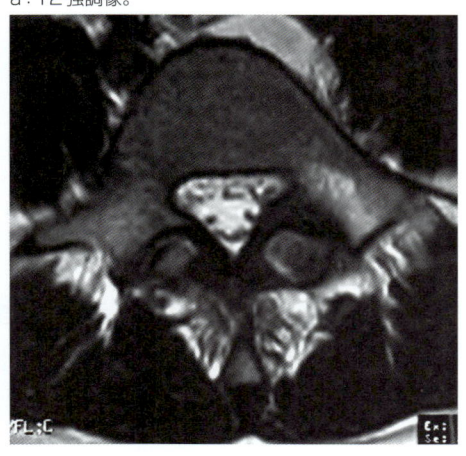

b：T2脂肪抑制像。

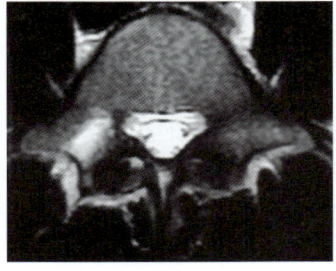

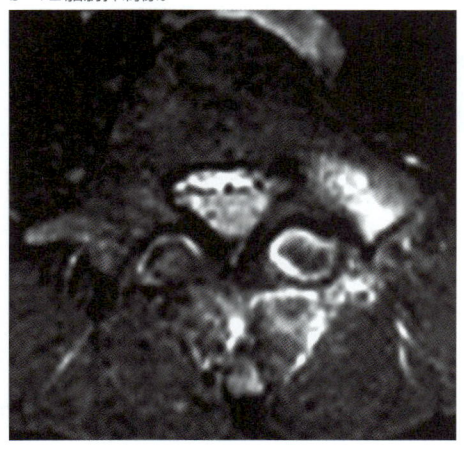

◆図5　発育期腰椎分離症の治療方針

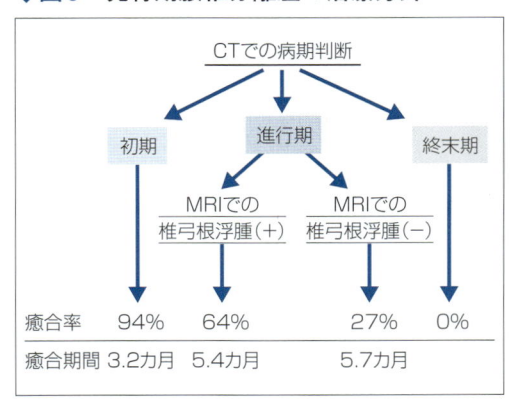

		CTでの病期判断		
初期		進行期		終末期
	MRIでの椎弓根浮腫(+)		MRIでの椎弓根浮腫(−)	
癒合率	94%	64%	27%	0%
癒合期間	3.2カ月	5.4カ月	5.7カ月	

◆図6　滑膜炎の推移
9歳，柔道部，L5両側分離症。

a：初診時CT像。

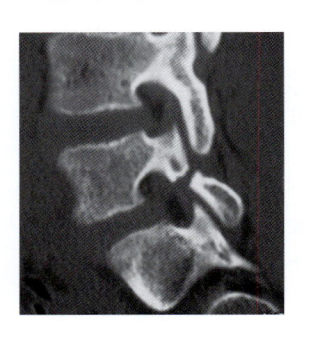

b：初診時MRI STIR像。分離部・facetに水腫が明瞭である（矢印）。

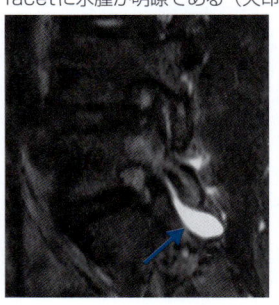

c：6カ月後 MRI STIR像。水腫は縮小している（矢印）。

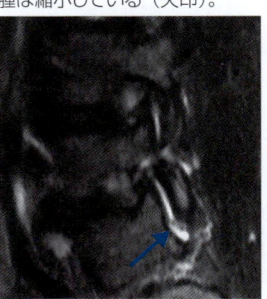

骨癒合をめざした治療

　初期から進行期での腰痛は疲労骨折性の腰痛であり，骨折の治療すなわち骨癒合をめざした治療が同時に腰痛への治療につながる。疲労骨折の時期では，骨折部からの出血が骨外に広がり，とくに神経根や背筋群を刺激する場合，屈曲時痛や根性疼痛が生じ腰椎椎間板ヘルニアと誤診されることが多いことがピットフォールにあげられる[10]。

　骨癒合目的に，体幹硬性装具装着とスポーツ休止を指示する。骨癒合のために局所を安静とすることで，腰痛は消失する。中学生・高校生ではスポーツ休止ができなく，継続を希望する場合がある。その場合は，下記滑膜炎の治療に準じ腰痛対策を行う。

滑膜炎の治療

　終末期は，すでに偽関節となっている。この時期での腰痛は，偽関節部の滑膜炎であることが分かっている。図1bのように明らかなeffusionがMRIでみられる場合はNSAIDsを処方する。また，スポーツ中に伸展に伴う腰痛を軽減させる目的でスポーツ用のナイトブレースを使用する。腰椎の伸展のみを制限するため，ほとんどの症例でスポーツ中の装着が可能である。

　的確な治療がなされると，腰痛は改善し滑膜炎も沈静化する（図6）。頑固な腰痛が続く場合，分離部にステロイド注入を行う。これらの保存療法によりスポーツ復帰が可能であり，手術を要する場合は少ない。しかしながら保存療法でも管理できない腰痛に対しては，低侵襲的分離修復術を適応とする。手術の詳細は

◆図7　ハムストリングス・タイトネスの相違がもたらす骨盤可動性の相違
タイトハムストリングスがあると骨盤回転が制限され運動中の体幹への負担が増大する。

a：tight-ham（−）。

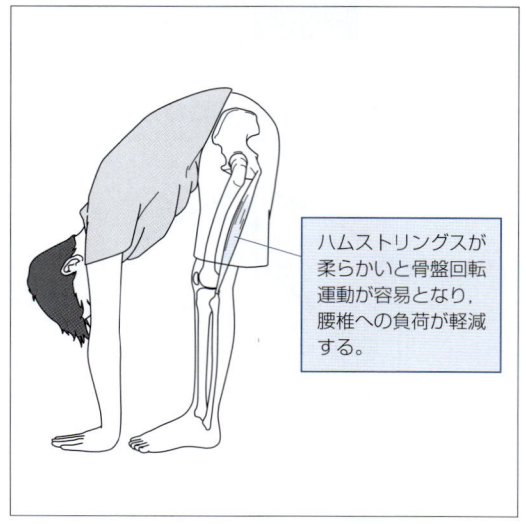

b：tight-ham（＋）。

タイトハムストリングス

タイトハムストリングスがあると体幹前屈時，骨盤の前傾が阻害される

ハムストリングスが柔らかいと骨盤回転運動が容易となり，腰椎への負荷が軽減する。

他誌を参照していただきたい[7,9]。

復帰への指導および再発防止に必要なこと

骨癒合をめざした治療を行った場合，骨癒合が得られたのちにフィールドに復帰する。骨癒合が得られず，偽関節となった場合でも，その時点で復帰する。骨癒合をめざさない腰痛管理の治療法が選択された場合は，スポーツ休止せず復帰する。

スポーツ選手の場合，腰椎にスポーツという運動負荷を続けた状況で，腰痛治療をするという相反する事象を成し遂げなければならない。通常では，再発は免れないと思われる。ここで，分離症再発・腰痛再発予防のための著者らの取り組みを紹介する。

●タイトハムストリングス

図7はタイトハムストリングスの有無での前屈時の姿勢を示す。タイトハムストリングスがあると，体幹前屈時，骨盤の前傾が阻害されるため，体幹での動きが中心となる。一方，ハムストリングスが柔らかい場合，骨盤回転運動が容易となり，腰椎への負荷が軽減する。タイトハムストリングスと腰痛との関連は古くから指摘されている。

腰痛を訴え受診する発育期選手の多くはハムストリングスが硬い。再発予防のため，運動中の腰椎への負荷を軽減する目的で，タイトハムストリングスがストレッチにより改善されることを復帰の大前提条件としている。

●ジャックナイフ・ストレッチ

図8は著者らが愛用しているジャックナイフ・ストレッチである[12]。ストレッチ中は膝関節伸展位を保持するという意味では，static stretchの範疇になる。しかしながら拮抗筋である大腿四頭筋を収縮させ，reciprocal Inhibition（相反抑制）を利用してハムストリングスの緊張をとるという点では，Dynamic Stretchの要素も含む。いわゆるActive-Static Stretchである。朝・夕，1回5秒収縮を5セット間欠的に行うホーム・エクササイズである。

バリスティックストレッチと違い筋損傷の心配もなく，PNFストレッチのような特殊な技術も要せず，子供が安全に自宅で行えるというメリットがある理想的ストレッチなのである。

図9，10が実際のストレッチ前後のFFDの差異を示す。ほぼ全例で4〜8週間の指導により，掌が床に着

◆図8　ジャックナイフ・ストレッチの実際
a：開始の姿勢。

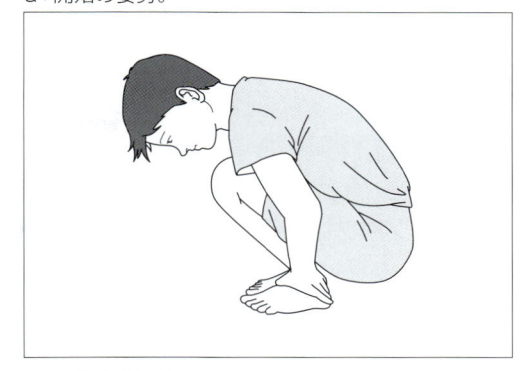

b：最大膝伸展位。

ストレッチ中は膝関節伸展位を保持する。

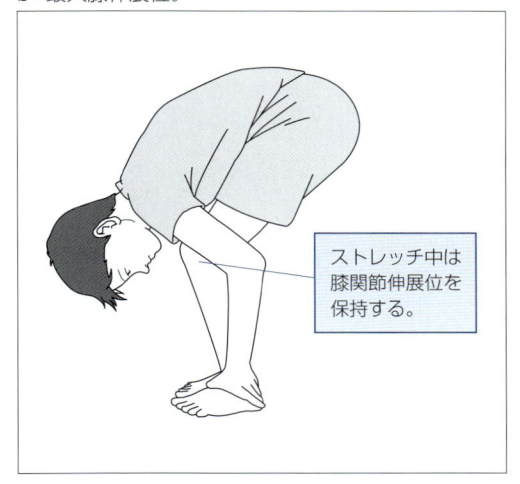

◆図9　ジャックナイフ・ストレッチの効果
10歳，女子。水泳選手。

4週間後

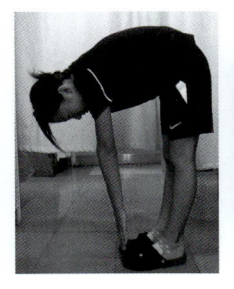

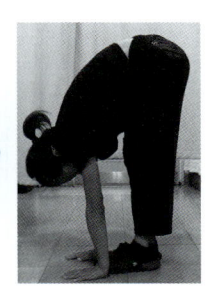

◆図10　ジャックナイフ・ストレッチの効果
9歳，男子。野球選手。

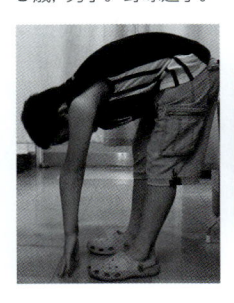

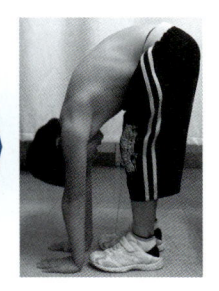

4週間後

くいわゆるpalm touchの状態となる。8例の20歳代の健康成人ボランティアでジャックナイフ・ストレッチの効果を検討したところ（図11），4週間でFFDが平均22.2 cm改善した。また，体幹前屈時の骨盤前傾角も33.2°の可動性の増加が得られた。

復帰のツボ 再発予防には柔軟性獲得が不可欠であることを十分説明し，柔軟性が得られた状態で復帰を指示する（図12）。

●スポーツ用ブレイスを使用した再発予防

もう1点はスポーツ用ブレイス使用である。硬い体幹装具ですべての運動を制限するとスポーツできなくなるため，伸展のみを制限する装具を採用している。現時点では図13のSigmax S3を使用している。

背部の金属製のステーを腰椎の前弯に合わせカーブを作る。採型に必要がなく，受診日から装着可能である。分離症発生および疼痛発現に重要な運動方向である伸展のみを制限する。スポーツ中の装着感は良好であり，選手からの評判も非常にいい。再発予防のため，スポーツ復帰後2～3カ月の装着を指導している。

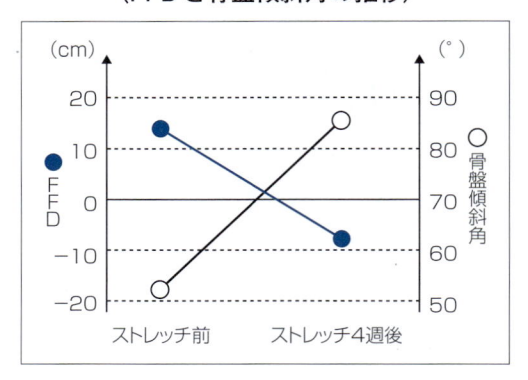

すべり予防に必要なこと

●発育期のすべり発生メカニズム

分離症は発育期にすべり症に至り，発育終了とともにすべらなくなるという臨床的観測は古くからなされている。この臨床的観測を説明するには，分離症がすべる部位，すべり発生メカニズムは，小児特有の解剖学的特徴によると考えるのが合理的である。

結論からいうと，発育期では，力学的に脆弱である椎体成長軟骨板がSalter-Harrisの骨端線損傷のように解離し，前方にすべるのである。すなわち，発育期の腰椎すべり症と，大腿骨頭すべり症は，成長軟骨でのすべりという観点からみると同様の病態であるといえる（図14）。椎体成長軟骨板が前方剪断力に対し脆弱であることは力学的解析から明らかとした[2]。その後，4週齢の幼若ラットの腰椎後方を不安定化させることで，腰椎椎体成長軟骨板ですべる動物モデルも確立し

◆図11 ジャックナイフ・ストレッチの効果（FFDと骨盤傾斜角の推移）

◆図12 子供のスポーツ復帰の条件

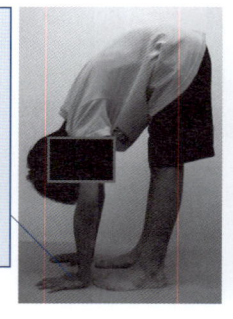

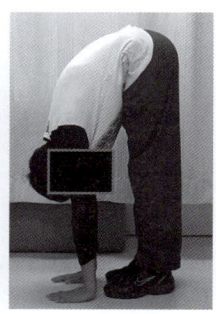

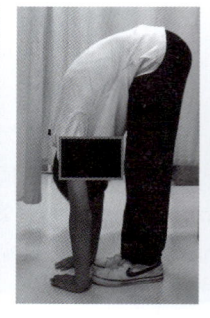

いわゆるpalm touchが可能となるくらいハムストリングスが柔軟となることを条件としている。ジャックナイフ・ストレッチによるとほぼ全例が4～8週間で条件を満たす。

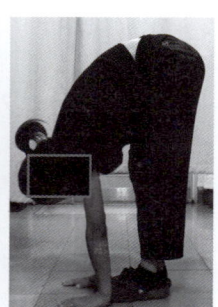

◆図13 腰椎伸展運動制限目的のスポーツ用ナイトブレイス

a：後方が金属支柱でありその場で腰椎カーブに合せた弯曲を作ることが可能である。　b：屈曲。 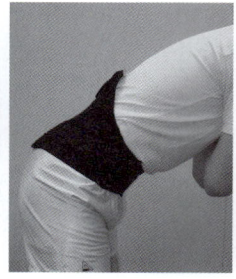　c：伸展。 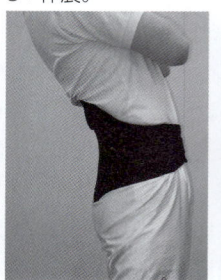　d：背部。

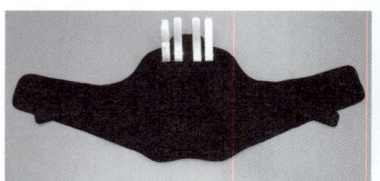

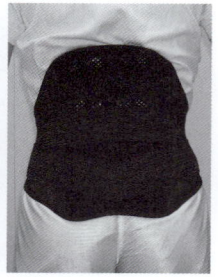

◆図14 成長軟骨板でのすべり
a：発育期での分離すべり症。

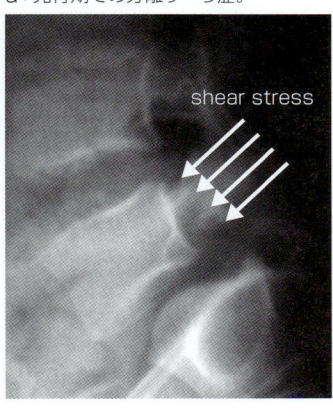

発育期分離症は大腿骨頭すべりと同様成長軟骨板でのすべりである。

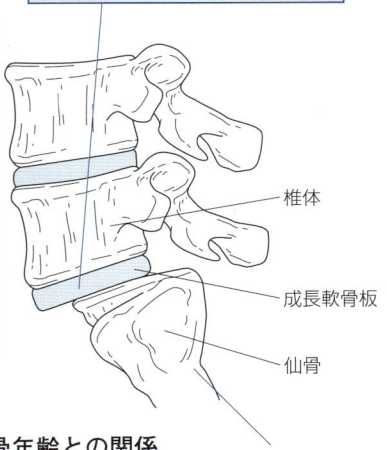

b：大腿骨頭すべり症。

椎体
成長軟骨板
仙骨

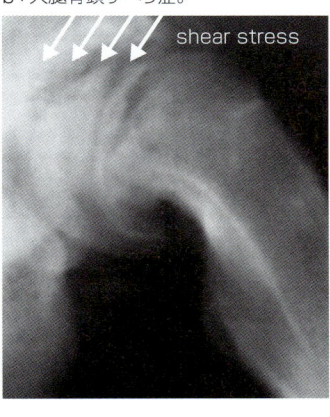

◆図15 すべり発生・進展と骨年齢との関係

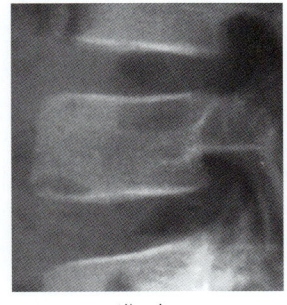

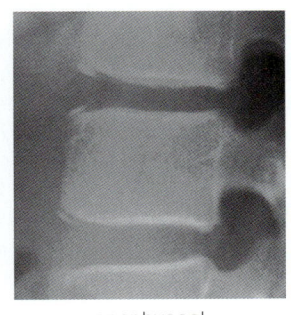

cartilaginous stage　　apophyseal stage　　maturation/epiphyseal stage　　after maturation

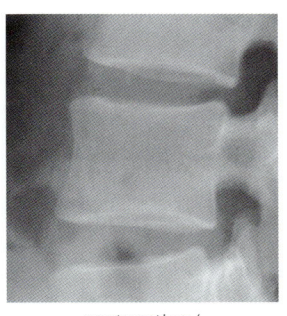

80.0%　　11.1%　　0%
(16 of 20)　(3 of 27)　(0 of 22)

た[15]。これらの基礎研究から，発育期の腰椎分離症は，成長軟骨板の解離によりすべり症へ進展するのは間違いないようである。従って，成長軟骨板が消失した発育終了後にはすべらなくなるのである。

● 脊椎骨年齢とすべり症の頻度

図15に脊椎の骨年齢を示す[3]。椎体と椎間板の間にある二次骨化核が骨化する前をcartilaginous stage，骨化が生じたがまだ成長軟骨が残存するapophyseal stage，そして，このapophysisの骨化が完了し椎体と癒合し成長終了したmaturation (epiphyseal) stageの3期に分けられる。年齢は18歳以下でもX線でmaturationであると，脊椎は大人であるといえる。簡単にいえば，小学生の多くがC stage，中学生ではA stage，高校生がmaturationである。しかし，個人差は大きく，同じ14歳でも男子ではC stageの場合もあり，女子ではすでにmaturationを呈する場合もある。

著者らは，椎体骨年齢を指標にすべり症が生じる頻度を調査した[3]。C stageで分離症になると約80％が5mm以上のすべりを呈した。一方，A stageになると，すべり進展あるいは進行した症例は10％程度にとどまった。また，A stageではすべりを呈したのはすべて女子であった。男子ではこの時期ですべった症例はなかった。maturationになると，新たにすべりが発生したり，既存のすべりが悪化したりする症例はなかった。従って，脊椎が幼若な時期であるC stageおよび，女子にすべり症が生じやすいことがわかる。これまでの成人の疫学調査でも，分離症は男性に多く[14]，すべり症は女性に多い[16]ことが明らかとなっている。発育期女子スポーツ選手で分離症があり復帰を行う際は，とくに慎重な観察が必要である。

● すべり症の予防

すべり症が生じると，生涯に変形をもたらす。分離症の子供を現場復帰させた場合のすべり発生リスクを十分知ったうえで，経過観察していただきたい。図

13のS3装具は運動中の伸展運動を制限させる。運動中，伸展運動がparsおよび成長軟骨板でのストレスが高いことが分かっており[4,6]，S3装具はすべり予防の観点からも有用な装具である。

現在，骨年齢がC stageの場合，スポーツ中にS3装具を装着し，すべり防止を試みている。

再発予防とスポーツ復帰

発育期スポーツ選手の分離症治療のゴールは，早期に発見し，骨癒合を行った後，再発予防しながら現場復帰することである。分離が癒合しない場合は，腰痛を管理，再発予防をしながら，さらに，すべり症予防を念頭にスポーツ復帰を支援する。発育期スポーツ選手において，最も重要なことは，柔軟性の獲得であることをとくに強調したい。

文献

1) Fujii K, Katoh S, Sairyo K, et al：Union of defects in the pars interarticularis of the lumbar spine in children and adolescents. J Bone Joint Surg, 86-B：225-231, 2004.
2) Sairyo K, Goel VK, Grobler LJ, et al：The pathomechanism of isthmic lumbar spondylolisthesis. A biomechanical study in immature calf spines. Spine, 23(13)：1442-1446, 1998.
3) Sairyo K, Katoh S, Ikata T, et al：Development of spondylolytic olisthesis in adolescents. Spine J, 1(3)：171-175, 2001.
4) Sairyo K, Katoh S, Komatsubara S, et al：Spondylolysis fracture angle in children and adolescents on CT indicates the facture producing force vector- A biomechanical rationale. Internet J Spine Surg, 2005, Volume 1, Number 2.
5) Sairyo K, Katoh S, Takata Y, et al：MRI signal changes of the pedicle as an indicator for early diagnosis of spondylolysis in children and adolescents. A clinical and biomechanical study. Spine, 31：206-211, 2006.
6) Sairyo K, Goel VK, Masuda A, et al：Three Dimensional Finite Element Analysis of the Pediatric Lumbar Spine：Part II：Biomechanical change as the initiating factor for pediatric isthmic spondylolisthesis at the growth plate. Eur Spine J, 15：930-935, e-pub ahead, 2006.
7) Sairyo K, Sakai T, Yasui N：Minimally invasive technique for direct repair of pars interarticularis defects in adults using a percutaneous pedicle screw and hook-rod system. J Neurosurg Spine, 10(5)：492-495, 2009.
8) Sairyo K, Sakai T, Yasui N：Conservative treatment of lumbar spondylolysis in childhood and adolescence：the radiological signs which predict healing. J Bone Joint Surg, 91-B：206-209, 2009.
9) 西良浩一，酒井紀典：腰椎分離症に対する小皮切pedicle screw hook-rod修復手技. OS NOW Instruction No.10 脊椎の低侵襲手術　患者負担を軽減する手術のコツ，馬場久敏編，メジカルビュー社，2009, p172-177.
10) Sairyo K, Sakai T, Amari R, et al：Causes of radiculopathy in young athletes with spondylolysis. Am J Sports Med, 38(2)：357-362, 2010.
11) Sairyo K, Sakai T, Yasui N：Bony healing of the pediatric lumbar spondylolysis with conservative treatment：Which type of lysis and how long? The 37th Annual meeting of International Society of Study for the Lumbar Spine, Auckland, New Zealand, April 14-17, 2010.
12) 西良浩一，酒井紀典，間瀬泰克：脊椎疲労骨折. (特集) アスリートの疲労骨折—なぜ発症するのか？，臨床スポーツ医学，2010.
13) 西良浩一：腰椎分離症における腰痛発現メカニズムとその管理～なぜ痛いのか？～　Jpn J Spinal Research, 1(7)：1235-1241, 2010.
14) Sakai T, Sairyo K, Takao S, et al：Incidence of Lumbar Spondylolysis in the General Population in Japan Based on Multi-detector CT Scans from 2,000 Subjects. Spine, 21(34)：2345-2350, 2009.
15) Sakamaki T, Sairyo K, Katoh S, et al：The pathogenesis of slippage and deformity in the pediatric lumbar spine：a radiographic and histologic study using a new rat in vivo model. Spine, 28(7)：645-650；discussion 650-651, 2003.
16) Takao S, Sakai T, Sairyo K, et al：Radiographic Comparison between Male and Female Patients with Lumbar Spondylolysis. J Med Inv, 57：133-137, 2010.
17) Terai T, Sairyo K, Goel VK, et al：Stress fracture as the beginning of spondylolysis occurs from the ventral aspect of pars interarticularis. A clinical and biomechanical study. J Bone Joint Surg, 92-B：1123-1127, 2010.

理学療法士からみた小児・成長期の体幹のスポーツ外傷・障害の治療

福井　勉

成長期の体幹

●運動と体幹

　上下肢を激しく用いるスポーツにおいて成長期における体幹はその安定性の基盤となる。投球動作でも下肢から生じる滑らかな力源伝達が肩，肘関節など特定部位への負荷増大を軽減しうる。

　例えばフォロースルーで上肢の前方への振り出し時に，肩甲骨の動きとの連携だけではなく体幹部，下肢の回旋を中心とした可動性が要求される。下肢や体幹の可動性低下は上肢に影響を及ぼすことになる。そのため体幹の安定性や可動性をさまざまな形で得ることは体幹そのものの障害のみならず，上・下肢スポーツ障害のためにも重要なことである。成長期においては骨成長が著しいため，不適切なコンディショニングによる筋硬結や筋長に影響が運動制限になるだけではなく，スポーツ障害へ移行することも考えられる。

●体幹のコンディショニング

　体幹のコンディショニングにおいて重要となるのは，適切な可動性，安定性，持久性，協調性を確保することである。臨床的に多いケースとしては股関節可動性の低下と体幹とくに体幹下部の安定性低下である。また上肢スポーツ障害とともに生じている体幹安定性，可動性，持久性の低下と四肢との協調性が低下する頻度も高い。全身運動であるスポーツ動作の動作自体の評価は重要となる。スポーツ動作のエッセンスを分析可能な質的評価に落としてそれぞれに鍵となる評価からトレーニングを行うことが重要である。

　特定部位の障害がある場合には，その原因が体幹内にある場合も，体幹以外にある場合もあることから，徐々にスポーツ動作に適応させ，全体を作り上げていくイメージも重要である。とくにスポーツ障害において重要なのは，動きが原因で障害に結びついている可能性が高いからである。

腰痛に対するアプローチ

●安定性低下と過剰可動性

　腰痛における最大の特徴は，障害発生部位における安定性低下と過剰可動性である。腰部過剰可動性の原因の多くは股関節可動性にあることが多い。股関節で生じるべき運動が他部位に影響しているスポーツ障害は多い。バッティングにおける下肢運動制限が下部体幹への過剰な伸展・回旋動作での腰痛[1]など動作要因の関与[2]の指摘がされている。椎弓根部骨折では，利き手と反対側上下関節突起の負担増大[3]などoveruseでの体幹安定化機能低下[4]原因は重要である。

　この体幹部安定性低下と股関節可動性低下に対しては，可動性低下している股関節へのアプローチが重要である。要求されている動作における股関節運動の特徴と実際に選手が有する能力を詳細にチェックする。

●左右への体重移動や回旋動作の場合

　左右への体重移動や回旋動作が大きい場合によくみられるケースとしては，前額面上の可動制限が水平面上に代償運動として現れる場合がある。テニスフォアハンド側のフォロースルーでは反対側股関節内旋制限が体幹下部の過剰可動性に結びつくケースは多い。

●前へ進むことが多い動作の場合

　前へ進むことが多い動作においては，矢状面上の可動性低下を水平面上の代償運動として大きくなる場合が多い。例えばフォワードランジ動作は，前側股関節屈曲－外旋運動と後側股関節伸展－内旋の組み合わせで生じるが，前側股関節の可動制限が骨盤前方移動と脊椎の右回旋という代償で生じれば脊椎の過剰可動性に結びつきやすい。あるいは後側股関節伸展制限が体幹下部の過剰回旋となるケース，体幹下部の回旋制限が体幹上部の過剰回旋となるケースが代表的である。

　フォワードランジはランニングをはじめとする動作の類似動作と考えられ，股関節回旋制限に対するアプローチは重要である。

●内旋制限と伸展制限が混在している場合

内旋制限と伸展制限が混在している場合には股関節屈曲外旋筋の筋緊張亢進や短縮，それと比較した腹腔内圧低下，坐骨大腿靱帯短縮などが主に考えられる。股関節屈曲筋としては，腸腰筋，大腿直筋，大腿筋膜張筋，縫工筋などがある。荷重位での下肢回旋にもとくに縫工筋の関与は大きく，この筋を例にあげると起始である上前腸骨棘を停止方向に移動させる方法（図1）で腸骨をインフレア方向に移動する方法は有効である。

体幹安定性と胸郭の形態

●体幹の安定をつくる

体幹の安定性には多くの成書があるが，胸郭の形態そのものにも着目する必要がある。体幹上部の回旋が左右どちらかに大きい場合，肋骨はそれにともなって肋横突関節と胸肋関節の間で前方あるいは後方に回旋する。この左右差が体幹形状の左右差となって現れることが多い。

このような場合，体幹上の肋骨を注意深く触診してその左右差の軽減する方向へ体幹上の皮膚を誘導し，選手に大きく深呼吸を数回行ってもらう（図2）。この方法は，体幹上部，体幹下部，頭頚部の左右差を取り除く上で非常に有効である。腹斜筋群活動の努力度も軽減するため身体全体の安定性や運動性向上にも寄与すると考えられる。そのような形態の正中化を図った後に脊柱を頭尾方向へ伸ばした姿勢で前傾し多裂筋を始めとする深層筋活動を高める方法も効果的である（図3）。

●姿勢と体幹

姿勢は多くの要因が重なってできていると考えられる。あるひとつの関節に拘縮があれば，その影響は必ず他部位に波及する。

体幹では頭尾方向への伸びが確保されその状態で空間上の位置が変化しても安定している能力が重要である。バレエのように股関節で大きな可動性を有するためにはレッスンの過程で体幹安定性を同時に高めている方法を参考にすることが有益である。

スポーツ復帰への指導

復帰への指導で重要なことは，普段のコンディショニング中の股関節可動性を確保することと体幹安定性

◆図1　縫工筋による腸骨インフレア操作

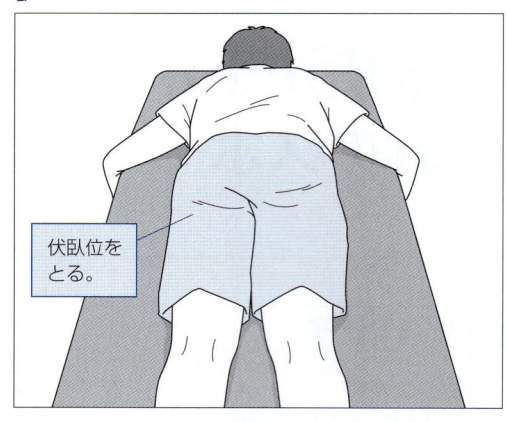

a

伏臥位をとる。

b：縫工筋を伸張する（股関節伸展，内転，内旋，膝屈曲）。

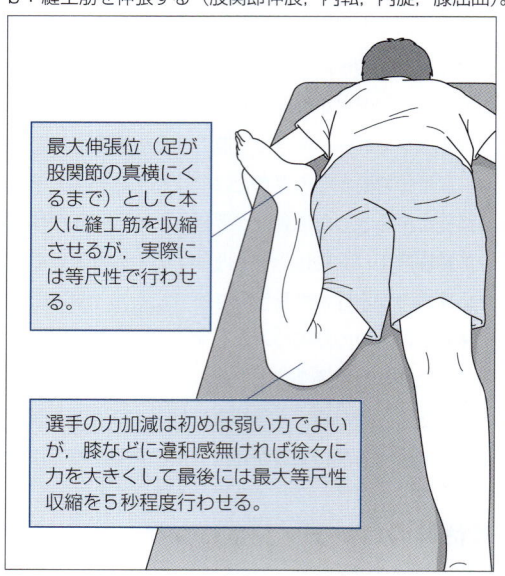

最大伸張位（足が股関節の真横にくるまで）として本人に縫工筋を収縮させるが，実際には等尺性で行わせる。

選手の力加減は初めは弱い力でよいが，膝などに違和感無ければ徐々に力を大きくして最後には最大等尺性収縮を5秒程度行わせる。

c

左足を右足に近づけるようにする。実際にはbの位置で動かない。この効果で，縫工筋の停止部が固定されているため，起始部が停止部に近づく。つまりは，左骨盤が前傾して内方に移動する（インフレア方向）。

スクワット時に骨盤の後方回旋が減ることや，仰臥位で他動的に股関節を屈曲した際の最終域で膝が外にもっていかれる要素が減少することが期待される。

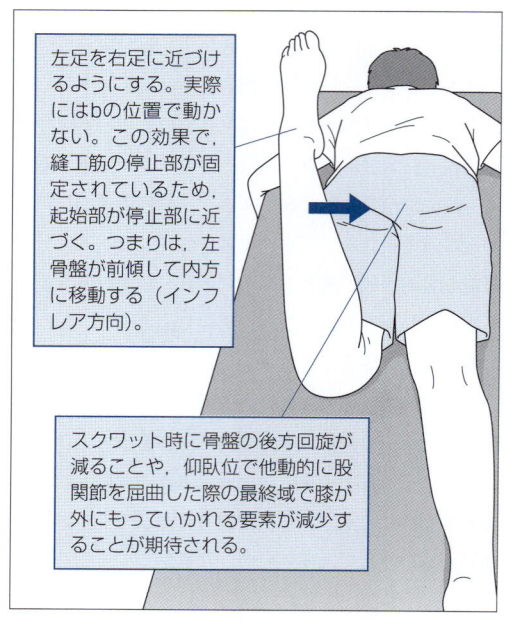

◆図2　体幹形状の適正化エクササイズ

体幹の左右非対称性を評価し，動くべき部分について深呼吸で調整する．拡張しづらい部分の皮膚を緩めるがその際に体幹回旋時の肋骨運動を参考にする．図は体幹中央右前部が拡張しない場合の皮膚の操作例である．

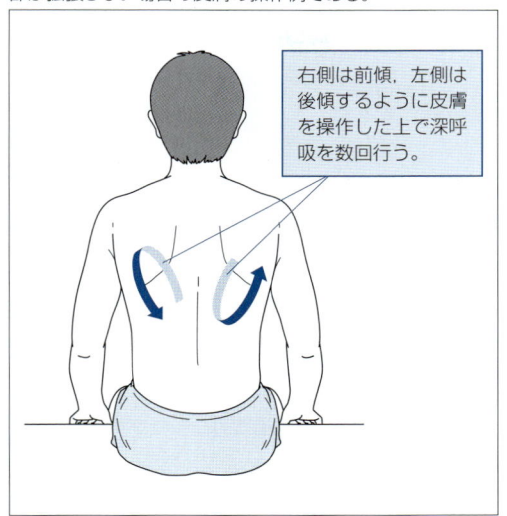

右側は前傾，左側は後傾するように皮膚を操作した上で深呼吸を数回行う．

◆図3　体幹深層筋エクササイズ

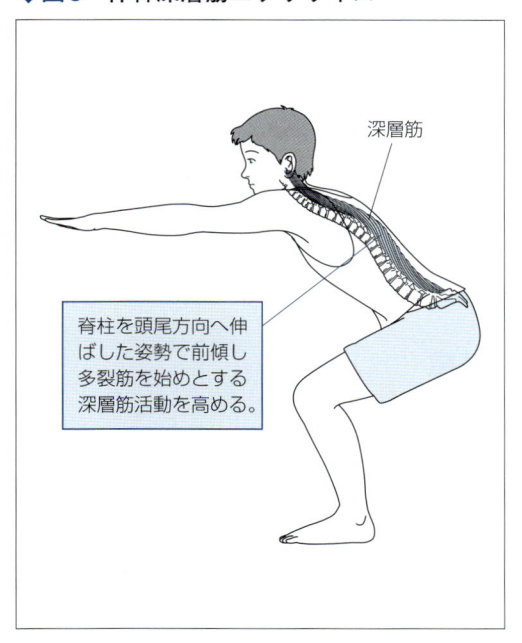

深層筋

脊柱を頭尾方向へ伸ばした姿勢で前傾し多裂筋を始めとする深層筋活動を高める．

エクササイズを日常的に行うことである．また再発防止のためにも，その2つを日課としてよい姿勢の獲得をめざすことである．

文献

1) 中野達也，秀島聖尚，小松　智，ほか：成長期野球競技者における腰痛の現状．九州・山口スポーツ医・科研究会誌，20：85-90, 2008.
2) 藤野　毅，大場俊二，高司博美，ほか：腰椎疲労骨折　その発生と体幹筋との関係．九州・山口スポーツ医・科研究会誌，20：80-84, 2008.
3) 小林良充：成長期スポーツ選手にみられた腰椎椎弓根部骨折　画像からみた発生機転の推察．日本臨床スポーツ医学会誌，13：208-213, 2005.
4) 朝倉英喜，大場俊二，高司博美，ほか：成長期スポーツ選手体幹四肢保持機能テスト．九州・山口スポーツ医・科研究会誌，21：131-134, 2009.

小児

小児・成長期の下肢のスポーツ外傷・障害

平野　篤

特徴

●骨折の特徴

　発育期の骨膜は厚く強靱であるので，屈曲外力により不完全骨折（若木骨折）を生じやすい。また骨端線が骨折によって損傷すると将来的に変形を生じアライメント障害を残すことがある。骨幹部の骨折でも過成長により脚長差を生じることがある。筋力の増強に対して骨強度が弱い時期にあたり，疲労骨折が好発する。

　筋腱の付着する骨端（apophysis）には，成長軟骨板が存在し，強い張力が働くと軟骨と骨を含んだ裂離骨折を生じやすい。足関節の果部，下前腸骨棘などの骨盤，脛骨結節に好発する。また成長軟骨板自体も力学的に脆弱であり，骨端線離開を生じやすい。つまり発育期においては靱帯・腱の力学的強度は，骨・軟骨よりも強靱であり損傷を受けにくい。

　関節軟骨も成人に比べると厚く柔軟性に富んでいるが，剪断力に対して脆弱とされており，スポーツにより反復する外力が加わると軟骨の部分的な損傷が生じ，これが進行すると離断性骨軟骨炎を呈する。上腕骨小頭，大腿骨内顆，距骨に好発する。

●下肢の骨端症

　日本人は小学生高学年から中学生にかけてgrowth spurtを迎え，骨の急速な伸長に，筋腱が追いつけずに過緊張状態となる。この時期にいわゆる"tightness"が始まる。この状態でスポーツによる負荷が加わると，筋腱の付着する骨端で使いすぎ症候群（overuse syndrome）が発症する。代表的なのがOsgood-Schlatter病（Osgood病），Sinding-Larsen-Johansson病（SLJ病），踵骨骨端症（Sever病）などである。また骨盤の骨端部にも骨端症が発症することがあり，裂離骨折に進展することもある。

診断

　早期復帰に最も重要なのが正しい診断である。発育期のスポーツ障害の診断には，スポーツ種目と練習量およびその内容の聴取が最も重要である。

　X線検査はあくまでも補助的なものであり，初期には異常所見が認められないことも多い。MRI検査も有効ではあるが，部位によっては病変が小さく不鮮明だったり，低年齢で撮像が困難な場合もある。局所の理学所見，四肢のアライメントなどを重視すべきである。また障害があってもプレー可能な場合も珍しくなく，現場の指導者も含めて「大丈夫か？　できるか？」の質問で安易にプレーを許可することは避けなくてはならない。

治療・復帰への指導

　overuseが原因のものは運動量の調整や休止が必要になる。しかし「競技をやめなさい」や「種目を変更しなさい」などの指示は医師として慎重に発言すべきである。

　発育期スポーツ外傷・障害の治療の大部分が保存療法であり，ストレッチングを中心としたリハビリテーションが有効である。患部を休めながら柔軟性をつけ，段階的に運動負荷を増やせば再発を未然に防げる。

　手術療法が必要なのは骨折などの外傷，離断性骨軟骨炎などである。骨折の手術では骨端線を傷害しないような工夫が必要であり，鋼線刺入術や創外固定などが行われる。また離断性骨軟骨炎に対しては病期に応じてドリリングや骨柱移植，骨軟骨移植（mosaicplasty），などが行われている。

予防・再発防止

　身長測定によりgrowth spurtが開始されたと判断

した場合，Osgood-Schlatter病などの牽引性骨端症の発症リスクが高い時期であることを，スポーツ指導者は認識しなくてはならない。この時期の子供たちに対しては，**練習や試合のスケジュールが過密でないかを注意する**。専門の競技のみならず，学校で陸上記録会など別の種目が追加されている場合もあり，複数の競技でoveruseに陥り発症する場合も多い。

予防のツボ

予防のツボ 具体的な予防法としては骨端部の圧痛チェックを指導することを薦める。自分で押してみて痛みがないかをセルフチェックさせることは比較的容易である（図1）。痛みが続く場合は医療機関を受診させる。さらにストレッチングを習慣づけて継続することも当然必要である。ストレッチングは正しい肢位で，20秒以上行うように実技を示す（図2）。練習の前後と帰宅後に必ず行うよう指導する。

当院のスポーツ外来を受診する子供たちの大部分はストレッチングの言葉は知っていても，実際の方法を理解していない。ストレッチングで筋の緊張を日々チェックし，硬い場合は入浴やマッサージなどで回復させることも考慮すべきである[1]。

代表的な下肢の発育期スポーツ障害

●膝伸展機構障害

発育期に生じる膝伸展機構障害は，身長の急伸により大腿四頭筋の過緊張が生じ，脛骨粗面および膝蓋骨に大きな牽引力が加わることによって発症すると考えられている。

著者らは40名の成長期男子サッカー選手に2年間の縦断調査を行い，膝蓋骨の高さは骨年齢が進むにつれて低下する傾向をみせたが，growth spurtの始まる11～12歳にかけて一時的に高くなる時期があることを報告した。この時期は大腿四頭筋の過緊張状態が存在し，Osgood-Schlatter病やSinding- Larsen-Johansson病の発症リスクの高い年齢と考えられる[2]。

・Osgood-Schlatter病（以下，Osgood病）

発育過程にある脛骨粗面部に生じる骨端症である。診断は脛骨粗面部の圧痛，突出にて容易であるが，脛骨粗面の発育段階と病期を把握すべきである[3]。

MRIや超音波でOsgood病の発症期をみると脛骨粗面に骨端線の残存する時期に2次骨化中心に損傷が起こり，これによって骨端症が引き起こされている[3,4]。初期変化は単純X線には描出できないことが多い。**早期にスポーツ活動の休止を含めた安静保存療法を施行**

復帰のツボ

することによって，変形を残さず治癒できる場合もある（図3）。これに対し終末期まで進行し，Ossicleや骨棘を形成してしまうと，痛みは長期に及び，スポーツ復帰後も違和感が残存することもある。つまりOsgood病を後遺症なく治療し，比較的早期に復帰させるためには，早期発見し練習の休止を中心とした保存療法をとらせる必要がある[5]。

その他，練習前後の大腿四頭筋のストレッチング，アイスマッサージ，オスグッドバンドの装着，NSAIDsの塗布や服用，などの保存療法がある[6]。Ossicleや骨棘が遺残し，痛みが長期間残存する例には，手術による骨片の摘出と骨棘の切除術が考慮される。

・Sinding-Larsen-Johansson病（以下，SLJ病）

膝蓋骨下極の痛みと腫脹があり，X線で同部位に骨分離像を認める。Osgood病と比較して頻度も少なく，数週間の安静で臨床症状も，画像上も治癒する場合が多い（図4）。膝蓋靱帯炎（jumper's knee），sleeve

◆図1 脛骨粗面部圧痛のセルフチェック

骨端部を自分で押してみて痛みがないかをセルフチェックさせる。

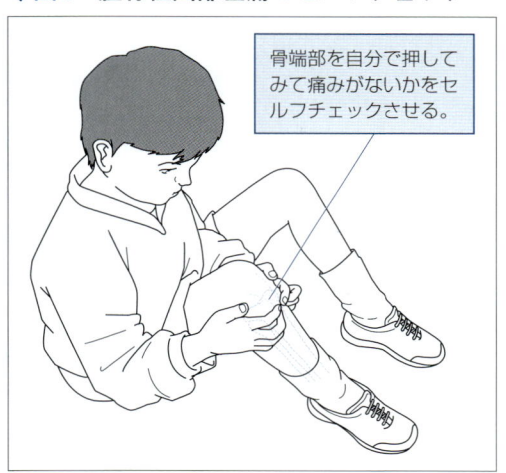

◆図2 大腿四頭筋のストレッチ

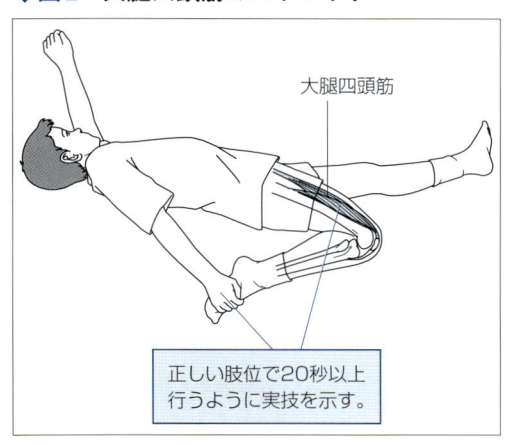

大腿四頭筋

正しい肢位で20秒以上行うように実技を示す。

◆図3 Osgood-Schlatter病進行期

11歳, 男子。サッカー選手。a, bは同時期のものである。bはLoop Flex Coil small (Siemens, MAGNETOM Symphony)を使用して撮像した。

a:右膝関節側面単純X線像。脛骨粗面には異常はみられない。

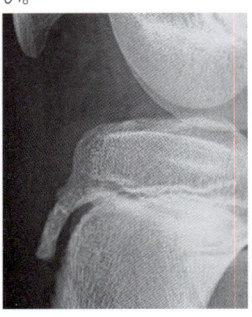

b:MRI T2*強調矢状断像(GRE500/25)。二次骨化中心前方にtearがみられる(矢印)。

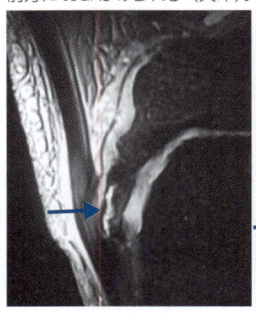

c:2カ月後の右膝関節側面単純X線像。脛骨粗面前方に剥離骨片を認める(矢印)。

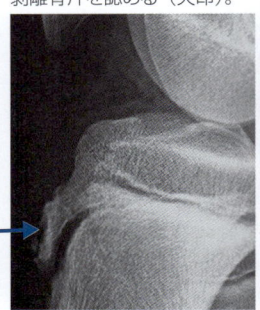

d:5カ月後の右膝関節側面単純X線像。骨癒合してOssicleを形成せずに治癒。

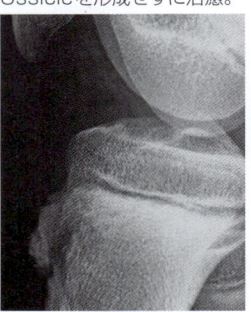

◆図4 SLJ病

11歳, 男子。a〜dは同一症例のほぼ同時期のものである。b,c,dはLoop Flex Coil small (Siemens, MAGNETOM Symphony)を使用して撮像した。

a:右膝関節側面単純X線像。膝蓋骨下極に遊離した骨片がみられる(矢印)。

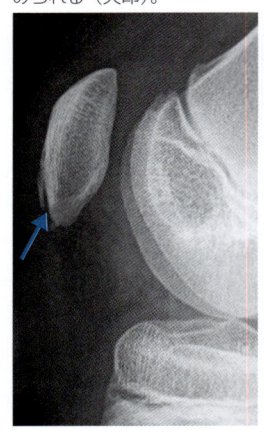

b:MRI プロトン密度強調矢状断像(FSE3000/16)。膝蓋骨下極に剥離骨片がある(矢印)。

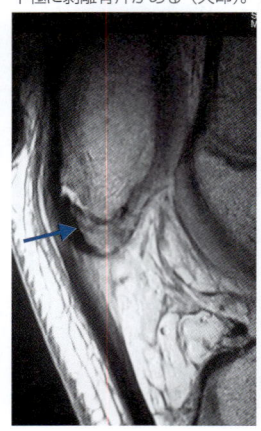

c:MRI T2*強調矢状断像(GRE500/25)。剥離部が高信号を示している(矢印)。膝蓋靱帯炎を合併している(星印)。

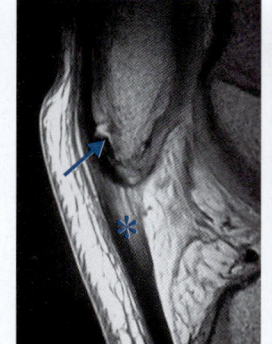

d:MRI T2*強調冠状断像(GRE500/25)。膝蓋靱帯の起始部と剥離部の関係が明瞭である(矢印)。

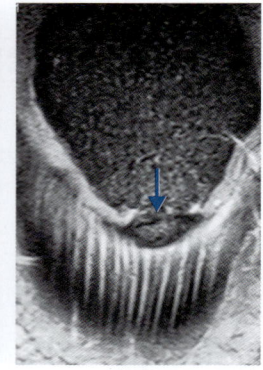

(文献7より転載)

fractureとの鑑別が問題になるが, MRIやX線所見でこれらが否定的で, 膝蓋骨下極軟骨部が骨化する発育段階であれば, 診断はほぼ確実である[7]。

病因に関しては, 1921年Sinding-Larsen[8]がperiostitisあるいはepiphysitisとして2例を報告して以来, あまりまとまった報告はされていない。1978年にMedlar[9]が, 膝蓋靱帯のtraction tendinitisが本態であり, 下極の骨分離像は腱の剥離した部分での石灰化であると報告した。これに対し1990年Ogden[10]はその著書の中で膝蓋骨下極の副骨化核と主骨化核の間の軟骨部が力学的にも弱く, この部分がdirectまたはindirectな外傷を受け発症するのではないかと述べている。つまり, 膝蓋骨が下極に副骨化核を形成する時期は, SLJ病を発症する危険期であり, その年齢は骨年齢で10〜11歳前後で, Osgood病よりやや若い年代である。

・Sever病

発育期スポーツ選手の踵骨骨端線部の疼痛はSever病とよばれ, X線像で骨端核の不整, 分節像を呈するが, 異常所見として明確にとらえるのは困難である。疲労骨折や足底腱膜炎, アキレス腱炎との鑑別が必要である。スポーツを完全に休止するほどの難治例はまれであるが, ストレッチングの指導やヒールカップ, 足底板の処方が必要な場合もある。

小児・成長期障害への取り組み

発育期のスポーツ障害は予防と早期診断が最も重要である。現場の指導者は身長・体重のチェックを必ず行い，骨成熟を把握することが必要である。代表的な障害の好発時期にはセルフチェックを含めたストレッチングやクールダウンを行うことが予防につながる。また医師は子供たちが何か痛みや不調を訴えた場合，その練習背景などを十分に聴取し，X線所見の有無のみで安易な診断をすることは避けなくてはならない。

大部分の障害はスポーツの休止などの運動量の調整で自然治癒するが，将来にわたって後遺障害を残すものもあることに注意すべきである。また診断に際しては治療方針と治療期間，予後などを示し，単に「スポーツをやめろ」などの無責任な言動は避けなくてはならない。

文献

1) 平野　篤：オスグッド病-発症メカニズムとその予防・再発予防-　臨床スポーツ医学，25（臨時増刊号）：252-255, 2008.
2) Hirano A, Fukubayashi T, Ishii T, Ochiai N：Relationship between the patellar height and the disorder of the knee extensor mechanism in immature athletes. J Pediatr Orthop, 21：541-544, 2001.
3) 平野　篤, ほか：発育期スポーツ選手における脛骨粗面のMRI所見とOsgood-Schlatter病の発症過程. 整スポ会誌, 18：27-33, 1998.
4) Ogden JA：Osgood-Schlatter's disease and tibial tuberosity development. Clin Orthop, 116：180-189, 1976.
5) Hirano A, Fukubayashi T, Ishii T, Ochiai N：Magnetic Resonance Imaging of Osgood-Schlatter's Disease：The Course of the disease. Skeletal Radiol, 31：334-342, 2002.
6) 平野　篤, 石栗　建：オスグッド病のリハビリテーション．臨床スポーツ医学, 16：307-313, 1999.
7) 平野　篤：膝伸展機構の障害, 診断と治療. 画像診断, 27：591-602, 2007.
8) Sinding-Larsen M F：A Hitherto Unknown Affection of the Patella in Children. Acta Radiol, 1：171-173, 1921.
9) Medlar R C：Sinding-Larsen-Johansson disease. Its etiology and natural history. J Bone Joint Surg, 60-A：1113-1116, 1978.
10) Ogden J A：Skeletal Injury in the Child. W. B. Saunders Company, 1990.

小児

理学療法士からみた小児・成長期の下肢のスポーツ外傷・障害の治療

林　典雄

小児・成長期の下肢のスポーツ外傷・障害の特徴と基本的な考え方

　小児・成長期（以下，思春期）の下肢スポーツ障害を診るにあたっては，多くの例で柔軟性の問題とアライメント障害の問題を解決することで疼痛は軽減しスポーツ復帰を果たしていく。もちろんスキルの程度が低く，障害に直結する場合にはフォーム指導を行うが，この時期の選手は，効率的なパフォーマンスの理論背景を理解して実践できるインテリジェンスとモチベーションを持っているケースはまれであり，その重要度はそれほど高くないと考えている。

　思春期だからこそ適切な柔軟性とアライメントの要因を押さえておくことが大切である。逆にこれら2つの要因がまったく存在しない場合には，overuseによる組織損傷と考え対処する方が妥当である。

　つまりスポーツ指導者ならびに両親は「成長途中の子供がスポーツを行っている」ことを十分に認識することが大切である。

柔軟性が原因となるスポーツ障害

　思春期の膝関節障害としてはOsgood-schlatter病，ジャンパー膝，有痛性分裂膝蓋骨，腸脛靱帯炎，anterior knee pain syndrome（以下，AKPS）などがあり，疼痛の要因の1つに大腿四頭筋を含めた伸展機構のstiffness（硬さ）が指摘されている。

　Osgood-schlatter病やジャンパー膝は脛骨粗面や膝蓋靱帯に加わる牽引力が，有痛性分裂膝蓋骨の中で最も頻度が多いSaupe-Schaer分類Ⅲ型（外上側）では，分裂部に停止する外側広筋の牽引力が疼痛の引き金となる。腸脛靱帯炎は緊張した腸脛靱帯が大腿骨外側上顆を乗り越える際に加わる摩擦や圧迫力が，AKPSでは伸展機構の緊張下に加わる外側優位の圧迫力や周辺支持組織の摩擦刺激が疼痛に関与するといわれている。

　その他に，膝蓋下脂肪体の拘縮により膝関節終末伸展ができない例や，薄筋，縫工筋のstiffnessに起因する鵞足部痛など，この種の症例は意外に多い。

●膝関節伸展機構の柔軟性評価

　Osgood-schlatter病やジャンパー膝など牽引力が原因となる病態では，大腿四頭筋が治療のターゲットとなるのは当然であるが，それら症例のほとんどに，腸脛靱帯の緊張に強く関与する大腿筋膜張筋の拘縮を認める。大腿四頭筋のチェックには，腹臥位で膝を屈曲し尻上がり現象やheel-buttock lengthを計測する方法などが一般的である。しかし，これらの方法は，わずかな骨盤の前傾で結果が左右され，細かな短縮度評価としては使いにくい。

　著者らは昇降可能な治療台を用い，非検査側の股関節を最大屈曲位（骨盤最大後傾位）に固定した状態で，膝関節屈曲角度を計測する方法を用いている。これを股関節を軽度外転した肢位と内転した肢位で比較する。軽度外転した肢位では主に大腿直筋の柔軟性を，内転した肢位では腸脛靱帯の緊張が増すため，外側広筋を含めた柔軟性がチェックできる（図1）。選手には検査側の踵が抵抗なく殿部に接触する状態を陰性とし，適宜セルフストレッチの継続を指示する。

　大腿直筋を除く単関節筋群（外側広筋，内側広筋，中間広筋）では，背臥位で股関節を屈曲した肢位で抵抗なく踵が殿部に接触するか否かをみるとともに，膝関節を最大屈曲した肢位で外側広筋，内側広筋を徒手的に把持し，前後の伸張性をみるテストを行っている。このテストの評価としては，前後方法の伸張性がほとんどない（強陽性），低下している（陽性），問題ない（陰性）の3段階で評価している。通常，外側広筋の伸張性が低下しているケースが多く，有痛性分裂膝蓋骨やAKPS症例では必須のテストである（図2）。

　大腿筋膜張筋の短縮度評価にはOberテスト変法を用いる。通常のOberテストと違う点は，骨盤前傾による代償を排除するために検査開始の時点で非検査側

◆図1　大腿四頭筋の拘縮評価

a
腹臥位で膝を屈曲し，尻上がり現象やheel-buttock lengthを評価することが多い。

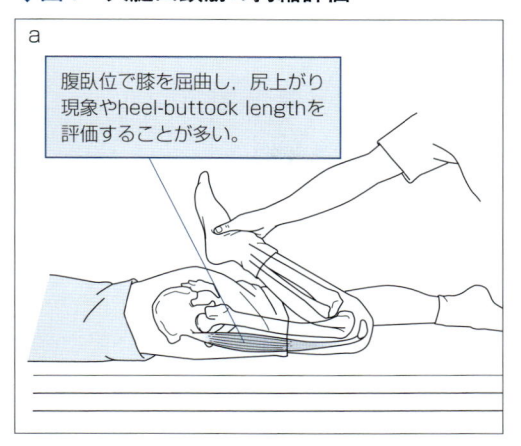

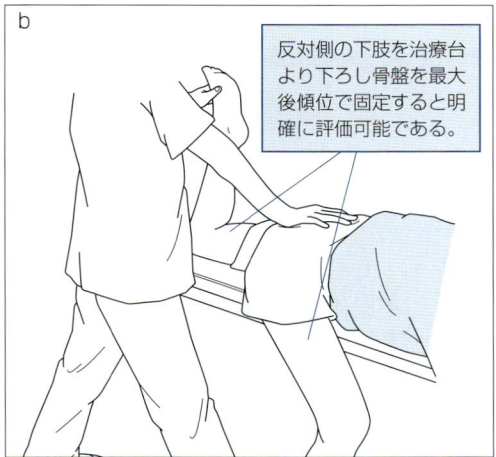

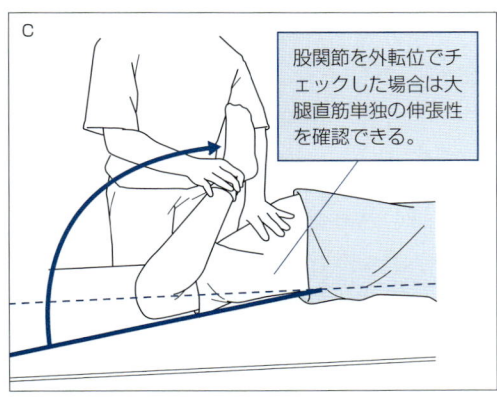

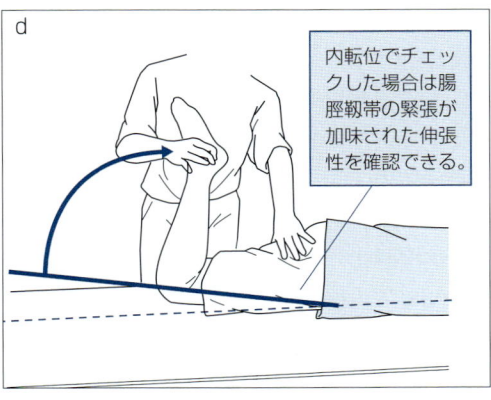

b
反対側の下肢を治療台より下ろし骨盤を最大後傾位で固定すると明確に評価可能である。

c
股関節を外転位でチェックした場合は大腿直筋単独の伸張性を確認できる。

d
内転位でチェックした場合は腸脛靱帯の緊張が加味された伸張性を確認できる。

◆図2　大腿筋膜張筋の拘縮評価

外側広筋，内側広筋の拘縮評価は筋腹の前後方向の柔軟性を評価する。

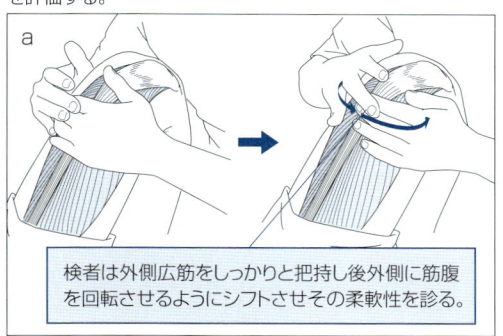

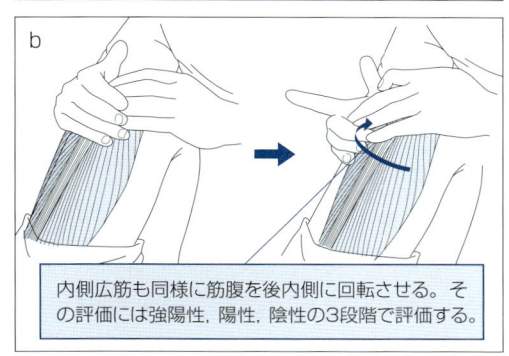

a
検者は外側広筋をしっかりと把持し後外側に筋腹を回転させるようにシフトさせその柔軟性を診る。

b
内側広筋も同様に筋腹を後内側に回転させる。その評価には強陽性，陽性，陰性の3段階で評価する。

◆図3　Oberテスト変法

a：Oberテスト。

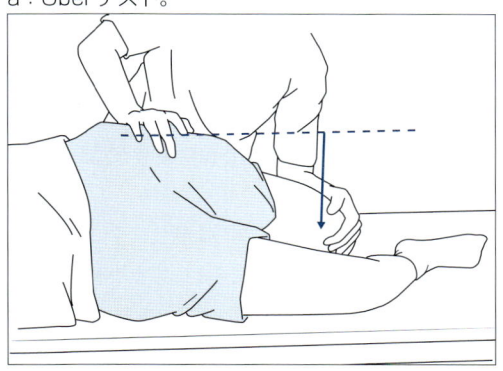

b：Oberテスト変法。

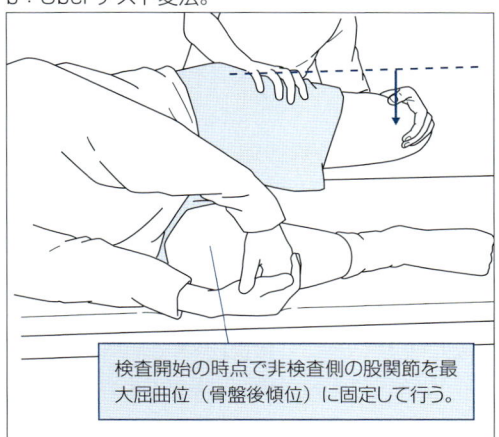

検査開始の時点で非検査側の股関節を最大屈曲位（骨盤後傾位）に固定して行う。

◆図4　セルフストレッチング

a
側臥位とする。
下方の脚の股関節を最大屈曲させ骨盤の前傾運動を抑制する。
上方脚の股関節を屈曲し，先に膝関節を完全屈曲させた位置から股関節の自動伸展運動を行わせる。

b
膝蓋骨は顆間溝にしっかりとロックされ大腿直筋に有効な伸張刺激が加わる。

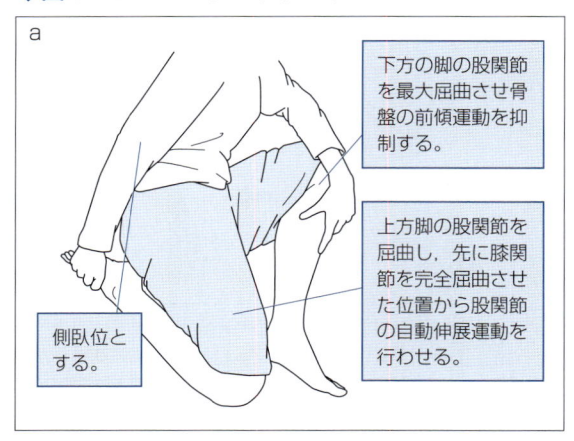

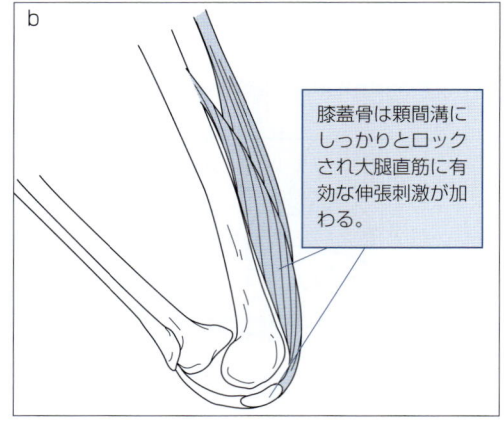

の股関節を最大屈曲位（骨盤後傾位）に固定して行うことである（図3）。

● ストレッチングの実際

　著者らの指導しているセルフストレッチングは，選手を側臥位とし下方の脚の股関節を最大屈曲させ骨盤の前傾運動を抑制する。上方脚の股関節を屈曲し，先に膝関節を完全屈曲させた位置から股関節の自動伸展運動を行わせる。<mark>このときの股関節の伸展は，可能な限り内転域で行うようにし，大腿筋膜張筋への伸張も同時に加える（図4a）</mark>。膝関節を完全屈曲しておくことで，膝蓋靭帯の走行は後上方となり，このとき生じる張力は，脛骨粗面を押さえ込む力に変換される。また完全屈曲位では，膝蓋骨は顆間溝にしっかりとロックされるため大腿直筋に有効な伸張刺激が加わる（図4b）。

　外側・内側広筋の前後方向の柔軟性改善には，柔軟性評価の項で述べた検査方法をそのまま治療として用いるほかに，選手自身が行う方法として，坐位で自分の大腿遠位を両手で把持し，大腿骨を中心に内外側に回転させる方法を指導している（図5）。

　AKPSや終末伸展時に膝前面痛があるケースでは，膝蓋下脂肪体の柔軟性改善を選手自身に指導する。脂肪体を横方向にリリースした後，膝蓋骨を引き下げた状態から膝伸展とともに手を離し，膝蓋下脂肪体の引き出しを反復させる（図6）。

● 筋の柔軟性が改善すれば疼痛は消失するか？

　Osgood-schlatter病をはじめとする思春期膝スポーツ障害135膝を対象に，前述した筋の柔軟性評価が陰性化した時点で疼痛の有無をみたところ，Osgood-schlatter病は98.7％，ジャンパー膝は91.7％，腸脛靭

◆図5　内・外側広筋の前後方向の柔軟性改善

坐位で自分の大腿遠位を両手で把持し，大腿骨を中心に内・外側に回転させる。

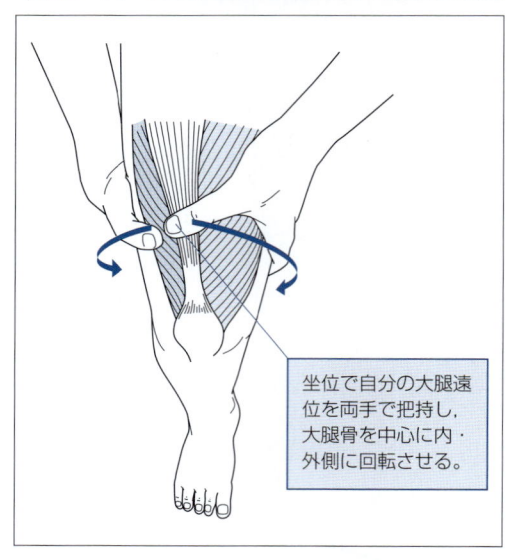

帯炎は50％，AKPSは30.8％で疼痛の消失が得られた。牽引力の影響が強いOsgood-schlatter病やジャンパー膝では，筋の柔軟性の改善が膝痛の軽減に有効であることはわかったが，アライメント障害の影響が加味される腸脛靭帯炎やAKPSではその改善はやや鈍い[10]。しかし，足底挿板の併用にてほとんどの例でスポーツ復帰が可能である。

　Osgood-schlatter病においては，初診時のstiffnessの程度と治療期間の関係について調べたところ，有意な正の相関があり，拘縮の程度が強いほど運動療法の適応は高く，柔軟性改善自体が牽引力の減少に直結することが伺われた[6]。逆に初診時比較的柔軟な選手は，牽引力以外に，overuseに伴う変性の影響が強いことが伺われ，運動療法に対する反応は鈍いようである。このようなケースでは，運動量の制限，アイシングの

◆図6 膝蓋下脂肪体の柔軟性改善

脂肪体を横方向にリリースする。

膝蓋骨を引き下げ膝伸展とともに手を離し、膝蓋下脂肪体の引き出しを反復させる。

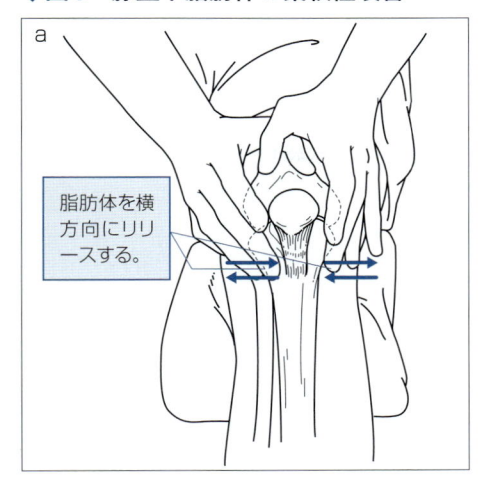

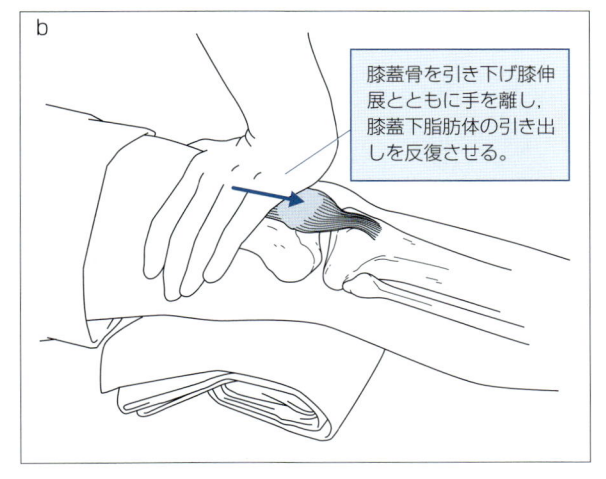

◆図7 荷重に伴う足部の機能的変形

足部は荷重に伴い機能的に変形し免荷により復元する。荷重に伴う機能的変形の破綻は足部障害だけでなく膝障害を誘発するため、スポーツ障害においては必ずチェックすべき事項である。

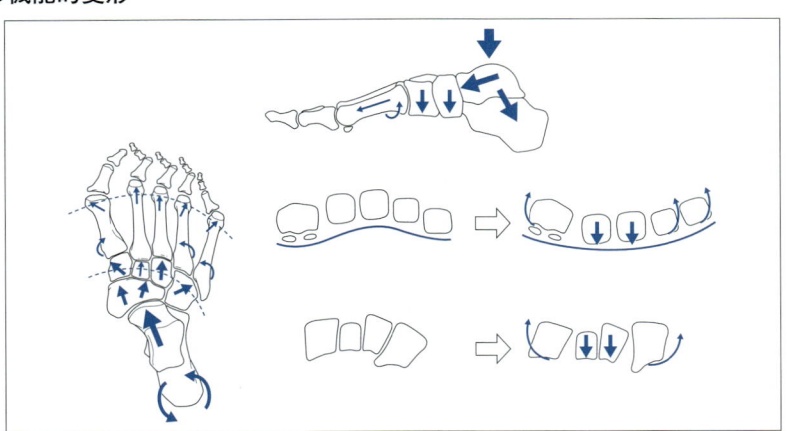

(文献15より)

徹底、早期の装具装着などの比較的厳格な指導が必要となる。

アライメント障害が原因となるスポーツ障害

ほとんどのスポーツにおいて地面と接しているのは足部だけであり、アーチ構造を主体とする足部アライメントは、下肢スポーツ障害発生の重要な要因の1つである。足部に荷重がかかると、後足部、中足部、前足部は荷重を効率よく分散するために機能的に変形し、荷重がなくなることで復元する（図7）。

通常後足部の回内は下腿の内旋を誘導し、回外は下腿の外旋を誘導するため、これらが膝関節障害を引き起こす要因となる。著者らはアーチの評価に自然歩行時のフットプリントから、足部のタイプを6つに分類（正常足・後足部回内足・前足部開張・後足部回外足・凹足・扁平足）し臨床に応用している（図8）。

一般に後足部回内タイプや扁平足では後脛骨筋腱炎、有痛性外脛骨、足底腱膜炎、シンスプリント、腸脛靱帯炎などが多い。後足部回外足や凹足では、Lisfranc関節炎、腓骨筋腱炎、足根洞症候群、外側アキレス腱炎、有痛性踵パッド、シンスプリント、AKPS、鵞足炎、膝蓋靱帯炎、慢性膝窩筋痛、腰痛など多彩の部位に疼痛が生じる傾向がある。前足部開張タイプは、Morton病や中足骨頭部痛、外反母趾、有痛性種子骨障害などが多い。

●アライメント修正の基本的な考え方

アライメントチェックの最も大切な点は、歩行、走行において後足部が床面に対して直立化しているか否かが重要である。荷重が最初に加わる後足部が側方動揺する選手では、その是正に無駄な身体反応が必要となる。

観察するポイントは、対象脚を軸としたステップ動作の反復を後方より観察する。前方へのステップだけ

◆図8　フットプリントによる簡易足部分類

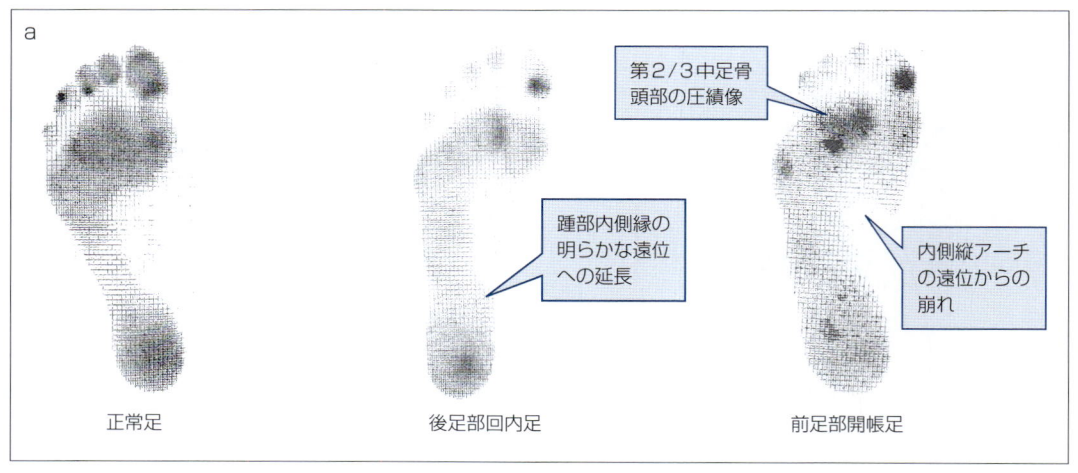

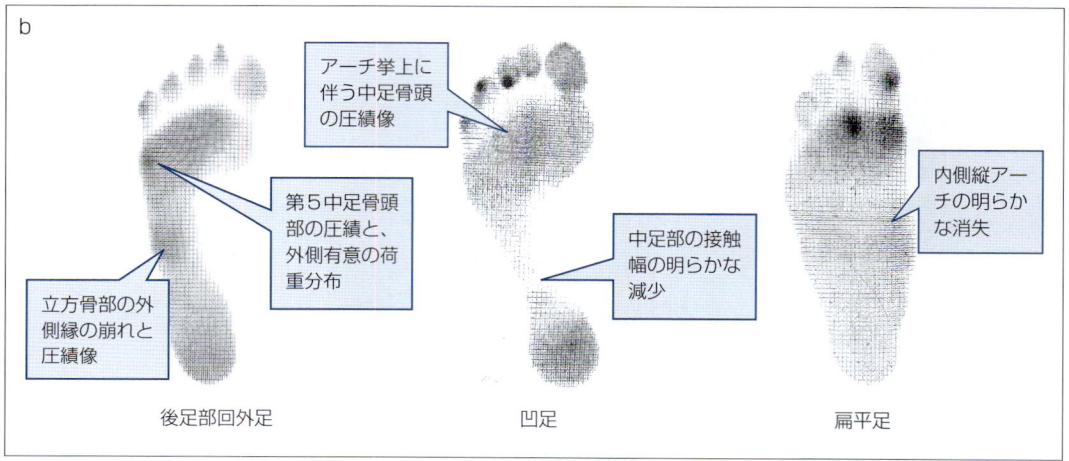

a

正常足　　　　　後足部回内足　　　　　前足部開張足

- 第2/3中足骨頭部の圧績像
- 踵部内側縁の明らかな遠位への延長
- 内側縦アーチの遠位からの崩れ

b

後足部回外足　　　　　凹足　　　　　扁平足

- アーチ挙上に伴う中足骨頭の圧績像
- 第5中足骨頭部の圧績と、外側有意の荷重分布
- 立方骨部の外側縁の崩れと圧績像
- 中足部の接触幅の明らかな減少
- 内側縦アーチの明らかな消失

でなく後方へのステップ時の踵骨の安定性に注意して観察する。同様なステップ動作を閉眼時で行うと踵骨の側方動揺性が著明に出現する例が多い（図9）。

足底板の基本構造は，回内，回外どちらにタイプにおいてもヒールカップ機能を持たせつつ，ステップ動作での側方動揺性を制動していく。

● 足底板の実際

著者らの足底板は，ベース板にエムソールド社製の中足骨パッドと舟状骨パッドを組み合わせて貼付し，最後に粘着シートで覆い完成とするタイプである。

【復帰のツボ】後足部回内タイプの症例には，舟状骨パッドによる内側縦アーチの保持に加え，中足骨パッドを載距突起の下に延長して貼付する。ベース板の踵周囲との間に隙間があるようであれば，その間隙を埋める形でヒールカップを作る。開張足を合併しているケースでは症状に応じて横アーチの補正を追加する（図10）。

【復帰のツボ】後足部回外タイプは踵の横径が小さい症例が多く，これも後足部が安定しない理由の1つである。ポイントはヒールカップで踵を囲みつつ，踵部の後外側から前内側にかけて中足骨パッドを徐々に深く挿入することで，円滑な母指列への重心移動を再現する（図11）。またこれらの外側の一連の補正は，踵骨の外側動揺に対するカウンターとともに下腿内旋を誘導し全体のアライメント調整に関与する。後足部回外タイプに対する足底板はやや熟練を要するが，ジャストフィットした足底板の効果は非常に高い（図12）。

病態の理解こそ復帰への道

思春期の下肢スポーツ障害に対する運動療法について概説した。【予防のツボ】重要なことは「膝が痛い」といって来院する選手に対し，その病態をきっちりと評価し，病態にあった適切な運動療法を施行することこそ，良好な結果を得る近道であることを認識したい。

運動器のリハビリテーションに関わるセラピストは，病態を常に関節機能解剖学と対比しながら考察し対処

◆図9　後足部不安定性の観察ポイント（後足部回外足の例）

ステップ動作を後方より観察する。この動きを閉眼で行うと選手は足部の不安定性を明確に自覚することができる。足底板はこの後足部不安定性の是正が目的となる。

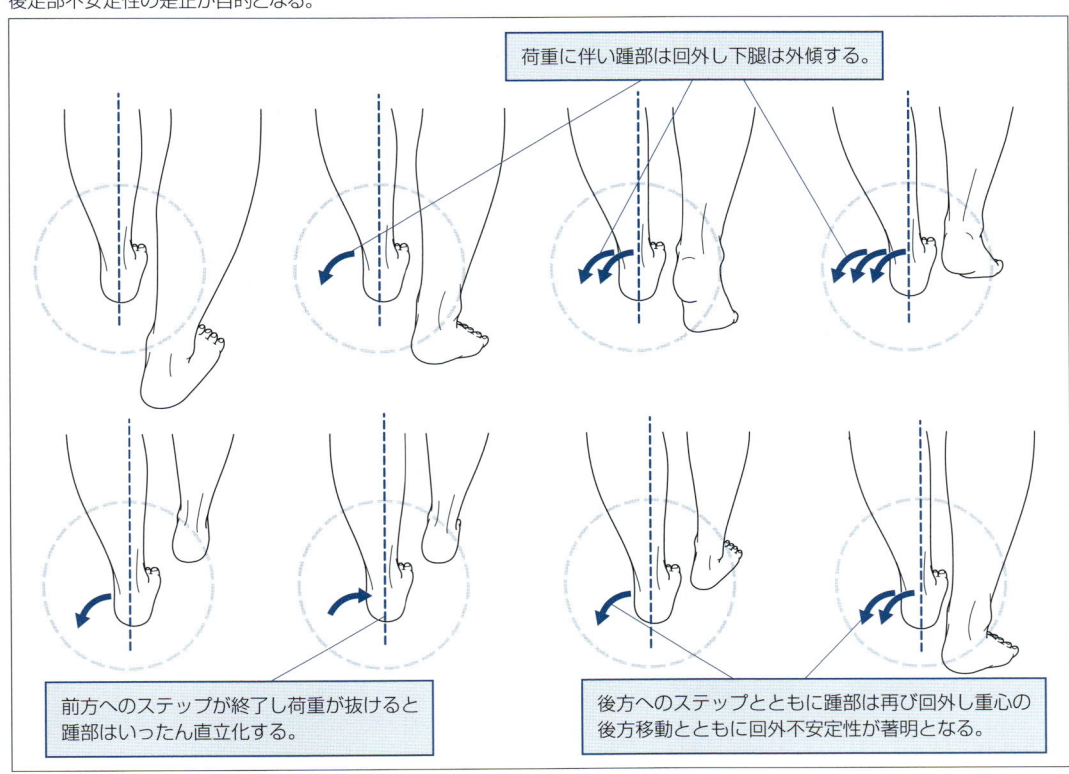

荷重に伴い踵部は回外し下腿は外傾する。

前方へのステップが終了し荷重が抜けると踵部はいったん直立化する。

後方へのステップとともに踵部は再び回外し重心の後方移動とともに回外不安定性が著明となる。

小児

◆図10　後足部回内足に対する足底板のポイント

内側縦アーチの保持に加え載距突起の下に設置するパッドで回内不安定性を制動し踵骨の直立化を図る。踵部に隙間ができるようであればヒールカップ用にパッドで埋める。

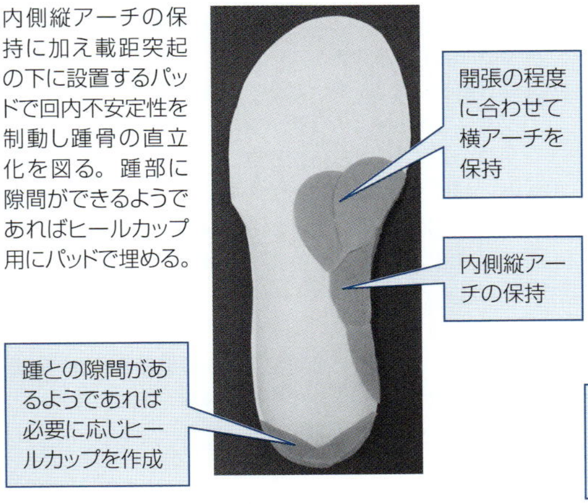

開張の程度に合わせて横アーチを保持

内側縦アーチの保持

踵との隙間があるようであれば必要に応じヒールカップを作成

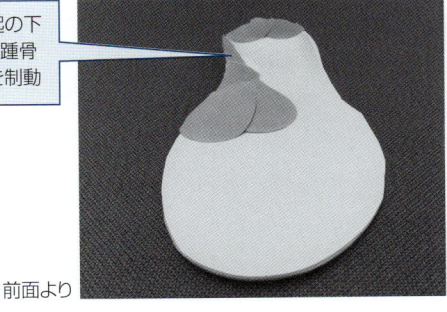

載距突起の下に設置し踵骨の回内を制動

前面より

◆図11　後足部回外足に対する足底板のポイント

荷重時に生じる回外不安定性を制動し直立化を図ることが最重要である。ヒールカップによる安定化に加え踵骨後方から立方骨にかけてパッドを徐々に深く挿入することで下腿の内旋誘導と外側アーチの保持を行う。

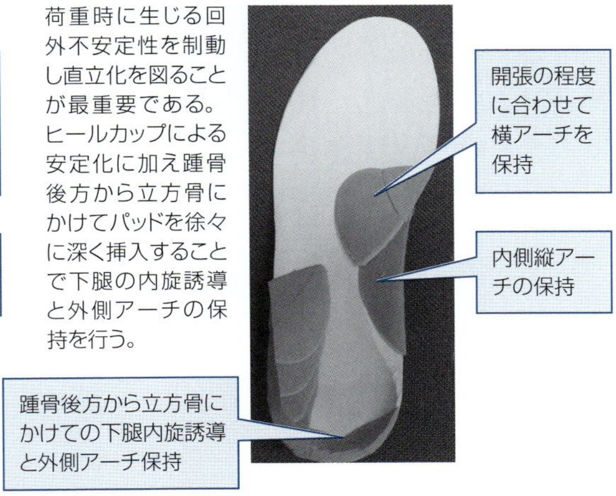

開張の程度に合わせて横アーチを保持

内側縦アーチの保持

踵骨後方から立方骨にかけての下腿内旋誘導と外側アーチ保持

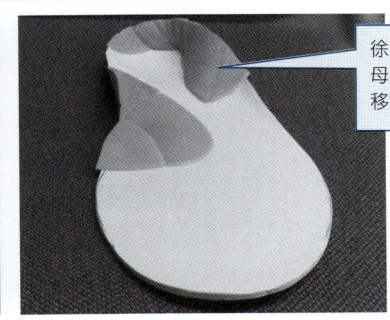

徐々に深く挿入し母指列への重心移動を誘導

前面より

613

◆図12 足底板の有無によるアライメントの違い（後足部回外足例）

荷重時に生じる回外不安定性が足底挿板により上手く制動されている。本症例は競歩の高校トップ選手であるが足底板により膝関節痛の消失が得られたばかりでなく競技時の側方動揺が減少し飛躍的にタイムが伸びた。

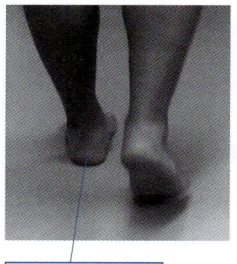

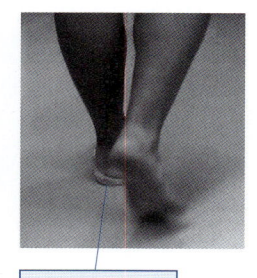

踵離地時足底板なし／踵離地時足底板あり
立脚中期時足底板なし／立脚中期時足底板あり
踵接地時期時足底板なし／踵接地時期時足底板あり

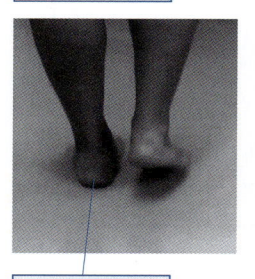

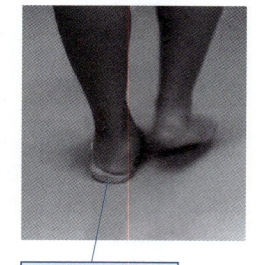

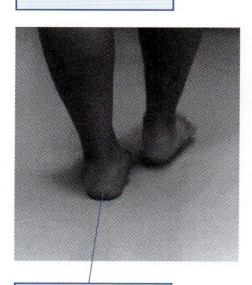

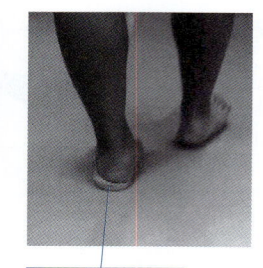

する能力が求められる。

文献

1) 林　典雄，赤羽根良和，ほか：思春期下肢スポーツ障害に対する運動療法の診方・考え方．整形外科リハビリテーション学会誌，10：49-54, 2007.
2) 平野　篤：オスグッド病の診断と治療．MB Orthop, 18 (1)：52-60, 2005.
3) 古賀良生：成長期のスポーツ障害　整形外科　膝．MB Orthop, 13 (4)：72-76, 2000.
4) 赤羽根良和，林　典雄，ほか：Osgood-Schlatter病に対する我々の治療成績について．東海スポーツ障害研究会会誌，22：53-56, 2004.
5) 林　典雄：運動療法のための機能解剖学的触診技術　下肢・体幹，メジカルビュー社，東京，2006, p91-95.
6) 林　優，林　典雄，ほか：Osgood-Schlatter病の治療期間を左右する因子について．第21回東海北陸理学療法学術大会誌：59, 2005.
7) 林　優，林　典雄，ほか：腸脛靱帯炎における臨床的特徴と運動療法成績について．第22回東海北陸理学療法学術大会誌：95, 2006.
8) 林　典雄，中宿伸哉，ほか：膝関節前面打撲後生じた膝窩部痛の病態解釈と足底挿板療法について．靴の医学2182, 46-50, 2007.
9) 林　典雄，青木隆明，ほか：スポーツ選手に生じた膝窩部痛の解釈と足底挿板療法．日本義肢装具学会誌（学会特別号），22：266-267, 2006.
10) 近藤照美，林　優，ほか：当院における膝関節スポーツ障害の特徴　－筋短縮に注目して－．理学療法学，35：supplement 96, 2008.
11) 中宿伸哉，林　典雄，ほか：当院で扱ったシンスプリントのタイプ分類と足底挿板の成績について．靴の医学20 (2), 40-43, 2006.
12) 永井教夫，福吉正樹，ほか：有痛性踵パッドとシンスプリントを合併した1例．整形外科リハビリテーション学会誌，11：155-158, 2009.
13) 林　典雄：膝窩部痛に対する考え方と運動療法への展開．理学療法兵庫，13：23-30, 2007.
14) 林　典雄：機能解剖学に基づく評価と運動療法　－とくに膝の疾患について－．Sportsmedicine, 11月号，4-10, 2009.
15) 林　典雄：荷重に伴う足部アーチの機能的変形，運動療法のための機能解剖学的触診技術　下肢・体幹，メジカルビュー社，2006, p115.

スポーツ外傷・障害における基礎知識

スポーツ外傷・障害における基礎知識

スポーツ医に必要なこと

黒澤　尚

スポーツ医は選手達を支える裏方

　スポーツは肉体のさまざまな能力を限界いっぱいに発揮する行為であり，その行為を通して自分自身が身体活動する喜びを見出したり，あるいは競技者が身体活動を競い合うのをみて彼らと共感，感動を共有する行為である．

　スポーツ医の目的の1つはスポーツを行う者の急性，慢性の外傷を診断，治療し，それらのスポーツ活動が再び継続できるようにサポートすることである．復帰の場はいうまでもなく，日常生活ではなく厳しい肉体活動を強いるスポーツの場である．それはまた医療者には厳しい，高度な医療を要求するものとなるが，スポーツ医はそれにこたえる努力をしなければならない．

　スポーツ医を希望する医学生や研修医は多いが，彼らはしばしばサッカーのJ1のチームドクターやオリンピックなど国際競技の帯同ドクターなど華やかなイメージを持っている場合が多い．しかし，スポーツをする者は競技スポーツだけをみても，テレビや新聞などではほとんど報道もされない，観客も数人の関係者のみか，あるいは数十人，数百人の地味なスポーツの現場が圧倒的に多いのである．経済的にみても，前述したプロスポーツの専任ドクターのようにしっかりとした報酬を得ているのはほんの一握りで，ほとんどのスポーツドクターは手弁当かせいぜい交通費のみといったボランティア活動をしているのが実情である．経済的に考えるのであれば，その時間を何らかの医療機関のパート医や当直医としていわゆる「バイト」をしたほうがよほど「得」となる．すなわちスポーツ医を続けていくには自分はスポーツの「裏方」なのだという意識を持っていなければ続けることはできない．

スポーツ医は現場に出よ！──病院内だけの，手術室だけのスポーツ医であってはならない

　一般の整形外科では通常，患者の愁訴発生の場は日常生活である．われわれ医療者も日常生活の場は毎日体験しておりその点は共有できるものであり，その理解は容易である．

　一方，スポーツ外傷の発生の場は日常生活ではなく，グランド，コート，フィールド，などのスポーツの場である．しかも，それらの場での行為は前述のように日常活動の程度をはるかに超えた激しい肉体の運動である．したがって急性，慢性の別を問わずその外傷がいかなる状況の下で起こってきたかを知るにはスポーツの現場を詳しく，日常的に知る必要がある．スポーツの現場を知るとは試合をみるだけではない．日々の練習とその内容，それぞれにかける時間を実際に目でみて理解することである．さらに選手と指導者とコミュニケーションの道を作っておくことである．そうすれば，何らかの外傷を治療し，徐々に復帰していく場合，どのくらいの時期にどの種目の練習に参加していくかについておおよそのスケジュールを選手とチームに伝えていくことができる．また，復帰に向けてのリハビリテーションや練習を開始した選手から損傷部位がどの程度動けるようになったか，問題点は何か逐一フィードバックしてもらうことによって，その次のよりよいスポーツ治療へのヒントやきっかけを得ることができる．そしてさらには，大きな外傷が発生したり，特定の外傷が多発するような場合は練習内容を考えたうえで，選手や指導者に再発防止や発生頻度や程度低下のための何らかのアドバイスをすることも可能となってくる．

スポーツ外傷の大多数は保存療法が適応──理学療法士との連携が必須

　整形外科医は外科的治療に興味と情熱を有するのは当然であるが，しかし，現実に発生するスポーツ外傷と障害の大部分は保存療法が適応となる．従って，スポーツ医は外傷や障害の自然経過，保存療法，そしてリハビリテーション治療についての深い知識と経験が要求される．その意味では手術にしか興味のない医師はスポーツ医が勤まらないこととなる．

　さらには保存療法のうちリハビリテーションの実行はスポーツ選手に経験の深い理学療法士との連携なしには治療はなしえない．したがって，勤務する病院内または外に連携する理学療法士をもっていることが必

須である。病院，とくに病床数の大きい病院ではスポーツに経験と興味を持つ理学療法士がいることは多くはなく，たとえいたとしても，多くの場合は多数の入院患者の通常のリハビリテーションで手いっぱいで，外来でスポーツ選手のリハビリテーション治療を継続的に行うことは困難である。そのような場合は他病院でも，スポーツ選手のリハビリテーションを行う施設との連携が必須となる。

スポーツ外傷・障害における基礎知識

アスレティックリハビリテーションの考え方

川野哲英

アスレティックリハビリテーション

アスレティックリハビリテーション（以下，アスリハ）とは疾病，外傷後「競技復帰」を目的として行う一連の医療行為およびトレーニングである。

一般の医療行為は日常生活獲得後，経過観察となるが，競技選手では高いパフォーマンスが求められ必要な体力や技術の習得が不可欠である。そのため専門的な考え方や対応が必要であり，ここでは著者の経験からこの特殊性について整理して述べていく。

競技現場の実情

外傷後の競技選手は練習を休むことが競技力の低下につながるため，強い不安感を持っている。プロスポーツを含め競技活動が経済や生活につながる選手や，その予備軍の青少年たちにとっては，単なる「けがをした」ことではなく，「試合に出られない」，「レギュラーから外れてしまう」ことであり，将来性はもとより練習のできない状況について強い不安にさらされている。そのため，完治しないまま管理も適当に練習に復帰してしまう選手は少なくない。これは指導者も同様であり，競技成績を出すことが宿命であり，小さなけがで練習を休むことは，競技者としての意識が低いとみなし，本人に練習をさせる方向に向けているケースが圧倒的に多い。この背景には競技種目，競技レベル，選手の性格の影響もあり，医療者が一概に否定的になることは「競技者の現状を知らない」，「医療者はスポーツを理解できない」ということから排他的にみられてしまう。

近年ではスポーツの事故による問題が重視されており，とくにコンタクトスポーツでは「けがをすることは当たり前」という観点があり，トップスポーツでは外傷対策のための練習や日常の健康管理体制を義務づけ重要視する競技が増えてきている。また陸上競技では小さな外傷が競技パフォーマンスに影響することもあり，日常から「けがをしない」「けがをしたら完治するまで無理をしない」ことが選手の間でも定着してきているが，疲労と慢性外傷の区別がつかず，コンディショニングに悩んでいる選手を多くみてきている。

医療期間での現状

わが国における医療は健康保険制度により決められており，スポーツ外傷や疾病に対しても特別な処置が認められているわけではない。そのため特別な保険外の処置は医療機関側の持ち出しになってしまう。また選手の立場や競技種目のことなどを考慮すると相当の時間がかかり，ほかの患者からクレームの対象とされることもある。このような社会制度的，経済的な問題は未だ解決ができず，スポーツに理解のある医療機関では専門標榜で他の患者の理解を促し，経済的にはサービス，選手への負担をお願いしているのが現状であろう。

また一般の医療と異なり競技スポーツでは競技種目ごとに身体運動に特徴があり，これらの理解がなければ，リハビリテーションにおけるリスク管理やプログラム進行のスケジュールが成り立たない。そのため安全管理の上で運動の休止を指示し，構造的な修復をみて完治するまで待たせてしまうことが多くなる。

これら医療機関でのアスリハの内容を高めるためには人材，環境設備，財源等の問題があり，現状では理解のある医療機関はともあれ社会全体では今後の課題であろう。

アスリハに求められている内容と流れ

前述したようにアスリハは競技復帰を目的としているため医学的知識に加えて競技スポーツを行ううえでの知識が求められている。

●アスリハでの治療法

アスリハが機能回復，向上ということから主体は運動療法とトレーニングであり，予防的観点から装具やテーピングなど補助具などが用いられる。物理療法は症状軽減のため物理的刺激を与えるが，温熱療法，超音波のように血流改善，寒冷療法による痛みへの麻酔効果，電気刺激による筋への収縮刺激によりもたらす効果などすべてが受け身的方法となっており，疲労回復やコンディショニングに用いられることが多い（表

1)。

●受傷メカニズムの理解と治療

　アスリハが競技での身体運動を可能にする以上,受けた外傷と競技活動の関係について整理しておく必要がある。

　もっとも注目することは外傷発生時の損傷部位へのストレスのかかりかたであり,例えば足関節捻挫であれば足関節が内がえしを強制されて起こる。従って再損傷するのは内がえしであり,そのため救急処置は可能な範囲で外反位(背屈位)で保護し固定する。その後のアスリハ初期においては無理な内反位はリスクであり,とくに熱感や腫れがある時期では禁忌である。その後これらの対策として物理療法により治癒の促進を図る。そして炎症症状が改善すれば,機能的な後遺症対策としてROMの改善や低下した筋機能の強化トレーニングが開始される。これらは当初非荷重位で行うが,立位がとれた状態からは痛みを目安に荷重位でも行う。その後ランニング,ステップなど機能回復に合わせて競技にある運動に近づけていく。

●フォームの修正と競技復帰

　この間,患部外の全身的な体力回復やフォームが重要視される競技では正しいフォームの獲得に留意する。とくに悪いフォームが原因となる外傷ではフォームの矯正に努めねばならない。また再発が懸念される場合はテーピングや装具などで保護して行う。最終期では体力,スキルが受傷前の状態以上になることが理想である。

　以上のことからアスリハでは,環境も含めその競技の専門的な知識が必要であり,指導者,医師,理学療法士,アスレティックトレーナー,コンディショニングコーチの連携が必要であり,これらのチームが協力していくことが大切であろう。

◆表1　スポーツ選手の理学療法

1.	物理療法	寒冷,温熱,低周波,超音波療法など
2.	補助具療法	テーピング,足底板,装具
3.	運動療法	
	関節可動域訓練	受動,他動,抵抗
	筋力強化訓練	単関節および複合関節運動の筋力,筋持久力の獲得
	専門トレーニング	スキルなどの運動能力の獲得

スポーツ外傷・障害における基礎知識

運動療法

浦辺幸夫

スポーツ外傷・障害治療における運動療法

　運動療法（therapeutic exercise）はスポーツ外傷・障害の治療の主たる部分を占めるといっても過言ではない。これにはさまざまな治療内容を含むが，基本的には運動負荷を身体に与えて，体力（physical fitness，図1）に含まれるさまざまな要素を向上させることを目的としている。スポーツ外傷・障害に陥ると，スポーツ活動に制限が生じ，結果として体力が低下することは避けられない。

　運動療法を阻害する要因としては，疼痛，選手の理解やモチベーションの低さ，環境設定の不備などがある。運動療法を行うためにはまず，選手の受けたスポーツ外傷・疾患の程度や症状を適切に評価することが必要である。次に，運動療法では運動負荷の強さ，負荷の種類，筋収縮形態，回数，セット数，運動時間と期間，1日の運動回数と時間，1週間の運動頻度，運動の方向や速度などの多くの要素が相まってその結果に差が出てくるため，これらを適正に理解し処方する。

　医師は，リスクを配慮しながら的確な運動指導ができるような，信頼に足りる理学療法士やアスレティックトレーナーと協力することが肝心である。誌面の都合で，詳細に説明ができないところもあるが，基本的にはスポーツ選手の運動療法で必要と思われることに限局して示す。

筋力増強運動

●スポーツと筋力

　筋力（muscle strength）は文字どおり「力強さ」を表す。日常生活では重力下で歩行や階段昇降の際に体重を支える筋力が必要になる。スポーツ活動ではこれに加え，ジャンプの着地にみられるように，さらに高い衝撃に対抗する筋力が求められる。

　通常筋力は関節運動のトルク発揮というかたちで表れるが，関節運動がない状態での筋収縮は等尺性収縮（isometric contraction）といわれる。関節運動をともなわないために，装具などで関節を固定して運動制限

◆図1　体力（physical fitness）
体力を構成する要素＝運動療法で改善する目標である。
1. 筋力（muscle strength）
2. 持久力（endurance, tolerance）
3. バランス・平衡感覚（balance, equivalence）
4. 巧緻性（skill）
5. SAQ（speed, agility, quickness）
6. 協調性（coordination）
7. 柔軟性（flexibility）

をしている場合の筋委縮（muscle atrophy）を抑制する場合に使用される。膝関節伸展筋である大腿四頭筋の等尺性収縮はマッスルセッティング（muscle setting）としてよく知られている。関節運動がないため疼痛がある場合にも有利である。

●筋力増強運動

　筋力増強運動（muscle strengthening exercise）は過負荷の原則（over load principle）に注意して行う。筋力増強の効果を得るための運動負荷には閾値があり，等尺性収縮で筋肥大（muscle hypertrophy）をはかる場合は随意最大筋力（voluntary muscle strength）の約40％以上の負荷を与える必要がある。日常生活で使用している筋力は，最大筋力の約20〜30％と考えられ，この負荷では筋肥大は起こらない。これより負荷が小さくなると筋への刺激の低下は筋委縮（muscle atrophy）をもたらす。最大筋力の40％（40％MVC）という負荷はエクササイズの毎回設定するのが困難なので，等尺性収縮では最大筋力の100％（100％MVC）近く，つまり全力で収縮させる。そうするとわずか数秒で最大の効果が得られる。

　筋力増強運動では過負荷の原則によって委縮しやすいtype II線維の肥大をめざす。筋肥大には通常4〜6週間の期間が必要になる。スポーツ外傷・障害の治療では，安静等により筋力低下，関節可動域の減少，運動のイメージの低下などが起こっているため，これ以上の期間が必要なことが容易に想像される。従って，運動処方をする際には，長期間にわたって運動療法が必要な意味を選手に伝え，治療継続のモチベーションを維持する方法を工夫することが必要になる。

◆図2 レッグエクステンション
代表的な等張性運動である。

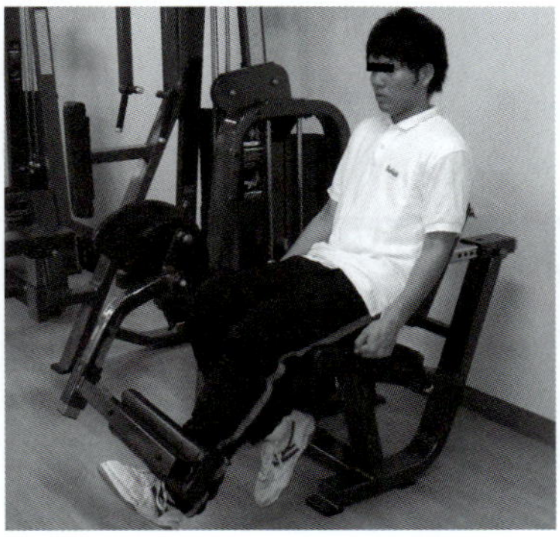

◆図3 レッグプレス

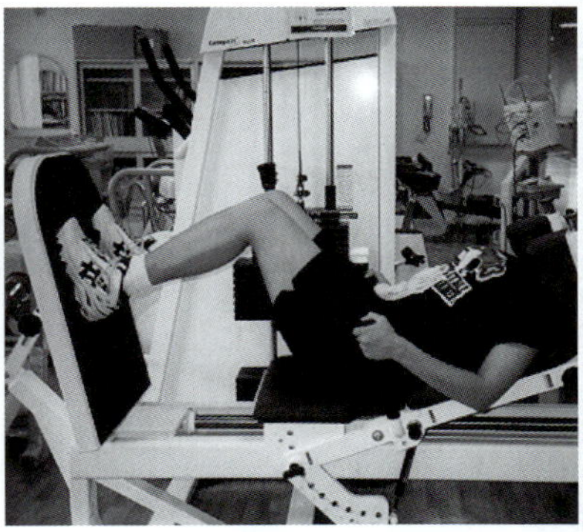

◆図4 スクワット運動

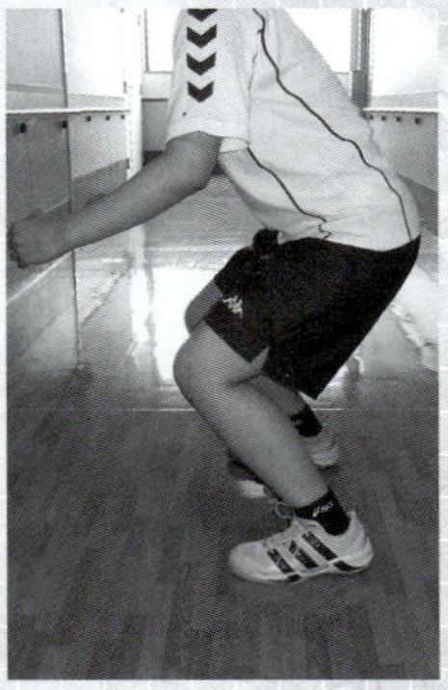

●運動負荷様式の訓練

　等尺性収縮のみでは関節運動がないため、一般的なスポーツ動作のイメージの回復には向かない。等張性収縮（Isotonic contraction）に代表される運動負荷様式がある。たとえば、図2に示すレッグエクステンション（leg extension）は代表的な等張性運動である。このとき、膝関節を屈曲位から伸展位にする際に大腿四頭筋は求心性収縮（または短縮性収縮；concentric contraction）を行い、筋の起始と付着（停止）は近づく。これに対して、伸展位から屈曲位にするときは遠心性収縮（eccentric contraction）となり、筋の起始と付着は引き離される。スポーツ動作を行うには、関節を固定・安定させるスタビライザーとしての筋の等尺性収縮と、動的なモビライザーとしての求心性・遠心性を含む等張性収縮が問題なく行われる必要がある。

●OKCとCKC

　さらに、重要な視点として、開放性の運動連鎖（open kinetic chain；OKC）と閉鎖性運動連鎖（closed kinetic chain；CKC）による運動がある。先述したレッグエクステンションは代表的な大腿四頭筋によるOKC運動であり、膝関節の単関節運動である。これに対して同じ大腿四頭筋の収縮でも図3に示すレッグプレスや図4に示すスクワット動作は床面に足部が接触しているためCKC運動となり、膝関節に加え、足関節、股関節そして体幹などを加えた多関節同時運動となり、多くの筋群が協調的に働く。

●スポーツ復帰に向けた運動

　等張性収縮ではRM（repetition maximum）で運動負荷の設定が行われる。1RMというのはその負荷で1回のみの運動が完全に行えるが、2回行うには負荷が強すぎるということである。スポーツ傷害をもつ選手にいきなり1RMの負荷で運動を行わせることは無理がある。しかし、30RMというような負荷では、過負荷に達することがなく、筋増強の効果が少なくなる。したがって15RMの負荷で10回を5セットというように運動処方を行っていく。また、漸増抵抗運動（progressive resistance exercise）にみられるように、回数を一定にして軽い負荷から始め、セットが増すごとに徐々に負荷量を多くしていく方法もよく用いられる。

　等張性運動では一般的なトレーニングマシンとバーベルによる運動のように大別できる。マシンの場合通常はガイディングマシンとよばれるように、運動方向が規定されているため、一般に安全である。これに対して、バーベルなどを使用するフリーウエイトはバランスを崩すと落下させたり自身の身体を損傷させたりする危険をはらむが、重力下で重量物の動きを制御することはスポーツ活動にも通じ、好ましい運動形態でもある（図5）。

　運動療法ではこのような筋力増強運動によって、筋力と筋肥大を確認したうえで、ほかの体力要素の向上に努める。

持久力運動

　筋力の力強さに対して持久力はねばり強さということができよう。筋力増強運動は過負荷の原則に配慮し、高負荷で比較的低反復回数で運動するが、持久力運動は対照的に低負荷で長時間反復運動を行う。無酸素性閾値（anaerobic threshold；AT）を超えるような高い運動負荷では、筋が疲労して長時間の運動が持続できないため、持久力運動はAT以下の負荷で運動するいわゆる「有酸素運動（aerobic exercise）」になる。

持久力運動は筋力の増強というよりは，心肺系の強化になる．スポーツ種目は，数分以上の運動を継続する有酸素系（持久力系），数秒から十数秒の運動が行われる無酸素系（筋力系），その中間型にわけて考えることもできるため，運動療法でも選手に必要な体力要素をに応じたエクササイズを処方していく．

体重免荷の必要がある選手などでは患部を保護しながら，自転車エルゴメータやアッパーサイクルによるペダリング運動（図6）や水中運動療法などで持久力運動を行う．

バランスエクササイズ

平衡能力（equivalence）の向上が必要である．バランスは視覚，三半規管，脳，脊髄，関節や筋の固有感覚（proprioception）などによって健全に保たれている．著者はバランスディスクなどによってエクササイズを行っているが（図7）[1]，最近は高校生の女子スポーツ選手で閉眼で30秒間の片脚立位保持が困難な人がいる．スポーツ外傷・障害発生のリスク要因になることが考えられ，運動療法でも改善が必要な項目である．

スピードとスキル

SAQ（Speed, Agility, Quickness）は多くのスポーツ種目で求められる．徐々にランニングからダッシュなどへと速度と身体負荷強度を上げていく．その後，そこから急速に減速して停止したり，急停止から方向変換のターンをして再びダッシュ，というような運動形態に慣れていく．シャトルランというように，いくつかの約束したランニングドリルや，不規則なランニング動作，競技種目に応じたボールを使用したドリルにより，より実戦に近付け，技術や巧緻性（skill）を高

◆図5　バーベルを使用したスクワット運動
重力下で重量物の動きを制御することはスポーツ活動にも通じるため好ましい運動形態である．

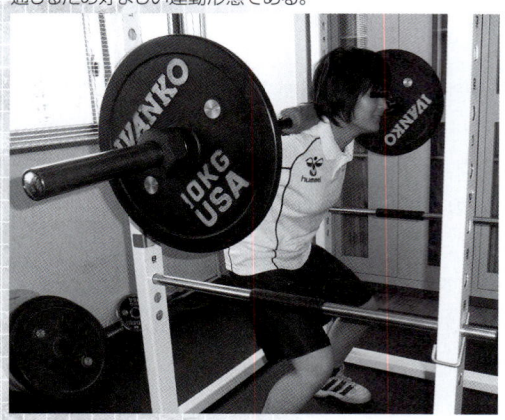

◆図6　アッパーサイクルによるペダリング動作

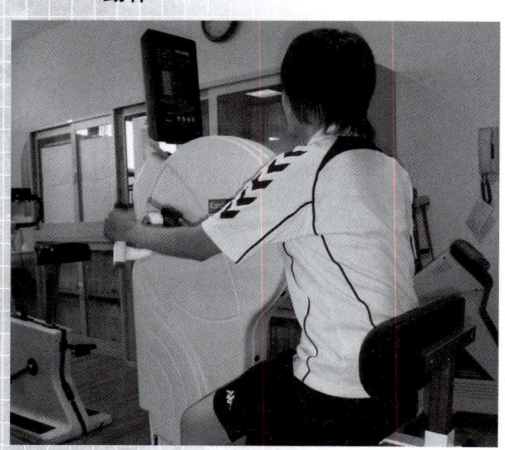

◆図7　バランスエクササイズ
a：バランスディスク上で立位保持を行う． 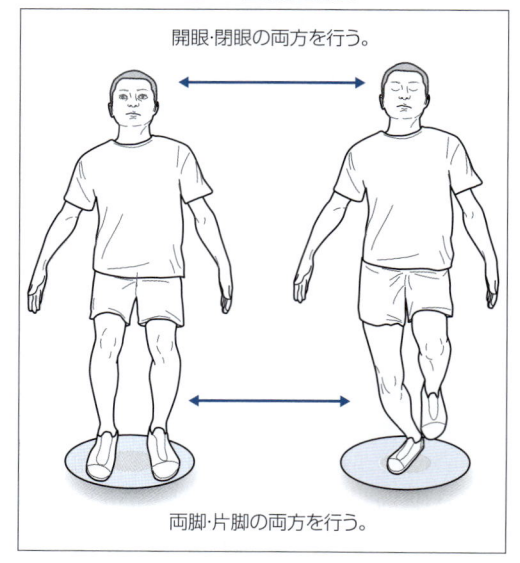
開眼・閉眼の両方を行う．
両脚・片脚の両方を行う．
b：ボールコントロールなどをバランスディスク上に立った状態で行う．

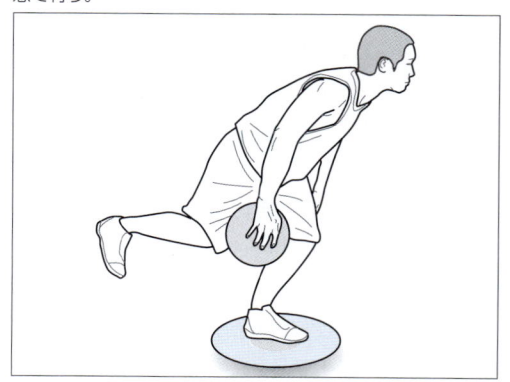

めていく。

　協調性（coordination）の改善と神経筋機能（neuro-muscular control）も同時に考えるとよい。これらはスポーツ選手に対する運動療法の仕上げの段階で行うトレーニングである。図8は前方に片脚で跳んで着地しているところだが，姿勢が崩れないか，下肢アライメントが不良にならないかなど総合的にチェックし，スポーツ復帰の判断をしたり，今後のスポーツ外傷・障害の予防に役立てている。スポーツ動作に必要なさまざまな動きを再獲得していく必要がある。

柔軟性の向上

　運動療法は基本的に身体を随意的に活動させることを原則としている。振動板や電気刺激で筋収縮をさせることも可能であるが，これらの方法は身体の外部から刺激を加える点で，物理療法の範疇になるかもしれない。柔軟性の向上はスポーツではストレッチング（stretching）として知られているが，スタティックストレッチングはどちらかというと他動的なものであり，物理療法に含まれるかもしれない。

　図9は他動的に足関節を運動させる装置を使用しているところであるが，柔軟性が高まるにつれ運動の感覚やイメージが高まり，それがスポーツ動作に必要なさまざまな動きを再獲得してゆくことに役立つことに異論はないだろう。

文献
1) 浦辺幸夫，ほか：膝前十字靱帯損傷予防プログラムの実施効果．日本臨床スポーツ医学会誌，15(2)：270-277，2007．

◆図8　片脚での前方へのジャンプ動作と着地練習

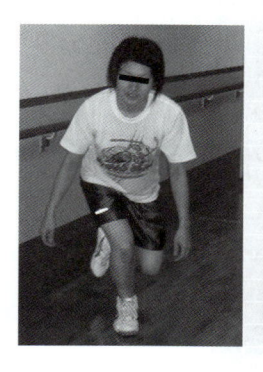

a：膝関節が外反している。
b：膝関節は外反していないが屈曲が不十分。

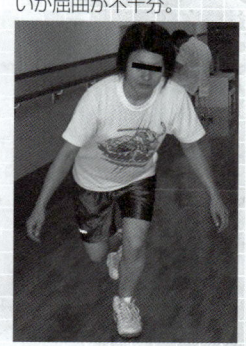

◆図9　足関節自動運動装置
他動的な下腿三頭筋の伸張を行い足関節の柔軟性を高めている。

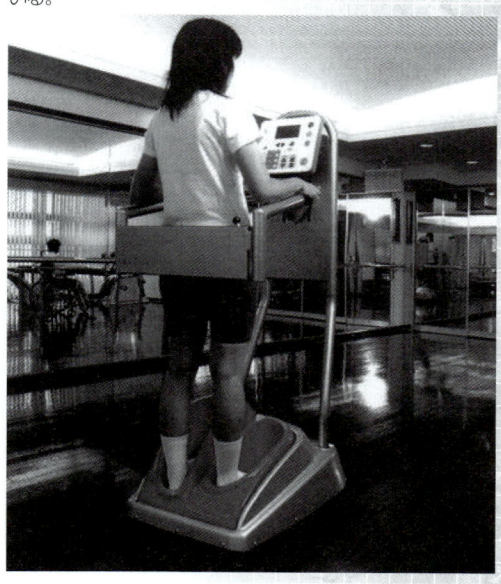

スポーツ外傷・障害における基礎知識

物理療法（温冷・電気・超音波）

木村貞治

スポーツ外傷・障害における物理療法

●適切なリハビリテーション

スポーツ選手が呈するスポーツ外傷・障害に対して的確な治療的介入を実施することによって，選手自身の身体が有する治癒機転を促し，できるだけ早期に本来のスポーツ活動に復帰できるよう支援することが，アスレティックリハビリテーションの重要な役割となる。

そのための具体的なステップとしては，まず患部の治療を目的としたメディカルリハビリテーションを行い，患部の治癒の状況に応じて，徐々に競技特性を考慮した患部外トレーニングや全身的なスキルトレーニングおよび体力トレーニングを中心としたアスレティックリハビリテーションに移行していくことになる[1]。

●物理療法の意義と注意点

ここでのテーマである物理療法は，スポーツ外傷・障害によって生じた炎症，創傷，疼痛，関節可動域制限，筋力低下などの機能や構造の障害に対して，温熱，寒冷，超音波，電気などの物理的刺激を加えることによって，生体が有する治癒機転を促進し，"動きやすい身体条件を整える"ことを目的とした治療法である。これらの臨床症状のうち，スポーツ外傷・障害ともに共通した問題としてあげられる疼痛は，スポーツ活動を行ううえで大きな阻害因子となる。そこで，できるだけ早期の段階から治療的介入を実践し，症状の慢性化を防ぐことが重要となる。

疼痛に対する物理療法を実践するためには，疼痛の原因となっている組織の部位，深さ，範囲を同定するとともに，疼痛症状の性質，程度，持続性，発現する場面，発症からの経過期間，動作障害への影響，対象者の心理的特性，リスク管理上の注意事項などについて系統的に評価することが重要となる。そして，次の段階として，臨床症状の分析結果に基づいて，具体的に適用する物理療法の内容（①使用する機器，②刺激様式＜波形，周波数等＞，③刺激強度，④刺激時間，⑤治療頻度，⑥治療期間など）に関する臨床判断（clinical decision making）を行うことになる。

また，そのような物理療法とモビライゼーションやストレッチングなどの徒手療法を適宜組み合わせることによる相乗効果を引き出せるように，より系統的に対応していくことが治療上の重要なストラテジーとなる。

ここでは，スポーツ外傷・障害の治療を目的とした物理療法の要点について述べる。

スポーツ外傷の急性期における物理療法

打撲，捻挫，靭帯損傷などのスポーツ外傷が生じた場合，スポーツ現場においては可及的早期に安静（rest），冷却（icing），圧迫（compression），挙上（elevation）を組み合わせたRICE処置を実施することが重要となる。また，医療機関において理学療法が開始された場合には，理学療法士による受傷機転の分析，競技特性の分析，臨床症状の評価を行い，まず，損傷された組織の炎症症状の改善や創傷治癒機転の促進を目的とした寒冷療法や超音波療法などの物理療法が行われる。

以下に，急性期に行われる物理療法について述べる。

●寒冷療法（cryotherapy）

打撲，捻挫，靭帯損傷などのスポーツ外傷の急性期においては，上述のRICE処置を実施するとともに，急性期の炎症症状が持続しやすい48時間以内は，自宅においても寒冷療法を実施するよう選手自身に指導することが重要となる。一般的には，"たかが氷"と思われがちであるが，急性期における適切な寒冷療法の適用は，症状の増悪を防ぐうえでも大変重要な役割を担うと考える。

寒冷療法としては，アイスバッグやコールドパックなどを用いた伝導冷却法，冷水を用いた渦流浴などの対流冷却法，コールドスプレーなどを用いた気化冷却法がある。これらのうち日常的に実施される頻度の高い伝導冷却法においては，凍傷のリスクや二次的な血管拡張を予防しながら，効果的に損傷組織を冷却するという観点から，0℃の表面が融けかかった氷を用いることが有用とされている[2]。また，寒冷療法の適用時間としては，10分間寒冷刺激を加えた後に，寒冷

刺激を取り除いて10分間室温で患部の安静を保持し，その後再び10分間寒冷刺激を加えるという間欠的寒冷療法が安全で効果的な方法として提唱されている[3]。

寒冷療法の生理学的効果としては，神経伝導速度の低下による疼痛の軽減，新陳代謝の低下による発痛物質や催炎物質の産生の抑制による疼痛や炎症の軽減，毛細血管の透過性の低下による腫脹の抑制，組織の酸素需要量を抑制することによる二次的低酸素症の予防，筋紡錘活動の低下による筋緊張の抑制などがあげられる[4]。

● 超音波療法（therapeutic ultrasound）

超音波療法には，超音波を断続的に照射するパルス波を用いた非温熱刺激と連続的に照射する連続波を用いた温熱刺激の2種類の刺激モードがある。パルス波を用いた非温熱刺激としての機械的刺激は，細胞の活性や細胞膜・血管の透過性を高めることから，スポーツ外傷の急性期における疼痛の軽減，創傷治癒，腫脹の改善などを目的として行われる[5,6]。

超音波療法における組織の深達性は，刺激周波数によって異なり，浅層組織の場合は3MHz，深層組織の場合は1MHzが用いられる[5,6]。また，組織に対して直接超音波を伝播させる直接法（図1）の場合には，超音波療法用のカップリング剤が用いられるが，足関節など凹凸のある部分は，効率よく超音波を伝播させるために，水を入れた水槽に患部を入れて，その部分に超音波を照射する水中法が用いられる[5,6]。

● 電気刺激療法（electrical therapy）

電気刺激療法は，直流（DC）通電療法，交流（AC）通電療法，パルス（PC）通電療法に分類される。

直流はガルバニック電流としても知られていて，疼痛，脱神経筋，創傷などに適用される。医療機関およびスポーツ現場において直流通電療法を実施してきた著者の経験では，急性期，亜急性期，慢性期の広い範囲において，疼痛軽減効果が得られる場合が多いという印象を持っている（図2）[1]。

経皮的末梢神経電気刺激（transcutaneous electrical nerve stimulation；TENS）は，パルス通電を用いた感覚神経への電気刺激によって疼痛をコントロールする治療法で，急性期から慢性期の広い範囲の症状が適応となる（表1）。TENSの刺激モードには，100Hz前後の周波数を用いた高頻度刺激と，10Hz以下の周波数を用いた低頻度刺激，そして，刺激周波数や刺激強度を自動的に変化させる変調モードなどがあり[7]，具体的には表1に示すとおり7種類の刺激モードがある[8]。

スポーツ外傷の亜急性期以降およびスポーツ障害における物理療法

スポーツ外傷の亜急性期以降の疼痛や，水泳肩，投球肘，腰痛，シンスプリントなどの慢性的なスポーツ障害に対する物理療法としては，温熱療法や超音波療法，そして，電気刺激療法などが適応となる。

● 温熱療法

温熱療法は，熱の移動形態から，伝導，対流，放射（輻射）に，深達性から，表在性温熱療法と深部温熱療法に，また，エネルギー形態から熱と熱以外に，それぞれ分類される（表2）[9]。

理学療法の分野では，歴史的に表在性温熱療法であるホットパックなどが用いられてきたが，スポーツ選手が抱える身体的問題の原因組織が深部の筋組織である場合には，ホットパックによる熱の深達は期待しにくいため，超音波療法や超短波療法などの深部温熱療法を実施することが必要である。

温熱療法の生理学的効果としては，代謝機能の亢進，末梢循環の促進，結合組織の伸張性の亢進，免疫機能の亢進などがある。温熱療法は，これらの生理反応を利用して，疼痛の軽減，循環の改善，軟部組織の伸張

◆図1 水泳選手の肩後面の疼痛に対して超音波療法を実施している場面

（使用機器：オムニサウンド3000）

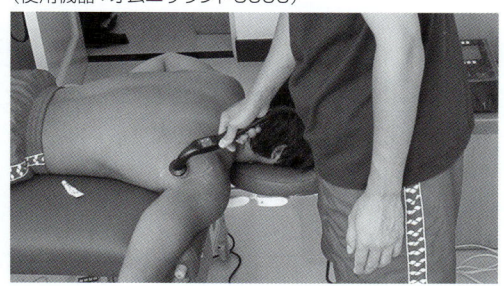

◆図2 水泳選手の肩上部の疼痛に対して直流通電療法を実施している場面

（使用機器：トリガープロ　TRP-M1）

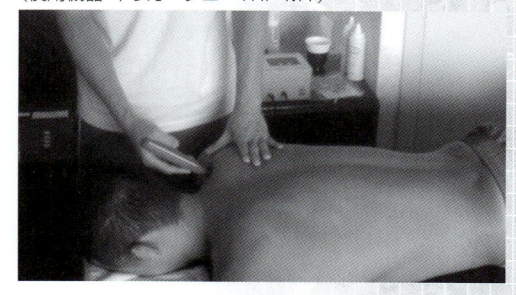

◆表1　TENSモードⅠ～Ⅶのパラメータの概要

モード		パルス頻度・周波数	パルス持続時間	出力	治療時間
Ⅰ	従来式	50～100Hzまたはpps	50～125μsec	チクチク感	30～60分：≦1日
Ⅱ	低頻度	1～5Hzまたはpps	200～500μsec	ピクピク動く	20～30分：≦60分
Ⅲ	バースト	搬送周波数50～100Hzまたはpps：1～5bps（バースト/秒）	200～500μsec	ピクピク動く	20～30分：≦60分
Ⅳ	単一強出力	100Hzまたはpps	250μsec	チクチク感～ピクピク動く（限界点近く）	≦15分
Ⅴ	変調	調節	調節	チクチク感	30～60分：≦1日
Ⅵ	強さ-時間	患者によって異なる	パルス持続時間の設定と出力は患者によって異なる（チクチク感）		30～60分：≦1日
Ⅶ	過刺激	1～5Hzまたはpps	250μsec～10msec	痛み（限界点近く）	各ポイントを30～60秒（単極）

◆表2　温熱療法の分類

熱の移動形態による分類	伝導	ホットパック，パラフィンなど	
	対流	温水浴，サウナなど	
	放射（輻射）	赤外線，超短波，極超短波，超音波など	
熱の深達度による分類	表在性温熱療法	ホットパック，パラフィン，温水浴，サウナ，赤外線など	
	深部温熱療法	超短波，極超短波，超音波など	
エネルギー形態による分類	熱		ホットパック，パラフィン，温水浴，サウナなど
	熱以外	光	赤外線
		電磁波	超短波，極超短波
		音	超音波

（文献9より）

性の改善，創傷治癒の促進などを目的として実施される．

●超音波療法

　スポーツ外傷の亜急性期以降の疼痛や軟部組織の伸張性の低下，そして，スポーツ障害における慢性的な疼痛などに対する超音波療法としては，連続波を用いた温熱刺激が用いられる．

　温熱刺激モードにおける超音波療法の効果としては，循環の促進，関節包・腱組織・筋組織の伸展性の増大，痛覚閾値の上昇，代謝の促進などがあげられる．温熱刺激モードにおける超音波療法は，これらの生理反応を利用して，疼痛の軽減，組織の柔軟性の改善，筋スパズムの軽減，筋硬結の緩和などを目的として行われる[4,5]．

●電気刺激療法

　スポーツ外傷の亜急性期以降の疼痛やスポーツ障害における慢性的な疼痛などに対する電気刺激療法としては，スポーツ外傷急性期の項（P.624）で述べたように，直流通電療法やTENSなどが用いられる．TENSの刺激モードの詳細等については，表1を参照していただきたい．

復帰のための物理療法

　スポーツ外傷やスポーツ障害で生じた炎症，創傷，疼痛，関節可動域制限などの症状の改善を図ることによって"動きやすい身体条件を整える"ためには，本稿で述べたように，温熱，寒冷，電気，超音波などの物理的な刺激を生体に適用することによって，生体が有する治癒機転を促進させることを目的とした物理療法と，モビライゼーションやストレッチングなどの徒手療法を適宜組み合わせた系統的な治療的介入を実施することが大切である．

　そのためには，漠然とした画一的な治療を実施するのではなく，臨床問題の原因，部位，性質，程度，そして，競技特性等について多角的な視点から分析を行うとともに，根拠に基づいた実践（evidence-based

メカニズム	鎮痛の始まりまでの時間	治療後の鎮痛期間	適応	患者の反応	順応現象
脊髄の関門（ゲート）	速やか	短い	急・慢性痛	快適感	中程度
βエンドルフィン	25～1,200分	長い，≦36時間	慢性痛	不快感	少ない
βエンドルフィン	25～1,200分	長い，≦36時間	慢性痛	不快感	少ない
Aδ線維とC線維の伝導を抑制	速やか	短い	急・慢性痛	快適感	少ない
脊髄の関門	速やか	短い	急・慢性痛	快適感	少ない
脊髄の関門	速やか	短い	急・慢性痛	快適感	少ない
エンドルフィン，エンケファリン	速やか	長い	慢性痛	不快感	少ない

（文献7より）

practice；EBP）の観点から質の高い臨床研究の結果などのエビデンスも参照しながら物理療法に関する具体的な臨床判断を行うことが大切である[10]。

また，物理療法や徒手療法によって動きやすい身体条件を整えながら，状況の許す範囲で患部外トレーニングを行い，患部の症状の改善の程度に応じて，徐々に競技特性に応じたスキルの再獲得と目的とした運動学習と，体力向上を目的とした体力トレーニングを組み合わせたアスレティックリハビリテーションを展開し，スポーツ現場への効率的な復帰を促すことが重要となる。さらに，スポーツ現場への復帰に向けては，再発予防を目的とした自己管理や体力トレーニングについての指導を行い，選手自身による自律的な自己管理を促していくことが重要な取り組みとなる。

文献

1) 木村貞治：物理療法学概論．公認アスレティックトレーナー専門科目テキスト7．アスレティックリハビリテーション，財団法人日本体育協会，文光堂，2007，p63-68．
2) Knight KL：Cryotherapy in Sports Injury Management．田渕健一監修，ブックハウス・エイチディ，1997．
3) Mac Auley DC：Ice therapy：how good is the evidence? Int J Sports Med, 22(5)：379-384, 2001．
4) 木村貞治：アイシング．スポーツ傷害のリハビリテーション．山下敏彦，武藤芳照編，金原出版，2008，p76-85．
5) 木村貞治：超音波療法．理学療法ジャーナル，27：625-631, 1993．
6) 木村貞治：欧米における超音波療法の発展．理学療法ジャーナル，32(12)：917-925, 1998．
7) 伊橋光二：電気刺激療法．理学療法士のための物理療法臨床判断ガイドブック．木村貞治編，文光堂，2007，p401-423．
8) Goh Ah Cheng，星野一夫：疼痛コントロール：経皮的電気刺激療法（TENS）．木村貞治，沖田 実，Goh Ah Cheng編，物理療法学テキスト，南江堂，2008，p183-201．
9) 沖田 実：温熱療法の概要．物理療法学テキスト，木村貞治，沖田 実，Goh Ah Cheng編，南江堂，2008，p33-49．
10) 木村貞治：EBPTの概念と実践方法．理学療法，25：497-511, 2008．

スポーツ外傷・障害における基礎知識

装具（補助具）療法

加賀谷善教

スポーツ外傷・障害における装具療法

スポーツ外傷・障害に対するリハビリテーションにおいて，装具（補助具）療法は，運動療法や物理療法とならび重要な治療方法の1つである。その目的は，痛みの軽減および組織の保護，機能不全の代償・補助の3つに集約され，下肢を中心としたスポーツ用装具の目的は①予防用装具，②治療用装具，③再発予防用装具に大別される[1]。

治療用装具は損傷組織を固定し治癒を促進するが，競技パフォーマンスを低下させるため，治療用装具を装着してスポーツ復帰をする例はあまりない。予防用装具や再発予防用装具は，広くスポーツ現場で使用されているが，サッカーのシンガードやアメリカンフットボールのヘルメット，ネックガードのように着用が義務づけられている防具とは異なり，金属支柱入り装具の装着が認められない競技も多い。従って，スポーツ選手に対しては，種目特性やルールを理解した上で効果的な装具（補助具）の選択が必要となる。

本稿では，スポーツ外傷・障害の中でも発生頻度の高い膝関節疾患，腰痛症，足関節捻挫に対する装具（補助具）療法を中心に解説する。

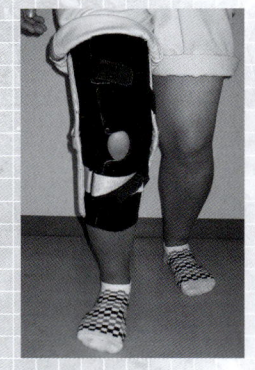

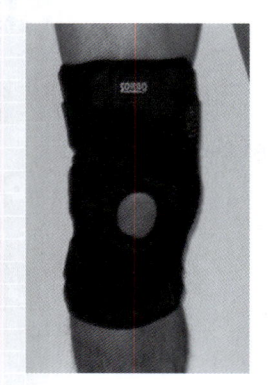

膝前十字靱帯損傷用装具

膝前十字靱帯（以下，ACL）損傷に対する装具は，予防用（prophylactic brace），治療用（rehabilitative brace）および機能的装具（functional brace）の3種類に大別され[1]，その硬性度合によって硬性装具と軟性装具に分けられる（図1）。

機能的膝装具は，ACL損傷によって生じる関節不安定性の制動を目的とし，Lenox-Hill derotation braceの発表から急速に普及した。現在ではDONJOYをはじめ，日本の各大学で開発された装具など種類は豊富で，DONJOY Fource Point Knee braceは，特殊なヒンジ機構により膝関節伸展にともない制動力を発揮する仕組みになっている（図2）。機能的膝装具の効果については，非荷重または荷重時の脛骨前方偏位の制動効果は高いものの，ジャンプ着地やストップ動作では制動力が低下することが報告されている[2,3]。

軟性装具は金属製支柱を有するタイプやストラップを利用するタイプなどがある（図1）。軟性装具は，

◆図1　膝ACL用装具
a：硬性装具。
b：軟性装具。

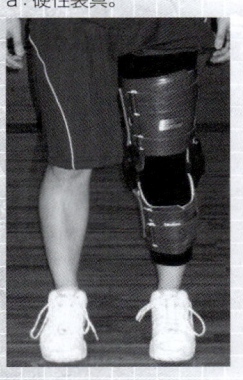

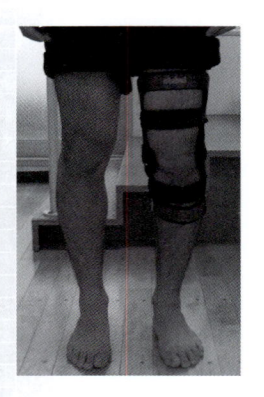

◆図2　DONJOY Fource Point Knee brace

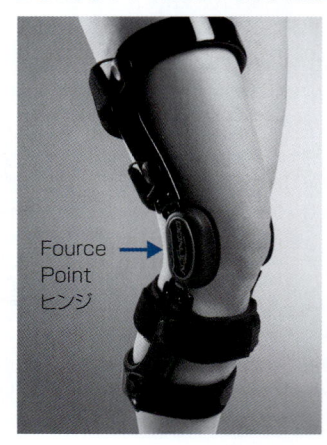

機能的膝装具に代表される硬性装具に比べ，固定性は劣るが機動性に優る。また，突発性の膝外反刺激に対して内・外側ハムストリングスの筋反応時間が短縮するとの報告もあり[4]，競技復帰に向けたアスレティックリハビリテーションを実施する上で，再発予防に有用と考えられる。

腰部装具

スポーツ活動で発生する腰痛症には，腰椎椎間板ヘルニア，腰椎分離（すべり）症，腰椎捻挫などがある。これらの腰痛症には軟性コルセット（ダーメンコルセット）が広く処方されるが，スポーツ活動に際しては，目的に応じて腰部サポーターや骨盤ベルトを用いる（図3）。また，硬性コルセットは腰椎圧迫骨折や横突起骨折などの外傷後に安静目的で使用される。

成長期に生じる腰椎分離症は腰部装具を用いた保存療法で骨癒合を目指すが，その発生機序には腰椎伸展と回旋が関与することが報告されている[5]。ダーメンコルセットは，伸展防止には有効だが回旋制動は不十分なため，スポーツ活動を休止できる環境であれば，回旋制限が可能な硬性コルセットを用いる場合もある。ダーメンコルセットの装着法は，中央にあるインベルを腸骨稜上端に合わせ，下部ベルトから締めていく。骨盤部を最も強く締め，上部ベルトは呼吸を圧迫しない程度にする。

腰部サポーターや骨盤ベルトは，軟性コルセットに比べ固定性に劣るものの，スポーツ活動への制限が少ないため多用されている。これらの目的は，骨盤上部を適度な圧で締めることで腹腔内圧および腹部の固定性を高め，痛みの予防や軽減を図ることである。しかし，腰部支持機構が機能していない状態でのスポーツ活動は，症状が悪化する可能性があるため，腰部サポーターや骨盤ベルトを過信せず，適切なリハビリテーションと併用することが重要である。

足関節捻挫用装具

足関節内反捻挫は，神経筋の反応時間を越えた速度で内反負荷が生じた際に起こり，力学的には予防効果が少ないと考えられている。しかし，足関節装具の装着により内反トルクや距骨傾斜角が減少すると報告されており[6,7]，臨床的には治療や再発予防などの目的で使用される。これらの装具は材質の強度によって硬性装具と軟性装具に大別される。

硬性装具には，rigid typeとsemi rigid typeがある。rigid typeは，硬性支柱が内外果を側方から固定し，患部を安静にする目的で使用する。semi rigid typeはヒンジ付の硬性サポートがU字型フレームを形成し，内外果を側方から固定するタイプや側面に支柱の入ったサポータータイプがある（図4）。rigid typeより制動効果は落ちるが，装着感に優れパフォーマンスへの影響も少ない。

軟性装具には，サポーターにストラップを加えたsoft typeや足関節全体を包み靴のように紐で巻き上げて固定するlace-up typeなどがある。硬性装具に比べると内反制動効果は低いため，パフォーマンスの低下に影響を与える底背屈制限や関節不安定性を評価し，適切な制動効果が確保できるタイプを選択する。装具の装着感や軽さ，装着性と脱着性も重要で，これらの要因を総合的に判断する。

足関節装具を装着してシューズを履くと窮屈に感じたり，カウンターが崩れるなどの問題も生じる。内反捻挫のシミュレーション実験では，ローカットシューズに比べハイカットシューズで制動効果が高いという報告もあり[8]，装具とシューズの両面から適応を検討することが重要である。

◆図3　腰部装具
a：硬性装具。　b：腰部サポーター。 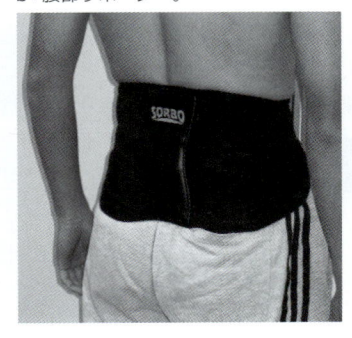　c：骨盤ベルト。

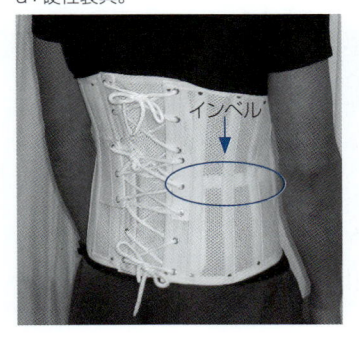

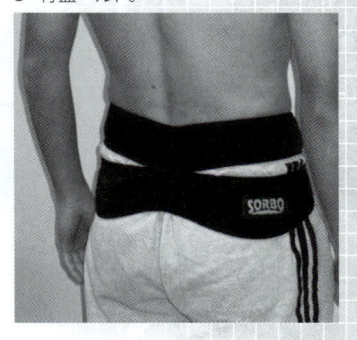

◆図4　足関節捻挫用硬性装具（semi rigid type）

a：ハードサポート。ヒンジ付の硬性サポートがフレームを形成して，内外果を側方から固定する。

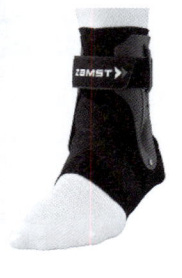

b：ミドルサポート。テーピング理論を応用しスターアップストラップと内反制動ストラップを有する。

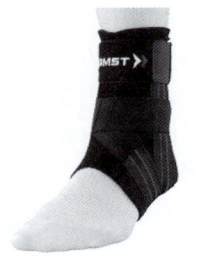

◆図5　膝関節装具

a：Osgood-Schlatterバンド。ストラップ付パッドで膝蓋腱を圧迫し，脛骨粗面の牽引力を減少させる。

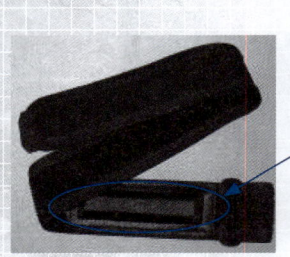

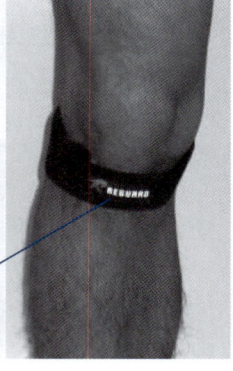

b：膝蓋骨亜脱臼用装具。膝蓋骨外側をパッドで圧迫し，膝蓋骨外方偏位を制動する。

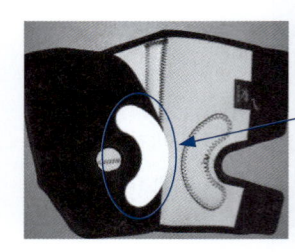

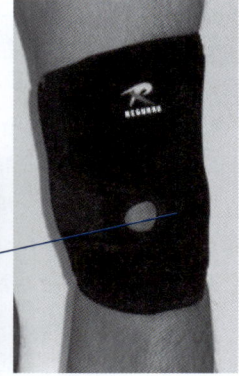

◆図6　弾性タイツ・ストッキング

a：CGタイツ・EX33。下肢関節（足首・膝・腰）の動揺抑制を補助する機能に加え，段階的圧迫圧により下腿血流改善を補助する機能を併せ持つ。

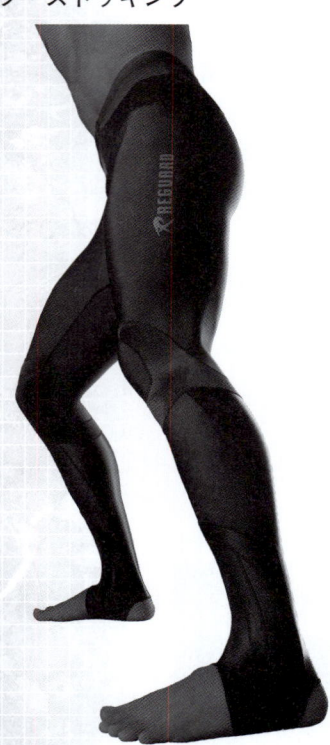

b：CGソックス・EX33。足関節部には伸びを抑えたアンクルスタビライザーを配置，同時に段階的圧迫圧により下腿血流改善を補助する。

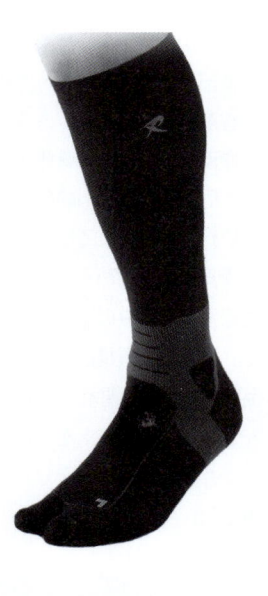

膝関節疾患に対するその他の補助具

　Osgood-Schlatter病は代表的な骨端炎の1つで，膝蓋腱への牽引力により骨化過程の脛骨粗面骨端軟骨が剥離すると考えられている．Osgood-Schlatterバンドは，ストラップ付パッドで膝蓋腱を圧迫し脛骨粗面の牽引力を減少させることで痛みの軽減をはかる（図5a）．ジャンパー膝などでも利用され，サポータータイプや膝蓋骨上部の大腿四頭筋腱を圧迫するタイプなどもある．

　膝蓋骨亜脱臼は，膝蓋大腿関節などの形態要因や内側広筋の機能的要因で膝蓋骨が外方に偏位し，痛みや脱臼感を主訴とする．膝蓋骨亜脱臼用サポーターは，パッドで膝蓋骨外側を圧迫し，膝蓋骨外方偏位を制動する（図5b）．装着に際しては，圧迫のし過ぎに注意しながら外側パッドが適切な位置になるよう留意する．

スポーツ用弾性タイツ・ストッキング

　弾性包帯や弾性ストッキングは，医療現場では浮腫の治療や手術後の深部静脈血栓症予防などに使用されている．近年では，スポーツ現場においても弾性ストッキングやタイツが活用されているが（図6），アスリートに対する効果については十分なエビデンスが得られていない．

　運動中の弾性タイツ着用の効果を検討した研究では，下腿浮腫の予防に効果が認められ，自覚的疲労度も軽減する傾向は示されているが[9]，筋力やパフォーマンス向上に関する効果は明らかにされていない．しかし，弾性ストッキングやタイツはスポーツ用補助具としての使用頻度が高まっており，今後の研究成果が期待される．

謝辞

　本稿執筆にあたり，補装具の写真を提供していただいたアルケア㈱，日本シグマックス㈱，三進興産㈱に深謝いたします．

参考文献

1) 福林　徹：スポーツ用装具の現状．臨床スポーツ医学，17：61-63，2000．
2) Beynnon BD, Fleming BC, et al：The effect of anterior cruciate ligament deficiency and functional bracing on translation of the tibia relative to the femur during nonweightbearing and weightbearing. Am J Sports Med, 31：99-105, 2003.
3) Yu B, Herman D, et al：Immediate effects of knee brace with a constraint to knee extension on knee kinematics and ground reaction forces in a stop-jump task. Am J Sports Med, 32：1136-1143, 2004.
4) 中川菜保，福林　徹，ほか：神経－筋機能における膝ブレースの有用性．臨床スポーツ医学，26：871-876，2009．
5) Sairyo K, Katoh S, et al：Spondylolysis fracture angle in children and adolescents on CT indicates the fracture producing force vector：A biomechanical rationale, Internet J Spine Surg, 1：2005.
6) Thonnard J, Bragard D, et al：Stability of the braced ankle. A biomechanical investigation. Am J Sports Med, 24：356-361, 1996.
7) Vaes PH, Duquet W, et al：Static and dynamic roentgenographic analysis of ankle stability in braced and nonbraced stable and functionally unstable ankles. Am J Sports Med, 26：692-702, 1998.
8) Ricard MD, Schulties SS, et al：Effects of high-top and low-top shoes on ankle inversion. J Athl Train, 35：38-43, 2000.
9) 名塚健史，雨宮克也，ほか：スポーツ用弾性タイツの運動時着用の効果について．臨床スポーツ医学26：1047-1051，2009．
10) 日本体育協会：公認アスレティックトレーナー専門科目テキスト⑦アスレティックリハビリテーション，文光堂，2007, p91-97.

スポーツ外傷・障害における基礎知識

テーピング

尾﨑勝博

テーピングの歴史

現在スポーツ現場で広く用いられているテーピングの起源は1861年の米国南北戦争まで遡るとされ，日本では1975年ごろに米国のアスレティック・トレーナーなどが来日して講習を行い，鹿倉らの尽力により普及発展してきた。現在，わが国ではファンクショナルテーピングやアスレティックテーピング，スパイラルテーピング，キネシオテープなど多くのテーピング法が考案され，医療やスポーツの現場で施行されている。ここではその中でも，スポーツ外傷・障害に対し，運動による生体への不利益なストレスを回避することを目的としたファンクショナル・テーピング[1]（以下FTA）をとりあげ，その考え方と実際について述べる。

FTAの特徴

FTAは，安全で効率のよい動作の獲得を目的とするため，損傷部位や脆弱部位などへのストレスを回避しながら，動作に必要な関節運動は極力許すことが大切である。そのためには，外傷・障害の発生機転や，それらに対する機能的側面からの分析をもとに，テープがもたらす運動器への影響を考慮したテープの走行や貼り方，素材を選択する必要がある。

FTAの目的と施行場面

FTAの主な狙いには，①関節運動の制限，②受傷部位の圧迫，③損傷した筋・腱・靱帯の保護，補強などがあり，その効果を期待し以下のさまざまな場面で用いられる。

・Preventive Taping（予防のためのテーピング）
・First Aid Taping（救急処置のためのテーピング）
・Treatment Taping（治療のためのテーピング）
・Performance Taping（パフォーマンスのためのテーピング）

FTA施行までの流れと実際

施行にあたっては，以下に述べる評価を的確に実施

◆図1　踵骨回外制動テープ
踵骨回外のみを制動し，できる限り足関節の底・背屈運動は許すことを目的とする。テープは伸縮性ハードタイプを使用する。実際はアンダーラップやアンカーテープを施行して実施する。

a：内側。　　　b：外側。

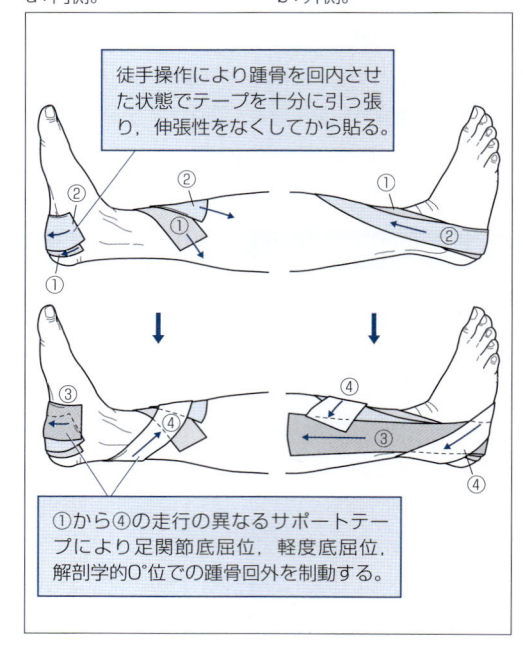

徒手操作により踵骨を回内させた状態でテープを十分に引っ張り，伸張性をなくしてから貼る。

①から④の走行の異なるサポートテープにより足関節底屈位，軽度底屈位，解剖学的0°位での踵骨回外を制動する。

し，得られた情報から問題点を抽出することが大切である。その中でもテーピングで解決可能なものに対して，制限すべき関節運動と許すべき関節運動を整理し，FTAのデザインを決定する。

以下に，スポーツ外傷の中でも発生頻度が最も高い足関節内反捻挫を例にあげ，FTA施行までの評価の流れと具体的方法について示していく。

●医学的所見

医師の診断を最優先し，その重症度や経過期間を踏まえた上でテーピング施行の必要性についての情報を得ることが必要である。

●外傷・障害の発生機転

外傷・障害は，動作時の負荷が運動器の許容範囲を超えたときに発生すると考えられる。そのときのダイナミックアライメントを分析することで，テープにより制動すべき運動を導くことが可能となる。足関節内

スポーツ外傷・障害における基礎知識

内捻挫は，ストップ，サイドステップ，ジャンプ着地動作などで内反が強制されて受傷するとされ，このとき底屈位では前距腓靱帯および踵腓靱帯，中間位では踵腓靱帯，背屈位では後距腓靱帯が損傷されやすい。また受傷時の下肢のダイナミックアライメントはknee-out & toe-inを呈していることが多い。

● 機能評価

一般的な整形外科的検査により疼痛，関節可動域，足部周囲筋力，関節不安定性（前方不安定性，内反不安定性）などを確認する。さらに荷重位での機能的テスト（スクワッティングテスト，振り向きテスト）を実施することにより，外傷発生機転を反映させた評価になり，制動すべき関節運動やテーピングの目的・場面を明らかにすることができる。またこれらの評価は，FTA施行後の効果判定としても用いられる。

● FTAの実際

発生機転や機能評価より導かれる制動すべき関節運動は踵骨回外を含む内反であり，許すべき運動は足関節の底背屈である（図1）。誤ったテープの走行により不必要な関節運動の制動を生じないように注意する。距腿関節運動軸の後方をテープが走行した場合，足関節背屈制限をきたし（図2），動作時のknee-inや後方重心を招く（図3）。その一方で，底屈制限はカーフレイズの制限，ハムストリングや下腿三頭筋の易疲労性を招くことになる。また足関節内反捻挫に対するテープにより，逆に足内側アーチの下降を中心とした踵骨回内を呈してしまうことがあるため，踵骨を中間位に導く「逆アライメントの問題」に対するテープも必要である（図4）。

上記のように1つの関節の制動は，運動連鎖の観点から少なからず他の関節に影響を与える。とくに不必要な関節制動は，異常な動作を引き起こすだけでなく，新たな外傷・障害を惹起する可能性があるため注意が必要である。

基本的にFTAは安全で効率のよい動きを獲得するためのテープである。しかし，亜急性期やリハビリテーションの時期においては，踵骨回外を制動しつつ，疼痛の生じる足関節底背屈運動を制限するテープを施行することもある。

FTAとスポーツ動作エクササイズ

FTAは先に述べたとおり，動作時の損傷部位や脆弱部位などへのストレスを回避することを目的に施行される。しかし正常な機能を回復させ安全で効率のよい

◆図2 誤ったテープ走行により可動域制限を呈した例

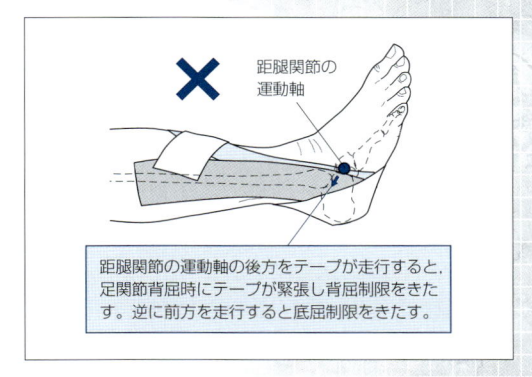

距腿関節の運動軸の後方をテープが走行すると，足関節背屈時にテープが緊張し背屈制限をきたす。逆に前方を走行すると底屈制限をきたす。

◆図3 テープによる足関節背屈制限が動作に与える影響

a：knee-in & toe-out。　　　b：後方重心。

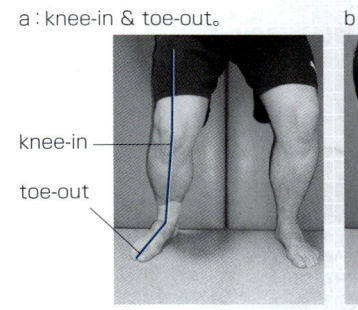

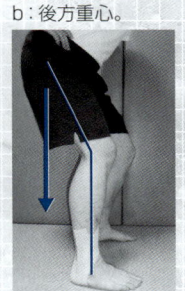

◆図4 逆アライメント対策テープ

a：内側。　　　b：外側。

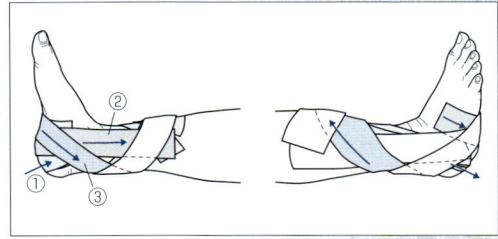

徒手操作により踵骨を中間位に誘導した上で①〜③のテープを貼付することにより，アーチの下降防止と踵骨の中間位保持が可能となる。

動作を獲得するにはFTAだけでは不十分であり，テープが目的とするストレス回避を，動作のエクササイズからも同時に導き出すことが必要である。

文献

1) 川野哲英：ファンクショナル・テーピング，ブックハウスHD，1988．

スポーツ外傷・障害における基礎知識

足底板 (Functional Orthotics Insole；FOI)

野村亜樹

　機能的足底板は，最も自然な足の状態を維持して外傷を引き起こすような力学的ストレスを最小限に抑制する目的で考案された．従来のスタティックアライメントの補正に加え，問題となる変形や外傷を引き起こすような下肢を中心とする異常なダイナミックアライメントを抑制し，外傷の治療と予防に役立てており，機能的な側面をもつことからFunctional Orthotic Insole（機能的足底板；FOI）とよんでいる．

　また自然な足の形状をできる限り保持し，足本来の機能を確保，向上させることにより足の静的・動的安定性，運動性を高め下肢の外傷の治療や予防，さらに日常生活やスポーツなどのパフォーマンスの向上も果たすことができる．ここではこのFOIについて紹介する．

FOIの考え方

　一般に足は，靴の中に閉じ込められ，靴を介して路面と接触し立位時の体重支持やバランス保持，そして歩行，走行時の駆動や路面への接地時の衝撃吸収などの働きがあり，これらの機能を果たすために複雑な構造をしている．最も重要な働きをするのが内・外側縦アーチ，横アーチの3つの足部アーチ構造であり，これらアーチは荷重により接地面積を変えたり（トラス構造），路面の凹凸に適合させるなどの役割を果たしている．

　しかし靴は工業製品であるためサイズで合わせて選択するのみで，個々の足の特徴までは考慮されないことがほとんどである．そのためFOIは足底と靴の間を埋め，運動時に生じる身体の力を路面に伝えやすくし，外的・内的ストレスで起こる異常な変形を抑え，足部の骨配列やアーチ構造を保護し，足趾機能の改善を図り，静的・動的安定性を向上させる．FOIは足の形状に逆らわず，違和感を起こさず，足本来の構造を運動時に保護して機能を高め，そして運動時にウィンドラス機構により緊張する足底腱膜に足底板が当たらないように留意している．また後足部から中足部への体重移行時の内・外側縦アーチの形状の保護とスムーズに重心線の移行ができるように工夫している．

　またFOIはknee-in & toe-outやknee-out & toe-inなどのダイナミックアライメントの矯正を行うが，部分的な補正にとどめず，踵骨前方部より中足趾節間関節までの間を一体型にした形状とし，後足部は踵部回内・外のアライメントコントロールに有効であるRotary Heel Wedge（RHW）を組み合わせて使用している（図1, 2）．なおFOIのベースは，内・外側縦アーチ，横アーチ部分はやや凸状，足底腱膜部分は低く凹状で，全体の高低差が小さいアーチベースと各アーチ部分が高くはっきりしているハイアーチベースの2種類ある．

◆図1　Functional Orthotic Insole
　　　（機能的足底板；FOI）

FOIハイアーチベース
裏　　　表

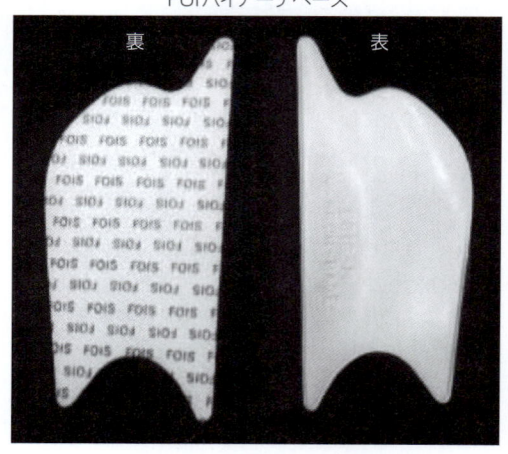

◆図2　Rotary Heel Wedge
　　　（ロータリーヒールウェッジ；RHW）

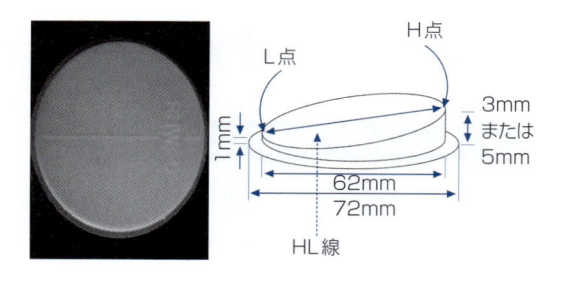

◆図3　FOIの作製手順

①足の形状のスケッチ 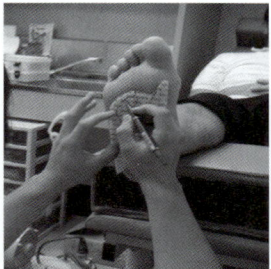
②メディカル・サンダーを利用して，専用部品・チップの作製 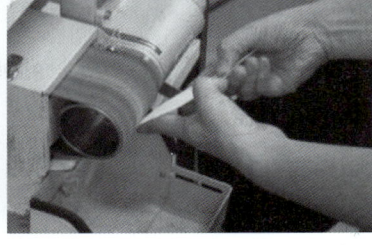
③専用部品・チップのベースへの貼り付け
④メディカル・サンダーでの全体での形状調整

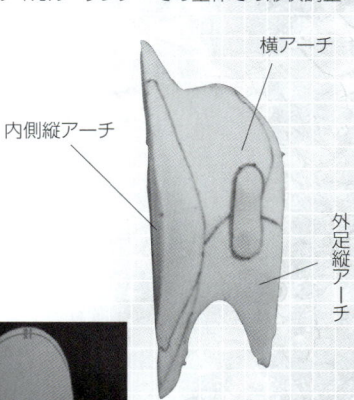

横アーチ
内側縦アーチ
外側縦アーチ

⑤フルインソールへの貼り付け
⑥効果検定（フルインソール装着時） 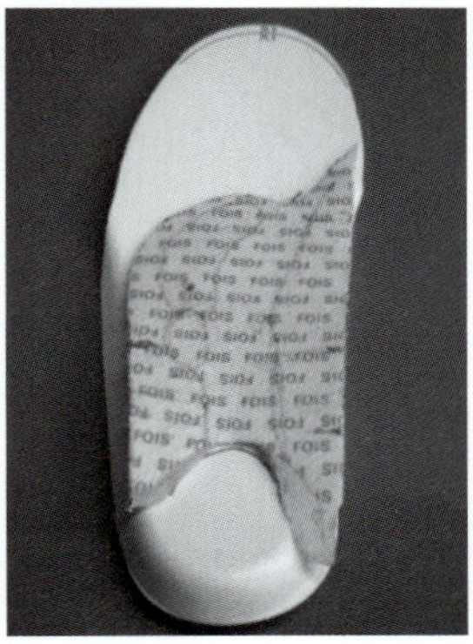
⑦靴合わせ
⑧効果検定（靴挿入時） 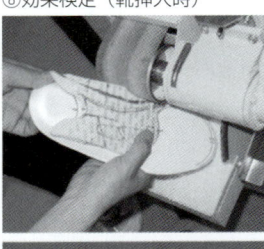 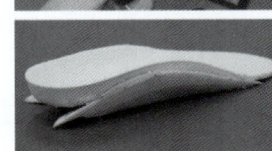
⑨仮止め
⑩本止め

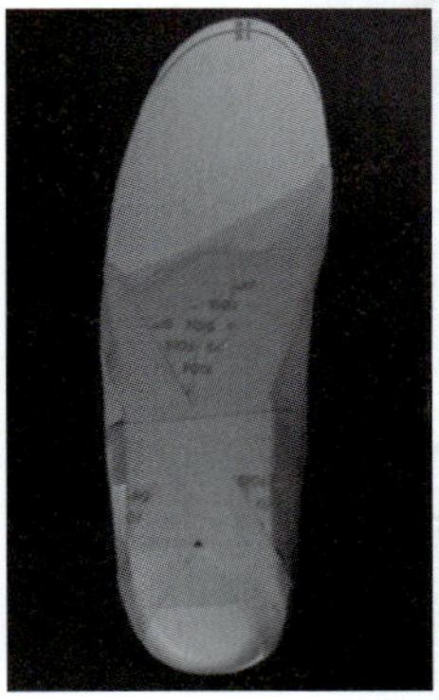

◆図4　FOIの効果判定の項目

効果検定を実施するタイミング
1. フルインソール装着時
2. 靴挿入時（靴合わせ後）

①立位時の安定性
②下腿前傾テスト
③（逆）振り向きテスト
④スクワッティングテスト
　（knee-inテスト，knee-outテスト）
⑤日常生活動作
　（歩行，階段昇降など）
⑥スポーツ動作
　（ランニング，ストップ動作，ジャンプ，方向転換動作など）

※⑤⑥は靴挿入時のみ実施する
※装着前後の痛み，不安定感を比較

◆図5　knee-inテスト

FOI装着　　FOI非装着

左膝外側より外反方向へ外力を加えたとき，FOI非装着の場合はknee-in傾向が強まるが，FOI装着によりknee-in傾向が減少し，膝関節外反と下腿外旋が抑制される。

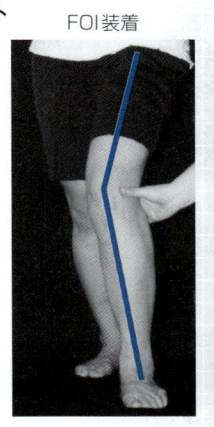

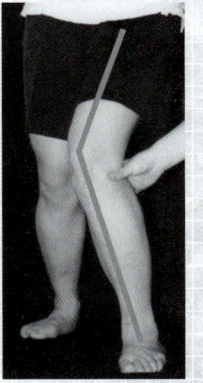

◆図6　knee-outテスト

FOI装着　　FOI非装着

左膝内側より内反方向へ外力を加えたとき，FOI非装着の場合はknee-out傾向が強まるが，FOI装着によりknee-out傾向が減少し，膝関節内反と下腿内旋が抑制される。

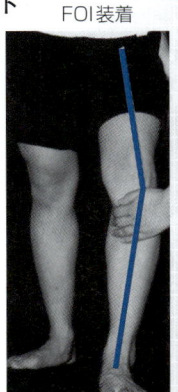

足底板（Functional Orthotics Insole；FOI）

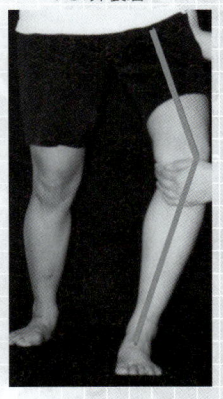

FOIの実際

　FOIの材料は，衝撃吸収力と圧力分散性能に優れたソルボセインである．作製の手順は図3のとおりである．

　まずスタティックおよびダイナミックアライメントや関節不安定性，関節可動域，筋力・筋機能などの足関節・足部を中心とした下肢の機能評価を実施し，足底板作成用の足の形状のスケッチを行う（図3①）．とくに足部アーチの緊張と形状を確認し，足裏の全体的な形状を把握することが大切である．また外傷の治療や予防に用いる場合は疾患像を，パフォーマンスの向上に使用する場合はそれぞれの運動特性を理解することが重要である．

　次にメディカル・サンダーを用いて必要となる専用の部品やチップを作製し，FOIに貼り付け全体の形状を調整する（図3②〜④）．非荷重位でのFOIの適合性を確認し，問題がなければフルインソールに貼り付け，装着して効果検定を実施する（図3⑤，⑥）．立位にて違和感がないか，スクワッティングテストにより痛みや不安定感が出現しないかなど図4の項目について行う（図5，6）．問題があれば適宜，修正し調整する．

　そして最後に足同様に靴の形状に合わせて削り，靴に挿入して効果検定を実施する（図3⑦，⑧）．効果検定にて問題がなければテーピングテープで仮固定し，1週間ほど使用して足の状態，足底板がずれていないかを確認し，問題がなければずれないように完全に固定（本止め）して完成となる（図3⑨，⑩）．問題が生じた場合は修正する．

FOIの注意点

　FOIはスタティックアライメントのみではなく動作時の足の生理的変形も含めて対応し，さらに異常なアライメントの修正に対しては，逆のマルアライメントにも十分に留意している．作製後はアライメントの矯正，痛みや症状などの緩和，動作の改善などの効果を必ず確認し，検定によって問題があれば修正している．なお症状によっては足底板に加え，スキルトレーニングやテーピングなども併用していくことが大切である．

スポーツ外傷・障害における基礎知識

入谷式足底板

入谷　誠

●スポーツ外傷・障害における足底板

　スポーツ障害の多くはごく小さなメカニカルなストレスの繰り返しで，障害を引き起こすことが多い。そのため障害局所のメカニカルなストレスをとらえることに加え，身体の体重移動によって引き起こされる局所への影響など，全身の動きから障害局所をとらえることも重要になる。

　入谷式足底板はこのような考え方の中で足底板をとらえており，足底板が身体の動きを制御する道具として使用している。

●入谷式足底板

　著者は1987年以来，足底板作製に携わり，17,000例を超える症例に処方してきた。その中で従来の距骨下関節中間位を主体とした考え方を基に行われる足型を採る方法，また荷重位をそのまま採型する方法などあまり意味のないことを経験してきた。現状においては足部各関節の肢位や高さの決定は実際に動きの中で確かめることが最良の方法だと考えている。

●特徴
①テーピングやパッドを用いて評価を行い，足部関節肢位および高さを決定する。これを足底板作製のための直接的評価という。
②歩行動作を中心に，さまざまな動作の中で評価，微調整を行う。
③身体全体の動きを制御するために，左右両側へ作製する。
④最近では個人個人の荷重タイプを分類し，そのタイプに合わせた処方を行うことを基本とする。

●作製過程
　患者や選手に対してまずは問診や触診などから全体像を把握する。そして人為的に荷重方法を変えた立ち上がり動作をさせその人の荷重タイプを示唆し，そして足部形態評価や機能的な評価などから障害に対する足部誘導を示唆させる（図1）。

　徒手的関節誘導を用いた評価で足部の誘導方向を決定し，そしてアーチ部分の高さやそのほかのパッドの処方の有無と高さを動作の中で決定する。良好な結果が得られてからアーチパッドの研磨やそのほかのパッドを作製し中敷きに貼り付ける。ある程度できあがったら実際に靴の中に足底板を挿入し，微調整を加え，良好な結果が得られてから終了とする。症状や機能的変化に応じて微調整が必要になるためにフォローアップを行う。

●直接的評価
　評価で足部関節肢位や高さを示唆し決定したものを，実際に足部へテーピングやパッドを用いた評価で確認する。テーピングを用いた評価では距骨下関節関節，第1列，第5列，内側楔状骨矯正，果部誘導を，パッドを用いた評価では後足部の誘導方向と高さ，中足骨レベル前方・後方部分の横アーチ，楔状骨レベルの横アーチ，後足部レベルの横アーチの誘導法と高さを決定する（図2）。

　ここまでの評価でアーチ部分の基本的な形状を決定する。その後にそのほかのパッドの処方の有無と高さを決定する。

●直接的評価と足底板処方
　足底板処方の基本はアーチパッド部分を如何に正確に処方できるかが最初の問題である。アーチパッドは

◆図1　荷重タイプと足部誘導

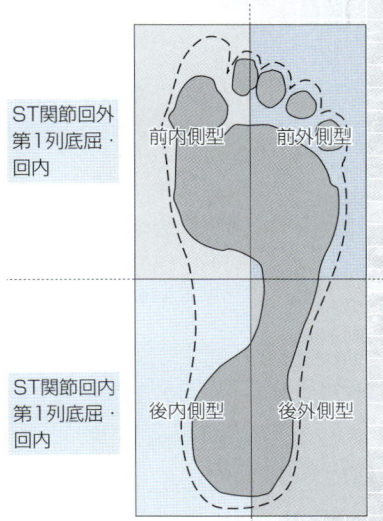

ST関節回外 第1列底屈・回内	前内側型	前外側型	ST関節回外 第1列背屈・回外
ST関節回内 第1列底屈・回内	後内側型	後外側型	ST関節回内 第1列背屈・回外

部位別に8つに分類し（図3），評価に準じた研磨を行う．とくに後足部の処方はアーチパッドの中でも重要なところで，遊脚相から立脚への始まりを制御し，とくに長パッドと短パッドの処方はまったく違った処方になる（図4）．

以上，入谷式足底板の概要について説明した．紙面の関係上十分な説明ができない部分もあるが，このような考え方に賛同し，臨床応用していただければ幸いである．

文献
1) 廣戸総一：4スタンス理論．池田書房，2008.
2) 入谷 誠：下肢からみた動きと理学療法の展開．結果の出せる整形外科理学療法，メジカルビュー社，2009，p177-281.

◆図2 足底板作製のための直接的評価（アーチパッド部分）

ST関節回外　ST関節回外　第1列底屈　第1列背屈　第5列内がえし　第5列外がえし

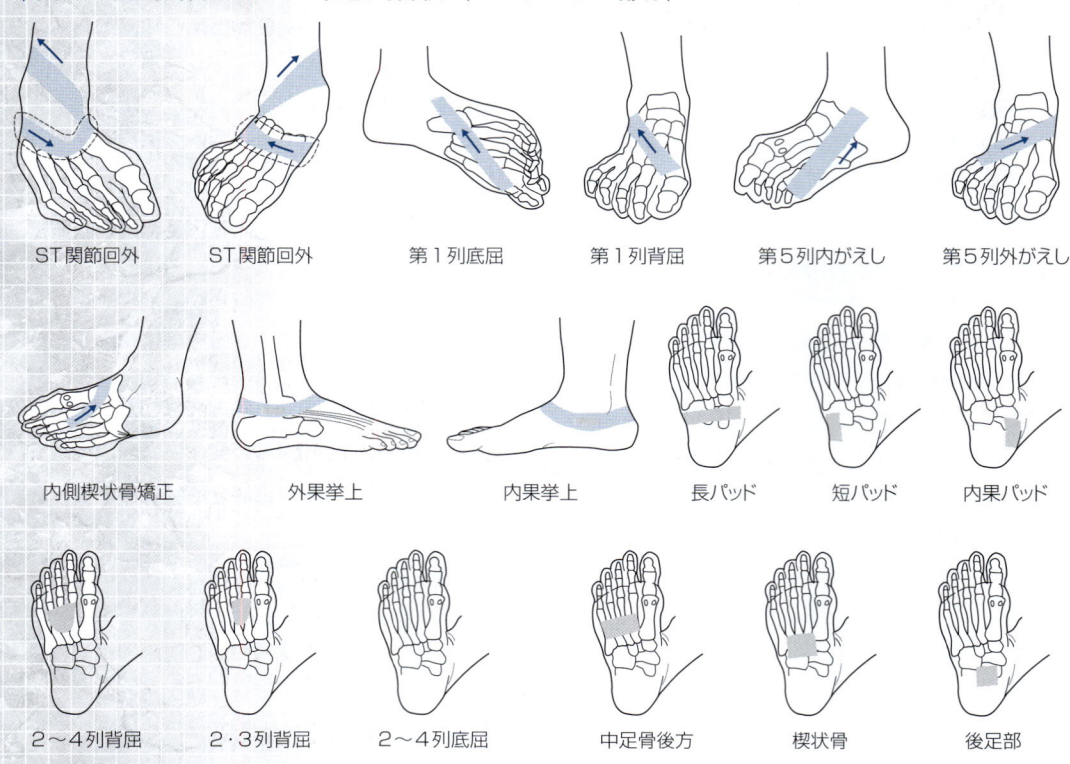

内側楔状骨矯正　外果挙上　内果挙上　長パッド　短パッド　内果パッド

2～4列背屈　2・3列背屈　2～4列底屈　中足骨後方　楔状骨　後足部

◆図3 アーチパッドの分類

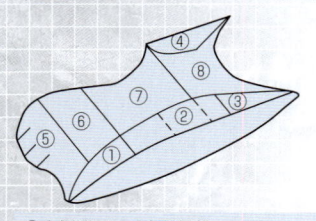

① 内側縦アーチ中足骨部
② 内側縦アーチ舟状骨部
③ 内側縦アーチ踵骨載距突起部
④ 外側縦アーチ踵骨・立方骨部
⑤ 中足骨レベル前方部分の横アーチ
⑥ 中足骨レベル後方部分の横アーチ
⑦ 楔状骨レベルの横アーチ
⑧ 後足部レベルの横アーチ

◆図4 距骨下関節回外誘導での長・短パッドの評価とアーチパッドの処方

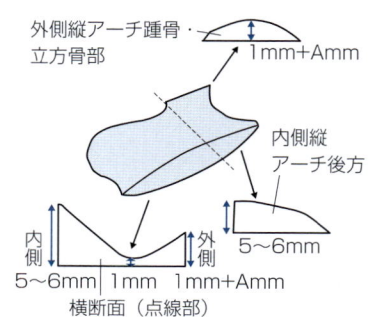

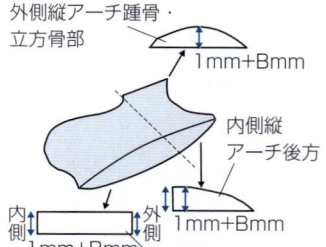

a：短パッドの評価　　b：長パッドの評価

外側縦アーチ踵骨・立方骨部　1mm+Amm
内側縦アーチ後方
内側 5～6mm　外側
横断面（点線部）
5～6mm　1mm　1mm+Amm

外側縦アーチ踵骨・立方骨部　1mm+Bmm
内側縦アーチ後方
内側 1mm+Bmm　外側 1mm+Bmm
横断面（点線部）

スポーツ外傷・障害における基礎知識

スポーツ現場での救急処置

山本利春, 笠原政志

スポーツ現場で求められる救急処置とは？

競技会場などスポーツ現場で，突然に起こりうるスポーツ選手の身体的アクシデントに対して，迅速で適切な応急手当を行うこと，そして，突然の意識不明，呼吸停止など選手の生命を脅かすような緊急な状態になったときに，選手に心肺蘇生術を施し医療機関に引き継ぐまでの一次救命処置（basic life support；BLS）を行うことである。

スポーツ現場での救急処置は，スポーツ競技／種目などの競技特性などから，起こりうる身体的アクシデント（傷害・疾患など）をある程度予測をすることができる。あらかじめどのような傷害・疾患が起こりやすいのかを把握することと，それに合わせて，必要な人材と資器材など事前の準備をすることが必要不可欠である。また，迅速かつ適切な救急処置が行われないと，医療機関での治療や完治後の競技復帰を遅らせることにつながり，たとえ生命に関わる傷害・疾患ではなくても，選手生命に関わることになり，スポーツ現場での救急処置がその後の選手生活に大きな影響を及ぼすことがあることを理解しておかねばならない。

さらに最近では，競技会場内にはさまざまな人がいることから，大会役員や観客が突然倒れたり急病になるケースも少なくない。対象がスポーツ選手だけではなく，傷害・疾病もまれにスポーツに起因するものではないこともある。

いずれにせよ緊急時の連絡体制や救護体制などの整備が重要になっている。

スポーツ現場における救急処置技術

スポーツ現場ではどのような傷害，疾患が起こりやすいのかを図1に示した。急性外傷としては挫傷，創傷，内科的疾患では過換気症候群や熱中症など，生命に関わるような疾患としては心肺停止，頭頸部外傷などがあげられる。これらの傷害，疾患に対する救急処置は必ず心得ておかなければならない。さらにスポーツ傷害が発生したときに，そこから傷病者を移動させることになった際の搬送方法，挫傷が起こった際の各部位のRICE処置，固定法，出血を伴った創傷に対する処置，心肺停止やそれに近い状態になった際に行う救急蘇生法なども重要である。

これらの救急処置は知識だけでは十分ではなく，必要なときに実践できなければならない。ここでは，その中でも急性外傷の挫傷の処置法について解説をする。

挫傷に対する救急処置（RICE処置）

スポーツ活動中の捻挫や打撲などの外傷を受傷した場合，救急処置として有効なのがRICE処置である（図2）。受傷すると，受傷部位とその周囲には発赤，熱感，腫脹，疼痛，機能障害などの炎症反応が起こる。その炎症反応を最小限に抑えその後の治癒を早めることを目的にRICE処置を行う。

◆図1　スポーツ現場で必要な救命・救急処置

●外傷の応急手当

外傷	→挫傷	→RICE処置，固定など
	→創傷	→止血，感染予防（洗浄・保護）など

●内科的疾患に対する処置

過換気症候群	→安静，ペーパーバック法
熱中症	→冷却，水分補給，安静

●生命に関わる処置

心肺機能停止	→心肺蘇生法（AEDを含む）
頭頸部の外傷	→頭頸部固定，全身の固定，運搬

◆図2　RICE処置

rest：安静　ice：冷却　compression：圧迫　elevation：挙上

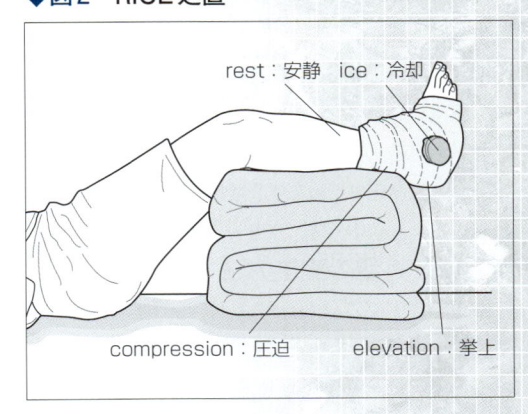

◆図3　圧迫固定品・冷却媒体

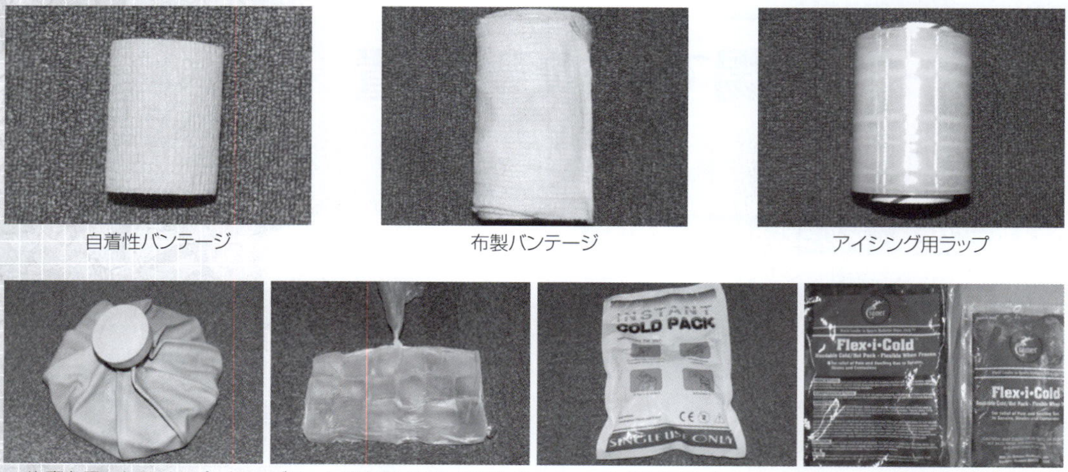

| 自着性バンテージ | 布製バンテージ | アイシング用ラップ |
| 氷嚢を用いたアイスパック | ビニール袋を用いたアイスパック | ケミカルパック | アイスゲルパック |

RICE処置とは，rest（安静），ice（冷却），compression（圧迫），elevation（挙上）の4つの方法の頭文字をとったものである。さらにstabilization（固定）を加えてRICESと表現されることもある。

RICE処置の実際

● RICE処置に必要な物

RICE処置を施す際には，氷やそのほかの冷却媒体，氷を入れる氷嚢やビニール袋，さらにそれを固定し患部を圧迫するための弾性包帯（バンテージ）などが必要となる（図3）。さらには，必要に応じて患部を安定させるためのシーネなどの支持物，患部を挙上して安定させるための台や毛布などを準備する。

● 冷却媒体

RICE処置の中でもとくに重要な処置が冷却である。さまざまな冷却媒体の中でも最も有効なのが氷である。通常，氷は0℃を基点に固体から液体へ変わる。このときに発生するエネルギーを融解熱という。氷が液体へと変化するときには，約80cal/gの融解熱が生じる。すなわち，表1に示すようにほかの冷却媒体よりも氷の融解熱が最も高く，炎症反応の鎮静化に有効に働くのである。しかし，氷でも非常に温度の低くなったマイナス温度の（指で触るとくっついてしまうような）氷では，凍傷を引き起こす危険性も高くなるので（図4），このような場合は，水を少し加えるとよい。

● RICE処置の実施方法

RICE処置実施の際の留意点は，冷却実施時間と頻度である。一般的にRICE処置の実施時間は20〜30分である。いくらRICE処置が重要であるからといって

◆表1　氷とその他の物質融解熱

	融点	融解熱
氷	0℃	79.7cal/g
ドライアイス	−56.6℃	43.2cal/g
四塩化炭素	−22℃	39.0cal/g
二硫化硫黄	−111℃	14.8cal/g
エチルアルコール	−117℃	26.1cal/g
ベンゾール	5℃	30.1cal/g

長時間冷却を実施していると凍傷になる危険性があるので注意が必要である。また，一度だけRICE処置をすればよいのではなく，継続して行うことが必要である。目安としては冷却20〜30分をしたら，一度冷却媒体を外し，そして再び冷却をすることを1〜2時間に1回程度繰り返すことである。受傷後に医療機関で医師に判断を委ねることが望ましいが，すぐに受診できない場合でも継続したRICE処置を24〜72時間続けることが重要である。

RICE処置は4つの方法を同時に行うことが基本ではあるが，冷却媒体を外し冷却をしていない間もrest，compression，elevationは継続して行うようにする（図5）。競技場から自宅までの移動中，就寝中，食事中など，患部を挙上できない，あるいは冷却できない場合でも4つの処置のうち可能なものだけでも継続して行うように配慮する。

復帰のツボ

◆図4　RICE処置

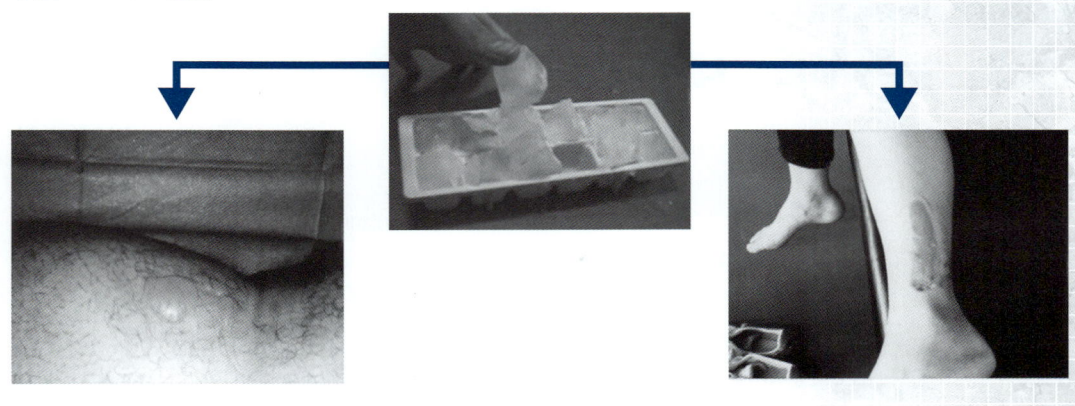

◆図5　継続的なRICE処置の1例

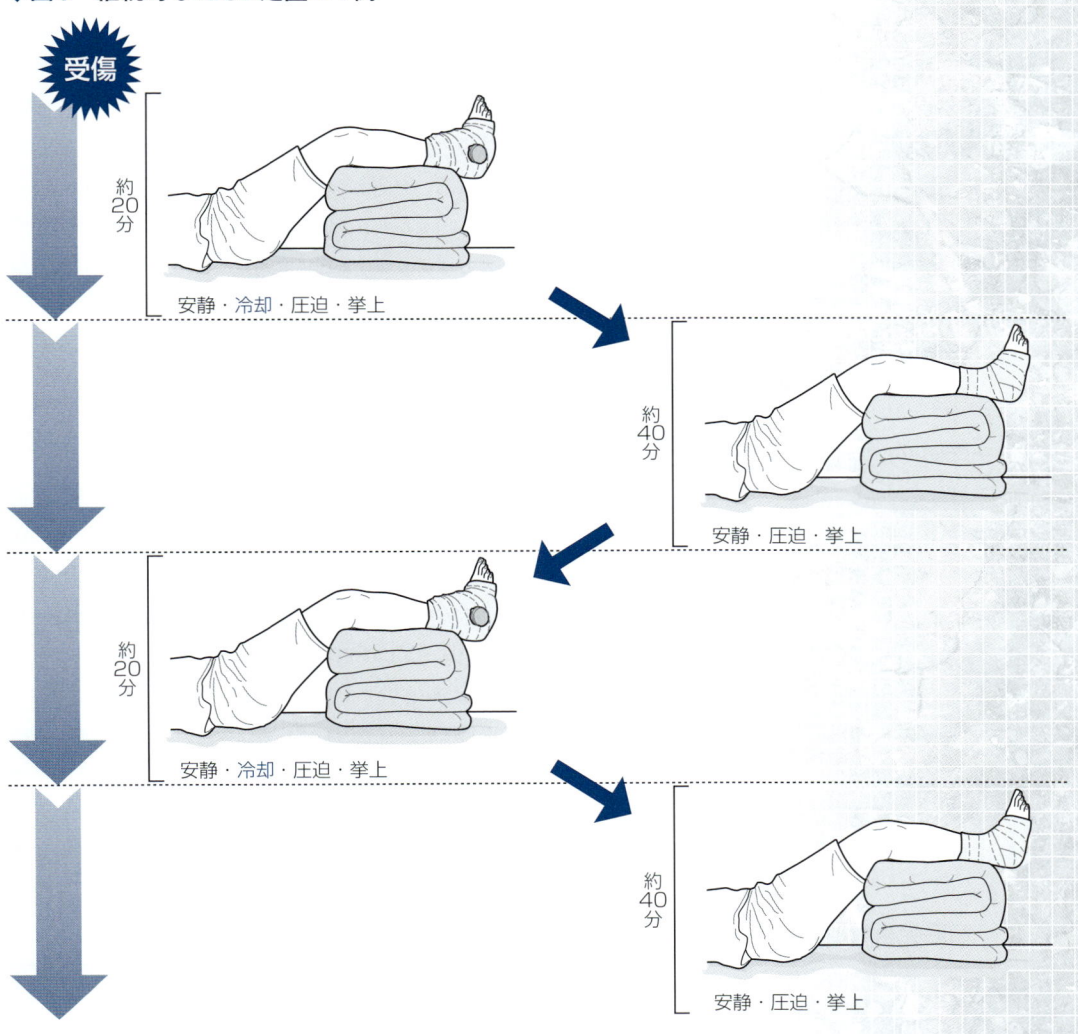

受傷

約20分　安静・冷却・圧迫・挙上

約40分　安静・圧迫・挙上

約20分　安静・冷却・圧迫・挙上

約40分　安静・圧迫・挙上

スポーツ外傷・障害における基礎知識

女性アスリートの三主徴

目崎　登

近年，女性アスリートのコンディショニングや健康管理上の問題点として，無月経，骨粗鬆症，摂食障害が取り上げられ，「女性アスリートの三主徴」とよばれている．これらは継続的な激しいトレーニングにより発症するが，それぞれの発症は相互に関連している．

無月経

激しいスポーツ活動に起因する月経異常，初経発来の遅延や続発性無月経などの月経周期異常を運動性無月経と総称する．

●初経発来遅延

初経発来時期の分類を表1に示す．

初経発来が遅延する病態は，性管分化異常症，染色体異常，中枢性（視床下部—下垂体）異常，卵巣性異常に分類される．これらの頻度は一般にほぼ1/4であり，また思春期遅発症と原発性無月経において病因に大きな差は認められない．

・診断

ほぼ1カ月間隔の定期的な下腹痛や腰痛の繰り返しの有無を確認する．処女膜閉鎖などの性管分化異常症では，実際には月経は発来しているものの，閉塞部位により月経血が流出しないことがある（見せ掛けの無月経）．

身体の発育状態を把握するために，身長・体重・体脂肪率を計測する．内性器の状態を正確に把握するために，内診（直腸診）さらに画像診断（MRI）が重要である．また，内分泌検査も必須である．検査項目としては，血清エストラジオール（estrdiol；E_2），テストステロン（testosterone；T），卵胞刺激ホルモン（follicle stimulating hormone；FSH），黄体化ホルモン（luteinizing hormone；LH）およびプロラクチン（prolactin；PRL）を測定する．さらに，負荷試験として，LH-RH（luteinizing hormone releasing hormone）負荷試験，TRH（thyrotropin releasing hormone）負荷試験を実施する．なお，甲状腺機能検査や副腎機能検査も随時に実施する．性分化異常症の診断のために，染色体検査は必須の検査であり，必ず実施するべきである．

・治療方針

染色体検査で46, XX，すなわち正常女性と診断されたなら，原則として15〜17歳では特別な治療は必要ない．しかし，18歳以上では積極的な治療を考慮する必要がある．染色体異常が認められた場合には，女性としての将来をも考慮しての対応が必要である．

内診などにより診断される性管分化異常症に対しては，積極的な治療が必要である．

●月経周期異常

月経周期の分類を表2に示す．

女性としての健康管理，さらにアスリートとしてのコンディショニングの面から重要なのは続発性無月経である．続発性無月経は，E_2分泌がある程度保たれている軽症の第Ⅰ度無月経と，E_2分泌が非常に少ないか欠如する重症の第Ⅱ度無月経に分類される．

・診断

月経歴としての初経発来年齢，月経周期日数，持続日数，経血量，最終月経（最近3回），月経痛の程度，月経前緊張症の有無などを確認する．これにより，無月経期間を確定する．なお，これまでに治療経験があ

◆表1　初経発来時期の分類

正常発来	10〜14歳にて発来
早発月経	満10歳未満での発来
遅発月経	満15歳以上での発来
思春期遅発症	満15〜17歳にて未発来
原発性無月経	満18歳に達して未発来

◆表2　月経周期の分類

正常周期	25〜38日の周期
頻発月経	25日未満の周期
稀発月経	39〜89日の周期
続発性無月経	90日以上発来しない
不整周期症	周期毎の日数変動が7日以上

る場合には，その詳細を確認する．

基礎体温（basal body temperature；BBT）の測定は必須検査であり，日常的な習慣づけが必要である．また，病態の解明のためにも内分泌検査は必ず実施しなければならない．LH-RH負荷試験を含めたFSHおよびLHの測定をはじめ，PRLやE$_2$測定は最初に行う．なお，甲状腺機能検査も随時実施する．体型計測（身長・体重・体脂肪率など）も重要であり，さらに必要に応じて食事摂取の実態調査（栄養調査）を実施する．また，骨密度測定も必要である．

・治療方針

試合や合宿などのスケジュールを考慮しながらエストロゲン製剤あるいはプロゲストーゲン製剤などの単独あるいは同時投与によるホルモン療法（Kaufmann療法，ときにHolmstrom療法）により性器出血を起こさせることを基本とする．なお，プロゲストーゲン製剤投与中には倦怠感をきたし，コンディションを悪化することがあるので，注意深く投与しなければならない．また，ホルモン剤の投与法は経口投与を原則とし，筋肉注射は行わない．

骨粗鬆症

骨密度減少による疲労骨折が問題となる．

●診断

疲労骨折は，激しいトレーニングにより発症するが，運動性無月経による低エストロゲン状態の持続によっても発症する．すなわち，運動性無月経がある場合には，骨密度計測は必須の検査である．

●治療方針

エストロゲン製剤を用いる無月経の治療とともに，骨密度減少に対する積極的な治療が必要である．

摂食障害

摂食障害は，精神医学的な原因により起こる．減食や食行動の異常を伴う神経性食欲不振症と，過食と自己誘発嘔吐を主とする神経性過食症に大きく分類され，いずれも月経異常（続発性無月経）などの問題を有している．

●診断

摂食行動および体重変動の確認により容易に行われる．摂食態度を調査するeating attitudes test-26（EAT-26）を用いて，摂食行動を調査することも重要である．

●治療方針

精神的問題が発症の背景にあるので，基本的には精神科的治療が優先される．なお，続発性無月経に対する治療も重要である．

文献

1) 目崎　登：スポーツと月経現象．スポーツ医学入門，文光堂，2009，p134-155．

スポーツ外傷・障害における基礎知識

スポーツ栄養

鈴木志保子

スポーツ栄養マネジメントとは

　スポーツ栄養とは，運動やスポーツを行うために必要な物質を運動やスポーツによる身体活動状況に応じてタイミングや量を考えて摂取し，これを利用する現象をいう。

　スポーツ栄養学とは，運動やスポーツによって身体活動量の多い人に対して必要な栄養学的理論・知識・スキルを体系化したものと定義する。スポーツ栄養学の理論・知識・スキルをいかに活用するかを考えるときにマネジメントが必要となる。

　スポーツ栄養マネジメントとは，運動やスポーツによって身体活動量が多い人に対し，スポーツ栄養学を活用し，栄養補給，食生活など食に関わるすべてについてマネジメントすることをいう[1,2]。栄養サポートとは，とくに選手に対してスポーツ栄養マネジメントを行うことをいい，選手の食に関わるすべてのマネジメントである。

食事の基本

●食事のバランス

　バランスのよい食事は，必要な栄養素が含まれるように食材を選択し食事とすること（質）と適正量を食べること（量）を知らなくては実践できない。質に関しては，これから説明する食材の選択方法と食事の構成をみてほしい。量に関しては，性別，年齢，体格，体質など，個人によって異なるので，自分の最適な量を自分で確認して食べなくてはならない。またエネルギー消費量は日々変動し，さらに事前にエネルギー消費量を正確に把握することは不可能であるため，体重測定や体調等から適正量を管理する。

　バランスのよい食事の献立を立てるときは，1食1食について考えるのではなく，1日を通して献立を立てることで栄養素の偏りを防ぐことができる。栄養価の高い食品もたくさん食べれば身体には悪影響となる可能性が大きい。

　栄養素と食品の関係は，栄養素を1つだけ持っている食品はなく，食品はさまざまな栄養素の集合体である。多くの種類の食品を食べることで，たくさんの種類の栄養素が身体に吸収されるため，食品の選び方がわかれば，身体へ過不足なく栄養素を補給することができるようになる。そこで献立をたてるときの考え方について，食品をもとに説明していく。

●たんぱく質

　たんぱく質源となる食品は，肉類（肉以外にもソーセージやハムなどの加工食品も含む），魚類（魚以外にもかまぼこやツナ缶などの加工食品も含む），豆・豆製品（納豆，豆腐等），卵類，乳・乳製品の大きく5つに分類することができる。朝・昼・晩，それぞれ1食に，これらの分類から3つ以上選び，また，3食（1日）ですべての分類から食品が摂取できるようにする。生活習慣病が気になる年齢になったならば，ベーコンなどの脂を多く含む肉類は，肉類ではなく，脂として考えた方がよい。卵も1日1個程度にしておくとよい。

　たんぱく質を多く含む食品には，たんぱく質以外のビタミンやミネラルが豊富に含まれるため，いろいろな種類の食品を食べることによりたんぱく質以外の栄養素も充足される。ただし，食べ過ぎには注意が必要である。

●脂肪

　脂肪（油）は，体重減少を必要としていなければ，あまり気にする必要はない。ただし，揚げ物を毎食大量に食べるようなことは避けるほうがよい。とくに疲れているときに油を大量に摂取すると消化管に負担をかけることになるので注意が必要である。

●炭水化物

　炭水化物は，主食（ご飯，パン，うどん，そば）に多く含まれる。エネルギー源の中で最も必要とされる栄養素なので，毎食必ず食べる。食べる量が少ない場合には，身体はエネルギー代謝に影響を与え，パフォーマンスが低下する可能性があるため，しっかりと食べることが重要である。しかし，多過ぎた場合には太る。

●野菜

　野菜は，淡色野菜（キャベツ，レタス，キュウリな

ど）と緑黄色野菜（ほうれん草，にんじん，ピーマンなど）に分類できる。1日で食べる目安量として，淡色野菜は，5種類以上で生の状態で両手に1杯以上，緑黄色野菜は，3種類以上で火の通った状態で片手に1杯以上がよい。また，毎食必ず淡色野菜と緑黄色野菜の両方とも食べるようにする。

● きのこ・いもなど

海草・きのこ類・こんにゃく類・いも類は，1日それぞれ1種類以上は食べるようにする。

● 果物

果物は，競技選手の場合，毎食，食べることを勧める。しかし食べ過ぎには注意が必要である。競技選手引退後や一般の人は，エネルギーを使うと予想される前（朝食や昼食のとき）には食べてもよいが，夕食後のような活動量が低くなる前には食べないか，あるいは量を少なくしたほうが肥満を防止できる。

● メニューと食事構成

具体的なイメージを図1に示した。これはジュニア選手のために開発したものだが，選手を含む身体活動量の多い人にも，量の加減ができれば活用できる[3]。バランスよく食べるための食品を使って，主食，主菜，副菜2皿，乳製品，果物という5つをそろえることが食事構成の基本となる。応用編として，酢豚は主菜と副菜を，カレーライスは主食，主菜，副菜を，クリームシチューは主菜，副菜，乳製品を兼ねる。

復帰に向けてのスポーツ栄養マネジメントおよび留意点

復帰を目的としたスポーツ栄養マネジメントは，復帰までの期間と具体的な目標を明確にし，その間のトレーニング計画をもとにマネジメント計画を組み立てる。期間，目標，トレーニング計画が明確でない場合には，体重測定の状況を確認し，その結果からエネルギーの収支を調整することしかできなくなるため，選手，医師，コーチ，トレーナーなどと連携し，復帰に向け身体づくりを考えたスポーツ栄養マネジメントを実施すべきである。スポーツ栄養マネジメントは，公認スポーツ栄養士や同様な実力のある管理栄養士によりトレーニング計画を考えた栄養管理を実施することができる。

通常の食事をすることができる場合には，バランスのよい食事の構成とし，トレーニングの状況とその期間の身体づくりの目標から必要量を推定し食事（3食，補食，間食）量を決定する。食事量は，体重，体脂肪率からの除脂肪体重や体脂肪量をはじめアセスメント結果から適正量となっているかを判断する。

トレーニング計画より筋肉量を増加させる目標がある場合には，トレーニングの強度，時間，頻度よりたんぱく質の摂取量を推定し，食事だけでは十分に摂取できない場合には，サプリメントを利用し，摂取量だけではなく，摂取タイミングについてもマネジメントする。

減量をする場合には，1日のエネルギー消費量よりもエネルギー摂取量が低くなるように，減量の期間と目標とする体脂肪量から1日あたりのエネルギーの差を算出し，その差をトレーニングと食事からそれぞれ何kcalとするかを計画したうえで補給量を決定する。その際，脂肪だけではなく，体たんぱく質をエネルギーとして利用しなくてはいけないほど食事からのエネルギー量を落とさないように注意しなくてはいけない。

復帰に向けてのスポーツ栄養マネジメントは，通常の練習や試合をこなしているときのマネジメントとは違い「経験」を活かして計画を立てることができない場合が多い。そのため，アセスメント（中間モニタリング）の頻度を定期的に短い期間で行い経過に応じて計画を変更し，進めていくことが望まれる。

◆図1　バランスのよい食事構成イメージ

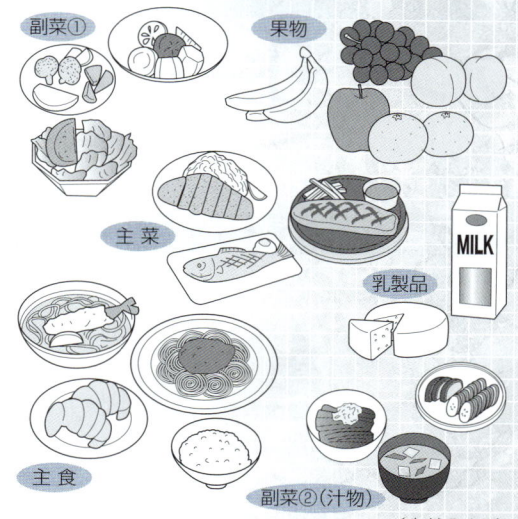

（文献3より）

文献

1) 鈴木志保子：スポーツ栄養マネジメントの確立と実際，日本栄養士会雑誌，52：4-8, 2009.
2) 鈴木志保子：スポーツ栄養マネジメント，第一章，日本医療企画，2011.
3) 日本体育協会スポーツ医・科学研究報告：「小学生を対象としたスポーツ食育プログラム開発に関する調査研究」，第1報，第2報，2007, 2008.

> スポーツ外傷・障害における基礎知識

アンチ・ドーピングの基礎知識

陶山哲夫

ドーピングの語源

ドーピング（doping）の原語である「ドープ（dope）」の語源は，アフリカ東南部の原住民カフィール族が祭礼や戦いの際に飲む強いお酒"dop"とされている。これが後に「興奮性飲料」の意味に転化し，さらに「麻薬」という意味で用いられるようになった。

近年の英語の辞書に「ドープ」が初めて載ったのは1889年のことで，「競争馬に与えられるアヘンと麻薬の混合物」と説明されている。この当時のドーピングの対象はヒトではなくウマであり，すなわち「薬物を使用すること＝ドーピング」と定義された。

アンチ・ドーピングの歴史

1964年，東京オリンピック開催中に「ドーピングのための国際会議」が開催され，ドーピング検査の導入が決定した。1968年のグルノーブル冬季オリンピックとメキシコ夏季オリンピックよりオリンピック初のドーピング検査が行われた。1950年代から蛋白同化ステロイドは使用されていたが，当時はまだこれを検出する技術はなかった。1976年に初めてステロイドのドーピング検査が実施されるようになった。

1985年，日本にIOC公認ドーピング検査機関が誕生（三菱油化メディカルサイエンス＜現，三菱化学ビーシーエル＞がIOCよりドーピング検査機関の公式認定を取得）し1986年「抜き打ち」ドーピング検査が開始され，トレーニング期間中にも一流選手を中心にも実施された。1992年IOCは「スポーツにおける薬物使用に関する世界会議」において国際アンチドーピング機関設置，これと各国政府やスポーツ団体との協議のもと統一的基準に従ったアンチ・ドーピング活動を強化・推進することを趣旨としたローザンヌ宣言を採択した。

アンチ・ドーピング機構の設立

●世界アンチ・ドーピング機構（World Anti-Doping Agency；WADA）の設立

1999年11月，国際オリンピック委員会（IOC）が開催したスポーツにおけるドーピングに関する世界会議において採択されたローザンヌ宣言に基づき，世界アンチ・ドーピング機構（World Anti-Doping Agency；WADA）が設立された。ドーピング（薬物使用）に反対する運動を世界的規模で推進するための独立の国際的監視機関である。WADAの設立目的は，禁止薬物リスト・検査・分析などの国際的なドーピング検査基準やドーピング違反の罰則規定の統一化を図るとともに，アンチ・ドーピング活動に関する教育・啓発活動等を行うことである。

世界ドーピング防止プログラムは表1のように規定されている。実際のドーピング検査はWADAが各国において認定する機関（現在は33機関）に委託されており，日本では三菱化学メディエンスが委託機関となっている。

●日本アンチ・ドーピング機構（Japan Anti-Doping Association；JADA）の設立

2001年，日本国内におけるアンチ・ドーピング活動のマネジメントを行う機関としてJADAが設立されたが，各国の国内オリンピック委員会（NOC）などのドーピング・コントロール機関と連携して，競技者の人権及び健康に配慮しながら，ドーピング検査や教育・啓蒙活動，情報管理・提供，調査・研究等を行い，国内のアンチ・ドーピング活動の推進を目的としている。

2005年，国連教育科学文化機関（ユネスコ）総会

◆表1　世界ドーピング防止プログラム

レベル1	：世界ドーピング防止規定（World Anti-Doping Code）
レベル2	禁止表国際基準 検査に関する国際基準 治療目的使用に係る除外措置（TUE）に関する国際基準 分析機関に関する国際基準 個人情報保護に関する国際基準
レベル3	：モデルルール（各ドーピング防止機関がWADA規定に則った規則を作成するためのモデルルール） ガイドライン（各ドーピング防止活動をISO認証に則り行うためのガイドライン）

で「スポーツにおけるアンチ・ドーピングに関する国際条約」が採択され，WADAの活動は世界的な政府間条約となったが，日本政府は2006年12月条約の受諾書を提出して2007年2月から条約が発効しており，政府主体のアンチ・ドーピング活動が行われるようになった。

ドーピングを禁止する理由

ドーピングを禁止する理由は以下の通りである。
- 選手自身の健康への害：最高の競技能力を発揮するには心も体も健康でなければならない。薬の乱用は体を壊す危険性がある。
- 不誠実（アンフェア）：禁止規定を守らず自分だけ有利にすることは不誠実である。
- 社会悪：スポーツ文化を汚す恐れがある。
- スポーツの価値を損なう：スポーツ固有の価値には「倫理観・フェアプレー，誠実，健康，チームワーク，献身，優れた競技能力，真摯な取り組み，規則，法規への敬意，喜びと楽しみ，自他への敬意，勇敢さ，共同体・連帯意識」などがあり，優れた競技能力だけに価値を認めているのではない。

ドーピングの一般的な意味は競技能力を高めるために使用する薬物・物質を使用することである。ここで，ドーピングを禁止するための一連の活動をアンチ・ドーピングとよんでいる。

アンチ・ドーピング規則違反事項

アンチ・ドーピング違反とは，世界アンチ・ドーピング規程（WADC）の第2.1項から第2.8項に定められたひとつ，あるいは複数のアンチ・ドーピング規則違反が発生することをいう。

1．競技者の生体からの検体に，禁止物質，あるいはその代謝物又はマーカーが存在すること
2．禁止物質・禁止方法を使用すること，又は使用を企てること
3．関連のアンチ・ドーピング規則で定められた形で通知を受けた後に，検体採取を受けない，もしくは正当な理由なく検体採取を拒否すること，又はその他の手段で検体採取を回避すること
4．競技者が競技外検査を受ける場合に関連する義務に違反すること。具体的には，所定の居所情報を提出しないこと，合理的な規則に基づいて伝達された検査に現れないこと，などが挙げられる
5．ドーピング・コントロールの一部を改ざんする，又は改ざんを企てること
6．禁止物質・禁止方法を所持すること
7．禁止物質・禁止方法の不法取引を実行すること
8．競技者に対して禁止物質又は禁止方法を投与・使用すること，又は投与・使用を企てること，アンチ・ドーピング規則違反を伴う形で支援，助長，援助，教唆，隠蔽などの共犯関係があること，又はこれらを企てる行為があること

禁止リストに掲載する物質・方法

禁止リストに掲載する物質・方法は以下の基準で決定される。
- 競技能力が強化されるもの，又は可能性があるもの。
- 健康上の危険性を及ぼすもの，又は可能性があるもの。
- スポーツ精神に反するとWADAが判断していること。

詳細については表2に掲載する。

治療目的使用の適用措置に関する国際基準（International Standard for Therapeutic Use Exemptions）

World Anti-Doping Code（WADC）は禁止リストに掲載されている物質および方法の治療目的使用の適用措置（TUE）を認めている（国際基準のレベル2）。
「病気やけがの治療のために禁止物質や禁止方法を使用する必要があるときは，所定の申請をして認められれば，その禁止物質や禁止方法を治療のために使うことができる。この使用許可を，〈治療目的使用の適用措置（Therapeutic Use Exemption＝TUE）〉という」

●治療目的使用に係る除外措置の付与に関する基準

- 急性または慢性の病状を治療する過程において禁止物質又は禁止方法が用いられなかった場合に，当該競技者の健康状態が深刻な障害を受ける。
- 当該禁止物質又は禁止方法を治療目的で使用することにより，正当な病状治療の後に通常の健康状態に回復することから予想される競技能力の向上以外に，追加的な競技能力の向上が生じないこと。
- 当該禁止物質又は禁止方法を使用する以外に，合理的な治療法が存在しないこと。
- 当該禁止物質又は禁止方法を使用する必要性が，使用当時に禁止された物質又は方法をTUEが無いにも

◆表2 禁止リスト

常に禁止される物質と方法（競技会（時）及び競技外）

禁止物質	S1．蛋白同化薬 　1．蛋白同化男性化ステロイド薬（AAS） 　　a．外因性（通常は体内で自然に作られない物質）のAAS 　　b．外因的に投与した場合の内因性AAS 　2．その他の蛋白同化薬 S2．ペプチドホルモン，成長因子および関連物質 　1．赤血球新生刺激物質（エリスロポイエチン（EPO），ダルベポエチン（dEPO），メトキシポリエチレングリコール・エポエチンベータ（CERA），ヘマタイド等） 　2．男性における絨毛性ゴナドトロピン（CG）および黄体形成ホルモン（LH） 　3．インスリン類 　4．コルチコトロピン類 　5．成長ホルモン（GH），インスリン様成長因子（IGF-1），機械的成長因子（MGFs）：血小板由来成長因子（PDGF），線維芽細胞成長因子類（FGFs），血管内皮増殖因子（VEGF），肝細胞増殖因子（HGF），その他筋繊維組成に変化を与える成長因子。 S3．ベータ2作用薬 　吸入サルブタモールおよびサルメテロールはTUEの申告は必要ないが，使用の申告は必要である。但しサルブタモールの尿中濃度は1,000ng/mlを超えた場合は各競技者が正当な使用を立証するために検査を行う。 　吸入サルブタモールおよびサルメテロール以外のベータ2作用薬の経口摂取や貼付使用は，吸入使用できない医学的理由が必用である。また緊急時以外の使用は認められない。 S4．ホルモン拮抗薬と調節薬 　1．アロマターゼ阻害薬 　2．選択的エストロゲン受容体調節薬（SERMs） 　3．その他の抗エストロゲン作用を有する薬物 　4．ミオスタチン機能を修飾する薬物（筋肥大を抑制する因子） 　　代表例としてミオスタチン阻害薬 S5．利尿薬と他の隠蔽薬
禁止方法	M1．酸素運搬能の強化 　1．血液ドーピング：自己血，同種血，異種血又はすべての赤血球製剤 　2．酸素摂取や酸素運搬，酸素供給を人為的に促進すること。但し酸素自体の補給は除く。 M2．化学的・物理的操作 　1．ドーピングコントロールで採取された検体の完全性および有効性を変化させるために改ざん又は改ざんしようとすることは禁止される。カテーテル使用，尿のすり替え，尿の改質などが含まれるが，これらに限定するものではない。 　2．静脈内注入は禁止。但し，医療機関の受診過程，または臨床的検査において正当に受ける静脈内注は除く。 　　禁止理由；血液の希釈を禁止，水分過剰を禁止，禁止物質の投与禁止 以下に具体的事項を示す。 　（1）蘇生手技を含む救急処置 　（2）失血に対する血液第溶液または血液投与 　（3）外科的処置 　（4）他の投与経路が不可能な場合（難治性の嘔吐など）で，適正な医療行為に従った薬物・液体の投与。運動による脱水は除外する。 　ただし単純な注射筒による注入（50ml以内）は手段として禁止されない。 M3．遺伝子ドーピング：下記は禁止される。 　1．細胞または遺伝因子（DNA,RNA）の移入 　2．遺伝子発現を変化させる薬理学的あるいは生物学的物質の使用 　（例）①持久力遺伝子　②血管新生遺伝子　③筋肉増大遺伝子　④骨折修復遺伝子

競技会（時）に禁止される物質と方法

前文S1～S5，M1～M3に加えて，下記のカテゴリーは競技会（時）において禁止される。

禁止物質	S6．興奮薬： 　a．非特定物質（全物質を明示） 　b．特定物質（例を明示） 　　アドレナリン（但し局所麻酔薬との併用あるいは局所使用（鼻，眼など）は禁止されない。 　　エフェドリン（尿中濃度10μg/ml以上） 　　カチン（尿中濃度5μg/ml以上） S7．麻薬：ブプレノルフィン，ヘロイン，フェンタニル，モルヒネ，ペンタゾシン，ペチジン，ほか関連物質。 　（注意：以下の薬剤は使用可能＝コデイン，デキストルメトルファン，ほか） S8．カンナビノイド：ハシシュ，マリファナ，HU-210など。 S9．糖質コルチコイド 　経口使用，静脈内使用，筋肉内使用，経直腸使用はすべて禁止される。 　ただし関節内，関節周囲，腱周囲，硬膜外，皮内および吸入使用はTUEの国際基準に従い使用の申告をすること。 　耳・口腔内・皮膚・歯肉・鼻・眼・肛門周囲の疾患に対する局所使用は禁止されず，TUEおよび使用の申告も必要ない。

特定競技において禁止される物質

	P1．アルコール（エタノール）：検出方法は呼気分析または血液分析による。 　航空スポーツ，アーチェリー，自動車，空手，近代五種，モーターサイクル，国際ボーリング，パワーボードなど。 P2．ベータ遮断薬 　航空スポーツ，アーチェリー，自動車，ビリヤード，ボブスレー，ブール，ブリッジ，カーリング，ゴルフ，体操，モーターサイクル，近代五種，国際ボーリング，パワーボード，セーリング，射撃，スキー/スノーボード，レスリングなど。
監視プログラム	1．興奮薬：競技会（時）のみ：ブピロピオン，カフェイン，ほか。 2．麻薬：競技会（時）のみ：モルヒネ/コデイン

かかわらず，以前に使用したことの結果として生じたものではないこと。

●TUEが取り消される場合
- 当該適用処置を付与したドーピング防止機関によって課された要請又は条件を競技者が速やかに遵守しない場合
- TUEの有効期間が満了した場合
- 競技者に対し，TUEがドーピング防止機関によって撤回された旨の通知が行われた場合
- TUEの付与に関する決定がWADA又はCASによって覆された場合

●治療目的使用に係る除外措置の（TUE）の申請〔TUE規定の抜粋〕
- 国際競技連盟の規則に別段の定めがない限り，以下の競技者は国際競技連盟からTUEを得るものとする。
   ①国際競技連盟の検査対象者リストに含まれる競技者
   ②国際競技連盟の規則に従って付与されたTUEが要求される国際競技大会に参加する競技者（日本国内の大会はJADAのTUEに申請する）
- 競技者は，承認が必要な日（競技大会など）の30日前までにTUEの申請を行わなければならない。
- 申請を行う場合には，TUE申請書に関連の病歴を包括的に盛り込むとともに，申請に関する診察所見，検査結果及び画像所見を全て含めるものとする。
- TUE申請書には医師の署名と，禁止物質・禁止方法の必要性ならびに使用の認められている代替薬剤を用いることが出来ない理由を記載すること。
- 禁止物質又は禁止方法，使用量，使用頻度，使用経路または期間は，具体的に明記すること。変更があった場合は新しくTUE申請書を提出すること。
- TUEに関するドーピング防止機関の決定を容認し，又は覆す旨のWADAの決定については，CASに不服申し立てをすることができる。

申請の書式を表3に，2010年度の主な申請例を表4にまとめた。

ドーピング検査手順

表5のような手順で検査を進める。

A検体で違反が疑われる分析結果の場合

表6のような手順で対応する。

競技者の居場所情報の提出

以下のように競技者の居場所情報の提出が義務付けられている。
- 検査対象者登録リスト（RIP）上の競技者は居場所特定する情報を正確に提供する。
- ADAMSを利用する。
- 次期四半期の居場所を正確に情報を提供する。
- 広範囲な地域の指定は不十分である。
- 60分/日の確実に検査に対応できる時間帯と場所を提示する。但し提示された60分以外の時間帯でも検査は実施される。
- 任意の18カ月間において，合計3回の居場所情報提供義務違反の場合は，ドーピング防止規則違反と見なされる。

個人に対する制裁措置

●居場所情報を提供しないこと又は検査を受けないことに関する違反
1年間～2年間の資格停止。

●特定物質による違反（1回目）
警告～2年間の資格停止。

●加重事情
自己がドーピング規則違反を違反と知りながら犯した場合は4年間を上限として延長される。

●2回目以降のドーピング防止規則違反の資格停止期間
生涯資格剥奪に至る。ただし競技者の各規定による。

●指定物質
1回目→警告，戒告処分とし，将来の競技大会における資格剥奪。
　　　　期間をゼロとする処置を最低限とし，資格剥奪期間は最長1年間までとする。
2回目→2年間の資格剥奪。
3回目→一生涯にわたる資格剥奪。

●検体採取拒否，不出頭，ドーピングコントロールの改ざん
禁止物質，禁止方法の資格剥奪期間を準用する。

●不法取引，禁止物質・禁止方法の投与・使用
資格剥奪期間は最低4年間から最長で一生涯とする。

●資格停止期間中の参加の禁止
自己の所属するIF, NFのクラブが開催するトレーニングキャンプ，エキジビション又は練習に参加するこ

◆表3　JADAへのTUE申請書式のまとめ

（1）通常
　　①TUE申請書，②確認書，③診断根拠を客観的に証明する書類（臨床経過，診察所見，検査結果，画像所見，フィルムなど）

（2）「吸入サルブタモールおよび吸入サルメテロール」以外の吸入β-2作用薬の場合
　　①TUE申請書，②確認書，③JADA吸入β-2作用薬使用に関する情報提供書

競技者はJADAのTUE委員会へ申請する。JADAは競技者に判定書を通知する。またADAMSに情報入力し競技団体は情報を閲覧できる。

◆表4　主なTUE申請の例（2010年）

糖質コルチコイド	（1）経口・経直腸・静脈注射・筋肉注射：TUE申請必要 （2）関節内注射・関節周囲注射・腱周囲注射・硬膜外注射・皮内注射・吸入：TUE必要なし（但し検査対象の場合は申告すること） （3）皮膚疾患・耳疾患・鼻疾患・眼疾患・口腔内疾患・歯肉疾患・肛門周囲に対する局所疾患：TUE必要なし
気管支喘息	（1）ベータ2作用薬：常時禁止。但しサルブタモールとサルメテロールの吸入は「使用の申告」で使用できる。サルブタモールの1日最大使用量は1600μg以内。 （2）糖質コルチコイド：競技会検査のみで禁止。但し糖質コルチコイドの吸入は「使用の申告」で使用できる。 （3）「吸入サルブタモールおよび吸入サルメテロール」以外の吸入β-2作用薬の場合：TUE申請が必須。スパイロメトリーの1秒率85%未満は気道可逆試験，スパイロメトリーの1秒率85%以上または気道可逆試験陰性の場合はメサコリン吸入試験か運動負荷試験の結果が必要である。 （4）ベータ2作用薬の経口使用や貼付使用は吸入ベータ2作用薬で治療できない正当な医学的理由が必要である。
糖尿病	インスリンは常に禁止される。インスリン以外の抗糖尿病薬は禁止されないためTUE申請は必要ない。 必要書類：インスリン療法の適応を証明するデータ（家族歴・現病歴・肥満歴，治療経過，処方および処方量など）
TUEが許可されない例	・許可された薬剤で代替治療できるもの：感冒薬 ・治療において禁止物質が不可欠であることが客観的に証明されない場合（診断名のみ記載の診断書を添付した場合など）：診断が確認できない

とは出来ない。

●ドーピング規則違反の処置の定義（Consequences of Anti-Doping Rules Violations）

ドーピング規則違反の処置は以下のように定義される。

・失効（disqualification）
特定競技又は競技大会における競技者の結果とそのメダル，得点及び賞の失効を含むすべての競技結果が無効になることをいう。

・資格剥奪（ineligibility）
一定期間にわたって，競技者に対して，競技その他の活動への参加が禁止されること，又は第10.9項に従って資金拠出が禁止されることをいう。

・暫定的資格停止（provisional suspension）
第8条（公正な聴聞会を受ける権利）にいう聴聞会において最終的な判断が下されるまで，競技への参加が暫定的に禁止されている状態をいう。

その他の注意事項

●ドーピングに関連した留意点—うっかり使用を避ける

市販薬，健康食品，栄養補助食品（サプリメント）を使用する際には絶えず禁止物質が含まれている可能性があることを前提として，使用する場合には自己責任において使用する。

とくに，市販の総合感冒薬を使用する際には禁止物質が含まれていることが多いので十分な注意が必要である。

漢方薬も安心はできない。不明な場合にはそのままにせず問い合わせる。

◆表5　ドーピングの検査手順と留意点

1	検査対象の通知	通告・誘導係員（シャペロン）よりドーピング対象に選ばれたことを通告する。
2	通知を受けたことの確認のサイン	対象者は通告書の内容を確認しサインする。
3	ドーピングコントロール・パスを受領	
4	ドーピングコントロール・ステーションへ出頭	
5	採尿カップの選択	3つ以上の未開封採尿カップから競技者自身が1つ選択する。
6	尿検体の採取	ドーピングコントロール・オフィサー(DCO)の監視のもとで尿検体を採取する。
7	サンプルキットの選択	自分自身で選択しAボトル，Bボトルを取り出し破損のないことを確認する。
8	尿検体の分割・封印	サンプルキットのコード番号とボトルのコード番号が同じことを確認し，DCOの指示に従い尿検体をBボトル，Aボトルに注ぎ確実に封印する。
9	比重の確認	DCOと競技者の双方で尿比重を確認する。
10	使用薬物の申告	少なくとも7日以内に使用した薬物・サプリメントを申告する。さらに氏名・性別などの個人情報・サンプルキットのコード番号・その他の内容を確認し公式記録書にサインする。
11	公式記録書コピーの受け取り	

＊未成年者への対応：未成年者への同伴者は全ての工程に同伴できる。
＊採血：ドーピング検査の検体として血液が要求されることがある。採血はドーピングコントロール・メディカルオフィサー（MO）またはMOの立会いのもと看護師・臨床検査技師により行われる。血液はヘモグロビン，ヘマトクリット，％ 網状赤血球を測定し，異常があれば尿中EPO分析が実施される。
＊検体分析：容器に封入された検体はWADA認定の分析機関へ運ばれて分析される。
＊結果の管理：分析結果は検査を実施した機関（WADA，IF，JADAや中央競技団体）に通知され，本人に連絡される。

◆表6　違反が疑われる場合の対応

1	最初の検討 ・分析機関から結果の連絡を受けたWADA，IF，JADAは，当該物質のTUEが有効であればドーピング防止規則違反なしとして終了する。 ・WADA，IF，JADAは検査手順の正当性を確認する。
2	競技者に結果を通知する。
2	競技者が要求すれば，B検体を分析する。
4	B検体でA検体の分析結果を追認する。
5	聴聞会の開催：日本ドーピング防止規律パネルで20日以内に処分を決定する。
6	競技者は不服申し立てがあれば可能である。

＊制裁期間終了後，競技会へ復帰を希望するばあいは制裁期間中に，予告なしに抜き打ち競技会外検査（OOCT）をうけばければならない。

◆表7　JADA認定商品マークのあるサプリメント

大塚製薬	：Nature Made
森永製菓	：ウイダー
明治乳業	：VAAM
明治製菓	：SAVAS
ネスレジャパン	：PowerBar，Powergel
兼松ウェルネス	：kappa supplement
味の素	：aminoVITAL

●ドーピングに関連した留意点 – サプリメント使用上の注意

　成分表に禁止薬物が表示されていない場合でも，禁止薬物が含まれている可能性は否定できない。

　2004年にIOCは，欧米で販売されているサプリメントで，約15%に蛋白同化男性化ステロイド薬が含まれていたと報告している。従って，とくに外国製品では注意が必要である。

　日本アンチ・ドーピング機構（JADA）認定商品マークのあるサプリメントは安全が保証されている（表7）。

●薬剤師による禁止薬物の相談

　JADAの研修終了者が相談を行うシステムがあるため（平成22年度以降），希望者は各都道府県の薬剤師協会のアンチ・ドーピング指導者に問い合わせる。

ドーピング防止活動におけるJADAと競技団体の役割分担

以下のような役割分担がなされている。

●JADA
- 競技者，競技責任者支援要員に対する教育全般を活性化する。
  （居場所情報の提出，ADAMS操作方法の講習，競技会外検査に関するルール説明，TUE申請，ガイドライン配布，使用可能薬物問い合わせ等）
- DCOを養成する。
- 検査を実施する（委託事業，経費の負担）。
- 検査結果を管理する

●競技団体
- 事務局アンチ・ドーピング担当者を選任する。
- 競技者の居場所情報，TUE申請提出に関しサポートする。
- 競技会検査の検査室を提供し，役員やシャペロンを委嘱する。
- 医事担当者を選任する。
- 競技者・競技支援要員に対して教育・啓発を行う。
- シニアDCOの推薦を行う。
- その他

今後のアンチ・ドーピング活動の課題

以下のような活動が今後課題となると考えられる。

●使用薬物チェックのシステム作り
- 競技者・コーチ等への教育・指導を行う。
- 各競技団体での管理システムを充実させる。
- 医学委員会での管理システムを確立する。

●競技外検査（抜き打ち検査）への対応
- 居所情報管理システムを確立する。
  ①対象選手の選択
  ②定期的な居所情報の提出

●禁止リストの定期的な改定への対応
- 毎年，1月1日付けにて発効している。

●指導者養成・教育
- ドーピングオフィサーの養成。
- シニア・ドーピングオフィサーの養成。

スポーツ競技とドーピング

　ドーピングは，健康への害・不誠実・社会悪のみならず，スポーツ固有の価値や意味そのものを否定してしまうため，各国政府関係者を含めてスポーツ関係者アンチ・ドーピング運動の強化・推進・啓発などを進めている。

　スポーツ競技者や関係者はアンチ・ドーピング・ムーブメントに協力するべきであるが，同時にドーピング禁止に関する情報を知り正当な権利を確保することも必要である。

INDEX

索引

索　引

あ

アーチパッド 637
アームウォーク 449
アイシング 138, 148, 158, 175, 181, 216, 227, 234, 259, 276, 282, 287, 291, 296, 313, 317, 352, 380, 390, 395, 448, 479, 492, 506, 510, 573, 579, 610, 627, 640
アイスバッグ 624
アイスマッサージ 216, 605
アイソダイナミックランニング 370
アウターマッスル 7, 148, 466
アウターユニット 326
アキレス腱炎 97, 99, 128, 144, 179, 256, 264, 291, 519, 606, 611
アキレス腱断裂 97, 243, 246, 267
アキレス腱付着部障害 285, 290
アキレス腱付着部痛 287, 294
足関節・足部捻挫 504
足関節外側靱帯損傷 128, 136, 505, 509
足関節靱帯損傷 256, 336, 415, 508
足関節脱臼骨折 519
足関節捻挫 97, 133, 135, 136, 142, 144, 209, 258, 304, 360, 503, 512, 519, 577, 619, 628
アスレティックテーピング 632
アスレティックリハビリテーション 107, 117, 173, 239, 276, 319, 356, 359, 368, 369, 375, 383, 463, 464, 512, 618, 624, 629
圧痛ポイント 196
アライメントコントロール 118, 396, 634
アンチ・ドーピング 646
遺残靱帯 479
一次救命処置 639
入谷式足底板 637
インソール 118, 147, 293, 635
インナーマッスル 7, 23, 148, 308, 467
インピンジメント 317, 350, 398, 405, 415, 482
　　──症候群 21, 26, 61, 306, 315
　　──テスト 59, 73, 78, 312, 316
ウォームアッププログラム 332
内がえしストレステスト 130
内がえし捻挫 504
運動療法 38, 54, 61, 70, 80, 94, 115, 155, 175, 181, 195, 277, 290, 326, 384, 511, 610, 618, 620, 623, 628
運動連鎖 10, 14, 26, 52, 65, 79, 83, 94, 137, 154, 300, 369, 408, 480, 502, 621, 633
エルゴメーター 263, 278, 291, 357, 363, 384, 574
エンダモロジー 395
横突起骨折 437, 629
オスグッドバンド 605
温熱療法 274, 276, 395, 618, 625

か

カーフレイズ 138, 290, 633
外固定 9, 47, 54, 89, 391, 431, 441, 462, 476, 483, 527, 536, 544, 581, 584, 604
外傷性肩関節脱臼 460, 469
外傷性enthesopathy 215
外傷発生率 96, 99, 304, 421, 430

回旋運動 11, 61, 71, 76, 93, 190, 210, 226, 299, 384, 456, 536
外旋反張テスト 489
回旋モーメント 211
外側アキレス腱炎 611
外側半月板 168, 236, 267, 338, 348, 374, 378, 496, 519, 542, 569, 574
　　──損傷 168, 241, 267, 378, 496, 519
回転モーメント 308, 310
外反外旋強制 565
外反コラプス 168, 171
外反ストレステスト 17, 38, 495, 539
外反膝くずれ 166
下極の突出 182
下肢アライメント 2, 147, 167, 236, 300, 383, 520, 548, 566, 623
　　──障害 147
下肢伸展挙上角度 92
下肢伸展位挙上テスト 388
下肢伸展挙上テスト 212
荷重タイプ 637
鵞足炎 264, 577, 611
加速走 117, 280, 370, 476
片脚外転 111
片脚ジャンプテスト 281
片脚スクワット 112, 117, 282, 361, 383, 397, 541, 578
片脚ブリッジ 326
片脚ホッピング 374
片脚ホップ 138
下腿骨折 556
下腿三頭筋ストレッチング 289
下腿三頭筋肉ばなれ 244, 265
下腿蜂窩織炎 519
肩関節周囲のリラクゼーション 80
肩関節脱臼 97, 414, 415, 454, 460, 466, 469, 518, 535, 560
肩関節弛緩性 148
肩関節不安定症 29, 148, 463, 468, 469
肩すくめ 451
担ぎ投げ 591
滑走動作 563
カッティング 115, 117, 123, 133, 138, 361, 367, 369, 386, 475, 485, 501
可動域テスト 90, 148
過負荷の原則 620
果部骨折 130, 506
環軸関節回旋固定 431
環軸関節脱臼 431
環椎骨折 431, 443, 526
関節唇・関節炎 317
関節唇インピンジメント 316
関節穿刺 102, 237, 272, 345, 384, 481, 544
関節モーメント 210
患部外トレーニング 274, 283, 291, 369, 464, 484, 624
陥没様変化 478
寒冷療法 292, 618, 624
既往歴 2, 15, 77, 152, 238, 276, 285, 298, 327, 360, 380, 400, 499, 544, 568, 578

気胸	535, 536, 560	肩鎖関節挫傷	518
キック脚	269	肩鎖関節脱臼	412, 448, 451, 454, 518, 529, 535
キック動作	269, 306, 308, 380, 397, 398, 480, 503	腱反射	34, 155, 212
キネシオテープ	632	腱板損傷	26, 75, 81, 149, 272, 304, 306, 312, 453, 454, 518, 529
機能的足底板	634	肩峰下インピンジメント	21, 26, 310, 315
逆アライメント対策テープ	633	肩峰下滑液包炎	26, 61, 317
逆エッジ現象	563, 564	コア・スタビリティートレーニング	109
キャッチの肢位でのテスト	316	コア・スタビリティ	328
救急処置	422, 431, 619, 632, 639, 648	高気圧酸素治療	503
急性腰痛	152, 210, 326, 517	後脛骨筋腱炎	611
──症	152, 210, 517	後十字靱帯損傷	97, 101, 146, 256, 487
急性硬膜下血腫	417, 420, 421, 422	巧緻性	235, 340, 588, 620
鏡視下Bankart法	33, 462, 466	行動変容モデル	593
鏡視下上方関節唇修復術	78	後方落ち込み兆候	100
強制伸展ストレステスト	53	後方引き出しテスト	348, 489, 567
協調性	92, 226, 278, 298, 340, 383, 464, 500, 511, 589, 601, 620	コーピング	58
棘下筋腱炎	317	コールドパック	624
棘上筋腱炎	317	股関節インピンジメント	404, 405
棘上筋抵抗テスト	32	股関節伸展	58, 62, 68, 92, 118, 138, 269, 276, 283, 291, 327, 366, 391, 396, 601
筋・筋膜性腰痛	265, 303, 320, 326	股関節の柔軟性	68, 198
筋萎縮	69, 142, 216, 236, 252, 452, 499, 566, 578	呼気ガス分析	363
筋損傷	3, 199, 200, 267, 270, 275, 312, 597	国際スポーツ脳震盪学会	421
筋力訓練	9, 54, 81, 82, 131, 132, 244, 245, 259, 351, 352, 354, 357, 374, 392, 410, 432, 449, 450, 462, 471, 479, 496, 546, 548	骨挫傷様変化	478
筋力増強運動	620	骨シンチグラフィー	3, 85, 212, 261
筋力増強訓練	230, 351	骨性Bankart病変	461, 466, 469
クォータースクワット	352, 356	骨粗鬆症	158, 260, 642
距骨骨軟骨骨折	128	骨代謝マーカー	263, 282
距骨外側突起骨折	560	コリジョン・コンタクトスポーツ	412

さ

屈曲時腰痛症	90	サーキットトレーニング	371, 588
屈曲内旋強制	565	再建靱帯の再断裂	106
屈筋腱皮下断裂	477, 584	サイドステップ	113, 174, 356, 374, 511, 573, 578, 633
クラビクルバンド	536	サイドタックル	425
繰り返す動作	204	サイドブリッジ	111, 326
グリップ動作	85	サイドホップ	117, 138, 223, 578
クロスステップ	41, 120, 139, 272, 357, 367	サイドランジ	362, 370, 572
脛骨後方落ち込み徴候	489	再発予防用装具	628
脛骨疲労骨折	2, 125, 261, 267, 284, 404	鎖骨遠位端骨折	454, 529
経膝蓋腱	177	鎖骨下動脈損傷	535
頸髄損傷	424, 430, 515, 526	鎖骨・骨幹部骨折	534, 536
頸髄変性	433	鎖骨・骨折	529, 535, 560
頸椎症	97, 419, 429	坐骨神経痛	34, 153, 196, 267, 435
頸椎脱臼骨折	430	サプライズテスト	148
頸椎椎間板ヘルニア	419, 443	三角巾	9, 72, 79, 81, 150, 317, 448, 452, 537
頸椎捻挫	415, 430, 444, 446, 517	三角靱帯	230, 504
脛腓靱帯損傷	504	──損傷	85, 233
経皮的末梢神経電気刺激	625	三角線維軟骨複合体	85, 162, 233
頸部障害	442, 447	漸増抵抗運動	621
頸部神経根症	517	シーテッドレッグカール	277, 396
頸部神経根損傷	430	持久系スポーツ	285
頸部損傷	430, 437, 443	持久力	120, 280, 293, 298, 356, 363, 386, 397, 574, 578, 593, 619, 620, 648
ゲームキーパー母指	585	軸椎骨折	431
月経周期異常	642	指骨・骨折	152
限局性後方終板障害	34		
肩甲骨エクササイズ	49		
肩甲骨骨折	454		

シザースジャンプ	114	スクワッティングテスト	300, 509, 633, 635
シットアップ	512	スクワット	94, 105, 109, 111, 117, 170, 174, 182, 187, 277, 282, 288, 341, 351, 352, 356, 361, 363, 370, 383, 396, 479, 484, 497, 500, 511, 531, 541, 571, 578, 602, 621
歯突起骨折	431, 443		
尺骨短縮術	229, 233		
ジャックナイフ・ストレッチ	597	──トレーニング	484, 531
シャドーピッチング	41, 50, 62, 72	スコッチ犬の首輪	322
ジャンパー膝	142, 144, 179, 181, 186, 256, 265, 268, 610, 631	スコップタックル	425
ジャンプストップ	113	ストライドストップ	113
ジャンプ着地	138, 166, 184, 239, 359, 384, 495, 628, 633	ストリームライン	306, 326
重症頭部外傷	417, 421, 434	ストレッチバンド	395
修復術	44, 73, 78, 171, 192, 241, 373, 468, 475, 482, 491, 540, 549, 579, 596	ストレッチング	9, 39, 183, 201, 217, 257, 266, 274, 279, 287, 290, 317, 320, 327, 351, 389, 572, 604, 610, 623, 624
手根管撮影	85	ストローク	210, 214, 221, 228, 235, 239, 306, 308, 310
手根骨骨折	88, 586	──動作	210, 306
手指MP関節側副靱帯損傷	157	スノーボード外傷	556, 559
受傷メカニズム	133, 425, 430, 431, 521, 570, 619	スパイラルテーピング	632
術前筋力	107	スピアタックル	425
踵骨棘	296	スポーツ医	616
踵骨骨端症	265, 604	スポーツ栄養	644
踵骨挫傷	519	成長期野球肘	16, 38, 43, 48
掌側板損傷	584	世界アンチ・ドーピング機構	646
衝突性外骨腫	97, 128	世界ドーピング防止プログラム	646
少年野球検診	19	脊髄損傷	429, 444, 560
踵腓靱帯	130, 133, 504, 509, 633	脊椎骨折	560
上腕骨遠位骨端線離開	580	摂食障害	260, 642
上腕骨外側上顆炎	214, 221	セルフストレッチング	201, 610
上腕骨顆上骨折	579	ゼロポジション	7, 15, 24, 25, 42, 48, 57, 70, 81, 469
上腕骨近位骨端線損傷	6	前距腓靱帯	129, 131, 135, 136, 504, 509, 633
上腕骨骨折	560	──損傷	131, 504
上腕骨頭のアライメント	61	前屈型腰痛	94, 320, 321
膝蓋腱炎	108, 177, 185, 258	仙骨骨折	560
膝蓋腱ストレス	186	前十字靱帯損傷	97, 100, 101, 116, 122, 144, 166, 173, 237, 256, 265, 271, 336, 351, 355, 378, 412, 478, 481, 485, 499, 539, 544, 556, 565, 623, 628
膝蓋骨 groove	544		
膝蓋骨外側不安定症	544		
膝蓋骨脱臼	97, 101, 495, 519, 544, 549, 551	前十字靱帯断裂	344, 478, 481, 571
膝蓋靱帯炎	144, 179, 187, 264, 605, 606	全身持久力	120, 298, 363
舟状骨骨折	150, 162, 333, 518, 527, 586	選択的ストレッチング	39
上腕三頭筋内側頭シフティングテスト	38	剪断力	6, 48, 84, 108, 157, 214, 283, 353, 371, 383, 445, 484, 598, 604
上腕二頭筋長頭腱縫合	82		
初経発来遅延	642	仙腸関節ストレステスト	92, 197
女性アスリート	642	前方ストレステスト	130
──の三主徴	642	前方引き出しテスト	102, 136, 169, 237, 339, 346, 478, 566
神経根引き抜き損傷	444	早期診断	4, 89, 195, 260, 264, 606
シンスプリント	97, 144, 256, 264, 281, 611, 625	装具療法	158, 192, 213, 438, 628
新鮮内・外側支持機構損傷	491	足趾, 中足骨骨折	519
身体所見	34, 52, 77, 148, 296, 399, 404, 427, 461	足趾捻挫	519
伸長ストレス	127, 356	足根洞症候群	128, 611
伸展運動	48, 108, 137, 190, 201, 283, 292, 396, 500, 598, 610	足底筋膜	295
伸展型腰痛	195, 303, 320	足底腱膜炎	179, 256, 264, 295, 298, 606, 611
伸展可動域	50, 53, 58, 81, 92, 107, 137, 350, 352	足底板	282, 297, 407, 410, 501, 508, 512, 606, 610, 619, 634, 637
伸展制限	17, 45, 68, 71, 93, 100, 107, 118, 137, 168, 324, 326, 350, 352, 379, 438, 476, 482, 501, 601	足部アーチ	299, 500, 614, 634
		側方ストレステスト	157
水泳肩	303, 310, 314, 315, 328, 625	底側ギプスシャーレ	506
スイスボール	449	外がえし捻挫	504, 519
髄内釘	125, 538	鼡径部痛	195, 372, 399, 406
スクラム	413, 424, 430, 435, 443, 464, 484, 509	その場ジャンプ	120, 590

た

- ダーメンコルセット……439, 629
- ダイアルテスト……490
- 体外衝撃波治療……179
- 体幹・胸郭リラクゼーション……81
- 体幹硬性装具……190, 596
- 体幹深層筋エクササイズ……603
- 体幹のコンディショニング……601
- 第5中足骨基部骨折……131
- 体操選手手関節障害……587
- 大腿神経伸展テスト……212
- タイトハムストリングス……71, 321, 569, 597
- ダイビングタックル……426
- 大腰筋……92, 269
- タオルギャザー……245, 296, 341, 511
- タオルひき……588
- タックル……236, 413, 415, 424, 430, 435, 443, 451, 461, 464, 471, 474, 480, 484, 492, 495, 499, 507, 510, 529, 584
- ――ポジション……465
- ダッシュ……105, 114, 117, 125, 139, 142, 147, 210, 238, 243, 279, 357, 369, 389, 394, 476, 542, 622
- ダブルタックル……426
- 短距離競技……256
- 弾性ストッキング……479, 631
- 弾性包帯……352, 631, 640
- 短橈側手根伸筋……214, 221
- 断裂音……338, 478, 566
- 肘頭周囲炎……164
- チューブエクササイズ……40, 452, 500
- 超音波検査……19, 24, 31, 43, 131, 135, 149, 216, 246, 312, 392
- 超音波療法……218, 317, 385, 619, 624
- 腸脛靱帯炎……256, 264, 608
- 腸骨インフレア操作……602
- 跳躍型疲労骨折……125, 261, 333
- 跳躍競技……256
- 治療用装具……628
- 椎間関節障害……195, 303, 320, 437
- 椎間板障害……34, 303, 320, 326, 435
- ツイスティング……138, 572
- 使い過ぎ……302, 439
- ――症候群……215, 604
- 突き指……147, 150, 161
- つま先バランス……326
- テーピング……86, 118, 131, 138, 151, 157, 163, 230, 233, 282, 293, 296, 299, 313, 362, 386, 409, 427, 449, 452, 470, 476, 493, 497, 501, 510, 583, 618, 630, 632, 636, 637
- 手関節鏡視下手術……230
- 手関節捻挫……84, 232
- テトロンテープ……456
- テニス肘……209, 210, 214, 221
- デブリドマン……25, 72, 81, 104, 313
- 電気刺激療法……625
- 投球時痛再現テスト……38
- 投球障害肩……6, 14, 20, 26, 33, 42, 51, 56, 60, 61, 69, 76, 80, 593
- 投球ストレス……6
- 投球フォーム……9, 14, 34, 53, 56, 65, 70, 402, 577, 582
- 頭頚部外傷……419, 429, 434, 515, 639
- 橈骨遠位端骨端線離開……586
- 橈骨骨折……560
- 橈骨頭脱臼……580
- 等尺性運動……217, 457
- 等尺性収縮……25, 235, 280, 395, 468, 602, 620
- 等張性運動……217, 621
- 疼痛誘発テスト……55, 59, 217, 232, 237, 406
- 動的アライメント……111, 209, 272, 280, 501
- 頭部外傷……417, 420, 421, 425, 431, 560
- ドーピング……646
- 徒手筋力検査……23, 39, 63, 300, 451, 499
- 徒手筋力テスト……321, 383, 428, 571
- 徒手抵抗ストレッチ……277
- 徒手抵抗テスト……59, 70
- ドライランドトレーニング……310, 328
- トランクローテーション……573
- トレッドミル……363

な

- 内・外反ストレステスト……378, 482, 489, 540
- 内視鏡下椎間板摘出術……36
- 内旋投げ……10
- 内側ハムストリング腱……486
- 内側半月板……104, 168, 242, 267, 338, 349, 369, 374, 379, 384, 492, 515, 541, 567
- 内側膝蓋大腿靱帯……101, 544, 549, 551
- 内側側副靱帯損傷……55, 59, 97, 100, 144, 164, 168, 256, 344, 382, 495, 499, 503, 542, 544
- 内反ストレステスト……103, 539
- 内反捻挫……97, 99, 128, 138, 511, 629, 632
- 軟骨終板……436
- 軟性コルセット……190, 629
- ニーベントウォーク……6
- 日本アンチ・ドーピング機構……646
- ネット型競技……144
- ネットスロー……49, 79, 81
- 脳振盪……415, 420

は

- ハーキーステップ……113
- ハーフスクワット……105, 170, 341, 353, 357, 370, 479
- ハイエルボー……303, 315
- バイオフィードバック機器……107
- ハイタックル……443
- バイタルサイン……427
- バイブラバス……395
- 剥離骨折……28, 32, 41, 151, 244, 256, 474, 478, 488, 539, 584
- 走り過ぎ……264
- 発育期腰椎分離症……191, 213, 595
- バックステップ……357
- バディテーピング……151, 158, 476
- パフォーマンスの回復……4, 172, 389, 471, 534

ハムストリングス	49, 65, 71, 92, 97, 119, 137, 154, 175, 183, 193, 199, 265, 269, 273, 276, 293, 321, 326, 333, 351, 367, 372, 385, 394, 424, 484, 500, 567, 578, 596, 629
──肉ばなれ	257, 265, 273, 276
原口法	505
バランス・平衡感覚	620
バランスエクササイズ	50, 622
バランスボールカール	278
ハローベスト	525
パワーポジション	112
半月板のロッキング	101, 378
ハンドパドル	304, 310
ハンモックポジション	57
ヒアルロン酸製剤注入	287
ヒアルロン酸注入療法	177, 288
ヒアルロン酸の注入	149, 272, 297
ヒールスライド	354
光反射マーカー	186
腓骨筋腱炎	147, 611
膝関節靱帯損傷	333, 415
膝くずれ	103, 166, 338, 345, 378, 383, 478, 481, 540, 546, 566
膝屈曲筋力テスト	389
膝伸筋トレーニング	484
膝内側側副靱帯損傷	59, 97, 495, 499, 503, 542, 544
膝前十字靱帯再建	106, 107, 111, 117, 338, 344, 352, 359, 362, 363, 369, 571
──術	106, 107, 111, 117, 338, 344, 352, 359, 362, 363, 369, 571
膝前十字靱帯損傷	100, 116, 122, 166, 173, 265, 271, 351, 355, 478, 499, 539, 565, 623, 628
肘内側側副靱帯損傷	55, 164
肘関節脱臼	560, 580
肘関節捻挫	518
肘伸展エクササイズ	50
微弱電流	138, 276, 280, 291, 328
非接触型前十字靱帯断裂	344
ヒップローテーション	572
ビデオ解析	133, 571
ビデオ分析	116, 123
非特異的腰痛	303, 320
ファンクショナルテーピング	362, 632
ブーツ誘発型前方引き出し	565
フープ現象	375
フォームの矯正	53, 149, 619
フォームの修正	149, 291, 453, 619
フォームの評価	223
フォワードランジ	109, 370, 601
複合膝靱帯損傷	487
プッシュアップ	450, 573
フットタッチ	515
フットプリント	611
物理療法	62, 131, 154, 158, 175, 217, 224, 233, 280, 291, 328, 377, 400, 500, 618, 623, 624, 628
ブリッジ	111, 277, 326, 386, 396, 648
ブローンレッグカール	277, 396
フロントターン	113
フロントタックル	425
ペダリング	365, 500, 622
ヘッドダウンタックル	426
ヘッドタックル	426, 446
ヘリカルCT	52, 470
膀胱機能障害	437
ポータブルエコー	19
ホットパック	110, 115, 276, 395, 625
骨付き膝蓋腱	106, 484, 486, 492, 567

ま

マイクロカレント	291
末梢神経解剖学	3
マレットフィンガー	151, 583
慢性膝窩筋痛	611
見逃し	39, 84, 101, 158, 163, 431, 580
三森テスト	76, 313
無酸素性閾値	621
メディカルチェック	23, 210, 302, 311, 430, 442, 578
メディカルリハビリテーション	107, 239, 405, 464, 624
メンタルトレーニング	592
もも上げ動作	268

や

野球肘	12, 16, 38, 43, 48, 52, 227, 515, 577
有鉤骨鉤骨折	84
有酸素運動	397, 422, 449, 464, 621
有痛性外脛骨	264, 300, 611
有痛性分裂膝蓋骨	267, 608
腰椎ストレス	308
腰椎すべり症	153, 598
腰椎椎間板ヘルニア	34, 97, 154, 188, 265, 303, 320, 402, 435, 517, 596, 629
腰椎捻挫	97, 256, 629
腰椎分離症	34, 97, 142, 152, 188, 212, 265, 303, 320, 326, 438, 441, 518, 594, 629
腰痛症	90, 97, 152, 195, 210, 256, 264, 326, 437, 517, 628
腰部アライメント	90
腰部疾患	210
腰部障害	152, 258, 272, 302, 320, 441
腰部脊柱管狭窄症	322, 436
腰部椎間板終板障害	436
腰部椎間板障害	436
腰部椎間板ヘルニア	37, 436
予防用装具	628

ら

ラグビージャージ損傷	583
ラケットスポーツ	84
ラック	413, 424, 435, 464
乱取り	515, 540
ランニング動作	118, 268, 278, 294, 298, 622
離断性骨軟骨炎	16, 19, 33, 43, 48, 52, 128, 162, 215, 241, 271, 582, 604
立位体前屈	90
リトルリーガーズショルダー	6, 26
リバウンドキャッチ	114

両脚ジャンプ 117, 184, 284
リロケーションテスト 148
ルーズショルダー 63, 446
レイアップシュート 109, 114, 120
レッグエクステンション 111, 480, 500, 621
レッグカール 111, 277, 396, 480, 500
レッグプレス 154, 370, 386, 621
レッグプレストレーニング 386
レッグランジ 277, 357, 572
ロードアンドシフトテスト 142, 148, 149
ロシアンハムストリング 396

わ
腕神経叢損傷 430, 443, 535
ワン・レッグ・ホップ 114

A
A4 pulley 475
ACLスライス 101
ACL再建術 107, 117, 166, 175, 339, 350, 352, 356, 359, 363, 369, 480, 485, 486, 498, 540, 567, 571
ACL損傷 99, 100, 115, 121, 123, 166, 175, 209, 242, 272, 339, 353, 359, 364, 372, 374, 479, 488, 497, 519, 521, 539, 565, 571, 577, 628
AKPS 608
anterior apprehensionテスト 77, 470
anterior apprehension肢位 76
anterior drawerテスト 378, 539
anterior impingementテスト 399
anterior knee pain syndrome 608
Apleyテスト 237, 379
apprehension sign 544
apprehensionテスト 77, 103, 312, 461, 470, 546

B
Bankart病変 460, 466, 469
Basic Life Support 639
Bennett骨折 585
Bernageau変法 460
black-line 125
BLS 639
bone bruise 339, 347, 478, 566
BOSUブリッジ 278
BPTB 486
bridge exercise 385
Bristow変法 471
BTB 344, 350
——再建 348, 481, 567
Bucket-handle tear 378
Burner症候群 415, 427, 430, 443, 517

C
CAM impingement 398
Caraigテスト 406
Carterの5項目 469
catching 378
chairテスト 214

C (続き)
CKC 108, 112, 173, 369, 380, 383, 464, 621
——トレーニング 108, 464
closed kinetic chain 108, 173, 369, 383, 621
——（CKC）exercise 173, 380, 383
Clunkテスト 32
combined abduction test 21
coordination 172, 620
Crankテスト 70, 76, 82, 313
cross over sign 398
cryotherapy 624

D
DAPRE 369
dimple sign 64
Drehman sign 406
drop arm sign 149
DRUJ ballottementテスト 229

E
elbow extension test 22
elbow push test 22
electrical therapy 625
Elyテスト 184
end point 103, 130, 158, 230, 478
extension lag 108, 547
external rotation recurvatumテスト 489

F
FABERテスト 399
FAI 13, 194, 220, 289, 398, 404, 405
femoro acetabular impingement 405
FFD 20, 35, 93, 188, 320, 597
finger to floor distance 10, 188, 320
First Aid Taping 632
flexibility 196, 620
FOI 634
footballer's ankle 132
fringe impingementテスト 215
fulcrumテスト 470
Functional Orthotics Insole 634

G
giving way 338, 374, 478, 542, 566
growth spurt 6, 209, 604, 605

H
HAGL病変 470
half standing exercise 384
Hangman's fracture 431
Hawkins impingement テスト 82, 315
Hawkinsテスト 312
HBO 503
heal height difference 100, 107, 352, 383
heel raise不能 244
HHD 101, 107, 352, 358, 380, 383
high arcテスト 451

high energy trauma ... 558
Hill-Sachs病変 ... 460, 466, 469
hinge付き装具 ... 496
hip-lumbar syndrome ... 199
hite-red zone ... 375
horizontal flexion test ... 22
hyper external rotation test ... 22
Hyperbaric Oxygen Therapy ... 503

I
impingementテスト ... 22
initial abductionテスト ... 71
internal impingement ... 20, 26, 64, 69, 75, 81, 317
　──テスト ... 70

J
JBAジュニア予防プログラム ... 99
Jefferson's fracture ... 431, 526
Jefferson骨折 ... 443, 517, 525
jerkテスト ... 78, 481
jersey finger injury ... 474
joint play ... 351, 355, 358
Jones骨折 ... 2, 127, 409
JUDOタックル ... 425

K
Kemp手技 ... 321
Kemp徴候 ... 212
Klinert法 ... 476
knee bent walking ... 283, 292, 500
knee-in & toe-out ... 119, 167, 181, 282, 298, 359, 372, 501, 509, 633, 634
knee-inテスト ... 635
kneeling pain ... 486
knee-outテスト ... 635

L
labral sign ... 406, 408
Lachmanテスト ... 102, 169, 175, 237, 339, 346, 378, 478, 481, 539, 566
lateral notch fracture ... 346
lateral notch sign ... 101, 349, 478
Leddy & Packer分類 ... 475
leg reach exercise ... 385
LIPUS ... 377
Lisfranc関節炎 ... 611
Lisfranc靱帯損傷 ... 504
load and shiftテスト ... 64, 470
locking ... 338, 378
loosening test ... 22
Low-intensity pulsed ultrasound ... 377

M
maximum ulna bowing ... 580
McMurrayテスト ... 103, 237, 340, 379, 539, 568
mechanical symptom ... 236

MED ... 36
middle finger extensionテスト ... 214
modified Crankテスト ... 70
modified Hawkinsテスト ... 312
Monteggia骨折 ... 580
motor segment ... 435
MPFL ... 101, 544, 549, 551
MP関節靱帯縫合術 ... 159
muscle strength ... 620

N
Neer's impingement sign ... 316
Neerテスト ... 312
Nテスト ... 339, 345, 378, 478, 481, 539

O
O'Brienテスト ... 32, 70, 76, 313
Oberテスト ... 184, 198, 608
　──変法 ... 198, 608
OKC ... 116, 380, 381, 383, 387, 621
open kinetic chain ... 380, 383, 621
　──exercise ... 380, 383
Os odontoideum ... 432
Osgood-Schlatter病 ... 264, 336, 576, 604, 614, 630
overuse ... 11, 33, 215, 234, 256, 285, 290, 310, 601, 604, 608
　──syndrome ... 215, 604

P
painful arcテスト ... 312
Palmerの分類 ... 229
Panner病 ... 581
patellar apprehensionテスト ... 103
Patrick sign ... 406
Pavlov's ratio ... 432, 433
PCL損傷 ... 169, 487
Performance Taping ... 632
Phantom foot mechanism ... 566, 571
physical fitness ... 620
piano key sign ... 229, 233, 448, 451, 456
Pincer impingement ... 398
PIP関節背側脱臼 ... 151
PIP関節障害 ... 584
PIP関節側副靱帯損傷 ... 150
pivot-shiftテスト ... 102, 169, 339, 345, 479, 481, 489, 539, 567
PLFテスト ... 196
PNFストレッチ ... 277, 597
posterior drawerテスト ... 378, 539
posterior impingementテスト ... 399
posterior lumbar flexibilityテスト ... 196
posterior sag sign ... 489
Preventive Taping ... 632
progressive resistance exercise ... 621
proximal resistance
　with traction exercise ... 175
pump bump ... 286

Q

quadriceps activeテスト	489

R

Radio Frequency Energy	376
Real-time Tissue Elastography	246
relocationテスト	73, 470
remnant	479
repetition maximum	621
reverse pivot shiftテスト	489
RHW	634
RI closure	81
RICE	107, 131, 138, 151, 175, 276, 339, 380, 394, 439, 479, 492, 497, 510, 579, 624, 639
RM	110, 621
Rockwood分類	448, 454
Roels分類	181
Roland骨折	585
Rosenberg撮影	101, 237, 488
rotary heel wedge	634
rotationテスト	71, 490
Rugby Smart	468
Ryder法	406

S

sagging	101, 488, 539
——sign	488
SAQ	620
scapula spine distance	21
SCAT2	422
Segond骨折	101, 338, 346, 478, 539, 566
Sever病	604
Sinding-Larsen-Johansson病	604
skill	620
SLAP lesion	26, 76, 142
SLR	92, 108, 195, 276, 341, 354, 391, 395, 479, 547
——テスト	35, 155, 320, 323, 390, 436
——角度	92
speed, agility, quickness	620
Speedテスト	312, 317
split squat exercise	385
Sports Concussion Assessment Tool 2	422
squeezeテスト	136, 246
Steinmannテスト	379
STG	338, 348, 350, 352, 356, 478, 484, 486
stiffness	172, 486, 608
stoopingエクササイズ	81
straight leg raisingテスト	320
Straining 75	395
sulcus sign	64, 78, 472
sulcusテスト	312, 470
swimmer's view	428

T

Tennis leg	244
TENS	625
TFCC	162, 228, 232
——サポーター	233
——損傷	163, 228, 232, 518
The 11+	332, 578
therapeutic ultrasound	625
Thomasテスト	198, 383
Thompson squeezeテスト	243
Thomsenテスト	214
tibial external rotationテスト	489
Tinel様徴候	53
Tossy分類	454
transcutaneous electrical nerve stimulation	625
Treatment Taping	632
Trendelenburg徴候	111
two-finger squeezeテスト	286

U

ulnocarpal stressテスト	228, 232
U字シャーレ	506

W

Watson-Jonesテスト	379
westpoint法	460
white-white zone	375
WJBL外傷予防プログラム	99, 122

Y

Yergasonテスト	312, 317

その他

2重束再建術	170, 540
45°abductionテスト	71

復帰をめざすスポーツ整形外科

2011年4月10日　第1版第1刷発行
2019年1月31日　　　　　第5刷発行

- ■編集　　宗田　大　むねたたけし
- ■発行者　三澤　岳
- ■発行所　株式会社メジカルビュー社
  〒162-0845 東京都新宿区市谷本村町2-30
  電話　03(5228)2050(代表)
  ホームページ http://www.medicalview.co.jp/

  営業部　FAX 03(5228)2059
  　　　　E-mail　eigyo@medicalview.co.jp

  編集部　FAX 03(5228)2062
  　　　　E-mail　ed@medicalview.co.jp

- ■印刷所　シナノ印刷株式会社

ISBN978-4-7583-1040-6 C3047

©MEDICAL VIEW, 2011.　Printed in Japan

- ・本書に掲載された著作物の複写・複製・転載・翻訳・データベースへの取り込みおよび送信（送信可能化権を含む）・上映・譲渡に関する許諾権は，(株)メジカルビュー社が保有しています．

- ・JCOPY〈出版者著作権管理機構　委託出版物〉
  本書の無断複製は著作権法上での例外を除き禁じられています．複製される場合は，そのつど事前に，出版者著作権管理機構（電話 03-5244-5088, FAX 03-5244-5089, e-mail：info@jcopy.or.jp）の許諾を得てください．

- ・本書をコピー，スキャン，デジタルデータ化するなどの複製を無許諾で行う行為は，著作権法上での限られた例外（「私的使用のための複製」など）を除き禁じられています．大学，病院，企業などにおいて，研究活動，診察を含み業務上使用する目的で上記の行為を行うことは私的使用には該当せず違法です．また私的使用のためであっても，代行業者等の第三者に依頼して上記の行為を行うことは違法となります．